药物与母乳喂养

[美] 托马斯 · W.黑尔 [美] 希拉里 · E.罗 主编
Thomas W. Hale Hilary E. Rowe

辛华雯 杨 勇 主译

第17版

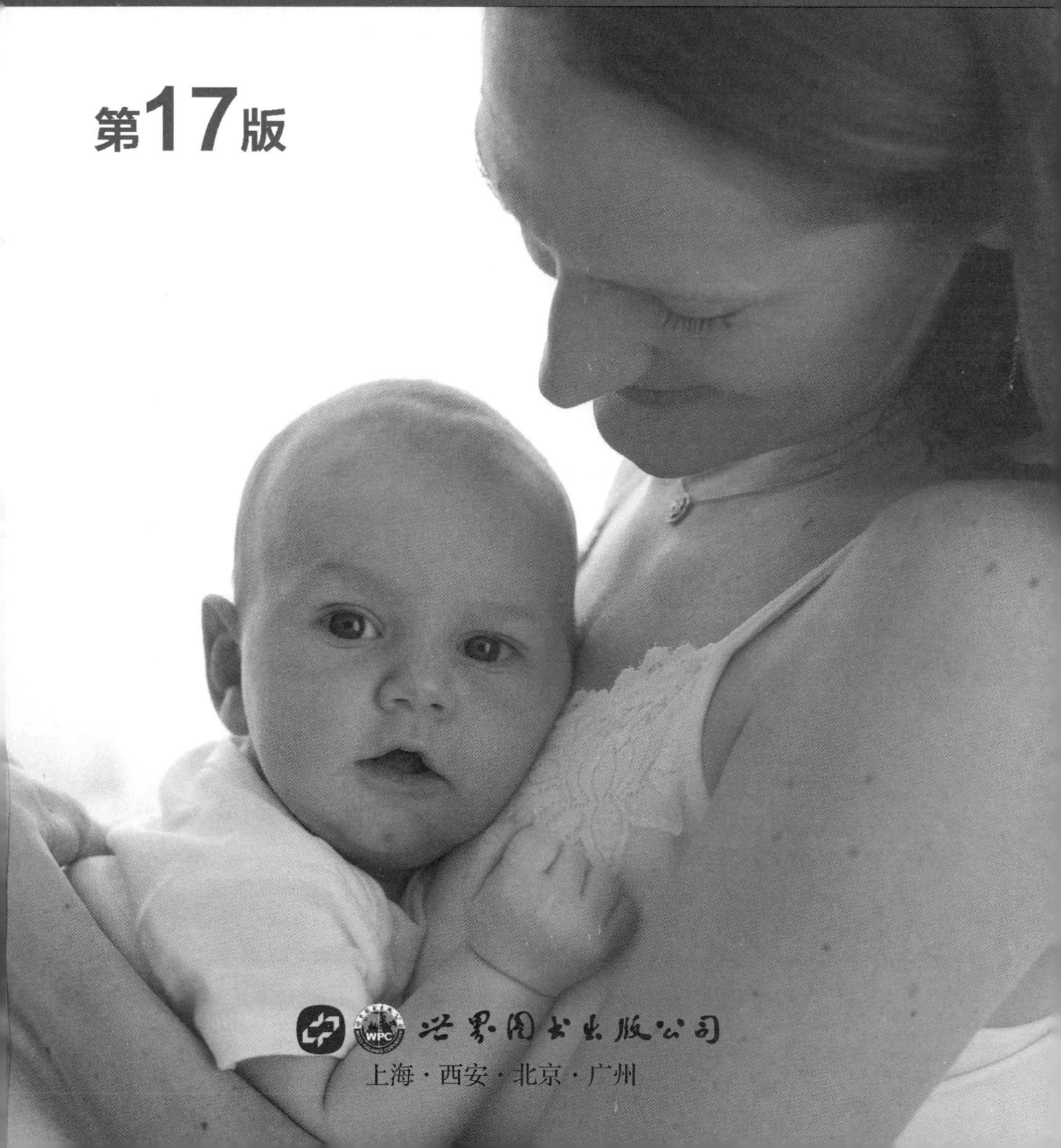

世界图书出版公司
上海 · 西安 · 北京 · 广州

图书在版编目(CIP)数据

药物与母乳喂养：第17版/(美)托马斯·W.黑尔，(美)希拉里·E.罗主编；辛华雯，杨勇译.—上海：上海世界图书出版公司，2019.1(2020.10重印)

ISBN 978-7-5192-5225-0

Ⅰ.①药… Ⅱ.①托… ②希… ③辛… ④杨… Ⅲ.①哺乳-产褥期-用药法 Ⅳ.①R174②R452

中国版本图书馆CIP数据核字(2018)第244487号

The original English language work:
Medications & Mothers' Milk 2017
ISBN: 9780826128584
by Thomas W. Hale PhD, Hilary E. Rowe, PharmD
has been published by:
Springer Publishing Company
New York, NY, USA

书　　名	药物与母乳喂养(第17版) Yaowu yu Muru Weiyang (Di-Shiqi Ban)
主　　编	[美]托马斯·W.黑尔　[美]希拉里·E.罗
主　　译	辛华雯　杨　勇
责任编辑	沈蔚颖　胡冬冬
装帧设计	南京展望文化发展有限公司
出版发行	上海世界图书出版公司
地　　址	上海市广中路88号9-10楼
邮　　编	200083
网　　址	http://www.wpcsh.com
经　　销	新华书店
印　　刷	上海景条印刷有限公司
开　　本	787 mm×960 mm　1/16
印　　张	71
字　　数	1270千字
印　　数	4001-6000
版　　次	2019年1月第1版　2020年10月第3次印刷
版权登记	图字09-2017-798号
书　　号	ISBN 978-7-5192-5225-0/R·472
定　　价	390.00元

译者名单

主　译

辛华雯　杨　勇

副主译

魏　凯　余爱荣

翻译人员（按姓氏汉语拼音排序）

陈　诚　电子科技大学附属医院·四川省人民医院
陈　颖　四川省人民医院医疗集团资阳医院（资阳市人民医院）
杜　姗　电子科技大学附属医院·四川省人民医院
黄　娟　四川省人民医院邛崃医院（邛崃市医疗中心医院）
黄　银　电子科技大学附属医院·四川省人民医院
贾　平　四川省人民医院邛崃医院（邛崃市医疗中心医院）
李　冉　中部战区总医院
李维亮　中部战区总医院
刘　静　中部战区总医院
刘玮晔　中国人民解放军第九〇三医院
陆凯强　四川省人民医院医疗集团资阳医院（资阳市人民医院）
吕振华　中部战区总医院
邱建平　四川省人民医院邛崃医院（邛崃市医疗中心医院）
宋智瑞　中部战区总医院
童　玲　中部战区总医院
魏　凯　中部战区总医院

吴　越　电子科技大学附属医院·四川省人民医院
吴　越　深圳市儿童医院
辛华雯　中部战区总医院
杨　勇　电子科技大学附属医院·四川省人民医院
余爱荣　中部战区总医院
余梦辰　中部战区总医院
张俊杰　中部战区总医院
张　敏　电子科技大学附属医院·四川省人民医院
张婷婷　四川省人民医院医疗集团资阳医院（资阳市人民医院）
张　远　电子科技大学附属医院·四川省人民医院
赵琳琳　中部战区总医院
赵　燕　中部战区总医院
周　帆　中部战区总医院
周生碧　四川省人民医院医疗集团资阳医院（资阳市人民医院）
朱玉莲　四川省人民医院医疗集团资阳医院（资阳市人民医院）

译　者　序

随着二孩政策开放，母乳喂养愈发受到重视，愿意坚持母乳喂养的母亲越来越多，但母乳喂养常常因母亲生病受到影响，最常见的原因就是药物的使用问题。医师们常常因为处方药物而建议中断母乳喂养，这令人非常遗憾，这也与大多数药物在哺乳期缺乏研究数据、医护人员对哺乳期药理学不了解密切相关。

事实上，很多药物在哺乳期是可以安全使用的，托马斯·W. 黑尔教授和希拉里·E. 罗博士主编的 *Medications and Mothers' Milk* 就为我们提供了很好的数据和循证支持。这本专著是全球范围内最畅销的哺乳期药物参考书，它每两年修订一次，目前已经修订到第 18 版(2019 年)；它一共收录了 1 100 余种药物、疫苗、草药以及其他可能在哺乳期使用的物质的信息。

全书结构主要由前言、专论和附录组成，前言部分详细阐述了药物在哺乳期应用的理论知识，包括药物向乳汁的转运、评估乳汁中药物量、婴儿获取药物量的参数及意义以及药物在哺乳期应用的风险等级(LRC 等级)；专论部分依次详细记录了 1 100 余种药物在哺乳期的相关研究内容、重要参数、用药建议和用药监护内容；附录部分主要以表格的形式呈现了放射性药物、避孕药以及重要药物在哺乳期使用的总结和对比。

该书最大的特点是理论联系实践、建立了药物的 LRC 等级。"理论"除了前言部分的详细阐述，具体到药物上，也提供了半衰期、蛋白结合率等重要的药代动力学参数，以及 M/P 比值和 RID 值等有助于判断药物在哺乳期应用的参数。"实践"体现在对每个药物现有的研究数据都做了高度总结，从循证的角度给出了哺乳期使用的明确建议，也就是 LRC 等级。

为了满足广大医务工作者更新知识的需要，更好地服务哺乳期母亲，促进母乳喂养，世界图书出版公司购买了该书的版权，组织全国一线专家和青年药师翻译并正式出版《药物与母乳喂养》第 17 版。我们在翻译过程中尽可能尊重原文，力求定义准确、概念清楚，同时保留药物的英文名，并附有英文参考文献，方便读者对照查阅；另外，我们针对文中部分谬误进行修正，也适当删除了文中一些不实用的信息，望读者周知。

虽然这本专著为我们提供了最新和最全的哺乳期药物使用信息，但由于临床情况各不相同和循证证据更新迅速，书中提供的信息也可能不断变化；同时药品说明书关于哺乳期用药信息多较保守或缺乏，在实际临床工作中，应根据具体情况使用药物，本书内容仅作参考。

在本书翻译过程中，有幸得到各位译者老师的大力支持，为本书的翻译和顺利出版付出了极大心血。同时本书也得到杭州逸曜公司的鼎力支持，在此一并表示诚挚感谢！

由于本书翻译时间仓促，书中难免有不尽完善之处，敬请各位同仁不吝指教。

辛华雯　杨　勇

2018 年 6 月

再 版 序

本版新变化：

为了让本书更好地帮助临床医师，我们对第 17 版做了许多重要的更新。我们花了许多精力更新了原有药物的专论，同时也增加了许多新药的专论。世界范围内每年有如此多的新药被批准上市，这本专著收录所有药品信息的空间也变得越来越小。

第 17 版的重要变化：

我们增加了 4 个新的表格，用以比较和对比治疗疼痛和精神疾病（如抑郁、焦虑）常见药物的安全性。

我们特别更新了原有放射性核素的表格：本次更新使查询变得更便捷，同时也包括了最新的数据和推荐。

我们增加了许多治疗不同感染性疾病药物的专论。

我们删除了一些复方药物专论，这些复方药物的具体成分在本书中被分别讨论过，这也为新药专论补充提供了空间。

我们删除了每个药物专论的药物相互作用栏目。

这是希拉里 · E. 罗博士第二次作为《药物与母乳喂养》的共同主编。希拉里 · E. 罗博士是加拿大素里纪念医院母婴医学科的临床药学专家，她从加拿大英属哥伦比亚大学获得理学学士学位和药学博士学位，并在维多利亚市温哥华岛卫生局完成了住院药师培训。希拉里 · E. 罗博士从 2012 年参与《药物与母乳喂养》的编写工作，她非常乐意成为本书的一员，也热衷于为哺乳期母亲提供有循证证据的药物信息。

最后，我们非常感激所有参与本书编纂的工作人员，他们卓越的工作是本书得以持续不断更新的保证。也特别感谢詹姆斯 · 阿贝博士对本书最新版的编辑工作。

托马斯 · W. 黑尔

希拉里 · E. 罗

前　言

导论

目前，母乳喂养对于婴幼儿的益处已经是众人皆知的共识，母乳对婴幼儿成长发育的显著益处也已被大量研究证实。然而，哺乳期母亲使用药物时常常备受争议，本书的目的之一就是为了减少这些误区。事实上，大多数药物进入到乳汁中的剂量不足以对哺乳婴儿产生危害。关键的问题是哪些药物是安全的、哪些是有危险的。

由于熟知泌乳药理学的临床医师寥寥无几，导致因服用药物后中断母乳喂养的人数仍然居高不下。幸运的是，许多母亲逐渐意识到母乳喂养的巨大益处，从而拒绝遵从医护人员的一些建议，倾向自己查找相关信息，而她们总是会找到这本书。

因为有许多母亲在新生儿早期服用药物，所以哺乳期使用各种药物成为儿科常见问题就不足为奇了。遗憾的是，大多数医疗保健人员仅仅是查看药品说明书或者在没有深入研究文献来找到真正答案之前就建议母亲们停止哺乳。中断母乳喂养常常是错误的决策，即使服用药物，大多数母亲也可以从容哺乳，不会对婴儿造成危害。

在过去 25 年中，笔者收集了大量药物及其在哺乳期的应用数据。这本书涵盖了大部分这方面的知识。

所有药物都会不同程度地转运到乳汁中，这一观点已被普遍接受，但是大多数药物的转运量都相当低。仅有少量药物转运到乳汁后可达到对婴儿有临床意义的剂量。当然，临床医师有责任审查本书中笔者对药物的研究内容，并明智地决定母亲是否应该继续哺乳。

有下列情况时药物更容易转运到乳汁中
药物在母亲血浆中浓度较高
药物分子量较小(<800)
蛋白结合率低
容易进入脑组织

药物一旦转运到乳汁中就会涉及其他药代动力学因素，其中最重要的一项是婴儿对药物的口服生物利用度。许多药物在婴儿的肠道中即被破坏，不能通过肠壁吸收或被肝脏迅速摄取,药物一旦进入肝脏后,它们被代谢或储存,但通常不会达到母亲的血浆浓度水平。

药物主要通过被动扩散的方式进入乳汁,驱动力源自药物在母亲血浆房室和乳汁房室之间的平衡状态。来自母亲血浆的药物透过毛细血管壁进入排列于乳腺小泡的泌乳细胞,药物必须通过泌乳细胞的双层脂膜才能进入乳汁。然而在泌乳早期(产后 72 小时),药物也可通过泌乳细胞之间间隙进入。在产后头三天,泌乳细胞之间存在较大间隙,这些间隙增加了大多数药物、免疫球蛋白、母亲的活性细胞(淋巴细胞、白细胞和巨噬细胞)和其他蛋白质进入乳汁的途径。直到第一周结束时,泌乳细胞在催乳素的影响下膨胀,随后细胞间隙关闭,通过细胞间隙进入乳汁的大多数药物、蛋白质和其他物质均减少。普遍认为,药物在初乳期间更容易进入乳汁中。但是,初乳期间药物转运的绝对量仍然很低,因为最初几天每日总泌乳量通常小于 30~100 ml。

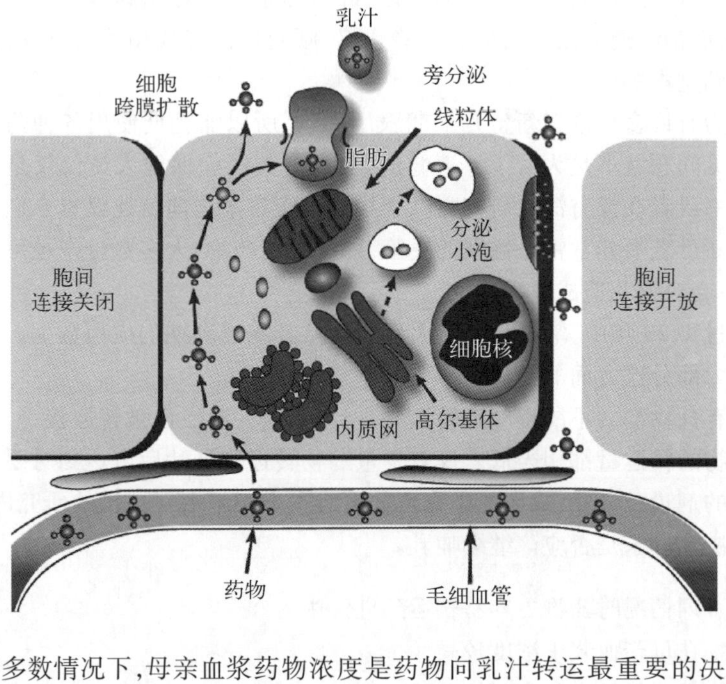

在多数情况下,母亲血浆药物浓度是药物向乳汁转运最重要的决定性因素。几乎无一例外,随着母亲血浆药物浓度的上升,乳汁中的药物浓度也会升高。药物进出乳汁的过程反映了母亲血浆药物浓度的变化。一旦母亲血浆药物浓度开始下降,平衡力将驱动药物从乳汁房室中转运回母亲血浆房室以完成消除过程。在部分情况下,由于乳汁的 pH 较低(7. 2),药物会被捕获在乳汁中(离子捕获)。对于高 pKa 的药物,药物进入乳汁后离子状态发生变化,难以返回到母亲血液循环，这种特性对弱碱性药物（高 pKa 药物）很重要，例如巴比妥类药物。有一些已知的细胞泵会主动将药物泵入乳汁中，典型的例子就是碘。乳房的碘泵与甲状腺的碘泵相同，其目的是确保婴儿能获取碘以维持甲状腺素的产生。碘化物，如^{131}I 或任何“离子”形式的碘，由于碘泵的存在会富集于乳汁中。因此，哺乳期应避免使用碘化物尤其是放射性碘。

评估哺乳期药物使用的另外两个理化因素——脂溶性和蛋白结合率也同样重要。脂溶性高的药物无一例外的以更高浓度转运至乳汁中。需要特别关注的是具有中枢系统活性的药物，这类药物具有进入乳汁的独特性质。因此，如果一种药物具有中枢活性，那么它在乳汁中具有较高浓度也是可以预见的，尽管药物浓度通常只具有亚临床意义。许多中枢活性药物的相对婴儿剂量（relative infant doses, RID）都会大于 5%。蛋白结合率同样很重要，在母亲血浆中循环的药物，或与白蛋白结合或游离于血浆中。只有游离的药物能够转运进入乳汁，而结合的药物则留在母亲血液循环中。具有高血浆蛋白结合率的药物（华法林、NSAIDs）由于被乳汁房室排除在外，在乳汁中药物浓度相对低。

一旦进入乳汁并被婴儿摄入后，药物必须经过婴儿的胃肠道才能吸收。由于受蛋白水解酶和胃酸的影响，有些药物在婴儿胃环境中很不稳定，例如氨基糖苷类抗生素、奥美拉唑和大分子肽类药物（例如肝素）。有些药物经婴儿胃肠道吸收较弱，很少进入婴儿的血液循环。因此，口服生物利用度是评估婴儿对药物吸收程度的有用指标。许多药物在肝脏中被消除（首过效应），并且可能不会到达血浆房室发挥药效。这些吸收特征最终趋向于降低大多数药物对婴儿的总体效应。当然这个规律也会有例外，我们必须意识到药物在胃肠道中可能产生的复杂影响，例如导致腹泻、便秘甚至偶发的综合征（例如假膜性结肠炎）。比较常用于评估风险的方法之一是确定 RID。RID 的计算是将婴儿从乳汁获取的剂量［mg/(kg·d)］除以母亲剂量［mg/(kg·d)］。RID 可以给临床医师提供标准化体重后婴儿暴露的药物剂量。然而，许多作者计算婴儿剂量时，没有标准化母亲和婴儿的体重，应用时需要特别谨慎。

相对婴儿剂量：

$$\text{RID}=\frac{\text{婴儿剂量}[\text{mg}/(\text{kg}\cdot\text{d})]}{\text{母亲剂量}[\text{mg}/(\text{kg}\cdot\text{d})]}$$

婴儿剂量：经乳汁获取药物的量，即：

药物乳汁浓度×每日平均吃乳量［C_{milk}×150 ml/kg］

哺乳与药物的关键要点

- 非必要时，尽量避免使用药物。中草药、大剂量维生素以及特殊补充剂等非必需药物应当避免使用。
- 如果相对婴儿剂量小于 10%，大多数药物可以安全使用。绝大多数药物的 RID 小于 10%。
- 选用笔者已发表的有数据的药物，而不是新药。
- 评估婴儿的用药风险，对早产儿或新生儿应当更加谨慎。
- 由于乳汁量有限，产后最初 3~4 天使用药物通常只达到亚临床水平。
- 建议患抑郁症或其他精神疾病的母亲积极寻求治疗，治疗这些症状的大多数药物是安全的。
- 大多数药物对哺乳期母亲来说是相当安全的，因使用药物而换用配方奶的风险是明确的，且有据可查。

最后，评估婴儿处理小剂量药物的能力是非常重要的。一些婴儿，例如早产儿或状况不稳定的婴儿，可能就不适合某些药物。但应记住，产后早期（和哺乳晚期），母亲泌乳量很低（30~100 ml/d），以至于经乳汁转运药物的剂量通常很低，即使是早产儿也只能从乳汁中获取极其有限的药物。

婴 儿 的 评 估

- 询问婴儿有关信息：通常指婴儿的年龄、发育状况和稳定性。这可能是用药前进行评估的最重要指标。
- 婴儿的年龄：早产儿和新生儿风险相对较高，大龄婴儿因为代谢能力相对完善用药风险较低。
- 婴儿的稳定性：胃肠功能差的婴儿用药风险增加。
- 儿科批准药物：如果长期使用安全性得到确认，通常用药风险较低。
- 剂量与年龄：婴儿的年龄相当重要。早产儿应谨慎使用药物，大龄、成熟婴儿代谢和清除药物更容易。谨记药物的剂量与乳汁供应量密不可分，哺乳期晚期的母亲（>1 年）乳汁产量通常很少，它们含有的转运药物量也很小。
- 影响乳汁分泌的药物：避免使用可以改变乳汁分泌的药物。

给临床医师的建议

明确药物是否在胃肠道吸收。许多药物在胃肠道吸收很差以至于婴儿很难摄取到有临床意义的剂量，如氨基糖苷类抗菌药物、万古霉素、第三代头孢菌素、镁盐和大分子蛋白类药物（肝素）。同时，注意观察滞留婴儿胃肠道的药物可能导致的不良反应（如腹泻）。

理解相对婴儿剂量，并与已知的儿科用药剂量相比较（如果有）。大多数相对婴儿剂量由已发表的 C_{max}（乳汁中药物浓度最大值）计算而来，可能会有一个相对婴儿剂量的“范围”，读者会看到源于不同研究的不同 RID。除非已知母亲的血浆药物浓度,乳汁/血浆比值实际上毫无意义,它并没有向读者提供药物经乳汁转运至婴儿的绝对剂量。即使药物的乳汁/血浆比值高,如果母亲的血浆药物浓度非常低(如雷尼替丁),那么药物进入乳汁的绝对量仍然会相当少,通常是亚临床意义的。

尽可能选用半衰期短的药物,因为这类药物能快速从母亲血浆中清除,相应会降低暴露于乳汁房室(和婴儿)的药物量。

对儿童半衰期长的药物(或其活性代谢物)应保持谨慎,这类药物可在婴儿血浆中长时间滞留。典型的药物有巴比妥酸盐、苯二氮草类、哌替啶,它们在婴儿体内有时可能达到较高浓度。

如果可以选择,应选用蛋白结合率较高的药物,因为这些药物一般滞留在母亲血液循环中,很难转运至乳汁房室或婴儿体内。应记住只有游离的药物才能转运至乳汁房室中。毫无疑问的是,决定药物进入乳汁最重要的参数是血浆蛋白结合率,应选用蛋白结合率高的药物。

尽管并非永远正确,笔者发现具有中枢活性的药物(抗惊厥药、抗抑郁药和抗精神病药)由于特殊理化性质通常进入乳汁的药物浓度较高。如果这类药物对母亲可产生镇静、抑郁或其他精神抑制作用,那么该药也可能会进入乳汁并对婴儿产生相似的作用。因此,对于有中枢活性的药物,临床医师应常查阅本书数据并密切监测婴儿状况。

应谨慎使用中草药,因为许多草药可能含有对婴儿有害的化学物质,已有许多中毒事件报道。用药前,建议母亲咨询有在哺乳期使用草药经验的泌乳顾问或者中草药师。尽量使用单一成分制剂,避免使用不明成分的中草药混合制剂。不要过量服用,仅用最小推荐剂量。

对于有放射活性的物质,笔者搜集整理了大量已发表的研究数据,总结成几个表格。核管理委员会(nuclear regulatory commission)的建议很好,但与一些已发表的数据有差别。这些建议可以复制下来提供给放射科医师。上述数据可以从附录中提供的核管理委员会的网站中获取。

合理运用相对婴儿剂量。一般来说,相对婴儿剂量小于10%的药物被认为在哺乳期是安全的,并已被越来越多的研究者广泛采用。

最重要的是,服用药物的哺乳期母亲几乎很少需要中断哺乳。仅仅是因为焦虑加重或者无知就停止哺乳,对于临床医师来说并不可取。配方奶喂养的风险很大,不应该被忽视。仅有少数几种药物被文献记录对母乳喂养的婴儿有明显不良反应,且大多数这些药物都为我们所知。

本书中收录的药物或是疾病总结都是已发表研究文献的综述,也是我们目前所知道关于哺乳期母亲使用药物的所有知识。

笔者对哺乳期药物的安全性并未做出推荐，仅仅是对目前已发表的科学文献进行回顾总结。个体化用药必须经医师、患者和其他医疗保健顾问共同决定。

托马斯·W.黑尔

希拉里·E.罗

使用说明

本节旨在帮助读者明确母亲用药对婴儿的风险以及如何应用药代动力学参数。

药物名称和通用名

每一专论以药物的通用名开始，在商品名部分列出美国最常见的几种商品名。

分类

列出药物所属分类或其“药物家族”，并给出其药理学一般概念、作用机制和药物可能的用途。

药物专论

药物专论阐述对该药的最新理解，包括进入乳汁能力、既定时间间隔内乳汁中药物浓度以及其他有重要临床意义的参数。笔者尽可能详细地提供参考文献所记载的内容。

黑尔博士哺乳风险等级

L1 级（适用）

大量哺乳期母亲服药后没有观察到会使婴儿的不良反应增加。在哺乳期母亲的对照研究中没有证实对婴儿有危险，对母乳喂养婴儿的可能危害很少或者婴儿口服该药物后不能吸收利用。

L2 级（可能适用）

有限数量的哺乳期母亲用药研究证据显示药物对婴儿的不良反应没有增加，和/或哺乳期母亲使用药物后能证实危险性的证据很少。

L3 级（可能适用）

没有在哺乳期母亲中进行对照研究，但母乳喂养婴儿出现不良反应的可能性存在；或者对照研究显示仅有轻微的不良反应发生。本类药物只有在评估对婴儿的利大于弊后方可使用。（没有研究数据发表的新药自动划分至该级别，不管其安全与否）

L4 级(有潜在危险)

有对母乳喂养婴儿或者对乳汁分泌的危害性的明确证据,但哺乳期母亲用药后的益处大于对婴儿的危害(例如,母亲处在危及生命或严重疾病的情况下,而更安全的药物不能使用或无效时)。

L5 级(危险)

对哺乳期母亲的研究已经证实对婴儿有明确的风险,或者药物对婴儿产生明显损害的风险高。哺乳期母亲使用该类药物对婴儿的风险明显大于继续哺乳的益处,该类药物禁用于哺乳期母亲。

成人注意事项

这部分列出了成人中最常见的不良反应。对大多数药物来说,这些不良反应的发生率通常很低,一般不到 1%~10%。不良反应的出现因人而异,大多数患者并不会发生。

儿童注意事项

这部分列出了发表于文献资料中有关经乳汁转运药物的不良反应,它是研究者观察到的与经乳汁转运药物相关的不良反应。在有些部分,笔者增加了一些文献中可能尚未报道的内容,但是与已知用药有关。

婴儿监测内容

本节向临床医师提供关于婴儿暴露于乳汁中药物后可能发生潜在不良反应的建议。临床医师可以使用婴儿监测指标来向哺乳期母亲宣教可能在婴儿中发生的潜在不良反应。

相对婴儿剂量(RID)

相对婴儿剂量(relative infant dose, RID)用婴儿从乳汁获取的药物剂量[mg/(kg·d)]除以母亲剂量[mg/(kg·d)]计算而得。这种标准化体重的方法使读者体会到究竟有多少母亲的药量被婴儿摄取。目前很多学者倾向于使用这个方法,因为它最接近转运至婴儿的相对剂量。笔者在本书中报道相对婴儿剂量的范围,为读者提供不同研究者发表的所有相对婴儿剂量的估计值。

然而,需要注意许多研究者使用不同的方法来计算相对婴儿剂量。有些没有校正体重因素,他们的估算值可能与本书略有不同。虽然笔者经常列出“研究者”估算的相对婴儿剂量的值,但笔者在计算相对婴儿剂量范围时是基于母亲体重为 70 kg,并将所有案例的体重标准化。因此,相对婴儿剂量可能会因计算方法差异而不同。

许多学者认为任何低于母亲剂量10%的药物可能都是安全的。一般情况下,这通常是正确的。然而,有些药物(甲硝唑、对乙酰氨基酚)尽管有较高的相对婴儿剂量,但因为他们基本无毒性,所以也不会影响婴儿。为计算RID,笔者选取了相对满意的数据,其中包括了大量有关乳汁平均浓度的AUC计算的研究。笔者设定成人的平均体重为70 kg,因此这里计算的相对婴儿剂量设定母亲的平均体重为70 kg,婴儿每日摄取乳汁量为150 ml/kg。值得注意的是,许多研究者提供的数据没有将体重标准化,另一些研究者提供的相对婴儿剂量是每次哺乳的而不是每日平均值。因此,笔者提供的数据因计算方法差异与其他研究者可能会有细微的差别。

成人剂量

通常指说明书中常用的成人口服剂量。因为差异较大,笔者选择了最常用的药物剂量。

替代药物

该部分列出的是替代上述药物的合适选择。在许多情况下,如果患者不能服用该种药物或因为乳汁药物浓度高而不能选择,可以考虑选择这些替代药物。注意:列出的替代药物仅供参考,可能并不完全适用于有争论的症状,唯有医师才能做出决定。例如,钙通道阻滞剂硝苯地平有较好的降血压作用,但抗心律失常作用弱,这时维拉帕米是较好的选择。

半衰期($T_{1/2}$)

该部分主要记录最常用的成人药物半衰期。应谨记半衰期短的药物是优先选择,应用半衰期能决定母亲在看护婴儿期间能否顺利哺乳并服用药物。如果药物的半衰期足够短(1~3 h),那么在下一次哺乳时母亲乳汁的药物浓度将下降,这是最理想的。如果半衰期相当长(12~24 h),并且医师也乐于接受建议,可以选用类似的半衰期短的药物(比较布洛芬和萘普生)。

分布容积(Vd)

分布容积是一个有用的动力学参数,用来描述药物在体内分布的范围。Vd值大的药物在周边房室分布的浓度较高,在血液中分布少。例如地高辛进入血浆房室后迅速离开,分布进入心脏和骨骼肌。大多数药物被隔离在周边房室(100倍)。因此,Vd值大(1~20 L/kg)的药物通常比Vd值较小

(0.1 L/kg)的药物需要更长的时间从体内清除。例如,庆大霉素(Vd=0.28 L/kg)完全清除可能需要几个小时,而阿米替林(Vd=10 L/kg)分布容积大,可能需要数周才能清除。此外,有些药物在血浆房室有一个半衰期,在周边房室有另一个完全不同的半衰期,因为半衰期是分布容积的函数。如需全面了解分布容积,请参阅药理学教材,本书中分布容积的单位是L/kg。

达峰时间(T_{max})

达峰时间指母亲服药后到达血浆浓度最大值(峰值浓度,C_{max})的时间间隔,因此也叫T_{max}。应尽可能避免在药物达到峰值浓度时哺乳,而应等到峰浓度消退或至少明显下降时再哺乳。应注意的是,药物进入乳汁是母亲血浆药物浓度的侧面反映。总的来说,母亲血浆药物浓度越高,药物进入乳汁的量就越大。尽可能选用达峰时间短的药物,同时建议母亲不要在达到药物峰浓度时哺乳。

分子量(MW)

分子量是药物进入乳汁重要的决定性因素。小分子量的药物(<200)能穿透位于乳腺上皮细胞间的小膜孔(见乙醇);分子量较大的药物必须溶入上皮细胞的脂质膜才能穿过细胞膜,而这可能大大降低了乳汁的药物浓度。因此,分子量越小,药物转运至乳汁的相对量越大。蛋白类药物(如肝素)分子量非常大,药物转运浓度很低,基本被排斥在乳汁外。因此,尽可能选择较高分子量的药物以减少进入乳汁的药物量。

乳汁/血浆比值(M/P)

乳汁/血浆比值(milk/plasma ratio, M/P)指母亲乳汁的药物浓度与母亲血浆药物浓度的比值。如果该比值高(>1~5),提示乳汁中有较高浓度的药物;如果比值较低(<1),则较好反映仅有少量药物转运至乳汁,该药在哺乳期适合使用。尽管最好选用乳汁/血浆比值低的药物,但药物转运至乳汁的量很大程度上取决于母亲血浆房室的药物浓度。即使M/P比值高而母亲血浆药物浓度低,药物转运至乳汁的量仍很少。因此,较高的M/P比值常常给人以错觉,误认为大量的药物将转运至乳汁,实际并非如此。

蛋白结合率(PB)

即母亲的血浆蛋白结合率。大多数药物在血液循环中与血浆白蛋白或其他蛋白结合。如果一种药物的蛋白结合率高,它就不容易进入乳汁房室。蛋白结合率越高,药物进入乳汁的量就越少。尽量选择蛋白结合率高的药物,以减少婴儿暴露于药物的机会。理想的蛋白结合率一般大于 90%。

口服生物利用度(Oral)

口服生物利用度是指口服用药后进入血液循环的能力,通常能较好反映患者吸收进入血液中的药物量。口服生物利用度低的药物一般在胃肠道中吸收较差,在肠道中被破坏或者在进入血浆房室之前被肝脏消除。本书中列出的口服生物利用度是成人数据,实际上,也几乎没有儿童和婴儿的数据可查。基于此,口服生物利用度仍然可用于评估母亲或者婴儿是否能吸收足量的药物使个体的血浆浓度达到临床水平。生物利用度估算了个体在口服药物后血浆房室的药量占口服剂量的百分比。在很多情况下,制药商并不会提供药物的口服生物利用度,而代之以"完全(Complete)""没有(Nil)"或者"很少(Poor)"等字眼。由于缺乏理想的数据,笔者在没有获得准确的吸收药量(百分比)时也会使用这些术语。

药物解离常数(pKa)

药物在离子与非离子状态平衡时,pKa 值与 pH 相等。药物在乳汁中解离度越大,其转运回母亲血浆房室的能力越小,也就越容易被滞留在乳汁中(离子捕获)。pKa 大于 7.2 的药物在乳汁中滞留程度略大于 pKa 小的药物,pKa 较高的药物通常乳汁/血浆比值比较高,因此,哺乳期应选用 pKa 小的药物。

缩 略 词

ACEI	angiotensin converting enzyme inhibitor 血管紧张素转换酶抑制剂
AUC	area under the curve 曲线下面积
C_{max}	plasma or milk concentration at peak 血浆或乳汁峰浓度
GI	gastrointestinal 胃肠道
LRC	lactation risk category 哺乳风险等级
M/P	milk/plasma ratio 乳汁/血浆比值
MAOI	monoamine oxidase inhibitors 单胺氧化酶抑制剂
MW	molecular weight 分子量
NR	not rated 未分级
NSAIDs	non-steroidal anti-inflammatory drug 非甾体抗炎药
Oral	oral bioavailability（adult）口服生物利用度(成人)
PB	percent of protein binding in maternal circulation 血浆蛋白结合率
PHL	pediatric elimination half-life 儿童消除半衰期
PRN	as needed 需要时
RID	relative infant dose 相对婴儿剂量
SNRIs	serotonin norepinephrine reuptake inhibitors 5-HT 肾上腺素再摄取抑制剂
SSRIs	selective serotonin reuptake inhibitors 选择性 5-HT 再摄取抑制剂
$T_{1/2}$	adult elimination half-life 成人消除半衰期
TCAs	tricyclic antidepressants 三环类抗抑郁药
T_{max}	time to peak plasma level（PK）达峰浓度时间
Vd	volume of distribution 分布容积
mCi	millicurie of radioactivity 放射性活度毫居里
μCi	microcurie of radioactivity 放射性活度微居里

目　　录

A

B

C

D

E

F

G

H

J

K

L

M

N

O

P

Q

R

S

T

W

X

Y

Z

5 -羟色氨酸(HYDROXYTRYPTOPHAN)

商品名: 5 - HTP, 5 - Hydroxytryptophan, L - Tryptophan
分　类: 氨基酸补充剂
LRC: L4 -没有数据-有潜在危险

5 -羟色氨酸(5 - HTP)是天然芳香族氨基酸,是神经递质 5 -羟色胺的直接前体。L -色氨酸(LTP)是曾用于治疗抑郁症的另一种氨基酸。

LTP: 一旦被吸收,LTP 被快速转运到肝脏,其中一些被编入蛋白质中,有些则不经代谢进入体循环,它也是 5 -羟色胺的前体。使用 LTP 的主要问题之一是当使用较高剂量时,它被高度诱导代谢为犬尿氨酸,并且大部分 LTP 随后被代谢而不是转化成 5 -羟色胺。即使在最理想的情况下,也只有不到 3%的 LTP 可能转化为大脑中的 5 -羟色胺。L -色氨酸很难透过血脑屏障。随着剂量的增加,代谢物犬尿氨酸的产生往往会阻止 LTP 进入大脑。LTP 的使用剂量特别高,每日可达 2 000~6 000 mg,且不良反应非常显著[1]。由较老的剂型产生的污染物是导致嗜酸性粒细胞增多症-肌痛综合征的原因。

5 - HTP: 5 - HTP 被迅速吸收,生物利用度约为 70%。其余 30%由肠道细胞转化为 5 -羟色胺,可能会导致恶心。5 - HTP 易透过血脑屏障(脑脊液中为 24%),使其更容易转化为 5 -羟色胺。5 - HTP 的使用剂量低得多,平均为每日 100~300 mg,一些研究发现它等效于治疗抑郁症的三环类抗抑郁药[2]和氟伏沙明(一种 5 -羟色胺再摄取抑制剂)[3]。尽管已经报道了几例使用 5 - HTP 后引起嗜酸性粒细胞增多症——肌痛综合征的病例[4,5],但这几例患者都有转化 5 - HTP 的代谢缺陷。

遗憾的是,没有关于外源性 LTP 或 5 - HTP 转运至人乳中的数据。虽然人乳的确含有较高水平的 LTP,大概是为了提高婴儿中枢神经系统中的 5 -羟色胺水平,但不清楚提高母亲血药浓度是否会导致乳汁中药物浓度升高。因为婴儿的神经系统发育对 5 -羟色胺水平非常敏感,并且因为我们不知道补充 LTP 或 5 - HTP 是否会产生高乳汁浓度而导致婴儿剂量过大,因此我们不建议哺乳期母亲补充 L -色氨酸或 5 - HTP。

$T_{1/2}$	4.3 h	M/P	
T_{max}	3~6 h	PB	19%
Oral	<70%	Vd	0.6 L/kg
MW	393	pKa	6.96
RID			

成人注意事项：厌食、腹泻、恶心和呕吐。

成人剂量：

儿童注意事项：目前没有经乳汁导致婴儿不良反应的报道。

婴儿监测内容：观察呕吐、腹泻和体重增加。

替代药物：选择性 5-羟色胺再摄取抑制剂，三环类抗抑郁药。

参考文献：

[1] Murray MT, Pizzorno JE. 5-Hydroxytryptophan//Murray MT, Pizzorno JE. Textbook of Natural Medicine. Churchill Livingstone, 1999: 783-796.

[2] van Praag HM. Management of depression with serotonin precursors. Biol Psychiatry, 1981, 16(3): 291-310.

[3] Poldinger W, Calanchini B, Schwarz W. A functional-dimensional approach to depression: serotonin deficiency as a target syndrome in a comparison of 5-hydroxytryptophan and fluvoxamine. Psychopathology, 1991, 24(2): 53-81.

[4] Sternberg EM, Van Woert MH, Young SN, et al. Development of a scleroderma-like illness during therapy with L-5-hydroxytryptophan and carbidopa. N Engl J Med, 1980, 303(14): 782-787.

[5] Michelson D, Page SW, Casey R, et al. An eosinophilia-myalgia syndrome related disorder associated with exposure to L-5-hydroxytryptophan. J Rheumatol, 1994, 21(12): 2261-2265.

EB 病毒(EPSTEIN-BARR VIRUS)

商品名：EBV, Mononucleosis

分　类：感染性疾病

LRC：L3-有限数据-可能适用

EB 病毒是传染性单核细胞增多症的病因之一。EB 病毒属于疱疹病毒家族。症状包括发热、渗出性咽炎、淋巴结肿大、肝脾大、非典型淋巴细胞增多等。其传播通常需要密切的个人接触，尽管有可能，但 EB 病毒是否会分泌到人乳中尚未可知。Kusuhara[1]进行的研究表明，在 12~23 个月时 EB 病毒的血清阳性率在奶瓶喂养和母乳喂养的婴儿中是相同的。这一数据表明，母乳并不是早期 EB 病毒感染的重要来源。

成人注意事项：症状包括发热、渗出性咽炎、淋巴结肿大、肝脾大、非典型淋巴细胞增多。

成人剂量：

儿童注意事项：

婴儿监测内容：发热、淋巴结肿大。

替代药物：

参考文献：

[1] Kusuhara K, Takabayashi A, Ueda K, et al. Breast milk is not a significant source for early Epstein-Barr virus or human herpes-virus 6 infection in infants: a seroepidemiologic study in 2 endemic areas of human T-cell lymphotropic virus type I in Japan. Microbiol Immunol, 1997, 41(4): 309 – 312.

G6PD 缺乏症(G6PD DEFICIENCY)

商品名： Glucose – 6 – phosphate dehydrogenase defiiency
分　类： 代谢性疾病
LRC： L3 –没有数据–可能适用

葡萄糖–6–磷酸脱氢酶(G6PD)缺乏症是一种代谢性疾病,其特点是缺少 G6PD 酶的转化功能[1]。这会导致红细胞在氧化应激过程中易发生溶血(破裂),如摄入某一药物和/或食物(如蚕豆)或发生感染后发生溶血[1,2]。G6PD 缺乏症也有可能与其他的酶的问题有关,这会损害肝脏处理和清除血中胆红素的功能。此外,不同患者之间酶缺乏的严重程度也不同。

如果一名哺乳期母亲确诊了 G6PD 缺乏症,不需要采取额外的预防措施来保护母乳喂养的婴儿。她只需要避免摄入会增加溶血性贫血风险的食物和药物,以保护自身的健康。一位母亲若有严重的 G6PD 缺乏症,母亲发生血管内溶血就会导致胆红素升高。这时,我们推测胆红素确实会进入乳汁,但是并没有得到证实。这对于临床的意义也尚不明确。

如果一位母乳喂养的婴儿确诊了 G6PD 缺乏症,则应评估母亲摄入药物和食物发生溶血的风险,这些食物和药物可能会使 G6PD 缺乏症患者发生溶血并且进入乳汁,进而可能会影响母乳喂养的 G6PD 缺乏症婴儿。可能会增加 G6PD 缺乏症患者溶血风险的药物包括：氨苯砜、呋喃妥英、磺胺甲噁唑、非那吡啶、伯氨喹、二巯丙醇。G6PD 缺乏症患者和母乳喂养的 G6PD 缺乏症婴儿的母亲应避免服用上述药物。请参阅本书中每种药物的专论以了解更多有关分泌至人乳汁的信息。

基于良好的医学证据,不推荐 G6PD 缺乏症患者服用上述药物。其他相关药物或物质对于母乳喂养、G6PD 缺乏症婴儿的母亲仍有可能是危险的。评估这些药物对母乳喂养婴儿的适用性时请查阅更全面的资源(比如 www. g6pd. org)[3]。

成人注意事项：

成人剂量：

儿童注意事项： 新生儿黄疸(高胆红素血症)、急性溶血性贫血。

婴儿监测内容：溶血性贫血（面色苍白、极度疲乏、心动过速、呼吸急促、脾脏肿大、黑尿）；高胆红素血症（皮肤或巩膜黄染）。

替代药物：

参考文献：

[1] Kaplan M, Rubaltelli FF, Hammerman C, et al. Conjugated bilirubin in neonates with glucose - 6 - phosphate dehydrogenase defiiency. J Pediatr. May, 1996, 128 (5 Pt 1): 695 - 697.

[2] Hsieh YT, Lin MH, Ho HY, et al. Glucose - 6 - phophate dehydrogenase (G6PD) - defiient epithelial cells are less tolerant to infection by staphylococcus aureus. PLoSOne, 2013, 8(11): e79566.

[3] Youngster I, Arcavi L, Schechmaster R, et al. Medications and glucose-6-phosphate dehydrogenase defiiency: an evidence-based review. Drug Saf, 2010, 33(9): 713 - 726.

HIV 感染（HIV INFECTION）

商品名：

分　类：感染性疾病

LRC：发达国家 L5

已从人乳中分离到人类免疫缺陷病毒（HIV）。此外，世界各地最近也报道了通过母乳传播 HIV 的病例[1,2,3]。目前文献报道的已超过 9 例，表明 HIV - 1 可分泌入乳汁，并可经乳汁水平地传给婴儿[4,5]。在哺乳期间感染 HIV 的妇女可能会排出特别高浓度的 HIV 病毒，并且传染给婴儿的风险很高。在一些研究中，感染急性期 HIV 经乳汁传播风险为 29%。最近的报道表明，在非洲的各族人群中，HIV 通过母乳喂养传播的风险增加了 3%～12%[6]。由于目前很清楚地研究了风险，在美国和其他有安全方式替代母乳喂养的国家，建议 HIV 感染的妇女不要给婴儿哺乳[7]。建议有 HIV 风险的母亲开始哺乳前应进行筛选。

成人注意事项：

成人剂量：

儿童注意事项：

婴儿监测内容：可能通过乳汁感染，不推荐母乳喂养。

替代药物：

参考文献：

[1] Commitee on Pediatric AIDS. Human milk, breastfeeding, and transmission of human immunodeficiency virus in the United States. Pediatrics, 1995, 96: 977 - 979.

[2] Oxtoby MJ. Human immunodeficiency virus and other viruses in human milk: placing the issues in broader perspective. Pediatr Infect Dis J, 1988, 7(12): 825 -

835.
[3] Goldfarb J. Breastfeeding. AIDS and other infectious diseases. Clin Perinatol, 1993, 20(1): 225－243.
[4] Van de PP, Simonon A, Hitimana DG, et al. Infective and anti-infective properties of breastmilk from HIV－1－infected women. Lancet, 1993, 341(8850): 914－918.
[5] Dunn DT, Newell ML, Ades AE, et al. Risk of human immunodeficiency virus type 1 transmission through breastfeeding. Lancet, 1992, 340(8819): 585－588.
[6] St. Louis ME. The timing of HIV－1 transmission in an African setting. Presented at the First National Conference on Human Retroviruses and Related Infections. Washington DC, 1993.
[7] Report of the committee on Infectious Diseases. American Academy of Pediatrics, 1994.

L－甲基叶酸盐(L－METHYLFOLATE)

商品名: Deplin, Metafolin
分　类: 维生素
LRC: L3－没有数据－可能适用

L－甲基叶酸盐,也称为 Metafolin,是叶酸的活性生物异构体和叶酸循环的形式。大约有 10%的人缺乏将叶酸代谢成 L－甲基叶酸盐所必需的酶。L－甲基叶酸盐通过细胞膜传输,具有生物活性。没有关于这种形式的叶酸转运到人乳中的数据。然而,哺乳期母亲补充叶酸的几项研究清楚地表明,叶酸以主动转运方式进入乳汁,但最重要的是,补充母体的叶酸只会让乳汁中叶酸浓度轻微升高[1,2]。这意味着即使是补充叶酸,除非母亲缺乏,否则乳汁的含量不大可能增加。因此,该产品在哺乳期母亲中可能不会有危险。

$T_{1/2}$		M/P	
T_{max}		PB	
Oral	吸收完全	Vd	
MW	455	pKa	
RID			

成人注意事项:

成人剂量: 每日 7.5 mg。

儿童注意事项: 目前没有经乳汁导致婴儿不良反应的报道。

婴儿监测内容:

替代药物：叶酸。

参考文献：

[1] Tamura T, Yoshimura Y, Arakawa T. Human milk folate and folate status in lactating mothers and their infants. Am J Clin Nutr, 1980, 33: 193 - 197.

[2] Smith AM, Picciano MF, Deering RH. Folate supplementation during lactation: maternal folate status, human milk folate content, and their relationship to infant folate status. J Pediatr Gastroenterol Nutr, 1983, 2: 622 - 628.

MIMYX

商品名：MimyX
分　类：皮肤外用药
LRC：L3 -没有数据-可能适用

MIMYX 是一种用于皮肤不适的水凝胶制剂。FDA 批准用于非甾体类敷料,以及缓解成人和儿童的特应性皮炎、过敏性皮炎、放射性皮炎和其他皮肤病相关的灼烧感和瘙痒。其成分以植物为基础,包括净化水、橄榄油、甘油、乙二醇、棕榈油甘油酯、植物油、卵磷脂、角鲨烯(鲨鱼油)、甜菜碱、酰胺 MEA、肌氨酸、乙酰胺 MEA、羟乙基纤维素、卡波姆钠、卡波姆和黄原胶。尚无相关的数据显示本品可转运到母乳。本品不大可能被吸收或被婴儿摄取。不应直接用在乳头上。

成人注意事项：局部反应如皮疹、红斑、荨麻疹、灼烧感,超敏反应。

成人剂量：每日 3 次,用于病变部位。

儿童注意事项：

婴儿监测内容：

替代药物：

参考文献：

N -乙酰半胱氨酸(N - ACETYLCYSTEINE)

商品名：Acetadote, Mucomyst, Parvolex, NAC, Acetylcysteine
分　类：解毒药
LRC：L3 -没有数据-可能适用

N -乙酰半胱氨酸常用于解救对乙酰氨基酚过量中毒,预防对比剂引起的肾病,以及诊断和治疗某些呼吸系统疾病[1]。目前还不清楚本品能否进入母乳。基于分子量小和分布容积低的特点,认为本品很可能进入母乳;但是它的口服生物利用度较低(10% ~ 30%),因此婴儿摄取的剂量会很低。

通常来说,N-乙酰半胱氨酸可在末次服药后30小时被完全清除;但是哺乳期母亲使用该药治疗对乙酰氨基酚过量时,由于母乳中对乙酰氨基酚的存在可能对婴儿造成潜在风险,应当尽量减少母乳喂养。最好是在对乙酰氨基酚浓度水平低于检测限时再恢复母乳喂养。需要注意的是,对于严重肝损伤的患者,N-乙酰半胱氨酸的半衰期可以增加80%。

$T_{1/2}$	5.6 h	M/P	
T_{max}	1~2 h	PB	83%
Oral	10%~30%	Vd	0.47 L/kg
MW	163.2	pKa	
RID			

成人注意事项:过敏反应、嗜睡、潮红、心动过速、咳嗽、支气管痉挛、口腔炎、恶心、呕吐、荨麻疹、皮疹、水肿。

成人剂量:对乙酰氨基酚过量的解救(Ⅳ):150 mg/kg负荷剂量超过1小时,第二剂50 mg/kg超过4小时,第三剂100 mg/kg超过16小时。

儿童注意事项:没有经乳汁导致婴儿不良反应的报道。一项在2015年报道的小型研究显示:N-乙酰半胱氨酸用于绒毛膜羊膜炎时新生儿的神经保护作用,直接给早产儿和足月的新生儿静脉滴注每次12.5~25 mg/kg,每12小时1次,共5次,没有发现不良反应[2]。

婴儿监测内容:嗜睡、呕吐。

替代药物:

参考文献:

[1] Pharmaceutical manufacturer prescribing information, 2015.

[2] Jenkins DD, Wiest DB, Mulvihill DM, et al. Fetal and neonatal effects of N-acetylcysteine when used for neuroprotection in maternal chorioamnionitis. The Journal of Pediatrics, 2015. doi: 10.1016/j.jpeds.2015.09.076.

RHO(D)免疫球蛋白[RHO (D) IMMUNE GLOBULIN]

商品名: Gamulin RH, Hyprho-D, Mini-Gamulin RH, Rhogam

分 类:免疫血清

LRC:L2-有限数据-可能适用

RHO(D)免疫球蛋白是一种从人血浆中提取出来的免疫球蛋白,含有高浓度的Rh抗体。在接受大剂量Rh免疫球蛋白治疗后,母亲初乳中只含有痕量的抗Rh,成熟乳中没有。目前尚无不良反应的报道。在新生儿的胃酸作用下,大多数免疫球蛋白被破坏。Rh 免疫球蛋白对于哺乳期母亲来说不是禁用的[1]。

$T_{1/2}$	24 d	M/P	
T_{max}		PB	
Oral	没有	Vd	
MW		pKa	
RID			

成人注意事项: 过敏反应不常见,注射部位局部不适。

成人剂量: 每次 300 μg,共 1~2 次。

儿童注意事项: 目前没有经乳汁导致婴儿不良反应的报道。

婴儿监测内容:

替代药物:

参考文献:

[1] Lawrence RA. Breastfeeding: A guide for the medical profession. St. Louis: Mosby Publishers, 1994.

SPICE

商品名: Legal highs, Legal weed, Spice gold
分　类: 滥用药物
LRC: L4 -没有数据-有潜在危险

SPICE 是一种新型的人工合成毒品,是大麻的替代品,也是一种合法的兴奋剂。该药的神经作用主要是因为 δ-9-四氢大麻酚(完全激动剂)与中枢 CB1 受体(大麻素受体 1)和外周 CB2 受体(大麻素受体 2)具有高度亲和力。大麻则只是 CB1 和 CB2 受体的部分激动剂。所有合成的大麻素都是脂溶性、非极性、高度挥发性的化合物,因为它们是完全激动剂,与大脑中的 CB1 受体具有高度亲和力,比大麻更强。然而,一些合成大麻素也表现出对脾脏、扁桃体和免疫系统中 CB2 受体具有高亲和力,因而可以影响免疫系统。

四氢大麻酚(THC)可以在人乳中富集,当婴儿食用这种乳汁后其尿液中会有 THC 排出[1-11]。哺乳期母亲使用大麻或其他大麻制品的现象引起了越来越多的关注。人类和动物的研究结果都表明,早期接触大麻有潜在危险,而且围生期使用大麻可能会对智力和运动发育造成长期影响。虽然这些资料存在很多局限性,并且不能直接看出哺乳的益处和从母乳摄入大麻的危害性,但目前哺乳期母亲使用大麻及其类似物是被强力劝阻的。出于对哺乳期母亲健康状况的考虑，对于需要使用该药者，卫生保健专业人士应鼓励她们采用替代治疗方案。详见大麻专论。

成人注意事项：精神病、癫痫发作、焦虑、激动、烦躁、记忆减退、镇静、精神错乱、心动过速、心脏毒性、胸痛、恶心、呕吐、食欲不振、散瞳、轻快感。

成人剂量：

儿童注意事项：目前，哺乳期和儿科的相关资料有限。婴儿通过母乳摄入的该药数周后会经尿液消除[10]。

婴儿监测内容：镇静、难醒喂养/喂养困难、体重增加、潜在的反应迟钝。

替代药物：

参考文献：

[1] Grotenhermen F. Pharmacokinetics and pharmacodynamics of cannabinoids. Clin Pharmacokinet, 2003, 42(4): 327 - 360.

[2] Ranganathan M, Braley G, Pittman B, et al. The effects of cannabinoids on serum cortisol and prolactin in humans. Pyschopharmacology (Berl.), 2009, 203(4): 737 - 744.

[3] Mendelson JH, Mello NK, Ellingboe J. Acute effects of marihuana smoking on prolactin levels in human females. J Pharmacol Exp Ther, 1985, 232(1): 220 - 222.

[4] Perez-Reyes M, Wall ME. Presence of delta - 9 - tetrahydrocannabinol in human milk. N Engl J Med, 1982, 307(13): 819 - 820.

[5] Marchei E, Escuder D, Pallas CR, et al. Simultaneous analysis of frequently used licit and illicit psychoactive drugs in breast milk by liquid chromatography tandem mass spectrometry. Journal of Pharmaceutical and Biomedical Analysis, 2011, 55: 309 - 316.

[6] Ahmad GR, Ahmad N. Passive consumption of marijuana through milk: a low level chronic exposure to delta - 9 - tetrahydrocannabinol (THC). J Toxicol Clin Toxicol, 1990, 28(2): 255 - 260.

[7] Chao FC, Green DE, Forrest IS, et al. The passage of 14C delta - 9 - tetrahydrocannabinol into the milk of lactating squirrel monkeys. Res Commun Chem Pathol Pharmacol, 1976, 15(2): 303 - 317.

[8] Tennes K, Avitable N, Blackard C, et al. Marijuana: prenatal and postnatal exposure in the human. NIDA Res Monogr, 1985, 59: 48 - 60.

[9] Astley SJ, Little RE. Maternal Marijuana Use During Lactation and Infant Development at One Year. Neurotoxicol Teratol, 1990, 12: 161 - 168.

[10] Jutras-Aswad D, DiNieri JA, Harkany T, et al. Neurobiological consequences of maternal cannabis on human fetal development and its neuropsychiatric outcome. Eur Arch Psychiatry Clin Neurosci, 2009, 259(7): 395 - 441.

[11] Liston J. Breastfeeding and the use of recreational drugs-alcohol, caffeine, nicotine and marijuana. Breastfeed Rev, 1998, 6(2): 27 - 30.

β-胡萝卜素(BETA-CAROTENE)

商品名: A-Caro-25, B-Caro-T, Lumitene
分　类: 维生素
LRC: L3-没有数据-可能适用

β-胡萝卜素是前维生素A,需要在肝脏和肠黏膜中转化为维生素A(视黄醇)的活性形式[1]。肝脏中β-胡萝卜素的转化受体内维生素浓度的调节。推荐每日维生素A的摄入量为相当于β-胡萝卜素8 000 IU或4.8 mg。大剂量的β-胡萝卜素用于治疗维生素A缺乏症(高达162 000 IU)和卟啉病皮肤病变(高达540 000 IU)[2]。

一项研究中,21位哺乳期母亲每日摄入31~35 mg(51 667~58 333 IU)β-胡萝卜素,乳汁中的β-胡萝卜素浓度并没有显著增加,建议至少在产后前27天补充β-胡萝卜素以增加乳汁中浓度[3]。在另一项研究中,产后约279天的哺乳期母亲补充β-胡萝卜素(30 mg或50 000 IU,连续28天),乳汁中β-胡萝卜素浓度升高了6.4倍(最高约190 μg/L),然而乳汁中维生素浓度并没有显著增加[4]。

没有因母亲补充β-胡萝卜素致母乳喂养婴儿发生不良反应的报道。

$T_{1/2}$		M/P	
T_{max}		PB	
Oral	30%	Vd	
MW	537	pKa	
RID			

成人注意事项: 高胡萝卜素血症、腹泻、瘀斑、眩晕。
成人剂量: 每日6~15 mg。
儿童注意事项:
婴儿监测内容: 腹泻、瘀斑。
替代药物:
参考文献:

[1] Polifka JE, Dolan CR, Donlan MA, et al. Clinical teratology counseling and consultation report: high dose beta-carotene use during early pregnancy. Teratology, 1996, 54(2): 103-107.

[2] Lewis JM, Bodansky, MCC. Lillienfeld, and H. Schneider(1947) Supplements of vitamin A and of carotene during pregnancy. Their effect on the levels of vitamin A and carotene in the blood of mother and of newborn infant. Am J Dis

Child, 73~143-15.

[3] Gossage CP, Deyhim M, Yamini S, et al. Carotenoid composition of human milk during the first month postpartum and the response to beta-carotene supplementation. Am J Clin Nutr, 2002, 76(1): 193-197.

[4] Canfield LM, Giuliano AR, Neilson EM, et al. Kinetics of the response of milk and serum beta-carotene to daily beta-carotene supplementation in healthy, lactating women. Am J Clin Nutr, 1998, 67(2): 276-283. Erratum in: Am J Clin Nutr, 1998, 67(6): 1286.

γ-羟基丁酸(GAMMA HYDROXYBUTYRIC ACID)

商品名： GBH, GHB, Gamma-OH, Liquid Ecstasy, Oxybutyrate, Somsanit

分　类： 镇静催眠药

LRC： L5-没有数据-危险

γ-羟基丁酸(GHB)是一种强大的、起效迅速的中枢神经系统抑制剂。GHB用于治疗嗜睡症患者的猝倒，而在其他国家，有时也用作全麻麻醉催眠药。它是身体内的一种天然物质，功效尚不清楚。目前在美国和其他许多国家禁止使用。本品可使人产生欣快感和幻觉，可释放生长激素刺激肌肉生长，摄入后可使肌紧张、肌肉松弛、心动过缓、心动过速、呼吸频率减慢、失控。其他不良反应包括妄想、抑郁、呕吐、恶心、幻觉、癫痫发作、谵妄、焦虑、健忘症和昏迷。本品也被用作迷奸药[1]。

GHB的半衰期很短(20~60分钟)，10小时后在血浆中的药物浓度不到5%，12小时后尿液中几乎检测不到，这些含量取决于剂量大小。如果患者已经恢复正常，12小时后的乳汁中的药物含量可能会低到检测不到。虽然没有本品在乳汁中含量的报道，但是浓度可能在最大药物暴露剂量时最高。对于数小时内多次服用的患者，可挤出24小时内的乳汁，将药物泵出。由于本品被醇脱氢酶代谢，它与醇类物质有很强的相溶性。本品有危险性，不应用于哺乳期母亲。母亲服用本品后，在继续给婴儿哺乳前，应根据剂量至少挤出12~24小时的乳汁，将药物泵出。

$T_{1/2}$	20~60 min	M/P	
T_{max}	45 min	PB	
Oral	好	Vd	0.4 L/kg
MW	126	pKa	
RID			

成人注意事项： 摄入会导致肌肉紧张、肌肉松弛、心动过缓、呼吸频率减慢和

失控。其他不良反应包括妄想、抑郁、呕吐、恶心、幻觉、癫痫发作、谵妄、焦虑、健忘和昏迷。

成人剂量：根据适应证变化。

儿童注意事项：目前没有经乳汁导致婴儿不良反应的报道。但是根据其化学性质，很有可能进入乳汁，对婴儿有危险。

婴儿监测内容：镇静、呼吸频率减慢、难醒喂养/喂养困难、肌肉张力丧失、癫痫发作和体重增加。

替代药物：

参考文献：

[1] Baselt RC. Disposition of toxic drugs and chemicals in man. 6th ed. Foster City, CA: Chemical Toxicology Institute, 2002: 472-475.

A

阿巴卡韦(ABACAVIR)

商品名: Ziagen
分　类: 抗病毒药
LRC: L5-有限数据-母亲存在 HIV 感染时有危险

阿巴卡韦是一种核苷反转录酶抑制剂,与其他药物联合用于治疗 HIV 感染[1]。在 2013 年发表的一项研究中,9 名女性在产后 30 天时接受 Trizivir®(含阿巴卡韦 300 mg+齐多夫定 300 mg+拉米夫定 150 mg)每日 2 次用药治疗[2],测得乳汁样本中阿巴卡韦平均浓度为 0.057 μg/ml,最高浓度为 0.5 μg/ml,药物乳汁/血浆比为 0.85。婴儿平均获取剂量为 0.008 6 mg/(kg·d),最大获取剂量为 0.075 mg/(kg·d),这一数值与该药相对婴儿剂量(RID)0.1%~0.9%相符。9 名暴露于乳汁中阿巴卡韦的婴儿中,只有 1 名血浆中检测出阿巴卡韦,在这些婴儿中均未报道不良反应。然而研究者指出,亚抑制浓度的阿巴卡韦可能会促进病毒出现耐药性,进而影响婴儿。

注意:阿巴卡韦被划分为 L5 级是基于母亲感染 HIV 后母乳喂养对婴儿的影响,而不是基于乳汁中药物对母乳喂养婴儿的影响。疾病预防控制中心建议感染 HIV 的母亲产后不要进行母乳喂养,以避免 HIV 经乳汁传染给婴儿。

$T_{1/2}$	1.54 h	M/P	
T_{max}	0.7~1.7 h	PB	50%
Oral	83%	Vd	0.86 L/kg
MW	671	pKa	5.01
RID	0.1%~0.88%		

成人注意事项: 头痛、疲倦、抑郁、睡眠异常、梦境异常、恶心、呕吐、腹泻、肝功能异常、甘油三酯升高、血小板减少、严重皮疹。

成人剂量: 每次 300 mg,每日 2 次;或者每日 600 mg。

儿童注意事项: 在 HIV 临床研究中,婴幼儿直接用药(非通过乳汁)最常见的不良反应包括:发热和/或畏寒、恶心、呕吐、腹泻、皮疹、耳/鼻/喉部感染。

婴儿监测内容: 不建议感染 HIV 的母亲进行母乳喂养。

替代药物：

参考文献：

[1] Pharmaceutical manufacturer prescribing information. 2012.

[2] Shapiro RL, Rossi S, Ogwu A, et al. Therapeutic levels of lopinavir in late pregnancy and abacavir passage into breast milk in the Mma Bana Study, Botswana. Antiviral therapy, 2013, 18(4): 585 - 590.

阿巴西普(ABATACEPT)

商品名： Orencia

分　类： 抗风湿药

LRC： L3 -没有数据-可能适用

阿巴西普是一种可溶性的融合蛋白，它与人免疫球蛋白 G1(IgG1)的修饰片段相连[1]。阿巴西普的表观分子量为 92 kDa。该药通过与 CD80 及 CD86 受体结合，可抑制 T 细胞激活，从而下调参与风湿病炎症的 T 细胞。在体外，阿巴西普抑制 T 细胞增殖，减少细胞因子 TNFα、IL - γ 及 IL - 2 的生成。目前没有数据表明阿巴西普可以转运到乳汁中。由于阿巴西普较大的分子量和极低的口服生物利用度，该药似乎不可能分泌至乳汁内，或者进入婴儿血液循环中的药量没有临床意义，但这两点目前均没有数据支持。

$T_{1/2}$	13.1 d	M/P	
T_{max}		PB	
Oral	无	Vd	0.02～0.13 L/kg
MW	92 000	pKa	
RID			

成人注意事项： 头痛、发热、头晕、咳嗽、恶心、腹痛、背痛或四肢疼痛、皮疹、抗体形成、感染风险增加。

成人剂量： 在第 0 周、第 2 周、第 4 周静脉注射 500～1 000 mg，之后每 4 周重复 1 次。

儿童注意事项： 目前没有经乳汁导致婴儿不良反应的报道。

婴儿监测内容：

替代药物： 英夫利西单抗、依那西普。

参考文献：

[1] Pharmaceutical manufacturer prescribing information. 2011.

阿苯达唑(ALBENDAZOLE)

商品名: Albenza, Eskazole, Zentel
分　类: 驱虫药
LRC: L2 -有限数据-可能适用

阿苯达唑是治疗肠道寄生虫感染的广谱驱虫药[1]。作为一种前体药物,阿苯达唑经肝脏迅速代谢为活性产物阿苯达唑亚砜,并进一步代谢为无活性形式的阿苯达唑砜。在一项研究中,33 名哺乳期母亲单次给予阿苯达唑 400 mg,6 小时后阿苯达唑(ABZ)、阿苯达唑亚砜(ABSX)和阿苯达唑砜(ABSO)在血浆中浓度分别为 63.7 ng/ml、608 ng/ml、100.7 ng/ml[2]。在第 6、12、24、36 小时,乳汁中 ABZ 的浓度分别为 31.9 ng/ml、18.8 ng/ml、7.5 ng/ml、未检出;乳汁中 ABSX 的浓度分别为 312.8 ng/ml、225.2 ng/ml、94.1 ng/ml、57.1 ng/ml;乳汁中 ABSO 的浓度分别为 52 ng/ml、56 ng/ml、19.9 ng/ml、未检出。ABZ、ABSX 和 ABSO 的乳汁/血浆比值分别为 0.9、0.6 和 0.7。研究中参与者的婴儿(2 周龄至 6 月龄)并未进行母乳喂养,但研究者认为婴儿通过乳汁得到药物剂量很低。笔者根据峰浓度测得每一成分的 RID 值为: ABZ 0.08%、ABSX 0.82%和 ABSO 0.15%。

$T_{1/2}$	8~12 h	M/P	0.6
T_{max}	2~5 h	PB	70%
Oral	吸收差	Vd	
MW	265	pKa	
RID	0.08%~0.82%		

成人注意事项: 头痛、头晕、发热、恶心、呕吐、腹部疼痛、肝功能异常、全血细胞减少、皮疹。

成人剂量: 每次 400 mg,每日 1~2 次,连用 1~3 天(剂量变化视寄生虫情况确定)。

儿童注意事项: 暂无婴儿暴露于乳汁中药物的数据,乳汁中药物浓度几乎没有临床意义。阿苯达唑普遍应用于婴儿及儿童中。

婴儿监测内容:

替代药物: 甲苯达唑。

参考文献:

[1] Pharmaceutical manufacturer prescribing information. 2009.
[2] Abdel-tawab AM, Bradley M, Ghazaly EA, et al. Albendazole and its metabolites

in the breast milk of lactating women following a single oral dose of albendazole. Br J Clin Pharmacol, 2009, 68(5): 737 - 742.

阿达木单抗(ADALIMUMAB)

商品名: Humira
分　类: 抗风湿药
LRC: L3 -有限数据-可能适用

阿达木单抗是特异性抗人肿瘤坏死因子(tumor necrosis factor, TNF)的重组人源化 IgG1 单克隆抗体[1]。TNF 与关节炎的疼痛和损伤以及其他自身免疫性疾病有关。阿达木单抗与其他单抗类药物如依那西普(Enbrel)和英夫利西单抗(Remicade)相似。

在一项研究中,两名妇女在哺乳期接受皮下注射阿达木单抗 40 mg 治疗,随访直到婴儿 14.5 和 15 月龄[2]。第 1 名婴儿在母亲怀孕和哺乳期间暴露于阿达木单抗,最后一剂在分娩前 3.5 周用药,产后第 1 天的产妇和婴儿血清中药物浓度分别为 4 900 ng/ml 和 8 400 ng/ml。在产后约 21 周时注射阿达木单抗,7 天后测得母亲血清中及乳汁中药物浓度分别为 6 700 ng/ml 和 4.83 ng/ml。在第 2 个案例中,在产后约 8 周注射阿达木单抗,9 天后测得母体血浆及母乳中药物浓度分别为 5 500 ng/ml 和 4.88 ng/ml,与此同时,婴儿血浆中药物浓度无法测得。婴儿中没有发现因为暴露于母乳中药物导致的不良反应,据报道这两名婴儿在各阶段均发育良好。一名婴儿在 10 月龄时出现急性痉挛性喉炎,而这是婴儿的常见疾病,不认为与药物有关。该研究者推测,类似阿达木单抗的免疫球蛋白可能通过成人和胎儿肠细胞中的能转运免疫球蛋白的新生儿 Fc 受体(FcRn)吸收。

虽然该药的分子量非常大,而且母乳中的量很低,但目前没有关于哺乳期母亲使用免疫调节药物安全性的长期数据。此外,目前有数据表明一些 IgG 药物确实可以进入乳汁中,可能影响母乳喂养的婴儿。因此建议谨慎使用阿达木单抗,每名女性都应了解在哺乳期使用这类药的获益和风险。

$T_{1/2}$	2 周	M/P	
T_{max}	131 h	PB	无
Oral	吸收少	Vd	4.7~6 L/kg
MW	148 000	pKa	
RID	0.12%		

成人注意事项： 头痛、高血压、恶心、肝功能异常、血尿、高脂血症、高胆固醇血症、感染、注射部位反应和恶性肿瘤已有报道。

成人剂量： 每隔一周皮下注射 40 mg。

儿童注意事项： 目前没有经乳汁导致婴儿不良反应的报道。

婴儿监测内容： 呕吐、体重增加、频繁感染。

替代药物： 英夫利西单抗。

参考文献：

[1] Pharmaceutical manufacturer prescribing information. 2013.

[2] Fritzsche J, Pilch A, Mury D, et al. Infliximab and adalimumab use during breastfeeding. J Clin Gastroenterol, 2012, 46(8): 718 - 719.

阿达帕林(ADAPALENE)

商品名： Differin
分　类： 抗痤疮药
LRC： L3 -没有数据-可能适用

阿达帕林是一种类似于维生素 A 的化合物(类似维 A 酸),局部用于痤疮的治疗。目前没有关于本品进入母乳的研究数据。皮肤用药时,阿达帕林实际上未被吸收[1]。血浆中药物浓度几乎无法检测到(<0. 25 mg/ml),所以母乳中药物水平极低,可能无法检测[2]。

$T_{1/2}$	17 h	M/P	
T_{max}		PB	
Oral	非常低	Vd	
MW	412. 52	pKa	
RID			

成人注意事项： 晒伤加剧、皮肤刺激、红斑、干燥、脱屑、皮肤灼烧、瘙痒。

成人剂量： 每日局部使用。

儿童注意事项： 目前没有经乳汁导致婴儿不良反应的报道。由于母体吸收极少,基本不可能出现不良反应。

婴儿监测内容：

替代药物： 维 A 酸。

参考文献：

[1] Pharmaceutical manufacturer prescribing information. 2005.

[2] Drug Facts and Comparisons 1999 ed. St. Louis, 1999.

阿德福韦酯(ADEFOVIR)

商品名: Hepsera
分　类: 抗病毒药
LRC: L4 -没有数据-有潜在危险

阿德福韦酯可抑制乙型肝炎病毒的复制[1]。暂无阿德福韦酯转运到乳汁中的数据,但基于其动力学特征(较低的蛋白结合率和适中的口服生物利用度),该药在一定程度可能分泌进入乳汁中。因为这种药物对快速生长的婴儿有潜在的毒性,并且需长期使用,不推荐哺乳期母亲使用阿德福韦酯。

$T_{1/2}$	7.5 h	M/P	
T_{max}	1.75 h	PB	<4%
Oral	59%	Vd	0.4 L/kg
MW	501	pKa	
RID			

成人注意事项: 头痛、腹痛、呕吐、肾功能异常、血尿、虚弱、皮疹。
成人剂量: 每日 10 mg。
儿童注意事项: 目前尚无关于本品的可用数据。
婴儿监测内容: 不建议感染 HIV 的母亲哺乳。
替代药物: 拉米夫定(不耐药时可用)。
参考文献:

[1] Pharmaceutical manufacturer prescribing information. 2009.

阿地白介素(ALDESLEUKIN)

商品名: Proleukin
分　类: 抗肿瘤药
LRC: L4 -没有数据-有潜在危险

阿地白介素是一种静脉内注射用的人重组白介素 2。该药是一种大分子量的多肽(15.3 kDa),不易进入母乳,已知母乳中低水平存在。该药用于治疗患有转移性肾细胞癌和恶性黑色素瘤的患者。已知阿地白介素有多种免疫作用,但其介导抗肿瘤活性的确切机制尚未明确[1]。阿地白介素向母乳转运的情况尚不清楚,已知 IL-2 可进入母乳中。大剂量使用阿地白介素,不确定乳汁中药物浓度是否会增加。由于阿地白介素伴随严重的不良反应,建议谨慎使用。若使用本药,建议暂停母乳喂养 24 小时以降低风险。

$T_{1/2}$	85 min	M/P	
T_{max}		PB	
Oral		Vd	
MW	15 300	pKa	
RID			

成人注意事项：混乱、嗜睡、发热、低血压、心律失常、气短、腹泻、呕吐、厌食或体重增加、肾功能异常、血小板减少、贫血、高胆红素血症和皮疹。

成人剂量：每 8 小时 0.037 mg/kg。

儿童注意事项：尚无关于本品的文献报道。

婴儿监测内容：疲乏、嗜睡、苍白、呕吐、腹泻、体重增加。建议用药 24 小时后暂停母乳喂养。

替代药物：

参考文献：

[1] Pharmaceutical manufacturer prescribing information. 2009.

阿法赛特(ALEFACEPT)

商品名：Amevive
分　类：抗银屑病药
LRC：L3-没有数据-可能适用

阿法赛特是一种免疫抑制剂，用于治疗慢性斑块性银屑病。它可与淋巴细胞抗原 CD2 结合，从而抑制 LFA-3/CD2 之间的相互作用[1]。虽然乳汁中的药物浓度尚不清楚，但由于其分子量大(91.4 kDa)而很难转运至乳汁中。此外，由于本品口服生物利用度低，即使存在于母乳中，也不会被婴儿肠道吸收。

$T_{1/2}$	270 h	M/P	
T_{max}		PB	
Oral	63%	Vd	0.094 L/kg
MW	91 400	pKa	
RID			

成人注意事项：淋巴细胞减少、恶性肿瘤、感染及超敏反应。

成人剂量：每周静脉注射 7.5 mg。

儿童注意事项：暂无可用数据，本品几乎不会转运至母乳中。

婴儿监测内容：

替代药物：

参考文献：

[1] Pharmaceutical manufacturer prescribing information. 2005.

阿法依伯汀(EPOETIN ALFA)

商品名：Epogen
分　类：造血药
LRC：L3-没有数据-可能适用

阿法依伯汀是一种刺激红细胞生成的糖蛋白[1]。它在结构上类似于天然促红细胞生成素，由165个氨基酸组成，通过重组DNA技术生产而来。它的分子量为30 400 Da。大分子量的蛋白质一般在产后第一周就很难转运到人乳中。由于其蛋白质特性，婴儿不太可能通过口服吸收。

$T_{1/2}$	4~13 h	M/P	
T_{max}	5~24 h	PB	
Oral	无	Vd	
MW	30 400	pKa	4.5~5.5
RID			

成人注意事项：头痛、高血压、关节痛、恶心、水肿、呕吐和胸痛在成人中已有报道。

成人剂量：50~100 U/kg，每周3次。

儿童注意事项：目前没有经乳汁导致婴儿不良反应的报道。

婴儿监测内容：

替代药物：

参考文献：

[1] Pharmaceutical manufacturer prescribing information. 2003.

阿芬太尼(ALFENTANIL)

商品名：Alfenta, Rapifen
分　类：镇痛药
LRC：L2-有限数据-可能适用

阿芬太尼是一种阿片类镇痛药,常用于分娩期间缓解疼痛、诱导和维持手术期间的镇痛。阿芬太尼可以被分泌到母乳中。在静脉注射剂量为 50 μg/kg(在手术过程中加上另外 10 μg/kg 剂量)时,阿芬太尼在 4 小时后的初乳中的平均浓度为 0.88 μg/L(0.21~1.56 μg/L),该浓度太小不至于对母乳喂养的婴儿产生明显毒性[1]。阿芬太尼用药 28 小时后母乳中的浓度为 0.05 μg/L(0~0.26 μg/L)[2]。

$T_{1/2}$	1~2 h	M/P	
T_{max}	即刻	PB	92%
Oral	43%	Vd	0.3~1 L/kg
MW	417	pKa	6.5
RID	0.26%~0.4%		

成人注意事项: 观察到出现心动过缓、发抖、便秘和镇静。新生儿中观察严重低血压。

成人剂量: 8~40 μg/kg,静脉注射(总剂量)。

儿童注意事项: 目前没有经乳汁导致婴儿不良反应的报道。

婴儿监测内容: 镇静、呼吸减慢、面色苍白、便秘和适当的体重增加。

替代药物: 瑞芬太尼、芬太尼。

参考文献:

[1] Giesecke A, Rice L, Lipton J. Alfentanil in colostrum. Anesthesiology, 1985, 63: A284.

[2] Spigset O. Anaesthetic agents and excretion in breast milk. Acta Anaesthesiol Scand, 1994, 38(2): 94-103.

阿夫唑嗪(ALFUZOSIN)

商品名: Uroxatral
分　类: α-受体拮抗剂
LRC: L4-没有数据-有潜在危险

阿夫唑嗪主要用于治疗男性良性前列腺增生,不适用于妇女[1]。偶尔可用于辅助妇女的肾结石排出和膀胱的收缩问题。本药通过拮抗肾上腺素 α_1 受体起作用,从而降低输尿管收缩力。虽然尚未见本药转运到母乳中的报道,由于婴儿有出现低血压的风险,因此不推荐哺乳期母亲服用阿夫唑嗪。

$T_{1/2}$	10 h	M/P	
T_{max}	8 h	PB	82%～90%
Oral	49%	Vd	3.2 L/kg
MW	389	pKa	
RID			

成人注意事项：直立性低血压、晕厥、头晕、疲劳、便秘、腹痛、恶心、支气管炎、上呼吸道感染。

成人剂量：每次 10 mg，每日 1 次。

儿童注意事项：目前没有经乳汁导致婴儿不良反应的报道。

婴儿监测内容：嗜睡、低血压、面色苍白、喂养不畅和体重增加。

替代药物：

参考文献：

[1] Pharmaceutical manufacturer prescribing information. Sanofi-Adventis U.S. LLC, 2010.

阿福莫特罗(ARFORMOTEROL)

商品名：Brovana
分　类：平喘药
LRC：L3-没有数据-可能适用

阿福莫特罗用于慢性阻塞性肺疾病(COPD)患者支气管痉挛的长期治疗。本品是外消旋福莫特罗的(R,R)-对映异构体，可选择性作用于 $β_2$受体，从而松弛支气管平滑肌[1]。福莫特罗的平均稳态血浆峰浓度为 4.3 pg/ml，因此即使福莫特罗可转运至乳汁中，其浓度也极低。目前没有对阿福莫特罗是否可转运至人乳汁中的研究。然而，因其血浆浓度极低，因此转运入乳汁的量应几乎为零。就像其他用于平喘的 β-受体激动剂一样，该药对母乳喂养的婴儿可能不会有影响。

$T_{1/2}$	26 h	M/P	
T_{max}	0.5～3 h	PB	52%～65%
Oral		Vd	
MW	494.5	pKa	8.61
RID			

成人注意事项：胸痛、水肿、皮疹、腹泻、背部疼痛、鼻窦炎和呼吸困难。

成人剂量： 每次 15 μg，每日 2 次。

儿童注意事项： 尚无可参考数据。

婴儿监测内容： 烦躁、失眠、心律失常、体重减轻、震颤。

替代药物： 沙丁胺醇。

参考文献：

[1] Pharmaceutical manufacturer prescribing information. 2006.

阿加曲班（ARGATROBAN）

商品名： Arganova，Argata

分　类： 抗凝血药

LRC： L4 -没有数据-有潜在危险

阿加曲班是人工合成的凝血酶抑制剂，是 L -精氨酸的衍生物[1]。本品能可逆性地与凝血酶的活性部位结合，并通过抑制凝血酶催化的反应而发挥抗凝作用，主要用于治疗肝素诱导的血小板减少患者的血栓形成。本品分布容积小，主要分布于细胞外液。没有关于本品转运至人乳汁的数据，但有可转运至啮齿动物乳汁中的相关报道。本品的口服生物利用度尚不明确，但预计较低。在明确母乳中药物水平和在胃肠的稳定性及吸收的情况之前，建议谨慎使用本品。

$T_{1/2}$	39~51 min	M/P	
T_{max}	1~3 h	PB	55%
Oral	未知	Vd	0. 174 L/kg
MW	526	pKa	10. 28
RID			

成人注意事项： 头痛、咳嗽、呼吸困难、胸痛、低血压、心律失常、恶心、呕吐、腹痛、出血。

成人剂量： 2~25 μg/（kg · min）（因适应证而异）。

儿童注意事项： 尚无本品经乳汁摄入引起不良反应的报道。

婴儿监测内容： 罕见皮肤瘀斑、呕血、便血或尿血。

替代药物：

参考文献：

[1] Pharmaceutical manufacturer Prescribing Information. 2003.

阿卡波糖(ACARBOSE)

商品名： Glucobay, Prandase, Precose
分　类： 降血糖药,其他
LRC： L3 -没有数据-可能适用

阿卡波糖是一种口服 α -糖苷酶抑制剂,用于延缓 2 型糖尿病患者糖类的吸收[1,2]。该药作用于胃肠道,可减少餐后糖类的吸收、血糖和胰岛素分泌水平的快速升高,因此,糖化血红蛋白(HbA1c)水平会随着服药时间延长而降低。目前没有数据表明阿卡波糖可以分泌至乳汁中。该药口服生物利用度小于 2%,因此仅可能有极少量的药物可以转运至乳汁中。

$T_{1/2}$	大约 2 h	M/P	
T_{max}	大约 1 h	PB	
Oral	0.7%~2%	Vd	0.32 L/kg
MW	645	pKa	11.23
RID			

成人注意事项： 腹痛、胃肠胀气、腹泻、转氨酶升高。
成人剂量： 每次 50~100 mg,每日 3 次。
儿童注意事项： 目前没有经乳汁导致婴儿不良反应的报道。
婴儿监测内容： 胃肠胀气、顽固性腹泻、体重增加。
替代药物： 胰岛素、二甲双胍、格列苯脲。
参考文献：

[1] Pharmaceutical manufacturer prescribing information. 2008.
[2] Balfour JA, McTavish D. Acarbose. An update of its pharmacology and therapeutic use in diabetes mellitus. Drugs, 1993, 46(6): 1025 - 1054.

阿卡他定(ALCAFTADINE)

商品名： Lastacaft
分　类： 抗组胺药
LRC： L3 -没有数据-可能适用

阿卡他定是 H_1 受体拮抗剂,用于治疗过敏性结膜炎[1]。双眼使用 0.25% 的阿卡他定滴眼液 15 分钟后,平均最大血药浓度约为 60 pg/ml;用药 3 小时后,血浆中药物浓度低于检测限(10 pg/ml);其活性羧酸代谢产物在用药 1 小时后平均最大血药浓度为 3 ng/ml;用药 12 小时后,血浆中活性羧酸代谢产物低于最低检测限(100 pg/ml)。没有迹象表明每日局部用药会导致阿卡他定及活性代谢物在血浆中药物积累。

阿卡他定在血浆中浓度过低,没有任何临床意义,目前也没有哺乳期研究数据。

$T_{1/2}$	2 h(代谢物)	M/P	
T_{max}	15 min	PB	40%~60%
Oral		Vd	
MW	307	pKa	
RID			

成人注意事项: 眼睛刺激、滴眼时有灼烧感、眼睛发红和瘙痒。

成人剂量: 每次 1 滴,每日 2 次。

儿童注意事项: 母亲血浆中浓度过低,不足以对哺乳婴儿产生临床效应。

婴儿监测内容:

替代药物:

参考文献:

[1] Pharmaceutical manufacturer prescribing information. 2010.

阿立哌唑(ARIPIPRAZOLE)

商品名: Abilify, Abilitat
分　类: 抗精神病药,非典型
LRC: L3 -没有数据-可能适用

阿立哌唑是第二代抗精神病药,用于治疗精神分裂症。第 1 个病例报道中,1 例患者起始治疗剂量为每日 10 mg,随后剂量持续增加至每日 15 mg,在用药后的第 15 天和第 16 天服药前测定乳汁中的阿立哌唑浓度分别为 13 μg/L 和 14 μg/L,而血浆药物浓度均为 71 μg/L[1]。

在 2010 年报道的第 2 个病例中,1 名女性在怀孕和哺乳期间每日服用阿立哌唑 15 mg[2]。分娩后第 3 天获得的两份乳汁(初乳)样本中没有检测到阿立哌唑(检测限为 10 ng/ml)。由于初乳中的药物难以测定且初乳与检测设备(HPLC)间可能存在潜在的相互作用,因此在分娩后的第 27 天复测了 3 个乳汁样本。这 3 个样本分别在服用最后 1 剂药物后 4 小时、10 小时和 24 小时取得。患者阿立哌唑血清浓度为 207 ng/ml,代谢产物脱氢阿立哌唑血清浓度为 42 ng/ml。同样,这 3 份乳汁样本中也未检测到阿立哌唑及其代谢物。该报道中乳汁/血浆比值小于0.04,相对婴儿剂量为0.7%(乳汁药物浓度检测限为10 ng/ml)。3个月的随访中,婴儿生长正常。

第3例报道中的母亲在孕期(从妊娠22周开始)和哺乳期每日服用阿立哌唑18 mg,产后给予母乳喂养。产后第6天测得产妇乳汁和婴儿血浆中阿立哌唑浓度分别为38.7 μg/L和7.6 μg/L,此时由于产妇疲劳而停止母乳喂养[3]。考虑到该婴儿刚出生,且阿立哌唑的半衰期长达75小时,因此推测该婴儿血浆中阿立哌唑浓度更多的是反映了子宫内药物暴露量而不是母乳暴露量。

第4个病例报道于2014年,患者在孕期服用本品10 mg到孕期第5周,孕期9周后再次开始服用本品10 mg,哺乳期也每日服用本品10 mg[4]。母乳喂养6周后,由于母乳不足加入了母乳替代品。婴儿出生7周时,每日母乳喂养8次,每次40 ml。在产后8周和10周时,分别于早晨服药前(时间点0)和服药后2、3、6、9、12和24小时,留取母乳样本(患者用手挤出的中段乳汁)。产后第8周乳汁中阿立哌唑及其代谢物脱氢阿立哌唑浓度分别为52.6 ng/ml和8.8 ng/ml,产后第10周分别为53.6 ng/ml和6.3 ng/ml。体重为5 kg的纯母乳喂养婴儿的平均药物摄入量估计为47 μg/d,相对婴儿剂量为8.3%(以母亲体重87 kg计算)。该婴儿持续母乳喂养,在4个月大时精神运动和行为发育正常,符合她这个年龄阶段的指标要求。按照母亲标准体重70 kg计算,相对婴儿剂量为6.4%。此外,该报道称这位患者母乳供应不足很有可能与催乳激素水平(35~40 ng/ml)低有关。作者认为阿立哌唑的使用是导致催乳素水平低的原因,如同在另一例报道中,孕期服用阿立哌唑的女性哺乳期泌乳失败(这个案例的怀孕/分娩过程存在其他干扰因素)[5]。阿立哌唑导致泌乳失败的作用机制可能是其可部分拮抗结节-漏斗多巴胺能通路,从而干扰催乳素释放和抑制泌乳[5]。

上文的作者还指出使用阿立哌唑后有嗜睡症状,婴儿也应监测嗜睡状况。

$T_{1/2}$	75 h	M/P	0.2
T_{max}	3~5 h	PB	99%
Oral	87%	Vd	4.9 L/kg
MW	448	pKa	
RID	0.7%~6.44%		

成人注意事项: 头痛、头晕、镇静、失眠、焦虑、兴奋、胸痛、心动过速、QTc间期延长、高血压、直立性低血压、口干、消化不良、恶心、呕吐、便秘、肝功能异常、

锥体外系症状(如肌张力障碍、静坐不能、震颤)。

成人剂量: 每日 10~15 mg。

儿童注意事项: 有一些未正式报道的案例称经母乳喂养的婴儿出现嗜睡,但尚无正式报道的不良反应。

婴儿监测内容: 镇静或烦躁不安,呼吸暂停,难醒喂养/喂养困难、锥体外系症状和体重增加。

替代药物: 利培酮、奥氮平、喹硫平。

参考文献:

[1] Schlotterbeck P, Leube D, Kircher T, et al. Aripiprazole in human milk . Int J Neuropsychopharmacol, 2007, 10: 433.

[2] Lutz UC, Hiemke C, Wiatr G. Aripiprazole in pregnancy and lactation: a case report. J Clin Psychopharmacol, 2010, 30: 205.

[3] Watanabe N, Kasahara M, Sugibayashi R, et al. Perinatal use of aripiprazole: a case report. J Clin Psychpharmacol, 2011, 31(3): 377-379.

[4] Nordeng H, Gjerdalen G. BRede WR, et al. Transfer of aripiprazole to breast milk: a case report. J Clin Psychopharamcology, 2014, 34 (2): 272-275.

[5] Mendhekar DN, Sunder KR, Andrade C. Aripiprazole use in pregnant schizoaffective woman. Bipolar Disord, 2006, 8: 229-300.

阿利吉仑(ALISKIREN)

商品名: Tekturna, Tekturna HCT, Valturna
分　类: 降血压药
LRC: L3 -没有数据-可能适用

阿利吉仑是一种肾素抑制剂,可通过阻断血管紧张素Ⅱ的形成而降低血压[1]。尚未见本药转运到母乳中的报道。由于本药分子量大和口服生物利用率低(3%),婴儿不大可能从乳汁中吸收到具有治疗剂量的药物。哺乳期母亲喂养早产儿时应避免使用阿利吉仑,因为婴儿肾脏的肾单位尚未发育完全。在该药有明确的哺乳期数据之前,应谨慎评估利弊。如需使用降血压药物,可以优先选择其他的具有哺乳期数据的药物(例如雷米普利、卡托普利、硝苯地平)。

$T_{1/2}$	24 h	M/P	
T_{max}	1~3 h	PB	47%~51%
Oral	3%	Vd	
MW	609.8	pKa	14.56
RID			

成人注意事项: 头晕、低血压、腹泻、血清肌酐/尿素氮/肌酸激酶升高、高钾血症、皮疹。

成人剂量: 每日 150~300 mg。

儿童注意事项: 本品尚无在哺乳期和儿科应用的数据。

婴儿监测内容: 嗜睡、面色苍白、喂养不良和体重增加。

替代药物: 雷米普利、卡托普利、依那普利、拉贝洛尔、硝苯地平。

参考文献:

[1] Pharmaceutical manufacturer prescribing information. 2015.

阿仑单抗(ALEMTUZUMAB)

商品名: Campath, MabCampath, Lemtrada
分　类: 抗肿瘤药
LRC: L4 -没有数据-有潜在危险

阿仑单抗是一种重组 DNA 来源的人源化单克隆抗体,其针对白血病细胞上的特定受体[1]。本品可用于治疗 B 细胞慢性淋巴细胞白血病,并且正在研究用于治疗多发性硬化症。它是一种分子量为 150 kDa 的 IgG1 抗体。

该药分子量大,不太可能进入母乳,也暂时没有向母乳转运的研究数据。虽然该药在母乳中的预计含量会非常低,但是尚没有哺乳期母亲使用免疫调节药物安全性的长期数据。此外,目前的数据表明一些单克隆抗体药物的确可以转运至母乳,或可能被婴儿吸收。因此,建议哺乳期母亲谨慎使用,并了解这类药物在哺乳期使用的获益和风险。

$T_{1/2}$	11 h(首次剂量);6 天(末次剂量)	M/P	
T_{max}		PB	
Oral	无	Vd	0.18 (0.1~0.4) L/kg
MW	150 000	pKa	
RID			

成人注意事项: 头痛、发热、疲劳、焦虑、失眠、心动过速、高血压或低血压、呼吸困难、呕吐、腹泻、瘙痒、皮疹、寒战、输液反应、血细胞减少和感染风险增加。

成人剂量: 静脉注射 30 mg,每周 3 次隔天用药(最长持续 12 周)。

儿童注意事项: 目前没有经乳汁导致婴儿不良反应的报道。本品在儿童中安全性数据尚未建立。

婴儿监测内容：嗜睡或失眠、呕吐、喂养不良、体重增加、频繁感染。

替代药物：

参考文献：

[1] Pharmaceutical manufacturer prescribing information. 2012.

阿仑膦酸钠(ALENDRONATE SODIUM)

商品名：Fosamax
分　类：钙调节药
LRC：L3 -没有数据-可能适用

阿仑膦酸钠是破骨细胞介导骨质重吸收的特异性抑制剂，减少骨质流失和骨转换，用于治疗骨质疏松症和佩吉特病[1]。当该药物进入骨基质中便不具有药理活性。由于本药血浆中的浓度太低而无法检测(<5 ng/ml)，所以在临床用药的浓度下不太可能被分泌到母乳中，也没有检测乳汁中药物浓度的报道。由于极低的口服生物利用度，阿仑膦酸钠很难被母乳喂养的婴儿吸收，尤其是乳汁中的药物。

$T_{1/2}$		M/P	
T_{max}		PB	78%
Oral	<0.7%	Vd	0.4 L/kg
MW	325	pKa	1.45
RID			

成人注意事项：头痛、腹痛、恶心、消化不良、胃酸反流、便秘、低磷血症、低钙血症、肌肉痉挛。有多例服用阿仑膦酸钠的患者出现颌骨坏死、食管炎和食管溃疡。

成人剂量：每日 10 mg。

儿童注意事项：目前没有经乳汁导致婴儿不良反应的报道。

婴儿监测内容：呕吐、反流、便秘。

替代药物：

参考文献：

[1] Pharmaceutical manufacturer prescribing information. 1997.

阿洛司琼(ALOSETRON)

商品名：Lotronex
分　类：止泻药
LRC：L3 -没有数据-可能适用

阿洛司琼是一种新的 5 - HT_3 受体拮抗剂，用于控制肠道易激综合征的症状。暂无本药转运到母乳中的数据，虽然有厂家提示在动物体内本药可转运到乳汁中，但没有提供任何数据[1]。本药血浆中药物浓度峰值水平（在年轻女性中）相当小，使用 1 mg 后平均浓度仅为 9 ng/ml。尽管母体中阿洛司琼的半衰期短（1.5 小时），但其代谢物的半衰期要长得多，而作用未知。当与食物混合时，该药物的生物利用度降低（<25%）。基于该数据，母乳中该药的含量不会太高，以至于婴儿暴露于有临床意义的剂量中。然而，仍然应该谨慎使用该药物，直到对这种新药有更多的临床经验。

$T_{1/2}$	1.5 h	M/P	
T_{max}	1 h	PB	82%
Oral	50% ~ 60%	Vd	1.36 L/kg
MW	294	pKa	
RID			

成人注意事项：头痛、疲劳、呕吐、便秘。

成人剂量：每次 1 mg，每日 2 次。

儿童注意事项：目前没有经乳汁导致婴儿不良反应的报道。

婴儿监测内容：嗜睡、呕吐、便秘。

替代药物：

参考文献：

[1] Pharmaceutical manufacturers prescribing information. 2000.

阿米卡星（AMIKACIN）

商品名：Amikin

分　类：抗菌药物，氨基糖苷类

LRC：L2 -有限数据-可能适用

阿米卡星是典型氨基糖苷类抗菌药物，用于革兰阴性杆菌感染。其他氨基糖苷类抗菌药物虽然可以改变胃肠道菌群，但在婴儿胃肠道吸收较差。只有很少量的药物分泌到母乳中。100 mg 和 200 mg 的阿米卡星肌内注射后，4 例患者中只有 2 例患者的母乳中发现了痕量药物存在[1]。在另外一项研究中，2~3 例患者给予 100 mg 阿米卡星肌内注射，母乳中未发现或仅有痕量药物存在[2]。

$T_{1/2}$	2.3 h	M/P	
T_{max}	0.75~2 h	PB	4%
Oral	差	Vd	0.28 L/kg
MW	586	pKa	12.1
RID			

成人注意事项：耳毒性、恶心、呕吐、腹泻、肾功能异常。

成人剂量：每次 5~7.5 mg/kg，每日 3 次。

儿童注意事项：目前没有经乳汁导致婴儿不良反应的报道。本品在新生儿中应用普遍。

婴儿监测内容：呕吐、腹泻、胃肠道菌群变化和皮疹。

替代药物：庆大霉素。

参考文献：

[1] Matsuda S, Mori S, Tanno M, et al. [Evaluation of amikacin in obstetric and gynecological fields (author's transl)]. The Japanese journal of antibiotics, 1974, 27(5): 633-636.

[2] Matsuda S. Transfer of antibiotics into maternal milk. Biological research in pregnancy and perinatology, 1984, 5(2): 57-60.

阿米洛利(AMILORIDE)

商品名：Midamor
分　类：利尿药
LRC：L3-没有数据-可能适用

阿米洛利是一种保钾利尿药，用于治疗高血压和充血性心力衰竭[1]。它通常与噻嗪类利尿药一起使用。在大鼠中的研究表明，阿米洛利在乳汁中分布浓度高于血浆中。虽然目前并不清楚阿米洛利是否会转运到母乳中，但其药代动力学参数表明其很可能转运到母乳中。因为该药潜在的不良影响，母乳喂养母亲最好避免使用本品。只有当对母亲的潜在利益超过对母婴的潜在风险时，本药才能在哺乳期母亲中使用。

$T_{1/2}$	6~9 h	M/P	
T_{max}	3~4 h	PB	不明显
Oral	30%~90%	Vd	5~5.4 L/kg
MW	302.12	pKa	8.7
RID			

成人注意事项： 头痛、眩晕、恶心、呕吐、腹泻、低钠血症、高钾血症。

成人剂量： 每次 5~20 mg，每日 1 次。

儿童注意事项： 目前没有经乳汁导致婴儿不良反应的报道。

婴儿监测内容： 观察喂养状况异常、脱水、嗜睡、体重增加。

替代药物： 螺内酯。

参考文献：

[1] Pharmaceutical manufacturer prescribing information. 2010.

阿米替林(AMITRIPTYLINE)

商品名： Domical, Elavil, Endep, Lentizol, Mutabon D, Tryptanol
分　类： 抗抑郁药，三环类
LRC： L2 -有限数据-可能适用

阿米替林及其活性代谢物(去甲替林)可少量分泌到母乳中。在一项研究中，母亲每日服用 100 mg 阿米替林，乳汁中阿米替林和去甲替林平均药物浓度分别为 143 μg/L 和 55.5 μg/L，血浆药物浓度分别为 112 μg/L 和 72.5 μg/L[1]，在婴儿血浆中未检测到药物。根据这些数据可推测，婴儿摄入药物量为 21.5 μg/(kg · d)，该剂量不会引起临床效应。在另一项研究中，母亲每日用药 25 mg，乳汁中阿米替林和去甲替林的浓度分别为 30 μg/L 和 <30 μg/L[2,3]。在同一研究中，当剂量为每日 75 mg 时，乳汁中阿米替林和去甲替林含量分别为 88 μg/L 和 69 μg/L。婴儿血浆中未能检测到两种药物。因此作者推测，母乳喂养的婴儿每日摄入药量可能少于 0.1 mg。另一名母亲每日服用阿米替林 175 mg，测得第 1 天乳汁中阿米替林药物浓度与血浆中浓度相同(24~27 μg/ml)，但在第 2~26 天，乳汁中含量降至血浆中浓度的 54%。乳汁中去甲替林的浓度是母亲血浆中的 74%(87 ng/ml)。因此，作者报道绝对婴儿剂量为 35 μg/kg，低于母亲剂量的 80 倍。在第 26 天时，在婴儿的血浆中都不能检测到这两种化合物，也没有任何镇静或其他不良反应出现[4]。

$T_{1/2}$	31~46 h	M/P	1
T_{max}	2~4 h	PB	94.8%
Oral	吸收完全	Vd	6~10 L/kg
MW	277	pKa	9.4
RID	1.9%~2.8%		

成人注意事项： 抗胆碱能不良反应，如分泌物干燥、瞳孔扩大、镇静等。

成人剂量： 每日 10~300 mg(根据症状调整剂量)。

儿童注意事项： 现有研究中没有发现不利影响，在至少包括 23 名婴幼儿的神经行为发育研究中，没有发现不良反应[2,5,6,7]。

婴儿监测内容： 镇静或烦躁、口干、难醒喂养/喂养困难、便秘、尿潴留、体重增加。

替代药物： 去甲替林、SSRIs、SNRIs。

参考文献：

[1] Bader TF, Newman K. Amitriptyline in human breastmilk and the nursing infant's serum. Am J Psychiatry, 1980, 137(7): 855-856.

[2] Brixen-Rasmussen L, Halgrener J, Jorgensen A. Amitriptyline and nortriptyline excretion in human breastmilk. Psychopharmacology (Berl), 1982, 76(1): 94-95.

[3] Matheson I, Skjaeraasen J. Milk concentrations of flupenthixol, nortriptyline and zuclopenthixol and between-breast differences in two patients. Eur J Clin Pharmacol, 1988, 35(2): 217-220.

[4] Breyer-Pfaff U, Nill K, Entenmann A, et al. Secretion of Amitriptyline and Metabolites Into Breast Milk. Am J Psychiatry, 1995, 152(5): 812-813.

[5] Misri S, Sivertz K. Tricyclic drugs in pregnancy and lactation: a preliminary report. Int J Psychiatry Med, 1991, 21: 157-171.

[6] Yoshida K, Smith B, Kumar R. Psychotropic drugs in mothers' milk: a comprehensive review of assay methods, pharmacokinetics and safety of breast-feeding. J Psychopharmacol, 1999, 13: 64-80.

[7] Nulman I, Rovet J, Stewart DE, et al. Child development following exposure to tricyclic antidepressants or fluoxetine throughout fetal life: a prospective, controlled study. Am J Psychiatry, 2002, 159: 1889-1895.

阿莫达非尼(ARMODAFINIL)

商品名： Nuvigil
分　类： 中枢兴奋药
LRC： L4-没有数据-有潜在危险

阿莫达非尼是用于治疗发作性睡病的促醒药[1]。阿莫达非尼或其代谢产物是否转运入人乳汁尚不清楚。因为许多药物可转运至乳汁中，哺乳期母亲应慎用本品。

$T_{1/2}$	15 h	M/P	
T_{max}	2 h	PB	60
Oral		Vd	0.6 L/kg
MW	273	pKa	
RID			

成人注意事项：头痛、失眠、头晕、焦虑、口干、恶心、腹泻、严重皮疹、震颤。

成人剂量：每日 150~250 mg。

儿童注意事项：尚无本品经乳汁摄入引起不良反应的报道。

婴儿监测内容：烦躁、易怒、睡眠剥夺、体重增加缓慢、震颤。

替代药物：

参考文献：

[1] Pharmaceutical manufacturer prescribing information. 2010.

阿莫曲普坦(ALMOTRIPTAN)

商品名：Axert
分　类：抗偏头痛药
LRC：L3-没有数据-可能适用

阿莫曲普坦用于治疗偏头痛，是一种 5-HT1B/1D/1F(5-羟色胺)受体激动剂，这些受体的激活可收缩颅内血管，并阻止三叉神经中促炎神经肽的释放[1]。尚未发现阿莫曲普坦的口服生物利用度(70%)受偏头痛的影响，其口服生物利用度比舒马曲坦高约 5 倍(14%)。

尚未有依来曲普坦分泌到母乳中或对婴儿产生不良反应的报道。基于本品的分子量以及低蛋白结合率，阿莫曲普坦可能会部分转运到母乳中，但临床意义未知。可以考虑使用舒马曲坦作为替代选择。

$T_{1/2}$	3~4 h	M/P	
T_{max}	1~3 h	PB	35%
Oral	70%	Vd	2.85 L/kg
MW	469.56	pKa	8.77
RID			

成人注意事项：头晕、嗜睡、潮红、热刺痛感、口腔干燥、胸痛、心律失常、高血压、恶心、呕吐、虚弱、感觉异常。

成人剂量：口服 6.25~12.5 mg；如有必要，2 小时内可重复用药。

儿童注意事项：目前没有经乳汁导致婴儿不良反应的报道。

婴儿监测内容：嗜睡、呕吐、喂养不良。

替代药物：舒马曲坦、非甾体抗炎药、对乙酰氨基酚。

参考文献：

[1] Pharmaceutical manufacturer prescribing information. 2012.

阿莫沙平(AMOXAPINE)

商品名: Asendin, Asendis
分　类: 抗抑郁药,三环类
LRC: L2 -有限数据-可能适用

阿莫沙平及其代谢物均能以相对较低的水平分泌到母乳中。每日服用 250 mg,乳汁中阿莫沙平浓度小于 20 μg/L,其活性代谢产物浓度为 113 μg/L[1]。在另外两个乳汁样品中,活性代谢物的浓度为 113~168 μg/L。阿莫沙平和其代谢产物稳态时母亲血浆中浓度水平分别为 97 μg/L 和 375 μg/L。

$T_{1/2}$	8 h	M/P	0.21
T_{max}	2 h	PB	15%~25%
Oral	18%~54%	Vd	65.7 L/kg
MW	314	pKa	
RID	0.6%		

成人注意事项: 口干、便秘、尿潴留、嗜睡或镇静、焦虑、情绪不稳、帕金森综合征、迟发性运动障碍、癫痫发作。

成人剂量: 每次 25 mg,每日 2 次或 3 次。

儿童注意事项: 目前没有经乳汁导致婴儿不良反应的报道。

婴儿监测内容: 镇静或烦躁、口干、难醒喂养/喂养困难、便秘、尿潴留、体重增加。

替代药物:

参考文献:

[1] Gelenberg AJ. Single case study. Amoxapine, a new antidepressant, appears in human milk. J Nerv Ment Dis, 1979, 167(10): 635-636.

阿莫西林(AMOXICILLIN)

商品名: Alphamox, Amoxil, Betamox, Cilamox, Larotid, Moxacin
分　类: 抗菌药物,青霉素类
LRC: L1 -有限数据-适用

阿莫西林是一种常用的口服青霉素,用于治疗中耳炎和许多其他儿科及成人感染。6 名母亲口服 1 g 阿莫西林后,乳汁中药物的浓度为 0.68~1.3 mg/L,均值为 0.9 mg/L[1],峰值出现在 4~5 小时。在第 1、2 和 3 小时的乳汁/血浆比分别为 0.014、0.013 和 0.043。不到 0.95%的母亲剂量被分泌到乳汁中。这个剂量相当于婴儿常用剂量的0.5%。没有相关的不良反应报道。

$T_{1/2}$	1.7 h	M/P	0.014~0.043
T_{max}	1.5 h	PB	18%
Oral	89%	Vd	0.3 L/kg
MW	365	pKa	3.23
RID	1%		

成人注意事项：腹泻、皮疹、胃肠道菌群失调；全血细胞减少、罕见假膜性结肠炎。

成人剂量：每次 500 mg，每日 3 次；每次 875 mg，每日 2 次。

儿童注意事项：目前没有经乳汁导致婴儿不良反应的报道。本品通常用于婴儿及儿童治疗。

婴儿监测内容：呕吐、腹泻、胃肠道菌群失调和皮疹。

替代药物：氨苄西林、头孢氨苄。

参考文献：

[1] Kafetzis DA, Siafas CA, Georgakopoulos PA, ct al. Passage of cephalosporins and amoxicillin into the breast milk. Acta Paediatr Scand, 1981, 70(3): 285-288.

阿莫西林+克拉霉素+兰索拉唑(AMOXICILLIN+CLARITHROMYCIN+LANSOPRAZOLE)

商品名：Prevpac
分　类：抗溃疡药
LRC：L3-没有数据-可能适用

阿莫西林+克拉霉素+兰索拉唑是复方药物，用于治疗由于幽门螺杆菌感染引起的胃溃疡[1]。

阿莫西林是一种常用的口服青霉素，用于治疗中耳炎和许多其他儿科及成人感染。6 名母亲口服 1 g 阿莫西林后，乳汁中药物的浓度为 0.68~1.3 mg/L，均值为 0.9 mg/L[2]，峰值出现在 4~5 小时。在第 1、2 和 3 小时的乳汁/血浆比分别为 0.014、0.013 和 0.043。不到 0.95%的母体剂量被分泌到乳汁中。这个剂量相当于婴儿常用剂量的 0.5%。没有相关的不良反应报道。

克拉霉素是大环内酯类抗菌药物。在一项研究中，12 名母亲接受克拉霉素 250 mg 每日 2 次，用药 2.2 小时后达到峰浓度 0.85 mg/L[3]。据报道，婴儿通过乳汁获取的克拉霉素平均剂量估计为 150 μg/(kg·d)，或母亲服药剂量的 2%。服用克拉霉素可母乳喂养,需注意观察婴儿中出现的腹泻和鹅口疮。

兰索拉唑是一种新型质子泵抑制剂。它在胃酸中非常不稳定,很大程度上被婴儿胃酸变性[4]。一项新的研究显示,奥美拉唑的母乳中含量很小,兰索拉唑的母乳中含量可能也很小。虽然兰索拉唑没有针对哺乳期的研究,通过药物转运到乳汁中并被婴儿口服吸收的量可能很少。兰索拉唑在动物乳汁中有分泌数据,但缺乏人体数据。该药唯一可能导致的不利影响是减少胃酸分泌。

$T_{1/2}$	阿莫西林/克拉霉素/兰索拉唑:1.7 h/5~7 h/1.5 h	M/P	阿莫西林/克拉霉素:0.014~0.043/>1
T_{max}	阿莫西林/克拉霉素/兰索拉唑:1.5 h/1.7 h/1.7 h	PB	阿莫西林/克拉霉素/兰索拉唑:18%/40%~70%/97%
Oral	阿莫西林/克拉霉素/兰索拉唑:89%/50%/80%	Vd	阿莫西林/克拉霉素/兰索拉唑:0.3/3~4/0.5 L/kg
MW	阿莫西林/克拉霉素/兰索拉唑:365/748/369	pKa	阿莫西林/克拉霉素/兰索拉唑:9.48/12.94/8.85
RID			

成人注意事项:头痛、味觉异常、腹痛、腹泻、口腔念珠菌病、皮疹。

成人剂量:阿莫西林/克拉霉素/兰索拉唑:每日 1 g/每日 500 mg/每日 30 mg,10~14 天。

儿童注意事项:

婴儿监测内容:呕吐、腹泻、胃肠道菌群失调和皮疹。

替代药物:

参考文献:

[1] Pharmaceutical manufacturer prescribing information. 2010.

[2] Kafetzis DA, Siafas CA, Georgakopoulos PA, et al. Passage of cephalosporins and amoxicillin into the breast milk. Acta Paediatr Scand, 1981, 70(3): 285-288.

[3] Sedlmayr T, Peters F, Raasch W, et al. Clarithromycin, a new macrolide antibiotic. Effectiveness in puerperal infections and pharmacokinetics in breast

milk. Geburtshilfe Frauenheilkd, 1993, 53(7): 488-491.
[4] Pharmaceutical manufacturer prescribing information. 2011.

阿莫西林+克拉维酸钾(AMOXICILLIN+CLAVULANATE)

商品名： Amoclan, Augmentin, Augmentin ES-600, Augmentin XR, Clavuli
分　类： 抗菌药物,青霉素类
LRC： L1-有限数据-适用

阿莫西林和克拉维酸钾是复方药物,其适应证包括急性中耳炎、鼻窦炎、社区获得性肺炎、尿路感染、皮肤及软组织感染。加入克拉维酸钾可以通过抑制β-内酰胺酶以扩展阿莫西林的抗菌谱。

少量的阿莫西林(<0.9 mg/L 乳汁)被分泌到乳汁中,并在用药4~5小时后达到峰值[1]。目前未见不良反应报道。另外在67名母乳喂养母亲的研究中,有27名母亲接受阿莫西林+克拉维酸钾治疗,另有40名母亲只用阿莫西林治疗。在阿莫西林+克拉维酸钾组中,22.3%的婴儿出现轻微的不良反应;与此相比7.5%的对照组(仅阿莫西林)婴儿有不良反应。然而,作者认为这种不良反应的差异不具有临床意义[2]。报道中出现的不良反应包括便秘(1),皮疹(4),腹泻(4)和易怒(6)。

一篇2009年发表的摘要报道了一名2个月大的婴儿,母亲在哺乳期间每12小时服用阿莫西林+克拉维酸钾1 g,每隔1天肌内注射庆大霉素160 mg[3]。在首次治疗10分钟后母亲喂养婴儿15分钟。大约20分钟后,婴儿出现荨麻疹,30分钟后消失。几个小时后重复出现,荨麻疹在开始哺乳后15分钟出现,在1小时内消失。母亲停止母乳喂养后再无发作。本报道的作者怀疑婴儿可能对青霉素过敏。

$T_{1/2}$	阿莫西林/克拉维酸钾：1.7 h/1 h	M/P	阿莫西林/克拉维酸钾：0.014~0.043
T_{max}	阿莫西林/克拉维酸钾：1.5 h/1 h	PB	阿莫西林/克拉维酸钾：18%/22%~30%
Oral	阿莫西林/克拉维酸钾：89%/75%	Vd	阿莫西林/克拉维酸钾：0.3 L/kg
MW	阿莫西林/克拉维酸钾：365/199	pKa	阿莫西林/克拉维酸钾：3.23/3.32
RID	阿莫西林/克拉维酸钾：0.9%		

成人注意事项：腹泻、皮疹、胃肠道菌群的变化；全血细胞减少、罕见假膜性结肠炎。

成人剂量：每次 875 mg，每日 2 次。

儿童注意事项：一例报道乳汁中药物导致荨麻疹[3]。

婴儿监测内容：呕吐、腹泻、胃肠道菌群失调、皮疹。

替代药物：

参考文献：

[1] Kafetzis DA, Siafas CA, Georgakopoulos PA, et al. Passage of cephalosporins and amoxicillin into the breast milk. Acta Paediatr Scand, 1981, 70(3): 285-288.

[2] Benyamini L. The Safety of Amoxicillin/Clavulanic Acid and Cefuroxime During Lactation. Ther Drug Monit, 2005, 27(4): 499-502.

[3] Cherif F, El Aidli S, Kastalli S, et al. Drug induced urticaria via breastfeeding. Fundam Clin Pharmacol, 2009, 23(suppl 1): 37. (Abstract 203).

阿那白滞素（ANAKINRA）

商品名：Kineret
分　类：抗风湿药
LRC：L3 -没有数据-可能适用

阿那白滞素是重组的人白细胞介素-1 受体拮抗剂（IL-1RA），用于减少炎症刺激物，这些刺激物通常参与类风湿关节炎的炎症反应或免疫应答[1]。本药是一种经皮下注射用药的大分子量蛋白质（17 300 Da），即使在产后第 1 周也不太可能进入乳汁中，本品也不可能被婴儿口服吸收利用。然而，目前没有关于本药转运到乳汁中的数据，如果必须使用，应观察婴儿胃肠道感染的风险是否增加。

$T_{1/2}$	4~6 h	M/P	
T_{max}	3~7 h	PB	无
Oral	无	Vd	
MW	17 300	pKa	
RID			

成人注意事项：不良事件包括高风险的严重感染（2%）、上呼吸道感染、头痛、恶心、腹泻。

成人剂量：每日 100 mg，皮下注射。

儿童注意事项：目前没有经乳汁导致婴儿不良反应的报道。该药由于分子量太大，即使在产后第 1 周也很难转运到乳汁中。

婴儿监测内容： 观察严重感染、上呼吸道感染、头痛、恶心、腹泻。

替代药物：

参考文献：

[1] Pharmaceutical manufacturer prescribing information. 2003.

阿那格雷(ANAGRELIDE)

商品名： Agrylin
分　类： 抗血小板药
LRC： L4 -没有数据-有潜在危险

阿那格雷用于治疗原发性血小板增多症、与慢性骨髓性白血病相关的血小板增多症、真性红细胞增多症和其他骨髓增生性疾病。该药可能通过抑制磷脂酶A2从而抑制花生四烯酸从磷脂酶的释放[1]。目前我们没有任何关于哺乳期母亲使用本药的数据，但本药可能会进入乳汁中并被婴儿口服吸收。由于这种药物长时间使用，可能在婴儿中会出现血小板减少和心血管疾病等不良影响。虽然这种药物的风险相当少见，但不鼓励哺乳期母亲长期使用，或者必须使用时应密切监测婴儿状况。

$T_{1/2}$	1.3 h	M/P	
T_{max}	1 h	PB	
Oral	70%	Vd	
MW	310	pKa	
RID			

成人注意事项： 头痛、心悸、水肿、呼吸困难、腹泻、虚弱。

成人剂量： 每次 0.5 mg，每日 4 次；每次 1 mg，每日 2 次。

儿童注意事项： 尚无数据，但不建议长期应用。

婴儿监测内容：

替代药物：

参考文献：

[1] Pharmaceutical manufacturer prescribing information. 1999.

阿那曲唑(ANASTROZOLE)

商品名： Arimidex
分　类： 抗肿瘤药
LRC： L5 -没有数据-危险

阿那曲唑是一种有效的选择性非甾体芳香酶抑制剂,用于治疗绝经后激素受体阳性的乳腺癌妇女。它可显著降低血清中雌二醇浓度,对肾上腺皮质类固醇或醛固酮的形成无明显影响。该药口服用药吸收良好,其中83%~85%在尿液和粪便以原型排出。阿那曲唑在绝经后妇女中平均消除半衰期约为50小时[1]。该药主要代谢物缺乏药理活性。与其他芳香酶抑制剂类似,即使低浓度分布于乳汁中,也可永久特异性的结合受体,可能导致母乳喂养的婴儿雌激素完全抑制。

哺乳期母亲服用本药后至少停止哺乳15天。

$T_{1/2}$	50 h	M/P	
T_{max}	2 h	PB	40%
Oral	吸收完全	Vd	
MW	293.4	pKa	
RID			

成人注意事项: 视力减退、胸痛或不适、头晕、头痛、紧张、耳鸣、呼吸急促、心率缓慢或快速、脚或小腿肿胀。

成人剂量: 每日1 mg。

儿童注意事项: 尚无本品相关报道,该药不能应用于哺乳期母亲。

婴儿监测内容: 应用后中断哺乳至少15天。

替代药物:

参考文献:

[1] Pharmaceutical manufacturer prescribing information. 2008.

阿尼芬净(ANIDULAFUNGIN)

商品名: Eraxis
分　类: 抗真菌药
LRC: L3-没有数据-可能适用

阿尼芬净是一种注射用抗真菌药物,用于治疗念珠菌感染。本药通过抑制白色念珠菌细胞壁中的必需多糖1,3-β-D-葡聚糖的形成从而导致细胞裂解而起作用[1]。目前尚无人体哺乳期用药数据。但由于该药分子量大,蛋白质结合率高,表观分布容积大,不太可能转运到母乳中。婴儿口服后也不会吸收。

$T_{1/2}$	27 h	M/P	
T_{max}		PB	>99%
Oral	无	Vd	0.43~0.71 L/kg
MW	1 140.2	pKa	9.5
RID			

成人注意事项：发热、失眠、呼吸短促、高血压或低血压、恶心、呕吐、腹泻、便秘、肝肾功能异常、电解质紊乱、贫血、血小板减少。

成人剂量：每日静脉注射 100 mg，持续 14 天。

儿童注意事项：暂无可用数据。

婴儿监测内容：疲乏、面色苍白、呕吐、腹泻、便秘、体重增加。

替代药物：氟康唑。

参考文献：

[1] Pharmaceutical manufacturer prescribing information. 2007.

阿哌沙班(APIXABAN)

商品名：Eliquis
分　类：抗凝血药
LRC：L4 -没有数据-有潜在危险

阿哌沙班是一种抗凝药(Xa 因子抑制剂)，用于降低心房颤动患者的卒中风险、预防和治疗深静脉血栓和肺栓塞[1]。目前没有阿哌沙班是否可转运至人乳汁中的相关数据。药品生产厂家报道阿哌沙班可被转运入啮齿动物乳汁中(约为母体剂量的 12%)。由于该药分布容积小且 pKa 值高，很可能转运至人乳汁中。目前建议哺乳期母亲尽可能使用研究数据更翔实的替代药品(例如低分子肝素、华法林)。

$T_{1/2}$	12 h	M/P	
T_{max}	3~4 h	PB	87%
Oral	50%	Vd	0.3 L/kg
MW	459.5	pKa	13.12
RID			

成人注意事项：恶心、肝功能异常、贫血、皮肤瘀斑、出血(如呕吐物、大便、尿液带血等)。

成人剂量： 每次 5 mg，每日 2 次。

儿童注意事项： 目前无不良反应的报道。

婴儿监测内容： 罕见皮肤瘀斑、呕血、便血或尿血。

替代药物： 低分子肝素、华法林。

参考文献：

[1] Pharmaceutical manufacturer prescribing information. 2015.

阿普唑仑(ALPRAZOLAM)

商品名： Kalma, Ralozam, Xanax

分　类： 抗焦虑药

LRC： L3 -有限数据-可能适用

阿普唑仑是类似于安定的苯二氮䓬类原型药物，由于其半衰期较短，在许多情况下是首选药物。在一项研究中，8 名妇女口服单次剂量 0.5 mg 的阿普唑仑，母乳中浓度在 1.1 小时后达到峰值 3.7 μg/L，使用 AUC 法计算乳汁/血浆比为 0.36[1]。新生儿从母乳中获取阿普唑仑剂量较低，每日平均约为 0.3~5 μg/kg。虽然在本研究中的婴儿未进行母乳喂养，但这些剂量可能太低，不至于产生临床效应。

Anderson 报道，厂商已注意到婴儿的戒断症状是由于在子宫内和经母乳接触后而出现的[2]。孕妇口服阿普唑仑 0.5 mg，每日 2~3 次，在产后第一周，经母乳喂养的新生儿有明显的戒断综合征。该数据表明，对于产前用药的孕妇，母乳中的药量不足以防止婴儿发生戒断综合征。在另一份报道中，婴儿仅通过母乳接触药物，母亲在哺乳期服用了阿普唑仑 9 个月(剂量不详)，自行停药 3 周后，母亲报告婴儿出现戒断症状，包括烦躁、哭泣和睡眠障碍。

一般来说，苯二氮䓬类药物由于相对较长的半衰期和易产生依赖性，不适合哺乳期母亲使用。然而，在产后第一周以后短期或间歇地小剂量应用短效苯二氮䓬类药物是安全的[3]。

$T_{1/2}$	12~15 h	M/P	0.36
T_{max}	1~2 h	PB	80%
Oral	90%	Vd	0.9~1.2 L/kg
MW	309	pKa	2.8
RID	8.5%		

成人注意事项： 嗜睡、疲劳、镇静、混乱、口干、便秘、共济失调。

成人剂量： 每次 0.5~1 mg，每日 3 次。

儿童注意事项： 1 例母乳喂养婴儿出现罕见戒断综合征。

婴儿监测内容： 镇静、呼吸速率减慢、难醒喂养/喂养困难、体重增加。

替代药物： 劳拉西泮、咪达唑仑、奥沙西泮。

参考文献：

[1] Oo CY, Kuhn RJ, Desai N, et al. Pharmacokinetics in lactating women: prediction of alprazolam transfer into milk. Br J Clin Pharmacol, 1995, 40(3): 231-236.

[2] Anderson PO, McGuire GG. Neonatal alprazolam withdrawal — possible effects of breast feeding. DICP, 1989, 23(7/8): 614.

[3] Maitra R, Menkes DB. Psychotropic drugs and lactation. N Z Med J, 1996, 109(1024): 217-218.

阿奇霉素(AZITHROMYCIN)

商品名： Zithromax
分　类： 抗菌药物，大环内酯类
LRC： L2-有限数据-可能适用

阿奇霉素是一种大环内酯类抗菌药物，转运进入乳汁的量极低，母乳喂养的婴儿的暴露量不太可能引起临床相关症状。然而，直接服用阿奇霉素可致新生儿发生罕见而严重的不良反应。本药在治疗量可引起过敏反应、假膜性肠炎和肥厚性幽门狭窄[1,2]。经母乳喂养暴露于阿奇霉素的不良反应发生率尚未统计。

在一项研究中，一位患者初始顿服本品 1 g，接着每日服用 500 mg，乳汁中阿奇霉素的浓度范围是 0.64 mg/L（初始）~2.8 mg/L（第 3 天）[3]。估计婴儿摄入的阿奇霉素剂量大概是 0.4 mg/(kg · d)。新生儿直接用药的剂量是 10 mg/kg 顿服，随后 5 mg/(kg · d)[4]。

$T_{1/2}$	48~68 h	M/P	
T_{max}	3~4 h	PB	7%~51%
Oral	37%	Vd	23~31 L/kg
MW	749	pKa	12.43
RID	5.9%		

成人注意事项： QT 间期延长、心律失常、恶心、呕吐、腹部痉挛性腹泻、胆汁淤积性黄疸和严重皮疹。

成人剂量： 每日 250~500 mg。

儿童注意事项： 尚无本品经乳汁引起不良反应的报道。有儿科剂型。

婴儿监测内容： 呕吐、腹泻、肠道菌群失调和皮疹。

替代药物： 克拉霉素、红霉素。

参考文献：

[1] Eberly MD, Eide MB, Thompson JL, et al. Azithromycin in early infancy and pyloric stenosis. Pediatrics. Mar, 2015, 135(3): 483 - 488.

[2] Pharmaceutical manufacturer prescribing information. APOTEX, 2010.

[3] Kelsey JJ, Moser LR, Jennings JC, et al. Presence of azithromycin breast milk concentrations: a case report. American journal of obstetrics and gynecology, 1994, 170(5 Pt 1): 1375 - 1376.

[4] The Harriet Lane Handbook: Mobile Medicine Series. 20 ed. Saunders, 2014.

阿瑞吡坦(APREPITANT)

商品名： Emend, Ivemend
分　类： 镇吐药
LRC： L3 -没有数据-可能适用

阿瑞吡坦是神经激肽-1受体拮抗剂，是一种用于预防化疗或手术后恶心、呕吐的镇吐药[1]。本品不良反应轻微。由于分子量中等，因此推测本品在乳汁中的含量很低。尽管阿瑞吡坦转运入人乳汁的可能性很小，但目前尚缺乏相关数据资料。

$T_{1/2}$	9 ~ 13 h	M/P	
T_{max}	3 h	PB	>95%
Oral	60% ~ 65%	Vd	1 L/kg
MW	534.43	pKa	
RID			

成人注意事项： 头晕、疲劳、呃逆、低血压、心动过缓、便秘、肝肾功能异常。

成人剂量： 化疗引起的恶心呕吐：化疗前1小时，125 mg；化疗后第2、3天，每日80 mg。术后恶心呕吐：术前3小时，40 mg。

儿童注意事项：

婴儿监测内容： 嗜睡、便秘、腹泻和体重增加。

替代药物：

参考文献：

[1] Pharmaceutical manufacturer prescribing information. 2011.

阿塞那平(ASENAPINE)

商品名： Saphris
分　类： 抗精神病药，非典型
LRC： L3－没有数据－可能适用

阿塞那平是治疗精神分裂症和双相障碍的非典型抗精神病药物[1]。生产厂家称阿塞那平可转运至大鼠乳汁。目前没有阿塞那平转运至人乳汁中的相关数据；但本品与其同家族药物类似，蛋白结合率高、分布容积大，因此推测乳汁浓度可能较低或中等。由于催乳素水平升高，可能发生溢乳。

$T_{1/2}$	24 h	M/P	
T_{max}	0.5～1.5 h	PB	95%
Oral	35%(舌下含服)	Vd	20～25 L/kg
MW	285.8	pKa	
RID			

成人注意事项： 头痛、嗜睡、失眠、焦虑、易怒、高血压、消化不良、催乳素升高、甘油三酯水平升高、食欲增加、体重增加、肝功能异常、锥体外系症状。

成人剂量： 5～10 mg/次，每日2次。

儿童注意事项： 尚无本品经乳汁摄入引起不良反应的报道。

婴儿监测内容： 镇静或烦躁不安、呼吸暂停、难醒喂养/喂养困难、锥体外系反应和体重增加。

替代药物： 利培酮、喹硫平、阿立哌唑。

参考文献：

[1] Pharmaceutical manufacturer prescribing information. 2010.

阿司匹林(ASPIRIN)

商品名： ASA, Aspirtab, Ascriptin, Easprin, Ecotrin, Ecpirin, Entercote
分　类： 非甾体抗炎药
LRC： L2－有限数据－可能适用

阿司匹林是一种不可逆的环氧合酶－1、2(COX－1和COX－2)抑制剂[1]。阿司匹林在低剂量时可抑制COX－1，间接导致血小板聚集减少；较大剂量时具有抗炎、镇痛和解热作用。阿司匹林在体内很快代谢为水杨酸，它可低效、可逆性抑制多种生理过程。极少有哺乳期使用阿司匹林导致不良反应的报道。

在一项研究中，水杨酸（阿司匹林剂量 450 mg）可少量分泌进入乳汁，其峰浓度只有 1.12～1.60 μg/ml，而母亲血浆峰浓度可达 33～43.4 μg/ml[2]。另一项在风湿性关节炎患者的研究中，母亲每日服用阿司匹林 4 g 后，并未在乳汁中检出药物（<5 mg/100 ml）[3]。哺乳期母亲服用超高剂量可能会导致婴儿轻微出血，同时考虑到瑞夷综合征的风险，阿司匹林不是哺乳期母亲选用的最佳镇痛药。然而，对于有风湿热的母亲来说，阿司匹林仍然是可以选用的抗炎药之一，具体使用时需要权衡获益风险比。

在一项长期服用阿司匹林的研究中，母亲服用 975 mg 药物后，乳汁中水杨酸浓度在 3 小时达到最高值 10 mg/L，血浆水杨酸浓度在 2.25 小时时达到最高值 108 mg/L；据报道，药物的乳汁/血浆比为 0.08[4]。另一项研究有 8 名妇女口服 1 g 阿司匹林，3 小时后乳汁中水杨酸平均浓度为 2.4 mg/L，在 9 小时达到峰值 10.2 mg/L[5]。将水杨酸盐和水杨酸代谢物平均化后，作者计算得出 RID 为 9.4%。

由于婴幼儿和儿童直接使用阿司匹林可能导致瑞夷综合征，但目前没有哺乳期母亲每日服用 81 mg 或者使用单剂量 325 mg 阿司匹林会升高瑞夷综合征发生风险的报道。遗憾的是，目前不清楚阿司匹林和瑞夷综合征是否存在特殊的剂量-效应关系，但在感染流感病毒或水痘病毒的大龄儿童中，较低血浆浓度的阿司匹林也与瑞夷综合征有关。最后，阿司匹林可以很快代谢为水杨酸，在口服两个小时后几乎完全消除干净。服药后短暂等待 2～3 小时，分泌进乳汁中的阿司匹林几乎可以完全消除。

考虑到布洛芬或对乙酰氨基酚可以作为哺乳期母亲缓解疼痛的最佳选择，应当避免哺乳时使用大剂量的阿司匹林，尤其是婴儿有病毒感染迹象时。

$T_{1/2}$	3～10 h	M/P	0.03～0.08
T_{max}	1～2 h	PB	88%～93%
Oral	50%～85%	Vd	0.15 L/kg
MW	180	pKa	
RID	2.5%～10.8%		

成人注意事项：头晕、混乱、耳鸣、瑞夷综合征、心律失常、消化不良、呕吐、胃痛、胃肠溃疡、肝肾功能异常、贫血、血小板功能障碍、出血风险增加。

成人剂量：每次 81 mg，每日 1 次；每次 325～650 mg，每 4～6 小时 1 次（每日最多 4 次）。

儿童注意事项：一位 16 日龄婴儿发生代谢性中毒，其母亲服用阿司匹林

3.9 g/d。另一位暴露于母亲乳汁中阿司匹林的 5 月龄婴儿出现血小板减少、瘀点和厌食症。阿司匹林与病毒感染的婴儿发生瑞夷综合征有关。

婴儿监测内容：罕见皮肤瘀伤，便血或尿血。

替代药物：布洛芬、对乙酰氨基酚。

参考文献：

[1] Pharmaceutical manufacturer prescribing information.

[2] Findlay JW, DeAngelis RL, Kearney MF, et al. Analgesic drugs in breast milk and plasma. Clin Pharmacol Ther, 1981, 29(5): 625 - 633.

[3] Erickson SH, Oppenheim GL. Aspirin in breast milk. J Fam Pract, 1979, 8(1): 189 - 190.

[4] Bailey DN, Welbert RT, Naylor A. A study of salicylate and caffeine excretion in the breast milk of two nursing mothers. J Anal Toxicol, 1982, 6: 64 - 68.

[5] Putter J, Satravaha P, Stockhausen H. Quantitative analysis of the main metabolites of acetylsalicylic acid. Comparative analysis in the blood and milk of lactating women. Z Geburtshilfe Perinatol, 1974, 178: 135 - 138.

阿糖胞苷(CYTARABINE)

商品名：Alexan, Arabine, Cytarabine, Cytosar, Cytosar - U, Tarabine PFS

分　类：抗肿瘤药

LRC：L5 -有限数据-危险

阿糖胞苷是一种抗代谢药物和抗肿瘤药物，常用于治疗成人和儿童急性淋巴细胞白血病[1]。本品能够迅速地被肝脏和肠道黏膜代谢，口服吸收差，口服用药后通过胃肠道吸收的量<20%。

快速静脉注射阿糖胞苷后，血浆代谢分布是双相的。有一个初始分布相，其半衰期约为 10 分钟，随后是消除相，半衰期约为 1~3 小时[1]。分配相后，超过 80%的药物转变为其无活性代谢物 1 - β - D -阿拉伯呋喃尿嘧啶(ara - U)。阿糖胞苷通过转化为 ara - U 从体内清除。在 24 小时内，80%的药物从尿液中被回收，其中有近 90%以 ara - U 形式被排泄。尚无其乳汁转运的数据资料，但乳汁中药物浓度可能会相当低。

用药后至少需暂停哺乳 24~48 小时。

$T_{1/2}$	1~3 h(β)	M/P	
T_{max}		PB	
Oral	<20%	Vd	0.6 L/kg
MW	243.2	pKa	
RID			

成人注意事项：头痛、头晕、发热、黏膜炎、呕吐、腹泻、厌食、肝肾功能异常、尿潴留、骨髓抑制、白细胞减少、中性粒细胞减少、贫血、皮疹。

成人剂量：每日 100 mg/m^2，静脉注射。

儿童注意事项：

婴儿监测内容：用药后至少需暂停哺乳 24~48 小时。

替代药物：

参考文献：

[1] Pharmaceutical manufacturer prescribing information, 2005.

阿替卡因(ARTICAINE)

商品名：Orabloc, Septocaine
分　类：局部麻醉药
LRC：L3-没有数据-可能适用

阿替卡因是中效局部麻醉药，分子结构类似于利多卡因、依替卡因和丙胺卡因。本品有酯键结构，易在血液和组织酯酶的作用下迅速水解[1]。本药药效略强于或等于利多卡因，因为其代谢很快，故毒性较小。尚无哺乳期母亲使用本品的数据。但与利多卡因相似，其转运至乳汁中的可能性极小。本品口服后将迅速被胃蛋白酶水解。

$T_{1/2}$	1.8 h	M/P	
T_{max}		PB	60%~80%
Oral		Vd	
MW		pKa	7.8
RID			

成人注意事项：头痛、疼痛、面部水肿、牙龈炎。

成人剂量：20~204 mg(有个体差异)。

儿童注意事项：无相关报道。

婴儿监测内容：

替代药物：

参考文献：

[1] Pharmaceutical manufacturer prescribing information. 2006.

阿替洛尔(ATENOLOL)

商品名: Anselol, Antipress, Noten, Tenlol, Tenoretic, Tenormin, Tensig
分　类: β-受体阻滞剂
LRC: L3-没有数据-可能适用

阿替洛尔是强效的心脏选择性β-受体阻滞剂。关于本药转运至乳汁的数据存在矛盾。

在一例报道中,一位哺乳期母亲每日服用阿替洛尔100 mg,其婴儿出现明显的心动过缓、发绀、低体温和低血压,而其他的大量报道显示哺乳期母亲服用本品后,其母乳喂养的新生儿血液中未检测到本品,未发生不良反应[1]。以上数据提示,阿替洛尔转运至乳汁的量可能存在很大的个体差异,可能高于普萘洛尔10倍。

在一项研究中,哺乳期母亲每日服用50~100 mg,乳汁/血浆比为1.5~6.8。然而,即使乳汁/血浆比很高,经计算婴儿每日从母乳中摄取的药量(在峰值水平时)仅为0.13 mg[2]。在White等人的研究中,患者每日服用25 mg、50 mg和100 mg本品时,其乳汁药物浓度分别为0.7 mg/L、1.2 mg/L和1.8 mg/L[3]。在另一项研究中,假定婴儿每日母乳喂养500 ml,则吸收的药量为0.3 mg[4]。这5位患者每日摄入100 mg本品,平均乳汁浓度为630 μg/L。在Kulas等人的研究中,分别口服阿替洛尔25 mg、50 mg、100 mg时,乳汁药物浓度分别为0.66 mg/L、1.2 mg/L、1.7 mg/L[5]。尽管阿替洛尔是美国儿科学会认可的药物,但因其乳汁/血浆比值较高以及已报道一例婴儿不良反应,仍应慎用。

$T_{1/2}$	6~7 h	M/P	1.5~6.8
T_{max}	2~4 h	PB	6%~16%
Oral	50%~60%	Vd	1.3 L/kg
MW	266	pKa	9.6
RID	6.6%		

成人注意事项: 头痛、头晕、失眠、抑郁、疲劳、胸痛、心动过缓、低血压、心力衰竭、哮喘、呕吐、便秘、腹泻、肌痛。

成人剂量: 每日50~100 mg。

儿童注意事项: 有一例报道患者每日口服阿替洛尔100 mg,其母乳喂养的婴儿发生心动过缓、发绀、低体温、低血压,但其他报道没有发现母乳喂养婴儿出现临床效应。

婴儿监测内容：困倦、嗜睡、面色苍白、喂养困难、体重增加。

替代药物：普萘洛尔、美托洛尔。

参考文献：

[1] Schimmel MS, Eidelman AI, Wilschanski MA, et al. Toxic effects of atenolol consumed during breast feeding. J Pediatr, 1989, 114(3): 476-478.

[2] Liedholm H, Melander A, Bitzen PO, et al. Accumulation of atenolol and metoprolol in human breast milk. Eur J Clin Pharmacol, 1981, 20(3): 229-231.

[3] White WB, Andreoli JW, Wong SH, et al. Atenolol in human plasma and breast milk. Obstet Gynecol, 1984, 63(3 Suppl): 42S-44S.

[4] Thorley KJ, McAinsh J. Levels of the beta-blockers atenolol and propranolol in the breast milk of women treated for hypertension in pregnancy. Biopharm Drug Dispos, 1983, 4(3): 299-301.

[5] Kulas J, Lunell NO, Rosing U, et al. Atenolol and metoprolol. A comparison of their excretion into human breast milk. Acta Obstet Gynecol Scand Suppl, 1984, 118: 65-69.

阿替普酶(ALTEPLASE)

商品名：Actilyse, Activase
分　类：溶栓药
LRC：L3 -没有数据-可能适用

阿替普酶是一种溶栓药，通常被称为组织型纤溶酶原激活物(tPA)[1,2]。阿替普酶是一种由527个氨基酸组成的大分子量蛋白质。该药与血栓中的纤维蛋白结合，使纤溶酶原转化为纤溶酶，导致凝块破裂。在首次静脉注射后，阿替普酶快速从血浆中清除，半衰期5分钟；长时间输注后半衰期延长至26~46分钟。该药进入成熟乳中的剂量可忽略不计，但它可能少量进入初乳。大量的内源性tPA被分泌到乳汁房室中，这有助于保持导管的通畅[3]。尽管该药在新生儿肠道中的生物利用度还不确定，但在较大婴儿中几乎不能经肠道吸收。该药不可能对母乳喂养的婴儿产生不良反应。

$T_{1/2}$	5 min	M/P	
T_{max}	20~40 min	PB	
Oral	无	Vd	约为血浆体积
MW	59 000	pKa	
RID			

成人注意事项：发热、低血压、心律失常、恶心、呕吐、瘀伤、出血。

成人剂量： 100 mg，静脉注射（根据症状调整剂量）。

儿童注意事项： 未见报道。

婴儿监测内容： 皮肤瘀伤、尿血、便血、呕血。

替代药物：

参考文献：

[1] Pharmaceutical manufacturer prescribing information. 2015.

[2] Verstraete M, Su CA, Tanswell P, et al. Pharmacokinetics and effects on fibrinolytic and coagulation parameters of two doses of recombinant tissue-type plasminogen activator in healthy volunteers. Thromb Haemost, 1986, 56(1): 1-5.

[3] Heegaard CW, Larsen LB, Rasmussen LK, et al. Plasminogen activation system in human milk. J Pediatr Gastroenterol Nutr, 1997, 25(2): 159-166.

阿托伐醌（ATOVAQUONE）

商品名： Mepron，Meproner

分　类： 抗原虫药

LRC： L3-没有数据-可能适用

阿托伐醌用于治疗肺囊虫肺炎（以前称为卡氏肺孢子虫肺炎）[1]，是抗疟药马拉隆的成分之一（另一成分是氯胍）。阿托伐醌属于抗原虫药。儿童服用阿托伐醌的消除半衰期（1~2 天）明显短于成人（2~3 天）。阿托伐醌的消除半衰期范围是 32~84 h。没有数据显示阿托伐醌是否可转运至乳汁中，但大鼠乳汁中阿托伐醌的浓度是其血浆浓度的 30%。

$T_{1/2}$	1.5~4 d	M/P	
T_{max}		PB	>99%
Oral	36%~62%	Vd	0.6 L/kg
MW	366.84	pKa	
RID			

成人注意事项： 发热、头痛、失眠、抑郁、低血压、恶心、呕吐、腹泻、腹痛、食欲不振、肝肾功能异常、虚弱、皮疹。

成人剂量： 每次 750 mg，每日 2 次。

儿童注意事项： 尚无本品经乳汁摄入引起不良反应的报道。

婴儿监测内容： 失眠、呕吐、腹泻、体重增加。HIV 感染患者不建议母乳喂养。

替代药物：

参考文献：

[1] Pharmaceutical manufacturer prescribing information, 2012.

阿托伐他汀(ATORVASTATIN)

商品名： Caduet, Lipitor
分 类： 降血脂药
LRC： L3 -没有数据-可能适用

阿托伐他汀是 HMG Co - A 还原酶抑制剂，用于降低血浆胆固醇水平。已知本药可转运入动物的乳汁，但尚无人乳汁转运的相关研究[1]。因其口服吸收差和蛋白结合率高，故本药转运至乳汁的量不太可能达到可引起临床症状的水平。然而，本药对婴儿的影响尚不清楚，且他汀类药物可以降低胆固醇的合成。胆固醇和胆固醇生物合成的产物是新生儿发育的重要物质，因此，尚不清楚本药对需要高胆固醇的母乳喂养婴儿是否安全。在获得更多数据资料前，谨慎使用。

$T_{1/2}$	14 h	M/P	
T_{max}	1～2 h	PB	>98%
Oral	14%	Vd	5. 44 L/kg
MW	1 209	pKa	4. 33
RID			

成人注意事项： 头痛、头晕眼花、恶心、腹痛、腹泻、肝功能异常、虚弱、肌痛。

成人剂量： 每日 10～80 mg。

儿童注意事项： 没有相关报道，但不建议哺乳期母亲使用。

婴儿监测内容： 体重增加、生长发育。

替代药物：

参考文献：

[1] Pharmaceutical manufacturer prescribing information, 1999.

阿托品(ATROPINE)

商品名： Atropine, Atropine Minims, Atropisol, Atropt, Belladonna, Eyesule, Isopto-Atropine
分 类： 抗胆碱能药
LRC： L3 -没有数据-可能适用

阿托品是一种强效抗胆碱能药,广泛分布于全身[1],仅有少量可转运入乳汁[2]。本药的药效因人而异。由于新生儿敏感性高,即使少量吸收也可能产生潜在的危险,需谨慎使用并尽可能避免使用,但并非绝对禁忌。注意:抗胆碱能药能减少羊催乳素的产生。

$T_{1/2}$	4.3 h	M/P	
T_{max}	1 h	PB	14%~22%
Oral	90%	Vd	2.3~3.6 L/kg
MW	289	pKa	9.8
RID			

成人注意事项: 嗜睡、失眠、头晕、瞳孔散大、口干、心跳加快、低血压、心律失常、便秘、尿潴留、皮肤干热。

成人剂量: 每次 0.6 mg,每 6 小时 1 次。

儿童注意事项: 尚无相关报道,但需慎用。

婴儿监测内容: 嗜睡、失眠、皮肤燥热、口干、心率加快、便秘、尿潴留。

替代药物:

参考文献:

[1] Drug Facts and Comparisons 1995 ed. ed. St: Louis, 1995.
[2] Wilson J. Drugs in Breast Milk. New York: ADIS Press, 1981.

阿托品+地芬诺酯(ATROPINE+DIPHENOXYLATE)

商品名: Lofene, Lofenoxal, Lomocot, Lomotil, Lonox, Vi-Atro
分　类: 止泻药
LRC: L3-没有数据-可能适用

阿托品和地芬诺酯是治疗腹泻的复方药物。没有关于此药转运入乳汁中的报道。阿托品是一种强效抗胆碱能药,广泛分布于全身[1]。仅有少量可转运入乳汁[2]。本药的药效个体差异大。由于新生儿敏感性高,即使少量吸收也可能产生潜在的危险。需谨慎使用。尽可能避免使用,但并非绝对禁忌。

地芬诺酯属于阿片类药物(哌替啶),作用于肠道,抑制肠道过度蠕动[3]。本药无镇痛活性。虽然没有本药转运入乳汁的报道,但其分泌入乳汁的量可能非常小[4]。有观点认为哺乳期母亲应禁用地芬诺酯,但仍有争议。

$T_{1/2}$	阿托品/地芬诺酯：4. 3 h/2. 5 h	M/P	
T_{max}	阿托品/地芬诺酯：1 h/2 h	PB	阿托品：14%~22%
Oral	阿托品/地芬诺酯：90%/90%	Vd	阿托品/地芬诺酯：2. 3~3. 6/3. 8 L/kg
MW	阿托品/地芬诺酯：289/453	pKa	阿托品/地芬诺酯：9. 8/7. 1
RID			

成人注意事项：头痛、嗜睡、烦躁、意识错乱、皮肤干燥、口干、恶心、便秘、胰腺炎、中毒性巨结肠症、厌食症、尿潴留。

成人剂量：阿托品/地芬诺酯：0. 025/2. 5 mg，每日 4 次，每次 2 片。地芬诺酯每天用量不超过 20 mg。

儿童注意事项：目前没有经乳汁导致婴儿不良反应的报道。

婴儿监测内容：嗜睡、失眠、皮肤燥热、口干、心率加快、便秘、尿潴留、体重增加。

替代药物：洛哌丁胺。

参考文献：

[1] Drug Facts and Comparisons 1995 ed. ed. St. Louis, 1995.

[2] Wilson J. Drugs in Breast Milk. New York: ADIS Press, 1981.

[3] Drug Facts and Comparisons 1994 ed. ed. St: Louis, 1994.

[4] Stewart JJ. Gastrointestinal drugs//Wilson J T. Drugs in Breast Milk. Balgowlah, Australia ADIS Press, 1981: 71.

阿托西汀(ATOMOXETINE)

商品名：Strattera
分　类：肾上腺素能药
LRC：L4 -没有数据-有潜在危险

阿托西汀是一种选择性的去甲肾上腺素再摄取抑制剂，用于治疗注意缺陷多动性障碍(attention deficit hyperactivity disorder，ADHD)[1]。本药代谢过程个体差异大，正常代谢人群的半衰期约为 5 小时，低代谢人群(7%)的半衰期延长至 22 小时且血浆浓度较高。没有关于本药转运至人乳汁中的数据。由于本药是亲脂性的神经活性药物，哺乳期母亲使用有潜在的风险，应慎用。

$T_{1/2}$	5.2 h	M/P	
T_{max}	1~2 h	PB	98%
Oral	63%~94%	Vd	0.85 L/kg
MW	291	pKa	
RID			

成人注意事项：头痛、头晕、腹痛、消化不良、呕吐、食欲不振。

成人剂量：每日 80 mg。

儿童注意事项：尚无本品经乳汁摄入引起不良反应的报道。

婴儿监测内容：易怒、睡眠不好、震颤和体重增加。

替代药物：哌甲酯。

参考文献：

[1] Pharmaceutical manufacturer prescribing information. 2003.

阿维 A(ACITRETIN)

商品名：Soriatane
分　类：抗银屑病药
LRC：L5 -有限数据-危险

阿维 A 用于治疗严重的银屑病。该药具体作用机制并不明确，它可以帮助维持细胞正常分化，通过减少细胞增殖而降低皮肤表面角质层厚度[1]。该药可导致胎儿出现异常，在体内积蓄时间较长。不建议哺乳期母体长期服用阿维 A。目前只有一项针对阿维 A 从母体血浆转运至母乳中的研究[2]。31 岁母亲每日服用 40 mg 阿维 A，乳汁中药物浓度为 30~40 μg/L。这提示我们婴儿仅能从母体内获得 1.8%的药物，然而由于该药的毒性，研究者建议哺乳期母亲应避免使用阿维 A。

$T_{1/2}$	49 h	M/P	
T_{max}	2~5 h	PB	>99.9%
Oral	72%	Vd	
MW	326	pKa	
RID	1.8%		

成人注意事项：脱发、头痛、感觉过敏、疲乏、眼干燥症、口腔干燥、唇炎、高胆固醇血症、高甘油三酯血症、肝功能异常、白细胞增多、关节痛、皮肤脱皮。

成人剂量： 每日 25~50 mg。

儿童注意事项： 目前没有经乳汁导致婴儿不良反应的报道。

婴儿监测内容： 黄疸症状，即眼睛、皮肤出现黄染；皮疹。

替代药物：

参考文献：

[1] Pharmaceutical manufacturer prescribing information. 2004.

[2] Rollman O, Pihl-Lundin I. Acitretin Excretion into Human Breast Milk. Acta Derm Venereol, 1990, 70: 487-490.

阿昔洛韦(ACYCLOVIR)

商品名： Aciclover, Acyclo-V, Aviraz, Zovirax, Zyclir

分 类： 抗病毒药

LRC： L2-有限数据-可能适用

阿昔洛韦通过单纯疱疹病毒和水痘-带状疱疹病毒转变为干扰单纯疱疹病毒 DNA 聚合酶的阿昔洛韦三磷酸。目前该药明确用于治疗单纯疱疹、水痘-带状疱疹，以及在特定情况下的巨细胞病毒和 EB 病毒感染。阿昔洛韦局部用药后，几乎不可透皮吸收，血浆中药物浓度低至无法检出。阿昔洛韦在儿童与成年人中药代动力学类似。在新生儿中，该药半衰期为 3.8~4.1 小时，在 1 岁及 1 岁以上儿童中半衰期为 1.9~3.6 小时。

据报道，阿昔洛韦的乳汁/血浆比为 0.6~4.1[1]。如果婴儿摄入乳汁 750 ml 则该药摄入最大剂量为 1 500 μg/d，这一剂量水平的药物对婴儿不会有明显的不良反应。在 Meyer 的一项研究中[2]，一名每日服用 5 次 200 mg 阿昔洛韦的患者乳汁中平均药物浓度为 1.06 mg/L。依照这个数据，婴儿每日摄入阿昔洛韦药量小于 1 mg。在另一项研究中，患者接受每日 5 次 800 mg 的阿昔洛韦治疗后，乳汁中药物浓度为 4.16~5.81 mg/L[估计婴儿总摄入量为 0.73 mg/(kg·d)][3]。母亲局部使用阿昔洛韦对婴儿是安全的，但用药部位在乳头或靠近乳头时例外。与阿昔洛韦相关的毒性很少且通常较轻。阿昔洛韦在新生儿疾病的治疗中很常见，较少出现毒副作用。经计算，婴儿摄入阿昔洛韦的剂量不足 0.87 mg/(kg·d)。

$T_{1/2}$	2.4 h	M/P	0.6~4.1
T_{max}	1.5~2 h	PB	9%~33%
Oral	9%~33%	Vd	0.8 L/kg
MW	225	pKa	7.99
RID	1.09%~1.53%		

成人注意事项： 恶心、呕吐、腹泻、咽喉痛、水肿和皮疹。

成人剂量： 每次 200~800 mg，每 4~6 小时 1 次。

儿童注意事项： 目前没有经乳汁导致婴儿不良反应的报道。

婴儿监测内容： 呕吐、腹泻。

替代药物： 伐昔洛韦。

参考文献：

[1] Lau RJ, Emery MG, Galinsky RE. Unexpected accumulation of acyclovir in breast milk with estimation of infant exposure. Obstet Gynecol, 1987, 69(3 Pt 2): 468-471.

[2] Meyer LJ, de Miranda P, Sheth N, et al. Acyclovir in human breastmilk. Am J Obstet Gynecol, 1988, 158(3 Pt 1): 586-588.

[3] Taddio A, Klein J, Koren G. Acyclovir excretion in human breastmilk. Ann Pharmacother, 1994, 28(5): 585-587.

艾塞那肽(EXENATIDE)

商品名： Byetta, Bydureon
分　类： 降血糖药，其他
LRC： L3-没有数据-可能适用

艾塞那肽可改善 2 型糖尿病患者的血糖[1]。本品可增加胰岛 β 细胞分泌葡萄糖依赖性胰岛素，抑制胰高血糖素分泌，减缓胃排空。艾塞那肽可同时增加葡萄糖依赖性胰岛素的合成和体内胰岛 β 细胞对胰岛素的分泌。在血糖升高时，本品可促进胰岛 β 细胞释放胰岛素。

艾塞那肽是一种含有 39 个氨基酸的多肽，分子量为 4 186 Da，由于分子量很大，因而本品分泌进入乳汁的量不足以产生临床意义。虽然有报道表明本品以极低的浓度进入啮齿动物的乳汁中，但尚无人类的相关研究。本品的血浆浓度相当低(pg 级)，可以推测转运到乳汁中的药量浓度会更低。本品进入乳汁的量不可能有临床意义，也不能被婴儿口服吸收。但是尚无本品用于哺乳期母亲的相关数据，应慎用。

$T_{1/2}$	2.4 h	M/P	
T_{max}	2.1 h	PB	
Oral	无	Vd	0.4 L/kg
MW	4 186	pKa	
RID			

成人注意事项： 头晕、头痛、消化不良、恶心、呕吐、腹泻、紧张不安感。

成人剂量： 个体差异大，请参考处方说明。

儿童注意事项：无相关报道。

婴儿监测内容：呕吐，腹泻或便秘，低血糖症状：嗜睡，倦怠，面色苍白，多汗，震颤。

替代药物：

参考文献：

[1] Pharmaceutical manufacturer prescribing information. 2010.

艾司奥美拉唑(ESOMEPRAZOLE)

商品名：Nexium
分　类：胃酸分泌抑制剂
LRC：L2 -有限数据-可能适用

艾司奥美拉唑是奥美拉唑(Prilosec)的 S -异构体，本质上与奥美拉唑基本相同[1]。奥美拉唑是胃酸分泌的有效抑制剂。在对每日接受 20 mg 奥美拉唑的患者研究中，在服药 90 min 后母体血清浓度很低，然后在 240 min 达到 950 nmol/L[2]。服药后 90 min 时奥美拉唑的母乳浓度开始缓慢上升，180 min 后达到峰值仅为 58 nmol/L，或低于最高血清水平的 7%。这表明母乳喂养婴儿的最大剂量为 3 μg/(kg · d)。超过 4 小时的观察发现奥美拉唑的乳汁水平基本持平。奥美拉唑在 pH 低于 4 的酸性条件下极不稳定，半衰期为 10 min[3]。几乎所有通过乳汁摄取的奥美拉唑，很可能在吸收前已在婴儿的胃中被破坏。艾司奥美拉唑可能适用于母乳喂养。

$T_{1/2}$	1~1.5 h	M/P	
T_{max}	1.5 h	PB	97%
Oral	90%	Vd	0.23 L/kg
MW	767.2	pKa	9.68
RID			

成人注意事项：头痛、头晕、口干、恶心、腹泻、便秘、肠胃气胀、腹痛、肝肾功能变化、贫血。

成人剂量：每日 20~40 mg。

儿童注意事项：目前没有经乳汁导致婴儿不良反应的报道。

婴儿监测内容：由于在酸中的不稳定性，当溶解于乳汁中不太可能被吸收。

替代药物：奥美拉唑、雷尼替丁、法莫替丁。

参考文献：

[1] Pharmaceutical manufacturer prescribing information. 2010.
[2] Marshall JK, Thompson AB, Armstrong D. Omeprazole for refractory

gastroesophageal reflux disease during pregnancy and lactation. Can J Gastroenterol, 1998, 12(3): 225-227.
[3] Pilbrant A, Cederberg C. Development of an oral formulation of omeprazole. Scand J Gastroenterol Suppl, 1985, 108: 113-120.

艾司洛尔(ESMOLOL)

商品名: Brevibloc
分　类: β-受体阻滞剂
LRC: L3-没有数据-可能适用

艾司洛尔是一种具有低脂溶性的超短效β-受体阻滞剂(半衰期为9 min)。它与普萘洛尔是同一家族。它主要用于治疗室上性心动过速。它只能静脉注射,半衰期极短。在30 min内几乎完全水解[1,2]。没有关于其用于母乳喂养母亲的数据。

$T_{1/2}$	9 min	M/P	
T_{max}	15 min	PB	55%
Oral	差	Vd	
MW	295	pKa	9.5
RID			

成人注意事项: 头痛、眩晕、失眠、抑郁、疲劳、胸痛、心动过缓、低血压、心力衰竭、哮鸣、呕吐、便秘、肌痛、输液反应。

成人剂量: 100 μg/(kg·min)。

儿童注意事项: 目前没有经乳汁导致婴儿不良反应的报道。

婴儿监测内容: 嗜睡、倦怠、面色苍白、喂养不良和体重增加。

替代药物: 普萘洛尔、美托洛尔。

参考文献:

[1] McEvoy GE. AFHS Drug Information. New York: NY, 2003.
[2] Lacy C. Drug information handbook. Lexi-Comp Inc. Cleveland, OH, 1996.

艾司西酞普兰(ESCITALOPRAM)

商品名: Lexapro
分　类: 抗抑郁药,选择性5-羟色胺再摄取抑制剂
LRC: L2-有限数据-可能适用

艾司西酞普兰是一种用于治疗抑郁症的选择性5-羟色胺再摄取抑制剂

(SSRI)。它是西酞普兰的活性 S(+)对映异构体。虽然这种药物对于 5-羟色胺受体位点是非常具有特异性的,但它显然还有许多其他的不良反应,可能与其他受体的活性有关。已经推测毒蕈碱、组胺能和肾上腺素能受体的拮抗作用与各种抗胆碱、镇静和心血管不良反应相关。

在一项病例报道中,一位 32 岁的母亲在服用艾司西酞普兰(5 mg/d)的同时母乳喂养新生儿,产后一周报道的乳汁浓度为 24.9 ng/ml[1]。婴儿的日剂量估计为 3.74 μg/kg。在 7.5 周龄时,母亲服用 10 mg/d,乳汁浓度为 76.1 ng/ml。婴儿日剂量为 11.4 μg/kg。婴儿中没有报道不良事件。

在最近一项研究中,8 位母乳喂养的妇女平均每日服用 10 mg,结果报道,艾司西酞普兰及其代谢物的总相对婴儿剂量为母亲剂量的 5.3%[2]。艾司西酞普兰的平均乳汁/血浆比值(AUC)为 2.2,去甲基西酞普兰为 2.2。艾司西酞普兰的绝对婴儿剂量为 7.6 μg/(kg·d),去甲基西酞普兰的绝对婴儿剂量为 3 μg/(kg·d)。药物及其代谢物在大多数测试的婴儿中检测不到。婴儿中没有报道不良事件。

在服用艾司西酞普兰的孕妇的案例系列中,7 位中有两位进行母乳喂养[3]。7 对母子随访至产后 6 个月,在两位母乳喂养的婴儿中没有报道不良事件。

$T_{1/2}$	27~32 h	M/P	2.2
T_{max}	5 h	PB	56%
Oral	80%	Vd	20 L/kg
MW	414	pKa	9.5
RID	5.2%~7.9%		

成人注意事项: 头痛、失眠、嗜睡、腹泻和恶心。这种药物也被发现可导致 QTc 间期延长和更高的尖端扭转型室性心动过速发生风险,特别是当其他可以延长 QTc 的药物与本品联合使用时。

成人剂量: 每日 10~20 mg。

儿童注意事项: 一项病例报道在怀孕和哺乳期暴露于艾司西酞普兰的婴儿中发生了坏死性小肠结肠炎(NEC)。该报道的作者提出了 SSRIs 可能增加 NEC 风险的多种机制,这些机制包括停用导致高凝状态的 SSRI,胃肠道平滑肌血管收缩和抑制一氧化氮产生。在这项病例报道中,婴儿在子宫内和通过乳汁暴露于该药物,因发生呼吸窘迫收入 NICU 3 天,然后在出生第 5 天发生了不良事件。在该案例中还需要考虑其他可能的原因和子宫内暴露[4]。

婴儿监测内容: 镇静或易怒、难醒喂养/喂养困难和体重增加。

替代药物：舍曲林、氟西汀。

参考文献：

[1] Castberg I, Spigset O. Excretion of Escitalopram in Breast Milk. J Clin Psychopharm, 2006, 26(5): 536-538.

[2] Rampono J, Hackett LP, Kristensen JH, et al. Transfer of escitalopram and its metabolite demethylescitalopram into breastmilk. Br J Clin Pharmacol, 2006, 62(3): 316-322.

[3] Bellantuono C, Bozzi F, Orsolini L. Safety of escitalopram in pregnancy: a case series. Neuropsychiatric Disease and Treatment, 2013, 9: 1333-1337.

[4] Potts AL, Young KL, Carter BS, et al. Necrotizing enterocolitis associated with in utero and breast milk exposure to the selective serotonin reuptake inhibitor, escitalopram. Journal of Perinatology, 2007, 27: 120-122.

艾司唑仑(ESTAZOLAM)

商品名：Prosom

分　类：镇静催眠药

LRC：L3 -没有数据-可能适用

艾司唑仑是一种苯二氮䓬类镇静催眠药。与其他苯二氮䓬类一样，艾司唑仑可分泌到啮齿动物的乳汁中，尽管其水平尚未发表[1]。没有关于其在人乳中水平的数据。有些药物也可能会分泌到人乳中。应考虑其他具有更多哺乳期数据的苯二氮䓬类(如劳拉西泮)。

$T_{1/2}$	10~24 h	M/P	
T_{max}	0.5~3 h	PB	93%
Oral	完全	Vd	
MW	295	pKa	9
RID			

成人注意事项：镇静。

成人剂量：每日 1~2 mg。

儿童注意事项：目前没有经乳汁导致婴儿不良反应的报道；注意观察有无镇静、呼吸暂停。

婴儿监测内容：镇静、呼吸频率减慢、难醒喂养/喂养困难和体重增加。

替代药物：劳拉西泮、咪达唑仑。

参考文献：

[1] Pharmaceutical manufacturer prescribing information. 1995.

爱维莫潘(ALVIMOPAN)

商品名：Entereg
分　类：阿片拮抗剂
LRC：L3 -没有数据-可能适用

爱维莫潘是一种作用于外周的 μ -阿片样受体拮抗剂,用于缩短大肠及小肠部分切除术后上下消化道吻合部分的恢复时间[1]。无数据表明该药可转运到母乳中。然而,本品成人血浆药物浓度极低、口服生物利用度差,分子量高,因此预计母乳中药物水平相当低。

$T_{1/2}$	10~17 h	M/P	
T_{max}	2 h	PB	80%~94%
Oral	6%	Vd	0.42 L/kg
MW	460	pKa	9.75
RID			

成人注意事项：贫血、便秘、消化不良、肠胃气胀、低钾血症、背痛和尿潴留。

成人剂量：每次 12 mg,每日 2 次。

儿童注意事项：目前没有经乳汁导致婴儿不良反应的报道。

婴儿监测内容：便秘、肠胃气胀、尿潴留。

替代药物：

参考文献：

[1] Pharmaceutical manufacturer prescribing information. 2010.

安非拉酮(DIETHYLPROPION)

商品名：Dospan, Tenuate, Tepanil
分　类：减肥药
LRC：L5 -没有数据-危险

安非拉酮属于苯丙胺类(安非他命)药物,其主要作用是降低食欲,减少进食。生产商报道本品可分泌进入乳汁[1],但没有其他数据或文献有相关报道。安非拉酮的结构同苯丙胺相似。有报道如果突然撤药,在成人中可出现明显的撤药综合征。哺乳期母亲服用安非拉酮后,也可在母乳喂养的婴儿中观察到类似症状。哺乳期间使用本品不切实际而且并不恰当。减肥药物通常不建议哺乳期母亲使用,因为该类药物会干扰婴儿从乳汁中获取营养[2]。

$T_{1/2}$	8 h	M/P	
T_{max}	2 h	PB	
Oral	70%	Vd	
MW	205	pKa	8.2
RID			

成人注意事项：过度兴奋、失眠、厌食、颤抖、心率加快、血压升高。

成人剂量：每次 25 mg，每日 3 次。

儿童注意事项：没有报道，但是应当观察有无厌食、躁动、失眠。

婴儿监测内容：不建议哺乳期使用。

替代药物：

参考文献：

[1] Pharmaceutical manufacturer prescribing information. 2010.

[2] Schaefer C. Schaefer C：Drugs During Pregnancy and Lactation, Elsevier Science B V. Amsterdam：The Netherlands, 2001.

安非他酮(BUPROPION)

商品名：Aplenzin, Wellbutrin, Zyban

分　类：抗抑郁药，其他

LRC：L3 -有限数据-可能适用

安非他酮是一种用于抑郁症及戒烟的去甲肾上腺素及多巴胺再摄取抑制剂(NDRI)。哺乳期母亲服用本品 100 mg 后，乳汁/血浆比值波动在 2.51~8.58，表明该药可在乳汁中蓄积[1]，但在服药 7.5~9.5 小时后进行哺乳，安非他酮(及其代谢物)在婴儿体内的血药浓度不能测出，提示转运到婴儿体内的药物量较少，不会蓄积。使用 100 mg 安非他酮 2 小时后，乳汁浓度达到峰值(0.189 mg/L)，相当于用药剂量的 0.66%，该剂量对母乳喂养的婴儿的影响可以忽略不计。近期一项研究中，两名哺乳期母亲分别服用安非他酮 75 mg 每日 2 次和 150 mg(缓释剂)每日 1 次，两名婴儿体内均检测不到安非他酮及其代谢物[2]。1 名女性在产后第 17 周检测用药后 2 小时的血药浓度，安非他酮及羟基安非他酮的浓度均检测不出，另 1 名女性在产后第 29 周也检测不出浓度。安非他酮的检测限是 5~10 ng/ml，羟基安非他酮的检测限是 100~200 ng/ml。

有 2 例关于母乳喂养的婴儿暴露于乳汁中的安非他酮后出现癫痫发作的报道[3,4]。第 1 个病例报道中，患儿 6 个月龄时发病，在其母亲间隔 36 小时服用两剂 150 mg 的安非他酮缓释剂(该名妇女在孕前开始服用安非他酮，怀孕期间停药）之后，患儿出现癫痫发作[3]，发病时无发热，但有呼吸道感染症状，因此，不能除外热性惊厥。随后患儿的母亲调整治疗药物为舍曲林，数日后停药并继续哺乳，患儿未再出现癫痫发作。第 2 个病例报道中，患儿月龄 6.5 个月时发病，表现为严重呕吐及强直阵挛发作的症状[4]，该患儿 6 个月月龄之前纯母乳喂养，期间其母亲一直服用西酞普兰，每日 10 mg，3 周前加用安非他酮 150 mg/d，加用安非他酮 1 周后患儿睡眠习惯出现改变，加用安非他酮 2 周后患儿在嬉闹时突然发病，起初表现为四肢伸直，1～2 分钟后丧失意识，之后昏睡 20 分钟，未引起重视。当日在哺乳 20 分钟后出现呕吐，呕吐 6 次，之后昏睡数小时。送入急诊后，患儿意识丧失，伴高渗状态及发绀，停止哺乳并给予支持治疗后 48 小时上述症状缓解。检测患儿发病前 5～7 天的母乳，安非他酮和羟基安非他酮的浓度分别为 15.8～24.4 μg/L 和 46～87 μg/L，而入院时及入院后 14 小时，患儿血中可检出安非他酮但不能定量（< 4.8 μg/L），羟基安非他酮血浓度为 11.2～17.1 μg/L（代谢产物浓度高于预期值）。

一项研究中，10 名哺乳期母亲给予安非他酮缓释剂按 150 mg/d 剂量服用 3 天，之后 4 天给予 300 mg/d，测得平均乳汁药物浓度为 45 μg/L[5]，平均相对婴儿剂量为 6.75 μg/（kg · d）。文中报道，安非他酮相对婴儿剂量为标准体重下母体剂量的 0.14%，若计入活性代谢产物，则为母体剂量的 2%。所有婴儿均未出现不良反应。

一项研究中，4 名哺乳期母亲给予安非他酮缓释剂 150～300 mg/d，监测血药浓度峰值及谷值存在很大差异，平均峰浓度为 64 ng/ml，平均谷浓度为 9.2 ng/ml[6]。4 名母乳喂养的婴儿中，仅 1 名早产 6 周的婴儿尿液中检测出了安非他酮。平均乳汁/血浆浓度比值为 1.3。

根据近期的病例报道，安非他酮可能对某些人具有抑制乳汁分泌的作用；该发现是否属实尚待更多的数据和进一步研究。建议用药时对产乳量的变化加以关注。

$T_{1/2}$	8～24 h	M/P	2.51～8.58
T_{max}	2 h	PB	84%
Oral	85%	Vd	20～47 L/kg
MW	240	pKa	8
RID	0.11%～1.99%		

成人注意事项：头痛、烦躁、兴奋、睡眠障碍、癫痫发作、视力减退、口干、心动过速、恶心、便秘、腹泻。癫痫患者禁用。

成人剂量： 缓释剂每次 150 mg，每日 2 次。

儿童注意事项： 有 2 例婴儿通过乳汁摄入安非他酮后出现癫痫发作的报道；其中 1 例不能除外热性惊厥。

婴儿监测内容： 镇静或暴躁、癫痫发作、难醒喂养/喂养困难、体重增加。

替代药物： 舍曲林、西酞普兰。

参考文献：

[1] Briggs GG, Samson JH, Ambrose PJ, et al. Excretion of bupropion in breast milk. Ann Pharmacother, 1993, 27(4): 431-433.

[2] Baab SW, Peindl KS, Piontek CM, et al. Serum bupropion levels in 2 breastfeeding mother-infant pairs. J Clin Psychiatry, 2002, 63: 910-911.

[3] Chaudron LH, Schoenecker CJ. Bupropion and breastfeeding: a case of possible infant seizure. (Letter) J Clin Psychiatry, 2004, 64(6): 881-882.

[4] Neuman G, Colantonio D, Delaney S, et al. Bupropion and escitalopram during lactation. Ann Pharmacotherapy, 2014, 48(7): 928-931.

[5] Haas JS, Kaplan CP, Barenboim D, et al. Bupropion in breast milk: an exposure assessment for potential treatment to prevent post-partum tobacco use. Tob Control, 2004, 13(1): 52-56.

[6] Davis MF, Miller HS, Nolan PE. Bupropion levels in breast milk for 4 mother-infant pairs: more answers to lingering questions. J Clin Psychiatry, 2009, 70(2): 297-298.

安立生坦(AMBRISENTAN)

商品名： Letairis
分　类： 降血压药
LRC： L4 -没有数据-有潜在危险

安立生坦是一种降血压药，用于治疗肺动脉高压[1]。该药是一种内皮素受体拮抗剂，可阻止血管收缩和细胞增殖。它作用于血管平滑肌和血管内皮，从而降低肺动脉高压患者的右心房压力。

尚不清楚安立生坦是否会分泌至母乳中。安立生坦的低 pKa(4)和高蛋白结合(99%)表明母乳中含量可能很低。但由于该药对婴儿有潜在严重的不良影响，在药物转运至母乳中数据的明确之前，用药需谨慎。

$T_{1/2}$	9 h	M/P	
T_{max}	2 h	PB	99%
Oral		Vd	
MW	378.4	pKa	4
RID			

成人注意事项： 头痛、头晕、潮红、心力衰竭、心悸、消化不良、便秘、贫血、外周水肿。

成人剂量： 每日 5~10 mg。

儿童注意事项： 没有关于本品的研究报道。

婴儿监测内容： 困倦、嗜睡、面色苍白、喂养不良和体重增加。

替代药物：

参考文献：

[1] Pharmaceutical manufacturer prescribing information, 2013.

安乃近(METAMIZOLE)

商品名： Analgin, Dipyrone, Novalgin, Novalgina
分　类： 非甾体抗炎药
LRC： L4 -有限数据-有潜在危险

安乃近是一个有活性的镇痛药和退热药，但因本品可引起粒细胞缺乏、再生障碍性贫血、血小板减少性紫癜及溶血性贫血等严重不良反应而从美国市场退市；但安乃近仍在其他国家使用。最新的研究表明安乃近导致粒细胞缺乏的发生率为每 100 万(人 · 日)中有 0.2~2 例。这个发生率比美国许多常用的药物都要低。在一个病例中，母亲在 16 小时内口服了安乃近 500 mg/次，共 3 次；安乃近在母亲的血浆和乳汁以及婴儿的血浆和尿液中的浓度分别为 3.3 μg/ml、4.3 μg/ml 以及 3.2 μg/ml、3.74 μg/ml[1]。

有两例安乃近导致 42 天大小婴儿出现发绀的病例，其发生时间在他们的母亲服用了 1 500 mg 安乃近后约 30 min[1]。

一项含有 8 位母亲的研究，在她们产后 3~5 天时给予 1 g 剂量的安乃近，然后在用药后 2.5~5.5 h 内采集标本监测其乳汁中安乃近代谢产物的浓度[2]。主要检测了 4 个代谢产物的浓度：4 -甲氨基安替比林(MAA)、4 -氨基安替比林(AA)、4 -甲酰氨基安替比林(FAA)和 4 -乙酰氨基安替比林(AAA)。4 个代谢产物在乳汁中平均浓度的总和为 20.37 μg/ml；其中 MAA 是唯一一个具有活性的代谢产物，其平均浓度为 11.2 μg/ml。根据 MAA 的数据，婴儿的相对剂量为 1.2%。所有的代谢产物在 48 h 后均不能检测到。

在很多国家安乃近因其已知的并发症而不再被推荐用于镇痛治疗，如粒细胞缺乏及其他血液系统恶性疾病等。目前已有更安全的药物可供选择。

$T_{1/2}$	2~3 h(MAA)	M/P	1.37(MAA)
T_{max}	1 h	PB	58%
Oral	完全	Vd	0.57 L/kg
MW	311	pKa	
RID	1.2%~3%		

成人注意事项：粒细胞缺乏症、再生障碍性贫血、血小板减少性紫癜、溶血性贫血、低血压、皮疹、荨麻疹、中毒性表皮坏死松解症的相关病例报道。

成人剂量：0.5~1 g，每日 3~4 次。

儿童注意事项：有两例安乃近导致 42 天大小的婴儿出现发绀的病例报道，其发生时间在他们的母亲服用了 1 500 mg 安乃近后约 30 min。

婴儿监测内容：避免使用，不推荐在哺乳期使用。

替代药物：布洛芬、对乙酰氨基酚。

参考文献：

[1] Rizzoni G, Furlanut M. Cyanotic crisis in a breast-fed infant from mother taking dipyrone. Hum Toxicol, 1984, 3: 505-507.

[2] Zylber-Katz E, Linder N, Granit L, et al. Excretion of dipyrone metabolites in human breast milk. Eur J Clin Pharmacol, 1986, 30: 359-361.

桉树(EUCALYPTUS)

商品名：

分　类：减充血药

LRC：L3-没有数据-可能适用

桉树提取物中包含多种化合物，如桉油精、桉树脑和氢氰酸。在动物研究中已经观察到本品具有抗菌、降血糖、镇痛和抗炎作用[1-3]。传统上口服桉树叶用于治疗发热、咳嗽、感染和消化不良。桉树油也可局部用于呼吸道炎症、鼻塞和类风湿关节炎[4]。在哺乳期母亲中没有使用桉树的充分或良好对照的研究或病例报道。大量摄入可能导致抑制中枢神经系统的桉树油中毒症状，且可以致命[4]。

成人注意事项：恶心、呕吐、超敏反应、接触性皮炎、腹泻。

成人剂量：

儿童注意事项：

婴儿监测内容：

替代药物：

参考文献：

[1] Takahashi T, Kokubo R, Sakaino M. Antimicrobial activities of eucalyptus leaf extracts and flavonoids from Eucalyptus maculata. Lett Appl Microbiol, 2004, 39(1): 60-64.

[2] Gray AM, Flatt PR. Antihyperglycemic actions of Eucalyptus globulus (Eucalyptus) are associated with pancreatic and extra-pancreatic effects in mice. J Nutr, 1998, 128(12): 2319-2323.

[3] Silva J, Abebe W, Sousa SM, et al. Analgesic and anti-inflammatory effects of essential oils of Eucalyptus. J Ethnopharmacol, 2003, 89(2/3): 277-283.

[4] Eucalyptus. In: Natural Medicines Comprehensive Database [Internet Database]. Stockton, CA: Therapeutic Research Faculty. Date last update: 2011, May 23. Accessed on 5/24/2011.

氨苯蝶啶(TRIAMTERENE)

商品名： Dyrenium, Hydrene
分　类： 利尿药
LRC： L3 -没有数据-可能适用

氨苯蝶啶为保钾利尿药，通常和噻嗪类利尿药（如氢氯噻嗪）联合使用。血药浓度平均为 26~30 ng/ml[1]。缺乏本品转运到人乳中的相关数据，但该药可转运到动物的乳汁中。由于可选择其他较低风险的利尿药，哺乳期的女性在万不得已的情况下才使用该药。

$T_{1/2}$	1.5~2.5 h	M/P	
T_{max}	1.5~3 h	PB	55%
Oral	30%~70%	Vd	
MW	253	pKa	6.2
RID			

成人注意事项： 头痛、头晕、低血压、心动过缓、恶心、便秘、水肿、皮疹。

成人剂量： 每日 25~100 mg。

儿童注意事项： 目前没有经乳汁导致婴儿不良反应的报道。

婴儿监测内容： 观察体液丢失、脱水、嗜睡。

替代药物： 氢氯噻嗪。

参考文献：

[1] Mutschler E, Gilfrich HJ, Knauf H, et al. Pharmacokinetics of triamterene. Clin Exp Hypertens A, 1983, 5(2): 249-269.

氨苯砜(DAPSONE)

商品名: Aczone, Avlosulfon, Dapsone, Maloprim
分　类: 抗菌药物,其他
LRC: L4 -有限数据-有潜在危险

氨苯砜是一种砜类抗菌药物,常用于治疗麻风病、结节性麻风、疱疹性皮炎及肺孢子菌肺炎(以前叫卡氏肺囊虫肺炎或者 PCP)[1]。有报道 1 名哺乳期母亲每日服用本品 50 mg,母亲及婴儿同时出现溶血性贫血[2]。母亲及婴儿血浆中氨苯砜浓度分别为 1 622 μg/L 和 439 μg/L,乳汁中氨苯砜浓度为 1 092 μg/L。

另一项研究中,3 例哺乳期母亲在产后 2~5 天单次口服摄入 12. 5 mg 乙胺嘧啶+ 100 mg 氨苯砜+ 300 mg 氯喹[3]。在接下来的 9 天内收集血浆和乳汁样品;如果这三名婴儿每日吃 1 L 母乳,在约 9 天的研究期间将分别摄入约 590 μg、850 μg 和 310 μg 氨苯砜。相对婴儿剂量为 14. 3%或者 0. 21 mg/kg。婴儿均未发生不良反应。

5%氨苯砜凝胶用于治疗痤疮。每日 2 次局部应用,14 天后氨苯砜的 $AUC_{0\sim24\,h}$ 是 415 ng · h/ml,而单剂口服氨苯砜 100 mg,AUC 是 52 641 ng · h/ml。显然本品经皮肤吸收很少。

氨苯砜的高脂溶性、低分子量、分布容积大、pKa 值高等药代动力学参数表明其易于进入乳汁,因此需慎用。局部用药对婴儿的风险性可能很小。

$T_{1/2}$	28 h	M/P	
T_{max}	4~8 h	PB	70%~90%
Oral	86%~100%	Vd	1~2 L/kg
MW	248	pKa	1. 3
RID	6. 3%~22. 5%		

成人注意事项: 头痛、发热、失眠、精神错乱、眩晕、视力减退、耳鸣、心动过速、呕吐、肝肾功能异常、白细胞减少、溶血性贫血(特别是 G6PD 缺乏者)、高铁血红蛋白血症、再生障碍性贫血。

成人剂量: 每日 100 mg。

儿童注意事项: 一例母乳喂养婴儿出现溶血性贫血。

婴儿监测内容: 刺激性、失眠、呕吐、体重增加,如果出现相关临床症状需检查肝肾功能和血常规。

替代药物:

参考文献：

[1] Pharmaceutical manufacturer prescribing information. 2011.

[2] Sanders SW, Zone JJ, Foltz RL, et al. Hemolytic anemia induced by dap-sone transmitted through breast milk. Ann Intern Med, 1982, 96(4): 465-466.

[3] Edstein MD, Veenendaal JR, Newman K, et al. Excretion of chloroquine, dapsone and pyrimethamine in human milk. Br J Clin Pharmacol, 1986, 22(6): 733-735.

氨苄西林(AMPICILLIN)

商品名：Amfipen，Ampicyn，Austrapen，Britcin，Omnipen，Polycillin，Vidopen
分　类：抗菌药物，青霉素类
LRC：L1-有限数据-适用

氨苄西林是一种青霉素类的抗菌药物[1]。在 Matsuda 的研究中，3 名哺乳期患者口服本药 500 mg 后，乳汁中药物浓度在 6 小时后达到峰值，平均只有 0.14 mg/L[2]。2 小时时测得的乳汁/血浆比值为 0.03。另一组中，9 名哺乳期母亲每日 3 次口服本品 350 mg，在不同时间抽样，结果表明乳汁中药物浓度为 0.06~0.17 mg/L，峰值在服药 3~4 小时后出现[3]。乳汁/血浆比值为 0.01~0.58，乳汁中药物浓度最高值(1.02 mg/L)出现在一位接受 700 mg 每日 3 次治疗的患者中。所有婴儿的血浆中均未检测出氨苄西林。氨苄西林是儿科、新生儿科中最常用的抗菌药物之一，本品在新生儿中半衰期为 2.8~4 小时。

$T_{1/2}$	1.3 h	M/P	0.58
T_{max}	1~2 h	PB	8~20
Oral	50%	Vd	0.38 L/kg
MW	349	pKa	3.24
RID	0.2%~0.5%		

成人注意事项：腹泻、皮疹、真菌过度生长、粒细胞缺乏症、假膜性结肠炎。

成人剂量：每次 250~500 mg，每日 4 次，口服；每次 1~2 g，每 4~6 小时 1 次，静脉注射。

儿童注意事项：目前没有经乳汁导致婴儿不良反应的报道。

婴儿监测内容：呕吐、腹泻、胃肠道菌群失调、皮疹。

替代药物：阿莫西林、头孢唑啉、头孢氨苄。

参考文献：

[1] Kafetzis DA, Siafas CA, Georgakopoulos PA, et al. Passage of cephalosporins and amoxicillin into the breast milk. Acta Paediatr Scand, 1981, 70(3): 285-288.

[2] Matsuda S. Transfer of antibiotics into maternal milk. Biol Res Pregnancy

Perinatol, 1984, 5(2): 57－60.
[3] Branebjerg PE, Heisterberg L. Blood and milk concentrations of ampicillin in mothers treated with pivampicillin and in their infants. J Perinat Med, 1987, 15(6): 555－558.

氨苄西林+舒巴坦(AMPICILLIN+SULBACTAM)

商品名： Dicapen, Unasyn
分　类： 抗菌药物，青霉素类
LRC： L1－有限数据－适用

氨苄西林钠和舒巴坦钠是复方药物，用于治疗盆腔炎性疾病和皮肤及软组织感染。少量氨苄西林可能进入乳汁(1 mg/L)[1]，可能导致婴儿发生皮疹、致敏性、腹泻或念珠菌病，但概率不高，本品可能会改变胃肠菌群。舒巴坦的胃肠道吸收差[2]。用药 0.5～1 g 后，舒巴坦在母乳中平均药物浓度为 0.52 mg/L。导致母乳喂养婴儿的摄入最大剂量为 0.7 mg/(kg·d)，不足母亲剂量的 1%。因此，母乳喂养婴儿不太可能发生不良反应[3]。

$T_{1/2}$	氨苄西林/舒巴坦：1.3 h/	M/P	氨苄西林/舒巴坦：0.58/
T_{max}	氨苄西林/舒巴坦：1～2 h/	PB	氨苄西林/舒巴坦：8%～20%/
Oral	氨苄西林/舒巴坦：50%/	Vd	氨苄西林/舒巴坦：0.38 L/kg
MW	氨苄西林/舒巴坦：349/233	pKa	氨苄西林/舒巴坦：3.24/12.48
RID	氨苄西林/舒巴坦：0.5%～1.5%		

成人注意事项： 腹泻、皮疹、真菌过度生长、粒细胞缺乏症、假膜性结肠炎。
成人剂量： 每次 1.5～3 g，每 6 小时 1 次，静脉注射。
儿童注意事项： 目前没有经乳汁导致婴儿不良反应的报道。
婴儿监测内容： 呕吐、腹泻、胃肠道菌群失调、皮疹。
替代药物：
参考文献：

[1] Kafetzis DA, Siafas CA, Georgakopoulos PA, et al. Passage of cephalosporins and amoxicillin into the breast milk. Acta Paediatr Scand, 1981, 70(3): 285－288.
[2] Sweetman S (Ed), Martindale: The complete drug reference. London: Pharmaceutical Press, Electronic version, 2010.

[3] Foulds G, Miller RD, Knirsch AK, et al. Sulbactam kinetics and excretion into breast milk in postpartum women. Clin Pharmacol Ther, 1985, 38(6): 692-696.

氨基己酸(AMINOCAPROIC ACID)

商品名: Amicar
分　类: 止血药
LRC: L4-没有数据-有潜在危险

氨基己酸是一种抗纤维蛋白溶解药物,用于预防心脏手术中、患有出血性疾病或目前正在使用抗凝治疗患者的出血[1,2]。本品还可以预防自发性纤维蛋白溶解。没有本品关于转运至母乳的数据。假设药物的乳汁/血浆比为1∶1(可能偏高),而正常母体治疗血浆中药物浓度范围是130 μg/ml,那么母乳中药物浓度就是130 μg/ml,相对婴儿的剂量是19%。建议谨慎使用,并在治疗期间密切观察婴儿。

$T_{1/2}$	2 h	M/P	
T_{max}	2 h	PB	
Oral	吸收完全	Vd	0.32 L/kg(PO); 0.42 L/kg(IV)
MW	131	pKa	4.4
RID			

成人注意事项: 头痛、混乱、头晕、疲劳、耳鸣、视力减退、心律失常、低血压、呕吐、腹泻、厌食、肾功能异常、粒细胞缺乏症、出血时间增加、肌痛。

成人剂量: 50~100 mg/kg,剂量不定。

儿童注意事项: 目前没有经乳汁导致婴儿不良反应的报道。

婴儿监测内容: 嗜睡、呕吐、腹泻、喂养状况变化。

替代药物:

参考文献:

[1] Lexi-Comp Online, Lexi-Drugs Online, Hudson. Ohio: Lexi-Comp, Inc, 2011.
[2] McAuley, David F. The Clinician's Ultimate Reference. Last updated July 25, 2010. Accessed July 12, 2009. http://www.globalrph.com/aminocaproic_acid_dilution.htm.

氨基葡萄糖(GLUCOSAMINE)

商品名:
分　类: 抗风湿药
LRC: L3-没有数据-可能适用

氨基葡萄糖是一种内源性氨基单糖,可以有效减轻骨关节炎的症状。大剂量用药后,大部分被肝脏吸收,只有极少量能到达其他组织,因此口服生物利用度低。口服本品后,大多数药物被肝脏代谢,随后与其他血浆蛋白结合[1]。尚无分泌至人乳汁中的数据。因为氨基葡萄糖主要被肝脏吸收和代谢,而且血浆药物含量几乎无法检测,所以也不太可能进入人乳汁中。此外,本品实际的生物利用度如此低,婴儿也不太可能会摄取到有临床意义的剂量。

$T_{1/2}$	0.3 h	M/P	
T_{max}		PB	0%
Oral	<26%	Vd	0.035 L/kg
MW	179	pKa	8.23, 11.73
RID			

成人注意事项: 头痛、恶心、消化不良、呕吐、嗜睡和皮疹。已有外周水肿和心动过速的报道。已有氨基葡萄糖会加重哮喘的报道。

成人剂量: 每次 500 mg,每日 3 次。

儿童注意事项: 目前没有经乳汁导致婴儿不良反应的报道。

婴儿监测内容:

替代药物:

参考文献:

[1] Setnikar I, Palumbo R, Canali S, et al. Pharmacokinetics of glucosamine in man. Arzneimittelforschung, 1993, 43(10): 1109-1113.

氨基酮戊酸(AMINOLEVULINIC ACID)

商品名: Levulan Kerastick
分　类: 光敏剂
LRC: L3-没有数据-可能适用

氨基酮戊酸用于治疗轻至中度的角质增厚症。该药是另一种光敏剂原卟啉 IX 的代谢前体。当用光刺激时,积累的原卟啉形成自由基,分解增厚的角质[1]。该药局部用药时,经皮吸收最小至零。虽然未见报道,但该药在母乳中水平可能为零。

$T_{1/2}$	0. 7 h	M/P	
T_{max}		PB	
Oral	50%~60%	Vd	
MW	168	pKa	4. 05
RID			

成人注意事项：灼烧感、瘙痒、发红和肿胀。

成人剂量：局部用药 14~18 小时后进行蓝光照射。

儿童注意事项：尚无数据，本品在乳汁中浓度可以忽略不计。

婴儿监测内容：

替代药物：

参考文献：

[1] Pharmaceutical manufacturer prescribing information. 2012.

氨己烯酸(VIGABATRIN)

商品名：Sabril
分　类：抗惊厥药
LRC：L3 -有限数据-可能适用

氨己烯酸是一种较新的抗惊厥药。它是由 50%活性的 S -对映异构体和 50%无活性的 R -对映异构体组成的混合物。该药物通过抑制抑制性神经递质 GABA 的代谢而起作用，从而提高其在人脑中的浓度[1]。本品是一种有效的辅助性的抗惊厥药物，用于治疗多重耐药性复杂部分性癫痫发作。本品也可有效控制 3 月龄及更大婴儿的抽搐和痉挛发作。

两名母亲在怀孕期间每日服用 2 000 mg 氨己烯酸治疗，产后测得乳汁中含有氨己烯酸[2]。病例 1 在妊娠的最后三个月开始服用，病例 2 在怀孕期间均服用氨己烯酸治疗。本研究在产后第 7 天和第 8 天分别对病例 1 和病例 2 收集乳汁样品测得乳汁中两种对映异构体的含量。假设婴儿摄取乳汁量为 0. 15 L/(kg · d)，研究认为婴儿通过对病例 1 和病例 2 母乳摄入的活性 S -对映异构体分别为 108 μg/(kg · d)和 160 μg/(kg · d)。同样，病例 1 和病例 2 的非活性 R -对映异构体绝对婴儿剂量分别为 333 μg/(kg · d)和 601 μg/(kg · d)。病例 1 和病例 2 的活性 S -对映异构体的相对婴儿剂量分别为<0. 06%和 0. 96%，病例 1 和病例 2 的非活性 R -对映异构体的相对婴儿剂量分别为<2%和 3. 6%。整个研究中的乳汁/血浆比值均小于 1。作者认为，氨己烯酸(R -+S -对映异构体)的最大相对婴儿剂量几乎不会超过 4%。本研究

中活性 S -对映体的总相对婴儿剂量几乎均未超过 1%。

氨己烯酸进入乳汁量少，不太可能对母乳喂养的婴儿产生临床效应。然而，由于这种药物通过提高脑中抑制性 GABA 的浓度而起作用，这种性质对新生儿发育的影响是未知的[1]。与所有 CNS 抑制剂一样，本品呼吸暂停的风险也存在，特别是对于早产儿和新生儿风险更大。建议谨慎使用。

$T_{1/2}$	10.5 h	M/P	<1
T_{max}	0.5～2 h	PB	不结合
Oral	50%	Vd	1.1 L/kg
MW	129	pKa	
RID	1.5%～2.7%		

成人注意事项：头痛、镇静、眩晕、意识错乱、烦躁不安、眼球震颤、视力减退、失明、耳鸣、食欲不振、恶心、呕吐、腹泻、便秘、贫血、震颤、虚弱。

成人剂量：每日 1～4 g。

儿童注意事项：目前没有经乳汁导致婴儿不良反应的报道。

婴儿监测内容：镇静或烦躁，难醒喂养/喂养困难和体重增加。

替代药物：

参考文献：

[1] Dichter MA, Brodie MJ. New antiepileptic drugs. N Engl J Med, 1996, 334(24): 1583－1590.

[2] Tran A, O'Mahoney T, Rey E, et al. Vigabatrin: placental transfer in vivo and excretion into breast milk of the enantiomers. Br J Clin Pharmacol, 1998, 45(4): 409－411.

氨甲环酸（TRANEXAMIC ACID）

商品名：Cyklokapron, Lysteda

分　类：止血药

LRC：L3 -没有数据-可能适用

氨甲环酸是用于减少出血性疾病出血风险的药物。在美国，这个药物只被批准短期使用于拔牙或月经过多。氨甲环酸与纤溶酶原/纤溶酶分子大部分结合，减少了它分解纤维蛋白凝块的能力[1]。来自生产商未发表的数据提示分泌到人乳中的氨甲环酸的量很少，母亲乳汁中的药物浓度约为血浆中的 1%。

一项发表在 2014 年的前瞻性观察研究，在 21 位母亲和婴儿的身上进行该药在哺乳期的适应性研究[2]。在这项研究中,曾电话回访这些母亲是否能够在使用氨甲环酸期间哺乳以及关于用药期间哺乳的婴儿不良反应,此后随访这些母亲 1~3 年,这些母亲使用 1 500~4 000 mg/d 的氨甲环酸。作者报道 21 位暴露过氨甲环酸的婴儿中的有 1 位出现失眠。而对比非暴露的母亲和婴儿组,更多的母亲报道在服药期间或刚服药后出现哺乳问题(9. 5%和 4. 7%)。婴儿生长发育情况在随访过程中并未发现显著性差异。

$T_{1/2}$	11 h	M/P	
T_{max}	3 h	PB	3%
Oral	45%	Vd	0. 39 L/kg
MW	157. 2	pKa	4. 77
RID			

成人注意事项: 头痛、乏力、视觉异常、恶心、呕吐、腹痛、腹泻、肾功能异常、血栓形成(DVT,PE)、肌肉和关节疼痛。

成人剂量: 每次 1 300 mg,口服,每日 3 次,月经期最长使用 5 天。

儿童注意事项: 据报道,一位婴儿出现失眠。

婴儿监测内容: 失眠、呕吐、腹泻。

替代药物:

参考文献:

[1] Pharmaceutical manufacturer prescribing information. Nexus, 2012.

[2] Gilad O, Merlob P, Stahl B, et al. Outcome following tranexamic acid exposure during breastfeeding. Breastfeeding Medicine, 2014, 9(8): 407-410.

氨氯地平(AMLODIPINE)

商品名: Istin, Norvasc

分　类: 钙通道阻滞剂

LRC: L3-有限数据-可能适用

氨氯地平是一种用于治疗高血压的钙通道阻滞剂[1]。氨氯地平一度由于其较长的消除半衰期,不推荐用于哺乳期。直到最近,有 3 例关于氨氯地平在哺乳期的使用情况报道。在第 1 例病例中,产后 2 周母亲每日开始服用氨氯地平 5 mg[2]。足月产女婴纯母乳喂养,婴儿 3 月龄时,未见不良反应,婴儿继续母乳喂养,后未随访。在第 2 例病例中,母亲每日 2 次服用氨氯地平 5 mg,足月产婴儿纯母乳喂养,在随访期间婴儿成长和发育均正常[3]。在第 3 例病例报道中,32 周早产儿从出生第 7~20 天纯母乳喂养,在暴露于母乳第 4 天,婴儿血液中药物浓度无法检测，且无不良反应发生[4]。

一项 2015 年的研究确定了转运到母乳中氨氯地平的剂量[5]。该项研究包含了 31 名平均每日服用氨氯地平 6 mg 的女性。在产妇产后 6~21 天(服用药物 24 小时后)采集血液和乳汁样本，测得乳汁中平均药物浓度为 11.5 μg/L，平均乳汁/血浆比为 0.85。作者预计平均婴儿剂量和 RID 分别为 4.17 μg/(kg·d) 和 4.18%，最高 RID 是 15.2%。此外，这些母乳喂养的婴儿没有出现循环系统相关的不良反应。

虽然案例报告和一项量化研究支持母乳中氨氯地平含量低的结论，但 2015 年研究中给出的剂量是初始剂量，即母乳和血浆中药物浓度应处于最低水平。另外，硝苯地平的药代动力学、预测 RID 值和临床经验使其成为哺乳期更优的钙通道阻滞剂。如果必须使用本品，可不用暂停母乳喂养。

$T_{1/2}$	30~50 h	M/P	
T_{max}	6~12 h	PB	93%
Oral	64%~90%	Vd	21 L/kg
MW	567	pKa	8.7
RID	1.72%~3.15%		

成人注意事项：头痛、乏力、头晕、低血压、心悸、潮红、水肿、便秘。

成人剂量：每日 5~10 mg。

儿童注意事项：目前没有经乳汁导致婴儿不良反应的报道。

婴儿监测内容：疲倦、嗜睡、面色苍白、喂养不良和体重增加。

替代药物：硝苯地平、拉贝洛尔。

参考文献：

[1] Pharmaceutical manufacturer prescribing information. 2002.

[2] Ahn HK, Nava-Ocampo AA, Han JY, et al. Exposure to amlodipine in the first trimester of pregnancy and breastfeeding. Hypertension in Pregnancy, 2007, 26(2): 179-187.

[3] Szucs KA, Axline SE, Rosenman MC. Maternal membranous glomerulonephritis and successful exclusive breastfeeding. Breastfeeding Medicine, 2010, 5(3): 123-126.

[4] Vasa R, Ramirez M. Amlodipine exposure through breastfeeding in a 32 week preterm newborn. Breastfeeding Medicine, 2013, 8(Suppl 1): S15.

[5] Naito T, Kubono N, Deguchi S, et al. Amlodipine passage into breast milk in lactating women with pregnancy-induced hypertension and its estimation of infant risk for breastfeeding. Journal of Human Lactation, 2015, 31(2): 301-306.

氨曲南(AZTREONAM)

商品名: Azactam
分 类: 抗菌药物,其他
LRC: L2-有限数据-可能适用

氨曲南是一种单环β内酰胺类抗菌药物,结构与青霉素相似,但又不同于青霉素,用于治疗革兰阴性杆菌所致的脓毒症。单次静脉给予本品1 g,2小时后乳汁药物浓度是0.18 mg/L、4小时后是0.22 mg/L[1]。婴儿摄入量约为33 μg/(kg·d),或每日小于母亲剂量的0.03%(未根据体重调整)。厂家报道,转运至乳汁的药量不到母亲剂量的1%[2]。由于口服吸收差(<1%),除了肠道菌群失调以外,氨曲南不会对母乳喂养的婴儿造成不良反应。氨曲南是儿科常用药物。在另一项研究中,患者产后早期给予1 g氨曲南静脉注射后6小时,乳汁中药物浓度为0.4~1 μg/ml[3]。

$T_{1/2}$	1.7 h	M/P	0.005
T_{max}	0.6~1.3 h	PB	60%
Oral	<1%	Vd	0.26~0.36 L/kg
MW	435	pKa	2.87
RID	0.2%~1%		

成人注意事项: 肠道菌群失调、腹泻、皮疹、肝功能指标升高。

成人剂量: 每次1~2 g,每8~12小时1次。

儿童注意事项: 在两个案例中未见本品经乳汁产生不良反应的报道。

婴儿监测内容: 呕吐、腹泻、肠道菌群失调和皮疹。

替代药物:

参考文献:

[1] Fleiss PM, Richwald GA, Gordon J, et al. Aztreonam in human serum and breast milk. Br J Clin Pharmacol, 1985, 19(4): 509-511.
[2] Pharmaceutical manufacturer prescribing information. 1996.
[3] Ito K, Hirose R, Tamaya T, et al. Pharmacokinetic and clinical studies on aztreonam in the perinatal period. Jpn J Antibiot, 1990, 43(4): 719-726.

胺碘苯丙酸(IPODATE)

商品名: Bilivist, Biloptin, Gastrographin, Oragrafi, Solu-Biloptin, Solubiloptine
分 类: 诊断试剂,对比剂
LRC: L3-没有数据-可能适用

胺碘苯丙酸是一种含碘口服对比剂，用于怀疑胆结石时检查胆囊和胆管，在美国无此药。没有关于胺碘苯丙酸转运到母乳中的研究。但是该药物释放一些碘，可能增加母乳中碘的含量。少量药物转运到母乳中，释放的碘增加母乳中碘的含量是有可能的。建议中断母乳喂养 24 小时[1]。

$T_{1/2}$	24 h 内消除 45%	M/P	
T_{max}		PB	高
Oral	好	Vd	
MW	619	pKa	
RID			

成人注意事项：恶心、呕吐、超敏反应。

成人剂量：

儿童注意事项：

婴儿监测内容：

替代药物：

参考文献：

[1] Pharmaceutical manufacturer prescribing information. 2008.

胺碘酮(AMIODARONE)

商品名：Aratac，Cordarone

分　类：抗心律失常药

LRC：L5-有限数据-危险

胺碘酮是一种有效的抗心律失常药物，因其有许多严重的不良反应，需要在临床医师的密切监督下使用[1]。尽管母亲口服吸收不佳(35%~65%)，在 3~7 小时后该药达到最高血药浓度。胺碘酮具有非常大的分布容积，可在肝脏、脾脏、肺组织和脂肪组织中累积。

对一位在妊娠和哺乳期间每日服用胺碘酮 400 mg 的女性产后随访 2 个月，在产后第 1、4、7、14 和 31 天分别留取乳汁，乳汁中胺碘酮和去乙基胺碘酮(活性代谢物)的浓度分别为 1.06~3.65 mg/L 和 0.5~1.24 mg/L[2]。胺碘酮最高浓度时对应的相对婴儿剂量约为 9.6%；在这种情况下，婴儿甲状腺功能正常，也未发现甲状腺肿、过度生长或角膜沉积物等问题。

在 Pitcher 等人的报道中[3]，孕妇在孕期第 37 周时每日接受胺碘酮 600 mg，第 38 周时每日 400 mg，第 39 周时每日 200 mg；在产后第 2 天和第 3

天,母乳中胺碘酮和去乙基胺碘酮的药物浓度范围分别为 0.5~1.8 mg/L 和 0.4~0.8 mg/L。在这种情况下,该患者未选择母乳喂养。

在一项报道中,分泌到母乳中药物的浓度高于母体血浆中药物浓度[4]。2 位患者接受每日 200 mg 胺碘酮治疗,她们产后 3 周的乳汁中胺碘酮和去乙基胺碘酮药物浓度范围分别为 1.7~3.04 mg/L 和 0.75~1.81 mg/L。第 3 名患者在孕期和产后一周接受每日 200 mg 胺碘酮治疗,在分娩后第 4 周和第 6 周留取乳汁样本检测,乳汁中胺碘酮和去乙基胺碘酮的浓度分别为 0.55~0.03 mg/L 和 0.44~0.002 mg/L。尽管胺碘酮在乳汁中分布,但乳汁中浓度并未高到让婴儿的胺碘酮血浆浓度高于 0.03 mg/L,这一浓度与母亲血浆水平为 0.13~0.66 mg/L 相比已经很低。在 1 例孕期和哺乳期婴儿暴露于胺碘酮的案例中,婴儿在出生第 9 天出现甲状腺功能减退症状,并持续至出生第 24 天;后来针对婴儿症状进行治疗,并在 5 周时停止了母乳喂养。

McKenna 等报道过一位每日服用 400 mg 胺碘酮的母亲乳汁中的药物浓度[5]。在该研究中,产后 6 周母乳中胺碘酮和去乙基胺碘酮的浓度分别为 2.8~16.4 mg/L 和 1.1~6.5 mg/L;婴儿血浆中的胺碘酮和去乙基胺碘酮的浓度分别为 0.4 mg/L 和 0.25 mg/L;婴儿摄入的剂量约为 1.5 mg/(kg·d)。作者认为婴儿对胺碘酮的摄入量是中等的,可以使发育中的婴儿暴露于大量的药物中,应予以避免母乳喂养。

在另外的一个案例中,孕妇每日服用 200 mg 胺碘酮来治疗胎儿腹水和心动过速[6],分娩时停止服用胺碘酮。在产后第 5、11 和 25 天检测乳汁中胺碘酮的浓度分别为 0.6 mg/L、2.1 mg/L 和未检出。哺乳期间婴儿甲状腺功能正常。

Khurana 等人发表的一项病例报道中,一名在分娩期间出现心脏病的孕妇在分娩后几小时内静脉注射胺碘酮治疗,至产后第 6 天(共静脉注射 7.6 g)[7]。患者还在产后第 6 天和第 7 天口服 200 mg 胺碘酮。这位母亲手动挤出乳汁并弃掉,直到研究者开始评估乳汁中的药物浓度。母乳中药物浓度测定在产后第 18 天(最后一次用药后 11 天)进行,估计婴儿获取剂量为 1.81 mg/(kg·d)或 0.72 mg/(kg·d)。5 天后测定随后的乳汁样本,估计婴儿获取剂量为 0.32 mg/(kg·d)。在这种情况下,婴儿从未给予任何母乳喂养。

尽管在上述研究中未明确证实,由于胺碘酮较长的半衰期以及在多个器官中分布,随着母亲继续用药,胺碘酮理论上可在婴儿体内不断积聚[2-7]。该药只能在其他替代疗法不可用的特殊条件下使用。如果短期使用(3~7 天)本药,建议中断母乳喂养 24~48 小时且密切监测婴儿心血管和甲状腺功能。

如果长期使用本药,不推荐母乳喂养。

$T_{1/2}$	26~107 d	M/P	4.6~13
T_{max}	3~7 h	PB	96%
Oral	35%~65%	Vd	18~148 L/kg
MW	645	pKa	6.6
RID	9.58%~43.1%		

成人注意事项: 头痛、失眠、全身乏力、嗅觉异常、甲状腺功能减退症和甲状腺功能亢进症、低血压、心律失常、心力衰竭、肺毒性、厌食、恶心、呕吐、严重的肝损伤、震颤、步态异常、蓝灰色的皮肤色素沉着。

成人剂量: 每次 200~800 mg,每日 1 次或 2 次(根据症状调整剂量)。

儿童注意事项: 一例婴儿暴露于宫内和乳汁中药物后出现甲状腺功能减退[4]。

婴儿监测内容: 疲倦、嗜睡、面色苍白、喂养状况异常或体重增加。根据临床症状,一些婴儿可能需要监测甲状腺或肝功能。

替代药物: 丙吡胺、美西律。

参考文献:

[1] Pharmaceutical manufacturer prescribing information. 2015.

[2] Strunge P, Frandsen J, Andreasen F, et al. Amiodarone during pregnancy. European Heart Journal, 1988, 9: 106-109.

[3] Pitcher D, Leather HM, Storey GCA, et al. Amiodarone in pregnancy. Lancet, 1983, 321(8324): 597-598.

[4] Plomp TA, Vulsma T, de Vijlder JJ. Use of amiodarone during pregnancy. Eur J Obstet Gynecol Reprod Biol, 1992, 43(3): 201-207.

[5] McKenna WJ, Harris L, Rowland E, et al. Amiodarone therapy during pregnancy. Am J Cardiol, 1983, 51(7): 1231-1233.

[6] Hall CM, McCormick KPB. Amiodarone and breast feeding. Arch Dis Child Fetal Neonatal Ed, 2003, 88(3): F255-F254.

[7] Khurana R, Bin Jardan YA, Wilkie J, et al. Breast milk concentrations of amiodarone, desethylamiodarone, and bisoprolol following short-term drug exposure: two case reports. The Journal of Clinical Pharmacology, 2014, 54(7): 828-831.

昂丹司琼(ONDANSETRON)

商品名: Zofran, Zuplenz

分　类: 镇吐药

LRC: L2-没有数据-可能适用

昂丹司琼是一种选择性 5 – HT_3 受体拮抗剂,通过在中枢和外周阻断 5 – HT_3 受体而发挥镇吐作用[1]。本品最初用于化疗所致的恶心和呕吐,现更多的用于其他适应证,如术后的恶心呕吐治疗。昂丹司琼对催乳素的生成没有影响。

目前尚无昂丹司琼转运至人乳的数据,但是,基于本品较短的半衰期、较大的分布容积以及中等的口服生物利用度,我们推测婴儿通过乳汁摄入的剂量相对较少。

$T_{1/2}$	3~4 h	M/P	
T_{max}	10 min, 40 min, 0. 5 ~ 2 h(IV, IM, PO)	PB	70%~76%
Oral	60%	Vd	2. 3 L/kg
MW	365. 9	pKa	
RID			

成人注意事项: 头痛、嗜睡、焦虑、发热、QT 间期延长、腹泻或便秘、肝酶变化、尿潴留。

成人剂量: 每次 8 mg,每日 2 次。

儿童注意事项: 目前没有经乳汁导致婴儿不良反应的报道。本药可用于婴儿和儿童。

婴儿监测内容: 镇静、烦躁、腹泻或便秘、尿潴留。

替代药物: 茶苯海明。

参考文献:

[1] Pharmaceutical manufacturer prescribing information. 2010.

奥布卡因(BENOXINATE)

商品名:
分　类: 局部麻醉药
LRC: L3 –没有数据–可能适用

奥布卡因是对氨基苯甲酸的衍生物,结构与普鲁卡因类似。奥布卡因的麻醉活性是可卡因的 10 倍、丁卡因(阿美索卡因)的 2 倍[1]。本药转运入乳汁的可能性很小。此外,眼用剂量很小,血浆药物浓度不可能高。

$T_{1/2}$		M/P	
T_{max}	1~15 min	PB	
Oral		Vd	
MW	344	pKa	
RID			

成人注意事项：结膜炎、角膜炎、由于长期使用而导致的角膜损伤。

成人剂量：

儿童注意事项：

婴儿监测内容：

替代药物：

参考文献：

[1] Pharmaceutical manufacturer prescribing information. 2010.（Prod Info Novesine（R）Wander 1%, 1998a）;（Fachinfo Benoxinat SE Thilo（R）Augentropfen, 1998）.

奥氮平（OLANZAPINE）

商品名：Zyprexa, Zyprexa Relprevv
分　类：抗精神病药，非典型
LRC：L2－有限数据－可能适用

奥氮平是一种非典型的抗精神病药，可用于治疗多种疾病，如精神分裂症，双相情感障碍和难治性抑郁症[1]。奥氮平在结构上类似于氯氮平，值得注意的是，本品对5－羟色胺受体的亲和力较多巴胺受体更高。

一项近期发表的良好研究中，7位母亲口服奥氮平的中位剂量为7.5 mg/d（范围5~20 mg/d），婴儿经由母乳摄入的中位剂量约为母亲剂量的1%[2]。乳汁/血浆AUC比值的中位数为0.38。在接受检测的6名婴儿血浆中均未测出奥氮平。所有婴儿均健康，且未观察到用药相关不良反应。最大相对婴儿剂量约为1.2%。

一篇个案报道了一位母亲每日服用奥氮平20 mg，乳汁/血浆比值为0.35，稳态时的相对婴儿剂量约为4%。本例母亲未进行母乳喂养，所以未测定婴儿血浆药物水平[3]。

一项研究显示，5名哺乳期母亲每日接受奥氮平2.5~20 mg治疗，报道的乳汁/血浆比值为0.2~0.84，平均相对婴儿剂量为1.6%。研究人员未在婴儿中观察到奥氮平所致的任何不良反应[4]。

此外，2011 年发表的一项研究评估了哺乳期暴露于奥氮平并于早期(少于 3 周)停止母乳喂养的婴儿的生长发育(语言和运动延迟)情况[5]。这项研究的次要目的是回顾宫内暴露于奥氮平对新生儿的影响。研究纳入了 37 名在孕期和/或哺乳期服用奥氮平的妇女，并设置了 51 名妇女作为对照组。研究组的 37 名妇女中，有 30 人在孕期服用了药物。本研究纳入的患者包括：① 母乳喂养组的 22 名婴儿中，有 18 名在胎儿期也暴露于奥氮平；② 未接受母乳喂养组的 15 名婴儿中，有 12 名在胎儿期暴露于奥氮平；③ 对照组的 51 名婴儿在孕期或哺乳期均未暴露于奥氮平。母乳喂养组婴儿的不良反应发生率较未接受母乳喂养组和对照组婴儿并无显著差异。孕期暴露于奥氮平的 30 名婴儿中有 8 名出现新生儿症状，而对照组的 51 名婴儿中仅有 1 名观察到新生儿症状。所记录的新生儿症状类型包括：呼吸窘迫(2)、低张力(1)、吮吸困难(2)和戒断综合征(3)；8 名有症状的婴儿中有 6 名未接受母乳喂养。

2013 年发表了一项关于奥氮平在孕期和哺乳期用药安全性的回顾性研究[6]。这项研究通过访问由礼来公司维护的全球安全性数据库，汇集了文献和监管机构提供的所有妊娠和哺乳期数据。共有 102 名婴儿于哺乳期暴露于奥氮平，其中 62 例可获得母亲口服奥氮平的剂量，其范围是每日 2.5~20 mg(平均 7.4 mg/d)。30 名妇女提供了婴儿通过母乳暴露奥氮平的持续时间，范围为 2 天至 13 个月(平均 74 天)。大多数病例报道没有发现不良反应(82.3%)。15.6%的病例报道了婴儿的不良反应，最常见的是嗜睡(3.9%)、易激惹(2%)、震颤(2%)和失眠(2%)。上述 40%的不良事件报道为正在解决或已解决，24%被认为未解决，其余病例未提供后续报道。

2015 年发表的一项研究描述了一名 33 岁的妇女在分娩双胞胎 2 天后，开始使用丙戊酸钠用于双相情感障碍的维持治疗[7]。在产后 18~20 天，她出现了精神病症状和躁狂症状，因此每日晚上 11 点加服奥氮平 15 mg 和喹硫平 200 mg 治疗。患者接受建议在服药后 8 小时开始哺乳，并于每日上午 7 点左右将整夜累积的乳汁抽出并丢弃。从治疗的第 7~48 天，每日 3 次收集该妇女的乳汁样本，共收集 27 天。乳汁中奥氮平的日均浓度中位数为 10.2 ng/ml。奥氮平的绝对婴儿剂量为 1.29 μg/kg，这一结果对应的相对婴儿剂量为 0.74%。婴儿接受母乳喂养 15 个月，儿科医师未报道任何不良反应及对发育的影响。

$T_{1/2}$	21~54 h	M/P	0.38
T_{max}	5~8 h	PB	93%
Oral	>57%	Vd	14.3 L/kg
MW	312	pKa	5,7.4
RID	0.28%~2.24%		

成人注意事项：躁动、眩晕、嗜睡、便秘、体重增加、肝酶升高。

成人剂量：每日 5~10 mg。

儿童注意事项：据报道母乳喂养后可出现嗜睡、烦躁、震颤和失眠。

婴儿监测内容：镇静或烦躁不安、失眠、呼吸暂停、难醒喂养/喂养困难、锥体外系症状、震颤和体重增加。

替代药物：利培酮、喹硫平。

参考文献：

[1] Pharmaceutical manufacturer prescribing information. 1997.

[2] Gardiner SJ, Kristensen JH, Begg EJ, et al. Transfer of olanzapine into breast milk, calculation of infant drug dose, and effect on breastfed infants. Am J Psychiatry, 2003, 160: 1428-1431.

[3] Ambresin G, Berney P, Schulz P, et al. Olanzapine Excretion Into Breast Milk: A Case Report. J Clin Psychopharmacol, 2004, 24(1): 93-95.

[4] Croke S, Buist A, Hackett LP, et al. Olanzapine excretion in human breast milk: estimation of infant exposure. Int J Neuropsychoph, 2002, 5: 243-247.

[5] Gilad O, Merlob P, Stahl B, et al. Outcome of infants exposed to olanzapine during Breastfeeding. Breastfeeding Medicine, 2011, 6(2): 55-58.

[6] Brunner E, Falk DM, Jones M, et al. Olanzapine in pregnancy and breatfeeding: a review of data from global safety surveillance. BMC Pharmacology and Toxicology, 2013, 14: 38.

[7] Aydin B, Nayir T, Sahin S, et al. Olanzapine and quetiapine use during breastfeeding excretion into breast milk and safe breastfeeding strategy. Journal of Clinical Psychopharmacology, 2015, 35(2): 206-208.

奥法木单抗(OFATUMUMAB)

商品名：Arzerra
分　类：抗肿瘤药
LRC：L4-没有数据-有潜在危险

奥法木单抗是一种人源化单克隆抗体[1]，可特异性结合 CD20 分子的胞外大环和小环。通过细胞溶解作用，用于治疗氟达拉滨和阿仑单抗无效的慢性淋巴细胞白血病(CLL)。尚无哺乳期母亲使用本药的数据资料。使用本品的主要并发症是由于 B 细胞消耗引起的肺炎发生率或感染率升高。鉴于本品分子量大,且是一种 IgG FAB,乳汁中药物水平可能极低。

虽然奥法木单抗的分子量非常大,乳汁中药物浓度预计非常低,但是目前尚无哺乳期母亲使用免疫调节药物安全性的长期数据。此外,现有数据表明部分 IgG 药物可转运至乳汁,可能对哺乳婴儿产生作用。因此,每名妇女都应了解这类药物在哺乳期使用的益处及风险,建议哺乳期谨慎使用。

$T_{1/2}$	14 d	M/P	
T_{max}		PB	
Oral		Vd	0.07 L/kg
MW	149 000	pKa	
RID			

成人注意事项:皮疹、腹泻、恶心、中性粒细胞缺乏、贫血、疲劳、肺炎、咳嗽、呼吸困难、上呼吸道感染、支气管炎和发热。

成人剂量:

儿童注意事项:目前尚无任何不良反应报道。

婴儿监测内容:发热、频繁感染、喂养/体重增加。

替代药物:

参考文献:

[1] Pharmaceutical manufacturer prescribing information. 2010.

奥芬那君(ORPHENADRINE)

商品名: Banflex, Disipal, Flexon, Norflex, Norgesic, Orfenace
分　类: 骨骼肌松弛药
LRC: L3 -没有数据-可能适用

奥芬那君是苯海拉明(Benadryl)的类似物[1]。本品主要用作肌肉松弛药,同时还具有抗胆碱作用。目前尚无本品分泌至乳汁的数据。在掌握更多奥芬那君转运至人乳的信息之前,哺乳期母亲应慎用。注意观察哺乳婴儿的镇静情况。

$T_{1/2}$	14 h	M/P	
T_{max}	2~4 h	PB	
Oral	95%	Vd	
MW	269	pKa	
RID			

成人注意事项： 焦虑、再生障碍性贫血、头晕、震颤、口干、恶心、便秘。

成人剂量： 每次 100 mg，每日 2 次。

儿童注意事项： 在有限的研究中未见不良反应报道。

婴儿监测内容： 焦虑、头晕、震颤、口干、呕吐。

替代药物：

参考文献：

[1] McEvoy GE. AFHS Drug Information. New York：NY，2003.

奥卡西平（OXCARBAZEPINE）

商品名： Trileptal
分　类： 抗惊厥药
LRC： L3 -没有数据-可能适用

奥卡西平是卡马西平衍生物，用于治疗癫痫部分性发作。本品在体内快速代谢为活性代谢产物 10 -单羟奥卡西平（MHD），其代谢产物具有更长的半衰期（约 9 h）。在一项研究中，一位孕妇妊娠期间口服奥卡西平 300 mg，每日 3 次，在产后连续 5 天测定了哺乳婴儿的血药浓度[1]，未测定乳汁中的药物浓度，该研究发现产后即可测得婴儿 10 -单羟奥卡西平血药浓度与母体水平基本一致，提示奥卡西平可完全通过胎盘。但是，在产后第五天，哺乳婴儿血中 10 -单羟奥卡西平浓度从 7 μg/ml 降至 0.2 μg/ml。婴儿体内血药浓度的下降符合一级消除动力学，产后第五天的浓度约为产后第一天浓度的 7%。作者估计乳汁/血浆比值约为 0.5，该研究未见新生儿不良反应的报道。

$T_{1/2}$	2 h；9 h（MHD）	M/P	0.5
T_{max}	4.5 h	PB	40%
Oral	完全	Vd	0.7 L/kg
MW	252	pKa	10.7
RID			

成人注意事项： 头痛、头昏、嗜睡、思维混乱、复视、眼球震颤、恶心、呕吐、腹痛、腹泻、肝功能异常、低钠血症、血小板减少、步态异常、震颤、皮疹。

成人剂量： 每次 300～600 mg，每日 2 次。

儿童注意事项： 在一项研究中未发现不良反应。

婴儿监测内容： 镇静、易怒、难醒喂养/喂养困难、腹泻、必要时检测肝功及全血细胞计数。

替代药物：卡马西平。

参考文献：

[1] Bulau P, Paar WD, von Unruh GE. Pharmacokinetics of oxcarbazepine and 10-hydroxy-carbazepine in the newborn child of an oxcarbazepine-treated mother. Eur J Clin Pharmacol, 1988, 34(3): 311-313.

奥利司他(ORLISTAT)

商品名：Alli, Xenical
分　类：减肥药
LRC：L3-没有数据-可能适用

奥利司他被用于肥胖的管理,现可通过非处方药或处方药两种途径获得。本品是一种胃、胰脂肪酶的可逆抑制剂,可抑制30%膳食脂肪吸收[1]。目前尚无奥利司他转运至人乳的相关研究。鉴于其蛋白结合率高、分子量较大及口服吸收差,奥利司他不太可能在乳汁中达到临床相关剂量,或对哺乳婴儿造成影响。但是,由于奥利司他对脂溶性维生素和其他脂肪的吸收存在影响,应密切监测哺乳期母亲的营养状况。

$T_{1/2}$	1~2 h	M/P	
T_{max}	8 h	PB	>99%
Oral	极少	Vd	
MW	495	pKa	
RID			

成人注意事项：头痛、油性斑点、腹痛、胃肠排气增加、便急、脂肪/油性粪便、背痛。

成人剂量：每次60~120 mg,每日3次。

儿童注意事项：12~16岁的儿童不良反应与成年人类似。

婴儿监测内容：腹泻、脂肪或油性粪便、体重增加。

替代药物：

参考文献：

[1] Pharmaceutical manufacturer prescribing information. 2007.

奥洛他定(OLOPATADINE)

商品名：Opatanol, Pataday, Patanase, Patanol
分　类：抗组胺药
LRC：L2-没有数据-可能适用

奥洛他定是选择性 H_1 受体拮抗剂和肥大细胞稳定剂，可抑制组胺释放。本品是局部眼用制剂。药品生产商的药代动力学研究表明成人吸收率低，且大多数情况下血浆药物水平无法检出（<0.5 ng/ml）[1]。用药后 2 h 可在血浆室中发现奥洛他定，浓度<1.3 ng/ml。因为成人血浆药物水平非常低，所以在乳汁中几乎不可能检测到。目前尚无奥洛他定转运至人乳的数据，但推测风险可能相当低。

$T_{1/2}$	3 h	M/P	
T_{max}	2 h	PB	
Oral		Vd	
MW	373	pKa	
RID			

成人注意事项：有 7%的患者出现头痛。已经报道的不良反应有白内障、视力减退、灼热、眼干燥症、发红、眼睑水肿、瘙痒和鼻炎。

成人剂量：患眼每次 1 滴，每日 2 次。

儿童注意事项：目前没有经乳汁导致婴儿不良反应的报道。

婴儿监测内容：

替代药物：

参考文献：

[1] Pharmaceutical manufacturer prescribing information. 2003.

奥马珠单抗（OMALIZUMAB）

商品名：Xolair

分　类：单克隆抗体

LRC：L3 -没有数据-可能适用

奥马珠单抗可抑制 IgE 与肥大细胞和嗜碱性粒细胞表面的高亲和性 IgE 受体结合。它是一种大分子 IgG 单克隆抗体，用于治疗吸入性糖皮质激素无法控制的持续性过敏性哮喘。本品通过抑制 IgE 与肥大细胞和嗜碱性粒细胞表面的受体结合起作用，从而减少过敏反应中介质的释放[1]。药品生产商在猴子中的研究表明，乳汁药物浓度仅为母体血药浓度的 0.15%，这一水平非常低。但是目前尚未进行任何人类研究。

虽然这类药物的分子量非常大，乳汁中药物浓度预计非常低，但是目前尚无哺乳期母亲使用免疫调节药物安全性的长期数据。此外，现有数据表明部分 IgG 药物可转运至乳汁，可能对哺乳婴儿产生作用。因此，每名妇女都应了解这一类药物在哺乳期使用的益处及风险,建议哺乳期谨慎使用。

$T_{1/2}$	26 d	M/P	
T_{max}	7~8 d	PB	
Oral	62%	Vd	0.078 L/kg
MW	149 000	pKa	
RID			

成人注意事项: 头痛、眩晕、疲劳、发热、疼痛、低血压、血小板减少、注射部位反应。

成人剂量: 皮下注射每次 150~300 mg,每 2~4 周 1 次。

儿童注意事项: 尚无数据。

婴儿监测内容: 发热、频繁感染、喂养/体重增加。

替代药物:

参考文献:

[1] Pharmaceutical manufacturer prescribing information. 2010.

奥美拉唑(OMEPRAZOLE)

商品名: Prilosec

分　类: 抑制胃酸分泌药

LRC: L2-有限数据-可能适用

奥美拉唑是一种有效的胃酸分泌抑制剂。一项研究显示,一位患者每日接受 20 mg 奥美拉唑治疗,在服药 90 min 后才检出血清药物浓度,服药后 240 min,血清药物浓度为 950 nmol/L[1]。服药后 90 min,乳汁中奥美拉唑浓度开始略有上升,并于服药后 180 min 达到峰值(仅为 58 nmol/L,或小于血药峰浓度的 7%)。据此推测哺乳婴儿摄入奥美拉唑的最大剂量为 3 μg/(kg · d)。奥美拉唑的乳汁药物浓度在 4 h 内基本维持在平稳水平。奥美拉唑对酸极不稳定,pH 低于 4 时,其半衰期为 10 min[2]。事实上,几乎所有经乳汁摄入的奥美拉唑很可能在吸收之前即在婴儿胃中被破坏。

$T_{1/2}$	1 h	M/P	
T_{max}	0.5~3.5 h	PB	95%
Oral	30%~40%	Vd	
MW	345	pKa	
RID	1.1%		

成人注意事项：头痛、头晕、恶心、呕吐、腹泻、便秘、腹痛、肠胃胀气、肝肾功能异常、贫血。

成人剂量：每次 20 mg，每日 2 次。

儿童注意事项：目前没有经乳汁导致婴儿不良反应的报道。

婴儿监测内容：因奥美拉唑在酸中不稳定，故不太可能经乳汁吸收。

替代药物：雷尼替丁、法莫替丁。

参考文献：

[1] Marshall JK, Thompson AB, Armstrong D. Omeprazole for refractory gastroesophageal reflux disease during pregnancy and lactation. Can J Gastroenterol, 1998, 12(3): 225-227.

[2] Pilbrant A, Cederberg C. Development of an oral formulation of omeprazole. Scand J Gastroenterol Suppl, 1985, 108: 113-120.

奥美沙坦酯(OLMESARTAN MEDOXOMIL)

商品名：Benicar

分　类：血管紧张素Ⅱ受体拮抗剂

LRC：L3-没有数据-可能适用

奥美沙坦是一种血管紧张素Ⅱ受体拮抗剂，用于降血压[1]。奥美沙坦酯是前体药物，在胃肠道中迅速被代谢为有活性的奥美沙坦。目前尚无本品用于哺乳期母亲的研究数据，因此应根据患者情况，选择其他降血压药物(如雷米普利、拉贝洛尔、硝苯地平)。此外，哺乳期母亲在产后早期应谨慎使用，特别是早产的母亲。

ACEI 和 ARB 类降血压药在妊娠期均为禁用药物，因此备孕妇女应谨慎使用。

$T_{1/2}$	13 h	M/P	
T_{max}	1~2 h	PB	
Oral	26%	Vd	0.24 L/kg
MW	558	pKa	
RID			

成人注意事项：头痛、眩晕、疲劳、低血压、恶心、腹泻、便秘、肾功能/尿量变化、高钾血症。

成人剂量：每日 20~40 mg。

儿童注意事项：目前没有经乳汁导致婴儿不良反应的报道。

婴儿监测内容：困倦、嗜睡、面色苍白、喂养不良和体重增加。

替代药物：卡托普利、依那普利、雷米普利。

参考文献：

[1] Pharmaceutical manufacturer prescribing information. 2003.

奥曲肽(OCTREOTIDE)

商品名：Octreotide Acetate Injection, Octreotide Acetate Omega, SandoSTATIN, SandoSTATIN LAR

分　类：生长抑素(类)

LRC：L3-没有数据-可能适用

奥曲肽是天然内源性生长抑素的类似物,并具有与生长抑素相似的作用[1]。奥曲肽(善宁 LAR)是一种由奥曲肽微球组成的长效剂型。同生长激素类似,奥曲肽还可以抑制 LH 对 GnRH 的反应,降低内脏血流量,并且抑制 5-羟色胺、胃泌素、血管活性肠肽、促胰液素、胃动素和胰多肽的释放。奥曲肽主要用于治疗肢端肥大症和类癌肿瘤。鉴于本品分子量大,转运至乳汁的可能性很小。即使存在于乳汁中,奥曲肽也不太可能被婴儿吸收。

$T_{1/2}$	1.9 h	M/P	
T_{max}	0.4 h(SQ); 1 h(IM)	PB	65%
Oral		Vd	0.2 L/kg
MW	1 019	pKa	
RID			

成人注意事项：恶心、腹泻、呕吐、厌食、腹部不适、肠胃气胀、脂肪泻、脱发、胆结石。

成人剂量：肌内注射：每次 20 mg,每 4 周 1 次;皮下注射：每次 100~200 μg,每日 3 次。

儿童注意事项：

婴儿监测内容：呕吐、腹泻、喂养改变。

替代药物：

参考文献：

[1] Pharmaceutical manufacturer prescribing information. 2011.

奥沙拉嗪(OLSALAZINE)

商品名：Dipentum
分　类：抗炎药
LRC：L3 -有限数据-可能适用

奥沙拉嗪是一种水杨酸盐,其在胃肠道中转化为 5 -氨基水杨酸(5 - ASA,活性成分)、奥沙拉嗪硫酸盐和乙酰化- 5 - ASA;5 - ASA 被用于治疗溃疡性结肠炎,发挥抗炎、免疫抑制和抑菌的作用[1]。口服奥沙拉嗪后,只有 3% 的药物被全身吸收,大多数药物在胃肠道中代谢为 5 - ASA。

给予一名哺乳期母亲(正在哺乳一名 4 月龄婴儿)单次 500 mg 的奥沙拉嗪,服药 10、14、24 小时后,乙酰化- 5 - ASA 在乳汁中的浓度分别为 0. 8 μmol/L、0. 86 μmol/L 和 1. 24 μmol/L[2]。乳汁中检测不到奥沙拉嗪、奥沙拉嗪硫酸盐和 5 - ASA。该母亲继续使用奥沙拉嗪治疗两周,婴儿通过母乳摄入药物后未观察到任何不良反应。虽然奥沙拉嗪乳汁水平具有临床意义的案例很少,仍应监测婴儿胃肠道症状,如腹泻。

更多 5 - ASA 转运至乳汁及其哺乳适宜性的研究资料请参阅柳氮磺吡啶专论。

$T_{1/2}$	0. 9 h	M/P	
T_{max}	1 h	PB	>99%
Oral	3%(奥沙拉嗪)	Vd	
MW	302	pKa	3. 53
RID	0. 51%		

成人注意事项：头晕、发热、恶心、呕吐、厌食、腹痛、水样腹泻、血性腹泻、肝功能异常、白细胞减少、血小板减少、溶血性贫血、皮疹、瘙痒。

成人剂量：每次 500 mg,每日 2 次。

儿童注意事项：本药无特殊报道。其他 5 - ASA 制剂中有一例超敏反应的报道,此外还有多篇研究报道婴儿出现了血便和腹泻。另外使用其他 5 - ASA 制剂的儿科患者同样发现了血性腹泻[3]。G6PD 缺乏症的婴儿应谨慎使用[4]。

婴儿监测内容：呕吐、腹泻。

替代药物：

参考文献：

[1] Pharmaceutical manufacturer prescribing information. 2010.

[2] Miller LG, Hopkinson JM, Motil KJ, et al. Disposition of olsalazine and metabolites in breast milk. J Clin Pharmacol, 1993, 33(8): 703-706.
[3] Werlin SL, Grand RJ. Bloody diarrhea-a new complication of sulfasalazine. J of Pediatrics. March, 1978, 450.
[4] Esbjorner E, Jarnerot G, Wranne L. Sulphasalazine and sulphapyridine serum levels in children to mothers treated with sulphasalazine during pregnancy and lactation. Acta paediatrica Scandinavica, 1987, 76(1): 137-142.

奥沙利铂(OXALIPLATIN)

商品名: Eloxatin, Eloxatine, O-Plat, Oxalip
分　类: 抗肿瘤药
LRC: L5-没有数据-危险

奥沙利铂是一种含铂的抗肿瘤化合物,其药代动力学与顺铂相似,符合双指数消除模型。用药后可超滤铂水平的下降符合三相特征,包括两个较短的分布相(0.43 h 和 16.8 h)和一个较长的清除相(391 h)[1,2]。可参考顺铂在母乳中的水平。铂广泛结合于外周组织,使得其半衰期非常长。虽然尚无关于奥沙利铂在乳汁中浓度的数据,但即使乳汁中浓度较低,仍应考虑中断哺乳数周,除非乳汁中的铂浓度可被测定。建议进行两种选择,一是只要母乳中可测得铂,就不应哺乳;二是如果未测定乳汁中铂浓度,应考虑永久性停止哺乳。

$T_{1/2}$	391 h	M/P	
T_{max}		PB	铂: >90%
Oral		Vd	6.28 L/kg
MW	397.3	pKa	1.3, 7.23
RID			

成人注意事项: 皮疹、荨麻疹、红斑、瘙痒、少见支气管痉挛及低血压。

成人剂量:

儿童注意事项:

婴儿监测内容: 哺乳期避免使用。

替代药物:

参考文献:

[1] Grochow LB, Ames MM. A clinician's guide to chemotherapy pharmacokinetics and pharmacodynamics. 1st ed. Baltimore, MD: Williams & Wilkins, 1998.
[2] Pharmaceutical manufacturer prescribing information. 2005.

奥沙普嗪(OXAPROZIN)

商品名:Daypro
分　类:非甾体抗炎药
LRC:L3-没有数据-可能适用

奥沙普嗪是一种非甾体抗炎类镇痛药,被认为较其他同类药物,胃肠道不良反应更小[1]。尽管本品的半衰期长,可能对哺乳婴儿不利,但本品可能较难进入乳汁。已知奥沙普嗪可分泌进入动物乳汁,但尚无本品转运至人乳的数据。

$T_{1/2}$	42~50 h	M/P	
T_{max}	3~5 h	PB	99%
Oral	95%	Vd	
MW	293	pKa	4.3
RID			

成人注意事项:头痛、头昏、思维障碍、镇静、耳鸣、消化不良、恶心、呕吐、腹痛、腹泻、胃出血、食欲不振、肝肾功能异常、贫血、水肿。

成人剂量:每次 600~1 200 mg,每日 1 次。

儿童注意事项:尚无报道,在数据缺乏的情况下,布洛芬或许更好。

婴儿监测内容:呕吐、腹泻。

替代药物:布洛芬、萘普生、酮咯酸。

参考文献:

[1] Pharmaceutical manufacturer prescribing information. 2010.

奥沙西泮(OXAZEPAM)

商品名:Alepam, Murelax, Serax, Serepax
分　类:抗焦虑药
LRC:L2-有限数据-可能适用

奥沙西泮是一种经典的苯二氮䓬类药物,用于治疗焦虑症。在苯二氮䓬类药物中,奥沙西泮的脂溶性最弱,因此它在乳汁中的浓度低。在一项研究中,一位患者使用奥沙西泮 10 mg,每日 3 次共 3 天,其乳汁中的奥沙西泮浓度相对稳定于 24~30 μg/L[1]。乳汁/血浆比值从 0.1 到 0.33。研究者认为,婴儿经乳汁摄取的药物不到母亲剂量的千分之一。药物大量进入母乳的可能性不大。在另一项研究中,一位母亲每日口服奥沙西泮 15~30 mg,服药后 4 h,

乳汁中药物浓度约为母体浓度的10%。在收集的12份乳汁样品中,奥沙西泮的浓度范围为11~26 μg/L[2]。

另一项研究[3]中,一位22岁的母亲口服80 mg地西泮及30 mg奥沙西泮,测定了地西泮和奥沙西泮在乳汁、母亲血浆和婴儿血浆中的浓度。奥沙西泮的乳汁/血浆比值为0.1,乳汁中药物浓度为8~30 μg/L;治疗14天和25天时,婴儿血浆药物浓度分别为7.5 μg/L和9.6 μg/L;停药后8天,乳汁中不能测出奥沙西泮。在该例哺乳婴儿中未发现不良反应。作者推测奥沙西泮等苯二氮䓬类药物,在乳汁中仅有微量,因此哺乳婴儿发生不良反应的可能性小。

$T_{1/2}$	8 h	M/P	0.1~0.33
T_{max}	3 h	PB	97%
Oral	97%	Vd	0.7~1.6 L/kg
MW	287	pKa	1.7,11.6
RID	0.28%~1%		

成人注意事项: 镇静、头昏、思维障碍、低血压。

成人剂量: 每次10~30 mg,每日3~4次。

儿童注意事项: 目前没有经乳汁导致婴儿不良反应的报道。

婴儿监测内容: 镇静、呼吸减慢、难醒喂养/喂养困难及体重增加。

替代药物: 劳拉西泮。

参考文献:

[1] Wretlind M. Excretion of oxazepam in breast milk. Eur J Clin Pharmacol, 1987, 33(2): 209-210.

[2] Rane A, Sundwall A, Tomson G. Oxazepam withdrawal in the neonatal period. Lakartidningen, 1979, 76: 4416-4417.

[3] Dusci LJ, Good SM, Hall RW, et al. Excretion of diazepam and its metabolites in human milk during withdrawal from combination high dose diazepam and oxazepam. Br J Clin Pharmacol, 1990, 29: 123-126.

奥司他韦(OSELTAMIVIR)

商品名: Tamiflu

分　类: 抗病毒药

LRC: L2-有限数据-可能适用

奥司他韦被用于儿童和成人甲型和乙型流感病毒感染引起的非复杂性急症的预防和治疗[1]。本品是一种口服的流感病毒神经氨酸酶抑制剂,可抑制病毒从被感染细胞中释放并抑制病毒聚集。在近期的一项研究中，一位患者接受奥司他韦每次 75 mg，每日 2 次，连续服用 5 天，活性羧酸酯代谢物在用药 3 天后达到稳态乳汁水平，浓度为 37～39 ng/ml[2]。研究人员基于这些数据估计相对婴儿剂量为经体重校正母体剂量的 0.5%。因此，这一剂量不太可能在哺乳婴儿中达到临床水平。美国疾病预防控制中心推荐本品可在哺乳期母亲中使用。

$T_{1/2}$	6～10 h	M/P	
T_{max}		PB	42%
Oral	75%	Vd	0.37 L/kg
MW	312	pKa	7.75
RID	0.47%		

成人注意事项：恶心、呕吐、腹痛、腹泻。

成人剂量：每次 75 mg，每日 2 次，连续服用 5 天。

儿童注意事项：目前没有经乳汁导致婴儿不良反应的报道。

婴儿监测内容：呕吐、腹泻（因 RID 低故不太可能发生）。

替代药物：

参考文献：

[1] Center for Disease Control. Influenza Antiviral Medications: Summary for Clinicians [Online]. Available from URL: http://www.cdc.gov/flu/professionals/antivirals/summary-clinicians.htm.

[2] Wentges-van HN, van EM, van der Laan JW. Oseltamivir and breastfeeding. Int J Infect Dis, 2008.

奥昔布宁（OXYBUTYNIN）

商品名：Ditropan, Oxybutyn

分　类：肾脏-泌尿系统用药

LRC：L3 -没有数据-可能适用

奥昔布宁是一种抗胆碱能药，具有解痉作用，用于治疗膀胱痉挛，减轻尿频、尿急症状。本品已用于 5 岁及 5 岁以上的儿童，剂量为每日 15 mg[1]。尚无本品分泌进入人乳的研究数据。奥昔布宁是叔胺类化合物，口服吸收率仅 6%，C_{max} 一般小于 31.7 ng/ml[2]。假设本品乳汁/血浆比值为 1（此值可能偏高），婴儿每日进食 1 L 母乳，计算得出婴儿仅可能最多摄入 2 μg/d 的奥昔布宁，该剂量即便对新生儿而言，也是较安全的。

$T_{1/2}$	1~2 h	M/P	
T_{max}	3~6 h	PB	
Oral	6%	Vd	
MW	393	pKa	6.96
RID			

成人注意事项：恶心、口干、便秘、食管炎、排尿困难、潮红、荨麻疹。不常见的有心悸、嗜睡、幻觉。

成人剂量：每次 5 mg，每日 2~4 次。

儿童注意事项：据药品生产商报道本品可抑制泌乳。

婴儿监测内容：恶心、口干、便秘、排尿困难、潮红、荨麻疹。

替代药物：

参考文献：

[1] Pharmaceutical manufacturer prescribing information. 1997.

[2] Douchamps J, Derenne F, Stockis A, et al. The pharmacokinetics of oxybutynin in man. Eur J Clin Pharmacol, 1988, 35(5): 515-520.

B

巴柳氮(BALSALAZIDE)

商品名: Colazal
分　类: 水杨酸,非阿司匹林
LRC: L3 -有限数据-可能适用

巴柳氮是一种可代谢为美沙拉嗪(5 -氨基水杨酸)的前体药物[1]。巴柳氮完整地转运到结肠后,被细菌酶分解释放出活性药物。巴柳氮口服吸收率很低,在尿液中仅能回收不到1%的前体药物。巴柳氮的安全性和不良反应估计与美沙拉嗪肠溶制剂类似。更多信息见美沙拉嗪专论。

$T_{1/2}$		M/P	
T_{max}	1~2 h	PB	99%
Oral	<1%	Vd	
MW	437	pKa	
RID			

成人注意事项: 已报道有头痛、腹痛、恶心、腹泻、呕吐、呼吸道感染、关节痛。
成人剂量: 每日 3 次,每次 2. 25 g。
儿童注意事项: 一位母乳喂养的婴儿出现与美沙拉嗪相关的水样腹泻。哺乳期母亲用药可能相对安全,但需密切观察。
婴儿监测内容: 呕吐、腹泻。
替代药物: 美沙拉嗪、奥沙拉嗪。
参考文献:

[1]　Pharmaceutical manufacturer Prescribing information. 2009.

巴龙霉素(PAROMOMYCIN)

商品名: Humatin
分　类: 抗阿米巴药
LRC: L3 -没有数据-可能适用

巴龙霉素是一种氨基糖苷类抗菌药物,用于治疗急性和慢性肠道阿米巴病[1]。

巴龙霉素具有较大的分子量(615 Da),不能经母体胃肠道吸收分布到全身;因而预计母乳中的巴龙霉素浓度很低。因此本品对母乳喂养婴儿几乎没有风险。

$T_{1/2}$		M/P	
T_{max}		PB	
Oral	没有	Vd	
MW	615	pKa	5.74,7.55
RID			

成人注意事项: 恶心、腹部绞痛、腹泻。

成人剂量: 每日 25~35 mg/kg,分 3 次服用,持续 5~10 天。

儿童注意事项: 尚无资料;巴龙霉素在儿科是推荐使用的。

婴儿监测内容:

替代药物:

参考文献:

[1] Pharmaceutical manufacturer prescribing information. 2010.

巴氯芬(BACLOFEN)

商品名: Gablofen, Lioresal, Clofen

分　类: 骨骼肌松弛药

LRC: L2 -有限数据-可能适用

巴氯芬抑制脊髓反射,用来逆转多发性硬化症或脊髓损伤所致的肌肉痉挛[1]。动物研究表明,巴氯芬可抑制催乳素释放,抑制泌乳。少量巴氯芬可转运入乳汁。一位母亲口服 20 mg 本品,26 小时内婴儿总吸收量约为 22 μg,大概相当于母亲剂量的 0.1%(作者估计)。26 小时内,乳汁药物浓度范围为 0.6 μmol/L~0.052 μmol/L(138 μg/L,C_{max})。母亲血浆和乳汁中药物半衰期分别为 3.9 小时和 5.6 小时。巴氯芬鞘内注射后转运入乳汁并达到临床相关的量的可能性不大。

$T_{1/2}$	3~4 h	M/P	
T_{max}	2~3 h	PB	30%
Oral	吸收完全	Vd	0.84 L/kg
MW	214	pKa	
RID	6.9%		

成人注意事项：头痛、共济失调、嗜睡、头晕、失眠、瞳孔散大、口干、低血压、心悸、恶心、便秘、尿潴留或多尿、无力、震颤、肌肉强直和皮疹。可出现停药反应，避免突然停用鞘内药物，因为这可能导致发热、肌肉强直或痉挛、多器官功能衰竭和死亡。

成人剂量：每日 3~4 次，每次 5~10 mg。

儿童注意事项：目前没有经乳汁导致婴儿不良反应的报道。当胎儿在子宫内暴露时，出生后有发生撤药综合征的危险。

婴儿监测内容：困倦、口干、震颤、肌肉强直、瞳孔扩大。

替代药物：

参考文献：

[1] Eriksson G, Swahn CG. Concentrations of baclofen in serum and breast milk from a lactatingwoman. Scand J Clin Lab Invest, 1981, 41(2): 185 - 187.

白喉-破伤风-百日咳疫苗(DTaP - Tdap - DTP)

商品名：Acel-Imune (DTaP), Adacel (Tdap), Boostrix (Tdap), DTP, DTaP, Daptacel (DTaP), Infanrix (DTaP), Tdap, Tripedia (DTaP), Triple Antigen (DTP)

分 类：疫苗

LRC：L2 -没有数据-可能适用

这是一种含有白喉、破伤风毒素以及无细胞百日咳吸附疫苗的联合疫苗[1]。目前被 FDA 批准在美国使用的是 DTaP 和 Tdap。这二者主要的区别在于 Tdap 中含有减量的白喉类毒素，使得其适用于成年人和 10 岁以上儿童，DTaP 仅用于 6 周龄至 6 岁的儿童。一些国家使用含有白喉和破伤风类毒素及全细胞百日咳疫苗的 DTP 疫苗，但由于这种疫苗中的全细胞百日咳疫苗存在导致严重不良反应的高风险（如癫痫），在美国没有许可使用。通常建议在婴儿 2、4、6 月龄时接种 DTaP，并在儿童 15~20 个月和 4~6 岁时进行强化。Tdap 在 10 岁后作为单次强化剂量给予，如果既往未用 Tdap 接种，建议所有正在或预计会与小于 12 个月的婴儿持续亲密接触的成年人使用[2]。

白喉疫苗含有白喉类毒素，白喉类毒素是以福尔马林灭活的白喉毒素。目前尚没有数据表明白喉类毒素可转运至人乳汁中。然而白喉类毒素被认为与母乳喂养可兼容[3, 4]。白喉类毒素是一种具有大分子量的蛋白类毒素，这种大小的蛋白质极不可能转运至母乳中。

百日咳疫苗有两种类型，全细胞和无细胞。全细胞百日咳疫苗由灭活的 B. 百日咳杆菌制成。无细胞百日咳疫苗由 B. 百日咳杆菌的灭活成分组成。

由于百日咳疫苗是一种灭活的细菌产品,在注射这些疫苗后进行母乳喂养没有特定的禁忌证。这种大小的蛋白质极不可能分泌进入母乳。

破伤风疫苗由甲醛灭活的破伤风类毒素制成[5]。由于破伤风疫苗是一种灭活的细菌产品,在注射这些疫苗后进行母乳喂养没有特定的禁忌证。这种大小的蛋白质极不可能分泌进入母乳。

成人注意事项: 头痛、困倦、厌食、呕吐,以及注射部位肿胀、红肿、压痛。对该疫苗的任何成分发生超敏反应则避免使用。处于急性疾病期间避免使用。在接种含有破伤风类毒素的疫苗后,6 周内可能发生 Guillan - Barre 综合征。

成人剂量: 0.5 ml 肌内注射。

儿童注意事项: 目前没有经乳汁导致婴儿不良反应的报道。

婴儿监测内容:

替代药物:

参考文献:

[1] Pharmaceutical manufacturer prescribing information. 2010.

[2] Guidelines for Vaccinating Pregnant Women. Centers for Disease Control and Prevention. 2014. http://www.cdc.gov/vaccines/pubs/preg-guide.htm, 2014.

[3] Anon. Resource materials: general recommendations on immunization. Am J Prev Med, 1994, 10(suppl): 60 - 82.

[4] Schaefer CSchaefer C. Drugs During Pregnancy and Lactation. Amsterdam, The Netherlands: Elsevier Science BV, 2001.

[5] Atkinson W, Wolfe S, Hamborsky J. "Centers for Disease Control and Prevention. Epidemiology and Prevention of Vaccine-Preventable Diseases". 12th ed. Washington DC: Public Health Foundation, 2011.

白喉-破伤风疫苗(DIPHTHERIA+TETANUS VACCINE,DT/Td)

商品名: ADT (Td), ADT TM (DT), CDT TM (DT), DT, Decavac (Td), Diftavax (Td), Td

分　类: 疫苗

LRC: L2 -没有数据-可能适用

这是一种含有白喉、破伤风毒素的联合疫苗。被用于预防白喉和破伤风。目前在美国获得批准使用的是 DT 和 Td。它们之间的主要区别在于 Td 包含减量的白喉类毒素,使其适合用于成年人和 7 岁以上的儿童。建议 7 岁以下的儿童使用 DT。

白喉疫苗含有白喉类毒素,白喉类毒素是以福尔马林灭活的白喉毒素。白喉类毒素几乎总是与其他疫苗如破伤风类毒素疫苗和百日咳疫苗一起使用。目前尚没有数据表明白喉类毒素可转运至人乳汁中。然而白喉类毒素被认为与母乳喂养可兼容[1-3]。白喉类毒素是一种具有大分子量的蛋白类毒素，这种大小的蛋白质极不可能转运至母乳中。

破伤风类毒素疫苗含有大分子量蛋白质。它总是与白喉类毒素联合使用。破伤风疫苗由甲醛灭活的破伤风类毒素制成[4]。破伤风疫苗是 Tdap, DT, Td, DTaP, Pediarix, Pentacel 和 DTP 疫苗的一部分。由于破伤风疫苗是一种灭活的细菌产品，在注射这些疫苗后进行母乳喂养没有特定的禁忌证。这种大小的蛋白质极不可能分泌进入母乳。

白喉类毒素+破伤风类毒素疫苗(Td)被认为可在哺乳期使用。

成人注意事项：头痛、困倦、厌食、呕吐，以及注射部位肿胀、红肿、压痛。对该疫苗的任何成分发生超敏反应则避免使用。处于急性疾病期间避免使用。在接种含有破伤风类毒素的疫苗后，6 周内可能发生 Guillan - Barre 综合征。

成人剂量：0.5 ml 肌内注射。

儿童注意事项：目前没有经乳汁导致婴儿不良反应的报道。

婴儿监测内容：

替代药物：

参考文献：

[1] Anon: Resource materials: general recommendations on immunization. Am J Prev Med, 1994, 10(suppl): 60 - 82.

[2] Schaefer CSchaefer C: Drugs During Pregnancy and Lactation, Amsterdam, The Netherlands: Elsevier Science BV, 2001.

[3] Product Information: Infanrix (R), diphtheria and tetanus toxoids and acellular pertussis vaccine adsorbed. Research Triangle Park, NC: GlaxoSmithKline Biologicals, 2003.

[4] Atkinson W, Wolfe S, Hamborsky J. Centers for Disease Control and Prevention. Epidemiology and Prevention of Vaccine-Preventable Diseases. 12th ed. Washington DC: Public Health Foundation, 2011.

白喉疫苗(DIPHTHERIA VACCINE)

商品名：Diphtheria vaccine

分　类：疫苗

LRC：L2 -没有数据-可能适用

白喉疫苗含有白喉类毒素，它是以福尔马林灭活的白喉毒素。注射白喉类毒素时，通过产生白喉抗体诱导针对白喉毒素的免疫应答。血清中足够的白喉抗体可保护接种个体免受白喉感染。白喉类毒素几乎总是与其他疫苗如破伤风类毒素疫苗和百日咳疫苗一起使用。由于其不良反应的风险，不建议单独使用白喉类毒素，特别是 7 岁及 7 岁以上的儿童和成人。然而,仅使用白喉类毒素的用法用于那些禁用破伤风类毒素和/或百日咳疫苗的儿科患者。

目前,没有充分数据表明白喉类毒素可转运进入人乳汁中。然而,白喉类毒素被认为可与哺乳相兼容[1, 2]。白喉类毒素是一种大分子量的蛋白类毒素,这种大小的蛋白质极不可能转运进入母乳。必须记住的是,白喉、破伤风类毒素和百日咳(吸附 DTP/DTaP)的联合疫苗由于不良反应的风险增加,在成年人和年龄超过 7 岁的人群中禁用[3]。但是,白喉和破伤风类毒素(Td)可以安全地用于所有成年人,包括哺乳期母亲。

成人注意事项: 注射部位红肿、压痛和硬结。

成人剂量:

儿童注意事项:

婴儿监测内容:

替代药物:

参考文献:

[1] Anon. Resource materials: general recommendations on immunization. Am J Prev Med, 1994, 10(suppl): 60 - 82.

[2] Schaefer CSchaefer C. Drugs During Pregnancy and Lactation. Amsterdam, The Netherlands: Elsevier Science BV, 2001.

[3] Product Information. Infanrix(R), diphtheria and tetanus toxoids and acellular pertussis vaccine adsorbed. Research Triangle Park, NC: GlaxoSmithKline Biologicals, 2003.

白色念珠菌皮试抗原(CANDIN)

商品名: Candida albicans skin test antigen

分　类: 皮肤科用药

LRC: L3 -没有数据-可能适用

白色念珠菌皮试抗原用于评估疑似细胞免疫力降低者的细胞免疫应答[1],本品提取自白色念珠菌的培养液和菌株,免疫力正常的个体皮内注射本品后,48 小时内出现迟发性过敏反应。注射部位出现直径超过 5 mm 的硬结提示细胞免疫力正常。目前尚无哺乳期母亲使用的数据。由于每次皮试时药物用量很小(0.1 ml),用药后血药浓度可能不足以导致明显的乳汁转运。

成人注意事项: 注射部位发红、肿胀、瘙痒、皮肤脱落。偶见严重过敏反应。

成人剂量: 0.1 ml 皮内注射。

儿童注意事项:

婴儿监测内容:

替代药物：

参考文献：

[1] Pharmaceutical manufacturer prescribing information. 2000.

白消安(BUSULFAN)

商品名： Busilvex, Myleran
分　类： 烷化剂
LRC： L5 -没有数据-危险

白消安是一种烷化剂,用于慢性粒细胞白血病患者和骨髓移植患者。其口服吸收接近100%,但存在巨大的个体差异。其消除过程符合一级吸收的一室药代动力学模型,血浆消除半衰期约为2.6小时。其表观分布容积也存在个体差异,其中儿童的表观分布容积为成人的2~3倍[1]。尚无该药的乳汁转运数据,但大约20%的药物能进入中枢神经系统,可能也有20%的药物转运入乳汁。白消安是一种强效抗肿瘤药物,具有严重的骨髓抑制作用,可引起贫血、血细胞丢失,增加感染风险[1]。白消安是否转运到乳汁依然未知,尚无其乳汁浓度的报道,但该药对成长期婴儿具有极大毒性,因此用药时应停止哺乳。该药显然不宜用于哺乳期母亲。

使用本品后至少24小时内不宜哺乳。

$T_{1/2}$	2.6 h	M/P	
T_{max}	0.5~2 h	PB	14%
Oral	100%	Vd	0.94 L/kg
MW	246	pKa	
RID			

成人注意事项： 严重骨髓抑制、贫血、白细胞减少、肺纤维化、胆汁淤积性黄疸。

成人剂量： 每剂1 mg/kg,每6小时1次(共16剂)。

儿童注意事项： 具有极大细胞毒性,不建议哺乳期母亲使用。用药后至少暂停哺乳24小时。

婴儿监测内容： 危险,停止哺乳。

替代药物：

参考文献：

[1] Pharmaceutical manufacturer prescribing information. 2005.

百日咳感染(PERTUSSIS INFECTION)

商品名: Bordetella pertussis, Whooping cough
分　类: 感染性疾病
LRC: L3-没有数据-可能适用

百日咳是由百日咳杆菌引起的细菌感染[1]。具有传染性,通过呼吸道分泌物或公共呼吸场所传播。最近一篇报道回顾了美国1岁以下百日咳患儿的情况,超过66%的病例,感染来源于家庭成员[2]。患有百日咳的人在咳嗽开始后2周内具有传染性,因此家人或照顾者经常会传染给婴儿。症状通常在暴露后5~10天内开始,但也可能在3周后发生。

虽然百日咳的症状与普通感冒类似,但对婴儿是危险的,可引起婴儿咳嗽(高音调"吼声")、呼吸暂停和疲劳[1]。感染百日咳的婴儿中,超过50%需要住院治疗。

防止症状进一步恶化和传染给他人的关键是尽快进行初始治疗。治疗通常应在症状发作的1~2周内开始。百日咳的治疗包括支持性治疗和大环内酯类抗菌药物(阿奇霉素、克拉霉素、红霉素)治疗。注意:与患者密切接触的人常常需要预防性应用抗菌药物。

目前还没有这种细菌转运到乳汁中的资料,然而,数据表明其抗体可以通过母乳转运[3,4]。当孕妇接种百白破(百日咳、白喉、破伤风)疫苗时,他们初乳和乳汁中的选择性百日咳抗体在产后8周都维持在较高的滴度水平[5]。婴儿通过母乳获得保护剂量的抗体,但这种方法有争议,需要进一步研究。对诊断为百日咳的哺乳期母亲,建议在治疗的前5天避免与婴儿亲密接触[1]。

预防此病的最佳途径是接种疫苗[1]。根据您当地的传染性风险,向您的医师或当地公共卫生部门咨询孕产妇和婴儿接种疫苗的时间。

成人注意事项:

成人剂量:

儿童注意事项:

婴儿监测内容:

替代药物:

参考文献:

[1] Centers for Disease Control and Prevention. Pertussis (Whooping Cough) January 2016. [Online Accessed May 25, 2016]. Available from URL: http://www.cdc.gov/pertussis/.

[2] Skoff TH, Kenyon C, Cocoros N, et al. Sources of infant pertussis infection in the united states. Pediatrics, 2015, 136(4): 635-641.

[3] Pisacane. Breastfeeding and acute lower respiratory tract infection, 1994, 83: 714-718.
[4] Maertens L, De Schutter S, Braeckman T, et al. Breastfeeding after maternal immunisation during pregnancy: providing immunological protection to the newborn: a review. Vaccine, 2014, 32(16): 1786-1792.
[5] Abu Raya B, Srugo I, Kessel A, et al. The induction of breast milk pertussis specific antibodies following gestational tetanus-diptheria-acelluar pertussis vaccination. Vaccine, 2014, 32(43): 5632-5637.

百日咳疫苗(PERTUSSIS VACCINE)

商品名:
分　类: 疫苗
LRC: L2-有限数据-可能适用

百日咳疫苗分为两种类型,全细胞型和无细胞型[1]。全细胞百日咳疫苗是由灭活的百日咳杆菌全菌体制成。无细胞百日咳疫苗由灭活的百日咳杆菌细胞成分制成。百日咳疫苗只与白喉和破伤风疫苗联合使用[2]。因为百日咳疫苗是一种灭活的细菌制品,在哺乳期间无特殊禁忌证。这种大分子蛋白质不会分泌到母乳中。

成人注意事项: 注射部位局部反应、烦躁、发热。罕见不良反应:脑病、抽搐。

成人剂量:

儿童注意事项:

婴儿监测内容:

替代药物:

参考文献:

[1] Atkinson W, Wolfe S, Hamborsky J. Pertussis. "Centers for Disease Control and Prevention. Epidemiology and Prevention of Vaccine-Preventable Diseases". 12th ed. Washington DC: Public Health Foundation, 2011.
[2] Pharmaceutical manufacturer prescribing information. 2010.

薄荷脑(MENTHOL)

商品名:
分　类: 局部麻醉药
LRC: L3-没有数据-可能适用

薄荷脑常用于局部镇痛和缓解咽喉痛。局部用药仅有少量的薄荷脑会全身吸收。局部给予 300 mg 的薄荷脑的血药浓度峰值为 36 ng/ml[1]。薄荷脑通过首过效应迅速代谢为薄荷脑葡萄糖醛酸。只有少量的薄荷脑会分泌到母乳中。一项研究表明,仅有 0.063%的薄荷脑会分泌到母乳中[2]。由于乳汁中相对剂量较低及首过效应,母乳喂养对婴儿的影响不大。目前对哺乳期母亲没有足够和充分的研究[3]。

$T_{1/2}$	3~6 h (局部使用)	M/P	
T_{max}	3.4 h (局部使用)	PB	
Oral		Vd	
MW	156	pKa	
RID	0.06%		

成人注意事项: 接触性皮炎。如果摄入可能引起恶心、呕吐、腹痛、嗜睡、共济失调。

成人剂量:

儿童注意事项:

婴儿监测内容:

替代药物:

参考文献:

[1] Martin D, Valdez J, Boren J, et al. Dermal absorption of camphor, menthol, and methyl salicylate in humans. J Clin Pharmacol, 2004, 44(10): 1151 - 1157.

[2] Hausner H, Bredie WL, Mølgaard C, et al. Differential transfer of dietary flavour compounds into human breast milk. Physiol Behav, 2008, 95(1/2): 118 - 124. Epub 2008 May 15.

[3] Menthol. In: TERIS® Database [Internet database]. Greenwood Village, Colo: Thomson Reuters (Healthcare) Inc. Updated periodically. Accessed 07/06/2011.

贝伐单抗(BEVACIZUMAB)

商品名: Avastin
分　类: 免疫调节药
LRC: L4 -没有数据-有潜在危险

贝伐单抗是一种单克隆 IgG 抗体,可与血管内皮生长因子结合,用于阻断其与内皮受体结合,从而阻止血管生成。这减慢了所有组织的生长,包括肿瘤转移组织。它用于结直肠癌、肺癌、乳腺癌、前列腺癌和卵巢癌,以及年龄相关性黄斑变性[1]。没有关于贝伐单抗转运入人乳汁中的研究报道;然而,由于其分子量大,不太可能转运入乳汁。尽管如此,快速生长的母乳喂养的婴儿应谨慎使用。哺乳期母亲应尽可能避免使用本药。尽管本品仅少量转运进入乳汁,但其可致婴儿产生严重的胃肠道并发症。建议在使用本品后暂停母乳喂养。

最近有一些关于超说明书使用了贝伐单抗的报道,将其注入玻璃体腔内治疗黄斑变性。它的分子量大约为 149 kDa。虽然没有本品用于哺乳期母亲的报道,但是仅因其分子量的大小,即可基本认为它不会转运进入乳汁。本品在玻璃体内使用的剂量(1.25 mg)比全身用药(5~10 mg/kg)低得多,并且大部分滞留在眼部[2],因此血浆(和乳汁)浓度将非常低。哺乳期母亲在玻璃体腔使用本药可能对哺乳没有影响,但全身用药时不宜哺乳。

2010 年 12 月,FDA 取消了贝伐单抗(阿瓦斯丁)治疗转移性乳腺癌的适应证。不知这是否会导致撤药。FDA 称,在 3 项临床试验中,给予贝伐单抗治疗的转移性乳腺癌患者的生存期没有延长,且面临危及生命的不良反应所致的风险。

$T_{1/2}$	20 d	M/P	
T_{max}		PB	
Oral	无吸收	Vd	0.046 L/kg
MW	149 000	pKa	
RID			

成人注意事项: 消化道穿孔、手术和伤口愈合并发症、出血、静脉血栓栓塞事件、中性粒细胞缺乏和感染、轻微蛋白尿、充血性心力衰竭、高血压、腹泻、白细胞减少。

成人剂量: 每次 5~15 mg/kg,每 2~3 周 1 次。

儿童注意事项: 目前没有经乳汁导致婴儿不良反应的报道。在猴的研究中,本品可抑制骨骺生长。

婴儿监测内容: 呕吐、腹泻、发热、频繁感染。

替代药物:

参考文献:

[1] Pharmaceutical manufacturer prescribing information. 2009.

[2] Julien S, Heiduschka P, Hofmeister S, et al. Immunohistochemical localisation of intravitreally injected bevacizumab at the posterior pole of the primate eye: implication for the treatment of retinal vein occlusion. Br J Ophthalmol, 2008, 92(10): 1424-1428.

贝利木单抗(BELIMUMAB)

商品名: Benlysta

分　类: 免疫调节药

LRC: L3 -没有数据-可能适用

本药是一种 B 淋巴细胞刺激因子(BLyS)抑制剂,用于治疗自身抗体阳性的活动期系统性红斑狼疮(SLE)[1],可阻断可溶性 BLyS(一种 B 细胞存活因子)与其在 B 细胞上的受体结合,引起 IgG 和抗 dsDNA 的减少并升高补体(C3 和 C4)水平。

尚不清楚本药在服用后是否转运入人乳汁或被全身吸收。本药可被分泌入猕猴的乳汁中,但具体药物浓度尚未报道。然而,因为分子大小和结构,本药转运入人乳汁的可能性非常低。

虽然本品的分子量非常大,乳汁中的药量估计会非常低,但是没有关于哺乳期母亲使用免疫调节药物安全性的长期数据。此外,目前的数据表明,一些 IgG 药物确实可转运入乳汁中,可能被母乳喂养的婴儿摄入。因此,应了解哺乳期使用该药的益处和风险,谨慎使用。

$T_{1/2}$	19.4 d	M/P	
T_{max}		PB	
Oral	极少	Vd	0.08 L/kg
MW	151 800	pKa	
RID			

成人注意事项: 恶心、腹泻、发热、过敏反应、输液部位反应、感染。

成人剂量: 10 mg/kg,前 3 剂每 2 周 1 剂,然后每 4 周 1 剂。

儿童注意事项: 还没有建立婴儿的安全和有效性。

婴儿监测内容: 呕吐、腹泻、发热、经常感染。

替代药物:

参考文献:

[1] Pharmaceutical manufacturer prescribing information. 2012.

贝那普利(BENAZEPRIL)

商品名: Lotensin
分　类: 血管紧张素转换酶抑制剂
LRC: L2 -有限数据-可能适用

贝那普利属于血管紧张素转换酶抑制剂家族,口服吸收率很低(37%),其活性成分(贝那普利拉)在口服后约 2 小时达到峰值[1]。一位患者每日服用 20 mg 贝那普利,用药 3 天后乳汁平均药物浓度为 0.15 ng/L[1],峰值(C_{max})为 0.92 ng/L。可见,乳汁中的药物浓度几乎测不到。厂家认为,母乳喂养的新生儿通过乳汁吸收的贝那普利和贝那普利拉的剂量小于母亲体重剂量的 0. 1%。作者经计算后认为更低,或不超过按公斤体重计算的母亲剂量的 0. 000 05%。

ACE 抑制剂和特异性血管紧张素Ⅱ受体阻滞剂禁用于孕妇,因此有怀孕计划的女性应谨慎使用。

$T_{1/2}$	10~11 h	M/P	0. 01
T_{max}	0. 5~1 h	PB	96. 7%
Oral	37%	Vd	0. 124 L/kg
MW	424	pKa	3. 53
RID			

成人注意事项: 头痛、眩晕、疲劳、低血压、味觉异常、咳嗽、恶心、腹泻、便秘、肾功能/尿量异常、高钾血症、皮疹。

成人剂量: 每日 20~40 mg。

儿童注意事项: 目前没有经乳汁导致婴儿不良反应的报道。

婴儿监测内容: 困倦、嗜睡、面色苍白、喂养不良、体重增加。

替代药物: 雷米普利、依那普利、卡托普利。

参考文献:

[1] Pharmaceutical manufacturer prescribing information. 2005.

贝西沙星(BESIFLOXACIN)

商品名: Besivance
分　类: 抗菌药物,喹诺酮类
LRC: L3-没有数据-可能适用

盐酸贝西沙星眼用混悬液是用于治疗细菌性结膜炎的喹诺酮类抗菌药。目前尚无氟喹诺酮类抗菌药转运入人乳汁中的相关数据。使用贝西沙星滴眼剂后,血浆浓度峰值小于 1. 3 ng/ml[1]。第 1 天和第 6 天的平均 C_{max} 分别为 0. 37 ng/ml 和 0. 43 ng/ml。据估算,多次用药后贝西沙星平均消除半衰期为 7 小时。虽然没有可参考的数据,但本品血浆水平低,转运入乳汁的药量可能微乎其微。

由于儿童和哺乳期母亲使用氟喹诺酮类药物安全性的数据有限,如果有替代药物,不建议在哺乳期使用本品[1]。

成人注意事项: 头痛、结膜发红、视力减退、眼疼、眼刺激、眼瘙痒。

成人剂量: 每日 3 次,每次 1 滴,连用 7 天。

儿童注意事项：

婴儿监测内容：

替代药物：

参考文献：

[1] Pharmaceutical manufacturer prescribing information. 2009.

倍氯米松(BECLOMETHASONE)

商品名： AeroBec, Becloforte, Beclovent, Beconase, Qnasl, Qvar
分　类： 糖皮质激素
LRC： L2 -没有数据-可能适用

倍氯米松是一种强效的糖皮质激素，通常经口吸入治疗哮喘或经鼻用药治疗变应性鼻炎[1]。经鼻和经口吸入用药后，丙酸倍氯米松(BDP)及其活性代谢物倍氯米松-17-单丙酸酯(17-BMP)的血浆浓度均有测定。据报道，全身浓度非常低，因此，哺乳期使用本药，乳汁药物浓度不可能高。

$T_{1/2}$	0.3 h(BDP);3~4.5 h(17-BMP)	M/P	
T_{max}	0.5~0.7 h	PB	87%~96%
Oral	43%(17-BMP)	Vd	0.28 L/kg(BDP);6.05 L/kg(17-BMP)
MW	521	pKa	13.85
RID			

成人注意事项： 头痛、口腔念珠菌感染、声嘶、支气管炎、咳嗽。

成人剂量： 每次 40~400 μg，每日 2 次。

儿童注意事项： 目前没有经乳汁导致婴儿不良反应的报道。

婴儿监测内容： 喂养、生长情况和体重增加。

替代药物：

参考文献：

[1] Pharmaceutical manufacturer prescribing information. 2015.

倍他洛尔(BETAXOLOL)

商品名: Betoptic, Kerlone
分　类: β-受体阻滞剂
LRC: L3-没有数据-可能适用

倍他洛尔是一种长效的选择性心脏β-受体阻滞剂,主要用于治疗青光眼,但也可口服用于治疗高血压。厂家报道了一名母乳喂养婴儿发生的不良反应[1]。该家族的药物中有许多易转运入人乳汁中(参见阿替洛尔、醋丁洛尔),一些则很难转运至乳汁(普萘洛尔、美托洛尔)[2]。本品眼部使用后,体内没有检测出,表明倍他洛尔眼部使用时的全身吸收量相当少。尽管目前尚无研究证实,但由于眼部用药时血浆药物浓度很低,因此乳汁中药物水平也应较低。在一项研究中,28 名女性在围生期服用倍他洛尔 10 mg,3 名患者的乳汁/血浆比值为 3[3]。但该研究测定的是产后的初乳,并不能反映成熟乳中的药物水平。在一个案例报道中,1 名女性分娩前 3 小时使用本品,产后 24 小时的初乳中药物浓度为 48 μg/L,产后 72 小时的乳汁药物浓度为 3 μg/L。本研究不能反映成熟乳中的药物浓度。

$T_{1/2}$	14~22 h	M/P	2.5~3
T_{max}	3 h	PB	50%
Oral	89%	Vd	4.9 L/kg
MW	307	pKa	9.4
RID			

成人注意事项: 头痛、眩晕、失眠、抑郁、疲劳、胸痛、心动过缓、低血压、心力衰竭、喘息、呕吐、胃灼热、腹泻、肌痛。

成人剂量: 每日 10 mg。

儿童注意事项: 目前没有本品转运至乳汁的数据。眼睛局部用药时,没有观察到全身吸收,表明其血浆浓度几乎为零,乳汁中药物浓度也应很低。

婴儿监测内容: 困倦、嗜睡、面色苍白、喂养不良、体重增加。

替代药物: 普萘洛尔、美托洛尔。

参考文献:

[1] Pharmaceutical manufacturer prescribing information. 1995.
[2] Beresford R, Heel RC. Betaxolol: a review of its pharmacodynamic and pharmacokinetic properties, and therapeutic efficacy in hypertension. Drugs, 1986, 31: 6-28.
[3] Morselli PL, Boutroy MJ, Thenot JP. Pharmacokinetics of antihypertensive drugs

in the neonatal period. Dev Pharmacol Ther, 1989, 13: 190 - 198.

倍他米松(BETAMETHASONE)

商品名: Betaject, Betaderm, Betnovate, Betnelan, Celestone Soluspan, Diprosone
分　类: 糖皮质激素
LRC: L3 -没有数据-可能适用

倍他米松是一种强效的长效类固醇药物,约为氢化可的松强度的25倍。与其他类固醇相比,本品较少产生水钠潴留[1]。大多数类固醇小剂量使用不是哺乳期母亲的禁忌。尽可能使用低剂量替代品,如气雾剂或吸入剂。用药后至少暂停哺乳4小时,以减少婴儿的暴露量。大剂量类固醇(> 40 mg/d),特别是长期使用,可能会对婴幼儿的生长发育产生不利影响,但目前没有相关数据,尚不清楚哪些剂量会产生不良影响。短期使用高剂量类固醇可能并非禁忌,因为药物总暴露量较低。长期大剂量使用本品时,应密切监测婴儿的生长和发育状态。

$T_{1/2}$	5~6 h	**M/P**	
T_{max}	10~36 min	**PB**	64%
Oral	吸收完全	**Vd**	
MW	392	**pKa**	12.42
RID			

成人注意事项: 胃痛、胃溃疡、青光眼、皮肤变薄。
成人剂量: 每次0.25~12 mg,肌内注射(根据病情调整剂量)。
儿童注意事项: 没有相关报道,可用于儿科。
婴儿监测内容: 饮食、生长和体重增加。
替代药物:
参考文献:

[1] Pharmaceutical manufacturer prescribing information. 2010.

倍他司汀(BETAHISTINE)

商品名: Betaserc, Hiserc, Serc
分　类: 其他
LRC: L4 -没有数据-有潜在危险

倍他司汀是用于治疗梅尼埃病的抗眩晕药物。本药是组胺类似物,可竞争性激动组胺1型受体,可引起神经末梢的组胺释放。因此,其药理作用与组胺相似。本药对成人的不良反应包括皮疹、瘙痒、头晕、低血压、消化性溃疡加剧和哮喘发作。倍他司汀口服吸收完全,血浆蛋白结合率非常低。没有关于本药转运入人乳汁的研究,但乳汁药物浓度应该很低。由于母乳喂养婴儿可能发生严重的不良反应,因此建议哺乳期母亲避免使用本药。可考虑使用替代药,如茶苯海明、苯海拉明或美克洛嗪。

$T_{1/2}$	3~4 h	M/P	
T_{max}	1 h	PB	非常低
Oral	吸收完全	Vd	
MW	136.19	pKa	
RID			

成人注意事项: 恶心、呕吐、腹泻、皮疹、瘙痒、潮红、头痛、头晕、低血压。哮喘和消化性溃疡加重。

成人剂量:

儿童注意事项:

婴儿监测内容: 呕吐、腹泻、皮疹。

替代药物: 茶苯海明、苯海拉明、美克洛嗪。

参考文献:

苯巴比妥(PHENOBARBITAL)

商品名: Barbilixir, Gardenal, Luminal, Phenobarbitone
分　类: 抗惊厥药
LRC: L4 -没有数据-有潜在危险

苯巴比妥是一种半衰期较长的巴比妥类药物,常用于成人和新生儿期抗惊厥。较长的半衰期可能导致药物在婴儿体内明显累积,少数婴儿甚至比母亲的血药浓度还高。在出生后3~4周,苯巴比妥经新生儿胃肠道吸收很少。新生儿白蛋白结合率低,仅为36%~43%,而成人可达51%。新生儿的分布容积较大,组织药物浓度明显增高。本品在早产儿中的半衰期可能非常长(100~500小时)。

本品的M/P比值波动范围为0.46~0.6[1-3]。在某项研究中,母亲每次服用30 mg,每日4次,最后一次服药16小时后,乳汁中的平均药物浓度为2.74 mg/L[3]。估计婴儿摄入的剂量为每日2~4 mg[4]。本品在婴儿中慎用,且用药期间需密切观察,注意监测血药浓度。预计婴儿血药浓度约为母亲的30%~40%。有一些病例报道,在母亲用药 2.5 小时后,婴儿血药浓度为母亲的两倍[5]。一般来说,婴儿会经乳汁摄取母亲剂量的 1/3。停用药物时可能出现戒断症状,如颤抖、烦躁、哭泣、出汗等。

$T_{1/2}$	53~140 h	M/P	0.4~0.6
T_{max}	8~12 h	PB	51%
Oral	80%	Vd	0.5~0.6 L/kg
MW	232	pKa	7.2
RID	24%		

成人注意事项: 嗜睡、镇静、共济失调、呼吸抑制、戒断综合征。

成人剂量: 每日 100~200 mg。

儿童注意事项: 镇静已有报道,但不常见。有关于戒断症状的报道。

婴儿监测内容: 镇静或烦躁不安、难醒喂养/喂养困难、呼吸暂停、体重增加。基于临床症状,一些婴儿需要监测肝酶。预期婴儿血药浓度约为母亲血药浓度的 1/3(或更低)。

替代药物:

参考文献:

[1] Tyson RM, Shrader EA, Perlman HH. Drugs transmitted through breast milk. II Barbiturates. J Pediatr, 1938, 14: 86-90.

[2] Kaneko S, Sato T, Suzuki K. The levels of anticonvulsants in breast milk. Br J Clin Pharmacol, 1979, 7(6): 624-627.

[3] Nau H, Kuhnz W, Egger HJ, et al. Anticonvulsants during pregnancy and lactation. Transplacental, maternal and neonatal pharmacokinetics. Clin Pharmacokinet, 1982, 7(6): 508-543.

[4] Horning MG. Identification and quantification of drugs and drug metabolites in human milk using GC-MS-COM methods. Mod Probl Pediatr, 1975, 15: 73-79.

[5] Pote M, Kulkarni R, Agarwal M. Phenobarbital Toxic Levels in a Nursing Neonate. Indian Pediatr, 2004, 41: 963-964.

苯丙酮尿症(PHENYLKETONURIA)

商品名: PKU

分　类: 代谢性疾病

LRC: L2-有限数据-可能适用

苯丙酮尿症(PKU)是一种遗传性代谢疾病,以苯丙氨酸羟化酶缺陷为特征。苯丙氨酸羟化酶是苯丙氨酸转化为酪氨酸代谢过程中所必需的酶。当苯丙氨酸羟化酶活性降低时,血液和组织中的苯丙氨酸异常累积。大脑中高浓度的苯丙氨酸可能会影响 CNS 发育。因此,这些患者必须严格控制饮食中的苯丙氨酸。

研究发现母乳中的苯丙氨酸含量低于任何配方奶[1]。此外,与仅用低苯丙氨酸配方奶喂养的 PKU 婴儿相比,母乳搭配低苯丙氨酸配方奶喂养的 PKU 婴儿具有更低的苯丙氨酸摄入量和更高的 IQ 评分[1]。

建议母亲继续哺乳,并补充低苯丙氨酸配方奶。儿科医师可根据苯丙氨酸含量使用一种特殊的计算方法来计算婴儿需要的配方奶量。

1997 年,对苯丙酮尿症母亲诞下的两名同卵双胞胎进行研究,结果显示母亲血浆和乳汁中含有高浓度的苯丙氨酸,双胞胎(二人均未患苯丙酮尿症)经母乳喂养后没有导致体内的苯丙氨酸异常[1]。最近一篇文章回顾了大量母亲用母乳喂养 PKU 婴儿,结果显示大多妇女持续哺乳成功,婴儿不受影响[2]。

成人注意事项:

成人剂量:

儿童注意事项:

婴儿监测内容:婴儿体内的苯丙氨酸浓度升高。

替代药物:

参考文献:

[1] Riordan J, Wambach K. Breastfeeding and human lactation. Jones and Bartlett Publishers, 2010, 4: 650 - 651.

[2] Banta-Wright SA, Press N, Knafl KA, et al. Breastfeeding infants with phenylketonuria in the United States and Canada. Breastfeed Med, 2014, 9(3): 142 - 148. Epub 2013 Dec 18.

苯丁胺(PHENTERMINE)

商品名: Adipex - P, Duromine, Fastin, Ionamin, Zantryl

分　类: 减肥药

LRC: L4 -没有数据-有潜在危险

苯丁胺是一种食欲抑制剂,结构与安非他命类似[1]。可产生 CNS 兴奋作用。目前尚无本品经乳汁分泌的资料。本品的分子量很小(仅 186 Da),分泌进入乳汁的量可能较大。可能导致婴儿产生各种不良反应,如失眠、烦躁、高血压、呕吐、震颤和体重减轻。很难判定本品是否可用于哺乳期母亲,但不建议使用。

$T_{1/2}$	20 h	M/P	
T_{max}	3~4.4 h	PB	
Oral	完全	Vd	
MW	186	pKa	
RID			

成人注意事项：失眠、头痛、眩晕、偏执/精神病、不安、戒断综合征、高血压、心动过速/心悸、缺血事件、恶心、呕吐、腹泻、震颤。

成人剂量：8 mg，每日 3 次。

儿童注意事项：有报道 3~15 岁的儿童服用苯丁胺引起生长发育障碍。

婴儿监测内容：不推荐在哺乳期使用。

替代药物：

参考文献：

[1] Pharmaceutical manufacturer prescribing information. 2012.

苯丁酸氮芥(CHLORAMBUCIL)

商品名：Linfolysin，Leukeran
分　类：抗肿瘤药
LRC：L5 -没有数据-危险

苯丁酸氮芥是氮芥的衍生物，分子量是 304[1]，口服吸收好，生物利用度>70%，清除迅速，半衰期 1~2 小时。本品转运至乳汁中的量尚不明确，但由于蛋白结合率高，且为胺结构，乳汁中药物浓度可能较低。

用药后至少需暂停哺乳 24 小时。

$T_{1/2}$	1~1.9 h	M/P	
T_{max}	1 h	PB	99%
Oral	>70%； 进食减少吸收	Vd	0.3 L/kg
MW	304.2	pKa	5.8
RID			

成人注意事项：焦虑、共济失调、意识错乱、发热、口腔溃疡、肺纤维化、呕吐、腹泻、肝功能异常、闭经、不育、中性粒细胞缺乏、贫血、血小板减少、骨髓抑制、肌肉震颤、严重皮肤反应。

成人剂量： 0.1 mg/(kg·d)，连续 3~6 周；或 0.4 mg/kg，每两周 1 次。

儿童注意事项：

婴儿监测内容： 用药后至少需暂停母乳喂养 24 小时。

替代药物：

参考文献：

[1] Grochow LB, Ames MM. A clinician's guide to chemotherapy pharmacokinetics and pharmacodynamics. Baltimore MD: Williams & Wilkins, 1998.

苯海拉明(DIPHENHYDRAMINE)

商品名： Benadryl
分　类： 抗组胺药
LRC： L2 -有限数据-可能适用

苯海拉明是一种用于过敏症状的抗组胺药，它也可以用作助睡眠药，以及用作预防晕动病的镇吐药。推测可能有少量药物转运进入乳汁，但没有相关研究报道。在一项研究中，给予苯海拉明剂量 100 mg 肌内注射后，两名受试者乳汁中的药物含量无法检出，体内血药浓度范围为 42~100 μg/L[1]。虽然药物浓度低，但这种具有镇静作用的抗组胺药对于哺乳期母亲来说只能短期应用，通常首选非镇静类的抗组胺药。有报道称苯海拉明可抑制乳汁的产生，但并没有数据支持这个理论。

$T_{1/2}$	4.3 h	M/P	
T_{max}	2~3 h	PB	78%
Oral	43%~61%	Vd	3~4 L/kg
MW	255	pKa	8.3
RID	0.7%~1.4%		

成人注意事项： 镇静、困倦。

成人剂量： 每次 25~50 mg，每 4~6 小时 1 次。

儿童注意事项： 尚无报道，但注意观察镇静作用。一些报道认为可减少泌乳，但未被证实。

婴儿监测内容： 镇静、口干、便秘。

替代药物： 西替利嗪、氯雷他定。

参考文献：

[1] Rindi V. La eliminazione degli antistaminici di sintesi con il latte e l'azione latto-

goga de questi. Riv Ital Ginecol, 1951, 34: 147 - 157.

苯海索(TRIHEXYPHENIDYL)

商品名: Artane
分　类: 抗胆碱能药
LRC: L3 -没有数据-可能适用

苯海索是一种与 M1 毒蕈碱受体结合的抗胆碱能药物[1],用于治疗帕金森病和由某些药物(如吩噻嗪类、噻吨类)引起的锥体外束综合征(EPS)。目前尚不清楚该药是否分泌到人乳中,因此获益大于的风险的情况下才能使用苯海索。

$T_{1/2}$	3.3~4 h	M/P	
T_{max}	2~3 h	PB	
Oral		Vd	
MW	337.9	pKa	
RID			

成人注意事项: 困倦、眩晕、头痛、激惹、焦虑、谵妄、意识错乱、视物模糊、心动过速、低血压、口干、腹部不适、便秘、多汗。

成人剂量: 每日 5~15 mg,分 3~4 次使用。

儿童注意事项:

婴儿监测内容: 激惹、嗜睡、口干、便秘、尿潴留、乏力、体重增加。

替代药物:

参考文献:

[1] Pharmaceutical manufacturer prescribing information. 1997.

苯托沙敏(PHENYLTOLOXAMINE)

商品名: Dologesic, Flextra - 650, Percogesic
分　类: 抗组胺药
LRC: L3 -没有数据-可能适用

苯托沙敏是一种具有镇痛作用的抗组胺药,为非处方药[1]。没有关于苯托沙敏在哺乳期使用或经乳汁分泌的报道。目前推荐使用具有更多哺乳期研究数据的其他抗组胺药。

$T_{1/2}$		M/P	
T_{max}	2~3 h	PB	
Oral	吸收良好	Vd	
MW	255	pKa	9.1
RID			

成人注意事项：心动过速、房室阻滞、高血压、恶心、腹痛、口腔干燥症、嗜睡、眩晕、欣快、昏厥、视力减退。

成人剂量：

儿童注意事项：

婴儿监测内容：

替代药物：苯海拉明、氯雷他定、西替利嗪。

参考文献：

[1] Pharmaceutical manufacturer prescribing information. 2010.

苯妥英(PHENYTOIN)

商品名：Dilantin, Epanutin
分　类：抗惊厥药
LRC：L2-有限数据-可能适用

苯妥英是一种经典而有效的抗惊厥药。可经乳汁少量分泌，如果母体循环的药物浓度<10 μg/ml，对婴儿的影响很小，在用药3.5小时后母乳中苯妥英达到峰值。

在一项研究中，6名妇女每日使用200~400 mg的苯妥英，血浆药物浓度波动于12.8~78.5 μmol/L，乳汁药物浓度波动于1.61~2.95 mg/L[1]。M/P比值很低，为0.06~0.18。仅2例婴儿的血药浓度可被检测到（分别为0.46 μmol/L和0.72 μmol/L）。所有婴儿均未出现不良反应。其他研究报道显示乳汁药物浓度为6 μg/ml或0.8 μg/ml[2,3]。虽然各项研究中乳汁药物浓度各有不同，但M/P比值却很接近，在0.13~0.45波动。随着母亲服用剂量不同，乳汁药物浓度波动于0.26~1.5 mg/L。一位母亲每日口服苯妥英250 mg，每日2次，乳汁药物浓度为0.26，M/P比值为0.45[4]。母亲血药浓度为0.58 mg/L。另一项研究中，两名患者每日口服300~600 mg的苯妥英，平均乳汁药物浓度为1.9 mg/L[5]。观察到的最高乳汁药物浓度为2.6 mg/L。

在2014年进行了一项前瞻性观察性研究，研究了婴儿在胎儿期和哺乳期暴露于抗癫痫药物神经发育的长期影响[6]。本研究纳入了使用卡马西平、拉莫三嗪、苯妥英或丙戊酸进行单药抗癫痫治疗的妇女。本项研究中，42.9%的婴儿母乳喂养时间平均为7.2个月。测量这些6岁以下儿童的IQ，其中胎儿时期暴露于丙戊酸的儿童IQ分数明显降低(IQ分数低7~13分)，差异具有统计学意义。值得注意的是，大剂量药物(主要是丙戊酸)与IQ分数较低相关。如果母亲智商较高并在受孕时服用叶酸，儿童经母乳喂养，则儿童的IQ分数更高(高4分)。此外，经母乳喂养的儿童言语能力明显更高。尽管这项研究有许多不足(如样本量小、患者随访困难)，但提供了直至6岁的数据，显示母乳喂养的益处不小于药物经乳汁分泌的风险。

苯妥英在新生儿中的半衰期，在出生后第一周变化很大。监测婴儿的血药浓度有一定意义，但不是必需的。目前所有的研究表明，苯妥英在乳汁和婴儿血浆中的药物浓度很低。

$T_{1/2}$	6~24 h	M/P	0.18~0.45
T_{max}	4~12 h	PB	89%
Oral	70%~100%	Vd	0.5~0.8 L/kg
MW	252	pKa	8.3
RID	0.6%~7.7%		

成人注意事项：镇静、眩晕、混乱、眼球震颤、复视、心律失常、低血压、牙龈增生、味觉减退、恶心、呕吐、便秘、肝功能异常、高血糖、叶酸和维生素D缺乏症、白细胞减少、血小板减少、共济失调、震颤、严重皮疹。

成人剂量：每日300 mg。

儿童注意事项：仅有1例出现高铁血红蛋白血症、嗜睡、吮吸差。其他大多数研究提示没有不良反应。

婴儿监测内容：镇静或烦躁、难醒喂养/喂养困难、体重增加。基于临床症状，一些婴儿需要监测苯妥英的血药浓度、肝功能或血常规。

替代药物：

参考文献：

[1] Steen B, Rane A, Lonnerholm G, et al. Phenytoin excretion in human breast milk and plasma levels in nursed infants. Ther Drug Monit, 1982, 4(4): 331-334.

[2] Svensmark O, Schiller PJ, Buchtahal F. 5, 5-Diphenylhydantoin (dilantin) blood levels after oral or intravenous dosage in man. Acta Pharmacol Toxicol (Copenh), 1960, 16: 331-346.

[3] Kaneko S, Sato T, Suzuki K. The levels of anticonvulsants in breast milk. Br J Clin Pharmacol, 1979, 7(6): 624 - 627.
[4] Rane A, Garle M, Borga O, et al. Plasma disappearance of transplacentally transferred diphenylhydantoin in the newborn studied by mass fragmentography. Clin Pharmacol Ther, 1974, 15(1): 39 - 45.
[5] Mirkin BL. Diphenylhydantoin: placental transport, fetal localization, neonatal metabolism, and possible teratogenic effects. J Pediatr, 1971, 78(2): 329 - 337.
[6] Meador KJ, Baker GA, Browning N, et al. Breastfeeding in children of women taking antiepileptic drugs cognitive outcomes at age 6. JAMA Pediatr, 2014, 168(8): 729 - 736.

苯扎氯铵(BENZALKONIUM CHLORIDE)

商品名:
分　类: 抗菌药物,其他
LRC: L3 -没有数据-可能适用

苯扎氯铵是局部外用的阳离子表面活性药,对细菌、真菌和病毒具有杀菌活性[1]。本品尚没有适当的、控制良好的用于哺乳期母亲的研究。然而,苯扎氯铵作为局部使用时(浓度<0.001%)不能被全身吸收,苯扎氯铵易溶于水,哺乳期母亲使用本品不太可能对母乳喂养造成不良影响。

成人注意事项: 过敏反应、支气管痉挛、恶心、呕吐、接触性皮炎。

成人剂量:

儿童注意事项:

婴儿监测内容:

替代药物:

参考文献:

[1] Pharmaceutical manufacturer prescribing information. 2011.

苯扎托品(BENZTROPINE)

商品名: Cogentin
分　类: 抗胆碱能药
LRC: L3 -没有数据-可能适用

苯扎托品常用于缓解精神病药物导致的帕金森病症状(锥体外系反应)[1]。苯扎托品具有约一半的阿托品的抗胆碱能作用,同时具有抗组胺效应。其转运入人乳汁的情况尚无研究。哺乳期母亲需谨慎使用,因为一些动物研究表明抗胆碱能药物可以降低催乳素水平。

$T_{1/2}$		M/P	
T_{max}	7 h	PB	95%
Oral	29%	Vd	
MW	403.55	pKa	9.54
RID			

成人注意事项：精神错乱、幻觉、视力减退、瞳孔散大、高温、发热、心动过速、尿潴留、便秘。

成人剂量：每日 1~2 mg。

儿童注意事项：目前没有经乳汁导致婴儿不良反应的报道。

婴儿监测内容：镇静或烦躁、发热、口眼干燥、尿潴留、便秘。

替代药物：

参考文献：

[1] Pharmaceutical manufacturer prescribing information. 2009.

苯佐卡因(BENZOCAINE)

商品名：Americaine, Anacaine, Anasol, Benzodent, Ciggerex, Dent's, Orajel

分　类：局部麻醉药

LRC：L2 -没有数据-可能适用

苯佐卡因是局部麻醉药[1]，可缓解轻微割伤、轻微烧伤、擦伤所致的疼痛。尚没有本品用于哺乳期母亲的适当的、控制良好的对照研究或案例报道。由于本品局部使用后生物利用度低，血浆浓度很低，可能不会对其母乳喂养的婴儿产生明显的临床效果。牙科应用苯佐卡因剂量极小，不会对母乳喂养的婴儿造成伤害。哺乳期母亲使用本品后血浆和乳汁药物浓度不高，婴儿的口服生物利用度也较低(<35%)，哺乳期母亲局部使用或口服本品时进行母乳喂养可能是安全的。

$T_{1/2}$		M/P	
T_{max}		PB	
Oral	少	Vd	
MW		pKa	2.51
RID			

成人注意事项： 烧灼感、接触性皮炎、水肿、红斑、瘙痒、皮疹、刺痛、压痛、荨麻疹。

成人剂量： 局部应用，一天 3~4 次。

儿童注意事项：

婴儿监测内容：

替代药物：

参考文献：

[1] Pharmaceutical manufacturer prescribing information. 2010.

苯佐那酯(BENZONATATE)

商品名： Tessalon Perles
分　类： 镇咳药
LRC： L4 -没有数据-有潜在危险

苯佐那酯是与局部麻醉药丁卡因类似的非麻醉性镇咳药，使呼吸道的牵张感受器麻痹，抑制其活动而减少咳嗽反射[1]。本品的药代动力学数据很少，没有其转运入乳汁的相关数据。根据药物大小(分子量 603 Da)，其乳汁转运量估计较低。

苯佐那酯是一种非常危险的药品，仅 200 mg(常用剂量为每次 200 mg，每日 3 次)就可致严重不良反应。本药已导致至少 4 人死亡(2 名婴儿、1 名幼儿和 1 名成年人)以及许多严重不良事件，例如躁动、癫痫发作、昏迷、低血压、心律失常和心脏停搏[2,3]。由于本药在低于常规的止咳剂量时即可导致严重不良反应，因此应避免在哺乳期使用。

注意：虽然非药物治疗为更优选择，但可考虑使用替代药右美沙芬来镇咳。请参阅右美沙芬专论，了解哺乳期用药的具体事项。不再推荐哺乳期使用可待因止咳。

$T_{1/2}$	3~8 h	M/P	
T_{max}	20 min	PB	
Oral	吸收良好	Vd	
MW	603	pKa	
RID			

成人注意事项： 已报道：头痛、头晕、镇静、精神错乱、幻觉、癫痫发作、胸闷、恶心、便秘、皮疹、瘙痒等。对氨基苯甲酸(PABA)是苯佐那酯的代谢物，已有报

道对 PABA 过敏发生严重的过敏反应。

成人剂量：根据需要每日 3 次，每次 100~200 mg。

儿童注意事项：未经批准用于幼儿。目前没有经乳汁导致婴儿不良反应的报道。即使是推荐的常规剂量也具有重大的毒性风险，应避免使用。

婴儿监测内容：避免哺乳期使用。

替代药物：右美沙芬。

参考文献：

[1] Pharmaceutical manufacturer prescribing information. 2011.

[2] Crouch BI, Knick KA, Crouch DJ, et al. Benzonatate overdose associated with seizures and arrhythmias. Journal of Toxicology: Clinical Toxicology, 1998, 36(7): 713-718.

[3] Winter ML, Spiller HA, Griffith JRK. Benzonatate ingestion reported to the national poison centre database system (NPDS). J Med Toxicol, 2010, 398-402.

苯唑西林(OXACILLIN)

商品名：Bactocill, Prostaphlin
分　类：抗菌药物，青霉素类
LRC：L2-没有数据-可能适用

苯唑西林是一种半合成青霉素，可用于治疗葡萄球菌感染。苯唑西林可用于新生儿、儿童和成人[1]。青霉素类药物通常可进入人乳，但浓度较低，一般认为继续哺乳是适宜的。

$T_{1/2}$	20~60 min	**M/P**	
T_{max}	IV: 5 min, IM: 30~60 min	**PB**	94%
Oral		**Vd**	0.11 L/kg
MW	441	**pKa**	
RID			

成人注意事项：发热、恶心、呕吐、腹泻、肝肾功能损害、间质性肾炎、血尿、白细胞减少、中性粒细胞缺乏、血小板减少。

成人剂量：肌内注射或静脉注射，每次 250~1 000 mg，每 4~6 小时 1 次。

儿童注意事项：目前没有经乳汁导致婴儿不良反应的报道。

婴儿监测内容：呕吐、腹泻、肠道菌群失调、皮疹。

替代药物：

参考文献：

[1] Pharmaceutical manufacturer prescribing information. 2013.

比马前列素(BIMATOPROST)

商品名: Latisse, Lumigan
分　类: 抗青光眼药
LRC: L3 -没有数据-可能适用

比马前列素用于降低眼压,治疗开角型青光眼或眼高压。它是合成的前列腺素结构类似物,作用类似于天然前列腺素。比马前列素增加房水经小梁网和葡萄膜流出[1]。没有哺乳期使用本品的相关数据。然而,在眼内用药后,血浆药物浓度在 10 分钟达到峰值,1. 5 小时内快速下降到检测限下。由于其低血浆浓度和高血浆蛋白结合率,本品在人乳汁中的浓度不太可能达到可检测的水平。

$T_{1/2}$	45 min	M/P	
T_{max}	10 min	PB	88%
Oral		Vd	0. 67 L/kg
MW	415	pKa	14. 35
RID			

成人注意事项: 不良反应包括结膜充血、眼睫毛生长和眼部瘙痒。
成人剂量: 每晚 1 滴。
儿童注意事项: 没有可供参考的数据。
婴儿监测内容:
替代药物:
参考文献:

[1] Pharmaceutical manufacturer prescribing information. 2004.

比沙可啶(BISACODYL)

商品名: Bisacolax, Dulcolax
分　类: 轻泻药
LRC: L2 -没有数据-可能适用

比沙可啶是一种选择性刺激结肠收缩和排便的刺激性泻药。由于其胃肠道吸收少、全身药物浓度低,因此转运入乳汁中的量很少[1]。没有发现或很少对婴儿造成不良影响。

$T_{1/2}$	16 h	M/P	
T_{max}		PB	
Oral	<5%	Vd	
MW	361	pKa	
RID			

成人注意事项： 腹泻、胃肠痉挛、直肠刺激。

成人剂量： 5～15 mg，顿服。

儿童注意事项： 目前没有经乳汁导致婴儿不良反应的报道。

婴儿监测内容： 腹泻。

替代药物：

参考文献：

[1] Vorherr H. Drug excretion in breast milk. Postgrad Med, 1974, 56(4): 97－104.

比索洛尔(BISOPROLOL)

商品名： Emcor, Monocor, Zebeta
分　类： β－受体阻滞剂
LRC： L3－有限数据－可能适用

富马酸比索洛尔是用于治疗高血压的β－受体阻滞剂[1]。厂家表示本品可少量(<2%)转运到动物乳汁中。

在一例报道中，一名女性在围生期诊断出心脏病，产后6天开始每日服比索洛尔5 mg[2]。在护理人员能够评估药物在其乳汁中的水平前，患者泵出并丢弃了乳汁。她提供了服用比索洛尔后第11～18天采集的乳汁样本，乳汁样本中未检测到本品。在这个案例中，婴儿没有母乳喂养，因此不能提供婴儿安全性的相关数据。

$T_{1/2}$	9～12 h	M/P	
T_{max}	2～4 h	PB	30%
Oral	80%	Vd	3.5 L/kg
MW	325	pKa	9.5
RID			

成人注意事项： 头痛、头晕、失眠、抑郁、疲劳、胸痛、心动过缓、低血压、心力衰竭、喘息、呕吐、腹泻、肌痛。

成人剂量：每日 5~10 mg。

儿童注意事项：目前没有经乳汁导致婴儿不良反应的报道。

婴儿监测内容：困倦、嗜睡、面色苍白、喂养不良、体重增加。

替代药物：拉贝洛尔、美托洛尔、硝苯地平。

参考文献：

[1] Pharmaceutical manufacturer prescribing information. 2011.

[2] Khurana R, Bin Jardan YA, Wilkie J, et al. Breast milk concentrations of amiodarone, desethylamiodarone, and bisoprolol following short-term drug exposure: two case reports. The Journal of Clinical Pharmacology, 2014, 54(7): 828-831.

吡格列酮(PIOGLITAZONE)

商品名：Actos
分　类：降血糖药
LRC：L3-没有数据-可能适用

吡格列酮是一种噻唑烷二酮类口服降糖药，与曲格列酮和罗格列酮类似[1]。主要作用是增加胰岛素受体敏感性，实质是激活胰岛素受体，降低胰岛素抵抗。该类药物还能降低肝脏的糖异生作用，并增加胰岛素依赖性肌肉摄取葡萄糖，而不减少胰岛素的释放或分泌。目前尚无本品转运至乳汁中的数据。由于本品血浆蛋白结合率高，转运至乳汁中的可能性很低，但目前还没得到证实。应首选其他有更多研究数据的降糖药物。

$T_{1/2}$	16~24 h	M/P	
T_{max}	2 h	PB	>99%
Oral		Vd	0.63 L/kg
MW	392	pKa	5.2,6.8
RID			

成人注意事项：头痛、心力衰竭、水肿、低血糖、肝功能异常、CPK 升高、贫血、体重增加或降低、肌痛。

成人剂量：每日 15~30 mg。

儿童注意事项：目前没有经乳汁导致婴儿不良反应的报道。

婴儿监测内容：低血糖症状、嗜睡、昏睡、面色苍白、出汗、震颤。

替代药物：二甲双胍、格列本脲、格列吡嗪。

参考文献：

[1] Pharmaceutical manufacturer prescribing information. 2011.

吡喹酮(PRAZIQUANTEL)

商品名: Biltricide
分　类: 驱虫药
LRC: L2 -有限数据-可能适用

吡喹酮是用于治疗血吸虫和肝吸虫感染的杀虫药物。在某项研究中,将10名哺乳期母亲分成两组,分别接受口服单次剂量 50 mg/kg 或每次口服 20 mg/kg,每日 3 次;在服药后 32 小时内,分不同时段来测定乳汁/血浆比值[1]。第一组的平均乳汁药物浓度为 0.19 mg/L,第二组的平均乳汁药物浓度为 0.198 mg/L。在整个研究期间,第一组婴儿吡喹酮的平均摄入量 27.4 μg,第二组为 25.6 μg。母亲平均血药浓度是乳汁药物浓度的 4 倍。根据这些数据分析,两组的相对婴儿剂量约为母亲用药剂量的 0.05%。这个剂量很低,不大可能对哺乳婴儿造成不良影响。

$T_{1/2}$	0.8~1.5 h,代谢物 4.5 h	M/P	0.25%
T_{max}	1~3 h	PB	80%
Oral	80%	Vd	
MW	312	pKa	
RID	0.05%~0.06%		

成人注意事项: 发热、头晕、头痛、腹痛、嗜睡和不适。

成人剂量: 每次 10~25 mg/kg,每日 2~3 次,共用药 1 天。

儿童注意事项: 目前没有经乳汁导致婴儿不良反应的报道。

婴儿监测内容:

替代药物:

参考文献:

[1] Leopold G, Ungethum W, Groll E, et al. Clinical pharmacology in normal volunteers of praziquantel, a new drug against schistosomes and cestodes. An example of a complex study covering both tolerance and pharmacokinetics. Eur J Clin Pharmacol, 1978, 14(4): 281-291.

吡硫翁锌(PYRITHIONE ZINC)

商品名:
分　类: 皮肤科用药
LRC: L3 -没有数据-可能适用

吡硫翁锌是一种抗菌及抗真菌药物，用于治疗头皮屑。动物研究表明，吡硫翁锌局部用药的全身吸收量很低，约为 1%～2%[1]。由于局部用药的全身吸收量很小，吡硫翁锌不大可能分泌进入乳汁。哺乳期母亲中尚没有足够的、控制良好的研究或病例报道。

$T_{1/2}$		M/P	
T_{max}		PB	
Oral		Vd	
MW	318	pKa	
RID			

成人注意事项：周围神经炎、对黏膜的刺激作用。若意外摄入，可出现高钠血症、心动过速、低血压、恶心、呕吐和腹泻。

成人剂量：

儿童注意事项：

婴儿监测内容：

替代药物：

参考文献：

[1] Zinc pyrithione//REPROTOX® Database [Internet database]. Greenwood Village, Colo: Thomson Reuters (Healthcare) Inc. Updated periodically. Accessed 7/1/2011.

吡罗昔康(PIROXICAM)

商品名：Candyl, Feldene, Mobilis, Pirox

分　类：非甾体抗炎药

LRC：L2-有限数据-可能适用

吡罗昔康是一种典型的非甾体抗炎药，常用于治疗关节炎。一名患者每日口服 40 mg 的吡罗昔康，服药后 2.5 小时乳汁药物浓度为 0.22 mg/L[1]。在另一项研究中，4 名哺乳期母亲长期每日口服吡罗昔康 20 mg，平均乳汁药物浓度为 78 μg/L，约为母亲血药浓度的 1%～3%[2]。婴儿摄入量约为体重标准化的母亲剂量的 3.4%。虽然吡罗昔康半衰期很长，但该研究显示哺乳期母亲可以安全使用。

$T_{1/2}$	30～86 h	M/P	0.008～0.013
T_{max}	3～5 h	PB	99.3%
Oral	完全	Vd	0.31 L/kg
MW	331	pKa	5.1
RID	3.4%～5.8%		

成人注意事项：头痛、头晕、耳鸣、消化不良、恶心、呕吐、腹痛、便秘、腹泻、胃肠道出血、厌食、肝肾功能异常、贫血、水肿。

成人剂量：每日 20 mg。

儿童注意事项：在几项研究中并未发现经乳汁摄入药物导致婴儿不良反应。

婴儿监测内容：呕吐、腹泻。

替代药物：布洛芬。

参考文献：

[1] Ostensen M. Piroxicam in human breast milk. Eur J Clin Pharmacol, 1983, 25(6): 829－830.

[2] Ostensen M, Matheson I, Laufen H. Piroxicam in breast milk after long-term treatment. Eur J Clin Pharmacol, 1988, 35(5): 567－569.

吡美莫司(PIMECROLIMUS)

商品名：Elidel
分　类：免疫调节药
LRC：L2－有限数据－可能适用

吡美莫司是一种治疗异位性皮炎的细胞因子抑制剂，为局部外用药物。作用机制尚不明确，但可以阻止多种 T 细胞的炎症细胞因子及其他细胞因子的释放。局部用药后，全身吸收的药物很少，据报道每日 2 次局部使用 1%的药膏，血药浓度低于 0.5 ng/ml[1]。目前尚无口服吸收的报道，但可能为低至中度吸收，因为有报道，每次口服 30 mg，每日 2 次，血药浓度为 54 ng/ml[2]。本品可用于 2 岁及以上的儿童。目前尚无本品经乳汁分泌的研究，但因为母亲血药浓度很低，经乳汁分泌的药物引起婴儿发生临床效应的可能性较小。但应尽量避免在乳头局部涂抹本药，因为婴儿口服吸收的剂量可能很大。

$T_{1/2}$		M/P	
T_{max}		PB	87%
Oral	中度	Vd	
MW	810	pKa	
RID			

成人注意事项：头痛、发热、呕吐、腹泻、便秘、皮肤温暖和灼热感、皮肤感染概率增高(水痘-带状疱疹病毒、单纯疱疹病毒、疱疹性湿疹)，可能导致皮肤癌。美国 FDA 发布了本品使皮肤癌和淋巴瘤发病率增高的警告。但这个警告目前是有争议的。

成人剂量：涂抹皮肤，每日 2 次。

儿童注意事项：目前没有经乳汁导致婴儿不良反应的报道。适用于 2 岁以上儿童。经乳汁分泌药物引起临床效应的可能性小。尽量避免直接在乳头或乳晕附近涂抹本药。

婴儿监测内容：

替代药物：

参考文献：

[1] Pharmaceutical manufacturer prescribing information, 2003.

[2] Harper J, Green A, Scott G, et al. First experience of topical SDZ ASM 981 in children with atopic dermatitis. Br J Dermatol, 2001, 144(4): 781-787.

吡嗪酰胺(PYRAZINAMIDE)

商品名：Pyrazinamide, Tebrazid, Zinamide

分　类：抗结核药

LRC：L3-有限数据-可能适用

吡嗪酰胺是治疗结核分枝杆菌感染的抗结核药物。某项案例报道中，一名 29 岁的哺乳期母亲接受 1 g 吡嗪酰胺[1]，在用药后 0、1、2、3、4、9 及 12 小时收集其乳汁样本，测得其乳汁中药物浓度在用药后 3 小时达到峰值，为 1.5 mg/L，母亲血药浓度在用药后 2 小时达到峰值，为 42 mg/L。依据此乳汁药物峰值浓度估计得到的相对婴儿剂量为 1.5%。

$T_{1/2}$	9~10 h	M/P	
T_{max}	2 h	PB	5%~10%
Oral	完全	Vd	0.75~1.65 L/kg
MW	123	pKa	
RID	1.5%		

成人注意事项：恶心、呕吐、厌食、肝功能异常、高尿酸血症包括痛风、凝血功能异常、血小板减少、贫血、关节痛、血管性水肿和皮疹。

成人剂量：每日 15~30 mg/kg。

儿童注意事项：目前没有经乳汁导致婴儿不良反应的报道。

婴儿监测内容：嗜睡、呕吐和体重增加。若出现临床症状(如皮肤或巩膜黄染),监测肝功能。

替代药物：

参考文献：

[1] Holdiness MR. Antituberculosis drugs and breast-feeding. Arch Intern Med, 1984, 144(9): 1888.

蓖麻油(CASTOR OIL)

商品名：Purge
分　类：轻泻药
LRC：L3 -没有数据-可能适用

蓖麻油在肠道转化为蓖麻油酸[1],该药适用于便秘及术前肠道准备。其乳汁转运尚未知。应慎用。哺乳期母亲超剂量使用可引起婴儿腹泻、失眠及震颤。

$T_{1/2}$		M/P	
T_{max}	2~3 h	PB	
Oral	未知	Vd	
MW	932	pKa	
RID			

成人注意事项：失眠、震颤、腹泻。

成人剂量：

儿童注意事项：观察婴儿有无腹泻、失眠或震颤。

婴儿监测内容：腹泻。

替代药物：

参考文献：

[1] Pharmaceutical manufacturer prescribing information, 2009.

避蚊胺(DEET)

商品名： 6 - 12 Plus, Cutter Insect Repellent, DEET, Deep Woods Off!, Diethyl-m-Toluamide, Diethyltoluamide, Muskol, Off!

分　类： 驱虫剂

LRC： L3 -没有数据-可能适用

避蚊胺作为驱虫药在全世界广泛使用[1-4]。美国环保局(EPA)估计，每年大约有 30% 的美国人使用避蚊胺。由于局部使用本品的效用时间是浓度依赖性的，避蚊胺有多种不同浓度的剂型。本品使用已超过 45 年，不良反应非常少，尽管有避蚊胺毒性的报道，但大多与身体大面积使用高浓度的避蚊胺或口服摄入有关；大多数外用毒性的病例报道并不严重；然而，有些案例局部使用本品发生了惊厥，也有口服本品致死亡的报道。

本品通常在用药 2 小时内经皮肤吸收[1]。本品是亲脂性强的药物，分布容积大(2.7~6.21 L/kg)，能长时间停留在皮肤和脂肪组织中，且缓慢释放入血后被消除。在 6 小时内，9%~56%被吸收，大部分在 4 小时内通过肝脏代谢和随尿液排泄的方式从血浆中清除。

目前尚无避蚊胺的乳汁转运的相关数据资料，但由于其亲脂性，可能有部分能转运至乳汁[3,4,5]。哺乳期母亲应避免大面积、高浓度(>30%)使用避蚊胺。暂停哺乳 4 小时或更长时间可以避免大量药物进入乳汁。但在正常使用的情况下，没有必要这样做。

哺乳期母亲应避免大面积的长期用药，应使用低浓度的产品(取决于需要提供保护的时间)。

$T_{1/2}$	2.5 h	M/P	
T_{max}	1~2 h	PB	
Oral	100%；皮肤 9%~56%	Vd	
MW	191	pKa	
RID			

成人注意事项： 失调、癫痫发作、共济失调、抑郁症、低血压、呼吸困难、过度激活、震颤、接触性皮炎、瘙痒。

成人剂量：

儿童注意事项：目前没有哺乳期用药的数据。美国儿科学会建议对 2 个月以上的儿童局部使用避蚊胺（10%～30%）[4]。

婴儿监测内容：癫痫发作、呼吸困难、震颤。

替代药物：

参考文献：

[1] Robbins PJ, Cherniack MB. Review of the biodistribution and toxicity of the insect repellent N, N-diethyl-m-toluamide (DEET). J Toxicol Environ Health, 1986, 18: 502－525.

[2] Selim S, Hartnagel R EJR, Osimitz TG, et al. Absorption, me-tabolism, and excretion of N, N-diethyl-m-toluamide: Following dermal application to human volunteers. Fundam Appl Toxicol, 1995, 25 (1): 95－100.

[3] Koren G, Matsui D, Bailey B. DEET-based insect repellents: safety implications for children and pregnant and lactation women. CMAJ, 2003, 169 (3): 209－212.

[4] American Academy of Pediatrics (AAP). 2015 Summer Safety Tips: Bug Safety. Available Online: https://www. aap. org.

[5] Katz TM, Miller JH, Hebert AA, et al. Insect repellents: historical perspectives and new devel-opments. J Am Acad Dermatol, 2008, 58: 865－871.

苄氟噻嗪（BENDROFLUMETHIAZIDE）

商品名：Aprinox, Berkozide, Centyl, Naturetin, Urizid

分　类：利尿药

LRC：L4－有限数据－有潜在危险

苄氟噻嗪是噻嗪类利尿药，有时用于抑制泌乳。在一项研究中，发现这种噻嗪类药物能够有效抑制泌乳[1]，需谨慎使用。通常不推荐哺乳期母亲使用。

$T_{1/2}$	3～3.9 h	M/P	
T_{max}	2～4 h	PB	94%
Oral	吸收完全	Vd	1.48 L/kg
MW	421	pKa	9.04
RID			

成人注意事项：头痛、头晕、眩晕、低血压、电解质异常、白细胞减少、乳汁分泌减少。

成人剂量：每日 2.5～10 mg。

儿童注意事项：没有报道，但是可能会抑制泌乳。

婴儿监测内容：观察有无体液丢失、脱水、嗜睡；监测产妇乳汁供应情况。

替代药物： 氢氯噻嗪。

参考文献：

[1] Healy M. Suppressing lactation with oral diuretics. The Lancet, 1961, 1353 - 1354.

变态反应注射剂(ALLERGY INJECTIONS)

商品名：
分　类： 其他
LRC： L3 -没有数据-可能适用

变态反应注射剂由来自植物、动物和其他物种的蛋白质和碳水化合物组成。没有报道显示其对于母乳喂养的不利影响。本品不大可能分泌至母乳中。尽管母乳喂养的婴儿不太可能产生不良反应，但仍需注意潜在的过敏反应。

成人注意事项： 过敏性瘙痒、过敏反应及其他免疫反应。

成人剂量：

儿童注意事项： 未见本品在哺乳期母亲中应用的报道。

婴儿监测内容：

替代药物：

参考文献：

表柔比星(EPIRUBICIN)

商品名： Ellence, Epi-Cell, Farmorubicina, Pharmarubicin, Rubina
分　类： 抗肿瘤药
LRC： L5 -没有数据-危险

表柔比星是一种与多柔比星类似的蒽环类药物，但其心脏毒性较多柔比星低。它可用于治疗乳腺癌、肺癌和膀胱癌。终末半衰期为 33 小时，但血浆水平远低于多柔比星[1,2]。文献中表柔比星的分布容积是可变的，如果不比多柔比星大，至少与其类似。没有关于其转运至乳汁中的数据，但很可能低于多柔比星或与其类似。建议母亲在使用本产品后至少 7~10 天内停止母乳喂养。

$T_{1/2}$	33 h	M/P	
T_{max}		PB	77%
Oral		Vd	21~27 L/kg
MW	579.95	pKa	9.53
RID			

成人注意事项： 嗜睡、脱发、发热、潮热、心律失常、黏膜炎、恶心、呕吐、腹泻、厌食、白细胞减少、中性粒细胞缺乏、血小板减少、贫血。

成人剂量：

儿童注意事项： 具有潜在危险的化疗药。

婴儿监测内容： 嗜睡、面色苍白、呕吐、腹泻、体重增加。建议使用后至少 7 至 10 天内避免母乳喂养。

替代药物：

参考文献：

[1] Grochow LB, Ames MM. A clinician's guide to chemotherapy pharmacokinetics and pharmacodynamics. 1st ed. Baltimore, MD: Williams & Wilkins, 1998.

[2] Pharmaceutical manufacturer prescribing information. 2005.

别嘌醇(ALLOPURINOL)

商品名： Alloprin, Allorin, Aluline, Lopurin, Caplenal, Capurate, Cosuric, Zygout, Zyloprim, Zyloric

分　类： 抗痛风药

LRC： L2 -有限数据-可能适用

别嘌醇是黄嘌呤氧化酶(一种参与尿酸生成的酶)的有效拮抗剂。本药用于降低尿酸水平以治疗痛风。在接受剂量为 300 mg/d 别嘌醇治疗的哺乳期母亲中,母乳中别嘌醇浓度在用药后 2 小时和 4 小时后分别为 0.9 μg/ml 和 1.4 μg/ml;其代谢物羟基嘌醇的浓度分别为 53.7 μg/ml 和 48.0 μg/ml[1]。别嘌醇的乳汁/血浆比为 0.9~1.4,羟基嘌醇为 3.9。婴儿每日从母乳中可以获得约 0.14~0.2 mg/kg 别嘌醇和 7.2~8 mg/kg 羟基嘌醇。哺乳期母亲经别嘌醇治疗 6 周后,未观察到婴儿中出现不良反应。

$T_{1/2}$	1~3 h	M/P	0.9~1.4
T_{max}	2~6 h	PB	0
Oral	90%	Vd	1.6 L/kg
MW	136	pKa	9.4
RID	4.9%		

成人注意事项： 腹泻、恶心、肝功能异常、皮疹。

成人剂量： 每次 100~400 mg,每日 2 次。

儿童注意事项： 一例婴儿治疗 6 周后未出现不良反应。

婴儿监测内容： 呕吐、腹泻。

替代药物：

参考文献：

[1] Kamilli I, Gresser U. Allopurinol and oxypurinol in human breast milk. The Clinical investigator, 1993, 71(2): 161 - 164.

丙吡胺(DISOPYRAMIDE)

商品名：Isomide, Napamide, Norpace, Rythmodan
分　类：抗心律失常药
LRC：L2 -有限数据-可能适用

丙吡胺同奎尼丁和普鲁卡因胺相似，用于治疗心律失常。有少量药物可分泌进入乳汁。一位哺乳期母亲每次服用该药 450 mg，每 8 小时 1 次，连续用药 2 周后，丙吡胺的乳汁/血浆比值约为 1.06，且其活性代谢产物的乳汁/血浆比值为 6.24[1]。尽管乳汁中丙吡胺浓度为 2.6～4.4 mg/L，其代谢产物的浓度为 9.6～12.3 mg/L，但在婴儿血浆中无论是丙吡胺还是其代谢产物均无法测得。收集婴儿 8 小时的尿液检测，丙吡胺的浓度为 3.3 mg/L。药物浓度水平太低，不会对婴儿产生影响。也未见不良反应的报道。

在另一项研究中，一位母亲每次服用 100 mg、每日 5 次后，母体中血药浓度为 10.3 μmol/L，乳汁中药物浓度为 4.0 μmol/L，药物在乳汁/血浆的比值为 0.4[2]。按照该浓度推算，一个婴儿每日进食 1 L 母乳，摄入的丙吡胺量仅为 1.5 mg。乳汁中药物浓度在用药后 6～8 小时最低。

$T_{1/2}$	8.3～11.65 h	M/P	0.4～1.06
T_{max}	2.3 h	PB	50%
Oral	60%～83%	Vd	0.6～1.3 L/kg
MW	339	pKa	8.4
RID	3.4		

成人注意事项：口干、便秘、水肿、低血压、恶心、呕吐、腹泻。

成人剂量：每次 150 mg，每 6 小时 1 次。

儿童注意事项：无报道。

婴儿监测内容：困倦、嗜睡、脸色苍白、心律失常、心力衰竭、食欲不振、体重增加。

替代药物：

参考文献：

[1] MacKintosh D, Buchanan N. Excretion of disopyramide in human breast milk. Br

J Clin Pharmacol, 1985, 19(6): 856－857.
[2] Ellsworth AJ, Horn JR, Raisys VA, et al. Disopyramide and N-monodesalkyl disopyramide in serum and breast milk. DICP, 1989, 23(1): 56－57.

丙泊酚(PROPOFOL)

商品名: Diprivan
分　类: 镇静催眠药
LRC: L2－有限数据－可能适用

丙泊酚是一种静脉注射的镇静催眠药,用于诱导和维持麻醉。在各种儿科麻醉中的应用特别普遍。虽然终末半衰期比较长,但可以迅速地从血液中分布到周围组织(如脂肪组织),故麻醉作用时间很短,约 3～10 分钟。虽然本品具有极强的脂溶性,但乳汁中的浓度非常低。

某项研究中,4 名妇女接受丙泊酚连续静脉输注 2.5 mg/kg,在诱导期 4 小时后乳汁药物浓度范围仅为 0.04～0.24 mg/L[1]。在一些患者中以 5 mg/(kg·h)连续输注丙泊酚后,在产后 4 小时的乳汁样本药物浓度范围为 0.04～0.74 mg/L;在产后 24 小时收集的第二个乳汁样本药物浓度仅为 4 小时乳汁样本浓度的 6%。Schmitt 也曾有类似的研究结果,他发现,用药后 4～8 小时收集的初乳样本的药物浓度为 0.12～0.97 mg/L[2]。

在另一项研究中,5 名妇女接受咪达唑仑术前用药以及丙泊酚、芬太尼诱导麻醉,在丙泊酚用药后 5、7、9、11 及 24 小时收集乳汁样本[3]。这些妇女平均为产后 11 周,每日产生约 325 ml 乳汁。24 小时乳汁中回收的丙泊酚药量的中位数为 26 μg,约为母亲用药剂量中位数(180 mg)的 0.015%。以体重为标准换算的婴儿剂量为 5.2 μg/kg(1.5～29.6 μg/kg)。在这项研究中,婴儿均未进行母乳喂养。

在一篇已发表的文章中,4 名接受手术的妇女使用丙泊酚和瑞芬太尼诱导麻醉,瑞芬太尼和氙气维持麻醉,2 名妇女分别在用药后 90 分钟及 300 分钟收集了乳汁样本[4]。本研究的妇女从新生儿到婴儿 5 个月龄时均进行母乳喂养,并在手术结束后 90 分钟到 5 小时恢复了母乳喂养(复苏后即可进食和出院)。所有婴儿在第一次恢复哺乳期间,未发现嗜睡症状的发生。第 3 例妇女接受 350 mg 丙泊酚静脉注射,在 300 分钟时其乳汁中药物浓度为 19.57 μg/150 ml。第 4 例妇女接受 443 mg 丙泊酚静脉注射,在 90 分钟和 300 分钟其乳汁中药物浓度分别为 417 μg/150 ml 和 126 μg/150 ml。

这些数据表明只有极少量的丙泊酚转运至乳汁[1-4]。尚无本品口服吸收的数据。本品可在新生儿体内迅速清除。

$T_{1/2}$	1~3 d	M/P	
T_{max}	即刻(IV)	PB	99%
Oral		Vd	60 L/kg
MW	178	pKa	11
RID	4.44%		

成人注意事项：镇静、激动、谵妄、高血压或低血压、心律失常、呼吸暂停、高甘油三酯血症、电解质异常及丙泊酚相关输注综合征。

成人剂量：3~6 mg/(kg·h)，维持麻醉。

儿童注意事项：目前没有经乳汁导致婴儿不良反应的报道。

婴儿监测内容：镇静、呼吸速度减慢、难醒喂养/喂养困难。

替代药物：咪达唑仑。

参考文献：

[1] Dailland P, Cockshott ID, Lirzin JD, et al. Intravenous propofol during cesarean section: placental transfer, concentrations in breast milk, and neonatal effects. A preliminary study. Anesthesiology, 1989, 71(6): 827-834.

[2] Schmitt JP, Schwoerer D, Diemunsch P, et al. [Passage of propofol in the colostrum. Preliminary data]. Ann Fr Anesth Reanim, 1987, 6(4): 267-268.

[3] Nitsun M, Szokol JW, Saleh HJ, et al. Pharmacokinetics of midazolam, propofol, and fentanyl transfer to human breast milk. Clin Pharmacol Ther, 2006, 79(6): 549-557.

[4] Stuttmann R, Schafer C, Hilbert P, et al. The breast feeding mother and xenon anaesthesia: four case reports. Breast feeding and xenon anaesthesia. BMC Anesthesiology, 2010, 10: 1-5.

丙磺舒(PROBENECID)

商品名：Apurina, Benecid, Benemid, Probanalan, Proben, Uricosid
分　类：其他
LRC：L2-有限数据-可能适用

丙磺舒是一种促尿酸排泄药物，它通过抑制肾近曲小管尿酸的重吸收而促进尿酸的排泄。因此，它可以显著降低血尿酸水平。丙磺舒也可以抑制各种青霉素类和头孢菌素类药物的消除，从而延长药物的消除半衰期。

在一个案例报道中，1 名母亲服用头孢氨苄 500 mg，每日 4 次，并同时服用丙磺舒 500 mg，每日 4 次(延长头孢氨苄半衰期)，婴儿出现了胃肠道不良反应[1]。值得注意的是，母亲接受头孢噻吩静脉注射，婴儿出现了严重腹泻伴绿色稀状大便、不适和哭闹。当母亲转换为口服头孢氨苄+丙磺舒时，这些症状仍持续,婴儿没有脱水迹象;然而,在第 13 天,婴儿开始补充羊配方奶作为15%的每日乳汁摄入量。到了第 20 天,症状基本消失。丙磺舒的平均乳汁药物浓度为 964 μg/L,这相当于 0.7%的相对婴儿剂量。

$T_{1/2}$	6~12 h	M/P	0.03
T_{max}	2~4 h	PB	75%~95%
Oral	完全	Vd	
MW	285	pKa	
RID	0.7%		

成人注意事项:头痛、头晕、肝坏死、呕吐、恶心、厌食和牙龈疼痛。肾病综合征患者可能发生尿酸结石、肾绞痛和尿频。过敏反应、发热、荨麻疹、瘙痒、再生障碍性贫血、白细胞减少、中性粒细胞缺乏和血小板减少已有报道。

成人剂量:每次 500 mg,每日 4 次或更少。

儿童注意事项:虽然乳汁中药物浓度相当低,但丙磺舒可显著影响多数药物的肾脏排泄。因此,当与其他药物联合使用时,婴儿可能发生其他药物因半衰期改变而带来的并发症。

婴儿监测内容:呕吐、腹泻和进食差。

替代药物:

参考文献:

[1] Ilett KF, Hackett LP, Ingle B, et al. Transfer of probenecid and cephalexin into breast milk. Ann Pharmacother, 2006, 40(5): 986-989.

丙硫氧嘧啶(PROPYLTHIOURACIL)

商品名: PTU, Propyl-Thyracil
分　类: 抗甲状腺药
LRC: L2-有限数据-可能适用

丙硫氧嘧啶减少甲状腺合成和分泌甲状腺素。只有很少量分泌到乳汁中,现有的资料显示婴儿吸收的量非常低以至于不会产生不良反应[1]。在一项研究中,9 名患者服用丙硫氧嘧啶 400 mg,平均血浆和乳汁药物浓度分别为 7.7 mg/L 和 0.7 mg/L[2]。婴儿甲状腺功能没有改变。对于哺乳期母亲来说 PTU 是最好的抗甲状腺药物。在治疗期间应密切监测婴儿的甲状腺功能(T4,TSH)。

$T_{1/2}$	1.5~5 h	M/P	0.1
T_{max}	1 h	PB	80%~95%
Oral	50%~95%	Vd	0.87 L/kg
MW	170	pKa	8.09
RID	1.8%		

成人注意事项：甲状腺功能减退、肝毒性、再生障碍性贫血、贫血。

成人剂量：每次 100 mg，每日 3 次。

儿童注意事项：没有相关报道。

婴儿监测内容：甲状腺功能减退症状。若出现临床症状，应监测甲状腺功能。

替代药物：

参考文献：

[1] Cooper DS. Antithyroid drugs：to breast-feed or not to breast-feed. Am J Obstet Gynecol，1987，157(2)：234-235.

[2] Kampmann JP，Johansen K，Hansen JM，et al. Propylthiouracil in human milk. Revision of a dogma. Lancet，1980，1(8171)：736-737.

丙氯拉嗪(PROCHLORPERAZINE)

商品名：Buccastem，Compazine，Nu-Prochlor，Prorazin，Stemetil
分　类：镇吐药
LRC：L3-没有数据-可能适用

丙氯拉嗪是一种吩噻嗪类药物，主要作为镇吐药，用于成人和儿科患者[1]。目前尚无本品转运至乳汁的数据，但其他吩噻嗪类药物可少量分泌进入乳汁。由于婴儿对这类化合物极度敏感，笔者建议对较小的婴儿应尤其慎用。另外，本品可导致催乳素水平升高[2]。故推荐选用其他具有更多哺乳期安全性数据的替代药物来治疗母亲疾病，如茶苯海明、甲氧氯普胺。

$T_{1/2}$	6~10 h(单次剂量) 14~22 h(多次剂量)	M/P	
T_{max}	4~8 h	PB	90%
Oral	12.5%	Vd	20~22.1 L/kg
MW	374	pKa	
RID			

成人注意事项：镇静、眩晕、痉挛、癫痫发作、低血压、心律失常、口干、呕吐、便

秘、食欲增加、肝功能异常、白细胞减少、血小板减少、锥体外系反应和体重增加。

成人剂量：每次 5~10 mg，每日 3~4 次。

儿童注意事项：目前没有经乳汁导致婴儿不良反应的报道，但应慎用。

婴儿监测内容：镇静或烦躁、呼吸暂停、难醒喂养/喂养困难、口干、体重增加和锥体外系反应。

替代药物：茶苯海明、甲氧氯普胺。

参考文献：

[1] Drug Facts and Comparisons 1995 ed. ed. St. Louis, 1995.

[2] McEvoy GE. AFHS Drug Information. New York：NY, 2003.

丙咪嗪(IMIPRAMINE)

商品名：Impril, Melipramin, Tofranil
分　类：抗抑郁药，三环类
LRC：L2 -有限数据-可能适用

丙咪嗪是一种经典的三环抗抑郁药。丙咪嗪被代谢为活性代谢物地昔帕明。母乳药物浓度接近母体浓度。一位患者每日睡前接受服用 200 mg 丙咪嗪，服药后 1、9、10 和 23 小时的乳汁浓度分别为 29 μg/L、24 μg/L、12 μg/L 和 18 μg/L[1]。然而，在本研究中，母亲的用药剂量不在治疗治疗范围。在另一项研究中，4 名妇女每日接受 75~150 mg 的丙咪嗪，前段乳汁中丙咪嗪加地昔帕明的浓度范围为 34~408 μg/L，后段乳汁中的浓度为 48~622 μg/L[2]。在几名接受母乳喂养的婴儿中，丙咪嗪加地昔帕明的浓度范围为 0. 6 μg/L(母体剂量=75 mg/d)~5. 5 μg/L(母体剂量=100 mg/d)[3]。6~12 岁的儿童的血浆药物治疗浓度为 200~225 μg/L。

母乳中的丙咪嗪浓度较低，因此可能与母乳喂养相容。

$T_{1/2}$	8~16 h	M/P	0. 5~1. 5
T_{max}	1~2 h	PB	90%
Oral	90%	Vd	20~40 L/kg
MW	280	pKa	9. 5
RID	0. 1%~4. 4%		

成人注意事项：镇静、激动、精神错乱、失眠、低血压、心律失常、口干、呕吐、腹泻或便秘、厌食、肝功能异常、尿潴留。

成人剂量：每日 75~100 mg。

儿童注意事项：没有相关报道。

婴儿监测内容：镇静或烦躁、口干、难醒喂养/喂养困难、便秘、尿潴留、体重增加。

替代药物：阿莫沙平。

参考文献：

[1] Sovner R, Orsulak PJ. Excretion of imipramine and desipramine in human breast milk. Am J Psychiatry, 1979, 136(4A): 451-452.

[2] Yoshida K, Smith B, Kumar R. Psychotropic drugs in mothers' milk: a comprehensive review of assay methods, pharmacokinetics and of safety of breast-feeding. J Psychopharmacol, 1999, 13(1): 64-80. Review.

[3] Yoshida K, Smith B, Craggs M, et al. Investigation of pharmacokinetics and possible adverse effects in infants exposed to tricyclic antidepressants in breast-milk. J Affective Disord, 1997, 43: 225-237.

丙戊酸(VALPROIC ACID)

商 品 名： Convulex, Depacon, Depakene, Depakote, Deproic, Epilim, Stavzor, Valpro, Divalproex

分　类：抗惊厥药

LRC： L4-没有数据-有潜在危险

丙戊酸是抗惊厥的常用药物，常用于癫痫大发作、癫痫小发作、肌阵挛、颞叶发作，以及躁狂症的治疗。在一项16位接受300~2 400 mg/d的患者的研究中，丙戊酸浓度波动于0.4~3.9 mg/L(平均1.9 mg/L)[1]。乳汁/血浆比值平均为0.05。而在另外一项研究，接受每日2次，每次250 mg的一位母亲，乳汁浓度波动在0.18~0.47 mg/L。乳汁/血浆比波动在0.01~0.02[2]。

有2项哺乳期间使用丙戊酸的母亲个案报道[3]。一位母亲口服750 mg/d，她的婴儿血浆浓度为4 μg/ml，另外一位母亲口服每日2次，每次250 mg的丙戊酸，她的婴儿的血浆药物浓度为1 μg/ml。两个婴儿的血细胞计数和肝功能检查完全正常。随访18个月，第一个婴儿发育正常；随访12个月，第二个婴儿发育正常。

从妊娠到产后随访4位母亲，她们为控制癫痫发作而每日口服1 200~1 500 mg丙戊酸钠[4]。丙戊酸在乳汁中的浓度为母亲药物剂量的5%~10%(乳汁浓度大约为6 mg/L)，接受哺乳的婴儿未发现不良反应。

另外有2例母亲使用丙戊酸钠控制癫痫发作的研究。其中一个母亲每日口服1 000 mg丙戊酸钠，收集产后第6、7和17天的乳汁样本，她们乳汁的药物浓度分别为3 μg/ml、2.3 μg/ml和1.4 μg/ml。母亲的药物浓度在产后第118天为104 μg/ml[5]。另外一个案例中，母亲每日口服1 400 mg丙戊酸钠，在第 1、3、15、29 和 43 天收集乳汁样本，乳汁药物浓度分别为 2 μg/ml、1. 4 μg/ml、3. 5 μg/ml、2. 3 μg/ml 和 2. 8 μg/ml。在产后第 43 天，该母亲的药物浓度为 108 μg/ml。

Alexander 报道，予以高达 1 600 mg/d 的大剂量，乳汁药物浓度为 5. 1 mg/L[6]。在一项对 6 位接受 9. 5～31 mg/(kg · d)丙戊酸钠的母亲的研究中，乳汁药物浓度平均为 1. 4 mg/L，而血浆药物浓度平均为 45. 1 mg/L[7]。平均乳汁/血浆比率为 0. 027。

另外有一个报道，6 组母婴暴露于双丙戊酸钠(丙戊酸)[8]。其中 5 位母亲在生产后 24 小时内接受治疗，她们接受的治疗需要浓度调整到 50～100 μg/ml(剂量在 750～1 000 mg/d)。首次治疗开始后 4 周(婴儿周龄 4～19 周)，母亲和婴儿血浆药物浓度降低，母亲为 56. 2～79 μg/ml(其中一位患者浓度 39. 4 μg/ml，低于治疗剂量)，婴儿的血药浓度为 0. 7～1. 5 μg/ml。这些数据证明，婴儿获得母亲药物浓度的 0. 9%～2. 3%，乳汁药物暴露较低。

尽管大多数作者认同婴儿通过乳汁摄入的丙戊酸剂量较低，哺乳似乎是安全的，但仍有 1 个婴儿出现血小板减少性紫癜，可能为丙戊酸引起；然而，病毒性疾病也不能排除[9]。因此，临床允许的情况下，应监测婴儿肝功能和血小板改变。

一项发布于 2013 年的挪威的研究，评估了抗癫痫药物经乳汁进入婴儿体内产生不良反应，同时这些婴儿在宫内同样接受药物暴露[10]。该研究运用经验证的筛查工具评估了由母亲报告的她们孩子在 6、18 和 36 月龄的行为、运动、社交和语言能力。婴儿的母亲怀孕期间使用抗癫痫药物，在 6 月龄时婴儿精细动作能力损伤风险升高，对比对照组具有显著性差异。而且，婴儿暴露于多种抗癫痫药也提高了他们精细运动能力和社交能力受损的风险，对比对照组具有显著性差异。研究注意到，在前 6 个月持续哺乳证实了各个发育指标受损风险有改善的趋势。

同时，研究证实，对比那些停止哺乳和哺乳少于 6 个月的孩子，怀孕时接受抗癫痫药物的母亲持续哺乳(持续超过 6 个月，每日哺乳)的孩子在第 6 个月和第 18 个月发育延迟风险降低。而在第 18 个月，药物暴露组的孩子发育延迟风险提高；早期停止哺乳的孩子风险最高。在药物暴露组中，这种损害引起的自闭症在统计学上具有显著性差异，停止哺乳的母亲孩子发病率为 22. 4%，而长期接受哺乳的为 8. 7%。到第 36 个月，即使在产后一年进行哺乳，产前的抗癫痫药物的暴露与发育受损如自闭症、句子表达减少和攻击行为相关。作者得出结论，应该鼓励服用抗癫痫药物的母亲进行哺乳。但是，不推荐使用丙戊酸，因为有其他一些不存在这些神经系统不良反应的抗癫痫药物。

2014 年的一项前瞻性观察研究探讨宫内和哺乳期暴露于抗癫痫药物的婴儿的远期的神经发育情况[11]。这项研究包含使用卡马西平、拉莫三嗪、苯妥英或丙戊酸作为单药治疗癫痫。这项研究中，42.9%的婴儿最少哺乳了 7.2 个月。那些孕期暴露于丙戊酸的孩子在 6 岁时的 IQ 更低（低 7~13 IQ 值）。同时此项研究注意到了高剂量的药物（特别是丙戊酸）与更低的 IQ 分值相关。如果母亲的 IQ 值更高或怀孕前后时间段使用叶酸以及孩子为母乳喂养，那么这些孩子的 IQ 分值更高（高 4 分）。同时，研究发现接受母乳喂养的孩子的语言能力更强。尽管这项研究受到诸多限制（例如样本量小，随访困难），但它仍给 6 岁以内母乳喂养的获益并不比母亲药物治疗风险更大提供了证据。

$T_{1/2}$	14 h	M/P	0.42
T_{max}	1~4 h	PB	94%
Oral	吸收完全	Vd	0.1~0.4 L/kg
MW	144	pKa	4.8
RID	0.99%~5.6%		

成人注意事项： 镇静、血小板减少、震颤、恶心、腹泻、肝毒性。

成人剂量： 每日 10~30 mg/kg。

儿童注意事项： 研究报道 1 位婴儿出现了血小板减少性紫癜，但这个案例中无法除外是病毒性感染导致[9]。

婴儿监测内容： 镇静或烦躁、难醒喂养/喂养困难、体重增加。根据临床表现，一些婴儿可能需要监测肝酶和血小板。

替代药物：

参考文献：

[1] von Unruh GE, Froescher W, Hoffmann F, et al. Valproic acid in breast milk: how much is really there? Ther Drug Monit, 1984, 6(3): 272-276.

[2] Dickinson RG, Harland RC, Lynn RK, et al. Transmission of valproic acid (Depakene) across the placenta: half-life of the drug in mother and baby. J Pediatr, 1979, 94(5): 832-835.

[3] Wisner K, Perel J. Serum levels of valproate and carbamazepine in breastfeeding mother-infant pairs. J Clin Psychopharmacol, 1998, 18: 167-169.

[4] Philbert A, Pedersen B, Dam M. Concentration of valproate during pregnancy, in the newborn and in breast milk. Acta Neurol Scand, 1985, 72: 460-463.

[5] Tsuru N, Maeda T, Tsuruoka M. Three cases of delivery under sodium valproate-placental transfer, milk transfer and probable teratogenicity of sodium valproate. Jpn J Psychiatr Neurol, 1988, 42: 89-96.

[6] Alexander FW. Sodium valproate and pregnancy. Arch Dis Child, 1979, 54(3): 240.

[7] Nau H, Rating D, Koch S, et al. Valproic acid and its metabolites: placental transfer, neonatal pharmacokinetics, transfer via mother's milk and clinical status in neonates of epileptic mothers. J Pharmacol Exp Ther, 1981, 219(3): 768-777.

[8] Piontek CM, Baab S, Peindl KS, et al. Serum valproate levels in 6 breastfeeding motherinfant pairs. J Clin Psychiatry, 2000, 61(3): 170-172.

[9] Stahl MM, Neiderud J, Vinge E. Thrombocytopenic purpura in a breast-fed infant whose mother was treated with valproic acid. J Pediatr, 1997, 130(6): 1001-1003.

[10] Veiby G, Engelsen BA, Gilhus NE. Early child development and exposure to antiepileptic drugs prenatally and through breastfeeding A prospective cohort study on children of women with epilepsy. JAMA Neurol, 2013: E1-E8.

[11] Meador KJ, Baker GA, Browning N, et al. Breastfeeding in children of women taking antiepileptic drugs cognitive outcomes at age 6. JAMA Pediatr, 2014, 168(8): 729-736.

丙型肝炎(HEPATITIS C INFECTION)

商品名: HCV, Hepatitis C Infection
分　类: 感染性疾病
LRC: L3-没有数据-可能适用

丙型肝炎病毒(HCV)是一种RNA病毒,归属黄病毒科[1]。主要的传播方式是通过暴露于HCV污染的血液或血液制品的非肠道途径传播。除此之外,性传播方式虽然罕见,但也被报道过。感染者通常包括非法静脉吸毒者和有多个性伴侣的人。实际上,慢性丙型肝炎病毒感染者有75%都是吸毒者[1]。一小部分感染者还包括卫生保健专业人员、血友病患者和需要血液透析的人。此外,那些在1992年以前接受血液和/或血液制品的人患该病的风险也较高。虽然会出现母婴传播,但发生率很低(5%~6%)[1-3]。急性感染的症状是厌食、恶心、乏力、黄疸。大多数感染者成为慢性无症状携带者。

在一项包括17例HCV阳性母亲的研究中,有11名母亲的乳汁中有HCV抗体,但是没有一名产后母亲的乳汁中有HCV-RNA,表明存在于乳汁中的并不是病毒本身[4]。然而,在随后的研究中,虽然在初乳和乳汁中检测到了HCV-RNA和抗HCV抗体,母乳喂养的婴儿并没有比人工喂养的婴儿有更高的HCV感染风险[1,5-10]。目前其他的一些研究尚无经母乳传播HCV的证据[11,12]。现有的数据似乎表明,那些HIV感染者和HCV-RNA滴度升高的母亲垂直传播丙型肝炎病毒的风险较高。在这样的情况下,目前通过母乳传播HCV的危险还是未知数。在一项研究中,虽然HIV感染者的丙型肝炎病毒传播率明显要高(21%)[13]。应告知感染 HCV 的妇女,理论上 HCV 可能会通过母乳传播,但尚无相关文献[1,14]。

疾病控制中心(CDC)并不认为母亲的慢性丙肝感染是母乳喂养的禁忌证。是否母乳喂养应主要基于母亲与其保健提供者的知情讨论来决定。鉴于母乳喂养有潜在获益,HCV 感染的母亲可以继续哺乳。但是,HCV 阳性的母亲乳头破裂或出血,哺乳应谨慎,或者放弃哺乳[1,15]。

成人注意事项:肝硬化与肝癌。

成人剂量:

儿童注意事项:

婴儿监测内容:

替代药物:

参考文献:

[1] AAP CoID. Hepatitis C//Pickering LK, Kimberlin DW, Long SS. Red Book: 2009 Report of the Committee on Infectious Diseases. 28th ed. Elk Grove Village. IL: American Academy of Pediatrics, 2009: 362.

[2] Nagata I, Shiraki K. Mother to infant transmission of hepatitis C virus. J Pediatrics, 1992, 120: 432-434.

[3] Shiraki K, Ohto H, Inaba N, et al. Guidelines for care of pregnant women carrying hepatitis C virus and their infants. Pediatr Int, 2008, 50(1): 138-140.

[4] Grayson ML, Braniff KM, Bowden DS. Breastfeeding and the risk of vertical transmission of hepatitis C virus. Med J Aust, 1995, 163(2): 107.

[5] Airoldi J, Berghella V. Hepatitis C and pregnancy. Obstet Gynecol Surv, 2006, 61(10): 666-672.

[6] Powell M, Bailey J, Maggio LA. Clinical inquiries. How should you manage children born to hepatitis C-positive women? J Fam Pract, 2010, 59(5): 289-290.

[7] Bhola K, McGuire W. Does avoidance of breast feeding reduce mother-to-infant transmission of hepatitis C virus infection? Arch Dis Child, 2007, 92(4): 365-366.

[8] Polywka S, Schroter M, Feucht HH, et al. Low risk of vertical transmission of hepatitis C virus by breast milk. Clin Infect Dis, 1999, 29(5): 1327-1329.

[9] Ruiz-Extremera A, Salmeron J, Torres C, et al. Follow-up of transmission of hepatitis C to babies of human immunodefiiency virus-negative women: the role of breast-feeding in transmission. Pediatr Infect Dis J, 2000, 19(6): 511-516.

[10] Kumar RM, Shahul S. Role of breast-feeding in transmission of hepatitis Cvirus to infants of HCV-infected mothers. J Hepatol, 1998, 29(2): 191-197.

[11] Lin HH, Kao JH, Hsu HY, et al. Absence of infection in breast-fed infants born to hepatitis C virus-infected mothers. J Pediatr, 1995, 126(4): 589-591.

[12] Zanetti. Mother to infant transmission of hepatitis C virus. Lancet, 1995, 345 (8945): 289-291.

[13] Paccagnini S, Principi N, Massironi E, et al. Perinatal transmission and

manifestation of hepatitis C virus infection in a high risk population. Pediatr Infect Dis J, 1995, 14(3): 195 - 199.

[14] Lawrence RA. Breastfeeding: A guide for the medical profession. St. Louis: Mosby Publishers, 1994.

[15] Mast EE. Mother-to-infant hepatitis C virus transmission and breastfeeding. Adv Exp Med Biol, 2004, 554: 211 - 216.

丙氧芬(PROPOXYPHENE)

商品名: Capadex, Darvocet N, Darvon, Darvon-N, Dextropropoxyphene, DiGesic, Doloxene, Paradex, Propacet

分 类: 镇痛药

LRC: L2 -有限数据-可能适用

丙氧芬是一种平和的麻醉性镇痛药,药效与阿司匹林类似。仅有极少量药物进入乳汁,婴儿每日摄入的总量不到 1 mg[1]。丙氧芬在体内经过代谢转变成去甲丙氧芬,后者对 CNS 的作用更弱。成人半衰期丙氧芬为 6~12 小时,去甲丙氧芬为 30~36 小时。丙氧芬的平均乳汁/血浆比值为 0.417,而去甲丙氧芬为 0.382[2]。

婴儿猝死综合征研究所回顾了 1984~1985 年期间在婴儿生命的第一周(0.5~7 天)内所有出现无法解释的呼吸暂停、心动过缓和/或发绀的婴儿案例[3]。数据显示,阿片类药物可能是其中一个影响因素,因 12 名婴儿中有 10 名暴露于阿片类药物,并且大多数这些婴儿的母亲阿片类药物剂量要比对照组高。在这次回顾分析中,6 名母亲使用可待因,4 名使用丙氧芬,4 名使用肌内注射哌替啶。

此外,某项案例报道记录了一名产后妇女每日接受右丙氧芬胶囊 6 粒,共 10 天[4]。在第 7 天时,她的婴儿出现了嗜睡、进食困难;在第 10 天时,她的婴儿仍未恢复到出生体重。此时,婴儿开始了配方奶喂养,7 天后母亲产乳困难,停止了母乳喂养。基于母亲和婴儿头发样本的分析,该案例报道的作者认为这些不良反应的发生与镇痛药物使用有关。婴儿头发样本中含有 330 pg/mg 右丙氧芬和 430 pg/mg 去甲丙氧芬。

$T_{1/2}$	6~12 h	M/P	0.41
T_{max}	2 h	PB	80%
Oral	完全	Vd	12~26 L/kg
MW	339	pKa	6.3
RID			

成人注意事项： 镇静、激动、癫痫发作、呼吸抑制、恶心、肝毒性、贫血及戒断综合征。

成人剂量： 每次 65 mg，根据需要每 4 小时 1 次。

儿童注意事项： 多个案例显示呼吸暂停、心动过缓及发绀与该药物相关，其中 1 例出现了嗜睡、低声调和喂食困难[3,4]。

婴儿监测内容： 镇静、呼吸速率减慢、面色苍白、喂食困难和适当的体重增加。

替代药物： 布洛芬、对乙酰氨基酚。

参考文献：

[1] Catz CS, Giacoia GP. Drugs and breast milk. Pediatr Clin North Am, 1972, 19(1): 151-166.

[2] Kunka RL, Venkataramanan R, Stern RM, et al. Excretion of propoxyphene and norpropoxyphene in breast milk. Clin Pharmacl Ther, 1984, 35(5): 675-680.

[3] Naumburg EG, Meny RG. Breast Milk Opioids and Neonatal Apnea. The Pediatric Forum, 1998, 142: 11-12.

[4] Rigourd V, Amirouche A, Tasseau A, et al. Retrospective diagnosis of an adverse drug reaction in a breastfed neonate: liquid chromatography- tandem mass spectrometry quantification of dextropropoxyphene and norpropoxyphene in newborn and maternal hair. Journal of Analytical Toxicology, 2008, 32: 787-789.

波普瑞韦(BOCEPREVIR)

商品名： Victrelis
分　类： 抗病毒药
LRC： L4-有限数据-有潜在危险

波普瑞韦是用于治疗慢性丙型肝炎病毒(HCV)的抗病毒药物，通过抑制感染细胞中的丙型肝炎病毒复制发挥疗效。通常和利巴韦林、干扰素 α 联合使用。尚没有本品用于哺乳期母亲的研究。在一项动物研究中，母乳喂养的幼犬体内的波普瑞韦及其代谢物血清峰浓度约为母犬血清药物浓度的 1%[1]。尽管数据显示动物乳汁中的药量有限，但由于它与利巴韦林联合使用，哺乳期母亲使用本品治疗丙型肝炎时对母乳喂养是有影响的，因为母乳喂养的婴儿体内可蓄积高浓度的利巴韦林(见利巴韦林)。

$T_{1/2}$	3.4 h	M/P	
T_{max}	2 h	PB	75%
Oral	65%	Vd	11 L/kg
MW	520	pKa	
RID			

成人注意事项：疲劳、失眠、畏寒、贫血、中性粒细胞缺乏、血小板减少、恶心、呕吐、头痛、味觉异常、口干、关节痛、血栓栓塞事件。

成人剂量：每次 800 mg，每日 3 次。

儿童注意事项：

婴儿监测内容：不推荐哺乳期长期使用。

替代药物：

参考文献：

[1] Pharmaceutical manufacturer prescribing information. 2011.

波生坦（BOSENTAN）

商品名：Tracleer
分　类：降血压药
LRC：L4 -没有数据-有潜在危险

波生坦用于治疗肺动脉高压，其作用机制是阻断血管内皮及平滑肌上的内皮素受体，从而降低血管阻力[1]。尚无研究证实该药是否转运至乳汁，但其蛋白结合率高达 98%，分子量大，吸收后体液中仅有少量游离药物，因此，可以判断转运至乳汁的量极少。但是，该药口服生物利用度只有 50%，肝毒性发生率高，因此，在获得可靠的乳汁转运数据之前，应慎用于哺乳期母亲。

$T_{1/2}$	5 h	M/P	
T_{max}	3～5 h	PB	98%
Oral	50%	Vd	0. 26 L/kg
MW	569	pKa	5. 8
RID			

成人注意事项：头痛、低血压、心悸、颜面潮红、肝功能异常、贫血、下肢水肿。

成人剂量：每次 125 mg，每日 2 次。

儿童注意事项：目前没有经乳汁导致婴儿不良反应的报道。体重超过 10 kg 的儿童可使用本品治疗肺动脉高压。

婴儿监测内容：嗜睡、疲倦、面色苍白、喂养不良及体重增加。

替代药物：

参考文献：

[1] Pharmaceutical manufacturer prescribing information. 2009.

伯氨喹(PRIMAQUINE)

商品名： Primacin
分　类： 抗疟疾药
LRC： L3 -没有数据-可能适用

伯氨喹是典型的抗疟疾药物，主要作为从疟疾疫区回来人群的预防用药，防止间日疟原虫或卵形疟原虫复发。儿童剂量为每日 0.3 mg/kg，共服 14 天[1,2,3]。目前尚无关于本品转运至乳汁的数据。母亲血药浓度相当低，仅 53~107 ng/ml，提示乳汁中的药物浓度也很低。应避免在 G6PD 婴儿的母亲中使用。

$T_{1/2}$	4~7 h	M/P	
T_{max}	1~2 h	PB	
Oral	96%	Vd	
MW	259	pKa	
RID			

成人注意事项： 头痛、视力减退、心律失常、呕吐、腹泻、粒细胞缺乏、贫血、白细胞减少、白细胞增多、高铁血红蛋白血症、瘙痒。

成人剂量： 每日 15 mg。

儿童注意事项： 目前没有经乳汁导致婴儿不良反应的报道。

婴儿监测内容： 呕吐、腹泻。长期药物暴露应监测视力。

替代药物：

参考文献：

[1] Mihaly GW, Ward SA, Edwards G, et al. Pharmacokinetics of primaquine in man: identification of the carboxylic acid derivative as a major plasma metabolite. Br J Clin Pharmacol, 1984, 17(4): 441-446.

[2] Mihaly GW, Ward SA, Edwards G, et al. Pharmacokinetics of primaquine in man. I. Studies of the absolute bioavailability and effects of dose size. Br J Clin Pharmacol, 1985, 19(6): 745-750.

[3] Bhatia SC, Saraph YS, Revankar SN, et al. Pharmacokinetics of primaquine in patients with P. vivax malaria. Eur J Clin Pharmacol, 1986, 31(2): 205-210.

泊沙康唑(POSACONAZOLE)

商品名： Noxafil
分　类： 抗真菌药
LRC： L3 -没有数据-可能适用

泊沙康唑是一种抗真菌药物，用于治疗口咽念珠菌病，本品还可用于治疗着色芽生菌病、侵袭性曲霉病、足分支菌感染、镰刀菌病和球孢子菌病。日剂量高于 800 mg 时，血浆浓度没有增加，口服后需 7~10 天达稳态血药浓度。药代动力学在高脂膳食时呈线性关系。本品在胃肠道中吸收缓慢，药物的分布容积较大，77%的药物经粪便消除，14%的药物经尿液消除，并且 66%的药物以原形经粪便排泄。已发现泊沙康唑可转运至大鼠乳汁中，但目前尚无关于本品转运至人乳的数据[1,2]。泊沙康唑的动力学参数表明，其不大可能大量分泌至乳汁。但由于本品半衰期较长，哺乳期仍需慎用。

$T_{1/2}$	35 h	M/P	
T_{max}	5 h	PB	98%
Oral		Vd	大
MW	700. 8	pKa	3. 6,4. 6
RID			

成人注意事项：头痛、发热、高血压、QTc 间期延长、恶心、呕吐、腹痛、腹泻、肝肾功能异常、低钾血症、贫血和血小板减少。

成人剂量：

儿童注意事项：

婴儿监测内容：呕吐，腹泻。

替代药物：

参考文献：

[1] Moton A, Krishna G, Ma L, et al. Pharmacokinetics of a single dose of the antifungal posaconazole as oral suspension in subjects with hepatic impairment. Curr Med Res Opin, 2010, 26(1): 1-7.

[2] Courtney R, Pai S, Laughlin M, et al. Pharmacokinetics, safety, and tolerability of oral posaconazole administered in single and multiple doses in healthy adults. Antimicrob Agents Chemother, 2003, 47(9): 2788-2795.

博来霉素(BLEOMYCIN)

商品名：Blenoxane, Bleo-S, Bleo-cell, Bleocin
分　类：抗肿瘤药
LRC：L4 -没有数据-有潜在危险

博来霉素用于治疗多种不同的癌症，包括睾丸癌、头颈癌、霍奇金淋巴瘤和非霍奇金淋巴瘤、宫颈癌。在用药后 24 小时，药物的尿液回收率为 70%[1]。博来霉素呈双指数曲线形式消除，终末半衰期 T_{β} 为 134~238 分钟。在肾功能严重下降的患者中,$T_β$ 延长至 13.5 小时。没有本品转运至乳汁的相关数据,但是由于其分子量为 1 415 Da,转运至乳汁的浓度远低于可产生临床效应的浓度。此外,本品的口服生物利用度很低,几乎为零。

使用本品后应暂停哺乳至少 24 小时,肾功能不全时则需暂停哺乳更长时间。

$T_{1/2}$	134~238 min	**M/P**	
T_{max}		**PB**	1%
Oral		**Vd**	0.35~0.45 L/kg
MW	1 415.56	**pKa**	11.34
RID			

成人注意事项: 恶心、呕吐、体重减轻、口腔炎、皮炎、黏膜炎、脱发、发热。

成人剂量: 因适应证而异。

儿童注意事项:

婴儿监测内容: 用药后应暂停哺乳至少 24 小时,肾功能不全时需暂停哺乳更长时间。

替代药物:

参考文献:

[1] Grochow LB, Ames MM. A clinician's guide to chemotherapy pharmacokinetics and pharmacodynamics. 1st ed. Baltimore, MD: Williams & Wilkins, 1998.

布地奈德(BUDESONIDE)

商品名: Entocort, Entocort EC, Rhinocort, Rhinocort Turbuhaler, Pulmicort, Pulmicort Turbuhaler

分　类: 糖皮质激素

LRC: L1-数据充分-适用

布地奈德是一种强效糖皮质激素,有鼻喷雾剂、吸入剂和口服剂型,用于治疗多种炎症性疾病,尤其是局部用于治疗呼吸道及胃肠道黏膜炎症[1]。

布地奈德在哺乳期可以安全使用,该药全身吸收少,体内清除迅速,水盐代谢作用轻微,对母乳喂养的婴儿不良反应小。一项研究显示,8 名哮喘妇女每日吸入布地奈德 400~800 μg,相对婴儿剂量为 0.3%[2],相当于婴儿每日口服剂量 7~14 ng/(kg · d)。一项研究中,2~7 岁的儿童每日吸入布地奈德 200 μg,和未用药的对照组相比,生长发育及垂体-肾上腺素轴功能没有差异[3]。

布地奈德口服用药的剂量远高于吸入用药的剂量,生物利用度却低于吸入用药。口服 9 mg 后的血浆峰浓度大约是每日吸入 800 μg 后血浆浓度的 10 倍[1,2]。乳汁中的布地奈德含量不足以使母乳喂养的婴儿出现临床症状。

$T_{1/2}$	2.8 h	M/P	0.50
T_{max}	32~43 min(吸入剂)	PB	85%~90%
Oral	10.7%(PO)	Vd	4.3 L/kg
MW	430	pKa	13.74
RID	0.3%		

成人注意事项: 鼻喷雾剂:刺激、咽炎、咳嗽、出血、念珠菌病、口干。口服:头痛、痤疮、淤血、恶心。

成人剂量: 鼻喷雾剂:每次 200~400 μg,每日 2 次;口服:每日 9 mg。

儿童注意事项: 目前没有经乳汁导致婴儿不良反应的报道。

婴儿监测内容: 饮食、生长发育和体重变化。

替代药物:

参考文献:

[1] Pharmaceutical manufacturer prescribing information. AstraZeneca, 2011.

[2] Falt A, Bengtsson T, Kennedy BM, et al. Exposure of infants to budesonide through breast milk of asthmatic mothers. The Journal of allergy and clinical immunology, 2007, 120(4): 798-802.

[3] Volovitz B, Amir J, Malik H, et al. Growth and pituitary-adrenal function in children with severe asthma treated with inhaled budesonide. The New England journal of medicine, 1993, 329(23): 1703-1708.

布地奈德+福莫特罗(BUDESONIDE+FORMOTEROL)

商品名: Symbicort

分　类: 平喘药

LRC: L3-没有数据-可能适用

布地奈德+福莫特罗是一种复合制剂,其组分为具有抗炎作用的布地奈德和具有支气管扩张作用的福莫特罗。FDA 批准其用于治疗哮喘和慢性阻塞性肺疾病(COPD)[1]。其乳汁转运情况尚待研究。

布地奈德是一种强效糖皮质激素,其鼻喷雾剂用于变应性鼻炎,吸入剂用于哮喘,口服剂型用于克罗恩病[2]。布地奈德吸入后在肺部的生物利用度约为 34%[3],进入血液后类固醇作用微弱,因此不宜作为其他全身性糖皮质激素的替代药物。一项为期 5 年的研究中,2~7 岁的儿童吸入布地奈德后,生长发育、体重和骨龄未受到影响[4]。吸入剂量的布地奈德对肾上腺素轴的抑制作用可以忽略不计。在正常的用法用量下,吸入布地奈德后体内的药物浓度不足以转运至乳汁,也不足以对母乳喂养的婴儿产生药理作用。一项研究测试了8名哺乳期母亲使用布地奈德吸入剂(普米克都保)后的体内药物浓度,用药剂量分别为每次200 μg或400 μg,每日2次,结果乳汁中的平均药物浓度(C_{av})为0.105~0.219 nmol/L,母体血药浓度为0.246~0.437 nmol/L,这两种用药方案的乳汁/血浆浓度比值分别为0.428和0.502,婴儿在母乳喂养后1~1.5 h采血,血药浓度低于定量限。预计母亲用药剂量中约0.3%进入婴儿体内,相当于0.006 8~0.014 2 μg/(kg · d)[3],布地奈德的相对婴儿剂量为0.29%。

福莫特罗是用于治疗哮喘及COPD的长效选择性β_2-受体激动剂。吸入120 μg福莫特罗5 min后血药浓度达到峰值(92 pg/ml)[5]。尚没有其乳汁分布数据,但根据其极低的血药浓度推测,该药的乳汁分布量应当微乎其微。成人口服利用度试验说明在口服吸收良好的情况下,血药浓度依然低于检出浓度,除非给予大剂量服用,否则难以检出血药浓度[6,7],因此,口服用药后乳汁中药物含量不足以使母乳喂养的婴儿出现临床症状。

$T_{1/2}$	布地奈德/福莫特罗:2.8 h/10 h	M/P	布地奈德/福莫特罗:0.5/~
T_{max}	布地奈德/福莫特罗:32~43 min/5 min	PB	布地奈德/福莫特罗:85%~90%(口服)/64%
Oral	布地奈德/福莫特罗:10.7%/良好	Vd	布地奈德/福莫特罗:4.3/~ L/kg
MW	布地奈德/福莫特罗:430/840	pKa	布地奈德/福莫特罗:13.74/~
RID			

成人注意事项:最常见的不良反应有口腔念珠菌病、呕吐、头痛、鼻塞、鼻咽炎、鼻窦炎,其次为低钾血症、白内障、青光眼。

成人剂量:布地奈德/福莫特罗每次80~160 μg/4.5 μg,每日2次。

儿童注意事项:

婴儿监测内容:可能出现兴奋、失眠、心律失常、震颤,注意观察饮食、生长发育和体重变化。

替代药物:

参考文献:

[1] Pharmaceutical manufacturer prescribing information. 2010.
[2] Pharmaceutical manufacturer prescribing information. 2007.
[3] Falt A, Bengtsson T, Gyllenberg A, et al. Negligible Exposure of Infants to Budesonide Via Breast Milk. J Allergy Clin Immunol, 2007, 120(4): 798-802.
[4] Volovitz B, Amir J, Malik H, et al. Growth and pituitary-adrenal function in children with severe asthma treated with inhaled budesonide. N Engl J Med, 1993, 329(23): 1703-1708.
[5] Pharmaceutical manufacturer prescribing information. 2001.
[6] Tattersfield AE. Long-acting beta 2-agonists. Clin Exp Allergy, 1992, 22(6): 600-605.
[7] Maesen FP, Smeets JJ, Gubbelmans HL, Zweers PG. Bronchodilator effect of inhaled for-moterol vs salbutamol over 12 hours. Chest, 1990, 97(3): 590-594.

布康唑(BUTOCONAZOLE)

商品名: Femstat One, Gynazole-1, Mycelex-3
分　类: 抗真菌药
LRC: L3-没有数据-可能适用

布康唑属于咪唑类衍生物,在体内具有抗真菌活性,对包括阴道念珠菌在内的念珠菌属有效[1]。该药是否转运入乳汁尚未知。阴道用药后约有1.7%被人体吸收,其血药浓度峰值为13.6~19.6 ng/ml。虽然不知道该药是否转运入人乳中,但阴道用药吸收率低,血浆药物浓度更低,哺乳期母亲用药可能不会对婴儿产生不良影响。

$T_{1/2}$	12~24 h	M/P	
T_{max}	12~24 h	PB	
Oral	5.5%(经阴道用药)	Vd	
MW	474.8	pKa	
RID			

成人注意事项: 局部刺激、灼烧感、痉挛及腹痛。

成人剂量: 每次1片,置入阴道深部。

儿童注意事项: 目前没有经乳汁导致婴儿不良反应的报道。

婴儿监测内容:

替代药物: 酮康唑、克霉唑、咪康唑。

参考文献:

[1] Pharmaceutical manufacturer prescribing information. 2009.

布洛芬(IBUPROFEN)

商品名：Advil，Motrin，NeoProfen
分　类：非甾体抗炎药
LRC：L1-数据充分-适用

布洛芬是非甾体抗炎镇痛药，常用于婴幼儿发热。布洛芬只能少量进入母乳(小于母体剂量的 0.6%)。即使大剂量服用，母乳含量也非常低。在一名接受每次 400 mg，每日 2 次的患者中，乳汁药物浓度低于 0.5 mg/L[1]。在另外一项研究中，12 名女性每 6 小时接受 400 mg 剂量的药物，共 5 次，所有母乳布洛芬浓度均低于检测下限(1 mg/L)[2]。

在另一项研究中，一位母亲在 42.5 小时内服用 6 次 400 mg 剂量的布洛芬，第一次用药 30 分钟的布洛芬浓度为 13 mg/L[3]。报道的母乳中最高浓度(180 μg/L)为第三次用药后，即第 20.5 小时的浓度。作者提出，产妇接受每日 1.2 g 的药物之后，婴儿摄取的剂量约为 17 μg/(kg · d)。

在一项研究中，13 位哺乳期母亲服用了至少 3 次 200 mg 剂量的布洛芬片，产后 7 天后被纳入了一项研究，以确定成熟乳中的布洛芬浓度(n=20，7 名被排除)[4]。母乳样品取自服用第三剂布洛芬后 1.5~8 小时抽取的乳汁。此外，在第三次用药后 30 分钟至 2 小时和 4~6 小时分别抽取两份母体血液样品。本研究中女性的平均年龄为 34 岁，体重 60.4 kg，服用布洛芬 1 046 mg/d，母乳喂养 263 天。布洛芬的平均母乳浓度为 361 μg/L，血清浓度为 15.5 mg/L。母乳/血浆比为 0.025。婴儿从母乳中获得平均 68 μg/(kg · d)[范围 8~262 μg/(kg · d)]的布洛芬。布洛芬的婴儿剂量为每 6~8 小时 10 mg/kg(最多每日 40 mg/kg)，因此，婴儿从母乳中摄取的药物量远远低于婴幼儿的推荐使用剂量[5]。另外，相对婴儿剂量估算为 0.38%(范围为 0.04%~1.15%)。本研究还证实，随着乳汁中蛋白质量的降低，成熟乳中药物的量会随着泌乳时间的延长而降低(布洛芬与蛋白质高度结合)[4]。

根据多年布洛芬用于治疗产后疼痛的临床经验及其在哺乳期的应用来看，布洛芬是母乳喂养妇女可选择的镇痛药之一。

$T_{1/2}$	1.8~2.5 h	M/P	
T_{max}	1~2 h	PB	>99%
Oral	80%	Vd	0.14 L/kg
MW	206	pKa	4.4
RID	0.1%~0.7%		

成人注意事项： 头痛、头晕、紧张、耳鸣、消化不良、恶心、呕吐、腹痛、便秘、腹泻、胃肠道出血、肾功能异常、水肿。

成人剂量： 每次 400 mg，每 4~6 小时 1 次。

儿童注意事项： 目前没有经乳汁导致婴儿不良反应的报道。

婴儿监测内容： 呕吐、腹泻。

替代药物： 对乙酰氨基酚。

参考文献：

[1] Weibert RT, Townsend RJ, Kaiser DG, et al. Lack of ibuprofen secretion into human milk. Clin Pharm, 1982, 1(5): 457-458.

[2] Townsend RJ, Benedetti TJ, Erickson SH, et al. Excretion of ibuprofen into breast milk. Am J Obstet Gynecol, 1984, 149(2): 184-186.

[3] Walter K, Dilger C. Ibuprofen in human milk. Br J Clin Pharmacol, 1997, 44: 211-212.

[4] Rigourd V, de Villepin B, Amirouche A, et al. Ibuprofen concentrations in human mature milk-first data about pharamcokinetics study in breast milk with AOR-10127 "Antalait" study. Ther Drug Monit, 2014: 1-7.

[5] Pharmaceutical manufacturer prescribing information. 2013.

布美他尼(BUMETANIDE)

商品名： Bumex, Burinex
分　类： 利尿药
LRC： L3-没有数据-可能适用

布美他尼是一种类似于呋塞米的强效髓袢利尿药[1]，与其他利尿药一样，本品可能减少乳汁分泌，但较为罕见。目前尚不明确本品能否转运到乳汁中。如果有必要使用利尿药建议选用呋塞米，因为呋塞米在新生儿中的口服生物利用度极小。

$T_{1/2}$	1~1.5 h	M/P	
T_{max}	1 h(PO)	PB	97%
Oral	59%~89%	Vd	0.129~0.357 L/kg
MW	364	pKa	9.62
RID			

成人注意事项： 头晕、低血压、耳毒性、高血糖、低钾血症、低钠血症、高尿酸血症、肾功能异常及肌肉痉挛。

成人剂量： 每日 0.5~2 mg，每日 1~2 次。

儿童注意事项： 目前没有经乳汁导致婴儿不良反应的报道。

婴儿监测内容：观察有无体液流失、脱水或嗜睡。

替代药物：呋塞米。

参考文献：

[1] Pharmaceutical manufacturer prescribing information. 1999.

布他比妥(BUTALBITAL)

商品名：

分　类：镇痛药

LRC：L3 -没有数据-可能适用

布他比妥是一种短效巴比妥类药物，由于其药效缓和，多与咖啡因、对乙酰氨基酚、阿司匹林或者可待因制成复合镇痛制剂使用[1]。布他比妥分子量小(224 Da)、蛋白结合率低(45%)、半衰期长(35 小时)，因此它很可能会转运入乳汁。虽然哺乳期母亲服用本品时可哺乳，但推荐首选其他镇痛药物(如对乙酰氨基酚、非甾体抗炎药，必要时使用麻醉药品)。

$T_{1/2}$	35 h	M/P	
T_{max}	40~60 min	PB	45%
Oral	100%	Vd	0.8 L/kg
MW	224	pKa	8.48
RID			

成人注意事项：头痛、头晕、镇静、精神错乱、口干、胃灼热、恶心、呕吐、便秘、皮疹。

成人剂量：每次 50~100 mg，每 4 小时 1 次。

儿童注意事项：目前没有经乳汁导致婴儿不良反应的报道。

婴儿监测内容：镇静、呼吸频次减慢/窒息、肤色苍白、难醒喂养。

替代药物：对乙酰氨基酚、布洛芬、氢吗啡酮。

参考文献：

[1] Pharmaceutical manufacturer prescribing information. 2015.

布替萘芬(BUTENAFINE)

商品名：Lotrimin Ultra, Mentax

分　类：抗真菌药

LRC：L3 -没有数据-可能适用

布替萘芬是一种 OTC 药物，局部用于抗真菌治疗[1]。该药皮肤吸收良好，但较少进入全身血液循环，局部应用不易转运入乳汁。目前尚无哺乳期母亲使用本品的可靠研究数据。

$T_{1/2}$	35 h 和 150 h(两个阶段)	M/P	
T_{max}	6～15 h	PB	
Oral		Vd	
MW	353.93	pKa	
RID			

成人注意事项：接触性皮炎、皮肤灼烧感、皮肤红斑、瘙痒、局部刺痛。

成人剂量：每日 1 次局部使用，疗程 2 周。

儿童注意事项：

婴儿监测内容：

替代药物：

参考文献：

[1] Pharmaceutical manufacturer prescribing information. 2009.

布托啡诺(BUTORPHANOL)

商品名：Stadol
分　类：镇痛药
LRC：L2-有限数据-可能适用

布托啡诺是一种强效麻醉激动-拮抗镇痛药，具有静脉注射、肌内注射及鼻吸入等多种用药途径[1]。一项纳入了 12 名哺乳期母亲的研究中，6 名给予布托啡诺 2 mg 肌内注射，6 名给予 8 mg 口服，测得乳汁/血浆浓度比值分别为 0.7(肌内注射)和 1.9(口服)[2]，肌内注射 2 mg 后第 2、4、8 小时平均乳汁浓度分别为 1.5 μg/L、0.7 μg/L 和 0.3 μg/L，口服 8 mg 后第 3、5、8 小时平均乳汁浓度分别为 3.6 μg/L、1.8 μg/L 和 1.1 μg/L。乳汁中消除半衰期约 2 小时。估算口服布托啡诺 8 mg 后，转运到乳汁的药物量为 0.1 μg/kg，肌内注射布托啡诺 2 mg 后，转运到乳汁的药物量为 0.04 μg/kg。研究者预计婴儿每日最多摄入布托啡诺 4 μg，婴儿通过母乳摄入的药物剂量非常小。此外，口服布托啡诺时，由于肝脏的首过效应，仅有 5%～17%的药物进入血液。

产前镇痛及分娩疼痛使用过布托啡诺的妇女在哺乳过程中，婴儿出现被诱发正弦胎心率、烦躁不安或精神病样症状。因此，虽然哺乳期使用布托啡诺对足月的婴儿危害较小，仍推荐首选其他镇痛药物。

$T_{1/2}$	4.5~6 h	M/P	0.7(IM)~1.9(PO)
T_{max}	0.5~1 h IV/IM；1~2 h 鼻吸入	PB	80%
Oral	5%~17%	Vd	4.36~12.87 L/kg
MW	447.6	pKa	8.6
RID	0.5%		

成人注意事项： 镇静、呼吸抑制/窒息、恶心、呕吐、便秘、尿潴留、虚弱。

成人剂量： 肌内注射时每次 1~4 mg，每 3~4 小时 1 次；静脉注射时每次 0.5~2 mg，每 3~4 小时 1 次；鼻吸入时每次 1 mg，每 3~4 小时 1 次。

儿童注意事项： 目前没有经乳汁导致婴儿不良反应的报道。仅有极少数分娩时注射布托啡诺后婴儿出现呼吸抑制/窒息的报道。

婴儿监测内容： 镇静、呼吸频率减慢/窒息、肤色苍白、便秘、难醒喂养/喂养困难。

替代药物： 布洛芬、对乙酰氨基酚、氢吗啡酮。

参考文献：

[1] Pharmaceutical manufacturer prescribing information. 2012.

[2] Pittman KA, Smyth RD, Losada M, et al. Human perinatal distribution of butorphanol. Am J Obstet Gynecol, 1980, 138(7 Pt 1): 797 - 800.

C

茶苯海明(DIMENHYDRINATE)

商品名：Dramamine，Driminate，Hydrate，Triptone
分　类：抗组胺药
LRC：L2 -有限数据-可能适用

茶苯海明是用于治疗和预防晕动病的抗组胺和镇吐药。该药由55%的苯海拉明和45%的8 -氯茶碱组成，苯海拉明是其中的活性成分。苯海拉明分泌进入乳汁的剂量小且尚未有相关报道。一项研究中，在给予苯海拉明100 mg肌内注射后，两名受试者的乳汁中药物浓度未检出，血药浓度的范围在42~100 μg/L[1]。虽然药物浓度低，但这种具有镇静作用的抗组胺药对于哺乳期母亲来说只能短期应用。有报道称苯海拉明可抑制乳汁的产生，但并没有数据支持这个理论。

$T_{1/2}$	8.5 h	M/P	
T_{max}	1~2 h	PB	78%
Oral		Vd	
MW	470	pKa	
RID			

成人注意事项：镇静、口干、便秘。

成人剂量：每次50~100 mg，每4~6小时1次。

儿童注意事项：目前没有经乳汁导致婴儿不良反应的报道。见苯海拉明。

婴儿监测内容：镇静、口干。

替代药物：

参考文献：

[1] Rindi V. La eliminazione degli antistaminici di sintesi con il latte e l'azione lattogoga de questi. Riv Ital Ginecol，1951，34：147 - 157.

茶多酚(SINECATECHINS)

商品名：Veregen
分　类：食物疗法
LRC：L3 -没有数据-可能适用

茶多酚软膏是用于治疗成人外生殖器和肛周疣的外用软膏[1]。茶多酚软膏的作用机制不明,但是,本品具有抗氧化活性的4个主要成分都来源于绿茶叶。除了儿茶素,本品还含有没食子酸、咖啡因、可可碱和其他绿茶成分。目前尚不清楚局部应用茶多酚软膏是否会传递到乳汁。

在一项研究中,局部使用本品第一天后,没有在全身检测出4个主要儿茶素成分[Epigallocatechin gallate (EGCg), Epicatechin (EC), Epigallocatechin (EGC), Epicatechin gallate (ECg)]。但是20例使用患者中的其中2位患者在用药7天后,血浆里面检测出了EGCg。C_{max}为10.1 ng/ml,AUC为52.2 ng·h/ml。相对来说,这些检测结果远远低于成人喝绿茶的对照组(每次500 ml,每日3次,连喝7天)。绿茶组在第1天和第7天都检测出来EGCg的浓度,第7天时C_{max}为23 ng/ml,AUC为104.6 ng·h/ml。

成人注意事项: 主要是局部皮肤和应用部位反应:发红、肿胀、瘙痒、疼痛、灼热、溃疡或水疱和感染。其他区域的反应包括淋巴结肿大、盆腔疼痛、宫颈发育不良。

成人剂量: 外用,每日3次。

儿童注意事项: 在儿科患者中的安全性和有效性尚未确立。

婴儿监测内容: 口腔和胃肠道刺激性。

替代药物:

参考文献:

[1] Pharmaceutical manufacturer prescribing information. 2006.

茶碱(THEOPHYLLINE)

商品名: Aminophylline, Austyn, Nuelin, Pulmophylline, Quibron, QuibronT/SR, Theo-Dur

分　类: 平喘药

LRC: L3-有限数据-可能适用

茶碱是甲基黄嘌呤类支气管扩张药。在新生儿中的半衰期长,可导致药物潴留。乳汁药物浓度与母亲的血药浓度大致相同。如果母亲血药浓度保持在10~20 μg/ml,那么乳汁中的药物浓度几乎与此相等。大体上估计仅有不到1%的量可被婴儿吸收。假如母亲的血药浓度为10~20 μg/ml,那么新生儿体内茶碱的浓度为0.9~3.6 μg/ml[1]。在另一项研究中,12名患者均使用300 mg茶碱,5小时后再次予以200 mg,据报道乳汁中的药物浓度为2.8 mg/L,M/P值范围为0.6~0.89[2]。乳汁最高药物浓度为6 mg/L,RID约为母亲体重标准化剂量的5.8%。有一例个案报道当母亲只使用茶碱数日后,其婴儿变得易激怒和睡眠不安。该病例中乳汁茶碱平均浓度为0.7 mg/L[3]。

$T_{1/2}$	3~12.8 h	M/P	0.67
T_{max}	1~2 h(PO)	PB	56%
Oral	76%	Vd	0.3~0.7 L/kg
MW	180	pKa	8.6
RID	5.9%		

成人注意事项：头痛、失眠、烦躁、癫痫发作、心动过速、恶心、呕吐、震颤。

成人剂量：每次 3 mg/kg，每 8 小时用药 1 次。

儿童注意事项：有一例母亲用药后婴儿变得易激怒和睡眠不安的报道。

婴儿监测内容：易激怒、失眠、心律失常、呕吐、体重减轻、震颤。

替代药物：

参考文献：

[1] Stec GP, Greenberger P, Ruo TI, et al. Kinetics of theophylline transfer to breast milk. Clin Pharmacol Ther, 1980, 28(3): 404-408.

[2] Reinhardt D, Richter O, Brandenburg G. [Pharmacokinetics of drugs from the breast-feeding mother passing into the body of the infant, using theophylline as an example]. Monatsschr Kinderheilkd, 1983, 131(2): 66-70.

[3] Yurchak AM, Jusko WJ. Theophylline secretion into breast milk. Pediatrics, 1976, 57(4): 518-520.

长春碱(VINBLASTINE)

商品名：Lemblastine, Velban, Velbe, Velsar

分　类：抗肿瘤药

LRC：L5 -没有数据-危险

长春碱是一种来源于长春花属植物碱的抗肿瘤药物。本品通常用于多种癌症，包括乳腺癌、卡波西肉瘤、霍奇金淋巴瘤、绒毛膜癌等。长春碱为三相消除，半衰期分别为 3.7 分钟、1.6 小时和 24.8 小时[1]。

没有关于本品转运到人乳中的数据，但是由于本品具有相对较大的分子量(909 Da)，其乳汁浓度可能很低。尽管如此，应该建议母亲在服用本品后至少 10 天内禁止对婴儿进行母乳喂养。

$T_{1/2}$	24.8 h (3~29 h)	M/P	
T_{max}		PB	99%
Oral		Vd	18.9~27.3 L/kg
MW	909	pKa	10.87
RID			

成人注意事项：头痛、抑郁、眩晕、癫痫发作、脱发、发热、乏力耳聋、高血压、便秘、厌食、尿潴留、白细胞减少、骨痛。

成人剂量：每周治疗 1 次；剂量根据体表面积和治疗持续时间调整。

儿童注意事项：

婴儿监测内容：治疗后至少暂停母乳喂养 10 天。

替代药物：

参考文献：

[1] Grochow LB, Ames MM. A clinician's guide to chemotherapy pharmacokinetics and pharmacodynamics. Baltimore, MD: Williams & Wilkins: 1998.

长春瑞滨(VINORELBINE)

商品名：Biovelbin, Navelbine
分　类：抗肿瘤药
LRC：L5 -没有数据-危险

长春瑞滨是长春新碱的一个近同源物。用于治疗晚期乳腺癌、非小细胞肺癌、非霍奇金淋巴瘤、霍奇金病和卵巢癌[1]。在一些研究中，终末消除半衰期从 31.2 到 80 小时不等，这些研究的分布容积范围为 25～40 L/kg[2]。没有关于本品转运至人乳的数据，母亲用药后应避免母乳喂养至少 30 天。

$T_{1/2}$	31.2～80 h	M/P	
T_{max}		PB	80%～91%
Oral		Vd	25～40 L/kg
MW	1 079.1	pKa	10.87
RID			

成人注意事项：脱发、疲劳、恶心、呕吐、腹泻、便秘、肝或肾功能异常，血液学变化、周围神经病变、虚弱、感染风险增加。

成人剂量：每次 30 mg/m^2，每周 1 次。

儿童注意事项：

婴儿监测内容：治疗后暂停母乳喂养至少 30 天。

替代药物：

参考文献：

[1] Grochow LB, Ames MM. A clinician's guide to chemotherapy pharmacokinetics and pharmacodynamics. Baltimore, MD: Williams & Wilkins, 1998.

[2] Pharmaceutical manufacturer prescribing information. 2005.

长春新碱(VINCRISTINE)

商品名: Citomid, Farmistin, Ifavin, Marqibo, Norcristine, Oncovin, Vincasar PFS, Vincizina

分　类: 抗肿瘤药

LRC: L5 -没有数据-危险

长春新碱是一种来源于长春花属植物碱的抗肿瘤药物。本品广泛用于治疗多种癌症,包括乳腺癌、卡波西肉瘤、非霍奇金淋巴瘤、淋巴瘤等。长春新碱的分子量为 923 Da。到目前为止,本品的动力学研究结果十分不一致,缺乏准确的资料,它的表观分布容积变异性大,范围为 8.4~10.8 L/kg[1]。

对于患者的研究表明,本品为三相消除模式,初始、中间和终末半衰期分别为 5 分钟、2.3 小时以及 85 小时。然而,终末半衰期因人而异,有时范围从 19~155 小时不等。目前没有关于本品转运至人乳的数据,但是由于本品有相对较高的分子量,其乳汁中的浓度可能较低。然而,由于本品从体内缓慢消除[2],建议母亲在治疗后至少 35 天内禁止母乳喂养。

$T_{1/2}$	19~55 h	M/P	
T_{max}		PB	
Oral		Vd	8.4~10.8 L/kg
MW	923	pKa	10.85
RID			

成人注意事项: 癫痫、眩晕、脱发、视力和听力变化、高血压、水肿、腹痛、便秘、厌食、尿潴留、肝功能异常、骨痛、肌痛、运动障碍。

成人剂量: 每次最多 2 mg,用药量根据治疗方案调整。

儿童注意事项:

婴儿监测内容: 治疗后暂停母乳喂养至少 35 天。

替代药物:

参考文献:

[1] Grochow LB, Ames MM. A clinician's guide to chemotherapy pharmacokinetics and pharmacodynamics. Baltimore, MD: Williams & Wilkins, 1998.

[2] Pharmaceutical manufacturer prescribing information. 2005.

除虫菊提取物+增效醚(PYRETHRUM EXTRACT + PIPERONYL BUTOXIDE)

商品名: A200 Maximum Strength, A200 Time-Tested Formula, Lice-X, Licide, Medi-Lice Maximum Strength, Pronto Maximum Strength, ProntoPlus, Rid, Tisit
分　类: 灭虱药
LRC: L3 -没有数据-可能适用

这是一种含有除虫菊提取物(相当于0.33%除虫菊酯)和增效醚(4%)的洗发剂,用于治疗头上及身体上的虱子[1]。除虫菊酯是衍生于菊花植物的天然杀虫剂,具有很小的全身毒性。几乎不会通过皮肤局部吸收,因此乳汁中的药物浓度可能为零。然而,哺乳期母亲中尚没有关于本品的充分控制良好的研究或病例报道。

$T_{1/2}$		M/P	
T_{max}		PB	
Oral	局部使用几乎不吸收	Vd	
MW	316	pKa	
RID			

成人注意事项: 皮炎。
成人剂量:
儿童注意事项:
婴儿监测内容:
替代药物:
参考文献:

[1] Pharmaceutical manufacturer prescribing information. 2011.

次没食子酸铋(BISMUTH SUBGALLATE)

商品名: Devrom
分　类: 膳食补充剂
LRC: L3 -没有数据-可能适用

次没食子酸铋被用作大便失禁、行回肠造口术、结肠造口术和减肥手术(十二指肠转流术、胃绕道手术、胆胰分流术)患者的内部除臭剂,用于除去令人尴尬的肠胃胀气臭味。次没食子酸铋的口服生物利用度差,小于1%[1]。由于吸收差,次没食子酸铋不太可能转运入乳汁中。

$T_{1/2}$		M/P	
T_{max}		PB	
Oral	<1%	Vd	
MW	394	pKa	
RID			

成人注意事项: 粪便和舌头可逆性变黑、便秘。

成人剂量: 200~400 mg,每日 4 次。每日不超过 8 粒。

儿童注意事项:

婴儿监测内容:

替代药物:

参考文献:

[1] Dresow B, Fischer R, Gabbe EE, et al. Bismuth absorption from 205Bi-labelled pharmaceutical bismuth compounds used in the treatment of peptic ulcer disease. Scand J Gastroenterol, 1992, 27(4): 333-336. Abstract.

促黄体素 α(LUTROPIN ALFA)

商品名: Luveris

分　类: 女性生殖药物

LRC: L3 -没有数据-可能适用

促黄体素 α 是一种通过 DNA 重组技术获得的人黄体生成素,用于治疗由于黄体生成素(LH)缺乏导致的女性不孕[1]。内源性黄体生成素可促进卵泡的排卵和卵泡的生长、发育。目前尚无促黄体素 α 转运至乳汁的研究。然而,由于其分子量大,不太可能转运至乳汁中。尽管如此,建议使用时需谨慎。尚不清楚给予 LH 后,母体雌激素和黄体酮的改变是否影响乳汁的生成,但有可能出现这种情况,因为大部分母亲妊娠开始后乳汁的生成量就会下降。仅当潜在的益处大于对婴儿的风险时才建议哺乳期母亲使用。

$T_{1/2}$	11~18 h	M/P	
T_{max}	4~16 h	PB	
Oral	56%(皮下注射)	Vd	0. 14~0. 2 L/kg
MW	23 390	pKa	
RID			

成人注意事项：恶心、腹泻、便秘、腹痛、头痛、卵巢囊肿、卵巢肥大和过度刺激。

成人剂量：皮下给予 75 IU。

儿童注意事项：

婴儿监测内容：

替代药物：

参考文献：

[1] Pharmaceutical manufacturer prescribing information. 2010.

促甲状腺激素(THYROTROPIN)

商品名：TSH，Thyrogen，Thyrotropin，Thytropar
分　类：垂体激素
LRC：L1 -有限数据-适用

众所周知，促甲状腺激素(TSH)可分泌进入乳汁，但是量较少。几乎没有一种 TSH 的制剂可通过口服吸收或转运到人乳中。由于 TSH 在甲状腺功能减退的母亲中是显著升高的，如果乳汁中浓度较高，理论上可能导致经母乳喂养的婴儿出现甲状腺功能亢进。一位患有严重甲状腺功能减退症的 34 岁母亲检测出的血浆药物水平为 110 mU/L，乳汁药物水平为 1.4 mU/L[1]。研究人员认为如此低的乳汁药物水平不足以影响母乳喂养婴儿的甲状腺功能，即使母亲使用极量的 TSH 也是如此。

TSH 最常用于检测恶性甲状腺结节。该疗法常与放射性^{131}I 联用。放射性碘在母乳喂养的妇女中是绝对禁用的。因此，需确保放射性^{131}I 不与该疗法并用，如果同时使用，需完全停止母乳喂养。

$T_{1/2}$		M/P	
T_{max}		PB	
Oral	很少	Vd	
MW	359	pKa	
RID			

成人注意事项：头痛、眩晕、失眠、感觉异常、呕吐、腹泻、胆固醇异常、乏力。

成人剂量：每次 10 U，每日 1 次。

儿童注意事项：目前没有经乳汁导致婴儿不良反应的报道。甲状腺功能减退的母亲是可以进行母乳喂养的。

婴儿监测内容：如果出现临床症状，请检查甲状腺素水平升高情况。

替代药物：

参考文献：

[1] Robinson P, Hoad K. Thyrotropin in human breast milk. Aust N Z J Med, 1994, 24(1): 68.

促肾上腺皮质激素(CORTICOTROPIN)

商品名：ACT, ACTH, Acthar, Cortrosyn
分　类：垂体激素
LRC：L3-没有数据-可能适用

ACTH 或者促肾上腺皮质激素由脑腺垂体分泌，可刺激肾上腺皮质合成及分泌肾上腺皮质激素(皮质醇、氢化可的松)。促肾上腺皮质激素是 ACTH 的无菌制剂，其药理作用与内源性 ACTH 相似[1]。作为肽类物质，易在婴儿胃肠道破坏，因而不被吸收。本品可以刺激内源性皮质醇的合成。理论上可以转运至乳汁。然而，哺乳期母亲是否使用本品很大程度取决于用药剂量、婴儿的药物暴露时间及危险。短时间应用并非哺乳期母亲的禁忌证。目前市场上有 1 种名为替可克肽(Cortrosyn)的人工合成的促肾上腺皮质激素，它含有促肾上腺皮质激素中 39 个氨基酸中的前 24 个。

$T_{1/2}$	15 min	M/P	
T_{max}		PB	
Oral	0	Vd	
MW		pKa	
RID			

成人注意事项：超敏反应、增加感染风险、先兆流产、其他肾上腺功能亢进的症状。

成人剂量：每次 80 IU，肌内注射或皮下注射(剂量和频率取决于症状)。

儿童注意事项：目前没有经乳汁导致婴儿不良反应的报道。

婴儿监测内容：增加感染风险。

替代药物：

参考文献：

[1] Pharmaceutical manufacturer prescribing information. 2011.

醋丁洛尔(ACEBUTOLOL)

商品名: Monitan, Sectral
分　类: β-受体阻滞剂
LRC: L3-没有数据-可能适用

醋丁洛尔主要结合 $β_1$ 受体,在高剂量时可结合 $β_2$ 受体[1]。该药脂溶性差,具有内在交感活性(部分 β 受体激动作用)。有研究指出,在用药相同剂量时,醋丁洛尔有效性约为普萘洛尔的 10%~30%。

在一项研究中,7 名女性接受 200~1 200 mg/d 不等剂量醋丁洛尔治疗,其中乳汁中药物浓度最高为 4 123 μg/L,出现在接受 1 200 mg/d 醋丁洛尔治疗的女性中;其余给予醋丁洛尔 200 mg/d、400 mg/d、600 mg/d 的女性中,乳汁中药物浓度分别为 286 μg/L、666 μg/L、539 μg/L[2]。研究中报道了 β-受体阻滞剂的不良反应。

醋丁洛尔的主要活性代谢产物为双醋洛尔,二者的乳汁/血浆比值分别为 1.9~9.2 和 2.3~24.7。考虑到母亲用药剂量为 400~1 200 mg/d,这一比值相对较高。考虑活性代谢产物在内时,婴儿大约得到母亲剂量的 10%。

$T_{1/2}$	3~4 h	M/P	7.1~12.2
T_{max}	2~4 h	PB	26%
Oral	35%~50%	Vd	1.2 L/kg
MW	336	pKa	13.91
RID	0.94%~3.61%		

成人注意事项: 头痛、头晕、失眠、抑郁、疲乏、胸痛、心动过缓、低血压、心力衰竭、喘息、呕吐、便秘、腹泻、肌痛。

成人剂量: 每次 200~400 mg,每日 2 次。

儿童注意事项: 低血压、心动过缓、低氧血症、短暂性呼吸急促[2]。

婴儿监测内容: 困倦、嗜睡、面色苍白、食欲不振、体重增加。

替代药物: 拉贝洛尔、美托洛尔。

参考文献:

[1] Drug Facts and Comparisons 1995 ed. St. Louis.

[2] Boutroy MJ, Bianchetti G, Dubruc C, et al. To nurse when receiving acebutolol: is it dangerous for the neonate? Eur J Clin Pharmacol. 1986, 30(6): 737-739.

醋甲胆碱(METHACHOLINE CHLORIDE)

商品名： Arthralgen，Mecholyl，Provocholine
分　类： 诊断试剂，支气管用药
LRC： L3 -没有数据-可能适用

醋甲胆碱是乙酰胆碱的类似物，通过吸入用于诊断哮喘[1]。当患者吸入后出现支气管收缩和哮喘症状时，可诊断为哮喘。使用临床推荐剂量时本品不会转运至母乳，也不会存在于胃肠道中。因为这只是一个诊断试剂，短暂地中断数小时(4 小时)哺乳后，可以消除所有的风险。

$T_{1/2}$	短	M/P	
T_{max}	1~4 min	PB	
Oral	极低	Vd	
MW	195	pKa	
RID			

成人注意事项： 头痛、头晕、气促、哮喘。
成人剂量： 剂量可变。
儿童注意事项： 没有经乳汁导致婴儿不良反应的报道。
婴儿监测内容：
替代药物：
参考文献：

[1] Pharmaceutical manufacturer prescribing information, 2005.

D

达贝泊汀 α(DARBEPOETIN ALFA)

商品名: Aranesp
分　类: 促红细胞生成素
LRC: L3 -没有数据-可能适用

达贝泊汀 α 用于治疗慢性肾功能衰竭患者及化疗患者的贫血。同内源性红细胞生成素一样,本品可刺激生成红细胞。可以静脉注射或皮下用药,皮下用药 34 小时后血清浓度达峰值[1]。没有本品在乳汁中浓度的数据。然而,本品是一种大分子量蛋白质,不太可能转运至乳汁,不可能被婴儿口服吸收。

$T_{1/2}$	21 h	**M/P**	
T_{max}		**PB**	
Oral	0	**Vd**	0.06 L/kg
MW	37 000	**pKa**	
RID			

成人注意事项: 高血压、低血压、水肿、疲劳、腹泻和感染。
成人剂量: 静脉注射,0.45 μg/kg,每周 1 次;皮下注射,2.25 μg/kg,每周 1 次。
儿童注意事项: 无相关数据。本品是一种大分子量蛋白质,不太可能转运至乳汁中。
婴儿监测内容:
替代药物:
参考文献:

[1] Pharmaceutical manufacturer prescribing information. 2010.

达比加群酯(DABIGATRAN ETEXILATE)

商品名: Pradaxa
分　类: 抗血小板药
LRC: L3 -没有数据-可能适用

达比加群酯是血小板抑制剂,用于治疗血栓栓塞性疾病[1]。目前尚无该药转运至乳汁的相关研究。本品分子量很大(628 Da)、口服生物利用度很低(6.5%),因此不会对母乳喂养的婴儿造成风险。

$T_{1/2}$	12~17 h	M/P	
T_{max}	0.5~2 h	PB	很低
Oral	6.5%	Vd	0.71~1 L/kg
MW	627.7	pKa	
RID			

成人注意事项: 消化不良、肝功能异常、贫血、血小板减少、出血(例如胃肠道出血、血尿等)。

成人剂量: 每次 75 mg,每日 2 次。

儿童注意事项:

婴儿监测内容: 罕见的皮肤瘀斑、血尿、尿液、呕吐物或粪便中带血。

替代药物:

参考文献:

[1] Stangier J. Clinical pharmacokinetics and pharmacodynamics of the oral direct thrombin in-hibitor dabigatran etexilate. Clin Pharmacokinet, 2008, 47(5): 285-295.

达非那新(DARIFENACIN)

商品名: Enablex
分　类: 肾脏-泌尿系统用药
LRC: L3-没有数据-可能适用

达非那新是一种抗胆碱能药,临床用于治疗伴有紧迫性尿失禁、尿急及尿频症状的膀胱过度活动症[1]。尽管其化学性质可能限制其转运至乳汁,但尚不明确。然而,由于本品是一种强效的抗胆碱毒蕈碱药,可能在母乳喂养的婴儿中引起尿潴留、口干、瞳孔散大、便秘及其他胃肠道症状,因此应引起注意。

$T_{1/2}$	12.3 h	M/P	
T_{max}	6.5 h	PB	98%
Oral	15%~19%	Vd	2.3 L/kg
MW	507	pKa	9.2
RID			

成人注意事项： 典型的抗胆碱症状：口干、视力减退、眼干燥症、消化不良、腹痛、便秘、尿潴留、出汗减少导致的热衰竭。

成人剂量： 每日 7.5 mg。

儿童注意事项： 目前没有任何可用数据。

婴儿监测内容： 口干、眼干燥症、腹痛、便秘、尿潴留。

替代药物：

参考文献：

[1] Pharmaceutical manufacturer prescribing information. 2010.

达福普丁+奎奴普丁(DALFOPRISTIN+QUINUPRISTIN)

商品名： Synercid
分　类： 抗菌药物，其他
LRC： L3 -没有数据-可能适用

达福普丁+奎奴普丁是复方制剂，用于治疗复杂皮肤和软组织感染[1]。本品是一种链霉素类抗菌药，通过静脉注射治疗甲氧西林敏感金黄色葡萄球菌和化脓性链球菌，还用于治疗其他药物治疗失败的耐甲氧西林金黄色葡萄球菌感染的病例。尚无本品人乳转运的相关数据；然而，由于分子量大，转运至乳汁中的量可能很低。

$T_{1/2}$	达福普丁/奎奴普丁：1 h/3 h(包括代谢物)	M/P	
T_{max}		PB	达福普丁/奎奴普丁 11%~26%/55%~78%
Oral		Vd	达福普丁/奎奴普丁：0.24/0.45 L/kg
MW	达福普丁/奎奴普丁：691/1 022	pKa	
RID			

成人注意事项： 头痛、恶心、呕吐、腹泻、高血糖、LDH 和 GGT 升高、高胆红素血症、贫血、关节痛、肌痛、输液部位反应。

成人剂量： 每次 7.5 mg/kg，每 12 小时 1 次。

儿童注意事项： 目前没有经乳汁导致婴儿不良反应的报道。

婴儿监测内容： 呕吐、腹泻。如有相关临床症状需检查肝功能。

替代药物：

参考文献：

[1] Pharmaceutical manufacturer prescribing information. 2015.

达肝素钠(DALTEPARIN SODIUM)

商品名： Fragmin
分　类： 抗凝血药
LRC： L2 -有限数据-可能适用

达肝素钠是一种肝素的低分子量多糖片段，作为抗凝药应用于临床。对 2 名哺乳期母亲患者进行的研究表明，使用 5 000～10 000 IU 的达肝素钠时，乳汁中均未检测到本药[1]。另一项研究是对剖宫产术后的 15 例患者，在分娩后早期(平均 5.7 天)测量用药后 3～4 小时血及乳汁中的药物水平[2]。皮下注射本品 2 500 IU，产妇血药浓度为 0.074～0.308 IU/ml，乳汁中药物浓度<0.005～0.037 IU/ml，乳汁/血浆比为 0.025～0.224。根据这些数据，婴儿每日摄入 150 ml/kg 乳量，大约相当于每日摄入 5.5 IU/kg 达肝素。由于本品为多糖物质，基本不能口服吸收。而且，本研究在产后早期进行，因此在成熟乳中的药物水平可能会较低。作者认为围生期用低分子量肝素预防血栓对婴儿产生临床相关反应的可能性很小。

$T_{1/2}$	2.3 h	M/P	0.025～0.224
T_{max}	2～4 h(SC)	PB	
Oral	0	Vd	0.06 L/kg
MW	6 000	pKa	
RID			

成人注意事项： 皮肤瘀斑、出血、尿液或粪便带血、血小板减少、注射部位疼痛、瘀斑。

成人剂量： 预防：每日 5 000 IU 皮下注射；治疗：每日 200 IU/kg。

儿童注意事项： 目前没有经乳汁导致婴儿不良反应的报道。

婴儿监测内容： 罕见的皮肤瘀斑、尿液、呕吐物或粪便带血。

替代药物： 依诺肝素。

参考文献：

[1] Harenberg J, Leber G, Zimmermann R, et al. [Prevention of thromboembolism with low-molecular weight heparin in pregnancy]. Geburtshilfe Frauenheilkd, 1987, 47(1): 15－18.

[2] Richter C, Sitzmann J, Lang P, et al. Excretion of low molecular weight heparin in human milk. Br J Clin Pharmacol, 2001, 52(6): 708-710.

达卡巴嗪(DACARBAZINE)

商品名: Dacarbazine
分　类: 抗肿瘤药
LRC: L5-没有数据-危险

达卡巴嗪是静脉用药的抗肿瘤药物,用于治疗转移性恶性黑色素瘤及霍奇金病,作用机制尚不明确。达卡巴嗪是否转运至人乳中仍未知。本品在体内分布广泛,分布容积超过全身体液的体积。使用治疗剂量时,与血浆蛋白无显著结合[1]。本品分子量很低(182 Da),半衰期较短(5 个小时),容易转运至人乳,因此,建议哺乳期母亲在用药后至少暂停哺乳 48 个小时。

$T_{1/2}$	5 h	M/P	
T_{max}		PB	0~5%
Oral		Vd	1.49 L/kg
MW	182.19	pKa	5.89
RID			

成人注意事项: 脱发、恶心、呕吐、厌食、肝功能和肾功能异常、骨髓抑制、白细胞减少、贫血、血小板减少。

成人剂量: 每日 2~4.5 mg/kg。

儿童注意事项: 无哺乳期母亲使用本品的相关数据。

婴儿监测内容: 呕吐、腹泻、体重增加,若出现相关临床症状需监测肝功能。建议用药后暂停哺乳 48 个小时。

替代药物:

参考文献:

[1] Pharmaceutical manufacturer prescribing information. 2009.

达那唑(DANAZOL)

商品名: Azol, Cyclomen, Danocrine, Danol
分　类: 雄激素
LRC: L5-没有数据-危险

达那唑通过抑制卵巢类固醇生成抑制垂体-卵巢轴,导致雌二醇分泌减少,并可能增加雄激素水平[1]。达那唑可以降低血浆催乳素水平,其影响催乳素释放的机制尚未完全阐明,但有可能是由于该药治疗导致的低雌激素状态。本品主要用于治疗子宫内膜异位症。由于其对垂体激素的作用及其雄激素功效,可能会减少乳汁产生的速度,但目前尚无数据证明。尚无本品人乳转运的数据资料,但哺乳期母亲应避免使用。

$T_{1/2}$	4.5 h	M/P	
T_{max}	2 h	PB	
Oral	吸收完全	Vd	
MW	337	pKa	13.1
RID			

成人注意事项: 乳房变小、雄激素效应、多毛症、痤疮、体重增加、水肿、睾丸萎缩、血小板减少、血小板增多、潮热、突破性出血。

成人剂量: 每次 50~200 mg,每日 2 次。

儿童注意事项: 尚无相关报道,但需注意。

婴儿监测内容: 对婴幼儿的雄激素作用,可能会抑制催乳素生成。

替代药物:

参考文献:

[1] Pharmaceutical manufacturer prescribing information. 2010.

达托霉素(DAPTOMYCIN)

商品名: Cubicin
分　类: 抗菌药物,其他
LRC: L1 -有限数据-适用

达托霉素为静脉注射剂,用于治疗由金黄色葡萄球菌(包括耐甲氧西林菌株)、化脓性链球菌、无乳链球菌(s. agalactiae)、停乳链球菌(s. dysgalactiae)及粪肠球菌(Enterococcus faecalis)所致的复杂性皮肤组织感染[1]。

1 名产后 5 个月的哺乳期母亲,每日静脉注射本品 500 mg [6.7 mg/(kg · d)],在用药后 8 小时,乳汁中测得的药物峰浓度为 44.7 ng/ml[2]。用药后 4、8、12、16 和 20 小时,乳汁中药物浓度分别为 33.5 ng/ml、44.7 ng/ml、40.8 ng/ml、39.3 ng/ml 和 29.2 ng/ml。母亲和婴儿接受治疗 4 周,没有发现不良事件。此外,乳汁中的达托霉素很难被吸收。

$T_{1/2}$	9 h	M/P	0.001 2
T_{max}	0.5 h	PB	92%
Oral	极低	Vd	0.84~10.2 L/kg
MW	1 620	pKa	5.3
RID	0.06%~0.1%		

成人注意事项：有报道可导致肌酸激酶升高，提示有骨骼肌不良反应，因此用药期间每周应进行血液检查。胃肠功能紊乱、注射局部反应、发热、头痛、失眠、头晕及皮疹等曾有报道。

成人剂量：每次 4 mg/kg，每 24 小时注射 1 次，疗程 7~14 天。

儿童注意事项：1 例婴儿暴露于本品 4 周后，未报道经乳汁导致婴儿的不良反应。

婴儿监测内容：嗜睡、呕吐、腹泻、胃肠道菌群失调和皮疹。

替代药物：

参考文献：

[1] Pharmaceutical manufacturer prescribing information. 2003.

[2] Buitrago MI, Crompton JA, Bertolami S, et al. Extremely low excretion of daptomycin into breast milk of a nursing mother with methicillin- resistant Staphylococcus aureus pelvic inflammatory disease. Pharmacotherapy, 2009, 29 (3): 347-351.

大麻（CANNABIS）

商品名：Marijuana, Tetrahydrocannabinol, THC
分　类：镇静催眠药
LRC：L4-有限数据-有潜在危险

大麻更普遍的称谓是 Marijuana，其活性成分为 δ-9-THC（四氢大麻酚或 THC）[1]。吸食大麻数秒后血液中即可检测到 THC，3~10 分钟内达到峰值。其人体生物利用度取决于多种因素，包括吸食深度、吸食持续时间、屏息时间和吸食频次。偶尔吸食者生物利用度为 10%~14%，长期吸食者生物利用度为 23%~27%。口服大麻 1~2 小时后血液中能检出 THC，4 小时左右达峰值。尽管其口服吸收似乎良好，但首过效应明显，人体生物利用度仅有 4%~12%。

THC 蛋白结合率高（95%~99%），以原型分布于体液中（Vd = 2.5~3.5 L），这种脂溶性药物达稳态时，分布容积较大且变化范围较大（3.4~10 L/kg）[1]。THC 能进入肝脏、心脏、肺和乳腺等血流丰富的部位，最终在脂肪中蓄积。

多项报道研究了大麻暴露和催乳素水平之间的关联性,发现长期食用大麻引起催乳素水平降低,其机制是 THC 与大麻素受体结合而调节垂体前叶各种激素的分泌[2,3]。因此,生殖系统、乳汁分泌、能量代谢及应激系统都可能出现极大改变。

有资料显示,THC 可少量到中量转运到乳汁中。据报道,1 名哺乳期母亲持续每日吸食大麻 7 个月后,其乳汁中 THC 浓度为 105 μg/L[4],她的婴儿尿标本阴性,到儿童时期为止生长发育正常。另 1 名哺乳期母亲持续每日吸食大麻 7 次,8 个月后发现其第 1 个乳汁标本中 THC 浓度为 340 μg/L,11 - OH - THC(活性代谢产物)浓度为 4.2 μg/L,第 2 个乳汁标本中,THC 浓度为 60.3 μg/L,11 - OH - THC 浓度为 1.1 μg/L,9 - COOH - THC(非活性代谢产物)浓度为 1.6 μg/L。这名哺乳期母亲乳汁中 THC 浓度是血液浓度的 8 倍多,她的婴儿尿标本阴性,但大便标本阳性,THC 含量为 347 ng,11 - OH - THC 含量为 67 ng,9 - COOH - THC 含量为 611 ng,该婴儿到儿童时期为止生长发育正常。

2011 年一项研究通过某种方法对吸食大麻的哺乳期母亲乳汁标本中的非法物质进行量化,结果发现乳汁标本中含有 THC 86 μg/L,含有 11 - OH - THC 5 μg/L[5]。文中未提及所用材料、采样时间或婴儿结局。此外还有大量动物研究报道 THC 能转运到乳汁中[6,7]。

目前尚缺乏哺乳期母亲吸食大麻对婴儿短期和长期影响的安全性数据。而且,大多数据存在缺陷,如样本量小、研究设计不严谨、用药剂量不一、子宫内暴露及合并使用其他药物。

一项研究中纳入 27 名吸食大麻的哺乳期母亲和 35 名未吸食大麻的哺乳期母亲,比较其子女的生长发育、智力及运动发育情况,结果未发现差异[8]。1990 年的一项前瞻性研究评估了通过母乳喂养被暴露于大麻的婴儿的运动和思维能力[9],这项研究的受试者也参与了之前的另一项研究,其中评估了哺乳期饮食、乙醇及吸烟对婴儿生长发育的影响。这些受试者中,68 名妇女在哺乳期吸食大麻(主要在第 1 个月和第 3 个月),而另外 68 名妇女仅在妊娠期吸食大麻,在哺乳期未吸食大麻。结果发现,在哺乳期前 3 个月或第 1 个月接触大麻较多的婴儿,与同一时间段未接触大麻的婴儿相比,1 岁时精神运动发育指数评分显著降低。未观察到智力发育方面的差异。

总之,哺乳期母亲吸食大麻及其衍生制品的现象逐渐引起社会更为广泛的关注。人体及动物试验均说明婴幼儿早期接触大麻有害于健康,可能对智力及运动发育产生长远影响[1-11]。尽管数据存在多种局限性,且不能直接权衡母乳喂养带来的益处与通过母乳喂养被暴露于大麻带来的风险之间的利弊关系，但目前仍强烈反对哺乳期母亲吸食大麻。对于必须使用大麻治疗疾病的哺乳期母亲，医务人员应鼓励其使用其他替代治疗方案。

$T_{1/2}$	25～57 h	M/P	8
T_{max}		PB	95%～99%
Oral	4%～12%	Vd	3.4 L/kg；文献有各种不同报道
MW	314	pKa	
RID			

成人注意事项：镇静、疲乏、幻觉、感官知觉增强、记忆减退、癫痫发作、心动过速、口干、便秘、月经周期紊乱、血小板聚集抑制、虚弱、运动协调能力受到影响[1]。产乳可能减少。

成人剂量：

儿童注意事项：数据不足。婴儿接触本品数周后经尿液消除。

婴儿监测内容：镇静、难醒喂养/喂养困难、体重增加，神经行为或精神运动发育可能延迟。

替代药物：

参考文献：

[1] Grotenhermen F. Pharmacokinetics and pharmacodynamics of cannabinoids. Clin Pharmacokinet, 2003, 42(4): 327－360.

[2] Ranganathan M, Braley G, Pittman B, et al. The effects of cannabinoids on serum cortisol and prolactin in humans. Pyschopharmacology (Berl), 2009, 203(4): 737－744.

[3] Mendelson JH, Mello NK, Ellingboe J. Acute effects of marihuana smoking on prolactin levels in human females. J Pharmacol Exp Ther, 1985, 232(1): 220－222.

[4] Perez-Reyes M, Wall ME. Presence of delta－9－tetrahydrocannabinol in human milk. N Engl J Med, 1982, 307(13): 819－820.

[5] Marchei E, Escuder D, Pallas CR, et al. Simultaneous analysis of frequently used licit and illicit psychoactive drugs in breast milk by liquid chromatography tandem mass spectrometry. Journal of Pharmaceutical and Biomedical Analysis, 2011, 55: 309－316.

[6] Ahmad GR, Ahmad N. Passive consumption of marijuana through milk: a low level chronic exposure to delta－9－tetrahydrocannabinol (THC). J Toxicol Clin Toxicol, 1990, 28(2): 255－260.

[7] Chao FC, Green DE, Forrest IS, et al. The passage of 14C－delta－9－tetrahydrocannabinol into the milk of lactating squirrel monkeys. Res Commun

Chem Pathol Pharmacol, 1976, 15(2): 303-317.
[8] Tennes K, Avitable N, Blackard C, et al. Marijuana: prenatal and postnatal exposure in the human. NIDA Res Monogr, 1985, 59: 48-60.
[9] Astley SJ, Little RE. Maternal Marijuana Use During Lactation and Infant Development at One Year. Neurotoxicol Teratol, 1990, 12: 161-168.
[10] Jutras-Aswad D, DiNieri JA, Harkany T, et al. Neurobiological consequences of maternal cannabis on human fetal development and its neuropsychiatric outcome. Eur Arch Psychiatry Clin Neurosci, 2009, 259(7): 395-441.
[11] Liston J. Breastfeeding and the use of recreational drugs-alcohol, caffeine, nicotine and marijuana. Breastfeed Rev, 1998, 6(2): 27-30.

大麻隆(NABILONE)

商品名: Cesamet
分　类: 镇吐药
LRC: L4-没有数据-有潜在危险

大麻隆是一种合成的口服大麻素,类似于大麻。本品会影响中枢神经系统,由于其与神经组织中大麻素1型受体的相互作用而产生镇吐效应[1]。服用大麻隆的患者,可能会因为精神依赖性而发生滥用。有患者反映其服药后存在情绪的变化(如兴奋、抑郁、焦虑、恐慌、精神错乱),认知和记忆下降,感觉缺失(如失去时间感和对物体的感知、幻觉),以及性欲降低。

本品能否进入母乳中还不能确定。但是本品在结构上类似于一种众所周知能进入母乳的大麻活性成分——四氢大麻醇。如果想了解更多信息,可参看大麻专论。

$T_{1/2}$	2 h	M/P	
T_{max}	2 h	PB	结合紧密
Oral	完全	Vd	12.5 L/kg
MW	372.55	pKa	
RID			

成人注意事项: 眩晕、头痛、嗜睡、头晕、睡眠障碍、共济失调、烦躁不安、视觉障碍、口干、共济失调、低血压、恶心、厌食或食欲增加、虚弱。

成人剂量: 每日1~2 mg。

儿童注意事项: 没有经乳汁导致婴儿不良反应的报道,但建议慎用。

婴儿监测内容: 镇静、睡眠改变、易怒、口干、体重增加。

替代药物:

参考文献：

[1] Pharmaceutical manufacturer prescribing information. 2012.

带状疱疹疫苗(ZOSTER VACCINE)

商品名： Zostavax
分　类： 疫苗
LRC： L3 -没有数据-可能适用

水痘-带状疱疹病毒(VZV)属于疱疹病毒属。原发性 VZV 感染一般称为水痘,通常发生于儿童期。在水痘消退后,这种病毒仍然潜伏于神经节,数十年之后可能重新激活,导致带状疱疹。带状疱疹对其他易感个体的传染性为 15%。通过遮盖疱疹部位直到这些疱疹变干并结痂,可以减少传播。

带状疱疹疫苗是由活的、减毒的 VZV 毒株制备而成。这种疫苗常规被推荐给那些 60 岁以上的人群。目前还没有确定的证据证明,带状疱疹疫苗可以转运至母乳中。使用这种疫苗并不是母乳喂养的禁忌[1,2]。

成人注意事项： 皮肤发红、疼痛、触痛、注射部位肿胀、水痘样皮疹、超敏反应。处于病毒性疾病进展期的患者和免疫缺陷疾病的患者避免使用。

成人剂量： 0.65 ml,三角肌皮下用药。

儿童注意事项： 目前没有经乳汁导致婴儿不良反应的报道,目前无此方面的研究。如果婴儿免疫功能低下,母亲接种本疫苗前请先与儿科医师讨论受益/风险,建议谨慎使用。

婴儿监测内容：

替代药物：

参考文献：

[1] National Center for Immunization and Respiratory Diseases. General recommendations on immunization-recommendations of the Advisory Committee on Immunization Practices (ACIP). MMWR Recomm Rep, 2011, 60(2): 1-64.

[2] Schaefer C. Schaefer C: Drugs During Pregnancy and Lactation. Amsterdam, The Netherlands: Elsevier Science BV, 2001.

丹曲林(DANTROLENE)

商品名： Dantrium
分　类： 肌肉松弛药
LRC： L4 -有限数据-有潜在危险

丹曲林可产生直接的骨骼肌松弛作用,用于治疗由上运动神经元功能障碍如多发性硬化和脑卒中等导致的痉挛[1]。本品不适用于风湿性疾病及肌肉骨骼创伤。

在一项研究中，一名母亲在分娩的婴儿脐带被夹住后静脉注射丹曲林(160 mg)治疗恶性高热[2]。第 2 天母乳中丹曲林的浓度为 1.2 mg/L，第 4 天为 0.05 mg/L。相对婴儿剂量为母亲剂量的 7.9%。第一次静脉注射丹曲林后 36 小时母乳中检测到的药物浓度最高。根据本研究确定的消除半衰期(9.02 小时)，作者认为哺乳期母亲静脉注射丹曲林后 48 小时再哺乳是安全的。

$T_{1/2}$	8.7 h	M/P	
T_{max}	5 h	PB	
Oral	35%	Vd	
MW	314	pKa	9.23
RID	7.9%		

成人注意事项：不良反应很常见，包括虚弱、头晕、腹泻、言语不清、流口水、恶心，肝毒性风险很大，视觉和听觉幻觉。

成人剂量：口服，每次 100 mg，每日 3 次。

儿童注意事项：无相关报道，但需注意。建议哺乳期母亲用药后暂停哺乳。

婴儿监测内容：嗜睡、虚弱、呕吐、腹泻、肝毒性(巩膜或皮肤黄染)。

替代药物：

参考文献：

[1] Pharmaceutical manufacturer prescribing information. 2010.

[2] Fricker RM, Hoerauf KH, Drewe J, et al. Secretion of Dantrolene into Breast Milk after Acute Therapy of a Suspected Malignant Hyperthermia Crisis during Cesarean Section. Anes-thesiology, 1998, 89(4): 1023-1025.

单纯疱疹病毒(HERPES SIMPLEX VIRUS)

商品名：

分　类：感染性疾病

LRC：L4 -没有数据-有潜在危险

单纯疱疹病毒(HSV)属于疱疹病毒科，分为两种亚型：HSV-1 和 HSV-2。HSV-1 通过与感染病灶或感染的口腔分泌物直接接触传播。HSV-2 通过性传播，与感染的生殖器或其分泌物直接接触而传播。

已报道一些通过乳汁传播单纯疱疹的病例[1-6]。在其中一项报道中，采集了34名哺乳期母亲的乳汁样本，应用原位杂交技术检测乳汁中是否存在HSV DNA。发现34份样本中有16份HSV DNA呈阳性。且HSV-1和HSV-2的DNA都存在。这项研究意味着单纯疱疹病毒可能会通过母乳传播，这可能在婴儿疱疹病毒感染中起作用[3]。HSV-1和HSV-2也已从人乳汁中分离到，甚至没有水疱或渗液时也能分离到[4,5]。其中有一例母乳喂养的婴儿，出生时是健康的，出生后感染了有传染性的HSV[1]。我们相信，既然在母亲乳汁样本中检测到HSV-1，就会通过母乳感染该病毒。但是，这名母亲没有任何疱疹病毒感染史。因此，明智的做法是，提醒哺乳期母亲应注意任何形式的活动性疱疹感染，如口腔或生殖器。应告知哺乳期母亲疱疹的传播方式，尤其是告知那些有周围口腔疱疹性病变的母亲。应警告她们不要让口腔感染灶与婴儿直接接触，如亲吻或爱抚婴儿。当紧密地抱着婴儿时，应适当遮盖任何活动病灶以免和婴儿直接接触。

一般情况下，母乳似乎不是单纯疱疹病毒常见的传播方式。但是，一个乳房有活动性病变的妇女应避免用感染的乳房进行哺乳，直至病灶完全恢复后，才能用另一侧乳房哺乳。应适当遮盖身体上的其他活动性病灶，以免和婴儿直接接触。

成人注意事项： 皮疹、中枢神经系统的变化、龈口炎、皮肤疱疹、发热。

成人剂量：

儿童注意事项： 已有病毒传给婴儿的报道，但可能是由于接触了感染灶。建议遮盖乳房的感染灶。

婴儿监测内容： 发热、皮肤疱疹。

替代药物：

参考文献：

[1] Dunkle LM, Schmidt RR, O'Connor DM. Neonatal herpes simplex infection possibly acquired via maternal breast milk. Pediatrics, 1979, 63(2): 250-251.

[2] Quinn PT, Lofberg JV. Maternal herpetic breast infection: another hazard of neonatal herpes simplex. Med J Aust, 1978, 2(9): 411-412.

[3] Kotronias D, Kapranos N. Detection of herpes simplex virus DNA in maternal breast milk by in situ hybridization with tyramide signal amplification. In Vivo, 1999, 13(6): 463-466.

[4] Light IJ. Postnatal acquisition of herpes simplex virus by the newborn infant: a review of the literature. Pediatrics, 1979, 63(3): 480-482.

[5] Sullivan-Bolyai JZ, Fife KH, Jacobs RF, et al. Disseminated neonatal herpes simplex virus type 1 from a maternal breast lesion. Pediatrics, 1983, 71(3): 455-457.

[6] Whitley RJ, Nahmias AJ, Visintine AM, et al. The natural history of herpes

simplex virus infection of mother and newborn. Pediatrics, 1980, 66(4): 489-494.

单硝酸异山梨酯(ISOSORBIDE MONONITRATE)

商品名: Corangin, Dynamin, Elantan, Imdex, Imdur
分　类: 扩血管药
LRC: L3 -没有数据-可能适用

单硝酸异山梨酯及其硝酸酯类是治疗心绞痛和充血性心力衰竭以及许多其他综合征的血管扩张药[1]。虽然我们没有关于单硝酸异山梨酯转运到乳汁中的数据,但我们知道硝酸盐从母亲的饮食和水中进入乳汁的量很低(见硝酸甘油)。

$T_{1/2}$	6.2 h	M/P	
T_{max}	30~60 min	PB	<4%
Oral	93%	Vd	0.6 L/kg
MW	191	pKa	
RID			

成人注意事项: 头痛、心律失常、低血压、水肿、潮红、高铁血红蛋白血症。

成人剂量: 可多可少,随适应证改变。

儿童注意事项: 没有报道,请谨慎使用。

婴儿监测内容: 困倦、嗜睡、面色苍白、喂养困难、体重增加。

替代药物:

参考文献:

[1] Pharmaceutical manufacturer prescribing information. 2005.

单乙醇胺(MONOETHANOLAMINE OLEATE)

商品名: Ethamolin
分　类: 其他
LRC: L3 -没有数据-可能适用

单乙醇胺是一种硬化剂,主要用于治疗静脉曲张[1]。静脉注射后,油酸单乙醇胺主要通过对血管内膜的刺激产生炎性反应而起作用,使静脉血管纤维化和闭塞。目前没有数据显示本品可进入母乳,但注射后,本品的血浆消除半衰期仅为5分钟。因此,在用药后1小时再进行哺乳会比较安全,用药后1小时内的乳汁应抽取并丢弃。

$T_{1/2}$		M/P	
T_{max}		PB	
Oral		Vd	
MW	344	pKa	9.4
RID			

成人注意事项：肺毒性、过敏反应、胸腔积液、水肿。

成人剂量：

儿童注意事项：

婴儿监测内容：

替代药物：

参考文献：

[1] Pharmaceutical manufacturer prescribing information. 2008.

胆影酸(IODIPAMIDE)

商品名：Cholografi，Sinografi
分　类：诊断试剂，对比剂
LRC：L3 -没有数据-可能适用

胆影酸是用于观察胆囊和胆道的一种离子对比剂。它用于成人和儿科患者[1]。目前没有胆影酸进入到母乳的数据；与其他类似的药物相比，它似乎不可能进入乳汁。它的半衰期非常短，高蛋白结合。基于其药代动力学数据，美国放射学院表示，母亲接受碘化 X 射线对比剂后，继续哺乳是安全的[2]。

$T_{1/2}$	30 min	M/P	
T_{max}		PB	极高
Oral	10%	Vd	
MW		pKa	2.63
RID			

成人注意事项：低血压、痉挛、恶心、呕吐、肾功能异常、超敏反应。快速服用：热度感觉、发热、发冷、眩晕烦躁。

成人剂量：

儿童注意事项：目前没有经乳汁导致婴儿不良反应的报道。

婴儿监测内容：

替代药物：

参考文献：

[1] Pharmaceutical manufacturer prescribing information. 2003.

[2] ACR Committee on Drugs and Contrast Media. Administration of contrast medium to breastfeeding mothers, 2004, 42－43.

氮卓斯汀(AZELASTINE)

商品名： Astelin, Astepro, Azep, Dymista, Optilast, Optivar, Rhinolast

分　类： 抗组胺药

LRC： L3－没有数据－可能适用

氮卓斯汀是可口服、滴鼻和眼内用药的抗组胺药[1]，对季节性和全年性鼻炎和血管运动性鼻炎有显著疗效，对眼部炎症，特别是过敏性结膜炎(眼睛发痒)非常有效，口服生物利用度为80%，鼻腔使用的生物利用度仅为40%。尚无本药转运至人乳汁的相关资料。鼻用和眼用剂量很低，不太可能在人乳汁中达到临床效应相关浓度。口服用药可能导致药物浓度轻微增高，但氮卓斯汀没有严重不良反应，不太可能对母乳喂养的婴儿造成不良影响。然而，本药味道极苦，即使少量药物进入乳汁，也可能会改变乳汁的味道，引起婴儿拒食母乳。

Dymista 是含有氮卓斯汀和氟替卡松的鼻喷剂。

$T_{1/2}$	22 h	M/P	
T_{max}	2~3 h	PB	88%
Oral	80%	Vd	14.5 L/kg
MW	418	pKa	9.5
RID			

成人注意事项： 滴鼻：鼻内烧灼感、味苦、头痛、嗜睡。口服：嗜睡、口苦。眼部：短暂的眼烧灼/刺痛感、头痛、口苦。

成人剂量： 酌情调整用量：每次1~2喷(137 μg/喷)，每侧鼻孔每日喷2次。

儿童注意事项： 尚无本品经乳汁摄入产生不良反应的报道。乳汁中的药量不太可能对婴儿造成不良影响。乳汁可能有苦味，婴儿可能会拒食母乳。

婴儿监测内容：

替代药物： 氯雷他定、西替利嗪。

参考文献：

[1] Pharmaceutical manufacturer prescribing information. 2003.

德国甘菊(CHAMOMILE, GERMAN)

商品名:
分　类: 植物药
LRC: L3 -没有数据-可能适用

德国甘菊自罗马时代开始应用,其主要功效是抗炎、解痉、祛风、镇静以及杀菌[1,2],用于治疗失眠、消化不良、腹泻和其他胃肠激惹。尽管过敏反应可能罕见,但已有 2 例过敏的报道[3-5]。哺乳期母亲能否使用本品是有争议的,一些研究者认为孕妇和哺乳期母亲应避免使用本品,而另一些认为可以使用[6-8]。和大部分的植物药一样,缺少婴儿的用药安全性数据。

成人注意事项: 过敏、哮喘症状加重、低血压、呕吐、低血糖、出血风险增加。

成人剂量: 每日 400~1 200 mg,分次服用(每份剂量根据具体产品而定)。

儿童注意事项: 目前没有经乳汁导致婴儿不良反应的报道。

婴儿监测内容:

替代药物:

参考文献:

[1] Berry M. The chamomiles. Pharm J, 1995, 254: 191 - 193.

[2] Mann C, Staba EJ. The chemistry, pharmacology, and commercial formulations of chamomile. In: Herbs, spices, and medicinal plants: Recent advances in botany, horticulture, and pharmacology. Arizona: Oryx Press, 1986.

[3] Hausen BM. The sensitizing capacity of Compositae plants. Planta Med, 1984, 50: 229 - 234.

[4] Casterline CL. Allergy to chamomile tea. JAMA, 1980, 244(4): 330 - 331.

[5] Benner MH, Lee HJ. Anaphylactic reaction to chamomile tea. J Allergy Clin Immunol, 1973, 52(5): 307 - 308.

[6] Habersang S, Leuschner F, Isaac O, et al. [Pharmacological studies with compounds of chamomile. IV. Studies on toxicity of (-)-alpha-bisabolol (author's transl)]. Planta Med, 1979, 37(2): 115 - 123.

[7] Newall C, Anderson LA, Phillipson JD. Chamomile, German. In. Herbal Medicine. A guide for the healthcare professionals. London: The Pharmaceutical Press, 1996.

[8] The Complete German Commission E Monographs. Ed. M. Blumenthal Amer Botanical Council, 1998.

地布卡因(DIBUCAINE)

商品名: Nupercainal
分　类: 局部麻醉药
LRC: L3 -没有数据-可能适用

地布卡因是一种长效局部麻醉药。本品主要在乳膏和软膏剂中局部使用,且因该药的毒性使其在美国被禁止用于静脉或肌内注射[1]。没有关于该药转运至母乳的数据。地布卡因对晒伤、局部烧伤、皮疹、直肠痔疮和其他皮肤红肿有效,不可长期或大面积使用本品。尽管极少发生,但地布卡因可被溃烂皮肤少量吸收。不可在乳头上涂抹该药。有报道表明,两名儿童在使用剂量为 15 mg/kg 的 1%地布卡因软膏后出现癫痫。

$T_{1/2}$		M/P	
T_{max}		PB	
Oral		Vd	
MW	379	pKa	8.8
RID			

成人注意事项: 皮疹、灼烧感或过敏。

成人剂量:

儿童注意事项: 目前没有经乳汁导致婴儿不良反应的报道。有报道两名幼童在使用剂量为 15 mg/kg 的 1%地布卡因软膏后出现癫痫。

婴儿监测内容: 不可将地布卡因软膏用于涂抹乳头。

替代药物:

参考文献:

[1] Pharmaceutical manufacturer prescribing information. 1995.

地达诺新(DIDANOSINE)

商品名: Videx

分　类: 抗病毒药

LRC: L5 -没有数据-母亲存在 HIV 感染时有危险

地达诺新作为一种抗反转录病毒药物用于 HIV 病毒感染的治疗。目前并无关于本品转运至人乳的研究或哺乳期应用的相关报道。预计本品可进入母乳,因为地达诺新是一种蛋白结合率非常低(<5%)的小分子药物(236 Da)。通常不推荐感染 HIV 的母亲进行母乳喂养[1, 2]。

注意:地达诺新被划分为 L5 级是基于母亲感染 HIV 后母乳喂养对婴儿的影响,而不是基于乳汁中药物对母乳喂养婴儿的影响。疾病预防控制中心建议感染 HIV 的母亲产后不要进行母乳喂养,以避免 HIV 经乳汁传染婴儿。

$T_{1/2}$	1.3~1.5 h	M/P	
T_{max}	0.67~2 h	PB	<5%
Oral	21%~43%	Vd	0.8~1 L/kg
MW	236	pKa	9.13
RID			

成人注意事项：腹痛、腹泻、皮疹、恶心、呕吐、周围神经病变、头痛、转氨酶升高、胰腺炎、心律失常、增加心脏病发作的风险、肾毒性、超敏反应、肝炎、白细胞减少、贫血、关节痛、肌肉疼痛、高尿酸血症、血糖增高或降低。

成人剂量：

儿童注意事项：

婴儿监测内容：不建议感染 HIV 的母亲进行母乳喂养。

替代药物：

参考文献：

[1] World Health Organization. Global Programme on AIDS. Consensus statement from the WHO/UNICEF consultation on HIV transmission and breast-feeding. Geneva：WHO, 1992.

[2] Latham MC, Greiner T. Breastfeeding versus formula feeding in HIV infection. Lancet, 1998, 352：737.

地蒽酚(ANTHRALIN)

商品名：Alphodith, Anthra-Derm, Anthraforte, Anthranol, Anthrascalp, Dithranol, Dritho-Scalp, Drithocreme, Micanol

分　类：抗银屑病药

LRC：L3 -没有数据-可能适用

地蒽酚是一种合成焦油衍生物，该药是治疗银屑病最有效的药物之一，在局部应用时会引起皮肤的灼热和炎症。吸收的药物几乎立即通过肾脏快速排泄，血浆中药物浓度非常低，无法检测[1]。目前没有本药转运到乳汁中的数据。大多数药物通过洗涤和表皮细胞的死亡脱落而被消除[2]。因此，如果将药物直接涂抹在乳晕或乳头处的病变上时，应该停止母乳喂养。另一种类似的蒽醌是番泻叶(轻泻药)，即使大剂量下也不会进入乳汁。在初期强化治疗中，保守的做法是暂时中断母乳喂养。本药已被用于治疗 2 岁以上的银屑病儿童。

$T_{1/2}$	短	M/P	
T_{max}		PB	
Oral	吸收完全	Vd	
MW	226	pKa	
RID			

成人注意事项: 皮肤瘙痒、刺激和炎症。患者皮肤会频繁的出现紫褐色染色，衣物、浴室中瓷器也易出现永久性染色。在小鼠实验中大剂量的地蒽酚可能具有致癌性，人体试验未知。

成人剂量: 局部用药，每日 2 次。

儿童注意事项: 目前没有经乳汁导致婴儿不良反应的报道。

婴儿监测内容: 呕吐、腹泻。

替代药物:

参考文献:

[1] Goodfield MJ, Hull SM, Cunliffe WJ. The systemic effect of dithranol treatment in psoriasis. Acta Derm Venereol, 1994, 74(4): 295 - 297.

[2] Shroot B. Mode of action of dithranol, pharmacokinetics/dynamics. Acta Derm Venereol Suppl (Stockh), 1992, 172: 10 - 12.

地尔硫䓬(DILTIAZEM)

商品名: Adizem, Britiazim, Cardcal, Cardizem, Dilzem, Tildiem, Cartia XT, Coras, Dilacor-XR

分　类: 钙通道阻滞剂

LRC: L3 -有限数据-可能适用

地尔硫䓬是一个典型的钙通道阻滞剂类的抗高血压药物[1]。有报道一位产后 14 天的母亲每日用药 240 mg，乳汁中药物浓度与血浆药物浓度一致(乳汁/血浆比值约为 1.0)[2]。乳汁(及血浆)中的药物峰浓度出现在服药后 8 小时，略微高于 200 μg/L。硝苯地平可作为一种首选的钙通道阻滞剂，因为有用药的经验，相对婴儿剂量很小不至于出现问题。

$T_{1/2}$	3.5~6 h	M/P	1
T_{max}	2~3 h	PB	78%
Oral	40%~60%	Vd	1.7 L/kg
MW	433	pKa	7.7
RID	0.9%		

成人注意事项：头痛、头晕、低血压、心律失常、便秘、外周性水肿。

成人剂量：缓释制剂为每日 1 次，每次 120~240 mg。

儿童注意事项：目前没有经乳汁导致婴儿不良反应的报道。

婴儿监测内容：困倦、倦怠、面色苍白、喂养和体重增加不理想。

替代药物：硝苯地平、拉贝洛尔、维拉帕米。

参考文献：

[1] Pharmaceutical manufacturer prescribing information. 1995.

[2] Okada M, Inoue H, Nakamura Y, et al. Excretion of diltiazem in human milk. N Engl J Med, 1985, 312(15): 992-993.

地芬诺酯(DIPHENOXYLATE)

商品名：

分　类：止泻药

LRC：L3-没有数据-可能适用

地芬诺酯是一种止泻药，其化学结构类似哌替啶。该药以类似于其他阿片类药物的方式减缓胃肠转运时间。临床使用剂量无镇痛作用[1]。

没有发现地芬诺酯可分泌至乳汁中的研究公开。药代动力学数据也很少，但上市前的研究提示该药的大部分仍留存于肠道内[1]。该药很可能有极少量分泌进入乳汁，但不大可能在临床上与婴儿相关。

$T_{1/2}$	2.5 h	M/P	
T_{max}	2 h	PB	22%
Oral	90%	Vd	3.8 L/kg
MW	453	pKa	7.1
RID			

成人注意事项：

成人剂量：每日 5~20 mg。

儿童注意事项：

婴儿监测内容：

替代药物：

参考文献：

[1] Pharmaceutical manufacturer prescribing information. Physicians Total Care, 2009.

地高辛(DIGOXIN)

商品名: Lanoxicaps, Lanoxin
分　类: 强心苷类
LRC: L2-有限数据-可能适用

地高辛是一种强心药,主要用于增强心脏的收缩功能。一位母亲每日服用0.25 mg 地高辛,在用药4小时及6小时后,乳汁中的药物浓度分别为0.96 μg/L 及0.61 μg/L[1]。乳汁中的平均峰浓度水平是有变化的,一位患者中为0.78 μg/L,而另一位患者为0.41 μg/L。而在婴儿的血浆中无法测得地高辛浓度。

在另一项研究中,5位母亲接受了地高辛的治疗,乳汁中的平均药物浓度为0.64 μg/L[2]。从这些研究中发现,婴儿每日接受的地高辛显然小于1 μg,剂量太低不会产生相关的临床效应。对于母乳喂养的婴儿,其摄入分泌进入乳汁中的微量药物不会出现问题。婴儿的胃肠功能弱且不稳定,理论上能减少对药物的吸收。

地高辛免疫抗原结合片断(羊)由抗地高辛抗体制成的抗原结合片段组成,在地高辛中毒或者过量使用以至于危及生命时使用。这些片段的分子量约为46 kDa,无法转运至乳汁中[3]。

$T_{1/2}$	36~48 h	M/P	<0.9
T_{max}	1~3 h	PB	25%
Oral	60%~80%	Vd	6~7 L/kg
MW	781	pKa	7.15
RID	2.7%~2.8%		

成人注意事项: 头痛、头晕、混乱、视力减退或黄视、心律失常、腹痛、腹泻、厌食和皮疹。

成人剂量: 每次0.125~0.5 mg,每日1次。

儿童注意事项: 多项研究均没有报道经乳汁导致婴儿不良反应。

婴儿监测内容: 困倦、倦怠、心律失常、面色苍白、喂养和体重增加不理想。

替代药物:

参考文献:

[1] Loughnan PM. Digoxin excretion in human breast milk. The Journal of pediatrics, 1978, 92(6): 1019-1020.

[2] Levy M, Granit L, Laufer N. Excretion of drugs in human milk. The New

England journal of medicine, 1977, 297(14): 789.
[3] Pharmaceutical manufacturer prescribing information. 2006.

地拉夫定(DELAVIRDINE)

商品名: Rescriptor
分　类: 抗病毒药
LRC: L5-没有数据-母亲存在 HIV 感染时有危险

地拉夫定是常用于治疗人类免疫缺陷病毒(HIV)的抗反转录病毒药物。目前,没有关于本品乳汁转运的数据,也没有哺乳期母亲使用本品的病例报道。由于地拉夫定是一种大分子药物(553 Da),蛋白结合率高(98%),因此乳汁中药物浓度可能很低。不建议 HIV 阳性的母亲进行母乳喂养[1,2]。

注意:地拉夫定被划分为 L5 级是基于母亲感染 HIV 后母乳喂养对婴儿的影响,而不是基于乳汁中药物对母乳喂养婴儿的影响。疾病预防控制中心建议感染 HIV 的母亲产后不要进行母乳喂养,以避免 HIV 经乳汁传染婴儿。

$T_{1/2}$	5.8 h	M/P	
T_{max}	1 h	PB	98%
Oral	85%~100%	Vd	
MW	553	pKa	
RID			

成人注意事项: 发热、头痛、恶心、呕吐、腹泻、皮疹、抑郁症状、肝功能异常、焦虑、支气管炎、腹痛、凝血酶原时间增加、史-约综合征、急性肾功能衰竭。

成人剂量: 每次 400 mg,每日 3 次。

儿童注意事项:

婴儿监测内容: 不建议感染 HIV 的母亲进行母乳喂养。

替代药物:

参考文献:

[1] World Health Organization. Global Programme on AIDS. Consensus statement from the WHO/UNICEF consultation on HIV transmission and breast-feeding. Geneva: WHO, 1992.
[2] Latham MC, Greiner T. Breastfeeding versus formula feeding in HIV infection. Lancet, 352: 737, 1998.

地拉罗司(DEFERASIROX)

商品名: Exjade
分　类: 重金属螯合剂
LRC: L3 -没有数据-可能适用

地拉罗司是一种可口服生物利用的螯合剂,对铁有选择性。它与未被吸收而随粪便排泄的铁形成复合物。地拉罗司对其他金属如锌和铜具有非常低的亲和力,但仍可降低这些金属的血清浓度,用于由输血导致的慢性铁超载[1]。没有本品转运至乳汁的数据;然而,由于其能与蛋白质高度结合,母乳中药物浓度可能不高。哺乳期母亲如果用药,其母乳喂养的婴儿应监测铁蛋白和铁水平。

$T_{1/2}$	8~16 h	M/P	
T_{max}	2~4 h	PB	99%
Oral	70%	Vd	14.4 L/kg
MW	373	pKa	8.41
RID			

成人注意事项: 头痛、发热、头晕、视力减退、呕吐、腹泻、肝肾功能异常、白细胞减少、血小板减少。

成人剂量: 每日 20 mg/kg。

儿童注意事项: 尚无婴儿用药相关数据。

婴儿监测内容: 呕吐、腹泻。可检测婴儿铁蛋白和铁水平,并在必要时补充铁剂。

替代药物: 去铁胺。

参考文献:

[1] Pharmaceutical manufacturer prescribing information. 2010.

地氯雷他定(DESLORATADINE)

商品名: Clarinex
分　类: 抗组胺药
LRC: L2 -有限数据-可能适用

地氯雷他定是氯雷他定的活性代谢产物,其半衰期长于前体药物。虽然有关于其前体药物氯雷他定理想的研究报道,然而目前仍无法获得地氯雷他定的详细数据。

研究包括6位产后1~12个月的妇女,给予单次40 mg剂量的氯雷他定,并且告知服药后不要给婴儿哺乳[1]。在用药后0~48小时的多个时间点取哺乳期母亲血液和乳汁的样品,血浆中氯雷他定和其活性代谢产物地氯雷他定的峰浓度分别为30.5 ng/ml和18.6 ng/ml,乳汁中氯雷他定及其代谢产物的峰浓度分别为29.2 ng/ml和16 ng/ml,因此哺乳期母亲摄入40 mg的氯雷他定后氯雷他定和其代谢产物在乳汁中总峰浓度为45.2 ng/ml。48小时后,转运至乳汁中的氯雷他定的量为4.2 μg,相当于母亲血液中0.01%的剂量。通过48小时的代谢,仅有6 μg的地氯雷他定(相当于7.5 μg氯雷他定当量)分泌至母乳中,为母体剂量的0.019%,相当于48小时后有总剂量为11.7 μg或0.029%的氯雷他定及其活性代谢产物进入乳汁。研究者推测,一个体重为4 kg的婴儿仅获可得剂量为2.9 μg/kg的氯雷他定。

$T_{1/2}$	27 h	M/P	
T_{max}	3 h	PB	87%
Oral	很好	Vd	
MW	310	pKa	9.73
RID	0.03%		

成人注意事项: 镇静、口干、疲倦、恶心、心动过速、心悸。

成人剂量: 每日5 mg。

儿童注意事项: 目前没有经乳汁导致婴儿不良反应的报道。关于氯雷他定的转运有报道但是其水平很低。

婴儿监测内容: 镇静。

替代药物: 氯雷他定、西替利嗪。

参考文献:

[1] Pharmaceutical manufacturer prescribing information. 2010.

地奈德(DESONIDE)

商品名: DesOwen, Desocort, Desonate, LoKara, Verdeso

分　类: 糖皮质激素

LRC: L3-有限数据-可能适用

全身吸收的糖皮质激素可以分泌到乳汁中,局部使用的糖皮质激素吸收成程度取决于药物的效能[1]。由于婴儿的体表面积/体重比值较高,通常选择低效能的激素。没有研究表明局部使用糖皮质激素后是否在母乳中有可检出的药量。当大面积、长时间或与封闭敷料一起使用该药时可能发生全身性不良反应。母乳喂养时应少量谨慎使用[2, 3]。

在一项病例报道中，产后每日在母亲乳头上局部使用一种高盐皮质激素活性的糖皮质激素会导致2个月大的婴儿出现QTc间期延长、低钾血症、高血压和生产减缓。婴儿高血压持续达6个月，但是一年后恢复正常[4]。

$T_{1/2}$		M/P	
T_{max}		PB	
Oral		Vd	
MW	416.5	pKa	13.74
RID			

成人注意事项：严重的全身反应：肾上腺皮质抑制作用、库欣综合征、高血糖。常见的不良反应：皮肤干燥、瘙痒、刺痛及灼烧感。

成人剂量：0.05%。

儿童注意事项：肾上腺皮质抑制、库欣综合征、颅内高压。

婴儿监测内容：喂养、发育及体重增加。

替代药物：

参考文献：

[1] Lexi-Comp OnlineTM, Lexi-Drugs OnlineTM, Hudson, Ohio: Lexi-Comp, Inc.; 2007; 2011-05-26.

[2] AHFS drug information 2007. McEvoy GK, ed. Desonide. Bethesda, MD: American Society of Health-Systems Pharmacists, 2007: 3529-3530.

[3] AHFS drug information 2007 McEvoy GK, ed. Topical corticosteroids general statement. Bethesda, MD: American Society of Health-System Pharmacists, 2005: 3423-3425.

[4] De Stefano B, Bongo IG, Borgna-Pignatti C, et al. Factitious hypertension with mineralocorticoid excess in an infant. Helv Paediatr Acta, 1983, 38: 185-189.

地诺前列酮(DINOPROSTONE)

商品名：Cervidil, Prepidil, Propress, Prostin E2
分　类：前列腺素
LRC：L3-没有数据-可能适用

地诺前列酮是一种自然生成的前列腺素E2，主要作为堕胎药用于引产、促进宫颈成熟、产后出血和子宫乏力[1]。作为阴道凝胶或栓剂，该药能够被缓慢地吸收进入血浆并被大多数组织和肺快速代谢清除。尽管在阴道黏膜的吸收很慢，但半衰期很短，仅为2.5~5分钟。地诺前列酮分泌进入乳汁的量目前未知。

该药可用来抑制泌乳。口服（第3/4天剂量为每日2 mg，然后每日6 mg）后，乳汁产量受到明显抑制作用[2,3]。然而，前列腺素E2作为分娩时促进宫颈成熟的药物使用时，通常因作用时间短暂不会影响几小时或几天后的泌乳。

$T_{1/2}$	2.5~5 min	**M/P**	
T_{max}	0.5~1 h	**PB**	高
Oral		**Vd**	
MW	352.5	**pKa**	4.9
RID			

成人注意事项：阴道用药的不良反应很多，包括流产、引产、出血、低血压、昏厥、心动过速、眩晕、高热、恶心、呕吐、腹泻及味觉减退。

成人剂量：根据适应证使用。

儿童注意事项：目前没有经乳汁导致婴儿不良反应的报道，但建议哺乳应在药物代谢清除后进行。

婴儿监测内容：呕吐、腹泻、脸红。

替代药物：

参考文献：

[1] Pharmaceutical manufacturer prescribing information. 2010.

[2] Caminiti F, De Murtas M, Parodo G, et al. Decrease in human plasma prolactin levels by oral prostaglandin E2 in early puerperium. J Endocrinol, 1980, 87(3): 333-337.

[3] Nasi A, De Murtas M, Parodo G, et al. Inhibition of lactation by prostaglandin E2. Obstet Gynecol Surv, 1980, 35(10): 619-620.

地诺塞麦（DENOSUMAB）

商品名：Prolia，Xgeva

分　类：单克隆抗体

LRC：L4-没有数据-有潜在危险

单克隆抗体地诺塞麦适用于治疗绝经后妇女的骨质疏松症，预防乳腺癌和前列腺癌患者出现骨量减少，也可用于预防实体瘤骨转移。地诺塞麦属于IgG2单克隆抗体，通过阻断人的RANKL（核因子κ-B受体活化因子配体）表达从而干扰破骨细胞对骨的再吸收作用[1]。一项关于怀孕小鼠的研究指出，基因敲除后,RANKL 基因的缺失可导致怀孕小鼠的乳腺进一步受损以及产后的小鼠乳汁分泌减少。目前并没有有效的研究表明地诺塞麦能够进入乳汁。生产商建议哺乳期母亲终止药物使用或停止哺乳。

尽管该药的分子量非常大且可预期其导致的泌乳量极低,目前仍缺乏有关母乳喂养的妇女使用免疫调节药物安全性的长期数据。目前已有数据表明一些单克隆抗体药物可进入乳汁,进而可能进入由母乳喂养的婴儿体内。因此,建议每一位妇女应知晓在哺乳期使用这一类药物的获益和风险。

$T_{1/2}$	25.4~28 d	M/P	
T_{max}	10 d	PB	
Oral	62%(皮下)	Vd	
MW	147 000	pKa	
RID			

成人注意事项: 可能引起高胆固醇血症、恶心、呕吐、关节疼痛、膀胱炎、上呼吸道感染。严重但少见的不良反应包括皮疹、胰腺炎、低钙血症、低磷血症、呼吸困难、颌骨的无菌性坏死。在低钙血症的患者中禁用。

成人剂量: 每次 60 mg,每 6 个月 1 次,皮下注射。

儿童注意事项:

婴儿监测内容: 发热、频繁感染、喂养/体重增加。

替代药物:

参考文献:

[1] Pharmaceutical manufacturer prescribing information. 2011.

地匹福林(DIPIVEFRIN)

商品名: Propine
分　类: 抗青光眼药
LRC: L2-没有数据-可能适用

地匹福林是一种合成的前体药物,可代谢为肾上腺素,仅可作为眼部用药。因为其结构、具有较强的脂溶性并且在眼部能被较好的吸收,所以该药的药效较强[1]。该药在眼部被吸收后,能够降低眼压。尚不知该药是否能进入乳汁,也许可能有少量存在乳汁中。乳汁中的地匹福林或肾上腺素不可能被婴儿口服吸收利用。

$T_{1/2}$		M/P	
T_{max}	1 h	PB	
Oral	极少量	Vd	
MW		pKa	
RID			

成人注意事项：有瘙痒、流泪、眼结膜充血、结膜炎、眼部灼烧感和刺痛感的报道。不常见：眼内使用肾上腺素可发生心动过速、心律失常及高血压。

成人剂量：受累眼每 12 小时滴 1 滴。

儿童注意事项：目前没有经乳汁导致婴儿不良反应的报道。

婴儿监测内容：

替代药物：

参考文献：

[1] Pharmaceutical manufacturer prescribing information. 2010.

地塞米松(DEXAMETHASONE)

商品名：Decadron，Maxidex
分　类：糖皮质激素
LRC：L3 -没有数据-可能适用

地塞米松是一种长效糖皮质激素，其作用与泼尼松类似，但药效更强，0. 75 mg 地塞米松等效于 5 mg 泼尼松[1]。该药消除半衰期短，成人仅 3～6 小时，对代谢的影响可持续 72 小时。尚没有数据表明地塞米松是否可以转运至人乳中，可能与泼尼松相似，后者在乳汁中浓度极低，120 mg 泼尼松无法产生与临床相关的乳汁浓度。地塞米松通常用于治疗儿童免疫综合征如关节炎，特别是急性哮喘发作或其他的支气管痉挛性疾病。乳汁中地塞米松的量不可能产生临床效应，除非长期、大剂量使用。

研究表明，大剂量的类固醇类似物可能抑制乳汁分泌[2,3]，还未证明地塞米松存在这一作用。

$T_{1/2}$	3. 3 h	M/P	
T_{max}	1～2 h	PB	
Oral	78%	Vd	2 L/kg
MW	392	pKa	12. 42
RID			

成人注意事项：儿童期使用会出现身材矮小、消化道出血、消化道溃疡、水肿、骨质疏松症、青光眼和肾上腺功能亢进的其他症状。

成人剂量：每日 0.5~9 mg。

儿童注意事项：目前没有经乳汁导致婴儿不良反应的报道。避免长期大剂量使用。

婴儿监测内容：进食量、生长情况及体重增加。

替代药物：泼尼松。

参考文献：

[1] Pharmaceutical manufacturer prescribing information. 1999.

[2] McGuire E. Sudden loss of milk supply following high-dose triamcinolone (Kenacort) injection. Breastfeed Rev, 2012, 20: 32-34.

[3] Babwah TJ, Nunes P, Maharaj RG. An unexpected temporary suppression of lactation after a local corticosteroid injection for tenosynovitis. Eur J Gen Pract, 2013, 19: 248-250.

地文拉法辛(DESVENLAFAXINE)

商品名：Pristiq

分　类：抗抑郁药，其他

LRC：L3-有限数据-可能适用

地文拉法辛(O-去甲基文拉法辛)是一种文拉法辛的活性代谢产物，并同文拉法辛具有类似的抗抑郁作用。有些数据表明在使用其前体药物文拉法辛后，代谢为地文拉法辛可转运至母乳中[1,2]。在一项研究中，6 位妇女接受平均剂量为 244 mg/d 的文拉法辛，乳汁中地文拉法辛的最大浓度平均为 796 ng/ml。4 例婴儿的血浆中检出地文拉法辛，其浓度范围在 3~38 ng/ml[1]。所有婴儿均健康且未受药物影响。文拉法辛和地文拉法辛在乳汁/血浆中药物浓度的比例分别为 2.5 及 2.7。一个小组研究中，13 例妇女使用文拉法辛的剂量范围在 37.5~300 mg/d(平均 194.3 mg/d)，转运至乳汁中的地文拉法辛的浓度范围在 318~1 912.7 ng/ml，平均浓度为 919 ng/ml[2]。使用地文拉法辛最大浓度计算出的相对婴儿剂量范围在 6.8%~9.3%。

近期一篇综述总结了一些关于使用地文拉法辛治疗后其在乳汁中的研究，简要列出如下。一项研究在 35 岁哺乳期母亲的乳汁中测定了地文拉法辛的药物浓度，该母亲在研究开始之前已经连续 2 个月每日服用 250 mg 地文拉法辛[3]，假设乳汁的摄入量为 0.15 L/(kg·d)，绝对婴儿剂量为 294 μg/(kg·d)，相对婴儿剂量计算为 7.8%。在母乳喂养的婴儿中没有注意到或没有不良反应的报道。然而另一项由 Ilett 和 Hackett 负责的研究中，研究了 10 例因产后抑郁症接受地文拉法辛日剂量50～150 mg的妇女乳汁中转运的地文拉法辛的浓度[4]，计算得出相对婴儿剂量平均值为6.8%（5.5～8.1%），平均乳汁/血浆比值为2.24。有趣的是，该项研究中，乳汁中药物的峰浓度（C_{max}）发生在服药后3.28小时，这与母亲血浆中C_{max}发生在服药后7.5小时不符。这表明乳汁中药物浓度动力学并不总与血浆中药物浓度动力学相关。这项研究的作者认为，无论是直接使用地文拉法辛治疗还是作为文拉法辛治疗后的活性代谢产物，地文拉法辛的相对婴儿剂量几乎相同。但是由于地文拉法辛直接治疗后的总抗抑郁药物的绝对婴儿剂量相对于文拉法辛治疗后的41%～45%，使用地文拉法辛直接治疗可能更为适合。

因此，地文拉法辛有中等剂量进入乳汁，但该药哺乳期暴露后也未见不良反应的报道。地文拉法辛治疗后对婴儿的总抗抑郁剂量仅为使用文拉法辛治疗后的41%～45%，因此地文拉法辛可能优于文拉法辛用于产后抑郁症的治疗。

$T_{1/2}$	11 h	M/P	2.7
T_{max}	7.5 h	PB	30%
Oral	80%	Vd	3.4 L/kg
MW	263	pKa	10.11
RID	5.9%～9.3%		

成人注意事项：头痛、嗜睡、头晕、失眠、口干、高血压（高剂量时）、恶心/呕吐、乏力。

成人剂量：50～100 mg/kg。

儿童注意事项：目前没有经乳汁导致婴儿不良反应的报道。

婴儿监测内容：镇静或易怒、难醒喂养/喂养困难、体重增加。

替代药物：舍曲林、氟西汀。

参考文献：

[1] Ilett KF, Hackett LP, Dusci LJ, et al. Distribution and excretion of venlafaxine and O-desmethylvenlafaxine in human milk. British Journal of Clinical Pharmacology, 1998, 45(5): 459-462.

[2] Newport DJ, Ritchie JC, Knight BT, et al. Venlafaxine in human breast milk and nursing infant plasma: determination of exposure. J Clin Psychiatry, 2009, 70(9): 1304-1310.

[3] Ilett KF, Watt F, Hackett LP, et al. Assessment of infant dose through milk in a lactating woman taking amisulpride and desvenlafaxine for treatment-resistant depression. Ther Drug Monit, 2010, 32(6): 704-707.

[4] Rampono J, Teoh S, Hackett LP, et al. Estimation of desvenlafaxine transfer into

milk and infant exposure during its use in lactating women withpostnatal depression. Arch Womens Ment Health, 2011, 14(1): 49-53.

地西泮(DIAZEPAM)

商品名: Antenex, Azepan, Vivol, Sedapam, Valium
分 类: 抗焦虑药
LRC: L3-有限数据-可能适用

地西泮是一种强效的CNS抑制剂和抗惊厥药。公开的数据提示药物在乳汁和血浆中的浓度差异很大,并且许多数据是不完善的。3位哺乳期母亲每次服用本品10 mg,每日3次,连用6天,母体的平均血药浓度是491 μg/L(第4天)与601 μg/L(第6天)[1];相应的乳汁中药物浓度为51 μg/L(第4天)与78 μg/L(第6天),乳汁/血浆比值大约为0.1。在另一例报道中,一位患者每日服用6~10 mg的地西泮,乳汁中的药物浓度在7.5~87 μg/L波动[2]。

一项研究中,9位母亲在产后服用地西泮,乳汁中药物浓度波动在0.01~0.08 mg/L[3]。其他研究报道基本没有参考价值。总的来说,大部分结果显示对母乳喂养的婴儿来说,地西泮及其代谢产物去甲西泮的平均剂量为母亲单位体重剂量的0.78%~9.1%[4]。地西泮的活性代谢产物去甲西泮在儿童和成人的体内半衰期较长,在长期治疗中会产生蓄积作用。

在一例对象为22岁的患者的研究中,通过从80 mg地西泮和30 mg奥沙西泮的高用药剂量开始减量至停药,研究了地西泮、N-去甲西泮、替马西泮和奥沙西泮在母乳中的分布[5]。地西泮及其代谢产物去甲西泮的平均乳汁/血浆药物比值分别为0.2和0.13。药物治疗期间,乳汁中地西泮的浓度范围在67~307 μg/L,乳汁中去甲西泮的浓度范围在42~141 μg/L;在停药8天后,乳汁中的药物浓度则仅为6 μg/L。在婴儿的血浆中未检测出地西泮,仅有少量去甲西泮存在。尚未有母乳喂养的婴儿出现该药相关不良反应的报道。该研究的作者总结提出,苯二氮䓬类药物转运至母乳中的含量非常低,而且在有母乳喂养的婴儿中不太可能表现出临床反应。

有用药后发现出现嗜睡、镇静、吸吮无力等不良反应的报道。在外科操作时临时紧急使用不会引起显著蓄积,但长期持续用药会出现问题。通常,由于半衰期相对较长且易形成依赖性,苯二氮䓬类药物对于正在哺乳的母亲来说不是理想的镇静药。然而,在哺乳期短期或间断地小剂量使用短效的苯二氮䓬类药物(劳拉西泮、阿普唑仑)是很安全的[6]。

$T_{1/2}$	43 h	M/P	0.2~2.7
T_{max}	1~2 h	PB	99%
Oral	完全	Vd	0.7~2.6 L/kg
MW	285	pKa	3.4
RID	0.88%~7.14%		

成人注意事项：困倦、头晕、视力减退、口干、头痛、疲劳、共济失调、言语徐缓。

成人剂量：根据需要，每次 2~10 mg，每日 2~4 次。

儿童注意事项：有报道嗜睡、镇静、吸吮无力。

婴儿监测内容：镇静、呼吸减慢、体重增加、难醒喂养/喂养困难。

替代药物：劳拉西泮、咪达唑仑。

参考文献：

[1] Erkkola R, Kanto J. Diazepam and breast-feeding. Lancet, 1972, 1(7762): 1235-1236.

[2] Wesson DR, Camber S, Harkey M, et al. Diazepam and desmethyldiazepam in breast milk. J Psychoactive Drugs, 1985, 17(1): 55-56.

[3] Cole AP, Hailey DM. Diazepam and active metabolite in breast milk and their transfer to the neonate. Arch Dis Child, 1975, 50(9): 741-742.

[4] Spigset O. Anaesthetic agents and excretion in breast milk. Acta Anaesthesiol Scand, 1994, 38(2): 94-103.

[5] Dusci LJ, Good SM, Hall RW, et al. Excretion of diazepam and its metabolites in human milk during withdrawal from combination high dose diazepam and oxazepam. Br J Clin Pharmacol, 1990, 29(1): 123-126.

[6] Maitra R, Menkes DB. Psychotropic drugs and lactation. N Z Med J, 1996, 109(1024): 217-218.

地昔帕明(DESIPRAMINE)

商品名：Norpramin，Pertofran

分　类：抗抑郁药，三环类

LRC：L2-有限数据-可能适用

地昔帕明是一个经典的三环类抗抑郁药。有一例报道，一位哺乳期母亲在睡前服用 200 mg 后，乳汁/血浆比值为 0.4~0.9，乳汁中的药物在 17~35 μg/L[1]。在婴儿血液中未发现该药，可能因浓度太低无法测出。

另一项研究中，一位哺乳期母亲每日服用 300 mg 地昔帕明后，乳汁中的药物浓度比该母亲血浆中的药物浓度高 30%[2]。地昔帕明在乳汁中的平均药物浓度为 316~328 μg/L，通常在服药 4 小时后达峰值。婴儿吮吸含药物平均浓度达 280 μg/L 的母乳，相当于服用 42 μg/(kg·d)的药物。暂无不良反应的报道。

$T_{1/2}$	7~60 h	M/P	0.4~0.9
T_{max}	4~6 h	PB	82%
Oral	90%	Vd	22~59 L/kg
MW	266	pKa	9.5
RID	0.3%~0.9%		

成人注意事项：抗胆碱能药的不良反应，如腺体分泌减少、瞳孔扩大、镇静作用、便秘、疲倦及味觉异常。

成人剂量：每日 100~200 mg。

儿童注意事项：在几项研究中均无报道。

婴儿监测内容：镇静或易怒、口腔干燥症、难醒喂养/喂养困难、便秘、尿潴留、体重增加。

替代药物：阿莫沙平、丙咪嗪、舍曲林。

参考文献：

[1] Sovner R, Orsulak PJ. Excretion of imipramine and desipramine in human breast milk. Am J Psychiatry, 1979, 136(4A): 451-452.

[2] Stancer HC, Reed KL. Desipramine and 2-hydroxydesipramine in human breast milk and the nursing infant's serum. Am J Psychiatry, 1986, 143(12): 1597-1600.

碘(IODINE)

商品名：Iodex, Iodoflx, Iodosorb
分　类：抗菌药物，其他
LRC：L4-有限数据-有潜在危险

碘是存在于很多食物中的一种必需膳食元素。它最常用作钾盐或钠盐。碘也作为局部防腐剂，由于其影响伤口愈合，因此不再推荐。碘(碘化钾)的另一种用途是治疗甲状腺功能亢进，因为大剂量的碘抑制甲状腺产生甲状腺素。食物如海藻、海带、酸奶、牛奶、碘盐和鱼等含有较高水平的碘。

海藻和海带的含碘量可能高达每日推荐摄入量的 20 倍。美国医学研究机构推荐母乳喂养妇女的碘摄入量为 290 μg/d。婴幼儿碘摄入过多可能导致甲状腺功能减退。已知高浓度的碘可以主动转运进入乳汁，母乳/血浆的碘含量比例高达 26[1]。

婴儿吸收大量碘可能导致严重的甲状腺抑制。母乳中正常的碘含量已经是婴儿推荐的日摄食量(RDA)的四倍。在一项研究中,婴儿亚临床甲状腺功能减退症与母乳中碘过多(198~8 484 μg/L)有关,可能是由于吃了很多海藻(碘含量超过 2 000 μg/d)[2]。使用聚维酮碘阴道凝胶 6 天的母亲采用母乳喂养的婴儿会有碘的气味,但是,没有观察到甲状腺异常[3]。哺乳期母亲不应该使用碘含量高的药物。将摄入的碘量限制在接近 RDA(290 μg/d)。

关于婴儿甲状腺功能减退的 2 例病例报道认为是在母乳中接触碘导致的[4,5]。母亲在诞下 31 周的早产儿后,用碘浸泡过的纱布对 C 型切口消毒[4]。出生第 4 天,婴儿的甲状腺功能正常;然而,重复使用 2 周后,婴儿的 TSH 升高,T4 临界值。一周后再次复查,TSH 更高,T4 和 FT4 更低。在了解母亲的喂养过程后,对婴儿尿液进行碘测试,高于正常值,为 684 μg/L(正常 42~350 μg/L)母乳浓度测试,为 1 911 μg/L(正常 5~185 μg/L)。婴儿用 L-甲状腺素治疗,母亲在停止碘治疗后停止母乳喂养 1 周。由于用 L-甲状腺素治疗,婴幼儿最终从 NICU 中出院,没有长期并发症。

在第二例病例报道中,一名 15 日龄的婴儿具有较高的 TSH,低 FT4 和高尿碘浓度 410 μg/L[5]。该母亲在外阴切开术后使用碘消毒液,其母乳浓度为 300 μg/L。这名婴儿也用 L-甲状腺素治疗,没有报道长期并发症。

接触放射性碘的母亲,如核事故,应该服用碘化钾来减少甲状腺接触放射性碘。如果母乳喂养妇女被放射性碘污染,政府机构应建议她们只服用碘化钾。因为放射性碘转运到母乳中,可以转运到母乳喂养的宝宝身上。推荐剂量:130 mg/d,每日 1 次。服用更大剂量或次数更频繁会对健康造成不良影响甚至可能是致命的。最后,如果您的医师或政府保健机构建议您使用碘化钾,只有当您暴露于高水平的放射性碘时才能使用。如果您是母乳喂养妇女,请勿超过每日 290 μg 的剂量。

$T_{1/2}$		M/P	高达 26
T_{max}		PB	
Oral	高	Vd	
MW	127	pKa	完全电离
RID			

成人注意事项:典型:湿疹、刺激、增加 TSH、水肿。碘中毒:发热、头痛、甲状腺功能减退、金属味、关节痛、肺水肿、皮疹、荨麻疹、淋巴结肿大。

成人剂量:每日 150 μg;怀孕:每日 220 μg;哺乳:每日 290 μg。

儿童注意事项：甲状腺功能减退[4,5]。

婴儿监测内容：如果接触母乳，可以考虑监测甲状腺功能减退（TSH、FT4）。

替代药物：

参考文献：

[1] Postellon DC, Aronow R. Iodine in mother's milk. JAMA, 1982, 247(4): 463.

[2] Chung HR, Shin CH, Yang SW, et al. Subclinical hypothyroidism in Korean preterm infants associated with high levels of iodine in breast milk. J Clin Endocrinol Metab, 2009, 94(11): 4444-4447. Epub 2009 Oct 6.

[3] Iodine. In: REPROTOX® Database [Internet database]. Greenwood Village, Colo: Thomson Reuters (Healthcare) Inc. Updated periodically. Accessed 7-13-2011.

[4] Smith VC, Svoren BM, Wolfsdorf JI. Hypothyroidism in a breast-fed preterm infant resulting from maternal topical iodine exposure. J Pediatr, 2006, 149: 566-567.

[5] Kurtoglu S, Akin L, Akin MA, et al. Iodine overload and severe hypothyroidism in two neonates. J Clin Res Ped Endo, 2009, 1(6): 275-277.

碘达胺（IODAMIDE）

商品名：Isteropac, Renovue-65, Renovue-Dip
分　类：诊断试剂，对比剂
LRC：L3-没有数据-可能适用

碘达胺是一种碘化离子对比剂。没有数据证明此药可转运至母乳中；即使有，由于其分子结构和大小，其水平可能相当低。其口服时生物利用度差也使其不可能通过母乳喂养转移到婴儿[1]。

$T_{1/2}$	13 h	M/P	
T_{max}		PB	5%
Oral	差	Vd	
MW	627	pKa	
RID			

成人注意事项：热度感觉、血压升高或降低、荨麻疹、寒战、发热、瘙痒、恶心、呕吐、超敏反应、蛋白尿、头痛、不舒服、打喷嚏。

成人剂量：

儿童注意事项：

婴儿监测内容：

替代药物：

参考文献：

[1] Difazio LT, Singhvi SM, Heald AF, et al. Pharmacokinetics of iodamide in normal subjects and in patients with renal impairment. J Clin Pharmacol, 1978, 18(1): 35-41.

碘番酸(IOPANOIC ACID)

商品名：Biliopaco, Cistobil, Colegraf, Colepak, Neocontrast, Telepaque
分　类：诊断试剂，对比剂
LRC：L2-有限数据-可能适用

类似于数十种其他放射性对比剂，碘番酸是一种不透射线的有机碘化合物，碘含量为66.7%。与所有化合物一样，碘与母体分子有机结合，只有极少的量游离或被机体代谢。在一组接受平均2.77 g碘(作为碘酸)的母乳喂养母亲中，在接下来的19~29小时内分泌到母乳中的碘番酸的量为20.8 mg或占母体剂量约0.08%[1]。在婴儿中没有观察到不良反应。因为进入母乳的量太小，不会造成任何明显的不良反应，碘番酸可能与母乳喂养相容。根据代谢动力学数据，美国放射学院表示，母亲接受碘化X射线对比剂后，继续哺乳是安全的[2]。

$T_{1/2}$	24 h内消除33%	M/P	
T_{max}		PB	高
Oral	高	Vd	
MW	570.93	pKa	4.8
RID			

成人注意事项：恶心、呕吐、腹泻、肾功能衰竭。

成人剂量：

儿童注意事项：

婴儿监测内容：

替代药物：

参考文献：

[1] Holmdahl KH. Cholecystography during lactation. Acta Radiol, 1956, 45(4): 305-307.

[2] ACR Committee on Drugs and Contrast Media. Administration of contrast medium to breastfeeding mothers. 2004: 42-43.

碘佛醇(IOVERSOL)

商品名: Optiject, Optiray
分　类: 诊断试剂,对比剂
LRC: L3 -没有数据-可能适用

碘佛醇是计算机断层成像(CAT 扫描)中使用的一种典型的碘化放射性对比剂。碘的浓度范围从 16%有机结合碘(160)到 35%的碘(350)[1]。碘佛醇不被代谢,它大部分以原型排泄。碘以最低浓度释放,因此,甲状腺功能测试保持不变,碘摄取研究(PBI,放射性碘吸收)除外。在血液中半衰期只有 20 分钟。目前没有转运到母乳中的数据,但是研究发现,这个家族中的其他许多药物转运到母乳中的水平非常低。此外,这些药物都没有口服生物利用度。因此,碘佛醇可能与母乳喂养兼容。根据代谢动力学数据,美国放射学院表示,母亲接受碘化 X 射线对比剂后,继续哺乳是安全的[2]。

$T_{1/2}$	1.5 h	M/P	
T_{max}		PB	极低
Oral	无	Vd	
MW	807.12	pKa	11.34
RID			

成人注意事项: 头痛、胸痛、潮热、恶心、呕吐、背部疼痛、皮疹、荨麻疹、灼热感、肾病、超敏反应。

成人剂量:

儿童注意事项:

婴儿监测内容:

替代药物:

参考文献:

[1] Pharmaceutical manufacturer prescribing information. 2003.

[2] ACR Committee on Drugs and Contrast Media. Administration of contrast medium to breastfeeding mothers. 2004: 42 - 43.

碘甘油(IODINATED GLYCEROL)

商品名: Organidin, R-GEN
分　类: 祛痰药
LRC: L4 -有限数据-有潜在危险

碘甘油是一种祛痰药，本品含有50%的有机碘。大剂量碘能分泌进入母乳[1]。有报道称乳汁/血浆比率高达26。婴儿吸收后，大量碘可使甲状腺功能受到严重抑制。母乳里正常的碘含量已经是婴儿RDA的4倍。含碘的祛痰药作用差，现在很多含碘的药物已被愈创甘油醚替代，这样会更安全一些。含碘量高的药物不应用于哺乳期母亲。

$T_{1/2}$		M/P	
T_{max}		PB	
Oral	完全	Vd	
MW	258	pKa	
RID			

成人注意事项：甲状腺功能减退、金属味、恶心、呕吐、腹泻、痤疮、皮炎。

成人剂量：

儿童注意事项：碘在母乳中富集，不应该给母乳喂养的母亲服用。可能会出现婴儿甲状腺功能减退。

婴儿监测内容：甲状腺功能减退。

替代药物：

参考文献：

[1] Postellon DC, Aronow R. Iodine in mother's milk. JAMA, 1982, 247(4): 463.

碘海醇(IOHEXOL)

商品名：Accupaque, Myelo-Kit, Omnigraf, Omnipaque, Omnitrast
分　类：诊断试剂，对比剂
LRC：L2-有限数据-可能适用

碘海醇是一种非离子对比剂。对比剂一般为碘复合物(除钡之外)，用于X摄线、CAT扫描和其他放射检查中使器官显影以及其他放射步骤。这些化合物是高度碘化的苯甲酸衍生物。虽然通常情况下含碘药物禁用于哺乳期母亲，但这些药物比较独特，没有活性并且不需要经过代谢即可大部分清除。碘是有机结合结构，不具生物学活性。

在一项研究中，4名妇女接受0.755 g/kg碘海醇(碘350 mg/ml)静脉注射后3小时，乳汁中平均峰值水平是35 mg/L[1]。24小时内乳汁中的平均浓度只有24.6 mg/L。假如一个婴儿的乳量为150 ml/kg，前24小时转移给婴儿的药量为3.7 mg/kg(碘1.7 mg/kg)，相当于母亲剂量的0.5%。

实际上，这组对比剂口服后不会吸收（<0.1%）[2]。碘海醇半衰期短，仅有2小时，估计婴儿摄取的剂量只是临床进行各种各样的扫描检查所用对比剂量的0.5%。尽管没有关于这些药物在哺乳婴儿中产生不良反应的报道，大多数公司的药品说明书仍建议婴儿中断哺乳24小时。因为本品泌入乳汁很少，有些作者认为在静脉用药后，可以继续母乳喂养。根据药代动力学数据，美国放射学院表示，母亲接受碘化X射线对比剂后，继续哺乳是安全的[3]。

$T_{1/2}$	2~3.4 h	M/P	
T_{max}		PB	无
Oral	弱	Vd	
MW	821.14	pKa	11.73
RID	0.49%~0.59%		

成人注意事项：头晕、头痛、焦虑、心律失常、心力衰竭、恶心、呕吐、腹泻、肾功能异常、注射部位反应、过敏反应-支气管痉挛、过敏反应。

成人剂量：

儿童注意事项：没有研究报道。

婴儿监测内容：

替代药物：

参考文献：

[1] Nielsen ST, Matheson I, Rasmussen JN, et al. Excretion of iohexol and metrizoate in human breast milk. Acta Radiol, 1987, 28(5): 523-526.

[2] Pharmaceutical manufacturer prescribing information. 2006.

[3] ACR Committee on Drugs and Contrast Media. Administration of contrast medium to breastfeeding mothers. 2004: 42-43.

碘化钾（POTASSIUM IODIDE）

商品名：SSKI, Iodide-potassium
分　类：抗甲状腺药
LRC：L4-有限数据-有潜在危险

碘化钾可抑制甲状腺素的分泌，常用于治疗甲状腺功能亢进症（甲状腺危象）。口服剂量的30%被甲状腺摄取。进入体内的药物约20%经粪便排泄，其余部分经肾脏清除。因此，本品的生物半衰期为：血液，6 h；甲状腺，80 d；体内其他部位，12 d[1]。大部分药物经粪便和尿液从体内迅速清除。部分（30%）长期存留于甲状腺中。由于血浆碘是母乳中碘摄取的唯一来源，且药物在6

小时的血浆半衰期内被迅速清除,理论上母亲可在用药后约 24~48 h 恢复哺乳。已知碘盐可经乳汁分泌,且浓度很高[2,3]。有报道,乳汁/血浆比值可高达 15~23。碘盐在甲状腺的高水平分布可使哺乳婴儿出现严重的甲状腺功能减退[1]。因此哺乳期母亲应尤其慎用或禁用。由于碘化钾是一种低效的祛痰药,并可在乳汁中富集,不建议用于哺乳期母亲。然而,在治疗甲状腺危象时,母亲应该抽吸并丢弃用药后至少 24~48 h 的乳汁。

$T_{1/2}$	6 h(血液)	M/P	23
T_{max}		PB	
Oral	完全	Vd	
MW	166	pKa	
RID			

成人注意事项: 甲状腺功能减退、甲状腺肿、消化道不良反应、皮疹、胃肠出血、发热及乏力。

成人剂量: 因适应证而不同;推荐的日摄食量(RDA)= 150 μg(碘)。

儿童注意事项: 可能出现甲状腺功能减退;用量不能超过推荐的膳食供给量。

婴儿监测内容: 哺乳期不推荐使用。

替代药物:

参考文献:

[1] KKramer GH, Hauck BM, Chamberlain MJ. Biological half-life of iodine in adults with intact thyroid function and in athyreotic persons. Radiat Prot Dosimetry, 2002, 102(2): 129-135.

[2] Delange F, Chanoine JP, Abrassart C, et al. Topical iodine, breastfeeding, and neonatal hypothyroidism. Arch Dis Child, 1988, 63(1): 106-107.

[3] Postellon DC, Aronow R. Iodine in mother's milk. JAMA, 1982, 247(4): 463.

碘克沙醇(IODIXANOL)

商品名: Visipaque

分　类: 诊断试剂,对比剂

LRC: L3-没有数据-可能适用

碘克沙醇是一种静脉使用的非离子型水溶性对比剂,碘含量为 270 mg/ml 和 320 mg/ml[1]。已经批准用于一岁以上的儿童以及成人中。没有碘克沙醇进入母乳的研究,但是,任何治疗剂量的碘克沙醇不大可能进入母乳中。它的口服生物利用度低会进一步降低对婴儿的风险。根据药代动力学数据,美国放射学院表示,母亲接受碘化 X 射线对比剂后,继续哺乳是安全的[2]。

$T_{1/2}$	123 min	M/P	
T_{max}		PB	无
Oral	弱	Vd	
MW	1 550.2	pKa	11.43
RID			

成人注意事项： 过敏反应、局部注射反应、味觉减退、头痛、瘙痒、恶心、皮疹、感觉异常、肾功能衰竭、心肌梗死。

成人剂量：

儿童注意事项：

婴儿监测内容：

替代药物：

参考文献：

[1] Pharmaceutical manufacturer prescribing information. 2006.

[2] ACR Committee on Drugs and Contrast Media. Administration of contrast medium to breastfeeding mothers. 2004: 42-43.

碘克酸(IOXAGLATE)

商品名： Hexabrix, Hexabrix 160, Hexabrix 200, Hexabrix 320

分　类： 诊断试剂，对比剂

LRC： L3-没有数据-可能适用

碘克酸是一种离子二聚体，具有较低的渗透压，因此在注射时很少疼痛。它含有32%的碘，并被批准用于儿童和成人。目前没有关于碘克酸转入母乳的数据；但是，由于其分子量大，口服生物利用度低，预期其进入母乳的量少。根据药代动力学数据，美国放射学院表示，母亲接受碘化X射线对比剂后，继续哺乳是安全的[1]。

$T_{1/2}$	60~140 min	M/P	
T_{max}		PB	低
Oral	无	Vd	
MW	1 268	pKa	
RID			

成人注意事项： 恶心、呕吐、热度感觉、血栓栓塞、肾病、超敏反应。

成人剂量：

儿童注意事项：

婴儿监测内容：

替代药物：

参考文献：

[1] ACR Committee on Drugs and Contrast Media. Administration of contrast medium to breastfeeding mothers. 2004：42－43.

碘帕醇(IOPAMIDOL)

商品名： Gastromiro, Iopamiro, Iopamiron, Isovue, Niopam, Pamitra, Radiomiron, Scanlux, Solutrast

分　类： 诊断试剂，对比剂

LRC： L3－没有数据－可能适用

碘帕醇是一种用于多种放射性检查的非离子型放射性对比剂。尽管碘含量很高(20%～37%)，但碘是共价结合的母体，碘分子的生物利用度是微乎其微的。与其他离子和非离子型放射性对比剂一样，它主要存在于细胞外和血管内，不能通过血脑屏障，它也极不可能渗入母乳。仍然没有其进入到母乳中的数据。和大多数药物一样，由于半衰期极短，它从胃肠道吸收很少，迅速从母体循环中排泄[1]。根据药代动力学数据，美国放射学院表示，母亲接受碘化X射线对比剂后，继续哺乳是安全的[2]。

$T_{1/2}$	2 h	M/P	
T_{max}		PB	极低
Oral		Vd	
MW		pKa	
RID			

成人注意事项： 头痛、癫痫发作、疼痛、潮热、胸痛、呼吸困难、恶心、呕吐、腹痛、腹泻、肾病、皮疹、荨麻疹。

成人剂量：

儿童注意事项：

婴儿监测内容：

替代药物：

参考文献：

[1] Pharmaceutical manufacturer prescribing information. 2004.

[2] ACR Committee on Drugs and Contrast Media. Administration of contrast medium

to breastfeeding mothers. 2004: 42 - 43.

碘喷托(IOPENTOL)

商品名: Imagopaque, Ivepaque
分　类: 诊断试剂,对比剂
LRC: L3 -没有数据-可能适用

碘喷托是一种新的非离子对比剂,在美国目前尚不可用。没有关于碘喷托转运到母乳中的研究;然而,与几乎所有的放射对比剂一样,碘喷托不可能以任何治疗水平转运到母乳中。口服生物利用度差进一步降低婴儿的风险[1]。

$T_{1/2}$	2 h	M/P	
T_{max}		PB	3%
Oral	差	Vd	
MW	835. 2	pKa	
RID			

成人注意事项: 发热、恶心。
成人剂量:
儿童注意事项:
婴儿监测内容:
替代药物:
参考文献:

[1] Pharmaceutical manufacturer prescribing information. 2006.

碘普罗胺(IOPROMIDE)

商品名: Clarograf, Proscope, Ultravist
分　类: 诊断试剂,对比剂
LRC: L3 -没有数据-可能适用

碘普罗胺是一种非离子型水溶性 X 射线对比剂,其碘含量为 48. 12%,可用碘浓度为 150 mg/ml、240 mg/ml、300 mg/ml 和 370 mg/ml[1]。没有碘普罗胺转运到母乳中的数据,但是这个家族中的其他药物转运到母乳中非常少,所有药物口服都没有生物利用度。因此,碘普罗胺的使用对婴儿没有影响,故此药不是母乳喂养的禁忌证。根据代谢动力学数据,美国放射学院表示,母亲接受碘化 X 射线对比剂后，继续哺乳是安全的[2]。

$T_{1/2}$	2 h	M/P	
T_{max}		PB	1%
Oral	弱	Vd	
MW	791.1	pKa	
RID			

成人注意事项：头痛、恶心、呕吐、血管舒张、心绞痛、腰痛、尿急、肾病、过敏反应。

成人剂量：

儿童注意事项：

婴儿监测内容：

替代药物：

参考文献：

[1] Pharmaceutical manufacturer prescribing information. 2002.

[2] ACR Committee on Drugs and Contrast Media. Administration of contrast medium to breastfeeding mothers. 2004：42 - 43.

碘羟酞酸(IOXITALAMIC ACID)

商品名：Telebrix
分　类：诊断试剂，对比剂
LRC：L3 -没有数据-可能适用

碘羟酞酸可用于口服和注射，碘浓度范围从 12% 到 38%[1]。可用于成人和儿童。尽管其进入母乳的浓度可能很低，口服生物利用度极低，但是没有关于碘羟酞酸转运到母乳中的数据。因此，任何少量的摄入对母乳喂养的婴儿都不会造成影响。根据药代动力学数据，美国放射学院表示，母亲接受碘化 X 射线对比剂后，继续哺乳是安全的[2]。

$T_{1/2}$		M/P	
T_{max}		PB	
Oral	无	Vd	
MW		pKa	
RID			

成人注意事项： 头晕、口味变化、恶心、呕吐、温感。

成人剂量：

儿童注意事项：

婴儿监测内容：

替代药物：

参考文献：

[1] Pharmaceutical manufacturer prescribing information. 1999.

[2] ACR Committee on Drugs and Contrast Media. Administration of contrast medium to breastfeeding mothers. 2004: 42 - 43.

碘酞酸盐(IOTHALAMATE)

商品名： Angio-Conray, Conray - 325, Conray - 400, Conray - 30, Conray - 43, Conray - 60, Cysto-Conray, Cysto-Conray II, Vascoray

分　类： 诊断试剂,对比剂

LRC： L3 -没有数据-可能适用

碘酞酸盐是一种碘化对比剂,碘浓度范围为 81 ~ 400 mg/ml[1]。没有碘酞酸盐转运到母乳中的数据;乳汁中的水平很低以至于检测不出,口服生物利用度也很低。因此,对婴儿的风险会很小。根据药代动力学数据,美国放射学院表示,母亲接受碘化 X 射线对比剂后,继续哺乳是安全的[2]。

$T_{1/2}$	90 ~ 92 min	M/P	
T_{max}		PB	弱
Oral		Vd	
MW		pKa	
RID			

成人注意事项： 超敏反应、局部注射反应、静脉血栓形成、皮肤坏死。

成人剂量：

儿童注意事项：

婴儿监测内容：

替代药物：

参考文献：

[1] Pharmaceutical manufacturer prescribing information. 2003.

[2] ACR Committee on Drugs and Contrast Media. Administration of contrast medium to breastfeeding mothers. 2004: 42 - 43.

碘昔兰(IOXILAN)

商品名: Oxilan
分　类: 诊断试剂,对比剂
LRC: L3 -没有数据-可能适用

碘昔兰是用于诊断的碘化对比剂。碘昔兰含有 48.1%的碘。与所有这些化合物一样,碘与母体分子有机结合,只有极少的量游离或被机体代谢。碘昔兰注射后 24 小时,注射量的 93.7%是以原型排泄到尿液中。这表明游离碘很少是被机体所用的。与其他碘化射线对比剂一样,碘昔兰以原型排泄,很少或没有碘分泌到人体母乳中[1]。因此,短暂的中止几个小时进行母乳喂养几乎消除了一切风险。根据药代动力学数据,美国放射学院表示,母亲接受碘化 X 射线对比剂后,继续哺乳是安全的[2]。

$T_{1/2}$	137 min	M/P	
T_{max}	即刻	PB	无
Oral		Vd	0.1 L/kg
MW	791.12	pKa	6.8
RID			

成人注意事项: 对碘的超敏反应可能导致严重的甚至威胁生命的反应。反应的风险随着以前对放射性对比剂反应的历史而增加。

成人剂量: 86 g,静脉注射。

儿童注意事项: 没有不良反应报道。

婴儿监测内容:

替代药物:

参考文献:

[1] Holmdahl KH. Cholecystography during lactation. Acta Radiol, 1956, 45(4): 305-307.

[2] ACR Committee on Drugs and Contrast Media. Administration of contrast medium to breastfeeding mothers. 2004: 42-43.

丁丙诺啡(BUPRENORPHINE)

商品名: Buprenex, Butrans, Subutex, Temgesic
分　类: 镇痛药
LRC: L2 -有限数据-可能适用

丁丙诺啡是一种强效的、作用时间长的混合型阿片受体激动剂，可作为美沙酮的替代药物治疗药物成瘾[1]。最近其透皮贴剂也被批准用于治疗阿片成瘾。不同文献报道的消除半衰期各不相同，最新研究表明丁丙诺啡舌下片的半衰期为23~30小时。

一名阿片成瘾者每日给予4 mg丁丙诺啡，乳汁转运量仅3.28 μg/d，其药理作用可以忽略不计[2]，其母乳喂养的婴儿没有出现相关症状。另一研究中，剖宫产妇女持续3天硬膜外注射丁哌卡因和丁丙诺啡，结果发现丁丙诺啡可能减少乳汁分泌（及婴儿体重），该结论有待进一步验证[3]。还有一项研究中，对持续7个月每日舌下含服丁丙诺啡8 mg的哺乳期母亲进行为期4天的研究，测得4天后乳汁中丁丙诺啡及其代谢物去甲丁丙诺啡的浓度分别波动在1~14.7 ng/ml和0.6~6.3 ng/ml[4]，两种药物的血浆浓度分别波动在0.2~20.1 ng/ml和1.2~4.4 ng/ml，乳汁中药物浓度峰值分别为1.47 μg/100 ml和0.63 μg/100 ml。研究者估算，假设婴儿每日摄入乳汁的量为150 ml/(kg·d)，则体重4 kg的婴儿每日从乳汁摄入的药物剂量不足10 μg，可能远不足以产生药理作用。

近期一项研究中，7名哺乳期母亲每日给予丁丙诺啡0.32 mg/(kg·d)（中位剂量），测得乳汁中丁丙诺啡和去甲丁丙诺啡药物浓度-时间曲线下面积（中位值）分别为0.12 mg·h/L和0.10 mg·h/L[5]，婴儿血浆中丁丙诺啡和去甲丁丙诺啡的浓度分别为母体药物浓度的4.5%和11.7%。

一项研究中，7名哺乳期母亲每日舌下含服丁丙诺啡2.4~24 mg，平均日剂量7 mg，测得乳汁中丁丙诺啡和去甲丁丙诺啡平均浓度分别为3.65 μg/L和1.94 μg/L[6]，计算两种药物的相对婴儿剂量分别为0.38%和0.18%，结论是婴儿通过乳汁摄入的药物量可以忽略不计。该作者随后在2014年发表了第2篇报道，对上述7名哺乳期母亲的婴儿进行了为期4周的随访，以衡量乳汁中丁丙诺啡对婴儿的影响[7]，其中4名婴儿只接受母乳喂养，其他3名除了母乳外，每24小时还摄入260~700 ml其他乳制品，在3周龄和4周龄时对这些婴儿的饮食、睡眠、大小便性状、皮肤颜色、水合状态和体重变化进行评估，结果所有新生儿的生命体征均在正常范围内。研究者还使用了新生儿戒断症状量表进行评分，发现4名婴儿评分升高，其中3名给予Ⅱ级护理。3名婴儿中，2名评分超过15分，其中1名出现脓毒症，给予抗菌药物治疗，另1名出现戒断症状，给予吗啡缓解症状。

上述研究说明，丁丙诺啡在母乳喂养婴儿中的资料有限，尚没有该药通过乳汁引起严重不良反应的证据。丁丙诺啡的相对婴儿剂量为0.09%~1.9%。

注意：丁丙诺啡透皮贴剂在用药后3天达到稳态，作用时间可以维持7

天[3]。透皮贴剂移除后5~6天,血浆中药物才能完全清除。目前尚没有哺乳期母亲使用透皮贴剂的相关数据。

$T_{1/2}$	静脉用药2~3 h;舌下含服37 h;透皮贴剂26 h	M/P	1.7
T_{max}	肌内注射1 h;舌下含服15~30 min;透皮贴剂3 d	PB	96%
Oral	肌内注射70%;舌下含服29%;透皮贴剂15%	Vd	97~187 L/kg
MW	504	pKa	8.24,9.92
RID	0.09%~1.9%		

成人注意事项: 镇静、呼吸抑制/窒息、恶心、呕吐、便秘、尿潴留、虚弱、瘙痒。

成人剂量: 戒断者每日舌下含服12~16 mg;使用透皮贴剂者每次1贴(相当于5 μg/h丁丙诺啡),每周1次。

儿童注意事项: 有一项研究报道丁丙诺啡引起婴儿低体重和母乳摄入减少,另外两项研究报道丁丙诺啡对婴儿没有影响。

婴儿监测内容: 镇静、呼吸频次减少/窒息、肤色苍白、便秘、难醒喂养/喂养困难。

替代药物: 美沙酮。

参考文献:

[1] McAleer SD, Mills RJ, Polack T, et al. Pharmacokinetics of high-dose buprenorphine following single administration of sublingual tablet formulations in opioid naive healthy male volunteers under a naltrexone block. Drug Alcohol Depend, 2003, 72: 75-83.

[2] Marquet P, Chevrel J, Lavignasse P, et al. Buprenorphine withdrawal syndrome in a newborn. Clin Pharmacol Ther, 1997, 62(5): 569-571.

[3] Hirose M, Hosokawa T, Tanaka Y. Extradural buprenorphine suppresses breast feeding after caesarean section. Br J Anaesth, 1997, 79(1): 120-121.

[4] Grimm D, Pauly E, Poschl J, et al. Buprenorphine and Norbuprenorphine Concentrations in Human Breast Milk Samples Determined by Liquid Chromatography-Tandem Mass Spectrometry. Ther Drug Monit, 2005, 27: 526-530.

[5] Lindemalm S, Nydert P, Svensson JO, et al. Transfer of buprenorphine into breast milk and calculation of infant drug dose. J Hum Lact. May, 2009, 25(2): 199-205.

[6] Ilett K, Hackett LP, Gower S, et al. Estimated Dose Exposureof the Neonate to Buprenorphine and Its Metabolite Norbuprenorphine via Breastmilk During Maternal Buprenorphine Substitution Treatment. Breastfeed Med, 2012, 7: 269 - 274.
[7] Gower S, Bartu A, Ilett KF, et al. The wellbeing of infants exposed to buprenorphine via breast milk at 4 weeks of age. J Hum Lact, 2014, 30(2): 217 - 223.

丁丙诺啡+纳洛酮(BUPRENORPHINE+NALOXONE)

商品名: Suboxone
分　类: 抗阿片成瘾药
LRC: L3 -没有数据-可能适用

丁丙诺啡+纳洛酮是一种用于治疗阿片成瘾的复合制剂[1],其舌下片由部分阿片受体激动剂(丁丙诺啡)和阿片受体拮抗剂(纳洛酮)按 4∶1 的比例制成。丁丙诺啡能减少阿片成瘾者对阿片类药物的精神需求,纳洛酮通过阻断阿片受体减少对其他阿片类药物的生理需求。这两种药物口服吸收不良[1,2]。

一名阿片成瘾者每日给予 4 mg 丁丙诺啡,其乳汁转运量仅 3. 28 μg/d,产生的药理作用可以忽略不计[3],其母乳喂养的婴儿也没有出现不适症状。另一项研究中,剖宫产妇女持续 3 天硬膜外注射丁哌卡因和丁丙诺啡,结果发现丁丙诺啡可能减少乳汁分泌(及婴儿体重),该结论有待进一步验证[4]。还有一项研究中,对持续 7 个月每日舌下含服丁丙诺啡 8 mg 的哺乳期母亲进行为期 4 天的研究,测得 4 天后乳汁中丁丙诺啡及其代谢物去甲丁丙诺啡的浓度分别波动在 1~14. 7 ng/ml 和 0. 6~6. 3 ng/ml[5],两种药物的血浆浓度分别波动在 0. 2~20. 1 ng/ml 和 1. 2~4. 4 ng/ml,乳汁药物浓度峰值分别为 1. 47 μg/100 ml 和 0. 63 μg/100 ml。研究者估算,假设婴儿每日摄入乳汁的量为 150 ml/(kg · d),则体重 4 kg 的婴儿每日从乳汁摄入的药物剂量不足 10 μg,可能不足以产生药理作用。

近期一项研究中,7 名妇女每日给予丁丙诺啡 0. 32 mg/(kg · d)(中位剂量),测得乳汁中丁丙诺啡和去甲丁丙诺啡药物浓度-时间曲线下面积(中位值)分别为 0. 12 mg · h/L 和 0. 1 mg · h/L[6],婴儿血浆中丁丙诺啡和去甲丁丙诺啡的浓度分别为母体药物浓度的 4. 5%和 11. 7%。

另一项研究中,7 名妇女每日舌下含服丁丙诺啡 2. 4~24 mg,平均日剂量 7 mg,测得乳汁中丁丙诺啡和去甲丁丙诺啡平均浓度分别为 3. 65 μg/L 和 1. 94 μg/L[7],计算两种药物相对婴儿剂量分别为 0. 38%和 0. 18%,结论是婴儿通过乳汁摄入的药物量可以忽略不计。该作者随后在 2014 年发表了第 2

篇报道，对上述 7 名哺乳期母亲的婴儿进行了为期 4 周的随访，以衡量乳汁中丁丙诺啡对婴儿的影响[8]，其中 4 名婴儿单纯母乳喂养，其他 3 名除了母乳外，每 24 小时还摄入 260~700 ml 其他乳制品，在 3 周龄和 4 周龄时对这些婴儿的饮食、睡眠、大小便性状、皮肤颜色、水合状态和体重变化进行评估，结果所有新生儿的生命体征均在正常范围内。研究者还使用了新生儿戒断症状量表进行评分，发现 4 名婴儿评分升高，其中 3 名给予Ⅱ级护理。3 名婴儿中，2 名评分超过 15 分，其中 1 名出现脓毒症，给予抗菌药物治疗，另 1 名出现戒断症状，给予吗啡缓解症状。

上述研究说明，丁丙诺啡在母乳喂养婴儿中的资料有限，尚没有该药通过乳汁引起严重不良反应的证据。丁丙诺啡的相对婴儿剂量为 0.09%~1.9%。

纳洛酮常用于治疗阿片过量，现在也用于缓解戒毒人员的阿片成瘾症状，其口服吸收差，成人服用 2 小时后血药浓度检测不出(<0.05 ng/ml)。静脉给予 0.4 mg 纳洛酮，血浆中平均药物浓度<0.084 μg/ml。除了纳洛酮成瘾者以外，使用纳洛酮少见不良反应发生。由于其乳汁浓度低且口服吸收近于无，哺乳期母亲使用安全性较好。

总之，丁丙诺啡+纳洛酮复合制剂的乳汁浓度较低，可能适用于哺乳期母亲。

$T_{1/2}$	丁丙诺啡/纳洛酮：26~37 h/64 min	M/P	
T_{max}	丁丙诺啡/纳洛酮：3 d/	PB	丁丙诺啡/纳洛酮：96%/45%
Oral	丁丙诺啡/纳洛酮：15%/	Vd	丁丙诺啡/纳洛酮：97~187/2.6~2.8 L/kg
MW	丁丙诺啡/纳洛酮：504/399	pKa	丁丙诺啡/纳洛酮：8.24，9.92/7.9
RID			

成人注意事项：头痛、镇静、呼吸抑制/窒息、低血压、恶心、呕吐、便秘、虚弱、瘙痒、停药后戒断症状。

成人剂量：维持治疗每日服用丁丙诺啡 16 mg/纳洛酮 4 mg。

儿童注意事项：目前没有经乳汁导致婴儿不良反应的报道，研究数据有限。

婴儿监测内容：镇静、呼吸频次减慢/窒息、肤色苍白、便秘、难醒喂养/喂养困难。

替代药物：美沙酮。

参考文献：

[1] Pharmaceutical manufacturer prescribing information. 2006.

[2] McAleer SD, Mills RJ, Polack T, et al. Pharmacokinetics of high-dose buprenorphine following single administration of sublingual tablet formulations in opioid naive healthy male volunteers under a naltrexone block. Drug Alcohol Depend, 2003, 72: 75 - 83.

[3] Marquet P, Chevrel J, Lavignasse P, et al. Buprenorphine withdrawal syndrome in a newborn. Clin Pharmacol Ther, 1997, 62(5): 569 - 571.

[4] Hirose M, Hosokawa T, Tanaka Y. Extradural buprenorphine suppresses breast feeding after caesarean section. Br J Anaesth, 1997, 79(1): 120 - 121.

[5] Grimm D, Pauly E, Poschl J, et al. Buprenorphine and Norbuprenorphine Concentrations in Human Breast Milk Samples Determined by Liquid Chromatography-Tandem Mass Spectrometry. Ther Drug Monit, 2005, 27: 526 - 530.

[6] Lindemalm S, Nydert P, Svensson JO, et al. Transfer of buprenorphine into breast milk and calculation of infant drug dose. J Hum Lact, 2009, 25(2): 199 - 205.

[7] Ilett K, Hackett LP, Gower S, et al. Estimated Dose Exposure of the Neonate to Buprenorphine and Its Metabolite Norbuprenorphine via Breastmilk During Maternal Buprenorphine Substitution Treatment. Breastfeed Med, 2012, 7: 269 - 274.

[8] Gower S, Bartu A, Ilett KF, et al. The wellbeing of infants exposed to buprenorphine via breast milk at 4 weeks of age. J Hum Lact, 2014, 30(2): 217 - 223.

丁螺环酮(BUSPIRONE)

商品名： Bustab，Buspar，Buspon
分　类： 抗焦虑药
LRC： L3 -没有数据-可能适用

丁螺环酮是一种抗焦虑药物，用于治疗广泛性焦虑障碍[1]。其作用机制未明，已知该药对脑内 5 - HT1A 受体及 5 - HT2 受体具有高亲和力，对多巴胺 D2 受体具有中等亲和力，对大脑中的 GABA 受体不具有亲和力。

目前尚没有丁螺环酮的人乳转运数据[1]，但该药具有一些难以转运入乳汁的特性，包括：蛋白结合率高、半衰期短、表观分布容积大、口服生物利用度低及活性代谢产物少。此外，没有关于其是否影响乳汁分泌的数据。

$T_{1/2}$	2 ~ 3 h	M/P	
T_{max}	40 ~ 90 min	PB	86%
Oral	1%	Vd	5.3 L/kg
MW	422	pKa	7.32
RID			

成人注意事项：头痛、头晕、嗜睡、疲劳、情绪激动、精神错乱、胸痛、恶心、腹泻、出汗、皮疹。

成人剂量：每次 10~15 mg，每日 2 次。

儿童注意事项：目前没有经乳汁导致婴儿不良反应的报道。

婴儿监测内容：行为改变、饮食异常、体重适度增加。

替代药物：劳拉西泮。

参考文献：

[1] Pharmaceutical manufacturer prescribing information, Watson. 2013.

丁哌卡因(BUPIVACAINE)

商品名：Marcain, Marcaine, Sensorcaine

分　类：局部麻醉药

LRC：L2-有限数据-可能适用

作为目前同类药物中在胎儿体内浓度最低的药物，丁哌卡因是分娩时最常用的局部麻醉药。一项研究检测了 5 名女性产后 2~48 小时乳汁中丁哌卡因浓度，结果低于检测限(<0.02 mg/ml)[1]，结论是丁哌卡因能安全应用于准备哺乳的女性。

一项研究中，27 名产妇通过硬膜外导管分别给予利多卡因 183.3 mg(平均剂量)和丁哌卡因 82.1 mg，用药后 2、6、12 小时乳汁中利多卡因浓度分别为 0.86 mg/L、0.46 mg/L 和 0.22 mg/L[2]，丁哌卡因浓度分别为 0.09 mg/L、0.06 mg/L 和 0.04 mg/L。基于曲线下面积(AUC)计算利多卡因和丁哌卡因的乳汁/血浆比值分别为 1.07 和 0.34，用药后 12 小时两种药物平均乳汁浓度分别为 0.5 mg/L 和 0.07 mg/L。大部分婴儿的 APGAR 评分是满分。

一项研究中，1 名育有年龄 10 个月、体重 9.35 kg 婴儿的哺乳期母亲，首剂给予 0.25%丁哌卡因 20 ml(50 mg)胸膜腔注射，之后按 10 ml/h 的速率持续输注用药 5 天，开始输注用药后第 6、24、48 和 72 小时采集乳汁标本，结果用药后 6 小时乳汁中药物浓度最大，约为 0.4 μg/ml，用药后 70 小时乳汁中药物浓度最低，为 0.15 μg/ml，其血中药物浓度在用药后 47 小时达到峰值，为 1.67 μg/ml。研究者根据乳汁最高药物浓度估算相对婴儿剂量(RID)为 0.1%[3]。

2014 年一项前瞻性研究中，将 20 名拟行择期剖宫产手术的孕妇随机均分为两组，一组给予 0.5%左丁哌卡因硬膜外麻醉，一组给予 0.5%丁哌卡因消旋体硬膜外麻醉，用药后 24 小时内定量监测两组产妇的乳汁中药物浓度[4]。结果用药后 30 min 乳汁中可检出左丁哌卡因，比同一时间血浆浓度低 3 倍；用药后 24 小时乳汁中药物浓度不能检出。左丁哌卡因和丁哌卡因消旋体的乳汁/血浆比值均值分别为 0.34 和 0.37。文中未报道乳汁中的最大药物浓度，但指出左丁哌卡因和丁哌卡因消旋体的乳汁峰浓度均值分别为 0.25 μg/ml 和 0.2 μg/ml。

$T_{1/2}$	2.7 h	M/P	
T_{max}	30~45 min	PB	95%
Oral		Vd	0.4~1 L/kg
MW	288	pKa	8.1
RID	0.85%~2.92%		

成人注意事项：镇静、心动过缓和呼吸抑制。

成人剂量：每次 25~100 mg。

儿童注意事项：目前没有经乳汁导致婴儿不良反应的报道。

婴儿监测内容：

替代药物：

参考文献：

[1] Naulty JS. Bupivacaine in breast milk following epidural anesthesia for vaginal delivery. Regional Anesthesia, 1983, 8(1): 44-45.

[2] Ortega D, Viviand X, Lorec AM, et al. Excretion of lidocaine and bupivacaine in breast milk following epidural anesthesia for cesarean delivery. Acta Anaesthesiol Scand, 1999, 43(4): 394-397.

[3] Baker PA, Schroeder D. Interpleural bupivacaine for postoperative pain during lactation. Anesth Analg, 1989, 69(3): 400-402.

[4] Bolat E, Bestas A, Bayar MK, et al. Evaluation of levobupivacaine passage to breast milk following epidural anesthesia for cesarean delivery. International Journal of Obstetric Anesthesia, 2014, 23: 217-221.

东莨菪碱(SCOPOLAMINE)

商品名：Benacine, Buscopan, Scopoderm TTS, Transderm Scope, Transderm-V

分　类：抗胆碱能药

LRC：L3 -没有数据-可能适用

东莨菪碱是一种典型的抗胆碱能药，主要用来治疗晕动病和术前引起遗忘及减少唾液分泌[1-3]。结构上与阿托品类似，但其对中枢神经系统的作用更明显，包括减轻晕动病。目前没有该药分泌至乳汁的报道，但根据其口服后生物利用度差的特点，一般认为乳汁中浓度极低。但是，如果一个新生儿长期暴露于本药，可能会出现一些抗胆碱症状，包括便秘、尿潴留。

1 mg 的东莨菪碱透皮贴剂作用时间可维持 3 天[4]。

$T_{1/2}$	2.9 h	M/P	
T_{max}	1 h	PB	
Oral	8%	Vd	1.4 L/kg
MW	303	pKa	7.55
RID			

成人注意事项：困倦、困惑、视力减退、口干、低血压、心动过缓、便秘、尿潴留、皮炎。

成人剂量：静脉注射或肌内注射，每次 0.3~0.6 mg；每 3 天贴一片贴剂。

儿童注意事项：目前没有经乳汁导致婴儿不良反应的报道。

婴儿监测内容：镇静或兴奋、口干、眼干燥症、尿潴留、便秘。

替代药物：

参考文献：

[1] Lacy C. Drug information handbook. Lexi-Comp Inc：Cleveland，OH，1996.

[2] Drug Facts and Comparisons 1996 ed. ed. St：Louis，1996.

[3] Pharmaceutical manufacturer prescribing information. 1997.

[4] Pharmaceutical manufacturer prescribing information：Baxter，2013.

度骨化醇(DOXERCALCIFEROL)

商品名：Hectoral，Hectorol

分　类：维生素类

LRC：L3 -没有数据-可能适用

度骨化醇是一种维生素 D 类似物，通过代谢活化为 1，25 -二羟基维生素 D_2。度骨化醇的适应证是用于治疗接受血液透析的患者中慢性肾功能衰竭相关的甲状旁腺功能亢进症。过量使用可能导致血钙水平危险性升高。尚无关于本品转运至人乳的数据。正常剂量不太可能导致人乳中达到临床相关浓度，尤其是因为维生素 D 仅有微量转运至人乳中。维生素 D 在人乳中的血浆浓度通常非常低(<20 IU/L)，至少目前有一项研究表明给一位母亲补充极高剂量的维生素 D_2 会显著提高乳汁浓度，进而导致哺乳婴儿血钙过高[1]。建议使用维生素 D 的这些高度活化形式须谨慎。

$T_{1/2}$	32~37 h	M/P	
T_{max}	8 h	PB	99%
Oral	吸收完全	Vd	
MW		pKa	
RID			

成人注意事项: 不良事件包括高钙血症、高磷血症，以及甲状旁腺激素过度抑制。其他不良反应包括水肿、头痛、全身乏力、头昏、瘙痒和便秘。

成人剂量: 每次 4 μg，每周 3 次。

儿童注意事项: 目前没有经乳汁导致婴儿不良反应的报道，但建议哺乳期母亲谨慎使用。

婴儿监测内容: 便秘。

替代药物: 维生素 D。

参考文献:

[1] Greer FR, Hollis BW, Napoli JL. High concentrations of vitamin D2 in human milk associated with pharmacologic doses of vitamin D2. J Pediatr, 1984, 105(1): 61-64.

度洛西汀(DULOXETINE)

商品名: Ariclaim, Cymbalta, Duceten, Xeristar, Yentreve
分 类: 抗抑郁药，其他
LRC: L3-有限数据-可能适用

度洛西汀是一种选择性 5-羟色胺和去甲肾上腺素再摄取抑制剂(SNRI)，用于抑郁症和神经性疼痛患者[1]。SNRIs 的主要作用是作为对其他药物(例如三环类药物或 SSRIs)反应较差的重症抑郁症患者的替代治疗。在产后至少 12 周且服用度洛西汀 40 mg，每日 2 次，持续 3.5 天的 6 位女性中研究了本品向母乳的转运[2]。在用药后 0、1、2、3、6、9 和 12 小时采集配对血液和母乳样品。据报道，乳汁/血浆比值约为 0.267，乳儿接受度洛西汀的日剂量估计为 7 μg/d(范围为 4~15 μg/d)。根据生产厂家的说明书，基于体重调整的婴儿剂量约为孕妇剂量的 0.141%。此外，由于度洛西汀在婴儿胃的酸性条件下是不稳定的，甚至都不太可能被吸收。在最近一项关于服用度洛西汀(每日 60 mg)的一位母亲的研究中，乳汁中谷浓度和峰浓度分别为 31 μg/L 和 64 μg/L[3]。乳汁/血浆比值为 1.29(谷值)和 1.21(峰值)。这些笔者建议婴儿的相对剂量为 0.14%。

在一位31岁的母亲中对度洛西汀在胎盘和母乳中的转运情况进行了研究，该母亲在怀孕期间每日服用度洛西汀60 mg，并在哺乳期间继续服用[4]。在出生时立即评估母体和脐带血浓度显示度洛西汀的胎盘转运量较低。该婴儿未出现戒断症状或畸形。在产后18天获取了母乳样品。在早晨服药前采集了第一份母乳样品，随后在早晨服药后22.5小时内获取了8份以上母乳样品。平均母乳浓度为51 μg/L，平均相对婴儿剂量（RID）为0.81%。与其他常用的SSRIs/SNRIs如文拉法辛、去甲文拉法辛、西酞普兰、米曲氮平和氟西汀相比，度洛西汀的RID较低。此外，研究发现后乳中度洛西汀的浓度为初乳的1.5~2倍，提示了度洛西汀的脂质共转运。该研究的作者得出的结论是，与其他一些常用的SSRI/SNRIs相比，度洛西汀的胎盘和乳汁转运率较低。在婴儿中没有报道不良反应。

$T_{1/2}$	12 h	M/P	0.267~1.29
T_{max}	6 h	PB	>90%
Oral	>70%	Vd	23.4 L/kg
MW	333	pKa	9.5
RID	0.1%~1.1%		

成人注意事项：疲劳、头晕、嗜睡、失眠、视力减退、口干、恶心、呕吐、便秘、腹泻、食欲不振、肝功能异常、震颤、出汗、男性性功能障碍。

成人剂量：40~60 mg/d。

儿童注意事项：目前没有经乳汁导致婴儿不良反应的报道。

婴儿监测内容：镇静或易激、难醒喂养/喂养困难和体重增加。

替代药物：文拉法辛、舍曲林、西酞普兰。

参考文献：

[1] Pharmaceutical manufacturer prescribing information. 2005.

[2] Lobo ED, Loghin C, Knadler MP, et al. Pharmacokinetics of duloxetine in breast milk and plasma of healthy postpartum women. Clin Pharmacokinet, 2008, 47: 103 - 109.

[3] Briggs GG, Ambrose PJ, Ilett KF, et al. Use of duloxetine in pregnancy and lactation. Ann Pharmacother, 2009, 43(11): 1898 - 1902.

[4] Boyce PM, Hackett LP, Ilett KF. Duloxetine transfer across the placenta duringpregnancy and into milk during lactation. Arch Womens Ment Health, 2011, 14(2): 169 - 172.

短杆菌肽(GRAMICIDIN)

商品名:
分　类: 抗菌药物,其他
LRC: L3 -没有数据-可能适用

短杆菌肽是三种化合物的混合物(短杆菌肽 A、B 和 C),可杀灭革兰阳性菌[1]。与新霉素和多黏菌素 B 联用,治疗眼部表皮感染(如结膜炎)。目前尚无本品分泌至人乳汁中的信息。

成人注意事项: 发痒、肿胀、眼睛发红。

成人剂量:

儿童注意事项:

婴儿监测内容:

替代药物:

参考文献:

[1] Pharmaceutical manufacturer prescribing information. 2007.

对氨基水杨酸(PARA-AMINOSALICYLIC ACID)

商品名: Nemasol, PAS, Paser, Tubasal, 4 - Aminosalicylic acid
分　类: 抗结核病药
LRC: L3 -没有数据-可能适用

对氨基水杨酸(又称 4 -氨基水杨酸,P-ASA)可抑制叶酸的合成,对结核杆菌具有选择性[1]。本品主要用于多重耐药结核的治疗,或不能进行经典抗结核药物治疗的患者。

曾报道过一名 27 岁妇女,在哺乳期使用了 4 g 对氨基水杨酸[2]。在母亲用药后 0、1、2、3、4、9 和 12 小时采集乳汁样品,结果显示乳汁药物峰浓度为 1.1 mg/L,出现在用药 3 小时后;母亲血药峰浓度为 70.1 mg/L,出现在用药 2 小时后。患者最终因为胃肠道不良反应而停用了对氨基水杨酸。研究者指出,尽管本品在乳汁中的浓度很低,但与其他药物发生相互作用时,可能会使乳汁药物浓度增高,应评估其在哺乳期使用的安全性。

$T_{1/2}$	1 h	M/P	0.09~0.17
T_{max}	6 h	PB	50%~60%
Oral	>90%	Vd	
MW	153	pKa	3.68
RID	0.29%		

成人注意事项： 脑病、发热、血管炎、心包炎、甲状腺功能减退、恶心、呕吐、腹痛、腹泻、肝功能异常、血糖异常、溶血性贫血、粒细胞缺乏、血小板减少症。

成人剂量： 每日 8~12 g，每日 2~3 次。

儿童注意事项： 尚无已知的不良事件。

婴儿监测内容： 进食变化、呕吐、腹泻；如果出现临床症状，检查电解质、肝功能和/或血常规。

替代药物：

参考文献：

[1] Pharmaceutical manufacturer prescribing information. 2010.

[2] Holdiness MR. Antituberculosis drugs and breast-feeding. Arch Intern Med, 1984, 144(9): 1888.

对乙酰氨基酚(ACETAMINOPHEN)

商品名： 222 AF Extra Strength, Abenol, Feverall, Actamin Maximum Strength, Panadol, Aminofen, Tylenol, Genapap

分　类： 镇痛药

LRC： L1 -数据充分-适用

对乙酰氨基酚可用于缓解多种疾病引起的发热和疼痛症状，是一种解热镇痛药。口服对乙酰氨基酚后，仅有少量药物分泌进入乳汁中，可认为剂量太少而不至于有害。在一项研究中，11 名母亲口服 650 mg 对乙酰氨基酚，乳汁中药物最高浓度为 10~15 mg/L[1]，乳汁/血浆比值是 1.08。另一项研究中，3 名患者口服单剂量对乙酰氨基酚 500 mg 后，乳汁和血浆药物浓度分别为 4.2 mg/L 和 5.6 mg/L，乳汁中检测到最高药物浓度是 4.4 mg/L，乳汁/血浆比值是 0.75[2]。另有研究表明，妇女摄入本品 1 000 mg 后，其乳汁平均药物浓度为 6.1 mg/L，研究者计算得出婴儿获取剂量为 0.92 mg/(kg · d)[3]。尽管这些研究中乳汁中的药物浓度看似变化较大，但婴儿经乳汁获取的对乙酰氨基酚剂量极有可能明显低于儿科治疗剂量。

越来越多注射用对乙酰氨基酚用于缓解中至重度疼痛症状。一些研究认为静脉用对乙酰氨基酚对镇痛疗效与注射静脉用吗啡的疗效相当，因不良反应少成为更佳选择[4,5]。静脉输注 1 g 对乙酰氨基酚后，血浆药物浓度在最后 15 分钟达到峰值 28 mg/L。一项报道指出，母亲产后接受 2 g 对乙酰氨基酚输注后，血浆药物浓度在输注后 6 小时内从 22.5 mg/L 降到 3.9 mg/L[6]。对乙酰氨基酚单剂量输注后，母亲血浆药物峰浓度为 28 mg/L，意味着母乳喂养婴儿接受剂量为 19.6~28 mg/d (M/P=1)或者 4~6 mg/(kg · d)。这远低于婴儿临床治疗剂量[15 mg/(kg·d)]。

早产儿或者新生儿从乳汁接受的药物剂量也许高一些，但实际也低于儿科临床治疗剂量。尽管如此，还是建议应谨慎使用。静脉用对乙酰氨基酚已成功用于25~32周的早产儿治疗，且没有不良反应报道[7]。在8~12剂治疗后，婴儿血清药物浓度在8~64 mg/L波动，研究者认为这些婴儿对该药耐受性好。基于这些研究，可以认为婴儿能很好耐受静脉用对乙酰氨基酚。婴儿从使用静脉对乙酰氨基酚后的哺乳期母亲接受的药物剂量很可能没有临床意义。

有一些证据认为对乙酰氨基酚可能与成人和儿童哮喘疾病发生率升高有联系。一篇文章建议任何有罹患哮喘或有家族史的儿童应避免使用对乙酰氨基酚[8]。孕期或出生后一年内有对乙酰氨基酚暴露史同样与后续哮喘的发生发展相关[9-13]。但是，暴露于母乳中对乙酰氨基酚与哮喘之间的联系尚未被研究过。

一项短期研究中，有11位纯母乳喂养的婴儿罹患喘息，其中7位婴儿的母亲在婴儿发生喘息前就已经服用过对乙酰氨基酚[14]。然而，这个结论被其他专家以各种理由反驳。无论如何，由于婴儿代谢功能尚未发育完善，应谨慎建议哺乳期母亲使用包括对乙酰氨基酚在内的常规药物。

$T_{1/2}$	2 h	M/P	0.91~1.442
T_{max}	10~60 min	PB	10%~25%
Oral	>85%	Vd	0.8~1 L/kg
MW	151	pKa	9.5
RID	8.8%~24.2%		

成人注意事项：常规剂量使用不良反应很少。少见腹泻、胃部不适。注意：已有长期使用对乙酰氨基酚[>200 mg/(kg·d)]导致肝毒性数例报道。单次剂量勿超过1 000 mg或24小时内勿超过3 000 mg，超高剂量使用可能导致严重肝毒性甚至死亡。

成人剂量：每次650 mg，每4~6小时1次，按需用药。

儿童注意事项：目前没有经乳汁导致婴儿不良反应的报道。

婴儿监测内容：腹泻，胃部不适；母亲超剂量使用时有肝毒性风险。

替代药物：布洛芬。

参考文献：

[1] Berlin CM, Jr, Yaffe SJ, Ragni M. Disposition of acetaminophen in milk, saliva,

and plasma of lactating women. Pediatric pharmacology, 1980, 1(2): 135-141.

[2] Bitzen PO, Gustafsson B, Jostell KG, et al. Excretion of paracetamol in human breast milk. European journal of clinical pharmacology, 1981, 20(2): 123-125.

[3] Notarianni LJ, Oldham HG, Bennett PN. Passage of paracetamol into breast milk and its subsequent metabolism by the neonate. British journal of clinical pharmacology, 1987, 24(1): 63-67.

[4] Serinken M, Eken C, Turkcuer I, et al. Intravenous paracetamol versus morphine for renal colic in the emergency department: a randomised double-blind controlled trial. EMJ, 2012, 29(11): 902-905.

[5] Craig M, Jeavons R, Probert J, et al. Randomised comparison of intravenous paracetamol and intravenous morphine for acute traumatic limb pain in the emergency department. EMJ, 2012, 29(1): 37-39.

[6] Kulo A, van de Velde M, de Hoon J, et al. Pharmacokinetics of a loading dose of intravenous paracetamol post caesarean delivery. International journal of obstetric anesthesia, 2012, 21(2): 125-128.

[7] van Ganzewinkel CJ, Mohns T, van Lingen RA, et al. Paracetamol serum concentrations in preterm infants treated with paracetamol intravenously: a case series. Journal of medical case reports, 2012, 6: 1.

[8] McBride JT. The association of acetaminophen and asthma prevalence and severity. Pediatrics, 2011, 128(6): 1181-1185.

[9] Eyers S, Weatherall M, Jefferies S, et al. Paracetamol in pregnancy and the risk of wheezing in offspring: a systematic review and meta-analysis. Clinical and experimental allergy: journal of the British Society for Allergy and Clinical Immunology, 2011, 41(4): 482-489.

[10] Etminan M, Sadatsafavi M, Jafari S, et al. Acetaminophen use and the risk of asthma in children and adults: a systematic review and metaanalysis. Chest, 2009, 136(5): 1316-1323.

[11] Rebordosa C, Kogevinas M, Sorensen HT, et al. Pre-natal exposure to paracetamol and risk of wheezing and asthma in children: a birth cohort study. International journal of epidemiology, 2008, 37(3): 583-590.

[12] Shaheen SO, Newson RB, Henderson AJ, et al. Prenatal paracetamol exposure and risk of asthma and elevated immunoglobulin E in childhood. Clinical and experimental allergy: journal of the British Society for Allergy and Clinical Immunology, 2005, 35(1): 18-25.

[13] Shaheen SO, Newson RB, Sherriff A, et al. Paracetamol use in pregnancy and wheezing in early childhood. Thorax, 2002, 57(11): 958-963.

[14] Verd S, Nadal-Amat J. Paracetamol and asthma and lactation. Acta paediatrica, 2011, 100(7): e2-3.

多巴胺(DOPAMINE)

商品名: Intropin, Revimine

分　类: 肾上腺素能药

LRC: L2-没有数据-可能适用

多巴胺是一种儿茶酚胺类升压药，主要用于休克及严重低血压[1]。该药在胃肠道会被迅速破坏，故只能静脉使用。尚未可知该药是否能够转运进入母乳，因其半衰期短，持续时间也不会太长。血浆中的多巴胺能显著抑制催乳素的分泌（>60%），可能会抑制乳汁分泌。

$T_{1/2}$	2 min	M/P	
T_{max}	5 min	PB	
Oral		Vd	
MW	189	pKa	8. 93
RID			

成人注意事项： 兴奋、激动、心动过速。

成人剂量： 1～50 μg/（kg · min），静脉注射。

儿童注意事项： 尚无报道。经胃肠道不吸收。

婴儿监测内容： 兴奋、难醒喂养/喂养困难以及震颤。

替代药物：

参考文献：

[1] McEvoy GE. AFHS Drug Information. New York：NY，2003.

多巴酚丁胺（DOBUTAMINE）

商品名： Dobutrex
分　类： 肾上腺素能药
LRC： L2 -没有数据-可能适用

多巴酚丁胺是一种异丙肾上腺素的衍生物，可激动心脏的 β 受体以增加心排血量并对严重的心脏代偿失调（如心力衰竭、严重低血压、休克）提供短期治疗[1]。因该药在胃肠道中会被迅速破坏，所以为静脉内用药。该药是否转运进入人乳汁中尚未得知。

$T_{1/2}$	2 min	M/P	
T_{max}		PB	
Oral		Vd	0. 2 L/kg
MW	337. 85	pKa	10. 14
RID			

成人注意事项： 头痛、心律失常、高血压、心动过速、低血压、胸痛、呼吸困难、

恶心、低钾血症、血小板减少、感觉异常。

成人剂量：静脉注射 2.5~20 μg/(kg · min)。

儿童注意事项：

婴儿监测内容：易怒、嗜睡、难醒喂养/喂养困难。

替代药物：

参考文献：

[1] Pharmaceutical manufacturer prescribing information. 2006.

多库酯钠(DOCUSATE)

商品名：Colace，Dulcolax，Stool Softener
分　类：轻泻药
LRC：L2 -没有数据-可能适用

多库酯钠是一种被广泛用于软化大便的表面活性剂，口服吸收程度差，但一部分可被吸收后重新分泌进入胆汁[1]。尽管部分药物可通过母亲的胃肠道途径吸收，但目前尚不确定其能否转运进入乳汁，可能只有极微量。应注意婴儿是否出现稀便。对于母乳喂养的婴儿来说该药不一定有严重毒副作用。

$T_{1/2}$		M/P	
T_{max}		PB	
Oral	差	Vd	
MW	444	pKa	
RID			

成人注意事项：恶心、腹泻。

成人剂量：每日 50~200 mg。

儿童注意事项：无报道。

婴儿监测内容：腹泻。

替代药物：

参考文献：

[1] Pharmaceutical manufacturer prescribing information. 2003.

多拉司琼(DOLASETRON)

商品名：Anzemet
分　类：镇吐药
LRC：L3 -没有数据-可能适用

甲磺酸多拉司琼及其活性代谢产物氢化多拉司琼是选择性 5 - HT_3 受体拮抗剂,主要作用于化学感受器触发区,从而控制恶心呕吐反应。目前已确认,化疗药物能使胃肠道释放 5 -羟色胺,随后激活迷走神经上的 5 - HT_3 受体,引起呕吐反射。该药用于癌症化疗药物治疗前或手术和全身麻醉前[1]。

尚无充分数据表明该药转运进入乳汁。哺乳期母亲血浆中的最大浓度为 556 ng/ml,该药物浓度相当低。在此血浆药物浓度下(并假设药物在乳汁/血浆中的比值为 1∶1),婴儿每日摄入的药物远小于 1 mg。一般 2 岁的儿童按照 1.2 mg/kg 的剂量使用是安全剂量。

$T_{1/2}$	8.1 h	M/P	
T_{max}	1 h	PB	77%
Oral	75%	Vd	5.8 L/kg
MW	438	pKa	
RID			

成人注意事项: 头痛、疲劳、眩晕、心动过缓、心律不齐(例如: QTc 延长)、腹痛、消化不良、腹泻、高胆红素血症、肝肾功能异常。

成人剂量: 口服 100 mg。

儿童注意事项: 目前没有经乳汁导致婴儿不良反应的报道。

婴儿监测内容: 困倦、嗜睡、腹泻。

替代药物: 昂丹司琼。

参考文献:

[1] Pharmaceutical manufacturer prescribing information. 2011.

多利培南(DORIPENEM)

商品名: Doribax
分　类: 抗菌药物,碳青霉烯类
LRC: L3 -没有数据-可能适用

多利培南是一种新型碳青霉烯类的抗菌药物,其结构与青霉素相似[1]。多利培南对大多数产 β -内酰胺酶的革兰阳性菌和阴性菌具有抗菌作用并用于治疗多重耐药菌的感染。目前并没有关于该药转运进入人乳汁中的数据。基于该药在体内分布较少且蛋白结合率低,预计其可进入人乳汁;然而,该药的口服生物利用度低。如需使用,目前推荐美罗培南(另一种碳青霉烯类药物)用于哺乳期母亲,因为已知其在乳汁中的浓度非常低。

T$_{1/2}$	1 h	M/P	
T$_{max}$	1 h	PB	8%~9%
Oral	差	Vd	0.24 L/kg
MW	438	pKa	2.8，7.9
RID			

成人注意事项：头痛、静脉炎、恶心、腹泻、肝肾功能异常、贫血、严重皮疹。

成人剂量：500 mg，静脉注射，每 8 小时 1 次。

儿童注意事项：目前没有经乳汁导致婴儿不良反应的报道。

婴儿监测内容：恶心、腹泻、改变胃肠道微生物菌群以及皮疹。

替代药物：美罗培南。

参考文献：

[1] Pharmaceutical manufacturer prescribing information. 2015.

多黏菌素 B(POLYMYXIN B)

商品名：
分　类：抗菌药物，其他
LRC：L2 -没有数据-可能适用

多黏菌素 B 通常局部使用和滴眼，很少注射使用。多与其他抗菌药物(包括新霉素)和糖皮质激素(氢化可的松)联合使用，治疗结膜炎、睑缘炎、角膜炎和其他局部感染[1]。其抗菌谱涵盖了大多数革兰阴性菌和部分革兰阳性菌。本品的注射用药已用于婴儿(每日 40 000 U/kg)，但极少见。用于眼时，几乎不能被周围组织吸收。没有关于多黏菌素 B 转运至乳汁的数据。但局部使用时几乎不能经皮吸收进入血浆或乳汁。本品在酸性环境中非常不稳定，口服后大部分被婴儿的胃酸破坏。乳头局部小量使用不会影响乳儿。

T$_{1/2}$	6 h	M/P	
T$_{max}$	2 h	PB	低
Oral		Vd	
MW	大	pKa	
RID			

成人注意事项：成人血药浓度超过 5 μg/ml 可出现感觉异常、头晕、乏力、嗜睡和共济失调，但仅出现于肌内注射、静脉注射或鞘内注射时，局部用药不会发生。

成人剂量： 局部用药 10 000～25 000 U/ml。

儿童注意事项：

婴儿监测内容：

替代药物：

参考文献：

[1] Pharmaceutical manufacturer prescribing information. 2011.

多潘立酮(DOMPERIDONE)

商品名： Motilidone, Motilium
分　类： 多巴胺拮抗剂
LRC： L1 -数据充分-适用

多潘立酮是一种外周多巴胺拮抗剂(与甲氧氯普胺类似)，常用于控制恶心、呕吐、消化不良和胃反流。该药能阻断外周胃肠壁和脑干 CRTZ(控制恶心的中枢)的多巴胺受体，目前在加拿大被批准为镇吐药使用[1]。与甲氧氯普胺不同，该药不能透过血脑屏障，很少产生如抑郁等中枢系统的不良反应。

该药也可显著提高催乳素的水平，已被证实是一种有效的催乳药。口服该药单次剂量 20 mg 后，非哺乳期母亲血清中的催乳素水平从 8.1 ng/ml 上升至 124.1 ng/ml[2]。乳汁中多潘立酮的浓度因服用剂量的不同而异。但在每日 3 次、每次 10 mg 服药后，乳汁中的平均药物浓度仅为 2.6 μg/L[3]。

1985 年发表的一项小型研究招募了既有哺乳障碍病史又有乳汁缺乏病史的妇女[4]。在这项研究中，15 名既往乳汁供应不足的妇女中，有 8 名在产后第 2～5 天给予多潘立酮 10 mg，每日 3 次，其余给予安慰剂；另有 17 例产后 2 周泌乳量低的妇女中(第 1 例婴儿，其乳汁供应比正常量少 30%)，有 9 例服用多潘立酮 10 mg，每日 3 次共 10 天，其余给予安慰剂。与安慰剂组相比，在给予多潘立酮的两组妇女中有报道有催乳素和泌乳量的增加。另外，所有服用了多潘立酮的妇女在产后 1 个月都可供应婴儿充足的乳汁，安慰剂组中许多妇女却没有。

在 da Silva 的一项研究中，16 位乳汁分泌不足的早产儿的母亲(乳汁量的平均值：多潘立酮组为 112.8 ml/d，安慰剂对照组为 48.2 ml/d)被随机分为 2 组，一组接受安慰剂治疗(n=9)，另一组接受多潘立酮(10 mg，每日 3 次，n=7)治疗 7 天[5]。多潘立酮组受试者的泌乳量从每日 112.8 ml 增加到 162.2 ml，对照组从每日 48.2 ml 增加到 56.1 ml。多潘立酮组的受试者中催乳素水平从 12.9 μg/L 上升到 119.3 μg/L，对照组的受试者中催乳素水平从 15.6 μg/L 上升到 18.1 μg/L。在第 5 天，用药组受试者中血浆的平均药物浓度为 6.6 ng/ml，乳汁中药物浓度为 1.2 μg/L(n=6)。婴儿或母亲未见不良反应的报道。

在 2008 年的一项研究中，一组 6 例哺乳期母亲被安排在一个双盲随机交叉试验中，以比较多潘立酮的不同剂量[6]。在这项实验中，受试者分别进行导入期(无药物干预)、每日 30 mg 或每日 60 mg 多潘立酮(每 8 小时用药 10 mg 或 20 mg)。监测每小时的乳汁产量和血浆中催乳素水平。其中两名母亲对多潘立酮干预没有反应，其乳汁量没有变化。四名母亲的乳汁量从导入期的 8.7 g/h 显著增加到 23.6 g/h(剂量为 30 mg/d)，至 29.4 g/h(剂量为 60 mg/d)。尽管受试者在接受多潘立酮干预后血浆中催乳素水平增加，但在接受 60 mg/d 的剂量后，乳汁量仅略有增加。在每日 30 mg 和 60 mg 的多潘立酮剂量下，乳汁中的药物浓度的中位数分别为 0.28 μg/L 和 0.49 μg/L。剂量为 30 mg/d 的平均 RID 为 0.012%，60 mg/d 的平均 RID 为 0.009%。研究者认为两种剂量下的乳汁量都有增加，且剂量反应存在一个小趋势。

将 46 例早产儿(妊娠期<31 周，并且既往出现泌乳障碍)的母亲随机分配接受多潘立酮 10 mg，每日 3 次或安慰剂 14 天[7]。在用药后第 0、4、7、14 天检测乳汁中蛋白质、能量、脂肪、碳水化合物、钠、钙和磷酸盐水平，在第 0、4、14 天检测血清中催乳素水平，并且每日记录乳汁产量。到第 14 天，多潘立酮组中受试者的母乳量增加 267%，安慰剂组增加 18.5%。多潘立酮组中受试者的血清催乳素增加 97%，安慰剂组增加 17%。多潘立酮组的受试者中母乳蛋白量的平均值下降 9.6%，安慰剂组母乳蛋白平均值上升 3.6%。母乳的卡路里含量、脂肪、碳水化合物、钠或磷酸盐含量没有变化。在多潘立酮组中观察到母乳中碳水化合物(2.7% vs -2.7%)和钙(61.8% vs -4.4%)明显增加。婴儿和母亲中均未观察到不良反应。研究作者的结论是，多潘立酮增加了既往泌乳障碍的早产儿母亲的乳汁量，而母乳中营养成分没有明显改变。

2013 年发表了一项研究，比较了多潘立酮两个不同剂量的作用[8]。患者被随机分入两种治疗方案，两种方案中，多潘立酮的剂量分别为每次 10 mg 和 20 mg，每日 3 次，持续四周，然后逐渐停药(剂量降低为每日 2 次持续一周，接着每日 1 次持续一周，然后停药)。在一个月的用药周期里，两组受试者每日乳汁量都有着显著增加。治疗周期第 10~15 天的某一天在给予多潘立酮 3 小时后检测母乳中的药物浓度，此时母乳中多潘立酮的中位数浓度分别为：10 mg 组(n=4)为 3.4 μg/L，20 mg 组(n=3)为 6.9 μg/L。中位 AUC 分别为：10 mg 组(n=4)为 15.8 μg · h/L，20 mg 组(n=3)为 31.9 μg · h/L。在这项研究中，多潘立酮高剂量组(20 mg，每日 3 次)与乳汁产量的统计学显著增加无相关；然而，研究作者报道了在临床上高剂量的多潘立酮可使乳汁产量显著增加。

到目前为止，关于多潘立酮停药后产乳效果的研究只发表了一项[9]。最初接受多潘立酮 20 mg，每日 3 次的 25 名妇女在 2~4 周疗程后逐渐停药，从

20 mg 每日 3 次到 10 mg 每日 3 次再到完全停药。在此期间报道了配方奶的用量。25 例中有 23 例(占 93%)在停用多潘立酮后配方奶的用量没有明显的增加。在所有受试者中均报道婴儿正常生产。作者的结论是:在多潘立酮缓慢停药后,配方奶的用量没有明显增加。这个结果清楚地表明,一旦建立了足够的产乳量,即使不使用多潘立酮也能维持乳汁产量。

一项 2012 年的随机对照试验比较了甲氧氯普胺和多潘立酮,这两种药物都可增加母乳供应,其疗效相似[10]。给予 65 例妇女多潘立酮或甲氧氯普胺 10 天,剂量均为 10 mg 每日 3 次。受试者均为早产(婴儿出生时的平均妊娠时间=28 周),如果她们的乳汁产量不足 160 ml/(kg · d)就开始接受药物干预;本试验中大部分的受试者在产后 4 周左右开始药物治疗。多潘立酮和甲氧氯普胺组的受试者的乳汁量分别增加了 96.3%和 93.7%。甲氧氯普胺组的受试者报告不良反应较多(7 vs 3),如头痛、情绪波动、口干、食欲改变和腹泻。

以上研究清楚地表明,每日 3~4 次、每次 10~30 mg 多潘立酮的剂量不仅能充分提高乳汁产量,对催乳素水平的提高更为明显[1-10]。因美国 FDA 已发出警告声明多潘立酮可诱发危及生命的心律失常,哺乳期母亲应避免使用高于上述剂量的多潘立酮。这些主张来源于较早的数据,在抗肿瘤化疗期间静脉注射多潘立酮作为镇吐药[初始剂量为 20 mg,后为 10 mg/(kg · d)][11],这些患者中许多人在进行广泛的化疗,病情极为严重,并出现了低钾血症。另外,静脉注射用多潘立酮产生的血浆药物水平比口服用药高出许多倍。尽管已知多潘立酮可延长部分患者的 QTc 间期,并且这种效应最有可能与剂量相关。

总之,多潘立酮的使用剂量应该从 10 mg、每日 3 次开始并保持每日在 10~20 mg、每日 3 次以内。没有证据表明高剂量更有效,却可能会显著增加 QTc 延长的风险。此外,强烈建议缓慢撤药以防止乳汁产量减少。

注意:对于原本就存在 QTc 间期延长或使用其他药物会导致 QTc 间期延长的患者,不建议使用该药。

$T_{1/2}$	7~14 h	M/P	0.25
T_{max}	30 min	PB	93%
Oral	13%~17%	Vd	
MW	426	pKa	7.9
RID	0.01%~0.35%		

成人注意事项:头痛、困倦、眩晕、情绪不稳、癫痫(少见)、心律不齐(QTc 延长)、口干、腹部痉挛、腹泻、锥体外系症状(少见)。

成人剂量：每次 10~20 mg，每日 3 次。

儿童注意事项：目前没有经乳汁导致婴儿不良反应的报道。

婴儿监测内容：腹泻。

替代药物：甲氧氯普胺。

参考文献：

[1] Hofmeyr GJ, van Iddekinge B. Domperidone and lactation. Lancet, 1983, 1(8325): 647.

[2] Brouwers JR, Assies J, Wiersinga WM, et al. Plasma prolactin levels after acute and subchronic oral administration of domperidone and of metoclopramide: a cross-over study in healthy volunteers. Clin Endocrinol (Oxf), 1980, 12(5): 435-440.

[3] Hofmeyr GJ, van Iddekinge B, Blott JA. Domperidone: secretion in breast milk and effect on puerperal prolactin levels. Br J Obstet Gynaecol, 1985, 92(2): 141-144.

[4] Petraglia F, De Leo V, Sardelli S, et al. Domperidone in defective and insufficient lactation. Europ J Obstet Gynecol Reprod Biol, 1985, 19: 281-287.

[5] da Silva OP, Knoppert DC, Angelini MM, et al. Effect of domperidone on milk production in mothers of premature newborns: a randomized, double-blind, placebo-controlled trial. CMAJ, 2001, 164(1): 17-21.

[6] Wan E W-X, Davey K, Page-Sharp M, et al. Dose-effect study of domperidone as a galactagogue in preterm mothers with insufficient milk supply, and its transfer into milk. British Journal of Clinical Pharmacology, 2008, 66(2): 283-289.

[7] Campbell-Yeo ML, Allen AC, Joseph KS, et al. Effect of domperidone on the composition of preterm human breast milk. Pediatrics, 2010, 125(1): e107-114. Epub 2009 Dec 14.

[8] Knoppert DC, Page A, Warren J, et al. The effect of two different domperidone doses on maternal milk production. J Hum Lact, 2013, 29(1): 38-44.

[9] Livingston V, Blaga Stancheva L, Stringer J. The effect of withdrawing domperidone on formula supplementation. Breastfeeding Med, 2007, 2: 278, Abstract 3.

[10] Ingram J, Taylor H, Churchill C, et al. Metoclopramide or domperidone for increasing maternal breast milk output: a randomized controlled trial. Arch Dis Child Fetal Neonatal Ed, 2012, 97: F241-245.

[11] Osborne RJ, Slevin ML, Hunter RW, et al. Cardiac arrhythmias during cytotoxic chemotherapy: role of domperidone. Hum Toxicol, 1985, 4(6): 617-626.

多柔比星(DOXORUBICIN)

商品名：Adriamycin, Adriblastina, Caelyx

分　类：抗肿瘤药

LRC：L5-有限数据-危险

多柔比星是一种抗肿瘤药，多柔比星及代谢产物可大量分泌至乳汁中。给予 70 mg/m^2 的剂量后,乳汁中多柔比星及其代谢产物在 24 小时达到峰浓度,分别为 128 μg/L 和 111 μg/L[1]。在 24 小时达最高乳汁/血浆比值,为 4.43。

多柔比星,一种经典的蒽环类抗生素,是该家族中多种蒽环类药物之一。服用多柔比星后迅速达到峰浓度并且以 3 倍指数的速度从血浆房室中消除,特征是有 3 个不同的半衰期,分别为 3~5 分钟,1~2 小时和 24~36 小时[2]。已确定第四条曲线中半衰期为 110 小时,约占总 AUC 的 30%。最后两条消除曲线可能是由于本品具有高的分布容积。事实上,本品分布和储存在远离血浆房室的部位,并在此后的许多天内才进入血浆房室中。但是,乳汁中达峰时间出现在 24 小时。由于本品在血浆(和乳汁)中长期均可检测到,所以推荐约 7~10 天的等待期。本品的药物动力学具有很大的变异性,取决于肾功能、肌酐清除率、肝功能等因素。重新哺乳之前的等待期应根据这些因素进行调整。至少 7 到 10 天禁止哺乳。

$T_{1/2}$	24~36 h	**M/P**	4.43
T_{max}	24 h	**PB**	85%
Oral	吸收差	**Vd**	25 L/kg
MW	579.99	**pKa**	9.53
RID	2.44%		

成人注意事项:骨髓抑制、心脏毒性、心律失常、恶心、呕吐、口腔炎、肝毒性。

成人剂量:20~75 mg/m^2,静脉注射。

儿童注意事项:本品对母乳喂养婴儿的毒性可能是极高的,不推荐使用。

婴儿监测内容:

替代药物:

参考文献:

[1] Egan PC, Costanza ME, Dodion P, et al. Doxorubicin and cisplatin excretion into human milk. Cancer Treat Rep, 1985, 69(12): 1387-1389.

[2] Grochow LB, Ames MM. A clinician's guide to chemotherapy pharmacokinetics and pharamcodynamics. Baltimore, MD: Williams & Wilkins, 1998.

多塞平(DOXEPIN)

商品名: Adapin, Deptran, Silenor, Sinequan

分　类:抗抑郁药,三环类

LRC:L5 -有限数据-危险

多塞平是一种三环类抗抑郁药,用于治疗抑郁、焦虑、失眠以及伴有精神症状的抑郁性疾病[1]。在哺乳期治疗这些疾病时应考虑多塞平的多种替代药物,因为已有两个案例报道由于乳汁中多塞平的药物暴露导致了严重的中枢神经系统抑郁症状。

第一个案例中,一位妇女在产后 2 周开始每日服用多塞平 10 mg[2]。在婴儿出现严重的中枢神经系统抑郁的 4 天前,她的服药剂量增加至 25 mg,每日 3 次。她 8 周的女儿表现出面色苍白、四肢无力和呼吸微弱。经过复苏后她的肤色改善,但 30 分钟内又转变为最初的状态。所有其他的原因均被排除,这一事件归因于母乳中多塞平的暴露,因为暂停哺乳后 24 小时她的症状得以缓解。多塞平在服用 4~6 小时后母乳中的峰浓度为 27~29 μg/L(RID 为 0.3%)。其活性代谢产物 n-去甲基多塞平的平均浓度为 9 μg/L;笔者推测这个婴儿可能每日已经摄入 14 μg 多塞平和 7 μg 代谢产物。代谢产物的血浆水平与母体中相似(58 μg/L 和 66 μg/L);这种高浓度很可能是由于婴儿无法迅速地清除药物导致代谢产物蓄积引起。

第二个案例中,一位妇女在妊娠晚期开始服用 75 mg 多塞平;在妊娠的最后几周药物逐渐减量,患者在产后维持 35 mg,每日 1 次[3]。婴儿在出生第 9 天由于吮吸、吞咽困难,肌张力障碍,呕吐,体重减轻和黄疸而入院。尽管在经过蓝光疗法后黄疸缓解但嗜睡和呕吐症状持续。此时,暂停母乳喂养,在 24 小时内婴儿苏醒。婴儿体内多塞平及其代谢产物的水平均低于检测水平;但是,母乳中多塞平及其代谢产物的水平为 60~100 μg/L。笔者推测该婴儿每日从母乳中摄入大约 10~20 μg/kg 的多塞平及其代谢产物,RID 约为 3%。

在第三个案例中报道了一位妇女在产后 30 天开始每日服用多塞平 150 mg[4]。在治疗的 99 天期间共采集母体血液和乳汁样本 8 次,在第 43 天采集婴儿的血样。在母乳样本中多塞平及其代谢产物的平均浓度分别为 60 μg/L 和 111 μg/L;笔者推测婴儿每日可能摄入约 71 μg 多塞平和 131 μg 代谢产物(RID 2.2%)。第 43 天婴儿血中多塞平的浓度未检测出,其代谢产物浓度为 15 μg/L。在这个案例中,婴儿并没有因为母乳中的药物而出现不良反应。

已有假设提出低于 10 周龄的婴儿,由于他们代谢这种药物的能力有限可能具有出现不良反应的最大风险;足月儿在出生的 15 天前代谢能力非常有限,在大约 2~3 月龄时这种代谢能力会增加[5]。

在哺乳期是否使用这种药物需要充分考虑对母亲和婴儿的风险和获益;应优先考虑多种其他的治疗药物如选择性 5-羟色胺再摄取抑制剂、抗精神病药和短效苯二氮䓬类。

$T_{1/2}$	15 h；活性代谢产物 31 h	M/P	1.08～1.66
T_{max}	3.5 h	PB	80%
Oral	30%	Vd	20.2 L/kg
MW	315.8	pKa	8.96，9.75
RID	0.32%～3%		

成人注意事项：头痛、头昏、镇静、意识错乱、幻觉、口干、血压变化、心动过速、恶心、呕吐、便秘或腹泻、食欲不振、尿潴留、震颤、皮疹。

成人剂量：75～150 mg/d。

儿童注意事项：有一例报道在婴儿中出现严重的镇静和呼吸暂停[2]；有一例报道婴儿出现吸吮和吞咽困难、肌张力障碍、呕吐、嗜睡和黄疸[3]。

婴儿监测内容：镇静或易激、口干、呼吸困难、难醒喂养/喂养困难、便秘、尿潴留、体重增加。

替代药物：阿米替林、舍曲林、西酞普兰、依地普仑。

参考文献：

[1] Pharmaceutical manufacturer prescribing information. 2007.

[2] Matheson I, Pande H, Alertsen AR. Respiratory depression caused by N－desmethyldoxepin in breast milk. Lancet, 1985, 2(8464): 1124.

[3] Frey OR, Scheidt P, von Brenndorff AI. Adverse effects in a newborn infant breastfed by a mother treated with doxepin. The Annals of pharmacotherapy, 1999, 33(6): 690－693.

[4] Kemp J, Ilett KF, Booth J, et al. Excretion of doxepin and N－desmethyldoxepin in human milk. British journal of clinical pharmacology, 1985, 20(5): 497－499.

[5] Wisner KL, Perel JM, Findling RL. Antidepressant treatment during breast-feeding. The American journal of psychiatry, 1996, 153(9): 1132－1137.

多塞平乳膏(DOXEPIN CREAM)

商品名：Prudoxin cream, Zonalon cream

分　类：止痒药

LRC：L4－有限数据－有潜在危险

多塞平乳膏是一种抗组胺作用的乳膏，用于治疗严重瘙痒。在一项包括 19 位妇女的研究中，经皮肤吸收后血浆水平从 0 波动至 47 μg/L[1]。多塞平抗抑郁治疗的目标浓度为 30～150 μg/L。少量但作用显著的药物会分泌至乳汁中。两项已发表的报道表明：仅在使用口服剂量的母亲中婴儿吸收从显著变化为适量[2,3]。不建议哺乳期母亲使用本品。

$T_{1/2}$	15 h;活性代谢产物 31 h	M/P	1.08, 1.66
T_{max}	3.5 h	PB	80%
Oral	30%	Vd	20.2 L/kg
MW	315.8	pKa	
RID			

成人注意事项: 头痛、头昏、镇静、意识错乱、幻觉、口干、皮疹、灼烧感、针刺感和应用部位反应。

成人剂量: 用于瘙痒,5%乳膏每日 3 次,疗程为 8 天。

儿童注意事项: 已有口服后出现镇静和呼吸暂停的报道。

婴儿监测内容: 镇静或易激、口干、呼吸困难、难醒喂养/喂养困难、便秘、尿潴留、体重增加。

替代药物: 苯海拉明。

参考文献:

[1] Drug Facts and Comparisons 1995 ed. ed. St. Louis, 1995.

[2] Kemp J, Ilett KF, Booth J, et al. Excretion of doxepin and N-desmethyldoxepin in human milk. Br J Clin Pharmacol, 1985, 20(5): 497-499.

[3] Matheson I, Pande H, Alertsen AR. Respiratory depression caused by N-desmethyldoxepin in breast milk. Lancet, 1985, 2(8464): 1124.

多杀菌素(SPINOSAD)

商品名: Natroba, ParaPro Natroba Topical Suspension

分　类: 灭虱药

LRC: L3-没有数据-可能适用

多杀菌素是一种杀虫药,用于治疗头虱病(头虱)。本品能引起虱子神经元兴奋,随后瘫痪、死亡。多杀菌素供局部使用的悬浮液是多杀菌素 A 与多杀菌素 D 的 5∶1 混合物。该药被批准用于 4 岁以上的儿童,不应用于婴儿,特别是早产儿,因为其中含有苯甲醇。对 14 名儿科患者进行的一项研究中,在其头皮使用了一种多杀菌素浓度为 1.8%的局部悬浮液 10 分钟后,患者的血浆中并未检测到该药。目前,暂未找到哺乳期使用了多杀菌素的相关研究。当用于局部制剂时,多杀菌素不被全身吸收。多杀菌素制剂中的苯甲醇可能会被吸收,因此,母亲应挤出并丢弃用药后 8 小时内的母乳,以免孩子暴露于苯甲醇[1]。

成人注意事项： 皮肤红斑、皮肤刺激、眼部红斑、眼部刺激、眼结膜充血。

成人剂量： 适用于头皮和头发，用药后保留 10 分钟。

儿童注意事项：

婴儿监测内容：

替代药物：

参考文献：

[1] Pharmaceutical manufacturer prescribing information. 2011.

多沙唑嗪（DOXAZOSIN）

商品名： Cardura，Carduran

分　类： α-受体阻滞剂

LRC： L3-有限数据-可能适用

甲磺酸多沙唑嗪是 α_1 肾上腺素受体阻滞剂，可用于控制高血压。一例报道中，一位 58 kg 的患者 1 天或 2 天内接受多沙唑嗪 4 mg 后，其乳汁中平均或最大的药物浓度为 2.9 μg/L 及 4.2 μg/L[1]。该研究者计算得相对婴儿剂量分别为 0.06%和 0.09%。我们基于该乳汁浓度计算得到的相对婴儿剂量略高，为 0.58%～0.87%。

$T_{1/2}$	9～22 h	M/P	20
T_{max}	2 h	PB	98%
Oral	62%～69%	Vd	
MW	451	pKa	6.93
RID	0.58%～0.87%		

成人注意事项： 头痛、眩晕、疲劳、失眠、脸红、低血压、心律失常、口干、消化不良、多尿、水肿。

成人剂量： 每日 2～4 mg。

儿童注意事项： 目前没有经乳汁导致婴儿不良反应的报道。

婴儿监测内容： 困倦、低血压、嗜睡、面色苍白、食欲不振及体重增加。

替代药物： 普萘洛尔、美托洛尔。

参考文献：

[1] Jensen BP，Dalrymple JM，Begg EJ. Transfer of doxazosin into breast milk. J Hum Lact，2013，29(2)：150－153.

多西环素(DOXYCYCLINE)

商品名: Doryx, Doxychel, Doxycin, Doxylar, Doxylin, Periostat, Vibra-Tabs, Vibramycin
分　类: 抗菌药物,四环素类
LRC: L3 -有限数据-可能适用

多西环素是一种半衰期比较长的四环素类抗菌药物。在一项15位受试者的研究中,口服200 mg多西环素后,乳汁中药物平均浓度为0.77 mg/L[1]。24小时后给予一次100 mg口服剂量,乳汁中浓度为0.38 mg/L。给予10位母亲每日100 mg的剂量后,在第2天用药后3小时乳汁中多西环素的平均浓度为0.82 mg/L(范围为0.37~1.24 mg/L),用药后24小时平均浓度为0.46 mg/L(范围为0.3~0.91 mg/L)[2]。婴儿的相对婴儿剂量小于根据母亲体重调整剂量的6%。

在3位妇女中给予单剂量100 mg或200 mg,用药后2至4小时达乳汁峰浓度。乳汁中平均峰浓度为0.96 mg/L(剂量为100 mg)或1.8 mg/L(剂量为200 mg)。重复用药5天后,剂量为100 mg,每日2次,乳汁中平均浓度为3.6 mg/L[3]。在另一项接受100~200 mg多西环素的13位妇女的研究中,乳汁中峰浓度为0.6 mg/L(n=3,剂量为100 mg)和1.1 mg/L(n=11,剂量为200 mg)[4]。

众所周知,婴儿口服四环素会与牙齿结合,产生变色并抑制骨生长,尽管多西环素和土霉素染色最不严重。虽然分泌到乳汁中的大多数四环素通常会与钙结合,从而抑制它们的吸收,但多西环素的结合是最少的(20%),并且相比前几代四环素在母乳喂养的婴儿中吸收更好。虽然前几代四环素的绝对吸收可能会因钙盐剧烈减少,但较新的多西环素和米诺环素类似物结合较少,并且其整体吸收减慢,可能显著高于前几代。长期使用(数月)可能会改变胃肠道菌群,并诱使牙齿染色,尽管多西环素导致牙齿染色最少。短期使用(3~4周)是允许的,CDC最近的一项研究也并未发现牙齿染色[4]。尽管在母乳喂养的婴儿中并未报道有不利影响,但也不建议长期使用[5]。对于如暴露于炭疽者长期用药时,请先查看CDC网站,它们已经公布了具体的用药指南。

$T_{1/2}$	15~25 h	M/P	0.3~0.4
T_{max}	1.5~4 h	PB	90%
Oral	90%~100%	Vd	
MW	462	pKa	4.79
RID	4.2%~13.3%		

成人注意事项： 腹部痉挛、呕吐、腹泻、食欲不振、肝肾功能异常、光敏性。

成人剂量： 每次 100 mg，每日 1 次。

儿童注意事项： 没有报道。

婴儿监测内容： 呕吐、腹泻、胃肠道菌群变化、皮疹；长期暴露可能导致牙齿染色，同时抑制骨骼生长。

替代药物：

参考文献：

[1] Morganti G, Ceccarelli G, Ciaffi G. [Comparative concentrations of a tetracycline antibiotic in serum and maternal milk]. Antibiotica, 1968, 6(3): 216-223.

[2] Lutziger H. Konzentrationsbestimmungen und klinisch wirksamkeit von doxycyclin (Vibramycin) in uterus, adnexen und muttermilch. Ther Umsch, 1969, 26: 476-480.

[3] okuda G, Yuasa M, Mihara S, et al. Clinical study of doxycycline in obstetrical and gynecological fields. Chemotherapy (Tokyo), 1969, 17: 339-344.

[4] Borderon E, Soutoul JH. Excretion of antibiotics in human milk. Med Mal Infect, 1975, 5: 373-376.

[5] Todd S, Dahlgren F, Traeger M, et al. No evidence of tooth staining following doxycycline administration in children for treatment of Rocky Mountain spotted fever. J Pediatr, 2015, 166: 1246-1251.

多西拉敏(DOXYLAMINE)

商品名： Aldex AN, Diclectin, Unisom

分　类： 抗组胺药

LRC： L3 -没有数据-可能适用

多西拉敏是与苯海拉明(Benadryl)结构相似的抗组胺药。由于它具有很强的镇静特性，主要用作辅助睡眠的非处方药。与其他同类的抗组胺药一样，它应该谨慎用于婴儿，特别是早产儿或新生儿，由于其具有中枢神经系统刺激甚至是镇静等不良反应[1,2]。乳汁中浓度尚未可知，但建议在呼吸暂停或其他呼吸综合征的婴儿中应尤为谨慎。

$T_{1/2}$	10.1 h	M/P	
T_{max}	2.4 h	PB	
Oral	吸收完全	Vd	2.7 L/kg
MW	270	pKa	9.2
RID			

成人注意事项： 镇静、反常的中枢神经系统刺激、焦虑。

成人剂量： 25~50 mg 口服，用于失眠。

儿童注意事项： 目前没有经乳汁导致婴儿不良反应的报道，但可观察到镇静和反常的 CNS 刺激。不要用于有呼吸暂停的婴儿。

婴儿监测内容： 镇静或易激。

替代药物： 苯海拉明。

参考文献：

[1] Friedman H, Greenblatt DJ, Scavone JM, et al. Clearance of the antihistamine doxylamine. Reduced in elderly men but not in elderly women. Clin Pharmacokinet, 1989, 16(5): 312 - 316.

[2] Friedman H, Greenblatt DJ. The pharmacokinetics of doxylamine: use of automated gas chromatography with nitrogen-phosphorus detection. J Clin Pharmacol, 1985, 25(6): 448 - 451.

多西他赛(DOCETAXEL)

商品名： Taxotere
分　类： 抗肿瘤药
LRC： L5 -没有数据-危险

多西他赛是一种来源于紫杉植物的抗肿瘤药。它具有较大的分子量(861 Da)，通过扰乱细胞有丝分裂和间期细胞的功能而发挥抗肿瘤作用。多西他赛的药代动力学曲线符合三室药代动力学模型，α、β 和 γ 半衰期分别为 4 分钟、36 分钟和 11.1 小时。其口服生物利用度仅为 8%。初始曲线迅速下降表示分配到外周室，终末时相部分原因是多西他赛从周边室相对缓慢地消除。稳态分布容积的平均值为 113 L[1]。在 7 天内，尿液和粪便排出药物分别约为放射性标记药物的 6% 和 75%。没有充分数据表明该药可转运进入母乳中，因其分子量大、蛋白结合率高，乳汁中药物的含量可能相当低。暂停母乳喂养至少 4~5 天。

$T_{1/2}$	11.1 h(γ)	M/P	
T_{max}		PB	95%
Oral		Vd	1.6 L/kg
MW	807.9	pKa	10.96
RID			

成人注意事项： 脱发、神经系统异常、发热、口腔炎、呕吐、腹泻、肝功能异常、白细胞减少、中性粒细胞缺乏、虚弱。

成人剂量：

儿童注意事项：

婴儿监测内容：暂停母乳喂养至少 4~5 天。

替代药物：

参考文献：

[1] Pharmaceutical manufacturer prescribing information. 2005.

多佐胺(DORZOLAMIDE)

商品名：Trusopt
分　类：抗青光眼药
LRC：L3 -没有数据-可能适用

多佐胺是一种碳酸酐酶抑制剂，用于治疗眼压增高及开角型青光眼[1]。该药的独特配方可使其在眼内直接发挥作用。尚无充分数据表明该药可转运进入人乳汁。然而，该药可被哺乳期母亲少量吸收。虽然药物在血浆中的水平非常低，但却会在红细胞中贮存很长时间。母乳中药物含量很低以至于无法测出。

$T_{1/2}$		M/P	
T_{max}	2 h	PB	33%
Oral		Vd	
MW	361	pKa	8.18
RID			

成人注意事项：眩晕、头晕、苦味或味觉倒错、咽喉接触性皮炎、过敏反应。

成人剂量：每次 1 滴，每日 3 次。

儿童注意事项：尚无哺乳期用药数据。

婴儿监测内容：

替代药物：

参考文献：

[1] Pharmaceutical manufacturer prescribing information. 2005.

E

厄贝沙坦(IRBESARTAN)

商品名：Avapro
分　类：血管紧张素Ⅱ受体拮抗剂
LRC：L3 -没有数据-可能适用

厄贝沙坦是一种血管紧张素Ⅱ受体拮抗剂，用作降血压药。已知会少量分泌到啮齿动物的乳汁中，但缺乏在人体内的研究[1]。没有哺乳期母亲使用的数据，其他药物(例如雷米普利、拉贝洛尔、硝苯地平)可能适用于哺乳期母亲的治疗。此外，母亲产后早期应谨慎使用，特别是早产儿的母亲。

怀孕妇女禁止使用ACE抑制剂和血管紧张素Ⅱ受体阻滞剂，计划在不久的将来怀孕的妇女应谨慎使用ACE抑制剂和血管紧张素Ⅱ受体阻滞剂。

$T_{1/2}$	11~15 h	M/P	
T_{max}	1.5~2 h	PB	90%
Oral	60%~80%	Vd	1.3 L/kg
MW	428	pKa	4.24
RID			

成人注意事项：头痛、眩晕、疲劳、低血压、恶心、腹泻、便秘、肾功能/尿量变化、高钾血症。

成人剂量：每日150~300 mg。

儿童注意事项：目前没有经乳汁导致婴儿不良反应的报道。

婴儿监测内容：困倦、嗜睡、面色苍白、喂养困难、体重增加。

替代药物：卡托普利、依那普利、雷米普利。

参考文献：

[1] Pharmaceutical manufacturer prescribing information. 1999.

厄洛替尼(ERLOTINIB)

商品名：Tarceva
分　类：抗肿瘤药
LRC：L5 -没有数据-危险

厄洛替尼是一种人表皮生长因子受体抑制剂。它是一种抗肿瘤药物,用于晚期非小细胞肺癌经其他化疗治疗失败后的治疗和维持治疗;它还与吉西他滨联合用于治疗胰腺癌。

厄洛替尼口服后约60%吸收,食物可使其生物利用度大大增加,几乎达到100%[1]。它的半衰期约为36小时。口服厄洛替尼150 mg后,其生物利用度约为60%,用药后4小时达血浆峰值。吸收后,约有93%的厄洛替尼与白蛋白和 α_1 酸性糖蛋白(AAG)结合。厄洛替尼具有232 L(3.3 L/kg)的表观分布容积。

没有关于其转运至人乳的数据。当母乳喂养的妇女服药时,应权衡潜在的利与弊。由于这种药物是表皮生长因子的抑制剂,它可能会对快速生长的婴儿产生深远的影响。由于它本身的分子大小和pKa,其进入乳汁的可能性很小,但由于其较大的分布容积,母亲应至少停止母乳喂养10~15天。

$T_{1/2}$	36 h	M/P	
T_{max}	4 h	PB	93%
Oral		Vd	3.3 L/kg
MW	429.9	pKa	5.42
RID			

成人注意事项: 疲劳、头晕、发热、胸痛、咳嗽、呼吸困难、黏膜炎、口干、口腔炎、腹泻、厌食、尿路感染、白细胞减少、血小板减少、贫血、虚弱、关节痛、外周水肿、感染。

成人剂量: 每日100~150 mg。

儿童注意事项:

婴儿监测内容: 至少暂停母乳喂养10~15天。

替代药物:

参考文献:

[1] Pharmaceutical manufacturer prescribing information. 2008.

厄他培南(ERTAPENEM)

商品名: Invanz
分　类: 抗菌药物,碳青霉烯类
LRC: L2-有限数据-可能适用

厄他培南是一种用于治疗皮肤/皮下组织、尿道和呼吸道复杂感染的抗菌药物。该生产厂家报道了厄他培南在伴有骨盆感染的 5 位哺乳期母亲(产后 5~14 天)的乳汁中的浓度。在静脉给予最后 1 g 剂量后(疗程 3~10 天),连续 5 天每日在随机时间点测量母乳样品。在最后一次治疗的 24 小时内,5 位妇女母乳中厄他培南的浓度范围从<0.13(定量下限)到 0.38 mg/L;遗憾的是未能评估峰浓度。在停止治疗后的第 5 天,4 位妇女的母乳中厄他培南的水平无法检出,1 位妇女的母乳中厄他培南的水平低于定量下限(<0.13 μg/ml)[1]。

以上数据没有报告乳汁中的 C_{max} 浓度以及采样时间,因此这对于确定在当天和用药后婴儿对药物的暴露实际上毫无价值。

根据上述数据,假定母亲平均体重为 70 kg,接受厄他培南的剂量约为 14.28 mg/(kg · d),婴儿经乳汁摄入厄他培南的量约为 57 μg/(kg · d),相对婴儿剂量大约为母亲剂量的 0.4%。没有好的数据因而不太可能估计婴儿的临床剂量,但其剂量可能很小,并且口服生物利用度差。几乎所有的青霉素和碳青霉烯类都适用于母乳喂养的母亲。

$T_{1/2}$	4 h	M/P	
T_{max}	2 h	PB	95%
Oral	差	Vd	0.11 L/kg
MW	497	pKa	4.05
RID			

成人注意事项: 腹泻、静脉输注并发症、恶心、头痛、女性阴道炎、血栓性静脉炎、呕吐、发热、腹痛。如果青霉素过敏请不要使用。癫痫发作,精神状态改变。

成人剂量: 每日 1 g,静脉注射或肌内注射。

儿童注意事项: 目前没有经乳汁导致婴儿不良反应的报道。

婴儿监测内容: 呕吐、腹泻、胃肠道菌群失调和皮疹。

替代药物: 亚胺培南、美罗培南。

参考文献:

[1] Pharmaceutical manufacturer prescribing information. 2003.

恩曲他滨(EMTRICITABINE)

商品名: Emtriva
分　类: 抗病毒药
LRC: L5 -有限数据-母亲存在 HIV 感染时有危险

恩曲他滨是一种胞嘧啶类似物，其作为反转录酶抑制剂，与至少两种其他的抗反转录病毒药物联合用于治疗 HIV 感染。

2011 年发表的一项研究中，为了预防母婴传播 HIV 而在分娩过程中给予奈韦拉平，随后为了预防耐药在分娩和产后给予的替诺福韦和恩曲他滨，并对恩曲他滨在乳汁中的浓度进行了测定[2]。这些妇女在分娩时接受替诺福韦 600 mg/恩曲他滨 400 mg 治疗，产后 7 天每日给予替诺福韦 300 mg/恩曲他滨 200 mg。在本研究中，分别在产后第 1、2、3 和 7 天(用药后 10 分钟至 21 小时)收集乳汁样本。最高乳汁浓度出现在用药后 4~5 小时，最低浓度出现在用药后约 19 小时。恩曲他滨最高和最低浓度的中位数分别为 679 ng/ml(658~743 ng/ml)和 177 ng/ml(105~253.5 ng/ml)。本研究的作者根据最高和最低浓度的中位数和婴儿每日摄入 500 ml 乳汁，推测婴儿的剂量为 126 μg/d(婴儿剂量的 2%)。乳汁中恩曲他滨的婴儿摄入量与该药物 IC_{50} 的 3.2~12 倍水平相关，比该药物的 C_{min} 低 3.2~12 倍。本研究的作者认为，恩曲他滨在母乳中的亚治疗暴露可能使 HIV 阳性的婴儿面临产生耐药的风险。

注意：恩曲他滨被划分为 L5 级是基于母亲感染 HIV 后母乳喂养对婴儿的影响，而不是基于乳汁中药物对母乳喂养婴儿的影响。疾病预防控制中心建议感染 HIV 的母亲产后不要进行母乳喂养，以避免 HIV 经乳汁传染婴儿。

$T_{1/2}$	10 h	M/P	
T_{max}	1~2 h	PB	<4%
Oral	93%	Vd	
MW	247	pKa	2.65
RID	0.93%~3.57%		

成人注意事项：头晕、失眠、多梦、皮疹、恶心、呕吐、腹泻、腹痛、虚弱、头痛、抑郁、消化不良。已知恩曲他滨会引起乳酸性酸中毒和严重的肝肿大伴脂肪变性。

成人剂量：200 mg/d。

儿童注意事项：发热、手掌和/或足底色素沉着过多、恶心、呕吐、腹泻、胃肠炎、中耳炎、咳嗽、鼻炎、肺炎、感染。

婴儿监测内容：不建议感染 HIV 的母亲进行母乳喂养。

替代药物：

参考文献：

[1] Pharmaceutical manufacturer prescribing information. 2011.

[2] Benaboud S, Pruvost A, Coffie PA, et al. Concentrations of tenofovir and emtricitabine in breast milk of HIV - 1 - infected women in Abidjan, Cote d'Ivoire, in the ANRS 12109 TEmAA Study, Step 2. Antimicrob Agents Chemother, 2011, 55(3): 1315 - 1317.

恩替卡韦(ENTECAVIR)

商品名: Baraclude
分　类: 抗病毒药
LRC: L4 -没有数据-有潜在危险

恩替卡韦是用于治疗慢性乙型肝炎感染的口服抗病毒药[1]。该药通过抑制乙肝病毒聚合酶阻断反转录酶并减少病毒 DNA 合成而起效。目前还没有关于恩替卡韦转运至人乳中的资料;但是,在啮齿动物的乳汁中有发现。由于这种药物的半衰期长,分子量小,口服吸收良好;在母乳喂养时应谨慎使用这种药物。

$T_{1/2}$	128~149 h	M/P	
T_{max}		PB	13%
Oral	100%	Vd	高
MW	295.3	pKa	
RID			

成人注意事项: 脱发、头痛、疲劳、头晕、发热、恶心、脂肪酶增加、肝肾功能异常、腹水、乳酸性酸中毒、高血糖、血尿、外周水肿和皮疹。

成人剂量: 每日 0.5~1 mg,每日 1 次。

儿童注意事项: 目前没有小儿科的安全数据报道。

婴儿监测内容: 哺乳期建议谨慎使用。

替代药物:

参考文献:

[1] Pharmaceutical manufacturer prescribing information. 2013.

二氟尼柳(DIFLUNISAL)

商品名: Dolobid
分　类: 非甾体抗炎药
LRC: L3 -有限数据-可能适用

二氟尼柳是一种水杨酸衍生物,属于非甾体抗炎药[1]。尽管没有报道过乳汁中该药特定的浓度，在使用剂量为125~250 mg，每日2次，用药7天后，本品分泌至人乳中的浓度为母体中血药浓度的2%~7%。因此本品在婴儿体内的含量可能低于检测限。该药是潜在危险性较高的NSAID，可选用其他哺乳期数据充分的NSAIDs类药物，如布洛芬或萘普生。

$T_{1/2}$	8~12 h	M/P	
T_{max}	2~3 h	PB	99%
Oral	完全	Vd	0.11 L/kg
MW	250	pKa	
RID	7.8%~11.5%		

成人注意事项：头疼、头晕、失眠、消化不良、溃疡、恶心、呕吐、腹泻、肾功能异常、血小板减少、贫血。

成人剂量：每次500 mg，每日2~3次。

儿童注意事项：没有报道，但应首选具有充分哺乳期研究数据的药物。

婴儿监测内容：呕吐、腹泻。

替代药物：布洛芬、萘普生。

参考文献：

[1] Steelman SL, Breault GO, Tocco D. Pharmacokinetics of MK－647, a novel salicylate. Clin Pharmacol Ther, 1975, 17: 245. Abstract.

二氟泼尼酯(DIFLUPREDNATE)

商品名：Durezol, Epitopic, Myser

分　类：糖皮质激素

LRC：L3－没有数据－可能适用

二氟泼尼酯是一种肾上腺糖皮质激素类滴眼液，用于激光手术后抗炎。药物规格为0.01%和0.05%，全身吸收有限。一项研究发现，每日使用该滴眼液的患者治疗一周后其尿液中没有检测出相关代谢物[1]。二氟泼尼酯的临床药代动力学研究显示，每日4次、每次重复眼内滴入2滴二氟泼尼酯(0.01%或0.05%)治疗7天后，血液中的代谢物DFB水平在所有的时间点取得的样品中均低于检测极限(50 ng/ml)，表明用药后二氟泼尼酯的全身吸收有限。由于全身吸收有限，乳汁中二氟泼尼酯的浓度水平可能趋近于零。

$T_{1/2}$		M/P	
T_{max}		PB	
Oral		Vd	
MW	508.6	pKa	
RID			

成人注意事项：睑缘炎、前房反应、角膜水肿、疼痛、畏光、结膜水肿、后发性白内障、眼部充血、便秘。

成人剂量：每次缓慢滴入 1 滴，每日 4 次。

儿童注意事项：

婴儿监测内容：喂养、发育和体重增加。

替代药物：

参考文献：

[1] Difluprednate. DRUGDEX® System [Internet database]. Greenwood Village, Colo: Thomson Healthcare. Updated periodically, Accessed 06-09-2011.

二甲硅油(DIMETHICONE)

商品名：

分　类：皮肤科用药

LRC：L3-没有数据-可能适用

二甲硅油是一种有机硅化合物，主要作为局部使用的乳膏用[1]。在母乳喂养的妇女中没有足够和良好控制的研究或病例报道。由于药物不被吸收，母亲使用该药时对哺乳婴儿存在的风险被认为是可以忽略的。

成人注意事项：因对活性成分的超敏反应而发生皮疹。

成人剂量：

儿童注意事项：

婴儿监测内容：

替代药物：

参考文献：

[1] Pharmaceutical manufacturer prescribing information. 2012.

二甲基砜(METHYLSULFONYLMETHANE)

商品名：Crystalline DMSO, DMSO2, MSM

分　类：抗关节炎药物

LRC：L3-没有数据-可能适用

二甲基砜(DMSO2,MSM,Crystalline DMSO)是二甲基亚砜(DMSO)的正常氧化产物。有报道称本品可用于骨关节炎和关节炎[1]。没有本品的相关资料,但可能与二甲基亚砜相同。二甲基砜吸收良好,并可以较高浓度进入中枢神经系统,提示本品可转运至乳汁中。本品主要用于骨关节炎、关节炎、滑囊炎和变应性鼻炎,但其疗效值得怀疑。由于缺乏安全性数据,在妊娠和哺乳期母亲中使用存在一定的问题。

$T_{1/2}$		M/P	
T_{max}		PB	
Oral		Vd	
MW	94.1	pKa	
RID			

成人注意事项: 腹泻、恶心、头痛、腹胀、疲乏、失眠和精神差。

成人剂量:

儿童注意事项:

婴儿监测内容:

替代药物:

参考文献:

[1] Pharmaceutical manufacturer prescribing information. 2011.

二甲基亚砜(DIMETHYLSULFOXIDE)

商品名: DMSO, Rimso-50, DMSO2, MSM
分　类: 肾脏-泌尿系统用药
LRC: L4-没有数据-有潜在危险

二甲基亚砜(DMSO)是一种对于骨骼肌炎症、损伤及间质性膀胱炎很有效的溶剂。通常可以局部、口服和静脉用药。除非大剂量静脉用药(20 g),DMSO相对无毒性。皮肤用药1 g/kg(640 ml/70 kg)后,4~8小时内血浆药物浓度为560 mg/L,48小时后只能检测到痕量药物[1]。每日口服32 ml/70 kg共14天后血浆峰浓度为1 850 mg/L。DMSO能渗透进入许多部位,可能会有较多量分泌进入乳汁。由于血浆药物浓度较高,可能在乳汁中的浓度也非常高。尽管这种化合物的毒性相当小,暴露于婴儿的剂量产生的效应也很微小,但该药在婴儿中使用的安全性仍尚未被证实。DMSO的大部分成分能够通过皮肤吸收。当其被其他溶剂污染时会变得非常危险,只能使用高纯度的

DMSO。

二甲基砜(DMSO2, MSM, “Crystalline DMSO”)是 DMSO 正常的氧化产物,没有此药的相关资料,但分布与排泄可能与 DMSO 相同。

$T_{1/2}$	11~14 h(皮肤)	M/P	
T_{max}	4~8 h(局部)	PB	
Oral	吸收完全	Vd	0.53 L/kg
MW		pKa	
RID			

成人注意事项: DMSO 会造成呼吸有大蒜气味、口气异常及体臭。镇静、头晕、头痛、恶心、呕吐、肝功能异常、神经病变、皮疹。据报道,两名老年患者接受 100 g 20%的 DMSO 静脉输注后,导致了肝脏毒性引发神经系统问题。

成人剂量: 因人而异。

儿童注意事项: 尚无报道。

婴儿监测内容: 呼吸有大蒜气味、体臭、呕吐、腹泻。

替代药物:

参考文献:

[1] Baselt RC. Disposition of toxic drugs and chemicals in man. Foster City, CA: Chemical Toxicology Institute, 2000: 282-283.

二甲双胍(METFORMIN)

商 品 名: Diabex, Diaformin, Diguanil, Glucophage, Glumetza, Glycon, Riomet

分　类: 降血糖药,其他

LRC: L1-有限的数据-适用

二甲双胍属于双胍类药物,用于降低非胰岛素依赖型糖尿病患者的血糖水平;它也被用于治疗多囊卵巢综合征。其口服生物利用度仅为 50%。对 7 名服用本品的妇女(剂量中位数为 1 500 mg/d)进行研究发现,二甲双胍的平均乳汁/血浆比值为 0.35[1]。用药期间,乳汁的平均浓度为 0.27 mg/L。绝对婴儿剂量平均为 0.04 mg/(kg · d),相对婴儿剂量平均为 0.28%。在该研究的婴儿中,有 4 名婴儿血浆中的药物浓度极低或测不到。被评估的 6 名婴儿均未发现不良反应。在另一项研究中,5 名试验者二甲双胍的平均乳汁/血浆比值为 0.47[2]。平均婴儿剂量是按体重标化后母亲剂量的 0.2%。在哺乳婴儿的血浆中未检测到药物,也未出现任何不良反应。

在最近的一项研究中,5 名妇女平均用药剂量为每次 500 mg,2 次/d,乳汁中的平均峰值和谷值分别为 0. 42 mg/L(范围是 0. 38 ~ 0. 46)和 0. 39 mg/L(范围是 0. 31 ~ 0. 52)[3]。平均乳汁/血浆比值是 0. 63(范围是 0. 36 ~ 1. 00),估计相对婴儿剂量为 0. 65%(范围是 0. 43% ~ 1. 08%)。3 名婴儿的血糖浓度是正常的,范围是 47 ~ 77 mg/dl。母亲用药期间婴儿均未发现不良反应。

在一项包含 61 名婴儿的研究中,他们的母亲在孕期和哺乳期均在服用二甲双胍,平均剂量为 2. 55 g/d,这些婴儿的生长、发育、社交能力均正常。作者得出结论:二甲双胍用于哺乳期母亲是安全有效的,包括在出生 6 个月内哺乳的婴儿[4]。

$T_{1/2}$	6. 2 h	M/P	0. 35 ~ 0. 63
T_{max}	2. 75 h	PB	小
Oral	50%	Vd	9 L/kg
MW	165	pKa	12. 4
RID	0. 3% ~ 0. 7%		

成人注意事项: 头痛、头晕、恶心、呕吐、腹痛、腹泻、腹胀、低血糖、维生素 B_{12} 缺乏、乳酸血症。

成人剂量: 每次 500 mg,每日 2 次。

儿童注意事项: 在 3 个研究中均无不良反应的报道。血浆中不能被检出。

婴儿监测内容: 呕吐、腹泻和低血糖的迹象(嗜睡、昏睡、苍白、出汗、震颤)。

替代药物: 格列本脲、胰岛素。

参考文献:

[1] Hale TW, Kristensen JH, Hackett LP, et al. Transfer of metformin into human milk. Diabetologia, 2002, 45(11): 1509 - 1514.

[2] Gardiner SJ, Kirkpatrick CM, Begg EJ, et al. Transfer of metformin into human milk. Clin Pharmacol Ther, 2003, 73(1): 71 - 77.

[3] Briggs GG, Ambrose PJ, Nageotte MP, et al. Excretion of metformin into breast milk and the effect on nursing infants. Obstet Gynecol, 2005, 105(6): 1437 - 1441.

[4] Glueck CJ, Salehi M, Sieve L, et al. Growth, motor, and social development in breast-and formula-fed infants of metformin-treated women with polycystic ovary syndrome. J Pediatr, 2006, 148: 628 - 632.

二甲酯(DIMETHYL)

商品名: Tecfidera
分　类: 免疫抑制剂
LRC: L4 -没有数据-有潜在危险

二甲酯近年来被用于治疗多发性硬化症(MS)。二甲酯可迅速代谢为单甲酯(MMF),产生短暂的血浆水平。MS 患者每日 2 次服用 240 mg 该药,母亲血液中药物峰浓度为 1. 87 mg/L,AUC 为 8. 21 mg · hr/L。药物活性成分 MMF 的分子量很低,仅有 129 Da,且蛋白结合率也很低(27%~45%)[1]。单甲酯可能显著地进入乳汁中,除非了解其向转运母乳的更多信息,建议哺乳期母亲谨慎使用二甲酯。

$T_{1/2}$	1 h	M/P	
T_{max}	2~2. 5 h	PB	27%~45%
Oral		Vd	0. 75~1. 04 L/kg
MW	129(代谢物 MMF)	pKa	
RID			

成人注意事项: 脸红、消化不良、恶心、腹痛、腹泻、肝功能异常、蛋白尿、淋巴细胞减少、皮疹。

成人剂量: 每次 120~240 mg,每日 2 次。

儿童注意事项: 尚无报道。

婴儿监测内容: 呕吐、腹泻。

替代药物: 格拉默、β -干扰素。

参考文献:

[1] Pharmaceutical manufacturers prescribing information. 2013.

二硫化硒(SELENIUM SULFIDE)

商品名: Dandrex, Selenos, Selseb, Selsun Blue Medicated Treatment, Tersi Foam
分　类: 抗皮脂溢药
LRC: L3 -没有数据-可能适用

二硫化硒是一种抗感染的化合物,具有轻度的抗细菌及抗真菌活性。常被用来治疗花斑癣及皮脂溢性皮炎,如头皮屑等。完整的皮肤不能大量吸收硒,其通过破损的皮肤或开放的伤口吸收[1]。目前没有该药分泌至乳汁的数据。如果无破损的皮肤应用了该药,被吸收入全身并对哺乳婴儿产生不良作用的可能性非常小。不要直接在乳头上用药,以避免对婴儿造成损害。

成人注意事项: 已报道有脱发和毛发颜色改变,勤洗发可减少其发生,在破损皮肤上用药可引起全身的不良反应,如恶心、呕吐、腹泻等。

成人剂量: 局部用药,每周 2 次。

儿童注意事项: 没有相关报道,不建议在乳头上用药。

婴儿监测内容:

替代药物: 局部用克霉唑、伊曲康唑。

参考文献:

[1] McEvoy GE. AFHS Drug Information. New York: NY, 2003.

二巯琥珀酸(SUCCIMER)

商品名: Chemet
分　类: 重金属螯合剂
LRC: L3 -没有数据-可能适用

二巯琥珀酸是一种含有二巯基琥珀酸的整合剂,通常用于螯合铅,并促进铅通过泌尿系统排泄[1]。促进机体排铅很重要,而有些螯合剂(EDTA)可提高血浆中铅的水平并促进其转运到神经系统和其他组织中。如果用于哺乳期母亲,理论上可提高乳汁中铅的含量。然而,对啮齿动物的研究却发现本品可增加铅通过尿的排泄,而不会使铅在其他组织(理论上包括乳汁)重新分配[2]。目前尚没有关于本品转运至人乳的研究,而且由于 pKa 值低,与铅的螯合物不大可能转运至人乳中,但这不能完全肯定。临床研究表明,二巯琥珀酸治疗 4~5 天后,血铅浓度可降到最低水平[3]。接受治疗时,如果哺乳期母亲将乳汁吸出来并丢弃不用,那么 5 天后就可大大降低铅转运到乳汁中的危险性(如果铅能转运到乳汁中)。尽管如此,还需要更多资料来证明哺乳期患者能否接受二巯琥珀酸治疗。

$T_{1/2}$	2~48 h	M/P	
T_{max}	1~2 h	PB	
Oral	完全	Vd	
MW	182	pKa	3
RID			

成人注意事项：恶心、呕吐、腹泻、食欲不振、血小板增多、间歇性嗜酸性粒细胞增多、心律失常、中性粒细胞减少、嗜睡、眩晕、神经病、头痛、皮疹和感觉异常。

成人剂量：30 mg/(kg · d)，连续使用 5 天。

儿童注意事项：无相关报道。

婴儿监测内容：恶心、呕吐、腹泻。

替代药物：

参考文献：

[1] Pharmaceutical manufacturer prescribing information. 2001.

[2] Graziano JH, Lolacono NJ, Moulton T, et al. Controlled study of meso - 2,3 - dimercaptosuccinic acid for the management of childhood lead intoxication. J Pediatr, 1992, 120(1): 133 - 139.

[3] Graziano JH, Lolacono NJ, Meyer P. Dose-response study of oral 2, 3 - dimercaptosuccinic acid in children with elevated blood lead concentrations. J Pediatr, 1988, 113(4): 751 - 757.

二十二碳六烯酸(DOCOSAHEXAENOIC ACID, DHA)

商品名：DHA

分　类：维生素

LRC：L3 -没有数据-可能使用

二十二碳六烯酸(DHA)是可由 α -亚麻酸转化而来的一种 ω - 3 脂肪酸，生活在冷水中的鱼富含 DHA。中枢神经系统和视网膜含有大量的 DHA。在孕期的最后 3 个月和婴儿出生后的第一年，大脑中的 DHA 积累被认为是最快的。在婴儿出生后的第一年被认为是 DHA 对婴儿发育最重要的窗口期。

非人类的灵长类动物研究表明，DHA 能促进大脑神经递质系统如多巴胺能和 5 -羟色胺能系统的发育。然而，迄今为止关于人类的研究未能提供强有力的证据来证明补充 DHA 在妊娠期和哺乳期的功效[1, 2, 3]。

ω - 3 脂肪酸是否在人乳汁中排泄尚不清楚，但已知二十二碳六烯酸(DHA)是人乳汁中常见的脂类。DHA 含量的差别取决于母亲的饮食；因此，高剂量补充 DHA 可能是危险的。

美国儿科学会建议，母乳喂养的妇女平均每日服用 200 ~ 300 mg ω - 3 长链不饱和脂肪酸[二十二碳六烯酸(DHA)][4-6]。AAP 和美国膳食指南都建议经饮食补充，如每周食用 1 ~ 2 次或 8 ~ 12 盎司的鱼[4-6]。

$T_{1/2}$	20 h	M/P	
T_{max}		PB	
Oral	完全	Vd	
MW	328	pKa	
RID			

成人注意事项：鱼腥味、嗳气、恶心、胀气、腹泻、转氨酶(ALT)上升、出血时间延长。

成人剂量：每日 250~500 mg DHA+EPA。

儿童注意事项：

婴儿监测内容：腹泻。

替代药物：

参考文献：

[1] Makrides M, Gould JF, Gawlik NR, et al. Four-year follow-up of children born to women in a randomized trial of prenatal DHA supplementation. JAMA, 2014, 311(17): 1802-1804.

[2] Gould JF, Smithers LG, Makrides M. The effect of maternal omega-3 (n-3) LCPUFA supplementation during pregnancy on early childhood cognitive and visual development: a systematic review and meta-analysis of randomized controlled trials. Am J Clin Nutr, 2013, 97(3): 531-544.

[3] Carlson SE. Docosahexaenoic acid supplementation in pregnancy and lactation. Am J Clin Nutr, 2009, 89(2): 678S-684S. Epub 2008 Dec 30.

[4] Johnston M, Landers S, Noble L, et al. Breastfeeding and the use of human milk. Pediatrics, 2012, 129: e827-e841.

[5] U. S. Department of Agriculture, U. S. Department of Health and Human Services. Dietary Guidelines for Americans, 2010. 7th Ed. Washington: Government Printing Office, 2010. http://www.health.gov/dietaryguidelines/dga2010/DietaryGuidelines2010.pdf [Accessed May 7, 2016].

[6] Vannice G, Rasmussen H. Position of the academy of nutrition and dietetics: dietary fatty acids for healthy adults. J Acad Nutr Diet, 2014, 114(1): 136-153.

二十二烷醇(DOCOSANOL)

商品名：Abreva

分　类：抗病毒药

LRC：L3-没有数据-可能适用

二十二烷醇也被称为山嵛醇,作为一种脂肪醇用作化妆品中的增稠剂、乳化剂和润肤剂。该药也被批准仅用于治疗口面单纯疱疹的抗病毒药。它不可接触眼睛或生殖器。该药通过融合细胞膜和病毒包膜,抑制脂质包膜病毒进入细胞[1]。目前还没有关于母乳中二十二烷醇的研究,但它不被口服吸收,因此对接受哺乳的婴儿可能几乎没有威胁。

$T_{1/2}$		M/P	
T_{max}		PB	
Oral	0	Vd	
MW	327	pKa	
RID			

成人注意事项: 头痛、皮疹、脸红。

成人剂量: 每日局部敷药 5 次,直至创口愈合。

儿童注意事项: 目前尚无可用数据。

婴儿监测内容: 口服吸收差,可能没有不良反应。

替代药物:

参考文献:

[1] Pharmaceutical manufacturer prescribing information. 2008.

二十碳五烯酸(EICOSAPENTAENOIC ACID,EPA)

商品名: EPA
分　类: 膳食补充剂
LRC: L3 -有限数据-可能适用

二十碳五烯酸(EPA)是一种 ω - 3 脂肪酸,常见于鱼或鱼油中,常常与二十二碳六烯酸(DHA)联合使用[1-3]。二十碳五烯酸是人乳中常见的一种多不饱和脂肪。在一项研究中,鳕鱼肝油补充剂使母乳成分中的 EPA 增加了 0. 15%(质量百分比),DHA 增加了 0. 36%(质量百分比)[1]。另一项研究表明,哺乳期母亲给予包含总 ω - 3 脂肪酸 3 092 mg/d 的鱼油补充剂,其中含有非常长链的 ω - 3 脂肪酸(> C18)2 006 mg,婴儿血清 EPA 从 0. 11%增加到 0. 7%[2]。

美国儿科学会建议哺乳期母亲平均每日服用 200~300 mg 的 ω - 3 长链多不饱和脂肪酸[二十二碳六烯酸(DHA)][4-6]。AAP 和美国膳食指南都鼓励膳食来源,例如每周食用 1~2 份鱼或 8~12 盎司的鱼[4-6]。

成人注意事项: 腥味、嗳气、恶心、胃气胀、腹泻、ALT 升高、出血时间延长。

成人剂量: 每日 250~500 mg DHA+EPA。

儿童注意事项：

婴儿监测内容：

替代药物：

参考文献：

[1] Helland IB, Saarem K, Saugstad OD, et al. Fatty acid composition in maternal milk and plasma during supplementation with cod liver oil. Eur J Clin Nutr, 1998, 52(11): 839-845.

[2] Henderson RA, Jensen RG, Lammi-Keefe CJ, et al. Effect of fish oil on the fatty acid composition of human milk and maternal and infant erythrocytes. Lipids, 1992, 27(11): 863-869.

[3] FDA News Release. FDA announces qualified health claims for mega-3 fatty acids. 2004. [Online] http://www.fda.gov/SiteIndex/ucm108351.htm [Accessed May 7, 2016].

[4] Johnston M, Landers S, Noble L, et al. Breastfeeding and the use of human milk. Pediatrics, 2012, 129: e827-e841.

[5] U.S. Department of Agriculture, U.S. Department of Health and Human Services. Dietary Guidelines for Americans, 2010. 7th Ed. Washington: Government Printing Office, 2010. [Online]. http://www.health.gov/dietaryguidelines/dga2010/DietaryGuidelines2010.pdf [Accessed May 7, 2016].

[6] Vannice G, Rasmussen H. Position of the academy of nutrition and dietetics: dietary fatty acids for healthy adults. J Acad Nutr Diet, 2014, 114(1): 136-153.

F

伐尼克兰(VARENICLINE)

商品名: Champix, Chantix
分　类: 戒烟药
LRC: L4 -没有数据-有潜在危险

伐尼克兰用于辅助戒烟。它是 $\alpha_4\beta_2$ 烟碱受体的部分激动剂,与大脑的尼古丁受体结合,从而阻断对尼古丁受体刺激。它能够激活多巴胺的活性,但程度较尼古丁低,从而减少吸烟的冲动和戒断反应[1]。尚无关于该药转运到人乳的相关研究。然而,基于这个药物较长半衰期、蛋白结合率低以及小分子量等性质,该药可能会转运到人乳中。哺乳期母亲应慎用,除非有更充分的数据证实其安全性。

$T_{1/2}$	24 h	M/P	
T_{max}	3~4 h	PB	20%
Oral	90%	Vd	
MW	361	pKa	9.73
RID			

成人注意事项: 头痛、失眠、梦境异常、激动、胸痛、口干、食欲不振、恶心、呕吐、便秘、胃肠胀气。

成人剂量: 每次 1 mg,每日 2 次。

儿童注意事项: 尚无相关数据。

婴儿监测内容: 睡眠异常、喂养异常、呕吐、便秘。

替代药物:

参考文献:

[1] Pharmaceutical manufacturer prescribing information. 2006.

伐昔洛韦(VALACYCLOVIR)

商品名: Valaciclovir, Valtrex
分　类: 抗病毒药
LRC: L2 -有限数据-可能适用

伐昔洛韦是阿昔洛韦的前体药物，在血浆中迅速代谢为阿昔洛韦。在一项研究中，5 名女性产后接受 500 mg、每日 2 次、共计 7 天的伐昔洛韦治疗，在 4 小时乳汁中阿昔洛韦的峰浓度中位值为 4.2 mg/L；而如果间隔 12 小时使用，其平均浓度（AUC）为 2.24 mg/L[1]。校正母亲体重因素后，相对婴儿剂量为 4.7%。乳汁/血浆比值在首次用药后 4 小时最高，达到 3.4，此后比值在 1.85 处趋于稳定。伐昔洛韦迅速转化为阿昔洛韦，后者再转运到乳汁中。然而，使用伐昔洛韦后，乳汁中阿昔洛韦的剂量远低于新生儿的治疗剂量。

$T_{1/2}$	2.5~3 h	M/P	0.6~4.1
T_{max}	1.5 h	PB	9%~33%
Oral	54%	Vd	
MW		pKa	
RID	4.7%		

成人注意事项： 恶心、呕吐、腹泻、咽痛、水肿、皮疹。

成人剂量： 每次 500~1 000 mg，每日 2~3 次。

儿童注意事项： 目前没有经乳汁导致婴儿不良反应的报道。

婴儿监测内容： 呕吐、腹泻。

替代药物： 阿昔洛韦。

参考文献：

[1] Sheffield JS, Fish DN, Hollier LM, et al. Acyclovir concentrations in human breast milk after valaciclovir administration. Am J Obstet Gynecol, 2002, 186(1): 100-102.

法莫替丁（FAMOTIDINE）

商品名： Pepcid, Pepcid AC

分　类： 抑制胃酸分泌药

LRC： L1-有限数据-适用

法莫替丁是一种 H_2 受体拮抗剂，可以减少胃酸分泌。在一项研究中，8 名哺乳期母亲每日服用本品 40 mg，乳汁峰浓度为 72 μg/L，达峰时间为 6 小时[1]。M/P 比值在 2、6 和 24 小时分别为 0.41、1.78 和 1.33。

$T_{1/2}$	2.5~3.5 h	M/P	0.41~1.78
T_{max}	1~3 h	PB	15%~20%
Oral	40%~45%	Vd	0.94~1.33 L/kg
MW	337	pKa	9.29
RID	1.9%		

成人注意事项：头痛、头晕、腹泻或便秘。

成人剂量：每次 20~40 mg，每日 2 次。

儿童注意事项：尚无报道。有儿科适应证。

婴儿监测内容：

替代药物：雷尼替丁。

参考文献：

[1] Courtney TP, Shaw RW. Excretion of famotidine in breast milk. Br J Clin Pharmacol, 1988, 26: 639.

番泻叶(SENNA LAXATIVES)

商品名：Senokot
分　类：轻泻药
LRC：L3-有限数据-可能适用

番泻叶已证实为有效的轻泻药。其关键成分蒽醌能增强肠道蠕动。因自制的番泻叶种类多样，难以预测其不良反应(如腹部痉挛和绞痛)。大多数来源推荐采用同一个标准配方。这种产品只能用于短期治疗，如 10 天。肠梗阻、阑尾炎或不明原因腹痛时禁用。偶尔用来减轻产后女性的便秘。在对一组服用 Senokot(100 mg 含有 8.602 mg 番泻叶 A 和 B)的 23 名妇女的研究中，乳汁中均未检出番泻苷 A 或 B。其中 15 名母亲出现稀便，2 名婴儿也出现稀便。

成人注意事项：腹泻、腹部痉挛、尿色加深、慢性腹泻、脱水。

成人剂量：每日 100 mg。

儿童注意事项：虽然没有在母乳中检出药物成分，但有几名婴儿出现稀便。

婴儿监测内容：腹泻。

替代药物：

参考文献：

[1] Werthmann MW, Krees SV. Quantitative excretion of Senokot in human breast milk. Med Ann Dist Columbia, 1973, 42(1): 4-5.

泛昔洛韦(FAMCICLOVIR)

商品名：Famvir
分　类：抗病毒药
LRC：L3 -没有数据-可能适用

泛昔洛韦是一种抗病毒药,用于治疗非复杂性带状疱疹病毒(带状疱疹)和生殖器疱疹病毒感染。本品很快被代谢成活性代谢产物喷昔洛韦。本品虽与阿昔洛韦相似,但尚无人乳汁浓度的相关数据。泛昔洛韦的口服生物利用度(77%)明显高于阿昔洛韦(15%~30%)。啮齿动物的研究表明本品 M/P 比值高于 1.0[1,2]。本品相较于阿昔洛韦没有明显优势,因此,尽管泛昔洛韦的不良反应很小,但阿昔洛韦仍更适合哺乳期母亲。

$T_{1/2}$	2~4 h	M/P	>1
T_{max}	1 h	PB	<20%
Oral	69%~85%	Vd	0.91~1.25 L/kg
MW	321	pKa	3.84
RID			

成人注意事项：头痛、头晕、发热、厌食、恶心、腹泻。

成人剂量：每次 500 mg,每日 2~3 次。

儿童注意事项：目前没有经乳汁导致婴儿不良反应的报道。

婴儿监测内容：呕吐、腹泻、体重增加。

替代药物：阿昔洛韦。

参考文献：

[1] Drug Facts and Comparisons 1994 ed. ed. St. Louis, 1994.
[2] Pharmaceutical manufacturer prescribing information. 1995.

泛影葡胺(METRIZAMIDE)

商品名：Amipaque
分　类：诊断试剂,对比剂
LRC：L2 -有限数据-可能适用

泛影葡胺属于对比剂,主要用于 X 线造影。本品是一种水溶性和非离子型药物。泛影葡胺含有 48%的碘,碘分子是有机结合的,不可分泌进入母乳。蛛网膜下腔用药 5.06 g,峰值血浆药物浓度为 32.9 μg/ml,发生在用药后 6 小时。母乳中的累积排泄量随时间而增加,但极其微小,在用药后 44.3 小时内只有 1.1 mg 或剂量的 0.02%在母乳中测得[1]。该药物的高水溶性、非离子特性,及其高相对分子质量(789)也使其不易进入乳汁。该对比剂也可作口服,但口服吸收率很低(<0.4%)[2]。作者认为,只有极少量的泛影葡胺分泌到乳汁中,不太可能对婴儿有害。

$T_{1/2}$	>24 h	**M/P**	
T_{max}	6 h	**PB**	
Oral		**Vd**	
MW	789	**pKa**	10.23
RID			

成人注意事项: 头痛、脑膜刺激。

成人剂量:

儿童注意事项:

婴儿监测内容:

替代药物:

参考文献:

[1] Ilett KF, Hackett LP, Paterson JW, et al. Excretion of metrizamide in milk. Br J Radiol, 1981, 54(642): 537-538.

[2] Johansen JG. Assessment of a non-ionic contrast medium (Amipaque) in the gastrointestinal tract. Invest Radiol, 1978, 13(6): 523-527.

泛影酸盐(DIATRIZOATE)

商品名: Angiovist, Cardiografin, Cystografin, Gastrografin, Hypaque, RenoM, Renografin, Retrografin, Urovist, Sinografin

分　类: 诊断试剂,对比剂

LRC: L2-有限数据-可能适用

泛影酸盐属于射线无法透过的碘化对比剂,用于各种广泛的X射线检查。这些对比剂的含碘量在 8.5%~59.87%[1],然而对比剂中,碘离子和药物分子之间以共价键连接并且在注射后很少释放出来,大部分药物经尿液排泄。有报道药物在乳汁中含量非常低。一位患者使用了 18.5 g 的含钠和甲葡胺的泛影酸碘盐后,泛影酸盐水平无法检测(<2 mg/L)[2]。另一位妇女接受了 93 g 的泛影酸碘盐后,在 24 小时内转运至乳汁中的总碘离子量为 0.03%(31 mg)[3]。基于药代动力学参数,美国放射学院建议在接受含碘的X射线对比剂后,哺乳期母亲继续给婴儿哺乳是安全的[4]。

$T_{1/2}$	120 min	M/P	
T_{max}		PB	0~10%
Oral	0.04%~1.2%	Vd	
MW	614	pKa	2.17
RID			

成人注意事项：注射部位疼痛、脸红、肾损伤、味觉减退、恶心、呕吐、头晕、咳嗽、感觉异常、过敏、水肿。

成人剂量：

儿童注意事项：

婴儿监测内容：

替代药物：

参考文献：

[1] Pharmaceutical manufacturer prescribing information. 2002.

[2] Fitz John TP, Williams DG, Laker MF, et al. Intravenous urography during lactation. Br. J Radiol, 1982, 55(656): 603-605.

[3] Texier F, Roque dO, Etling N. Stable iodine level in human milk after pulmonary angiography. Presse Med, 1983, 19;12(12): 769.

[4] ACR Committee on Drugs and Contrast Media. Administration of contrast medium to breastfeeding mothers, 2004, 42-43.

放线菌素 D(DACTINOMYCIN)

商品名：Actinomycin D, Cosmegen
分　类：抗肿瘤药
LRC：L5-没有数据-危险

放线菌素 D 是一种放线菌素，是一组由各种链霉菌属产生的抗生素，用于治疗肾母细胞瘤、尤因肉瘤以及其他多种恶性肿瘤[1]。静脉注射本品单剂量或者多次剂量后，快速分布并与身体组织广泛结合。一项关于有放射性的放线菌素 D 治疗恶性黑色素瘤的研究结果显示，本品代谢极少，很少穿透血-脑屏障(<10%)。放射性的终末血浆半衰期大约是 36 小时。本品在有核细胞内浓集，相对于血浆，在骨髓和肿瘤细胞中的浓度最高。目前没有本品乳汁转运的数据，由于分子量较大(1 255 Da)，转运进入乳汁的量应该很少。本品细胞毒性极大，哺乳期母亲用药后至少要暂停哺乳 10 天。

$T_{1/2}$	36 h	M/P	
T_{max}		PB	
Oral		Vd	
MW	1 255.4	pKa	11.1
RID			

成人注意事项：疲劳、发热、嗜睡、脱发、黏膜炎、呕吐、厌食、肝肾功能异常、高尿酸血症、低钙血症、粒细胞缺乏、贫血、水肿、肌痛、严重皮疹。

成人剂量：每日不要超过 15 μg/kg，静脉注射，连用 5 天，每 2 周为一个疗程。

儿童注意事项：

婴儿监测内容：哺乳期母亲用药后至少要暂停哺乳 10 天。

替代药物：

参考文献：

[1] Pharmaceutical manufacturer prescribing information. 2005.

非布司他(FEBUXOSTAT)

商品名：Adenuric，Uloric

分　类：抗痛风药

LRC：L3-没有数据-可能适用

非布司他是一种黄嘌呤氧化酶抑制剂，用于慢性痛风痛患者的高尿酸血症。尚不知本品是否会分泌进入人乳汁。由于本品蛋白结合率高、口服生物利用度低，推测进入乳汁的量极少。非布司他可转运到大鼠乳汁中[1]。在对非布司他有更深入的了解前，建议哺乳期母亲慎用本品。成年人在使用本品的初期，血浆中尿酸盐和尿酸浓度可能会升高，在痛风急性期不应使用本药，且在使用非布司他之前至少 6 个月应服用非甾体抗炎药或秋水仙碱[1]。

$T_{1/2}$	5~8 h	M/P	
T_{max}	1 h	PB	99%
Oral	49%	Vd	
MW	316.4	pKa	
RID			

成人注意事项：恶心、肝功能异常、关节痛。

成人剂量：每日 40~80 mg。

儿童注意事项：

婴儿监测内容：

替代药物：

参考文献：

[1] Pharmaceutical manufacturer prescribing information. 2010.

非达霉素(FIDAXOMICIN)

商品名： Dificid
分　类： 抗菌药物，大环内酯类
LRC： L3 -没有数据-可能适用

非达霉素是一种大环内酯类抗菌药物，用于治疗艰难梭菌感染[1]。本品口服吸收后在肠道局部发挥抗艰难梭菌作用，全身吸收量极少。目前尚无本品或其活性代谢产物转运至人乳汁的研究。一篇对其药代动力学性质的综述提出本品转运至乳汁中的量极少，若转运至乳汁中，由于本品口服生物利用度低，故婴儿肠道的吸收量很低。但在获得更多可靠数据前，哺乳期母亲应慎用本品。

$T_{1/2}$	11.7 h(代谢物 11.2 h)	M/P	
T_{max}	1~5 h	PB	
Oral	极少量	Vd	
MW	1 058	pKa	
RID			

成人注意事项： 恶心、呕吐、腹痛、贫血。肠梗阻、消化道出血是罕见的不良反应。

成人剂量： 每日 2 次，每次 200 mg，连用 10 日。

儿童注意事项：

婴儿监测内容： 呕吐、腹泻、肠道菌群失调、皮疹。

替代药物： 甲硝唑、万古霉素。

参考文献：

[1] Pharmaceutical manufacturer prescribing information. 2011.

非尔氨酯(FELBAMATE)

商品名： Felbatol
分　类： 抗惊厥药
LRC： L4 -没有数据-有潜在危险

非尔氨酯是一种口服抗癫痫药，适用于癫痫局灶性发作和 Lennox-Gastaut 综合征。由于本品有严重的不良反应，FDA 建议非尔氨酯仅用于其他抗癫痫药物治疗无效的严重癫痫患者。目前已知本品可分泌到啮齿动物的乳汁中，而且对其后代有害[1]。目前尚无本品分泌进入人乳汁的报道。基于本品严重不良反应的发生率,哺乳期母亲应特别谨慎使用。

$T_{1/2}$	20~23 h	M/P	
T_{max}	1~4 h	PB	25%
Oral	90%	Vd	0.71~1 L/kg
MW	238	pKa	14.98
RID			

成人注意事项: 再生障碍性贫血、体重增加、流感样症状、心动过速、恶心、呕吐、头痛、失眠。

成人剂量: 每日 1 200 mg,分 3~4 次服用。

儿童注意事项: 尚无报道,但应非常谨慎使用。

婴儿监测内容: 镇静或烦躁不安、难醒喂养/喂养困难、体重增加、恶心、呕吐、失眠。

替代药物:

参考文献:

[1] Pharmaceutical manufacturer prescribing information. 1995.

非格司亭(FILGRASTIM)

商品名: Granix, Neupogen, Nivestim, Ratiograstim, Zarzio, Neulasta
分　类: 生血药
LRC: L4-没有数据-有潜在危险

非格司亭是一种粒细胞集落刺激因子(GCSF),有多种适应证,主要适应证之一是降低接受骨髓抑制化疗的非骨髓性恶性肿瘤患者的感染风险和中性粒细胞减少的持续时间[1]。

目前,尚无关于非格司亭转运至人乳汁的相关数据,但有一例哺乳期使用的来格司亭(外源性 GCSF)的病例报道。一名 30 岁的哺乳期母亲(产后 4 个月)是其妹妹的外周血干细胞移植供体,该女性在停止母乳喂养后的第 1 天皮下注射了 300 μg 来格司亭,第 2~4 天每日皮下注射 600 μg 来格司亭[2]。在第 4 天,该女性的白细胞数量迅速升高,因此她在第 5 天和第 6 天的用药量降回 300 μg/d。在给予来格司亭前后,测定了该女性乳汁中 GCSF 的浓度。用药前 GCSF 浓度<5 pg/ml,用药 6 天后达峰值 85.7 pg/ml。

内源性 GCSF 在人乳汁中受到保护而不被分解,并被婴儿肠绒毛细胞上表达的特异性 GCSF 受体吸收[2]。在评估外源性 GCSF 的安全性并量化其在新生儿肠道的吸收之前,不推荐在哺乳期使用本品,除非监测婴儿的白细胞数量。

$T_{1/2}$	3.5 h (SC);3.85 h (IM)	M/P	
T_{max}	2~8 h	PB	
Oral		Vd	0.15 L/kg
MW	18 800	pKa	
RID			

成人注意事项: 头痛、发热、咳嗽、呼吸急促、成人呼吸窘迫综合征、肝功能异常、骨痛、疲劳、注射部位反应。

成人剂量: 每日 1 次,每次 5~10 μg/kg,皮下注射或静脉用药。

儿童注意事项: 尚无婴儿在暴露于乳汁中非格司亭的报道。儿科有大于 7 月龄婴儿使用本品的数据。

婴儿监测内容: 易怒、不明原因发热、呼吸困难;如果怀疑本品致血常规或肝功能异常,应停药。

替代药物:

参考文献:

[1] Pharmaceutical manufacturer prescribing information. 2015.

[2] Shibata H, Yamane T, Aoyama Y, et al. Excretion of granulocyte colony stimulating factor into human breast milk. Acta Haematol, 2003, 110: 200-201.

非洛地平(FELODIPINE)

商品名: Agon SR, Plendil, Plendil ER, Renedil
分　类: 钙通道阻滞剂
LRC: L3 -没有数据-可能适用

非洛地平是一种钙通道阻滞剂,其结构与硝苯地平相似[1]。尚无本品分泌进入人乳汁的资料。因为已经对同类药中的其他药物进行了大量研究,建议使用硝苯地平或已有哺乳期相关研究的其他药物。

$T_{1/2}$	11~16 h	M/P	
T_{max}	2.5~5 h	PB	>99%
Oral	20%	Vd	
MW	384	pKa	<1
RID			

成人注意事项：头痛、疲倦、眩晕、低血压、心律失常、面色潮红、水肿、便秘。

成人剂量：每日 2.5～10 mg。

儿童注意事项：目前没有经乳汁导致婴儿不良反应的报道。

婴儿监测内容：嗜睡、昏睡、面色苍白、食欲不振、体重增加。

替代药物：硝苯地平、尼莫地平、维拉帕米。

参考文献：

[1] Pharmaceutical manufacturer prescribing information. 1996.

非那吡啶(PHENAZOPYRIDINE)

商品名：Azo, Pyridium
分　类：肾脏-泌尿系统用药
LRC：L3 -没有数据-可能适用

非那吡啶是一种偶氮染料，可迅速经尿排出，对尿道黏膜有局部镇痛作用[1]。非那吡啶的作用轻-中度，可使尿液变成橙红色。本品可能导致隐形眼镜、衣服等变色和损坏。尚不清楚非那吡啶是否会转运到母乳中；然而，由于其口服生物利用度高且分子量小，推测可能会有一定量分泌进入乳汁。尽管不会对婴儿造成伤害，但本品的作用有限，不应该在哺乳期母亲中使用。

$T_{1/2}$		M/P	
T_{max}		PB	
Oral	完全	Vd	
MW	250	pKa	5.1
RID			

成人注意事项：贫血、恶心、呕吐、腹泻、红色尿、高铁血红蛋白血症、肝炎、胃肠道窘迫。

成人剂量：100～200 mg，每日 3 次。

儿童注意事项：目前没有经乳汁导致婴儿不良反应的报道。

婴儿监测内容：红色尿液（正常）、呕吐、腹泻。

替代药物：

参考文献：

[1] Pharmaceutical Manufacturer Prescribing Information. 2012.

非尼拉敏(PHENIRAMINE)

商品名:
分　类: 抗组胺药
LRC: L3 -没有数据-可能适用

非尼拉敏是一种抗组胺药,用于治疗变应性鼻炎和结膜炎[1]。针对哺乳期母亲用药,尚无足够的和对照良好的研究或病例报道。由于本品为抗组胺药,可能经母乳喂养导致婴儿镇静。建议谨慎用药,尤其是需要对早产儿和新生儿哺乳的母亲。考虑非镇静类抗组胺药(如西替利嗪或氯雷他定)作为替代药物。

$T_{1/2}$		M/P	
T_{max}		PB	
Oral		Vd	
MW	240. 3	pKa	4,9. 23
RID			

成人注意事项: 嗜睡、眼睛干燥、口干。

成人剂量:

儿童注意事项:

婴儿监测内容: 镇静、口干。

替代药物: 西替利嗪、氯雷他定。

参考文献:

[1] Pharmaceutical manufacturer prescribing information. 2010.

非诺贝特(FENOFIBRATE)

商品名: Tricor
分　类: 降血脂药
LRC: L3 -没有数据-可能适用

非诺贝特可降低血浆总胆固醇、低密度脂蛋白、胆固醇和甘油三酯[1]。尚无本品分泌进入人乳汁的资料,但降胆固醇药通常不适合哺乳期母亲使用。胆固醇在乳汁中浓度较高是因为婴儿的神经发育需要大量的胆固醇。使用本药需谨慎。

$T_{1/2}$	20 h	M/P	
T_{max}		PB	99%
Oral	85%	Vd	
MW	361	pKa	
RID			

成人注意事项：头痛、腹痛、便秘、背痛、肝酶升高、肾功能异常、肌磷酸激酶升高、荨麻疹。

成人剂量：每日 160 mg。

儿童注意事项：目前没有经乳汁导致婴儿不良反应的报道，但婴儿生长发育需胆固醇，哺乳期母亲使用本药需谨慎。

婴儿监测内容：体重增加、生长发育。

替代药物：

参考文献：

[1] Pharmaceutical manufacturer prescribing information. 2003.

非诺多泮(FENOLDOPAM)

商品名：Corlopam
分　类：降血压药
LRC：L3 -没有数据-可能适用

非诺多泮是一种多巴胺激动剂，用于治疗成人和儿童重度高血压[1]。尚不清楚本品是否可分泌进入乳汁。已知多巴胺激动剂可抑制垂体释放催乳素，导致泌乳量减少，因此哺乳期母亲使用本品应谨慎。但本品半衰期极短，因此不会大量分泌进乳汁。

$T_{1/2}$	5 min	M/P	
T_{max}		PB	
Oral		Vd	0.6 L/kg
MW	305	pKa	9.71
RID			

成人注意事项：头痛、头晕、面色潮红、低血压、心律失常、恶心、肝、肾功能异常、高血糖、低血钾。

成人剂量：不超过 1.6 μg/(kg · min)。

儿童注意事项：儿童最常见的不良反应是低血压和心动过速。本品可用于儿童。

婴儿监测内容：嗜睡、昏睡、面色苍白、食欲不振、体重增加。

替代药物：

参考文献：

[1] Pharmaceutical manufacturer prescribing information. 2006.

非索非那定(FEXOFENADINE)

商品名：Allegra, Allegra Allergy 12 Hour, Allegra Allergy 24 Hour, Allegra ODT

分　类：抗组胺药

LRC：L2-有限数据-可能适用

非索非那定是一种无镇静作用的 H_1 受体拮抗剂，是特非那定的活性代谢产物。本品用于治疗变应性鼻炎和其他过敏性疾病。与特非那定不同的是，本品无心脏毒性的报道。在一项研究中，4 名妇女每日服用 60 mg 特非那定，乳汁中没有检测到特非那定。但乳汁中可测得少量特非那定的代谢产物（非索非那定）。非索非那定在乳汁中的平均浓度为 41 ng/ml，在母体血浆中的平均浓度为 309 ng/ml。乳汁浓度达峰时间为 4.3 小时，在乳汁中的半衰期是 14.2 小时。乳汁 $AUC_{0\sim12}$ 为 320 ng/(h·ml)，血浆 $AUC_{0\sim12}$ 为 1 590 ng/(h·ml)。作者估算婴儿对本品的吸收量仅为母亲用量的 0.45%（按单位体重计算）。

$T_{1/2}$	14.4 h	M/P	0.21
T_{max}	2.6 h	PB	60%~70%
Oral	吸收完全	Vd	
MW	538	pKa	4.04
RID	0.5%~0.7%		

成人注意事项：嗜睡、疲劳、头痛、口干、咽炎、消化不良、恶心。

成人剂量：每日 2 次，每次 60 mg。

儿童注意事项：尚无相关报道。

婴儿监测内容：嗜睡、疲劳。

替代药物：

参考文献：

[1] Lucas BD, Jr, Purdy CY, Scarim SK, et al. Terfenadine pharmacokinetics in breast milk in lactating women. Clin Pharmacol Ther, 1995, 57(4): 398-402.

非索罗定(FESOTERODINE)

商品名： Toviaz
分　类： 抗胆碱能药
LRC： L3 -没有数据-可能适用

非索罗定是一种抗胆碱能药,用于治疗膀胱过度活动症[1]。本品在体内快速代谢成其活性代谢产物托特罗定,托特罗定是一种抗胆碱能药物,其作用与阿托品相似,但对膀胱的选择性更高。已有托特罗定分泌进入小鼠乳汁的报道,后代的暴露水平极高,体重增加轻微减慢,但无其他不良反应。虽然本品对膀胱的选择性更高,但包括视物模糊、便秘、口干在内的不良影响在成人中仍有发生。虽然我们没有关于本品分泌进入人乳汁的数据,但本品在乳汁中的浓度不太可能高到使婴儿发生不良反应。

$T_{1/2}$	7 h	M/P	
T_{max}	5 h	PB	50%
Oral	52%	Vd	2. 41 L/kg
MW	572. 66	pKa	
RID			

成人注意事项： 失眠、眼干、口干、便秘、肝酶异常、尿潴留。

成人剂量： 每日 4~8 mg。

儿童注意事项： 尚无数据。

婴儿监测内容： 失眠、口干、便秘、尿潴留、体重增加。

替代药物：

参考文献：

[1] Pharmaceutical manufacturer prescribing information. 2011.

肺炎链球菌疫苗(PNEUMOCOCCAL VACCINE)

商品名： Pneumovax 23, Pneumovax 23 (PPSV23), Pneuno 23, Prevnar, Prevnar 13 (PCV13)
分　类： 疫苗
LRC： L1 -数据充分-适用

肺炎链球菌疫苗是一种灭活疫苗,由 23 种常见肺炎链球菌多糖混合而成,不具有传染性。目前有 7 价结合疫苗和 23 价结合疫苗制剂。7 价疫苗适用于2岁以下儿童。23价疫苗适用于50岁以上老人和2岁以上的高危人群[1]。虽然没有关于多糖疫苗在哺乳期安全性的资料,但根据美国CDC的报道,哺乳婴儿不会受到疫苗影响[2]。

$T_{1/2}$		M/P	
T_{max}		PB	
Oral		Vd	
MW	没有	pKa	
RID			

成人注意事项: 乏力、头痛、恶心、呕吐、血清病和发热。

成人剂量: 肌内注射0.5 ml。

儿童注意事项: 7价肺炎链球菌结合疫苗的不良反应包括发热、烦躁、嗜睡、红斑、食欲不振、呕吐、腹泻和局部压痛。

婴儿监测内容:

替代药物:

参考文献:

[1] Pharmaceutical manufacturer prescribing information. 2007.
[2] www.cdc.gov/breastfeeding/recommendations/vaccinations.htm.

芬戈莫德(FINGOLIMOD)

商品名: Gilenya
分　类: 免疫调节药
LRC: L5 -没有数据-危险

芬戈莫德是一种免疫调节药,也是一种前药,可结合在淋巴细胞的表面并将淋巴细胞从血液和移植部位回迁至淋巴结,从而减弱多发性硬化症(MS)患者的免疫应答[1]。据报道,本品有助于MS患者脑胶质细胞和前体细胞受损后的修复。芬戈莫德延缓了MS患者致残的进展,并降低了MS症状发作的频率和严重程度。本品虽可降低心率,但会增加感染风险,并升高肝酶。哮喘患者使用本品可能会增加紧急使用哮喘吸入器的频率。本品最常见的不良反应包括头痛、流感样症状、腹泻、背痛、肝酶异常和咳嗽。尚不清楚芬戈莫德能否进入人乳汁,但其可被转运至大鼠乳汁[2]。本品由于分布容积大,蛋白结合率高,预测人乳汁中的浓度会较低。

但本品已有几起死亡案例的报道,FDA已经建议所有使用芬戈莫德的患者在第一次用药后至少 6 小时内应监测是否出现心动过缓。现在 FDA 建议对所有初始治疗的患者每小时监测一次脉搏和血压,在用药前和观察期结束时进行心电图检查;监测应持续至所有症状缓解。高风险患者的监测期应该在 6 个小时以上,必要时应通宵监测。本品有危险,不推荐在哺乳期使用。

$T_{1/2}$	6~9 d	M/P	
T_{max}	12~16 h	PB	99.7%
Oral	93%	Vd	17.4 L/kg
MW	307.5	pKa	
RID			

成人注意事项: 头痛、流感样症状、腹泻、背痛、肝酶异常、咳嗽、黄斑水肿、虚弱、头晕、心动过缓、高血压。

成人剂量: 每日 0.5 mg。

儿童注意事项:

婴儿监测内容: 不推荐哺乳期使用。

替代药物:

参考文献:

[1] Kappos L, Comi AJ, Montalban X, et al. Oral fingolimod (FTY720) for relapsing multiple sclerosis. N Engl J Med, 2006, 14; 355 (11): 1124-1140.

[2] Pharmaceutical manufacturer prescribing information. 2010.

芬太尼(FENTANYL)

商品名: Duragesic, Lazanda, Onsolis, Sublimaze, Subsys
分　类: 镇痛药
LRC: L2-有限数据-可能适用

芬太尼是一种分娩时使用(可静脉用药、肌内注射、透皮吸收)的强效麻醉性镇痛药。本品经肠外用药时半衰期极短[1]。芬太尼可转运至人乳汁,但转运量很低。

一组研究发现 10 名妇女在分娩过程中静脉给予 50~400 μg 芬太尼,乳汁中的芬太尼浓度基本都低于检测限(<0.05 ng/ml)[2]。少数样本的芬太尼乳汁浓度在 0.05~0.15 ng/ml。基于这一数据推算,婴儿每日的药物吸收量低于母亲用药量的 3%(以单位体重计算)。

在另一组研究中，13 名妇女在产后和脐带结扎后静脉给予芬太尼 2 μg/kg，初乳中的芬太尼浓度也极低[3]。初乳中的芬太尼浓度在静脉用药后 45 分钟达峰，平均峰值为 0.4 μg/L。但本品在初乳中的浓度下降很快，约 10 小时后即检测不出。该研究的作者认为由于芬太尼在乳汁中的浓度极低，口服生物利用度也很低，因此哺乳期母亲经静脉使用本品进行麻醉是安全的。人乳汁中芬太尼浓度低也可能是因为其在母体内的半衰期短、在乳汁中再分布速度快。显然，在通常情况下芬太尼转运到乳汁的量很少，很可能没有临床意义。

在一项研究中，5 名妇女在术前给予咪达唑仑，用丙泊酚和芬太尼诱导麻醉，在芬太尼用药后 5、7、9、11 和 24 小时取乳汁样本[4]。这些妇女产后时间平均 11 周，每日泌乳量约 325 ml。在使用芬太尼后 24 小时内，乳汁中测得的芬太尼总量的中位数是 0.024 μg 或母体用药量（100 μg）的 0.024%。婴儿摄入的药量按体重计算为 0.005 μg/kg。在这项研究中，婴儿均未母乳喂养。

此外，在一例报道中，患者使用透皮芬太尼贴 100 μg/h 控制妊娠和哺乳期的慢性疼痛[5]。她的婴儿在出生 24 小时内开始用吗啡治疗阿片戒断综合征，该婴儿在 NICU 共接受了 29 天的吗啡治疗。产妇在产后镇痛方案恢复至初始剂量（仅使用芬太尼贴 100 μg/h）两周后开始母乳喂养。在婴儿出生的第 27 天，取婴儿血液和母乳样本。婴儿的血液中检测不到芬太尼及其代谢物去甲芬太尼（灵敏度为 0.1 ng/ml）。母乳中含芬太尼 6.4 μg/L，去甲芬太尼 6.2 μg/L。该病例报道的作者估计，月龄约 1 个月的婴儿，食用母乳 200 ml/（kg · d），将从母乳中摄入芬太尼 1.3 μg/（kg · d）。

$T_{1/2}$	2~4 h（IV）	M/P	
T_{max}		PB	80%~85%
Oral	50%~75%	Vd	4~6 L/kg
MW	336	pKa	8.4
RID	2.9%~5%		

成人注意事项：镇静、呼吸抑制、呼吸暂停、低血压、心动过缓、恶心、呕吐、便秘。

成人剂量：根据需要每 30~60 分钟静脉给予 25~35 μg。

儿童注意事项：目前没有经乳汁导致婴儿不良反应的报道。

婴儿监测内容：镇静、呼吸减慢、面色苍白、便秘、体重增加是否正常。

替代药物：舒芬太尼。

参考文献：

[1] Madej TH, Strunin L. Comparison of epidural fentanyl with sufentanil. Analgesia and side effects after a single bolus dose during elective caesarean section. Anaesthesia, 1987, 42(11): 1156-1161.

[2] Leuschen MP, Wolf LJ, Rayburn WF. Fentanyl excretion in breast milk. Clin Pharm, 1990, 9(5): 336-337.

[3] Steer PL, Biddle CJ, Marley WS, et al. Concentration of fentanyl in colostrum after an analgesic dose. Can J Anaesth, 1992, 39(3): 231-235.

[4] Nitsun M, Szokol JW, Saleh HJ, et al. Pharmacokinetics of midazolam, propofol, and fentanyl transfer to human breast milk. Clin Pharmacol Ther, 2006, 79(6): 549-557.

[5] Cohen RS. Fentanyl transdermal analgesia during pregnancy and lactation. J Hum Lact, 2009, 25(3): 359-361.

奋乃静(PERPHENAZINE)

商品名：

分　类：抗精神病药,典型

LRC：L3-没有数据-可能适用

奋乃静是一种吩噻嗪类衍生物,用于抗精神病或镇静。在一项研究中,让患者将每日总量为 16 mg 或 24 mg 的奋乃静,各自分成两次,间隔 12 小时服用,乳汁中的药物浓度分别为 2.1 μg/L 和 3.2 μg/L[1]。研究人员估计,在这两种剂量下,婴儿剂量分别为 1.06 μg(0.3 μg/kg)或 1.59 μg(0.45 μg/kg)。在服用 16 mg/d 或 24 mg/d 奋乃静 12 小时后,母亲的血药浓度分别为 2 ng/ml 和 4.9 ng/ml。因此,M/P 比值分别约为 1.1 和 0.7。估计婴儿剂量约为体重标准化的母亲剂量的 0.1%。研究人员报道,母亲用药 3 个月后,婴儿生长发育正常,没有出现药物不良反应。

$T_{1/2}$	8~20 h	M/P	0.7~1.1
T_{max}		PB	
Oral	40%	Vd	
MW	404	pKa	7.94
RID	0.1%		

成人注意事项：闭经、溢乳、多梦、头痛、嗜睡、心动过缓、心律不齐、厌食、胃痛、恶心、肝毒性、视物模糊、糖尿、鼻塞。

成人剂量：每次 4~8 mg，每日 3 次。

儿童注意事项：

婴儿监测内容：镇静或烦躁不安、呼吸暂停、难醒喂养/喂养困难、便秘、体重增加和锥体外系症状。

替代药物：

参考文献：

[1] Olesen OV, Bartels U, Poulsen JH. Perphenazine in breast milk and serum. Am J Psychiatry, 1990, 147(10): 1378-1379.

风疹病毒活疫苗(RUBELLA VIRUS VACCINE, LIVE)

商品名：Meruvax, Rubella Vaccine

分　类：疫苗

LRC：L2-有限数据-可能适用

风疹病毒疫苗是减毒活疫苗。美国妇产科医师学会(ACOG)和疾病控制中心(CDC)目前建议对没有抗体或抗体滴度低的妇女进行产后早期接种。至少已经有 4 项研究发现风疹病毒可以通过乳汁传播，但还没有临床证据[1-3]。从一个婴儿的咽喉部已培养出风疹病毒，而另一个婴儿出现了轻微的症状，血清学证实是风疹病毒感染[4]。通常来说，在哺乳期母亲身上接种后，足月的正常婴儿并没有出现不良反应，因此是值得推荐的[5]。

成人注意事项：烧灼感、刺痛、淋巴结病、皮疹、不适及咽喉痛等。

成人剂量：每次 0.5 ml。

儿童注意事项：有一例出现皮疹、呕吐和轻微风疹感染的报道。

婴儿监测内容：

替代药物：

参考文献：

[1] Buimovici-Klein E, Hite RL, Byrne T, et al. Isolation of rubella virus in milk after postpartum immunization. J Pediatr, 1977, 91(6): 939-941.

[2] Losonsky GA, Fishaut JM, Strussenberg J, et al. Effect of immunization against rubella on lactation products. I. Development and characterization of specific immunologic reactivity in breast milk. J Infect Dis, 1982, 145(5): 654-660.

[3] Losonsky GA, Fishaut JM, Strussenberg J, et al. Effect of immunization against rubellaon lactation products. II. Maternal-neonatal interactions. J Infect Dis, 1982, 145(5): 661-666.

[4] Landes RD, Bass JW, Millunchick EW, et al. Neonatal rubella following postpartum maternal immunization. J Pediatr, 1980, 97(3): 465-467.

[5] Lawrence RA. Breastfeeding: A guide for the medical profession. St. Louis: Mosby Publishers. 1994.

夫罗曲坦(FROVATRIPTAN)

商品名： Frova
分　类： 抗偏头痛药
LRC： L3 -没有数据-可能适用

夫罗曲坦是 5 - $HT_1B/_1D$(5 -羟色胺)受体激动剂,激活受体可使脑血管收缩,并抑制三叉神经释放促炎神经肽,可用于治疗偏头痛[1]。虽然夫罗曲坦的口服生物利用度低(30%),但大约是舒马曲坦(14%)的两倍。目前尚无关于夫罗曲坦分泌到人乳汁中或对婴儿有不良反应的研究发表。一些药物分泌可能是基于药物的大小和低蛋白结合,然而,这对于临床的意义还不清楚。因夫罗曲坦有着明显更长的半衰期(26 小时 vs 2~3 小时),考虑首选舒马曲坦为替代药物。

$T_{1/2}$	26 h	M/P	
T_{max}	2~4 h	PB	15%
Oral	30%	Vd	3 L/kg
MW	379	pKa	10.6
RID			

成人注意事项： 头晕、嗜睡、耳鸣、潮红、热刺痛感、口干、胸痛、心律失常、高血压、恶心、呕吐、腹泻、腹痛、无力、感觉异常。

成人剂量： 单剂 2.5 mg,用药 2 h 后如有需要可再次服用。

儿童注意事项： 目前没有经乳汁导致婴儿不良反应的报道。

婴儿监测内容： 嗜睡、呕吐、食欲不振。

替代药物： 舒马曲坦、非甾体抗炎药、对乙酰氨基酚。

参考文献：

[1] Pharmaceutical manufacturer prescribing information. 2013.

呋喃妥因(NITROFURANTOIN)

商品名： Furadantin, Furan, Macrobid, Macrodantin
分　类： 抗菌药物,其他
LRC： L2 -有限数据-可能适用

呋喃妥因是一种治疗尿路感染的老药,可经乳汁分泌,但量很小。一项研究中,20 名妇女每次口服呋喃妥因 100 mg,每日 4 次,在乳汁中未检测出呋喃妥因[1]。在另一项研究中,9 名哺乳期母亲每 6 h 口服 100~200 mg,100 mg 组的乳汁中未检测出呋喃妥因,而 200 mg 组仅检测出痕量(1L 乳汁中含 0.3~0.5 mg)[2]。这两组患者乳汁/血浆比值范围为 0.27~0.31。

在一项高质量的研究中,4 名哺乳期母亲在进餐时同时口服呋喃妥因 100 mg,平均乳汁/血浆比值为 6.21,表明本药可经主动转运方式进入乳汁[3]。尽管是主动转运的方式,但全天平均乳汁药物浓度(AUC)仅为 1.3 mg/L。研究人员估计,若母亲每日口服 200 mg,婴儿摄入量约为 0.2 mg/(kg·d),或为经体重校正后母亲剂量的 6.8%。呋喃妥因在婴儿中的治疗剂量为 5~7 mg/(kg·d)。因为呋喃妥因可与胆红素竞争白蛋白结合位点并将胆红素置换出来,G6PD 缺乏或不满 1 月龄的婴儿因发生溶血性贫血的风险更大,应谨慎使用。

$T_{1/2}$	20~58 min	M/P	0.27~6.2
T_{max}		PB	60%~90%
Oral	94%	Vd	0.8 L/kg
MW	238	pKa	7.2
RID	6.8%		

成人注意事项: 恶心、呕吐、褐色尿、溶血性贫血、肝毒性。

成人剂量: 每次 50~100 mg,每日 4 次。

儿童注意事项: 目前没有经乳汁导致婴儿不良反应的报道。但注意不要用于 G6PD 缺乏或未满 1 月龄的婴儿。

婴儿监测内容: 呕吐、腹泻、胃肠道菌群变化及皮疹;如果婴儿出现黄疸的临床症状,应检查胆红素和 CBC,判断是否有溶血性贫血的危险。

替代药物:

参考文献:

[1] Hosbach RH, Foster RB. Absence of nitrofurantoin from human milk. JAMA, 1967, 202(11): 1057.

[2] Varsano I, Fischl J, Shochet SB. The excretion of orally ingested nitrofurantoin in human milk. J Pediatr, 1973, 82(5): 886-887.

[3] Gerk PM, Kuhn RJ, Desai NS, et al. Active transport of nitrofurantoin into human milk. Pharmacotherapy, 2001, 21(6): 669-675.

呋塞米(FUROSEMIDE)

商品名：Frusemide，Frusid，Lasix，Uremide
分　类：利尿药
LRC：L3 -没有数据-可能适用

呋塞米是一种强效的袢利尿药，且作用时间相当短。已在乳汁中发现呋塞米，但是含量还未报道。在儿科，呋塞米被频繁地用于新生儿，所以，儿科常规使用本品。呋塞米在新生儿中的口服生物利用度极低，以至于需要非常高的口服剂量(1~4 mg/kg，每日 2 次)[1]。转运至人乳汁中的药物量对婴儿不太可能产生任何影响，但是母亲使用该药会抑制泌乳。

$T_{1/2}$	92 min	M/P	
T_{max}	1~2 h	PB	>98%
Oral	60%~70%	Vd	
MW	331	pKa	9.83
RID			

成人注意事项：头痛、头晕、低血压、耳毒性、高血糖、低血糖、低钾血症、高尿酸血症、肾功能异常。

成人剂量：每次 40~80 mg，每日 2 次。

儿童注意事项：

婴儿监测内容：观察液体丢失量、脱水、嗜睡；监测母亲的乳汁供应量。

替代药物：

参考文献：

[1] Pharmaceutical manufacturer prescribing information. 1995.

伏立康唑(VORICONAZOLE)

商品名：VFEND
分　类：抗真菌药
LRC：L3 -没有数据-可能适用

伏立康唑是一种三唑类抗真菌药，可以用于治疗：侵袭性曲霉病；念珠菌血症和播散性念珠菌病；由尖端赛多孢子菌和尖镰孢菌引起的严重感染[1]。伏立康唑已被证明对念珠菌血症非常有效，可能成为两性霉素 B 的替代药物，并且本品不良反应少得多，特别是肾毒性更低。

不能明确伏立康唑是否可以分泌进入人乳中，乳汁中浓度可能很低。尽管半衰期是剂量依赖性的，但它可以通过肝脏代谢完全消除，随后经肾脏排泄。大多数药物（94%）在口服和静脉用药后94小时内排泄。

$T_{1/2}$	呈剂量依赖性	M/P	
T_{max}	1~2 h	PB	58%
Oral	96%	Vd	4.6 L/kg
MW	349	pKa	
RID			

成人注意事项： 头痛、幻觉、视力障碍、心动过速、QTc间期延长、恶心、呕吐、肝肾功能变化、电解质紊乱。

成人剂量： 负荷剂量：6 mg/kg静脉注射，每12小时1次（第一个24小时）；维持剂量：4 mg/kg静脉注射，每12小时1次或200 mg口服，每12小时1次。

儿童注意事项： 本品在12岁以下儿童中的安全性和有效性尚未确立，尽管有儿科患者出现胰腺炎的报道。

婴儿监测内容： 呕吐、腹泻。

替代药物： 氟康唑、伊曲康唑、咪康唑。

参考文献：

[1] Pharmaceutical manufacturer prescribing information. 2012.

氟胞嘧啶（FLUCYTOSINE）

商品名： Ancobon
分　类： 抗真菌药
LRC： L4-没有数据-有潜在危险

氟胞嘧啶是用于治疗念珠菌和隐球菌所致的尿路感染、脑膜炎、肺部感染和全身感染的抗真菌药物。由于出现了对氟胞嘧啶单药耐药的菌株，氟胞嘧啶通常与两性霉素B联合使用治疗全身感染。尚无氟胞嘧啶转运至乳汁的相关研究。由于本品蛋白结合率低（2%~4%）、分子量小（129.1）、口服生物利用度高（78%~89%），推测部分药物会被转运至乳汁中。少量的氟胞嘧啶（4%）可能被代谢成5-氟尿嘧啶。由于氟胞嘧啶的不良反应大，不推荐在哺乳期使用。肾功能下降时，本品的半衰期会延长。本品的新生儿口服剂量为25~100 mg/(kg·d)，成人剂量为50~150 mg/(kg·d)，每6小时服1次。血浆药物浓度目标谷值为25~50 mg/L，峰浓度为50~100 mg/L。本品危险性大，哺乳期母亲不宜使用[1-3]。

$T_{1/2}$	3~8 h	M/P	
T_{max}	2 h(口服)	PB	2%~4%
Oral	78%~89%	Vd	0.6 L/kg
MW	129.1	pKa	2.9
RID			

成人注意事项:肝毒性、骨髓抑制、疲劳、低血糖、低血钾、呕吐、腹泻、腹痛、胸痛、皮疹。

成人剂量:50~150 mg/(kg · d)。

儿童注意事项:

婴儿监测内容:不建议在哺乳期使用;如果在哺乳期使用,应监测婴儿血浆药物浓度、肾功能、肝功能和骨髓功能。

替代药物:

参考文献:

[1] Pharmaceutical manufacturer prescribing information. 2009.

[2] Daneshmend TK, Warnock DW. Clinical pharmacokinetics of systemic antifungaldrugs. Clin Pharmacokinet, 1983, 8(1): 17-42.

[3] Vermes A, Guchelaar HJ, Dankert J. Flucytosine: a review of its pharmacology, clinical indications, pharmacokinetics, toxicity and drug interactions. J Antimicrob Chemother, 2000, 46(2): 171-179.

氟比洛芬(FLURBIPROFEN)

商品名: Ansaid, Froben, Ocufen
分　类:非甾体抗炎药
LRC:L2-有限数据-可能适用

氟比洛芬是一种与布洛芬结构相似的非甾体抗炎药,有眼用制剂和口服制剂。在一项研究中,12 名妇女自产后 3~5 日起,口服本品共 9 剂,每剂 50 mg,2 名妇女氟比洛芬乳汁药物浓度为 0.05~0.07 mg/L,其余 10 名妇女均<0.05 mg/L[1]。哺乳期母亲的乳汁和血浆药物浓度表明,哺乳期婴儿每日摄入的氟比洛芬量少于 0.1 mg,这一摄入量非常低。在另一项研究中,10 名哺乳期母亲一次性服用本品 100 mg,乳汁中氟比洛芬的平均峰浓度为 0.09 mg/L[2]。这两项研究都表明,氟比洛芬进入乳汁的量对婴儿无临床意义。

$T_{1/2}$	3.8~5.7 h	M/P	0.008~0.013
T_{max}	1.5 h	PB	99%
Oral	吸收完全	Vd	0.1 L/kg
MW	244	pKa	4.2
RID	0.7%~1.4%		

成人注意事项： 头痛，头晕，健忘，紧张，抑郁，失眠，耳鸣，消化不良，恶心，呕吐，腹痛，腹泻，胃肠道出血，肝、肾功能异常，水肿，虚弱。

成人剂量： 每日 200~300 mg。

儿童注意事项： 尚无报道。

婴儿监测内容： 呕吐、腹泻。

替代药物： 布洛芬。

参考文献：

[1] Smith IJ, Hinson JL, Johnson VA, et al. Flurbiprofen in post-partum women: plasma and breast milk disposition. J Clin Pharmacol, 1989, 29(2): 174-184.

[2] Cox SR, Forbes KK. Excretion of flrbiprofen into breast milk. Pharmacotherapy, 1987, 7(6): 211-215.

氟伐他汀(FLUVASTATIN)

商品名： Lescol, Lescol XL, Vastin
分　类： 降血脂药
LRC： L3-没有数据-可能适用

氟伐他汀是一种肝脏合成胆固醇的抑制剂。据报道，氟伐他汀的乳汁浓度是血浆浓度的 2 倍，但没有找到确切数据[1]。本品对婴儿的影响尚不清楚，但他汀类药物可以抑制胆固醇合成。胆固醇及胆固醇的生物合成产物是新生儿发育的重要物质；因此尚不清楚本品对需要大量胆固醇的哺乳期婴儿是否安全。在获得更多相关数据前，建议慎用本品。

$T_{1/2}$	1.2 h	M/P	2
T_{max}		PB	>98%
Oral	20%~30%	Vd	
MW	411	pKa	4.56
RID			

成人注意事项：头痛、头晕、恶心、腹痛、腹泻、肝功能异常、虚弱无力、肌痛。

成人剂量：每日 20~40 mg。

儿童注意事项：尚无报道，但本品可降低血浆胆固醇水平。

婴儿监测内容：体重增加，生长发育。

替代药物：

参考文献：

[1] Pharmaceutical manufacturer prescribing information. 1995.

氟奋乃静(FLUPHENAZINE)

商品名：Anatensol, Modecate, Moditen, Permitil, Prolixin
分　类：抗精神病药，典型
LRC：L3 -没有数据-可能适用

氟奋乃静是一种吩噻嗪类镇静药，在同类药物中效价最高。氟奋乃静癸酸酯注射液(肌内注射)可以维持长达 14.3 天的稳定血药浓度。该类药物的乳汁/血浆比值比为 0.5~0.7[1]。尚无关于氟奋乃静乳汁浓度的具体报道，应慎用。

$T_{1/2}$	口服/肌注：14~16 h/14 d	M/P	
T_{max}	口服/肌注：2 h/8~10 h	PB	91%~99%
Oral	吸收完全	Vd	3.14 L/kg
MW	591	pKa	3.9,8.1
RID			

成人注意事项：抑郁、癫痫、食欲亢进、血恶病质、体重增加、肝毒性、镇静。

成人剂量：每日 1~5 mg。

儿童注意事项：尚无报道，应观察是否出现镇静状态。

婴儿监测内容：镇静或烦躁不安、呼吸暂停、难醒喂养/喂养困难、体重增加。

替代药物：

参考文献：

[1] Ayd FJ. Excretion of psychotropic drugs in breast milk. In：International Drug Therapy Newsletter. Ayd Medical Communications 8 [November-December]. 1973.

氟伏沙明(FLUVOXAMINE)

商品名: Alti-Fluvoxamine, Faverin, Floxyfral, Luvox, Myroxim
分　类: 抗抑郁药,选择性 5-羟色胺再摄取抑制剂
LRC: L2-有限数据-可能适用

氟伏沙明是一种选择性 5-羟色胺再摄取抑制剂,有抗抑郁作用。虽然其结构与其他 5-羟色胺再摄取抑制剂不同,但氟伏沙明可提高脑神经元突触的 5-羟色胺水平。本品有几种肝脏代谢的无活性产物。主要用于治疗强迫症(OCD)和抑郁症。本品可与多种药物产生相互作用。

在一个病例报道中,一名 23 岁的母亲服用本品每次 100 mg,每日 2 次,2 周后氟伏沙明血浆浓度为 0.31 mg/L,乳汁浓度为 0.09 mg/L[1]。该作者报道婴儿的氟伏沙明理论摄入量为 0.010 4 mg/(kg·d),仅为母亲摄入量的 0.5%。该作者报道该婴儿没有出现任何不良反应,且这一摄入量对哺乳期婴儿的风险极小。在一项研究中,一名患者服用本品每次 100 mg,每日 2 次,其乳汁/血清 AUC 比值平均为 1.32。经计算,新生儿摄入氟伏沙明的绝对量为 48 μg/(kg·d),相对婴儿剂量为 1.58%(按单位体重计算)[2]。在另一项研究中,2 名哺乳期母亲,乳汁的氟伏沙明 AUC 平均值分别为 36 μg/L、256 μg/L[3]。婴儿绝对摄入量估算为 5.4 μg/(kg·d)和 38.4 μg/(kg·d),相对婴儿剂量(相对母体剂量的百分比)分别为 0.8%和 1.38%。对其中一名婴儿的评估表明该婴儿发育正常。两名婴儿的血浆中均没有检测出氟伏沙明(检测限为 2 μg/L)。在一个病例报道中,一名母亲每日服用本品每次 25 mg,每日 3 次,最高乳汁药物浓度为 40 μg/L[4]。根据这一数据,婴儿的摄入量大约 6 μg/(kg·d),按单位体重计算的相对婴儿剂量为 0.62%。有趣的是,10 小时后母体血清浓度为 20 ng/ml,而婴儿血浆浓度为 9 ng/ml。鉴于婴儿的临床剂量低,而血浆浓度高,该作者分析认为这可能是一个非典型病例,或该婴儿对氟伏沙明清除率很低。该婴儿没有出现不良反应。Yishoda 报道了一名产后 15 周的婴儿,其母亲每日服用本品 100 mg[5]。其母亲氟伏沙明的血清浓度、乳汁浓度分别为 170 μg/L 和 50 μg/L,乳汁/血浆比值为 0.29。该作者估计,婴儿的摄入量为 7.5 μg/(kg·d)。该婴儿在 4 个月和 21 个月时进行发育评估,结果正常。在一项研究中,2 名哺乳期母亲服用本品每日 300 mg,Piontek 在这 2 名婴儿的血浆中均未检测到氟伏沙明[6]。

总而言之,以上数据都表明,仅少量的氟伏沙明转移至婴儿,婴儿的血浆药物太低而无法检出,也没有出现不良反应。

$T_{1/2}$	15.6 h	M/P	1.34
T_{max}	3~8 h	PB	80%
Oral	53%	Vd	
MW	318	pKa	9.4
RID	0.3%~1.4%		

成人注意事项：嗜睡、失眠、紧张、恶心。

成人剂量：每日 50~300 mg。

儿童注意事项：目前没有经乳汁导致婴儿不良反应的报道。

婴儿监测内容：镇静或易怒、难醒喂养/喂养困难、体重增加。

替代药物：舍曲林、艾司西酞普兰。

参考文献：

[1] Wright S, Dawling S, Ashford JJ. Excretion of flvoxamine in breast milk. Br J Clin Pharmacol, 1991, 31(2): 209.

[2] Hagg S, Granberg K, Carleborg L. Excretion of flvoxamine into breast milk. Br J Clin Pharmacol, 2000, 49(3): 286-288.

[3] Kristensen JH, Hackett LP, Kohan R, et al. The amount of flvoxamine in milk is unlikely to be a cause of adverse effects in breastfed infants. J Hum Lact, 2002, 18(2): 139-143.

[4] Arnold LM, Suckow RF, Lichtenstein PK. Fluvoxamine concentrations in breast milk and in maternal and infant sera. J Clin Psychopharmacol, 2000, 20(4): 491-493.

[5] Yoshida K, Smith B, Kumar RC. Fluvoxamine in breast-milk and infant development. Br J Clin Pharmacol, 1997, 44(2): 210-211.

[6] Piontek CM, Wisner KL, Perel JM, et al. Serum flvoxamine levels in breastfed infants. J Clin Psychiatry, 2001, 62(2): 111-113.

氟桂利嗪(FLUNARIZINE)

商品名：Sibelium

分　类：钙通道阻滞剂

LRC：L4-没有数据-有潜在危险

氟桂利嗪是一种钙通道阻滞剂，主要用于偏头痛的预防和周围血管病。其半衰期很长，分布容积极高，这种高分布容积延长了半衰期[1]。尚无本品进入乳汁的相关数据。然而由于本品半衰期长、分布容积大，因此有可能在母乳喂养的婴儿体内蓄积。所以最好选择其他钙通道阻滞剂，应慎用此药。

$T_{1/2}$	19 d	M/P	
T_{max}	2~4 h	PB	99%
Oral	全部	Vd	43. 2 L/kg
MW	404	pKa	7. 7
RID			

成人注意事项：老年患者可出现锥体外系反应；抑郁、卟啉病、血栓性静脉炎、嗜睡、头痛、头晕。

成人剂量：每日 10 mg。

儿童注意事项：目前没有经乳汁导致婴儿不良反应的报道，建议谨慎使用。

婴儿监测内容：嗜睡、疲劳、面色苍白、食欲不振、体重增加。

替代药物：硝苯地平、尼莫地平、维拉帕米。

参考文献：

[1] Pharmaceutical manufacturer prescribing information. 2010.

氟化物（FLUORIDE）

商品名：

分　类：防龋药

LRC：L2 -有限数据-可能适用

氟化物是骨骼和牙齿发育所必需的成分，以钠盐和锡盐的形式存在。已知过量的氟化物可引起牙齿不可逆的着色。一项研究显示，人群暴露于含氟化物的水（0. 7 ppm）时，氟化物乳汁药物浓度为 0. 024 ~ 0. 172 ppm（平均 0. 077 ppm）[1]。

在另一项研究发现，来自氟化物缺乏和丰富地方的妇女乳汁中氟化物浓度相近[2]。在水质氟化物浓度为 1 ppm 的地区，初乳和成熟乳中平均氟化物浓度分别为 0. 36 μmol/L、0. 37 μmo/L。在水质氟化物浓度为 0. 2 ppm 的地区，初乳中平均氟化物浓度为 0. 28 μmol/L。以上数据没有统计学差异。

一项随机对照试验中，一组妇女（n=85）给予含氟化物 1 500 μg/L 的食品补充剂，另一组为安慰剂组（n=83）[3]。该研究招募的受试妇女生活所在地区的水质含氟量很低。6 周后，用药组乳汁中氟化物浓度显著高于安慰剂组（515 μg/L vs 476 μg/L）。用药组乳汁中氟化物浓度较用药前也明显升高（468 μg/L vs 515 μg/L）。该研究的作者认为，他们的结果证实可能存在一种血浆-乳汁屏障，调节血中过量的氟化物进入乳汁。

$T_{1/2}$	6 h	M/P	
T_{max}		PB	
Oral	90%(钠盐)	Vd	0.5~0.7 L/kg
MW	19	pKa	3.15
RID			

成人注意事项：牙釉质染色、恶心、过敏性皮疹。

成人剂量：0.7 mg/L，溶于饮用水中。

儿童注意事项：目前没有经乳汁导致婴儿不良反应的报道。

婴儿监测内容：

替代药物：

参考文献：

[1] Latifah R, Razak IA. Fluoride levels in mother's milk. J Pedod, 1989, 13(2): 149-154.

[2] Spak CJ, Hardell LI, De Chateau P. Fluoride in human milk. Acta Paediatr Scand, 1983, 72(5): 699-701.

[3] Campus G, Congiu G, Cocco F, et al. Fluoride content in breast milk after the use of floridated food supplement. A randomized clinical trial. Am J Dent, 2014, 27: 199-202.

氟卡尼(FLECAINIDE)

商品名：Tambocor
分　类：抗心律失常药
LRC：L3-有限数据-可能适用

醋酸氟卡尼是一种强效的抗心律失常药，用于治疗严重的室性心律失常。给11名产后1天的哺乳期母亲每12小时口服氟卡尼100 mg[平均3.2 mg/(kg·d)]，连用5.5天，服药第4天大多数受试者乳汁和血浆药物浓度达到稳态水平[1]。乳汁日平均浓度最高值为270~1 529 μg/L(平均953 μg/L)。平均乳汁/血浆比值在服药第2、第3、第4、第5日分别为3.7、3.2、3.5、2.6。在末次服药后3~6小时，乳汁药物浓度达峰，之后呈单指数下降。乳汁中药物的消除半衰期为14.7小时，和健康成人血浆消除半衰期相近。

根据婴儿的氟卡尼药代动力学和新生儿食用所有母乳(大约700 ml/d，氟卡尼最高浓度为1 529 μg/L)后氟卡尼的预期平均稳态血浆浓度，婴儿每日平均氟卡尼摄入量为1.07 mg。一个正常的体重为4 kg的母乳喂养婴儿，平均血浆药物浓度预计不会超过约62 ng/ml。婴儿使用治疗剂量氟卡尼时，平均血浆药物浓度为 360 ng/ml。在另一项研究中,一名患者每 12 小时服药 100 mg,在产后第 4、第 5 天氟卡尼的乳汁平均浓度为 0.99 mg/L[2]。

氟卡尼在乳汁中的含量水平为中至低等。建议谨慎使用。

$T_{1/2}$	12~22 h	M/P	2.6~3.7
T_{max}	4.5 h	PB	50%
Oral	90%	Vd	
MW	414	pKa	9.3
RID	4.9%~5.2%		

成人注意事项: 头晕、视物模糊、呼吸困难、心律失常、心力衰竭、恶心、呕吐。氟卡尼仅适用于患有危及生命的心律失常的患者。由于可能引起致命的心脏停搏,氟卡尼停药应逐渐减量。

成人剂量: 每次 50~100 mg,每日 2 次。

儿童注意事项: 目前没有经乳汁导致婴儿不良反应的报道。

婴儿监测内容: 嗜睡、倦怠、睡眠变化、视力变化、面色苍白、食欲不振、体重增加。

替代药物:

参考文献:

[1] McQuinn RL, Pisani A, Wafa S, et al. Flecainide excretion in human breast milk. Clin Pharmacol Ther, 1990, 48(3): 262-267.

[2] Wagner X, Jouglard J, Moulin M, Miller AM, Petitjean J, Pisapia A. Coadministration of flecainide acetate and sotalol during pregnancy: lack of teratogenic effects, passage across the placenta, and excretion in human breast milk. Am Heart J, 1990, 119(3 Pt 1): 700-702.

氟康唑(FLUCONAZOLE)

商品名: Diflucan

分　类: 抗真菌药

LRC: L2-有限数据-可能适用

氟康唑是一种人工合成的三唑类抗真菌药,常用于阴道、口咽和食管念珠菌感染。许多三唑类抗真菌药(伊曲康唑,特康唑)具有相似的作用机制,且其机制是抑菌作用。体内研究发现氟康唑对多种真菌有抑制作用,包括白色念珠菌、热带念珠菌、光滑念珠菌和新型隐球菌。本品口服和静脉用药的药代动力学相似。本品口服几乎完全吸收(>90%)。血浆峰浓度出现在口服后 1~2

小时。

氟康唑可转运至乳汁中，乳汁/血浆比值约为0.85[1]。在给予150 mg本品之后，乳汁药物浓度在2小时、5小时、24小时、48小时分别为2.93 μg/ml、2.66 μg/ml、1.76 μg/ml、0.98 μg/ml。母体血浆药物浓度分别为6.4 μg/ml、2.72 μg/ml、2.52 μg/ml、1.19 μg/ml。氟康唑的血浆半衰期为35小时，乳汁半衰期为30小时。根据以上数据，推算本品平均乳汁浓度为2.3 mg/L，婴儿每日进食母乳150 ml/(kg·d)将平均摄入0.34 mg/(kg·d)氟康唑或相当于母亲剂量的16%(以单位体重计算)，小于儿童治疗量[6 mg/(kg·d)]的5.8%。

在另一项研究中，一名患者每日服用氟康唑200 mg(上述剂量的1.5倍)18天，服药2小时后达乳汁峰浓度4.1 mg/L[2]。但未报道乳汁平均峰浓度。综上所述，这两项研究表明本品的相对婴儿剂量为16%~22%。

$T_{1/2}$	30 h	M/P	0.46~0.85
T_{max}	1~2 h	PB	11%~12%
Oral	>90%	Vd	0.6 L/kg
MW	306	pKa	1.76
RID	16.4%~21.5%		

成人注意事项：头痛、头晕、QT间期延长、恶心、呕吐、腹泻、腹痛、肝功能异常、低钾血症、皮疹。

成人剂量：每日50~200 mg。

儿童注意事项：目前没有经乳汁导致婴儿不良反应的报道。

婴儿监测内容：呕吐、腹泻。

替代药物：

参考文献：

[1] Force RW. Fluconazole concentrations in breast milk. Pediatr Infect Dis J, 1995, 14(3): 235-236.

[2] Schilling CG. Excretion of flconazole in human breast milk (abstract # 130). Pharmacotherapy, 1993, 13: 287.

氟马西尼(FLUMAZENIL)

商品名：Anexate, Romazicon, Antabenz

分　类：解毒药

LRC：L3-没有数据-可能适用

氟马西尼是一种苯二氮䓬受体拮抗剂，可阻断苯二氮䓬类药物对中枢神经的作用[1]。由于半衰期极短，氟马西尼可能适用于哺乳期。当哺乳期母亲因苯二氮䓬类药物过量而使用本品时，由于母乳中苯二氮䓬的含量及其对受哺婴儿的潜在风险（呼吸抑制、镇静），应暂停哺乳。哺乳可能需暂停12～24小时，待母乳中苯二氮䓬类药物的浓度降低。受哺婴儿对氟马西尼的口服生物利用度很低（16%）。

$T_{1/2}$	4～11 min	M/P	
T_{max}	6～10 min	PB	50%
Oral	16%	Vd	0.5 L/kg
MW	303	pKa	1.77
RID			

成人注意事项：头晕、激动、焦虑、潮红/多汗、心悸、气短、血管扩张、口干、呕吐。

成人剂量：0.2 mg，静脉用药，必要时可重复用药。

儿童注意事项：尚无报道。

婴儿监测内容：鉴于苯二氮䓬类药物对婴儿的潜在风险（呼吸抑制、镇静），应暂停母乳喂养。

替代药物：

参考文献：

[1] Pharmaceutical manufacturer prescribing information. 2013.

氟尼缩松（FLUNISOLIDE）

商品名：Aerobid，Bronalide，Nasalide，Rhinalar，Syntaris

分　类：糖皮质激素

LRC：L3-没有数据-可能适用

氟尼缩松是一种可降低哮喘患者气道高反应性的强效肾上腺皮质激素，可喷鼻用于治疗变应性鼻炎。一般只有少量的氟尼缩松被全身吸收（约40%），从而减轻了全身反应，推测也降低了乳汁中的浓度[1,2]。吸入1 mg氟尼缩松后，全身利用度仅为40%，血浆药物浓度为0.4～1 ng/ml。即使儿童使用本品1 600 μg/d治疗2个月后，也没有肾上腺抑制的报道。氟尼缩松被吸收后经肝脏首过效应很快从血浆房室中清除。虽然尚无本品在乳汁中浓度的数据，但本品分泌进入乳汁的量不太可能有临床意义。

$T_{1/2}$	1.8 h	M/P	
T_{max}	30 min	PB	
Oral	21%(PO)	Vd	1.8 L/kg
MW	435	pKa	13.73
RID			

成人注意事项：由赋形剂而非药物本身引起的刺激。味觉丧失、鼻腔刺激、流感样症状、咽痛、头痛。

成人剂量：每日 1 mg。

儿童注意事项：未见报道，可用于 6 岁以下儿童。

婴儿监测内容：进食、生长发育、体重增加。

替代药物：

参考文献：

[1] Pharmaceutical manufacturer prescribing information. 1995.

[2] Drug Facts and Comparisons 1995 ed. ed. St. Louis, 1995.

氟尿嘧啶(FLUOROURACIL)

商品名：5－FU, Adrucil, Carac, Cytosafe, Effluderm, Efudex, Fluoroplex

分　类：抗肿瘤药，皮肤科用药

LRC：L4－有限数据－有潜在危险

氟尿嘧啶(5－FU)是尿嘧啶的类似物，可用于治疗多种癌症[1]。本品可局部用药用于光化性角化、乳腺癌、结直肠癌、尖锐湿疣和多种癌症。本品口服吸收个体差异大，但平均值低于 50%～80%。完整皮肤的局部吸收率小于 6%～10%。静脉用药后，90%的药物在用药后最初 24 小时内吸收。若局部小面积用药，则不需要停止哺乳。若接触药物的表皮面积大，则可能会有明显的药物吸收。

静脉给予氟尿嘧啶后，平均血浆消除半衰期约为 16 分钟，范围为 8～20 分钟，且呈剂量依赖性。在静脉用药后 3 小时内，血浆中检测不到完整形式的药物。

一名诊断为直肠癌的哺乳期母亲用 5－FU 进行放化疗[2]。在使用 5－FU 200 mg/(m^2·d)治疗期间，该妇女每日 2 次抽吸并倾弃乳汁，因为她希望在治疗完成后能继续哺乳她 9 个月大的婴儿。该妇女 4 个血浆样品的 5－FU 浓度范围为 11.14～114.95 μM。在治疗前、治疗中和治疗后 10 天内的所有 33 份母乳样品均未检出 5－FU。基于本品的药代动力学，该研究的作者对此结果并不意外，但他们也认为这一结果需在更多哺乳期母亲中进行验证后方能确证。本案例中的婴儿在母亲治疗结束后因拒食母乳而没有恢复母乳喂养。

建议哺乳期母亲使用 5 - FU（静脉用药、肌内注射、局部用药）后至少暂停哺乳 24 小时。5 - FU 也可在视网膜手术后应用于眼内。动物试验证明，本品在玻璃体内可长时间滞留，药物会在数日内缓慢释放进入血浆房室。这种情况下的用药量很小（5 mg），因此不太可能产生高血浆浓度或乳汁浓度。

$T_{1/2}$	16 min	M/P	
T_{max}	即刻（静脉用药）	PB	8%～12%
Oral	0～80%	Vd	15.5 L/kg
MW	130	pKa	7.76
RID			

成人注意事项：恶心、呕吐、纳差、血恶病质、骨髓抑制、心肌毒性、呼吸困难、心源性休克、皮疹。

成人剂量：每日 6～12 mg/kg，静脉用药。

儿童注意事项：尚无报道，但应慎用。

婴儿监测内容：暂停哺乳 24 小时或更长时间以减低风险。

替代药物：

参考文献：

[1] Pharmaceutical manufacturer prescribing information. 2005.

[2] Peccatori FA, Giovannetti E, Pistilli B, et al. "The only thing I know is that I know nothing": 5 - florouracil in human milk. Ann Oncol, 2012, 23(2): 543 - 544.

氟哌啶醇（HALOPERIDOL）

商品名：Haldol, Peridol, Serenace

分　类：抗精神病药，典型

LRC：L3 -没有数据-可能适用

氟哌啶醇是一种强效的抗精神病药物，据报道它能提高某些患者的催乳素水平。在一项研究中，给予女性患者每次 5 mg，每日 2 次的本品治疗产后躁狂，在第 1、6、7、21 天乳汁中的药物浓度分别为 0 μg/L、23.5 μg/L、18 μg/L、3.25 μg/L[1]。在第 1、6、7、21 天母亲血浆中的药物浓度分别为 0 μg/L、40 μg/L、26 μg/L、4 μg/L。在第 6、7、2 天的乳汁/血浆比分别为 0.58、0.69、0.81。经过 4 周的治疗后，婴儿无镇静的症状，且喂养良好。在另一项研究中，平均日剂量为 29.2 mg 时,用药 11 小时后,母乳中的氟哌啶醇浓度为 5 g/L[2]。

在一项研究中,分别长期给予 3 名女性每日 3 mg、4 mg、6 mg 的氟哌啶醇,乳汁中的浓度分别为 32 μg/L、17 μg/L、4.7 μg/L[3]。后者的浓度(4.7)被认为是不符合要求的。由于乳汁中的药物含量明显,建议哺乳期母亲慎用。在另一项研究中,给予 9 名母亲氟哌啶醇 1~40 mg/d,用药后的 12~15 小时随机采集乳汁样本。乳汁中的药物浓度从检测不出至 24.9 μg/L 不等,有趣的是,浓度与剂量不相关[4]。这些婴儿中有四名的血浆药物浓度在 0.8~2.1 μg/L 范围内。

$T_{1/2}$	12~38 h	**M/P**	0.58~0.81
T_{max}	2~6 h	**PB**	92%
Oral	60%	**Vd**	18~30 L/kg
MW	376	**pKa**	8.3
RID	0.2%~12%		

成人注意事项: 镇静、心动过速、低血压、贫血、锥体外系症状。

成人剂量: 每次 0.5~5 mg,每日 2~3 次。

儿童注意事项: 目前没有经乳汁导致婴儿不良反应的报道。

婴儿监测内容: 镇静或烦躁不安、呼吸暂停、难醒喂养/喂养困难、便秘、体重增加及锥体外系症状。

替代药物: 利培酮、奥氮平、阿立哌唑。

参考文献:

[1] Whalley LJ, Blain PG, Prime JK. Haloperidol secreted in breast milk. Br Med J (Clin Res Ed), 1981, 282(6278): 1746-1747.

[2] Stewart RB, Karas B, Springer PK. Haloperidol excretion in human milk. Am J Psychiatry, 1980, 137(7): 849-850.

[3] Ohkubo T, Shimoyama R, Sugawara K. Measurement of haloperidol in human breast milk by high-performance liquid chromatography. J Pharm Sci, 1992, 81(9): 947-949.

[4] Yoshida K, Smith B, Craggs M, et al. Neuroleptic drugs in breast-milk: a study of pharmacokinetics and of possible adverse effects in breast-fed infants. Psychol Med, 1998, 28(1): 81-91.

氟哌利多(DROPERIDOL)

商品名: Droleptan, Inapsine

分　类: 镇吐药

LRC: L3-没有数据-可能适用

氟哌利多是一种强效镇静药。由于其对新生儿的呼吸影响较少,因此有时会用作分娩的麻醉诱导药物。在 2~12 岁的小儿患者中,有时用作镇吐药(0.01~0.015 mg/kg 静脉注射)[1,2]。目前没有数据显示其分泌至母乳中。由于这种药物具有强大的镇静作用,请谨慎使用。

$T_{1/2}$	2.2 h	M/P	
T_{max}	10~30 min(IM)	PB	85%~90%
Oral		Vd	1.5 L/kg
MW	379	pKa	7.46
RID			

成人注意事项: 镇静、低血压、头晕、眼球运动异常、锥体外系症状、恶寒、发抖。

成人剂量: 每次 0.625~1.25 mg,肌内注射或静脉注射。

儿童注意事项: 目前没有经乳汁导致婴儿不良反应的报道。

婴儿监测内容: 镇静、易激、难醒喂养/喂养困难、体重增加和锥体外系症状。

替代药物: 氟哌啶醇。

参考文献:

[1] McEvoy GE. AFHS Drug Information. 1992.

[2] Pharmaceutical manufacturer prescribing information. 1995.

氟哌噻吨(FLUPENTHIXOL)

商品名: Fluanxol, Fluanxol Depot, Pentixol, Depixol

分 类: 抗精神病药,典型

LRC: L3 -有限数据-可能适用

氟哌噻醇是第一代抗精神病药,用于治疗慢性精神分裂症[1]。由于本品分子量大(588 Da)、蛋白结合率高(99%)、分布容积高,因此不易大量进入乳汁。但也应考虑到本品的半衰期长(35 小时)。

1980 年出版了一份简短的报告,测定 5 名怀孕和哺乳期间使用本品的女性中 3 名的乳汁和血液样本[2]。第一名女性在产后第 4 天测定了乳汁和血清药物浓度。该女性每 2 周肌内注射本品 40 mg,其血清药物浓度为 1.5 μg/L,乳汁药物浓度为 0.8 μg/L。该患者在产后第 41 天重复取样,发现血清药物浓度为 1.3 μg/L,与前次相近,而乳汁药物浓度高达 1.8 μg/L。第二名患者每 3 周肌内注射本品 60 mg,产后第 17 天的血清药物浓度为

1.4 μg/L,乳汁药物浓度为 1.8 μg/L。第三名患者每日口服本品 2 mg,在产后第 30 天取样,血清药物浓度为 1.5 μg/L,乳汁药物浓度为 1.8 μg/L。该报告的作者估算,一个婴儿如每日食用大约 1 L 母乳,则会摄入氟哌噻吨 2 μg/d。根据我们的计算[婴儿食用母乳 150 ml/(kg · d),孕妇口服氟哌噻吨 2 mg/d],我们预计相对婴儿剂量为 1%。据报道,以上婴儿进行了临床常规检查,生长发育正常。

1988 年发表了一份有关氟哌噻吨在乳汁中分泌情况的病例报告[3]。在病例中,该女性从孕中期开始每日服用 1 mg 氟哌噻吨、100 mg 去甲替林。分娩前 2 周停用了去甲替林,但她在产后第 1 天以更大的剂量(125 mg)重新开始治疗,且氟哌噻吨加量至 4 mg。在产后第 6 日和第 7 日采集产妇血液、乳汁样本和婴儿(哺乳 2 小时后脚跟刺痛)血液样本。平均乳汁药物浓度为 2.8 μg/L。根据此乳汁药物浓度,该报告的作者估计,婴儿会通过乳汁摄入 0.4 μg/(kg · d)氟哌噻吨。他们估算相对婴儿剂量为 0.6%(母亲体重 60 kg,平均浓度 2.8 μg/L)。我们也得出了非常相似的结果,相对婴儿剂量为 0.7%~1.75%(标准母亲体重 70 kg,乳汁平均药物浓度为 2.8 μg/L),乳汁药物峰浓度为 6.8 μg/L。该婴儿纯母乳喂养,产后第 7 天婴儿血液药物浓度<0.3 μg/L。此外,作者报告该婴儿发育正常,4 月龄时没有出现药物不良反应。

请注意:本案例报道中,氟哌噻吨的浓度不稳定;但根据计算结果,作者预期在稳态下研究结果不会有显著变化。

$T_{1/2}$	35 h(PO);3 w(长效针剂)	**M/P**	
T_{max}	3~8 h(PO);4~7 d(长效针剂)	**PB**	99%
Oral	40%	**Vd**	14.1 L/kg
MW	507.45(片剂);588.82(长效针剂)	**pKa**	
RID	0.7%~1.75%		

成人注意事项: 头痛、头晕、嗜睡、抑郁、焦虑、不安、视物模糊、心悸、QT 间期延长、口干或流涎、恶心、便秘、肝功能异常、血液学异常、锥体外系症状。

成人剂量: 每日 3~6 mg/kg,分次用药(口服片剂);每 2~3 周 20~40 mg(肌内注射长效针剂)。

儿童注意事项:

婴儿监测内容：镇静或烦躁不安、呼吸暂停、难醒喂养/喂养困难、便秘、体重增加、锥体外系症状。由于本品半衰期长，哺乳期间应观察有无不良反应。

替代药物：奥氮平、利培酮。

参考文献：

[1] Pharmaceutical manufacturer prescribing information. 2011.

[2] Kirk L, Jorgensen A. Concentrations of Cis(Z)-flpentixol in maternal serum, amniotic flid, umbilical cord serum, and milk. Psychopharmacology (Berl), 1980, 72(1): 107-108.

[3] Matheson I, Skjaeraasen J. Milk concentrations of flpenthixol, nortriptyline and zuclopenthixol and between-breast differences in two patients. Eur J Clin Pharmacol, 1988, 35(2).

氟轻松(FLUOCINOLONE)

商品名：Capex Shampoo, Dermotic, Flucort-N, Retisert, Synalar
分　类：糖皮质激素
LRC：L3 -没有数据-可能适用

氟轻松是一种肾上腺皮质激素，主要作局部使用缓解皮炎、瘙痒[1]。它是合成类固醇氢化可的松的衍生物。效价为 0.01%~0.025%。氟轻松是主要作局部使用的肾上腺皮质激素，是一种中等强度的类固醇。本品局部应用于皮肤后仅少量被全身吸收。尚无哺乳期母亲使用本品的数据。本品在局部用药后，分泌进入乳汁的量不太可能有临床意义。

$T_{1/2}$		M/P	
T_{max}		PB	>90%
Oral		Vd	
MW		pKa	13.35
RID			

成人注意事项：接触性皮炎、皮肤干燥、瘙痒、红斑、皮肤萎缩、表皮光亮、丘疹、色素减退。若大面积使用、封闭式外敷、用于破损皮肤，可能会产生全身不良反应。全身不良反应包括：HPA 轴抑制、继发感染。

成人剂量：涂于患处，每日 2~4 次。

儿童注意事项：

婴儿监测内容：进食、生长发育、体重增加。

替代药物：

参考文献:

[1] Pharmaceutical manufacturer prescribing information. 2011.

氟轻松+氢醌+维 A 酸(FLUOCINOLONE+HYDROQUINONE+TRETINOIN)

商品名: Tri-Luma
分　类: 皮肤科用药
LRC: L3 -没有数据-可能适用

本品是由糖皮质激素(氟轻松)、维 A 酸和漂白剂(氢醌)混合而成的复方制剂,适用于中至重度面部黑斑的短期间歇性治疗[1]。

研究发现两组健康志愿者(n=59)每日使用相同配方的维 A 酸+氢醌+氟轻松,第 1 组每日使用 1 g(n=45),第 2 组每日使用 6 g(n=14),连用 8 周后测得经皮吸收后进入体循环的量很少。受试者血浆中维 A 酸浓度可测出的比例第 1 组为 57.78%(26/45)、第 2 组为 57.14%(8/14)。C_{max} 可反映受试者暴露于维 A 酸的程度,第 1 组为 2.01~5.34 ng/ml、第 2 组为 2.0~4.99 ng/ml。每日外涂这种复方制剂可轻微升高内源性维 A 酸水平。体循环中的维 A 酸水平仅代表总的维 A 酸类维生素 A 的一部分,后者包括维 A 酸的代谢物和分布在外周组织中的维 A 酸。受试者血浆氢醌浓度可测出率第 1 组为 18%(8/44)。C_{max} 可反映受试者暴露于氢醌的程度,其范围是 25.55~86.52 ng/ml。所有第 2 组受试者(6 g 剂量组)用药后血浆中氢醌浓度均低于检测限。用药后两组受试者血浆氟轻松浓度均低于检测限。

我们尚无本品的相关具体数据,但是单个组分的血浆药物浓度不高,乳汁中的含量会更低。但仍建议慎用本品,哺乳期母亲用药应权衡利弊。

$T_{1/2}$	维 A 酸:2 h	M/P	
T_{max}		PB	氟轻松:>90%
Oral		Vd	维 A 酸:0.44 L/kg
MW	氟轻松/氢醌/维 A 酸:452.49/110.11/300	pKa	氟轻松/氢醌/维 A 酸:13.35/9.96/4.79
RID			

成人注意事项: 用药部位红斑、脱屑、烧灼感、干燥、瘙痒。氢醌偶可致用药部位蓝-黑色素沉着,即褐黄病。

成人剂量:

儿童注意事项: 尚无文献报道,中低风险。

婴儿监测内容：

替代药物：

参考文献：

[1] Pharmaceutical manufacturer prescribing information. 2005.

氟氢可的松(FLUDROCORTISONE)

商品名： Florinef, Myconef
分　类： 糖皮质激素
LRC： L3 -没有数据-可能适用

氟氢可的松是氢化可的松的卤代衍生物,具有很强的盐皮质激素活性,通常用于治疗艾迪生病[1,2]。尽管本品的糖皮质激素活性比氢化可的松强15倍,但其主要作用是维持血管腔隙间的钠(盐皮质激素活性)。尚不清楚氟氢可的松能否分泌进入乳汁,但如果本品与其他肾上腺皮质激素相似,那么除非用量极高,则本品在乳汁中的量没有临床意义;建议慎用。

$T_{1/2}$	3.5 h	M/P	
T_{max}	1.7 h	PB	42%
Oral	吸收完全	Vd	
MW	380	pKa	12.55
RID			

成人注意事项： 高血压、钠潴留、心室肥大、充血性心力衰竭、头痛。

成人剂量： 每日 0.1~0.4 mg。

儿童注意事项： 目前没有经乳汁导致婴儿不良反应的报道。

婴儿监测内容： 进食、生长发育、体重增加。

替代药物：

参考文献：

[1] Pharmaceutical manufacturer prescribing information. 1999.
[2] Drug Facts and Comparisons 1999 ed. ed. St. Louis, 1999.

氟他胺(FLUTAMIDE)

商品名： Chimax, Eulexin, Flucinom, Flutamin
分　类： 抗肿瘤药
LRC： L4 -没有有限数据-有潜在危险

氟他胺是一种口服非甾体类抗雄激素药，用于治疗前列腺癌。本品通过抑制靶组织中雄激素的摄取和结合发挥药效。氟他胺也可降低妇女的雄激素水平用于治疗多囊卵巢综合征。尚不清楚氟他胺是否能进入人乳汁，但女性在哺乳男婴时使用抗雄激素药物有潜在危险[1]。

$T_{1/2}$	6 h	M/P	
T_{max}	2 h	PB	92%~94%
Oral	吸收完全	Vd	
MW	276.2	pKa	
RID			

成人注意事项：嗜睡或失眠、情绪不稳、焦虑、潮热、高血压、恶心、呕吐、厌食、肝功能异常、男性乳房发育、溢乳。

成人剂量：每次 250 mg，每日 1~3 次。

儿童注意事项：目前没有经乳汁导致婴儿不良反应的报道。

婴儿监测内容：本品对男婴可能有高风险。

替代药物：

参考文献：

[1] Pharmaceutical manufacturer prescribing information. 2006.

氟替卡松(FLUTICASONE)

商品名：Cutivate, Flixonase, Flixotide, Flonase, Flovent, Veramyst
分　类：糖皮质激素
LRC：L3 -没有数据-可能适用

氟替卡松是一种典型的肾上腺皮质激素，主要通过喷鼻治疗变应性鼻炎、通过吸入治疗哮喘。本品喷鼻使用时，绝对生物利用度小于 2%，因此几乎没有全身吸收[1]。尽管氟替卡松入血后几乎经首过效应清除，但吸入使用本品时口服吸收率仍约为 30%[2]。吸入氟替卡松 880 μg 后血浆峰浓度仅为 0.1~1 ng/ml。由于血浆药物浓度很低，所以口服甚至全身吸收常规剂量本品后引起的肾上腺皮质功能抑制很罕见[3]。按常规剂量使用本品时，血浆药物浓度无法测出。虽然氟替卡松可分泌到啮齿动物的乳汁中，但其使用的剂量高出正常剂量许多倍。鉴于以上有限的口服、全身生物利用度和肝脏首过消除，即使高剂量使用本品，乳汁中的药量也不太可能有临床意义。

$T_{1/2}$	7.8 h	M/P	
T_{max}	15~60 min	PB	91%
Oral	口服(1%),吸入(18%)	Vd	4.2 L/kg
MW	500	pKa	13.56
RID			

成人注意事项：喷鼻治疗：皮肤瘙痒、头痛(1%~3%)、烧灼感(3%~6%)、鼻衄。吸入治疗：头痛、鼻塞、口腔念珠菌感染。

成人剂量：每日吸入 50~110 μg。

儿童注意事项：目前没有经乳汁导致婴儿不良反应的报道。局部大面积用药时,已有肾上腺抑制的报道。儿童接受 5 倍于正常吸入剂量(1 000 μg/d)的氟替卡松时,有出现生长抑制的报道。

婴儿监测内容：进食,生长发育,体重增加。

替代药物：

参考文献：

[1] Pharmaceutical manufacturer prescribing information. 1996.

[2] Harding SM. The human pharmacology of flticasone propionate. Respir Med, 1990, 84 Suppl A: 25-29.

[3] Todd G, Dunlop K, McNaboe J, et al. Growth and adrenal suppression in asthmatic children treated with high-dose flticasone propionate. Lancet, 1996, 348 (9019): 27-29.

氟西泮(FLURAZEPAM)

商品名：Dalmane
分　类：镇静催眠药
LRC：L4 -没有数据-有潜在危险

氟西泮是一种苯二氮䓬类镇静催眠药,常用于帮助入睡。本品可迅速并完全地代谢为几种长半衰期的活性代谢物。由于大多数苯二氮䓬类药物可分泌进入乳汁,因此预测氟西泮也可进入乳汁[1]。但尚无氟西泮乳汁浓度的具体数据。哺乳期更适宜选择不产生活性代谢产物的短效苯二氮䓬类药物,如劳拉西泮,以最低有效量短效或间歇用药[2]。

$T_{1/2}$	高达 115 h	M/P	
T_{max}		PB	97%
Oral	吸收完全	Vd	3.4 L/kg
MW	388	pKa	1.9,8.2
RID			

成人注意事项：镇静、头晕、神志不清、呼吸暂停、共济失调、肝酶升高。

成人剂量：每日 15~30 mg。

儿童注意事项：目前没有经乳汁导致婴儿不良反应的报道。

婴儿监测内容：镇静、呼吸减慢、难醒喂养/喂养困难、体重增加。

替代药物：劳拉西泮。

参考文献：

[1] Drug Facts and Comparisons 1995 ed. ed. St. Louis, 1995.

[2] Maitra R, Menkes DB. Psychotropic drugs and lactation. N Z Med J, 1996, 109(1024): 217-218.

氟西汀(FLUOXETINE)

商品名：Lovan, Prozac, Zactin

分　类：抗抑郁药,选择性 5-羟色胺再摄取抑制剂

LRC：L2-有限数据-可能适用

氟西汀是一种常见的选择性 5-羟色胺再摄取抑制剂(SSRI),目前用于治疗抑郁症。氟西汀的吸收快速且完全,母体可迅速代谢为诺氟西汀,诺氟西汀是本品的活性代谢物,半衰期长(360 小时)[1]。

氟西汀和诺氟西汀均以高乳汁/血浆比值(0.2~0.9)分泌进入乳汁。一名患者每日服用本品 20 mg,氟西汀和诺氟西汀的血浆浓度分别为 100.5 μg/L 和 194.5 μg/L,而乳汁浓度分别为 28.8 μg/L 和 41.6 μg/L[2]。另一名患者每日睡前服用氟西汀 20 mg,用药 4 小时后氟西汀乳汁浓度为 67 μg/L,诺氟西汀乳汁浓度为 52 μg/L[3],8 小时后二者乳汁浓度分别降至 17 μg/L 和 13 μg/L。据此,研究者估算婴儿每日摄入的氟西汀总量仅为 15~20 μg/kg。在另一项研究中,10 名哺乳期母亲每日使用氟西汀 0.39 mg/(kg·d),氟西汀和诺氟西汀的平均乳汁浓度分别为 24.4~181.1 μg/L 和 37.4~199.1 μg/L[4],峰浓度出现在第 6 小时。氟西汀和诺氟西汀的乳汁/血浆比值分别为 0.88 和 0.72。一名婴儿的氟西汀血浆浓度未测出(<1 ng/ml)。据此估计,婴儿进食母乳 150 ml/(kg·d),相当于摄入氟西汀(和诺氟西汀)约

9.3～57 g/(kg·d),为母体剂量的5%～9%。此研究中的婴儿没有发生不良反应。

有一案例报道中婴儿出现了急性腹痛、不安和哭闹[5]。其母亲每日使用20 mg氟西汀。氟西汀和诺氟西汀的乳汁浓度分别为69 μg/L和90 μg/L。氟西汀和诺氟西汀的婴儿血浆浓度分别为340 ng/ml和208 ng/ml,几乎是正常母亲血浆药物浓度的2倍。该作者没有报道母体的血浆药物浓度,但提示其与Isenberg报道的成人浓度相似(氟西汀和诺氟西汀浓度为100.5 ng/ml和194.5 ng/ml)。该婴儿的血浆药物浓度将接近那些母亲每日用药剂量加倍(即每日40 mg)的婴儿。该婴儿的母亲停止使用氟西汀后,婴儿的症状得到缓解[5]。

在另一项研究中,一名婴儿曾在子宫内和产后通过乳汁暴露于氟西汀、卡马西平、丁螺环酮,该婴儿血浆氟西汀水平在产后三周内持续增加[6]。婴儿的氟西汀血浆药物浓度出生后第13天无法测出,第21天升高至61 ng/ml。成人治疗浓度平均为145 ng/ml。据报道,该研究中的婴儿在出生第3周、第4个月和第5个月时出现了癫痫样症状。该症状未经医务人员亲眼证实,也未经检查确诊(包括脑电图和MRI)。但其母亲诉,婴儿3周龄时曾在1小时内出现了3次60～90秒的发作,表现为眼上翻、上肢强直、踧足。4月龄时,婴儿一周内发作了10～12次,表现为踧足、呼之不应数秒。5.5月龄时,婴儿发周围性发绀,持续10～15分钟。该研究表明,婴儿暴露于氟西汀可能会诱发癫痫样症状和不良反应。但导致癫痫样症状的确切原因尚不清楚,有可能是因为婴儿曾在子宫内暴露于药物、通过乳汁摄入的其他药物或其他潜在途径。此病案的作者报道,该婴儿在1岁时发育正常,未再发病。

Ilett报道,14名女性服用氟西汀0.51 mg/(kg·d),平均M/P比值为0.67(范围为0.35～0.13),诺氟西汀为0.56[7]。婴儿摄入氟西汀的当量为母亲的6.8%(以单位体重计算)。婴儿的血浆氟西汀和诺氟西汀浓度范围分别是20～252 μg/L和17～187 μg/L。

有一例报道,胎儿在子宫内暴露于氟西汀,出生后出现新生儿戒断综合征[8]。该婴儿的母亲孕期每日服用氟西汀20 mg,并在第27周分娩。该婴儿因抽搐而接受了经鼻连续气道正压通气和苯巴比妥5 mg/(kg·d)的治疗,根据其临床表现诊断为新生儿戒断综合征[8]。在另一类似案例中,婴儿在产后第11天出现昏迷,且其血浆诺氟西汀、氟西汀浓度很高[9]。尚不知这些不良反应(癫痫、腹绞痛、不安、哭闹)是否为常见不良反应,但该作者已收到诸多类似的个案描述。

另一案例报道了一名在子宫内暴露于氟西汀的35周早产儿,其母亲在孕期每日服用 40 mg 氟西汀[10]。出生 4 小时后,该婴儿出现呼吸急促,并有呼吸窘迫征兆(喘鸣音、鼻翼扇动、三凹征)。在完成了脓毒症的相关检查后,启用了抗菌药物治疗后,呼吸窘迫在 24 小时内得以缓解,但婴儿表现出焦躁不安。该婴儿也出现了癫痫样症状,出生 36 小时内发作了 3~4 次。该婴儿双侧面颊现斑片状红疹,腹部、胸部和四肢出现瘀斑,并有巩膜黄染。虽然该婴儿癫痫样发作的最高频率为每日 5~8 次,皮肤异常在 48~72 小时内缓解,焦躁不安症状逐渐改善并在出生 144 小时后得以缓解,该婴儿在出生 172 小时后出院。在出生 96 小时,该婴儿血浆氟西汀和诺氟西汀浓度分别为 92 ng/ml 和 34 ng/ml,在成人治疗浓度范围内。该婴儿在 4 个月大时神经发育正常。该病例报道从新生儿适应性的角度描述了氟西汀的毒性,该婴儿更有可能是在子宫内暴露于药物,而不是经母乳摄取了过量的药物。

分娩前减少或停止使用 SSRIs,在哺乳期换用其他抗抑郁药(如舍曲林、帕罗西汀等)可能会降低新生儿的暴露风险。虽然我们对不良反应的风险尚不清楚,但其这些不良反应的发生率很低。如果患者不能耐受换用其他抗抑郁约,那应继续使用氟西汀。治疗开始的时间至关重要。本品用于较大的婴儿(4~6 月龄或更大)时,几乎没有并发症,因为婴儿可以更快地代谢和排泄药物。1999 年发表的数据表明,使用氟西汀的母亲喂养的婴儿体重增加曲线明显低于未服用药物的母亲喂养的婴儿。2 至 6 月龄间测得的平均体重差为 392 g。上述婴儿都没有表现出异常行为[11]。

有一项研究探讨了经乳汁暴露于氟西汀的婴儿的血小板 5-HT 水平[12]。该研究纳入的受试对象为 11 名每日服用 20~40 mg 氟西汀的母亲,及其年龄在 1 周至 6.5 个月的婴儿。在服用氟西汀之前测定了母体和婴儿血浆 5-HT 浓度,并在使用氟西汀治疗 4~12 周后再次测定。研究发现在治疗开始后母体血浆中的 5-HT 浓度降低了 9%~28%,但在 10 名婴儿的血浆中没有观察到这种差异。一名婴儿暴露于本品后,血浆 5-HT 浓度下降了 40%,但在 4 个月后恢复正常。没有任何一名婴儿出现不良反应。这项研究的作者得出结论,尽管经乳汁暴露于 20~40 mg/d 氟西汀,大多数婴儿的血小板 5-HT 浓度的变化很小,但在进行更多的研究前,仍然建议慎用本品。

目前有关舍曲林和艾司西酞普兰的研究表明,这些药物难以进入乳汁,这对婴儿尤其重要。因此,相较于氟西汀,这些药物更适用于治疗哺乳期母亲的抑郁症[13]。对于只能使用氟西汀的妇女,应继续哺乳并观察婴儿的不良反应。哺乳期不是使用氟西汀的禁忌,已被许多妇女使用。

$T_{1/2}$	2~3 d(氟西汀)	M/P	0. 286~0. 67
T_{max}	1. 5~12 h	PB	94. 5%
Oral	100%	Vd	12~43 L/kg
MW	345	pKa	8. 7
RID	1. 6%~14. 6%		

成人注意事项：呕吐、心动过速、低血压、头痛、焦虑、神经质、失眠、口干、厌食和视觉障碍。

成人剂量：每日 20~60 mg。

儿童注意事项：有一个案例报道中婴儿出现了严重的腹绞痛、烦躁、哭闹。

婴儿监测内容：镇静或易怒、难醒喂养/喂养困难、体重增加。

替代药物：舍曲林、艾司西酞普兰。

参考文献：

[1] Pharmaceutical manufacturer prescribing information. Dista Products, 2015.

[2] Isenberg KE. Excretion of floxetine in human breast milk. The Journal of clinical psychiatry, 1990, 51(4): 169.

[3] Burch KJ, Wells BG. Fluoxetine/norfloxetine concentrations in human milk. Pediatrics, 1992, 89(4 Pt 1): 676 - 677.

[4] Taddio A, Ito S, Koren G. Excretion of floxetine and its metabolite, norfloxetine, in human breast milk. Journal of clinical pharmacology, 1996, 36(1): 42 - 47.

[5] Lester BM, Cucca J, Andreozzi L, et al. Possible association between floxetine hydrochloride and colic in an infant. Journal of the American Academy of Child and Adolescent Psychiatry, 1993, 32(6): 1253 - 1255.

[6] Brent NB, Wisner KL. Fluoxetine and carbamazepine concentrations in a nursing mother/infant pair. Clinical pediatrics, 1998, 37(1): 41 - 44.

[7] Kristensen JH, Ilett KF, Hackett LP, et al. Distribution and excretion of floxetine and norfloxetine in human milk. British journal of clinical pharmacology, 1999, 48(4): 521 - 527.

[8] Nordeng H, Lindemann R, Perminov KV, et al. Neonatal withdrawal syndrome after in utero exposure to selective serotonin reuptake inhibitors. Acta paediatrica (Oslo, Norway: 1992), 2001, 90(3): 288 - 291.

[9] Hale TW, Shum S, Grossberg M. Fluoxetine toxicity in a breastfed infant. Clinical pediatrics, 2001, 40(12): 681 - 684.

[10] Mohan CG, Moore JJ. Fluoxetine toxicity in a preterm infant. Journal of perinatology: offiial journal of the California Perinatal Association, 2000, 20(7): 445 - 446.

[11] Chambers CD, Anderson PO, Thomas RG, et al. Weight gain in infants breastfed by mothers who take floxetine. Pediatrics, 1999, 104(5): e61.

[12] Epperson CN, Jatlow PI, Czarkowski K, et al. Maternal floxetine treatment in the postpartum period: effects on platelet serotonin and plasma drug levels in breastfeeding mother-infant pairs. Pediatrics, 2003, 112(5): e425.

[13] Weissman AM, Levy BT, Hartz AJ, et al. Pooled analysis of antidepressant levels in lactating mothers, breast milk, and nursing infants. The American journal of psychiatry, 2004, 161(6): 1066 - 1078.

氟硝西泮(FLUNITRAZEPAM)

商品名: Hypnodorm, Raohypnol, Rohypnol
分　类: 镇静催眠药
LRC: L4 -没有数据-有潜在危险

氟硝西泮是典型的苯二氮䓬类药物。本品常被用作“迷奸药”,可快速产生镇静作用和明显的记忆缺失,与乙醇混合时尤甚[1,2]。药效持续约 8 小时。本品推荐用于成人失眠和儿科麻醉前镇静。由于本品半衰期长达 20～30 小时、口服生物利用度高,因此不宜在哺乳期间常规使用。

$T_{1/2}$	20～30 h	M/P	
T_{max}	2 h	PB	80%
Oral	80%～90%	Vd	3.6 L/kg
MW	313	pKa	1.8
RID			

成人注意事项: 嗜睡、健忘、镇静、共济失调、头痛、记忆减退、震颤。

成人剂量: 每日 2 mg。

儿童注意事项: 目前没有经乳汁导致婴儿不良反应的报道。

婴儿监测内容: 镇静、呼吸减慢、难醒喂养/喂养困难、体重增加(见其他苯二氮䓬类药物)。

替代药物: 劳拉西泮。

参考文献:

[1] Kanto J, Erkkola R, Kangas L, et al. Placental transfer of flnitrazepam following intramuscular administration during labour. Br J Clin Pharmacol, 1987, 23(4): 491 - 494.

[2] Kanto J, Kangas L, Leppanen T. A comparative study of the clinical effects of oral flnitrazepam, medazepam, and placebo. Int J Clin Pharmacol Ther Toxicol, 1982, 20(9): 431 - 433.

福莫特罗(FORMOTEROL)

商品名: Foradil Aerolizer, Symbicort
分　类: 平喘药
LRC: L3 -没有数据-可能适用

富马酸福莫特罗是一种长效选择性 β_2 -受体激动剂,用于治疗哮喘和慢性阻塞性肺疾病。在吸入本品 120 μg 后,5 分钟内达最高血浆药物浓度 92 pg/ml[1]。尚无本品进入乳汁的相关数据,但本品的血浆浓度极低,乳汁浓度若能测得也应是极低水平。成人口服吸收本品的相关研究表明,即便在口服吸收良好的情况下,血浆浓度仍然低于检测限,除非大剂量口服[2]。本品在乳汁中的量对哺乳期婴儿不可能有临床意义。

$T_{1/2}$	10 h	M/P	
T_{max}	5 min	PB	64%
Oral	良好	Vd	
MW	840	pKa	
RID			

成人注意事项: 颤抖、头痛、头晕、烦躁不安、心悸、恶心、口干、肌肉痉挛、咳嗽。大剂量用药时可出现低血钾和高血糖。对血压和心率有轻微影响。

成人剂量: 每 12 小时用 12 μg。

儿童注意事项: 目前没有经乳汁导致婴儿不良反应的报道。

婴儿监测内容: 易怒、失眠、心律失常、体重减轻、震颤。

替代药物: 沙美特罗、沙丁胺醇。

参考文献:

[1] Pharmaceutical manufacturer prescribing information. 2001.

[2] Tattersfild AE. Long-acting beta 2 - agonists. Clin Exp Allergy, 1992, 22(6): 600 - 605.

[3] Maesen FP, Smeets JJ, Gubbelmans HL, et al. Bronchodilator effect of inhaled formoterol vs salbutamol over 12 hours. Chest, 1990, 97(3): 590 - 594.

福辛普利(FOSINOPRIL)

商品名: Monopril, Staril
分　类: 血管紧张素转换酶抑制剂
LRC: L3 -没有数据-可能适用

福辛普利是前体药物，在肠道和肝脏代谢成福辛普利拉而被吸收，后者为血管紧张素转换酶抑制剂，可用于抗高血压。制造商在报告中称，每日服用 20 mg 的福辛普利，连用 3 日，在人乳汁中可检测到，但是没有提供任何有价值的数据[1,2]。母乳喂养时，雷米普利、依那普利、卡托普利可供选择。虽然福辛普利在哺乳期是非禁忌的，但缺乏详细的可用数据，哺乳期母亲需谨慎使用该药物，尤其是新生儿期。妊娠期妇女禁用 ACEI 类药物和特异性血管紧张素Ⅱ受体阻滞剂，计划近期怀孕的妇女应慎用上述药物。

$T_{1/2}$	11～35 h	M/P	
T_{max}	3 h	PB	95%
Oral	30%～36%	Vd	
MW	564	pKa	3.78
RID			

成人注意事项：头痛、头晕、乏力、低血压、味觉减退、咳嗽、恶心、腹泻、便秘、肾功能/尿量改变、高钾血症、皮疹。

成人剂量：每日 20～40 mg。

儿童注意事项：目前没有经乳汁导致婴儿不良反应的报道。

婴儿监测内容：困倦、嗜睡、面色苍白、喂养困难、体重增加。

替代药物：雷米普利、依那普利、卡托普利。

参考文献：

[1] Drug Facts and Comparisons 1995 ed. ed. St. Louis, 1995.
[2] Pharmaceutical manufacturer prescribing information. 2013.

辅酶 Q10(COENZYME Q10)

商品名：CoQ10, Ubidecarenone, Ubiquinone
分　类：维生素
LRC：L3-没有数据-可能适用

辅酶 Q10 也被称为泛癸利酮或泛醌，是细胞内合成 ATP 的线粒体电子传递链的辅酶，具有抗氧化及稳定细胞膜的特性。本品虽然是一种自然辅酶，但是一般在细胞内合成。代谢活性最高的细胞中(例如心脏、肝脏)辅酶 Q10 浓度最高。

本品在临床上应用广泛,包括充血性心力衰竭、高血压、牙周病、肥胖、免疫缺陷及心绞痛[1]。本品吸收缓慢,用药5~10小时后方达到峰值浓度。据报道,口服100 mg后,其峰值血浓度是1 μg/ml[2]。每日口服300 mg,4天后平均血药浓度为5.4 μg/ml。

目前尚没有本品在乳汁的浓度的相关数据。然而,本品脂溶性高、血浆半衰期长,因此可能转运至乳汁。假设乳汁/血浆浓度比为1,母亲每日口服300 mg,那么婴儿每日经乳汁摄入本品的平均相对剂量是母亲经体重矫正剂量的16%。这种情况下,这个摄入剂量不足以对婴儿产生毒副作用。虽然本品对成人近乎无毒副作用,但是尚没有数据证明该药对婴儿也无毒副作用。大多数参考书建议妊娠期和哺乳期母亲应避免补充该辅酶。

$T_{1/2}$	34 h	M/P	
T_{max}	5~10 h	PB	
Oral	100%	Vd	
MW	863	pKa	
RID			

成人注意事项: 恶心、上腹疼痛、腹泻、胃灼热、食欲不振。

成人剂量: 每日50~100 mg。

儿童注意事项: 尚无相关报道,但应避免高剂量使用。

婴儿监测内容: 呕吐、腹泻、喂养改变。

替代药物:

参考文献:

[1] Gaby AR. Coenzyme Q10, in Pizzorno JE. Churchill Livingstone: Textbook of Natural Medicine, 1999.

[2] Greenberg S, Frishman WH. Co-enzyme Q10: a new drug for cardiovascular disease. J Clin Pharmacol, 1990, 30(7): 596-608.

复合维生素(MULTIVITAMIN)

商品名:

分　类: 维生素

LRC: L3-没有数据-可能适用

复合维生素通常含有维生素A、C、D、E、K,硫胺素(B_1),核黄素(B_2),烟酸(B_3),泛酸(B_5),吡哆醇(B_6),生物素(B_7),叶酸(B_9),钴胺素(B_{12}),以及矿物质,如钙、锌、碘化钾、镁、锰、钼、硼(S)、铜、铁等。除此之外,制剂中还包含其他成分如叶黄素、番茄红素、γ-生育酚、肌醇、PAPB、胆碱、三甲基甘氨酸、盐酸甜菜碱、卵磷脂等[1]。更多的信息参考具体药物所含的维生素及矿物质。产前维生素通常是孕妇和哺乳期母亲的首选。产前维生素通常会降低维生素 A 的浓度,增加叶酸的浓度。

成人注意事项:

成人剂量: 一般每日 1 片。

儿童注意事项:

婴儿监测内容:

参考文献:

[1] Dietary Reference Intakes (DRIs). Recommended Dietary Allowances and Adequate Intakes, Vitamins Food and Nutrition Board, Institute of Medicine, National Academies, Updated 2010. Accessed 06-23-2011. MUMPS VIRUS.

富马酸亚铁(FERROUS FUMARATE)

商品名: PalaFeR, Iron
分　类: 金属类药物
LRC: L1-有限数据-适用

富马酸亚铁是一种铁盐,单独或与其他维生素组合作为营养补充剂使用,属非处方药,本品用于治疗缺铁性贫血。铁盐在母乳中的分泌量很低,但乳汁中的铁盐口服生物利用度高。根据美国儿科学会的研究,一个母乳喂养的 6 月龄以下的健康婴儿,平均每日铁摄入量约为 0.27 mg/d[1]。这是根据母乳中铁的平均浓度(0.35 mg/L)和健康婴儿的平均母乳摄入量(0.78 L/d)计算得出的[1]。此外,大多数婴儿在 6 月龄以前不需要补铁,此后可开始逐渐食用富含铁的辅食[2]。一些婴儿可能有较高的缺铁风险,需较早开始补铁,这些婴儿通常是早产儿、胎龄较小、出生时铁储备不足或患有血液病。

美国食品和营养委员会建议,哺乳期母亲每日通过饮食摄入 9~10 mg 铁[3]。铁缺乏的哺乳期母亲适宜大剂量补铁。铁转运进入乳汁的量很少,因此铁补充剂不太可能升高乳汁中的铁浓度。美国食品和药物管理局认为铁补充剂是安全的,且铁补充剂常被产后妇女使用[4]。

注意:市售铁盐(例如葡萄糖酸亚铁、硫酸亚铁等)的剂量以铁的化合物形式和铁元素的量表示。

$T_{1/2}$		M/P	
T_{max}		PB	
Oral	10%~90%，取决于体内铁储存总量	Vd	
MW	170	pKa	
RID			

成人注意事项：恶心、呕吐、腹痛、腹泻、便秘。

成人剂量：每日 35~200 mg 铁元素。

儿童注意事项：目前没有经乳汁导致婴儿不良反应的报道。

婴儿监测内容：便秘、腹泻。

替代药物：

参考文献：

[1] Baker RD, Greer FR, The Committee on Nutrition. Diagnosis and prevention of iron deficiency and iron defiiency anemia in infants and young children (0-3 years of age). Pediatrics, 2010, 126: 1040-1050.

[2] American Academy of Pediatrics. Breastfeeding and the use of human milk. Pediatrics, 2005, 115(2): 496-506.

[3] Food and Nutrition Board, Institute of Medicine, National Academies. Dietary Reference Intakes for Vitamin A, Vitamin K, Arsenic, Boron, Chromium, Copper, Iodine, Iron, Manganese, Molybdenum, Nickel, Silicon, Vanadium, and Zinc (2001). http://www.nap.edu.

[4] SCOGS Report #35. Select Committee on GRAS Substances. U. S. Food and Drug Administration, 1980.

G

钆贝酸盐(GADOBENATE)

商品名: MultiHance
分　类: 诊断试剂,对比剂
LRC: L3 -没有数据-可能适用

钆贝酸盐是一种用于磁共振成像的含钆对比剂。虽然游离钆具有神经毒性,但在对比剂中与母体分子结合时是安全的。关于转运至人乳汁的研究有限,但是它也不太可能蓄积至治疗水平[1]。美国放射学院得出结论,哺乳期母亲注射含钆对比剂后,对婴儿和母亲都是安全的[2]。在另一篇综述中,含钆对比剂转运至乳汁的量非常有限,实际上一点都没有被婴儿吸收[3]。

$T_{1/2}$	1.17~2.02 h	M/P	
T_{max}		PB	低
Oral	少	Vd	
MW	1 058.15	pKa	2.39
RID			

成人注意事项: 头晕、恶心、呕吐、头痛、味觉障碍、口干。

成人剂量:

儿童注意事项: 目前没有经乳汁导致婴儿不良反应的报道。

婴儿监测内容:

替代药物:

参考文献:

[1] Pharmaceutical manufacturer prescribing information. 2007.
[2] ACR Committee on Drugs and Contrast Media. Administration of contrast medium to breastfeeding mothers. 2004: 42-43.
[3] Webb JA, Thomsen HS, Morcos SK, et al. The use of iodinated and gadolinium contrast media during pregnancy and lactation. Eur Radiol, 2005, 15(6): 1234-1240, Epub 2004 Dec 18.

钆布醇(GADOBUTROL)

商品名: Gadavist
分　类: 诊断试剂,对比剂
LRC: L3 -没有数据-可能适用

这是一种用于磁共振成像扫描的非放射性钆对比剂。制造商的有限数据表明,乳汁中类似化合物的含量仅为母体含量的 0.01%~0.04%。临床上认为进入乳汁中的量不到母亲剂量的 0.1%[1]。本品的预期口服吸收量也有限。在一项动物的研究中,通常摄入 3 h 后,经乳汁转运至新生幼犬的药物量不到母体剂量的 0.01%。

$T_{1/2}$	1.81 h	**M/P**	
T_{max}	2 min	**PB**	
Oral	无	**Vd**	
MW	604	**pKa**	
RID	< 0.01%		

成人注意事项: 头痛、恶心、味觉减退。

成人剂量:

儿童注意事项: 口服吸收有限。

婴儿监测内容:

替代药物:

参考文献:

[1] Pharmaceutical manufacturers prescribing information. 2011.

钆弗塞胺(GADOVERSETAMIDE)

商品名: Optimark
分　类: 诊断试剂,对比剂
LRC: L3 -没有数据-可能适用

钆弗塞胺是一种顺磁剂,作为对比剂用于磁共振成像。它不进入大多数组织,局限于细胞外液,分布容积很小[1]。与钆喷酸葡胺一样,本品不太可能分泌入乳汁,也不太可能被口服吸收。但是,没有可用的人类数据。在大鼠身上的研究表明,有部分钆弗塞胺会分泌入大鼠的乳汁中,但啮齿哺乳期动物的研究与人类并不相关。美国放射学院认为,使用钆对比剂后,对母亲和母乳喂养的婴儿均是安全的。在另一篇综述中，只有少量的钆对比剂分泌入乳汁中，而且婴儿几乎没有吸收[2]。

$T_{1/2}$	1.7 h	M/P	
T_{max}		PB	
Oral		Vd	0.162 L/kg
MW	661	pKa	
RID			

成人注意事项：头痛、血管扩张、味觉障碍、头晕、恶心，最常见的是感觉异常。

成人剂量：

儿童注意事项：

婴儿监测内容：

替代药物：

参考文献：

[1] Pharmaceutical manufacturer prescribing information. 2003.

[2] Webb JA, Thomsen HS, Morcos SK, et al. The use of iodinated andgadolinium contrast media during pregnancy and lactation. Eur Radiol, 2005, 15(6): 1234 - 1240, Epub 2004 Dec 18.

钆喷酸葡胺(GADOPENTETATE DIMEGLUMINE)

商品名：Gadolinium, Magnevist, Magnevistan, Magnograf, Viewgam

分　类：诊断试剂，对比剂

LRC：L2 -有限数据-可能适用

钆喷酸葡胺是一种用于肾脏磁共振成像的对比剂。它是一种非碘化的非离子型，具有低渗透压、不透射线的含钆化合物。一项研究中给予 7 mmol (6.5 g)的本品，在 2、11、17 和 24 小时乳汁中钆喷酸葡胺的浓度分别为 3.09 μmol/L、2.8 μmol/L、1.08 μmol/L 和 0.5 μmol/L[1]。24 小时从乳汁中分泌的药物累积量仅为用药剂量的 0.023%。口服吸收是很少的，只有 0.8% 的钆喷酸葡胺被吸收。作者认为 24 小时内只有 0.013 μmol/L 的含钆化合物被婴儿吸收，这个浓度是非常低的。他们还建议，考虑到其半衰期非常短(1.6 小时)，口服生物利用度差和乳汁中含量有限，经过 24 小时的排出会消除风险，该观点似乎很绝对。

在另一项研究中，给予 19 名哺乳期母亲 0.1 mmol/kg 的剂量，给予另外一名 0.2 mmol/kg 的剂量，钆分泌进入乳汁中的 24 小时累积量为

0.57 μmol/L[2]。这个剂量不到母亲静脉用药剂量的 0.04%。另外那名给予双倍剂量(0.2 mmol/kg)的母亲也是类似的情况。因此,对于体重超过 1 000 克的新生儿,最大口服吸收量不超过最大允许剂量(0.2 mmol/kg)的 1%。根据作者的观点,钆喷酸葡胺转运至新生儿的量很少,哺乳期母亲并不需要 24 小时内暂停哺乳。美国放射学院认为,给予母亲含钆对比剂后,对母亲和母乳喂养的婴儿是安全的。在另外一篇综述中,只有少量的钆对比剂会分泌进入乳汁,而且实际上几乎未被婴儿吸收[3]。

$T_{1/2}$	1.5~1.7 h	M/P	
T_{max}		PB	
Oral	0.8%	Vd	
MW		pKa	
RID	0.02%~0.04%		

成人注意事项: 头痛、头晕、恶心、呕吐、注射部位疼痛、超敏反应。

成人剂量:

儿童注意事项: 三个研究中均未报道。

婴儿监测内容:

替代药物:

参考文献:

[1] Rofsky NM, Weinreb JC, Litt AW. Quantitative analysis of gadopentetate dimeglumine excreted in breast milk. J Magn Reson Imaging, 1993, 3(1): 131-132.

[2] Kubik-Huch RA, Gottstein-Aalame NM, Frenzel T, et al. Gadopentetate dimeglumine excretion into human breast milk during lactation. Radiology, 2000, 216(2): 555-558.

[3] Webb JA, Thomsen HS, Morcos SK, et al. The use of iodinated andgadolinium contrast media during pregnancy and lactation. Eur Radiol, 2005, 15(6): 1234-1240, Epub 2004 Dec 18.

钆塞酸二钠(GADOXETATE DISODIUM)

商品名: Eovist, Primovist
分　类: 诊断剂,对比剂
LRC: L3 -没有数据-可能适用

钆塞酸二钠是一种钆对比剂,静脉注射后用作肝脏磁共振成像[1]。钆塞酸二钠转运至乳汁的量还未知;制造商称,母亲(肾功能正常)静脉使用本品后,应至少在 10 小时后才能哺乳。基于钆塞酸二钠的分子量和药代动力学,几乎没有这种对比剂分泌入乳汁或被婴儿的胃肠道吸收。因此,没有必要停止哺乳。

$T_{1/2}$	0.95 h	M/P	
T_{max}		PB	<10%
Oral	无	Vd	0.21 L/kg
MW	725.7	pKa	
RID			

成人注意事项: 头痛、头晕、发热、高血压、恶心、背痛。

成人剂量: 0.025 mmol/kg (0.1 ml/kg)。

儿童注意事项: 无可用的哺乳期母亲的用药数据。

婴儿监测内容:

替代药物:

参考文献:

[1] Pharmaceutical manufacturing prescribing information. 2013.

钆双胺(GADODIAMIDE)

商品名: Omniscan

分　类: 诊断试剂,对比剂

LRC: L3 -没有数据-可能适用

钆双胺是一种含钆的非离子型水溶性对比剂,常用于磁共振成像扫描[1]。与另一种含钆剂钆喷酸葡胺很相似,这些药物很难穿透外周组织。因此,它们极不可能进入乳汁。钆喷酸葡胺的数据支持了这个理论,其分泌入乳汁的量可以忽略不计(<0.04%)。这两种化合物都不容易被口服吸收,也不被代谢。钆双胺有可能很少量分泌入乳汁。美国放射学院的结论是,在使用含钆对比剂后,母亲继续哺乳对婴儿是安全的。在另一项综述中,只有少量的钆对比剂可以进入乳汁,而且实际上几乎不被婴儿吸收[2]。

$T_{1/2}$	77 min	M/P	
T_{max}		PB	
Oral		Vd	
MW	591.67	pKa	2.77
RID			

成人注意事项：恶心、头痛、头晕、乏力、腹痛、腹泻、潮热、心肌梗死、肾源性系统性纤维化。

成人剂量：

儿童注意事项：

婴儿监测内容：

替代药物：

参考文献：

[1] Pharmaceutical manufacturer prescribing information. 2007.

[2] Webb JA, Thomsen HS, Morcos SK, et al. The use of iodinated andgadolinium contrast media during pregnancy and lactation. Eur Radiol, 2005, 15(6): 1234 - 1240, Epub 2004 Dec18.

钆特醇(GADOTERIDOL)

商品名： Prohance
分　类： 诊断试剂，对比剂
LRC： L3 -没有数据-可能适用

钆特醇是一种非离子型、非碘化的含钆螯合物，作为对比剂用于磁共振成像扫描。钆特醇的代谢过程不明，但是类似的钆盐(钆喷酸葡胺)几乎不被代谢。半衰期短(1.6小时)，分布容积很小。这表明，钆特醇不能穿透组织，也不太可能大量分泌入乳汁，其类似的化合物钆喷酸葡胺，在母乳中几乎检测不到。虽然未曾有报道，但是钆特醇口服生物利用度可能与钆喷酸葡胺类似，后者小到没有。尽管钆特醇转运至人乳汁的量可能是最小的，但是没有相关数据证明[1]。美国放射学院认为，使用钆对比剂后，对母亲和母乳喂养的婴儿均是安全的。在另一篇综述中，只有少量的钆对比剂分泌入乳汁中，而且婴儿几乎没有吸收[2]。

$T_{1/2}$	1.57 h	M/P	
T_{max}		PB	
Oral	少	Vd	
MW		pKa	
RID			

成人注意事项：过敏反应、恶心、荨麻疹、味觉减退、皮疹、腹痛、肾源性系统纤维化。

成人剂量：

儿童注意事项：

婴儿监测内容：

替代药物：

参考文献：

[1] Pharmaceutical manufacturer prescribing information. 2007.
[2] Webb JA, Thomsen HS, Morcos SK, et al. The use of iodinated andgadolinium contrast media during pregnancy and lactation. Eur Radiol, 2005, 15(6): 1234 - 1240, Epub 2004 Dec 18.

钆特酸葡胺(GADOTERATE)

商品名： Dotarem
分　类： 诊断试剂,对比剂
LRC： L3 -没有数据-可能适用

钆特酸葡胺是一种供成人和 2 岁以上的儿科患者静脉用的含钆对比剂,用于磁共振成像[1]。制造商的有限数据表明含钆对比剂进入人乳汁的量很低,仅为母亲剂量的 0.01%~0.04%。美国放射学院和欧洲泌尿生殖放射学会对比剂安全委员会得出结论：在使用含钆对比剂后,母亲继续母乳喂养婴儿是安全的[2,3]。

$T_{1/2}$	1.6 h	M/P	
T_{max}		PB	无
Oral		Vd	0.25 L/kg
MW	754	pKa	
RID			

成人注意事项： 头痛,心动过缓,味觉障碍,恶心,疼痛感,灼热,注射部位寒冷。

成人剂量： 0.2 ml/kg。

儿童注意事项： 无哺乳期数据。

婴儿监测内容：

替代药物：

参考文献：

[1] Pharmaceutical manufacturer prescribing information. 2013.
[2] American College of Radiology, Committee on Drugs and Contrast Media. ACR manual on contrast media version8. 2012: 79.
[3] Webb JA, Thomsen HS, Morcos SK, et al. The use of iodinated and gadolinium

contrast media during pregnancy and lactation. Eur Radiol, 2005, 15(6): 1234-1240, Epub 2004 Dec 18.

钙盐(CALCIUM SALT)

商品名:
分　类: 钙补充剂
LRC: L3-没有数据-可能适用

钙盐具有各种不同的形式,包括碳酸钙、乳酸钙、葡萄糖酸钙、柠檬酸钙等。既可以作为抗酸药使用,也可以用于防治钙缺乏或高磷血症(如骨质疏松或轻中度肾功能不全)。哺乳期母亲推荐每日补钙 1 000 mg,过量摄入碳酸钙类抗酸药可引起孕期乳碱综合征[1]。妊娠晚期或哺乳期补钙对哺乳并无益处[2,3]。乳碱综合征(高钙血症)的症状为恶心、呕吐、体重下降、口渴、肌无力及神志混乱。

成人注意事项: 头痛、口干、恶心、呕吐、便秘、胃胀气、高钙血症、低磷血症、乳碱综合征。

成人剂量: 每日 1 000 mg。

儿童注意事项:

婴儿监测内容:

替代药物:

参考文献:

[1] Ullian ME, Linas SL. The milk-alkali syndrome in pregnancy. Case report. Miner Electrolyte Metab, 1988, 14(4): 208-210.
[2] Karandish M, Djazayery A, Mahmoodi M, et al. The Effect of Calcium Supplementation During Pregnancy On Breast Milk Calcium Concentration: A Double Blind Placebo Controlled Clinical Trial. J Pediatr Gastroenterol Nutr, 2004, 39(Suppl 1): S472.
[3] Prentice A, Jarjou LM, Cole TJ, et al. Calcium requirements of lactating Gambian mothers: effects of a calcium supplement on breast-milk calcium concentration, maternal bone mineralcontent, and urinary calcium excretion. Am J Clin Nutr, 1995, 62: 58-67.

甘精胰岛素(INSULIN GLARGINE)

商品名: Lantus
分　类: 降血糖药,其他
LRC: L1-数据充分-适用

甘精胰岛素(rDNA 起源)是长效(长达 24 小时)的重组人胰岛素类似

物[1]。甘精胰岛素与人胰岛素不同之处在于 A－21 位的天冬酰胺被甘氨酸取代,B 链的 C 末端添加了两个精氨酸。该产品皮下用药后沉淀并形成缓慢吸收的晶体,是一种半衰期约 198 分钟的缓释制剂。胰岛素是一种大分子的肽,不能大量转运到母乳中。一项小型试点研究表明,胰岛素能被运送到母乳中,然而,在非糖尿病患者、无须胰岛素治疗的 2 型糖尿病患者和接受胰岛素治疗的 1 型糖尿病患者之间没有发现母乳胰岛素水平差异[2]。因此,我们认为即使母乳中存在胰岛素,也不会导致婴儿发生低血糖。

$T_{1/2}$	5～15 min	M/P	
T_{max}	6 h	PB	5%
Oral	极微量	Vd	0. 15 L/kg
MW	6 063	pKa	
RID			

成人注意事项： 低血糖、低钾血症、皮下脂肪组织萎缩或增厚、注射部位疼痛。

成人剂量： 剂量范围较大。

儿童注意事项： 目前没有经乳汁导致婴儿不良反应的报道。

婴儿监测内容： 发生低血糖的症状：困倦、嗜睡、苍白、出汗、震颤。

替代药物：

参考文献：

[1] Pharmaceutical manufacturer prescribing information. 2005.

[2] Whitmore TJ, Trengove NJ, Graham DF, et al. Analysis of insulin in human breast milk in mothers with type 1 and type 2 diabetes mellitus. International Journal of Endocrinology, 2012: 1－9.

甘露醇(MANNITOL)

商品名： Osmitrol

分　类： 利尿药

LRC： L3－没有数据－可能适用

甘露醇是一种化学结构与甘露糖有关的乙六醇,被用作渗透性利尿药[1]。正因如此,本品不容易进入细胞内,而是存在于细胞外间隙,因此不会进入乳腺细胞。本品极少通过肝脏代谢,主要通过肾小球滤过作用以原形经尿排出,消除半衰期为 71～100 分钟。正常情况下,甘露醇不会进入 CNS 或眼睛内,可通过肾脏自由滤过,不足 10%通过肾小管重吸收,这是其作为利尿药的基础。尚不知本品是否会进入乳汁中,但只有在产后的最初几天内,乳腺小泡的紧密连接还不成熟,才有可能进入乳汁中。48~72 小时后,甘露醇极少可能进入母乳,除了产后初期婴儿胃肠道通透性高外,婴儿口服吸收量很少。

$T_{1/2}$	71~100 min	M/P	
T_{max}		PB	0
Oral	17%	Vd	低
MW	182	pKa	13.5
RID			

成人注意事项: 高钠血症、低钠血症、高钾血症、腹泻、肾衰竭、肺水肿和充血性心力衰竭。

成人剂量: 差异较大。

儿童注意事项: 没有经乳汁导致婴儿不良反应的报道。由于其渗透性利尿作用,可能会短暂减少乳汁的生成。

婴儿监测内容: 观察液体丢失、脱水、嗜睡。

替代药物:

参考文献:

[1] References. 1. Pharmaceutical manufacturer prescribing information. 2003.

甘油(GLYCERIN)

商品名:
分　类: 轻泻药
LRC: L3 -没有数据-可能适用

甘油,又叫丙三醇,是一种简单的多元醇化合物,无色无臭,味微甜[1]。甘油作为脂肪代谢后储存于人体中的物质,几乎无毒。尚无哺乳期母亲使用外源性甘油的数据,但本品不太可能有危险。本品大部分在肠道中代谢。

$T_{1/2}$	30~45 min	M/P	
T_{max}		PB	
Oral		Vd	
MW	92.1	pKa	
RID			

成人注意事项: 心律失常、意识模糊、头晕、头痛、脱水、高血糖、烦渴、绞痛、腹泻、口干、恶心、直肠刺激、里急后重、呕吐。

成人剂量：直肠用药每日 2~3 g；眼用每日 1~3 滴。

儿童注意事项：

婴儿监测内容：

替代药物：

参考文献：

[1] Pharmaceutical manufacturer prescribing information. 2001.

肝素（HEPARIN）

商品名：Canusal，Hepalean，Heparin，Heplok，Pularin
分　类：抗凝药
LRC：L2－有限数据－可能适用

肝素是一种抗凝药。它是用于皮下注射和静脉注射的大分子药物。由于分子量大（12 000~15 000 Da），故不太可能转运至乳汁中[1]。乳汁中任何量的本品都会迅速被婴儿的胃内容物破坏。

$T_{1/2}$	1~2 h	M/P	
T_{max}	20 min	PB	
Oral		Vd	
MW	12 000~15 000	pKa	3.5~4
RID			

成人注意事项：皮肤擦伤、出血、血尿或血便、血小板减少和注射部位疼痛/挫伤。

成人剂量：每 8~12 小时皮下注射 5 000 单位（预防剂量）。

儿童注意事项：目前没有经乳汁导致婴儿不良反应的报道。

婴儿监测内容：罕见的皮肤瘀伤，血尿、呕血或便血。

替代药物：达肝素。

参考文献：

[1] McEvoy GK. Heparin Sodium. AHFS Drug Information. Inc，Bethesda，Maryland：American Society of Health-System Pharmacists，2012.

杆菌肽（BACITRACIN）

商品名：Bacitin，BACiiM，Baciject
分　类：抗菌药物，其他
LRC：L2－有限数据－可能适用

杆菌肽是一种多肽类抗菌药,主要对革兰阳性菌有杀菌作用[1]。没有适当的、控制良好的哺乳期母亲使用本药的研究或病例报告。杆菌肽是否转运至人乳汁中尚不清楚,但推测可能性不大,因为局部使用本药后经皮吸收的药量很少,能转运到乳汁中的药量有限。

$T_{1/2}$	1.5 h	M/P	
T_{max}	1~2 h (IM)	PB	极小
Oral	无	Vd	无
MW	1 422	pKa	3.95
RID			

成人注意事项: 局部使用时出现皮疹或过敏反应。

成人剂量: 涂于患处,每日 1~3 次。

儿童注意事项: 尚无本品经乳汁引起不良反应的报道。本药肌内注射仅限于治疗葡萄球菌所致的婴儿肺炎和脓胸。肌内注射可引起恶心、呕吐、蛋白尿、肾功能衰竭、氮质血症、注射部位疼痛和皮疹。

婴儿监测内容: 母亲局部使用时不做要求。

替代药物:

参考文献:

[1] Pharmaceutical manufacturer prescribing information. 2010.

干扰素 α-2b(INTERFERON ALFA-2B)

商品名: Intron A
分 类: 抗肿瘤药
LRC: L3-没有数据-可能适用

干扰素 α-2b 用于治疗乙肝和丙肝[1]。虽然我们没有关于哺乳期母亲使用这种药物的数据,但关于其他干扰素(α 和 β)的数据表明这类药物不易进入母乳,而母乳药物浓度含量将会非常低。

在哺乳期患者中静脉注射 3 000 万单位的干扰素 α 治疗后,在 0(基线)、2、4、8、12 和 24 小时,干扰素 α 转运至母乳中的浓度分别为 894、1 004、1 551、1 507、788、721 IU/ml[2]。在最近的一项关于干扰素 β-1a 的研究中,用药后的平均母乳浓度在 0、2、4、8、12 和 24 小时分别为 46.7、97.4、66.4、77.5、103.1、108.3、124 和 87.9 pg/ml。使用测量的最高值(179 pg/ml)估算的相对婴儿剂量为母亲剂量的 0.006%[3]。因此,母乳中的干扰素水平可能非常低。

当与治疗丙型肝炎的利巴韦林合用时，不推荐母乳喂养。还有一种聚乙二醇剂型的这种药物（PegIntron），聚乙二醇化使其不会被系统的酶降解，聚乙二醇剂型的半衰期长达 40 小时。

$T_{1/2}$	2～3 h	M/P	
T_{max}	3～12 h（IM，SC）	PB	
Oral	83%（IM）；90%（SC）	Vd	0.44 L/kg
MW	19 271	pKa	
RID			

成人注意事项： 脱发、发热、寒战、头痛、疲劳、咳嗽、口干、高血压、恶心、呕吐、腹泻、厌食、肝功能异常、中性粒细胞缺乏、贫血、肌痛、流感样症状、虚弱、皮疹。

成人剂量： 300～1 000 万 IU，每周 3 次，皮下或肌内用药。根据病情调整剂量。

儿童注意事项： 目前没有经乳汁导致婴儿不良反应的报道。

婴儿监测内容： 嗜睡、口干、呕吐、腹泻、体重增加。

替代药物：

参考文献：

[1] Pharmaceutical manufacturer prescribing information. 2011.

[2] Kumar AR, Hale TW, Mock RE. Transfer of interferon alfa into human breast milk. J Hum Lact, 2000, 16(3): 226－228.

[3] Hale TW, Siddiqui AA, Baker TE. Transfer of Interferon beta－1a into Human Breastmilk. Breastfeed Med, 2012, 7(2): 123－125.

干扰素 α－2b+利巴韦林（INTERFERON ALFA－2B+RIBAVIRIN）

商品名： Rebetron

分　类： 抗病毒药

LRC： L4－没有数据－有潜在危险

这是含有抗病毒药利巴韦林和免疫调节剂干扰素 α－2b 的组合药物。这种新的组合药物适用于长期治疗丙型肝炎。

利巴韦林是一种用作抗病毒的合成核苷类药物，可广泛用于病毒感染。它适用于没有并发症的婴幼儿呼吸道合胞病毒感染。目前常用于哺乳期患者治疗丙型肝炎感染，当与干扰素 α（Rebetron）组合使用一年以上时，可能出现用药问题，因为随着时间的推移，可能在接受母乳喂养的婴儿中蓄积高浓度的利巴韦林。没有关于其转运到母乳的数据，但母乳含量可能很低，其口服生物利用度也较低。然而，利巴韦林会随着时间的推移蓄积在外周组织和红细胞中(Vd=40 L/kg)[1]。稳定状态下其平均消除半衰期为298小时,表现为缓慢的非血浆室消除。利巴韦林在红细胞中的平均浓度比血浆浓度高60倍,可能会导致偶发性溶血性贫血的发生。接受母乳喂养的婴儿因药物急性暴露产生的不良反应可能很小,但12个月以上的慢性暴露可能风险较大,因此建议谨慎用药。

干扰素α-2b用于治疗乙肝和丙肝[1]。虽然我们没有关于哺乳期母亲使用该药的数据,但关于其他干扰素(α和β)的数据表明这类药物不易进入母乳,母乳药物浓度将会非常低。已知有些干扰素会正常分泌到母乳中,可能有助于使人乳有一定抗病毒作用。然而,干扰素分子量大(16 000~28 000 Da),这将限制其转运到人乳中。在哺乳期患者中静脉注射剂量为3 000万单位的干扰素α治疗0(基线)、2、4、8、12和24小时后,干扰素α转运至母乳中的浓度分别为894、1 004、1 551、1 507、788、721 IU/ml[2]。在最近的一项关于干扰素β-1a的研究中,用药后的平均母乳浓度在0、2、4、8、12和24小时分别为46.7、97.4、66.4、77.5、103.1、108.3、124和87.9 pg/ml。使用测量的最高值(179 pg/ml)估算的相对婴儿剂量为孕妇剂量的0.006%[3]。因此,母乳中的干扰素水平可能非常低。

$T_{1/2}$	INF/利巴韦林:2~3 h/298 h	M/P	
T_{max}	INF/利巴韦林:3~12 h/1.5 h	PB	
Oral	INF/利巴韦林:90%/64%	Vd	INF/利巴韦林:0.44/40.8 L/kg
MW	INF/利巴韦林:19 271/244	pKa	
RID			

成人注意事项: 脱发、发热、寒战、头痛、疲劳、咳嗽、口干、高血压、恶心、呕吐、腹泻、厌食、肝功能异常、白细胞减少、中性粒细胞缺乏、贫血、肌痛、流感样症状、虚弱、皮疹。

成人剂量: 干扰素300万IU,每周3次,皮下或肌内注射用药+利巴韦林400 mg/早,600 mg/晚。

儿童注意事项: 目前没有经乳汁导致婴儿不良反应的报道。

婴儿监测内容: 不推荐哺乳期使用。

替代药物:

参考文献：

[1] Lertora JJ, Rege AB, Lacour JT, et al. Pharmacokinetics and long-term tolerance to ribavirin in asymptomatic patients infected with human immunodeficiency virus. Clin Pharmacol Ther, 1991, 50(4): 442-449.

[2] Kumar AR, Hale TW, Mock RE. Transfer of interferon alfa into human breast milk. J Hum Lact, 2000, 16(3): 226-228.

[3] Hale TW, Siddiqui AA, Baker TE. Transfer of Interferon beta-1a into Human Breastmilk. Breastfeed Med, 2012, 7(2): 123-125.

干扰素 α-N3 (INTERFERON ALPHA-N3)

商品名：Alferon N
分　类：免疫调节药
LRC：L2-有限数据-可能适用

干扰素 α 是具有抗病毒、抗恶性细胞增殖和免疫调节活性的单一干扰素亚种的纯克隆体。α-干扰素对各种恶性肿瘤和病毒感染性疾病如毛细胞白血病、黑色素瘤、AIDS 相关的卡波西肉瘤、尖锐湿疣和慢性乙型和丙型肝炎感染有治疗作用[1]。其他种类的干扰素如 α-2b(Intron A 或 PegIntron)也适用。对于人乳中干扰素的分泌知之甚少，已知有些干扰素会正常分泌到母乳中，可能有助于使人乳有一定抗病毒作用。然而，干扰素分子量大(16 000~28 000 Da)，将限制其转运到人乳中。在哺乳期患者中静脉注射剂量为 3 000 万单位的干扰素 α 治疗后，在 0(基线)、2、4、8、12 和 24 小时，干扰素 α 转运至母乳中的浓度分别为 894、1 004、1 551、1 507、788、721 IU/ml[2]。因此，即使是大剂量用药，母乳浓度与基线剂量差别也不大。1 000 国际单位大致相当于 500 ng 干扰素。

干扰素的口服吸收是有争议的，普遍认为口服吸收量很小。干扰素相对无毒，除非极大剂量肠外用药。干扰素有时大剂量用药用于治疗婴幼儿特发性血小板减少性紫癜(ITP)。

$T_{1/2}$		M/P	
T_{max}		PB	
Oral		Vd	
MW	16 000~27 000	pKa	
RID			

成人注意事项：失眠、抑郁、头痛、疲劳、发热、寒战、视力减退、味觉障碍、消化不良、恶心、呕吐、腹泻、白细胞减少、肌痛、流感样症状、虚弱。

成人剂量：0.05~0.5 ml/次，每周 2 次。

儿童注意事项： 目前没有经乳汁导致婴儿不良反应的报道。

婴儿监测内容： 睡眠异常、呕吐、腹泻、体重增加。

替代药物：

参考文献：

[1] Pharmaceutical manufacturer prescribing information. 1997.

[2] Kumar AR, Hale TW, Mock RE. Transfer of interferon alfa into human breast milk. J Hum Lact, 2000, 16(3): 226-228.

干扰素 β-1a(INTERFERON BETA-1A)

商品名： Avonex, Betaferon, Rebif

分　类： 免疫调节药

LRC： L2-有限数据-可能适用

干扰素 β-1a 是一种中等大型糖蛋白分子(166 个氨基酸)，具有抗病毒、抗恶性细胞增殖和免疫调节活性，目前用于减轻复发-缓解型多发性硬化症发作的程度和降低发病频率[1]。干扰素分子量大，通常含有 166 个氨基酸，这将限制其转运到母乳中。其口服吸收是有争议的，普遍认为口服吸收量很小。此外，大多数研究发现皮下注射干扰素后只能在用药后几个小时内检测出血浆浓度，通常在用药后不到 15 小时。因此，干扰素至血浆的转运一般快速且转运量极少。

在最近的一项关于干扰素 β-1a 的研究中，6 名哺乳期母亲接受了每周 30 μg 的干扰素 β-1a 治疗。用药后的平均母乳浓度在 0、2、4、8、12 和 24 小时分别为 46.7、97.4、66.4、77.5、103.1、108.3、124 和 87.9 pg/ml。使用测量的最高值(179 pg/ml)估算的相对婴儿剂量为孕妇剂量的 0.006%[3]。干扰素相对无毒，除非极大剂量肠外用药。干扰素有时大剂量用药用于治疗婴幼儿特发性血小板减少性紫癜(ITP)。

$T_{1/2}$	10 h	M/P	
T_{max}	15 h	PB	
Oral	很少	Vd	全身体液容积
MW	22 500	pKa	
RID	0.006%		

成人注意事项： 头痛、疲劳、发热、寒战、抑郁、口干、消化不良、恶心、腹泻、肝功能异常、白细胞减少、流感样症状。

成人剂量： 30 μg/周，有，肌内注射。

儿童注意事项：目前没有经乳汁导致婴儿不良反应的报道。

婴儿监测内容：嗜睡、口干、呕吐、腹泻体重增加。

替代药物：

参考文献：

[1] Chofflon M. Recombinant human interferon beta in relapsing-remitting multiple sclerosis: a review of the major clinical trials. Eur J Neurol, 2000, 7(4): 369 - 380.

[2] Hale TW, Siddiqui AA, Baker TE. Transfer of Interferon beta - 1a into Human Breastmilk. Breastfeed Med, 2012, 7(2): 123 - 125.

干扰素 β - 1b(INTERFERON BETA - 1B)

商品名：Betaseron, Extavia

分　类：免疫调节药

LRC：L2 -有限数据-可能适用

干扰素 β - 1b 是一种具有抗病毒、抗恶性细胞增殖和免疫调节活性的糖蛋白,用于治疗多发性硬化症[1,2]。对于人乳中的干扰素分泌知之甚少,已知有些干扰素会正常分泌到母乳中,可能使人乳有一定抗病毒作用。然而,干扰素分子量大,通常含有 166 个氨基酸,这将限制其转运到母乳中。在最近的一项关于干扰素 β - 1a 的研究中,6 名哺乳期母亲接受了每周 30 μg 的干扰素 β - 1a 治疗。用药后的平均母乳浓度在 0、2、4、8、12 和 24 小时分别为 46. 7、97. 4、66. 4、77. 5、103. 1、108. 3、124 和 87. 9 pg/ml。使用测量的最高值(179 pg/ml)估算的相对婴儿剂量为孕妇剂量的 0. 006%[3]。

干扰素相对无毒,除非极大剂量肠外用药。干扰素有时大剂量用药用于治疗婴幼儿特发性血小板减少性紫癜(ITP)。干扰素 β - 1a 转运到母乳中的量几乎为零,我们推测干扰素 β - 1b 的母乳含量同样少。

$T_{1/2}$	8 min 至 4. 3 h	M/P	
T_{max}		PB	
Oral	很少	Vd	0. 25 ~ 2. 88 L/kg
MW	22 500	pKa	
RID			

成人注意事项：头痛、疲劳、发热、寒战、抑郁、胸痛、消化不良、恶心、腹泻、便秘、肝功能异常、白细胞减少、中性粒细胞缺乏、流感样症状。

成人剂量：0. 25 mg/次,隔日使用。

儿童注意事项：目前没有经乳汁导致婴儿不良反应的报道。

婴儿监测内容： 嗜睡、呕吐、腹泻、便秘、体重增加。

替代药物：

参考文献：

[1] Chiang J, Gloff CA, Yoshizawa CN, et al. Pharmacokinetics of recombinant human interferon-beta ser in healthy volunteers and its effect on serum neopterin. Pharm Res, 1993, 10(4): 567-572.

[2] Wills RJ. Clinical pharmacokinetics of interferons. Clin Pharmacokinet, 1990, 19(5): 390-399.

[3] Hale TW, Siddiqui AA, Baker TE. Transfer of Interferon beta-1a into Human Breastmilk. Breastfeed Med, 2012, 7(2): 123-125.

刚地弓形虫(TOXOPLASMA GONDII)

商品名：
分　类： 感染性疾病
LRC： L4-没有数据-有潜在危险

弓形虫病是一种由刚地弓形虫引起的感染，通常因进食未煮熟的感染动物、接触被感染猫的粪便或接触感染土壤/土壤内的昆虫引起。可通过进入血液引起寄生虫血症继而进入胎盘，感染胎儿。尽管这个疾病在成人中似乎是自限性的，但它可能影响感染母亲的婴儿。一些在婴儿的感染的临床征象包括听觉丧失，发育迟缓，皮疹，癫痫。根据美国疾病预防控制中心(CDC)报道，没有研究证实弓形虫可经母乳传播。尽管母乳喂养的婴儿可能在诊断确立前就已长时间暴露在寄生虫中，但依然建议哺乳期母亲停止哺乳直到治疗开始。

成人注意事项： 成人症状包括颈部淋巴结肿大、发热、盗汗、肌肉酸痛、肝脾大。

成人剂量：

儿童注意事项：

婴儿监测内容： 发热、肌肉酸痛。

替代药物：

参考文献：

睾酮(TESTOSTERONE)

商品名： Androderm, Androgel, Axiron, Delatestryl, Depo-testosterone, Fortesta
分　类： 雄性激素
LRC： L4-有限数据-有潜在危险

睾酮是一种雄性激素，用于治疗男性睾酮分泌不足，可逆转男性青春期延迟，改善性欲，也可用于维持女性男性化。本品通过口服、注射或局部使用都能达到所需的睾酮血药浓度。

母乳喂养妇女禁用睾丸激素。虽然不知道有多少睾酮能分泌到母乳中，但即使只有少量也会对婴儿产生影响。本品可通过皮肤吸收，婴儿也就间接使用了睾酮凝胶或贴片（比如通过接触未清洗的衣物），并且可达到有效剂量。婴儿暴露于外部雄性激素下可能会加速其骨成熟，而非按照正常规律发育，从而损害他们成年后的身材。睾酮类雄性激素可能会对泌乳产生不利影响[1]。

睾酮和其他雄激素可出现在顺势疗法产品中，未受 FDA 监管。使用此类药物时请注意。

$T_{1/2}$	10～100 min	M/P	
T_{max}	24 h（IM）	PB	98%
Oral	很少	Vd	75～122 L/kg
MW	288	pKa	
RID			

成人注意事项：男性乳房发育、红细胞增多症、良性前列腺增生恶化、肝炎、多毛症。

成人剂量：肌内注射，每次 50～400 mg。

儿童注意事项：攻击性、生殖器男性化、骨龄提前、多毛症。

婴儿监测内容：生殖器男性化、骨龄提前、多毛症。

替代药物：

参考文献：

[1] Pharmaceutical manufacturers prescribing Information. Watson Pharma, 2012.

戈舍瑞林（GOSERELIN）

商品名：Histrelin, Supprelin (Histrelin), Trelstar (Triptorelin), Triptorelin, Vantas (Histrelin), Zoladex

分　类：促黄体素释放激素拮抗剂

LRC：L3－没有数据－可能适用

醋酸戈舍瑞林是促黄体生成素释放激素（LHRH）合成肽类似物，是脑垂体分泌促性腺激素的有效抑制剂[1]。男性患者初次使用本品时，本品会暂时增加血清黄体生成素(LH)和尿促卵泡素(FSH)水平。长期用药后,本品会持续抑制男性的垂体促性腺激素和血清睾酮水平。女性长期用药后,会抑制促性腺激素的分泌,垂体下调,使血清雌二醇下降到绝经后水平。血清 LH 和 FSH 在四周内被抑制到卵泡期水平。尚无本品转运至人乳中的数据,但由于其结构和分子量,本品不太可能进入乳汁中,或不太可能被婴儿口服吸收。

醋酸组氨瑞林和双羟萘酸曲普瑞林也促进黄体释放激素(促性腺激素释放激素激动剂,类似戈舍瑞林)。

$T_{1/2}$	2. 3 h	M/P	
T_{max}	12~15 d	PB	低
Oral		Vd	0. 28 L/kg
MW	1 269	pKa	6. 2
RID			

成人注意事项: 头痛、情绪变化、失眠、发热、出汗、恶心、腹部疼痛、性功能障碍、阴道炎、盆腔疼痛、骨密度下降、水肿、痤疮。

成人剂量: 每 28 天皮下注射 3. 6 mg。

儿童注意事项: 目前没有经乳汁导致婴儿不良反应的报道。

婴儿监测内容: 目前尚不清楚本品对泌乳的影响,建议关注乳汁的分泌状况。

替代药物:

参考文献:

[1] Pharmaceutical manufacturer prescribing information. 2003.

格拉默(GLATIRAMER)

商品名: Copaxone
分　类: 免疫抑制剂
LRC: L3 -没有数据-可能适用

格拉默是一种人工合成的多肽,用于治疗缓解复发型多发性硬化[1]。本品主要在干扰素治疗无效时使用。格拉默由四种氨基酸随机聚合的化合物混合而成: L -丙氨酸、L -谷氨酸、L -赖氨酸和 L -酪氨酸[1,2]。其分子量在 4 700~13 000 Da 范围内,这降低了它进入乳汁的能力。其抗原性类似髓鞘碱性蛋白,后者是一种神经元髓鞘的天然成分。这种药物具有强极性和很强的亲水性,不能透过血脑屏障,因此认为该药主要在外周发挥作用[2]。皮下注射本品后,被吸收的药物可降解成游离氨基酸和小分子肽类,因此,血浆中检测不到。尚无本品分泌入人乳中的数据,但这也不太可能。若口服本品,多数也被解聚成单个氨基酸,所以毒性不大。

$T_{1/2}$		M/P	
T_{max}		PB	
Oral	极小	Vd	
MW	4 700+	pKa	
RID			

成人注意事项: 头晕、焦虑、异常做梦、发热、胸痛、心悸、呼吸困难、出汗、恶心、尿急、虚弱、震颤、感染。

成人剂量: 每日 1 次皮下注射 20 mg。

儿童注意事项: 目前没有经乳汁导致婴儿不良反应的报道。

婴儿监测内容:

替代药物:

参考文献:

[1] Pharmaceutical manufacturer prescribing information. 2008.

[2] Neuhaus O, Kieseier BC, hartung HP. Pharmacokinetics and pharmacodynamics of the interferon-betas, glatiramer acetate, and mitoxantrone in multiple sclerosis. Journal of Neurological Sciences, 2007, 259: 27-37.

格拉司琼(GRANISETRON)

商品名: Kytril
分　类: 镇吐药
LRC: L3 -没有数据-可能适用

格拉司琼常用于治疗化疗引起的恶心呕吐。静脉注射 1 mg 的本品,血浆峰浓度为 3.63 ng/ml[1]。尚无本品转运至人乳中的数据,但其含量可能很低。此外,其他镇吐药(如昂丹司琼)可用于儿童(年龄> 1 个月)。本品不太可能对母乳喂养的婴儿有明显毒性。但是,当与化疗药一起使用时,应有一段较长的等待期以清除化疗药物。

$T_{1/2}$	3~14 h	M/P	
T_{max}	1 h	PB	65%
Oral	60%	Vd	2~4 L/kg
MW	349	pKa	9
RID			

成人注意事项：头痛、乏力、嗜睡、失眠、发热、QTc 间期延长、消化不良、腹痛、腹泻或便秘、肝酶升高、少尿。

成人剂量：每次口服 2 mg。

儿童注意事项：目前没有经乳汁导致婴儿不良反应的报道。

婴儿监测内容：镇静或失眠、腹泻。

替代药物：昂丹司琼。

参考文献：

[1] Pharmaceutical manufacturer prescribing information. 2002.

格列本脲(GLYBURIDE)

商品名：Daonil，Diabeta，Diaformin，Euglucon，Gen-Glybe，Micronase

分　类：降血糖药，磺酰脲类

LRC：L2 -有限数据-可能适用

格列本脲是第二代磺脲类药物，用于治疗非胰岛素依赖型(2 型)糖尿病[1]。它属于磺酰脲类降糖药(甲苯磺丁脲、格列吡嗪)，且是其中最有效的。格列本脲刺激胰岛素分泌，从而降低血糖。

2005 年有文章报道了两项独立研究的结果，即 2 型糖尿病妇女产后使用格列本脲或格列吡嗪的研究结果[2]。在第一个研究中，给予产后妇女单剂量的格列本脲，然后在第 2、4、6、8 小时采集乳汁样本。给予 6 名母亲 5 mg 的格列本脲，2 名母亲 10 mg 的格列本脲。所有的乳汁样本中药物含量均低于检测限(0. 005 μg/ml)。最大理论婴儿剂量与相对婴儿剂量是根据检测限来计算的。平均理论婴儿剂量小于 0. 75 μg/(kg·d)。给予 5 mg 和 10 mg 的本品时，平均相对婴儿剂量分别低于 1. 05% 和 0. 7%。

在第二项研究中，给予 3 名母亲每日 5 mg 的格列本脲[2]。在产后 5~8 天采集血浆和乳汁样本，其药物含量仅高于谷浓度和用药 4 小时后的峰浓度。所有的乳汁样本中药物含量均低于检测限(0. 08 μg/ml)。最大理论婴儿剂量和相对婴儿剂量是根据检出限计算的。平均理论婴儿剂量小于 12 μg/(kg·d)，本研究的相对婴儿剂量高(28%)；但这是相对检测灵敏度而言的，而不是相对检测乳汁的(检测不到含量)。此外，对 3 名婴儿中的 2 名进行血糖监测，均正常。

$T_{1/2}$	4~13.7 h	M/P	
T_{max}	2~4 h	PB	99%
Oral	吸收完全	Vd	0.73 L/kg
MW	494	pKa	5.3
RID	0.53%~1.05%		

成人注意事项：头痛、头晕、腹泻、便秘、食欲不振、肝酶升高、低血糖、皮疹。

成人剂量：每日 1.25~20 mg。

儿童注意事项：目前没有经乳汁导致婴儿不良反应的报道。

婴儿监测内容：呕吐、腹泻、体重增加和低血糖症状：困倦、嗜睡、面色苍白、出汗、震颤。

替代药物：二甲双胍、胰岛素。

参考文献：

[1] Pharmaceutical manufacturer prescribing information. 2006.

[2] Feig DS, Briggs GG, Kraemer JM, et al. Transfer of glyburide and glipizide into breast milk. Diabetes Care, 2005, 28: 1851-1855.

格列吡嗪(GLIPIZIDE)

商品名：Glibenese, Glucotrol, Glucotrol XL, Melizide, Minidiab

分　类：降血糖药，磺酰脲类

LRC：L2-有限数据-可能适用

格列吡嗪是一种强效的磺酰脲类降糖药[1]。它有普通制剂和缓释制剂，通过刺激胰腺分泌胰岛素来降低血糖水平，用于治疗非胰岛素依赖型糖尿病(2型)。2005年有文章报道了两项独立研究的结果，即2型糖尿病妇女产后使用格列本脲或格列吡嗪的研究结果[2]。在第二项研究中，2名母亲每日服用5 mg格列吡嗪。母亲血液样本和乳汁样本采集于产后1~2周，分别于服药前(谷浓度)和服药后4小时(峰浓度)留取样本。所有4份乳汁样本中的药物含量均低于检测限(0.08 μg/ml)。根据检测限来计算理论婴儿剂量和相对婴儿剂量的最高值，平均理论婴儿剂量小于12 μg/(kg·d)。这项研究计算得出的相对婴儿剂量偏高(高达27%)，不过这只是相对检测灵敏度而言的，而不是相对检测乳汁的(检测不到含量)。此外，监测两个婴儿的血糖水平，均正常。

$T_{1/2}$	2~5 h	M/P	
T_{max}	1~3 h	PB	98%~99%
Oral	90%~100%	Vd	0.15 L/kg
MW	446	pKa	5.9
RID			

成人注意事项：低血糖、黄疸、恶心、呕吐、腹泻、便秘。

成人剂量：每日 15~40 mg。

儿童注意事项：目前没有经乳汁导致婴儿不良反应的报道。

婴儿监测内容：呕吐、腹泻和低血糖症状：困倦、嗜睡、面色苍白、出汗、震颤。

替代药物：胰岛素、二甲双胍、格列本脲。

参考文献：

[1] Pharmaceutical manufacturer prescribing information. 2006.

[2] Feig DS, Briggs GG, Kraemer JM, et al. Transfer of glyburide and glipizide into breast milk. Diabetes Care, 2005, 28: 1851-1855.

格列美脲(GLIMEPIRIDE)

商品名：Amaryl
分　类：降血糖药，磺酰脲类
LRC：L4-没有数据-有潜在危险

格列美脲是第二代磺酰脲类降糖药，用于降低非胰岛素依赖型糖尿病患者的血糖。尚无本品分泌入人乳的数据。但是，啮齿动物的研究显示本品可分泌入乳汁中，且幼崽的血浆药物含量高[1,2]。哺乳期母亲应慎用。

$T_{1/2}$	5~9 h	M/P	
T_{max}	2~3 h	PB	>99.5%
Oral	100%	Vd	0.13 L/kg
MW	490	pKa	4.32
RID			

成人注意事项：低血糖、恶心、低钠血症、头晕、头痛、肝酶升高、视力减退。

成人剂量：每日 1~4 mg。

儿童注意事项：目前没有经乳汁导致婴儿不良反应的报道。

婴儿监测内容：呕吐、腹泻和低血糖症状：困倦、嗜睡、面色苍白、出汗、震颤。

替代药物：

参考文献：

[1] Pharmaceutical manufacturer prescribing information. 2011.
[2] Bressler R, Johnson DG. Pharmacological regulation of blood glucose levels in non-insulindependent diabetes mellitus. Arch Intern Med, 1997, 157(8): 836-848.

格隆溴铵(GLYCOPYRROLATE)

商品名：Robinul
分　类：抗胆碱能药
LRC：L3-没有数据-可能适用

格隆溴铵是一种术前抑制腺体分泌的季铵类抗胆碱能药。用药后，其血浆半衰期很短(小于5分钟)，大部分药物迅速分布于组织液中[1,2]。尚无本品分泌至人乳中的数据。但是，由于其很短的半衰期和季铵结构，大量药物分泌入乳汁也不太可能。此外，加上本品的口服生物利用度差，本品对母乳喂养的婴儿造成危险的可能性是非常微小的。

$T_{1/2}$	1.7 h	M/P	
T_{max}	5 h (PO)	PB	
Oral	10%~25%	Vd	0.64 L/kg
MW	398	pKa	
RID			

成人注意事项：视力减退、口干、心动过速。

成人剂量：每次1~2 mg，每日3次。

儿童注意事项：目前没有经乳汁导致婴儿不良反应的报道。

婴儿监测内容：镇静或烦躁、口腔和眼干燥症、尿潴留、便秘。

替代药物：

参考文献：

[1] Lacy C. Drug information handbook. Lexi-Comp Inc. Cleveland, OH, 1996.
[2] Drug Facts and Comparisons 1996 ed. ed. St. Louis, 1996.

铬(CHROMIUM)

商品名： Chromium Picrolinate
分　类： 金属元素
LRC： L3 -有限数据-可能适用

铬是葡萄糖代谢所必需的微量金属元素。口服后吸收不到1%。经产女性体内的铬基本被耗尽。由于妊娠过程中的浓缩机制，新生儿的铬水平大约是母亲的2.5倍。由于铬很难测定，所以报道的铬水平范围很大。

一篇文章报道乳汁中铬的浓度约为0.18 ng/ml，远远低于0~12月龄婴儿每日所需的0.2~5.5 μg/d[1,2]。最重要的是，母乳中铬水平并不依赖于母亲进食情况和母亲血浆中铬水平，铬是通过主动泵入机制被转运入乳汁中的。

$T_{1/2}$		M/P	
T_{max}		PB	
Oral	<1%	Vd	
MW	52	pKa	
RID			

成人注意事项： 过度使用会出现铬中毒。
成人剂量： 25~45 μg/d。
儿童注意事项： 没有相关报道。
婴儿监测内容： 过量会铬中毒。
替代药物：
参考文献：

[1] Anderson RA, Bryden NA, Patterson KY, et al. Breast milk chromium and its association with chromium intake, chromium excretion, and serum chromium. Am J Clin Nutr, 1993, 57(4): 519-523.
[2] National Institutes of Health Offce of Dietary Supplements [Internet]. Chromium dietary supplement fact sheet, 2013 [2016-07-25]. https://ods.od.nih.gov/factsheets/Chromium-HealthProfessional/#h3.

更昔洛韦(GANCICLOVIR)

商品名： Cytovene, Valcyte, Vitracert, Zirgan
分　类： 抗病毒药
LRC： L3 -没有数据-可能适用

更昔洛韦是一种鸟嘌呤衍生物，磷酸化后可以阻止单纯疱疹病毒（HSV）的 DNA 复制。已生产的剂型有眼用凝胶、栓剂、口服片剂或静脉制剂。更昔洛韦眼用凝胶用于治疗急性单纯疱疹病毒性角膜炎（树枝状溃疡）。更昔洛韦每日最大剂量为 0.375 mg，即每日 5 次，每次 1 滴。与全身用药的维持剂量相比，900 mg（口服缬更昔洛韦）和 5 mg/kg（静脉注射更昔洛韦），该眼用制剂的每日用药剂量分别约为口服剂量的 0.04%和静脉注射剂量的 0.1%。因此整体药物暴露剂量是最小的。眼用更昔洛韦的局部使用是否会导致充分的全身吸收，进而在乳汁中积累可检测到的量还未知，但这不太可能。要注意口服和静脉注射剂量可能比眼用制剂产生更高的血浆浓度和乳汁含量。哺乳期母亲进行口服或静脉用药时应谨慎[1]。

$T_{1/2}$	1.7~5.8 h	M/P	
T_{max}	1.8 h	PB	1%~2%
Oral	5%	Vd	0.2 L/kg
MW	255	pKa	
RID			

成人注意事项：发热、呕吐、腹泻、厌食、肾功能变化，中性粒细胞缺乏，血小板减少，白细胞减少，贫血，皮肤瘙痒。

成人剂量：每次口服 900 mg，每日 1 次或 2 次。

儿童注意事项：目前没有经乳汁导致婴儿不良反应的报道。

婴儿监测内容：呕吐，腹泻，体重增加。注意如果是母亲口服或静脉使用本品时。

替代药物：

参考文献：

[1] Pharmaceutical Manufacturing Prescribing Information. 2011.

汞（MERCURY）

商品名：Mercury
分　类：金属
LRC：L5 -有限数据-危险

汞是一种以各种盐的形式存在的环境污染物。汞元素可在温度计中见到，其口服吸收差（0.01%），但通过呼吸道吸入则吸收较完全（大于 80%）[1]。

大多数汞中毒是由无机汞所致,如含汞电池中毒(口服生物利用度为 7%~15%)。有机汞(甲基汞杀真菌剂、苯基汞)易吸收(口服吸收 90%)。汞中毒可导致脑病、急性肾衰竭、严重的胃肠道坏死和许多其他全身中毒症状。汞按乳汁/血浆比值转运至乳汁中,这一比例根据汞存在的形式不同而不同。Pikin 曾报道美国 100 名接触过汞的妇女乳汁中总的汞浓度为 0.9 μg/L[2]。乳汁中的汞浓度在摄入大量鱼类的人群中一般要高很多。暴露于汞污染的母亲不应哺乳。

人们对牙科汞合金的转运作了一些研究。在使用含汞合金补牙的母亲中,汞在妊娠期转运到胎儿的量要比通过母乳转运到婴儿的量高得多[3,4]。在婴儿刚刚出生时母乳中的汞含量立刻升至最高,而且这与母亲牙齿所使用的汞合金填充物的数量和大小显著相关,不过也有研究者不同意这一观点[5-7]。在这项研究中,母乳中汞含量在产后 2 个月迅速下降,并且与摄入鱼的量而不是与汞合金填充物的数量呈正相关。出生时母乳中汞平均含量是 0.9 μg/L (0.25~20.3 μg/L),2 个月后平均为 0.25 μg/L (0.25~11.7 μg/L)。作者认为母亲的汞合金填充物比吃鱼对婴儿接触到汞的重要性小。

Oskarsson 在一项对瑞典妇女的研究中指出,婴儿通过母乳接触到的汞低于 0.3 μg/(kg · d),大约只有世界卫生组织所推荐的成人每日可耐受量的一半[6]。

总而言之,这些研究得出的结论是汞填充物可增加汞转运至婴儿,且大多发生在宫内。其次,转运到乳汁中的汞在出生时短暂升高,生后 2 个月时显著下降。很显然,母乳中的汞绝大部分来源于饮食,而来自旧的汞合金填充物要少得多。应当在取出填充物后再哺乳,因为此时哺乳可能会使转运至婴儿体内的汞量增加(这与牙科医师的警惕性有很大关系)。如果可能的话,尽量推迟用汞合金填充物补牙直至孕期结束后。

牙科医师在去除旧的汞合金时可采取几种常规的预防措施。因为在打磨过程中产生的热量会使汞汽化,增加母亲对汞的吸收,所以建议牙科医师用大量的冷水来最大限度减少产热;使用橡胶垫将打磨下来的微小颗粒与口腔隔开;交替吸入空气(氧气),以最大限度减少在去除合金时汞蒸汽的吸入。

目前美国已经将甲基汞从所有的儿科疫苗中移除,但其他国家仍未实现。在婴儿前 6 个月接种的 3 剂 HBV 疫苗和 3 种 DTP 疫苗中,每种疫苗含有的乙基汞含汞量为 25 μg。在接种疫苗的这 6 个月期间,婴儿的头发含汞量增加 446%,而母亲的头发含汞量则减少了 57%。这表明,婴儿所接受的汞来源于疫苗接种,而非源于母乳[8]。

如今广泛应用的新型紧凑型荧光灯泡含有 5 mg 汞,这只是牙科使用的汞合金含汞量的 1/100。暴露于该有限剂量的汞中对于哺乳婴儿并无危害。

正常的血汞浓度应<10 ng/ml。接受最低日接触剂量的个人(如牙科医师)通常的血汞浓度约为 15 ng/ml。摄入大量鱼类的人群血汞浓度可能会达到 20 ng/ml。血液中烷基汞浓度>50 ng/ml 或无机汞 Hg^{2+} 浓度>200 ng/ml 为严重汞暴露者,需采取治疗措施。治疗方法参阅青霉胺和二巯琥珀酸条目。

$T_{1/2}$	70 d	M/P	0.27~1.0
T_{max}		PB	
Oral	可变	Vd	
MW	201	pKa	
RID			

成人注意事项: 脑损伤、急性肾衰竭、严重胃肠道坏死和许多其他全身中毒症状。

成人剂量:

儿童注意事项: 汞可大量分泌至乳汁中。转运至婴儿的量与母亲体内汞的含量有关。母乳中的汞含量在出生 2 个月后迅速下降。

婴儿监测内容: 神经发育。

替代药物:

参考文献:

[1] Wofff MS. Occupationally derived chemicals in breast milk. Amer J Indust Med, 1983, 4: 359-281.

[2] Pickin RM, Bahns JA, Filer LJ, et al. Mercury in human maternal and cord blood,placenta, and milk. Proc Soc Exp Med, 1976, 151: 565-567.

[3] Ramirez GB, Cruz MC, Pagulayan O, et al. The Tagum study I: analysis and clinical correlates of mercury in maternal and cord blood, breast milk, meconium, and infants' hair. Pediatrics, 2000, 106(4): 774-781.

[4] Yang J, Jiang Z, Wang Y, et al. Maternal-fetal transfer of metallic mercury viathe placenta and milk. Ann Clin Lab Sci, 1997, 27(2): 135-141.

[5] Drexler H, Schaller KH. The mercury concentration in breast milk resulting from amalgam fillings and dietary habits. Environ Res, 1998, 77(2): 124-129.

[6] Oskarsson A, Schultz A, Skerfving S, et al. Total and inorganic mercury in breast milk in relation to fish consumption and amalgam in lactating women. Arch Environ Health, 1996, 51(3): 234-241.

[7] Klemann D, Weinhold J, Strubelt O, et al. [Effects of amalgam fillings on the mercury concentrations in amniotic fluid and breast milk]. Dtsch Zahnarztl Z, 1990, 45(3): 142-145.

[8] Marques RC, Dorea JG, Fonseca MF, et al. Hair mercury in breast-fed infants

exposed to thimerosal-preserved vaccines. Eur J Pediatr, 2007, [Epub ahead of print].

骨化三醇(CALCITRIOL)

商品名: Rocaltrol
分　类: 维生素
LRC: L3 -有限数据-可能适用

维生素 D 是一种典型的需要经过一系列代谢途径进行活化的药物,其活性代谢产物为骨化三醇[1,25 -(OH)$_2$ -维生素 D$_3$],是最有效的人工合成维生素 D 类似物,适用于治疗长期维持血液透析和肾性骨营养不良患者的低钙血症。本品起效迅速,可用于治疗严重低钙血症。骨化三醇胃肠道吸收良好,口服后 3~6 小时血药浓度达峰[1],其中 99.9%的药物与一种特异性 α 球蛋白-维生素 D 结合蛋白结合,成人消除半衰期约 5~8 小时,儿童消除半衰期 27 小时。然而,其血浆浓度很低,均值约为 40 pg/ml。有报道称其乳汁转运量为 2.2 pg/ml[2]。鉴于维生素 D 极少转运至乳汁,常规剂量的骨化三醇并不足以对母乳喂养的婴儿产生药理作用。尽管其乳汁浓度通常很低(<20 IU/L),但不止一项研究显示,母体过量摄入维生素 D$_2$ 后乳汁中浓度增加,继而导致婴儿高钙血症[3]。可查阅维生素 D 的最新研究数据。

$T_{1/2}$	5~8 h	M/P	
T_{max}	3~6 h	PB	99.9%
Oral	100%	Vd	
MW	416	pKa	14.39
RID			

成人注意事项: 过量摄入任何形式的维生素 D 都存在风险,可能出现严重高钙血症、高钙尿症及高磷酸盐血症。高钙血症可进一步引起血管钙化、肾间质钙盐沉着及其他软组织钙化。

成人剂量: 每日 0.25~2 μg(根据适应证调整剂量)。

儿童注意事项: 目前没有经乳汁导致婴儿不良反应的报道,但大剂量用药时建议加以警惕。

婴儿监测内容: 虚弱、口干、便秘。

替代药物: 维生素 D。

参考文献:

[1] Pharmaceutical manufacturer prescribing information. 2003.
[2] Teva Pharmaceuticals USA manufacturer prescribing information. 2008.
[3] Greer FR, Hollis BW, Napoli JL. High concentrations of vitamin D2 in human milk associated with pharmacologic doses of vitamin D2. J Pediatr, 1984, 105(1): 61-64.

硅酮乳房埋置剂(SILICONE BREAST IMPLANTS)

商品名:
分　类: 其他
LRC: L3 -没有数据-可能适用

在美国,已不再应用硅酮埋植剂进行乳房增大成形术。数百万妇女应用硅酮埋置剂是为了美观。一般来讲,放置于乳房后面的植入体很少会阻断重要的导管,神经分布或血液供给。应该避免在乳晕切口,因为这可能会中断催乳素产生的传递神经。大多数母亲可以哺乳。但另一方面,已发现乳房整形手术可阻断神经传导(尤其是有延伸性的组织),导致泌乳减少。有一些报道本品会导致自身免疫性疾病,如母乳喂养的婴儿出现硬皮病伴食管功能障碍[1,2],该报道尚未证实。

一项有 15 名接受了双侧乳房硅酮植入的哺乳期母亲参加的研究[3]。对母乳、全血、牛奶和 26 种婴儿配方奶中硅酮水平进行了测定。植入组与对比照比较,母乳(分别为 55.45±35 ng/ml 和 51.05±31 ng/ml)和血液中(分别为 79.29±87 ng/ml 和 103.76±112 ng/ml)平均硅酮水平差别不大。现成的牛奶中平均硅酮水平是 708.94 ng/ml,而 26 种婴儿配方是 4 402.5 ng/ml。作者的结论是接受了硅酮植入的哺乳期母亲的乳汁及血液中的硅酮水平均与对照组相近,牛奶中水平是其 10 倍,婴儿配方奶中则更高。尚不确定摄入渗漏的硅酮是否对哺乳婴儿有害。虽然一篇已发表的文章提出可引发食管狭窄,但随即被作者召回。自然状态的硅酮是非常稳定的,尽管目前尚缺乏研究证实,但被哺乳婴儿为肠道吸收的可能性不大。硅酮普遍存在于所有的食物和液体等物质中。

成人注意事项:

成人剂量:

儿童注意事项: 目前没有经乳汁引起婴儿不良反应的报道。

婴儿监测内容:

替代药物:

参考文献:

[1] Spiera RF, Gibofsky A, Spiera H. Scleroderma in women with silicone breast

implants: comment on the article by Sanchez-Guerrero et al. Arthritis Rheum, 1995, 38(5): 719, 721.
[2] Spiera H, Kerr LD. Scleroderma following silicone implantation: a cumulative experience of 11 cases. J Rheumatol, 1993, 20(6): 958 - 961.
[3] Semple JL, Lugowski SJ, Baines CJ, et al. Breast milk contamination and silicone implants: preliminary results using silicon as a proxy measurement for silicone. Plast Reconstr Surg, 1998, 102(2): 528 - 533.

桂利嗪(CINNARIZINE)

商品名: Arlevert, Stugeron
分　类: 镇吐药
LRC: L3 -没有数据-可能适用

桂利嗪是一种用于治疗晕动病的镇吐药,但在美国并未上市[1]。本品是 H_1 受体拮抗剂,也是钙通道阻滞剂,主要用于内耳前庭障碍和下丘脑中枢性呕吐。尚无哺乳期母亲使用的数据。

$T_{1/2}$	3~6 h	M/P	
T_{max}	1~3 h	PB	91%
Oral		Vd	
MW	368	pKa	1.95, 7.5
RID			

成人注意事项: 嗜睡、头痛、口干、出汗、腹痛、黄疸、体重增加。

成人剂量: 每次 25 mg,每日 3 次。

儿童注意事项: 有报道指出儿童直接使用桂利嗪可引起疲劳和轻微脱发。目前没有经乳汁导致婴儿不良反应的报道。

婴儿监测内容: 镇静或易激惹、难醒喂养/喂养困难、体重增加、锥体外系症状。

替代药物:

参考文献:

[1] Pharmaceutical manufacturer prescribing information (South Africa). 1996.

过氧化苯甲酰(BENZOYL PEROXIDE)

商品名: Acne derm, Acne Gel, Banzagel, Benziq
分　类: 抗痤疮药
LRC: L2 -没有数据-可能适用

过氧化苯甲酰是有机过氧化物,通常用于治疗痤疮、漂白头发和牙齿等[1]。迄今为止,没有其转运入人乳汁的相关数据。过氧化苯甲酰吸收后大部分立刻被组织和胃酯酶破坏。本品不可能被全身吸收。本品局部使用大约仅有5%被吸收(在皮肤中迅速转化为苯甲酸),因此哺乳期母亲使用本品对其母乳喂养的婴儿的风险较低。

$T_{1/2}$		M/P	
T_{max}		PB	
Oral	无	Vd	
MW	242.23	pKa	
RID			

成人注意事项: 红斑、刺激、接触性皮炎。

成人剂量: 适量涂抹于患处,每日1~3次。

儿童注意事项:

婴儿监测内容:

替代药物:

参考文献:

[1] Leachman SA, Reed BR. The use ofdermatologic drugs in pregnancy and lactation. Dermatol Clin, 2006, 24(2): 167-197.

过氧化脲(CARBAMIDE PEROXIDE)

商品名: Audiologist's choice, Auraphene - B, Auro ear drops, Cankaid, Debrox, Dewax

分　类: 耵聍溶解药

LRC: L1-有限数据-适用

过氧化脲浸在甘油中稳定,但接触水分后会释放出过氧化氢和初生态氧两种强氧化剂[1]。该药用于感染部位消毒、清除耵聍及漂白牙齿和牙科矫正器。所有组织、血浆和唾液中都存在氢过氧化物酶、过氧化物酶和过氧化氢酶,过氧化脲经过上述酶系迅速代谢,极少转运入血。除非严重超量使用,否则该药不可能转运到乳汁中。

成人注意事项: 皮肤刺激、黏膜刺激、炎症、念珠菌或其他机会性感染。

成人剂量: 数滴滴至患处,每日4次,餐后或睡前用药。

儿童注意事项: 口服过量后可能致毒性。少量暴露可致黏膜炎。

婴儿监测内容：

替代药物：

参考文献：

[1] Pharmaceutical manufacturer prescribing information. 2011.

H

海洛因(HEROIN)

商品名： Heroin
分　类： 镇痛药
LRC： L5 -有限数据-危险

海洛因是二醋吗啡，它是一种前体药物，会迅速转化为 6 -单乙酰吗啡，然后代谢成吗啡(二者都是活性代谢产物)[1]。口服本品后，在肝脏发生迅速而完全的第一次代谢，吗啡的含量在口服后 30 分钟达到高峰。当卷烟吸入或吸食海洛因时，可在数秒或数分钟内达到峰值。注射海洛因也会在数秒内达到峰值，这种方式完全避免了首过代谢。海洛因的半衰期只有 3 分钟，大部分的前体药物都转化为吗啡，预计作用时间持续约 3～5 小时。众所周知，反复使用会出现耐受性。

目前尚无海洛因转运至人乳中的数据。但是，我们知道吗啡可以大量地进入人乳中[2-5]，吗啡的相对婴儿剂量范围为 9%～35%[2-5]。当非阿片类药物不足以镇痛时(如需要用于术后镇痛)，哺乳期母亲可短期使用吗啡。遗憾的是，我们无法量化消遣性使用海洛因的剂量和海洛因进入乳汁的量，因此，在哺乳期使用本品对母乳喂养的婴儿可能是危险的。可能有人认为，消遣性使用者不在吗啡的影响下或者在使用吗啡之前可以继续哺乳，这种做法是不可取的，因为这需要了解吗啡的使用剂量和药代动力学。在哺乳之前，还需要对哺乳期间使用海洛因的其他问题进行评估，如有海洛因使用史的妇女，如 HIV 的危险因素和随后使用的可能性。哺乳期间应避免使用海洛因。

$T_{1/2}$	海洛因 2～6 min；吗啡 2 h	M/P	2.45
T_{max}	0.5～1 h	PB	355
Oral	<35%	Vd	1～6 L/kg
MW	369	pKa	7.6
RID			

成人注意事项： 镇静、欣快、失眠然后昏昏欲睡、呼吸抑制、潮红、低血压、口

干、恶心、呕吐、腹部绞痛、便秘。

成人剂量：

儿童注意事项：目前尚无可用数据。

婴儿监测内容：镇静、呼吸频率减慢、脸色苍白、食欲不振、便秘、适当的体重增加。哺乳期避免使用。

替代药物：美沙酮。

参考文献：

[1] National Institute of Health. National Institute on Drug Abuse DrugFacts: Heroin, 2014. [Online Accessed Mar 25, 2016]. Available from URL: https://www.drugabuse. gov/publications/drug- facts/heroin.

[2] Feilberg VL, Rosenborg D, Broen CC, et al. Excretion of morphine in human breast milk. Acta Anaesthesiol Scand, 1989, 33(5): 426-428.

[3] Wittels B, Scott DT, Sinatra RS. Exogenous opioids in human breast milk and acute neonatal neurobehavior: a preliminary study. Anesthesiology, 1990, 73(5): 864-869.

[4] Baka NE, Bayoumeu F, Boutroy MJ, et al. Colostrum morphine concentrations during postcesarean intravenous patient-controlled analgesia. Anesth Analog, 2002, 94: 184-187.

[5] Robieux I, Koren G, Vandenbergh H, et al. Morphine excretion in breast milk and resultant exposure of a nursing infant. J Toxicol Clin Toxicol, 1990, 28(3): 365-370.

[6] American Academy of Pediatrics, Committee on Drugs. Transfer of drugs and other chemicals into human milk. Pediatrics, 2001, 108(3): 776-789.

黑升麻(BLACK COHOSH)

商品名：Actaea racemosa
分　类：植物药
LRC：L4-没有数据-有潜在危险

黑升麻根和根茎常被作为药用。传统的应用包括治疗痛经、消化不良、风湿病、止咳、驱虫。其标准提取物称为 Remifemin，在德国用于绝经期的治疗[1]。

黑升麻包含许多生物碱，包括 N-甲基胞嘧啶、其他鞣酸和萜类化合物。已确定异黄酮或芒柄花黄素成分可与雌激素受体结合[2]。腹腔内注射本品的提取物可选择性抑制黄体生成激素的释放，对促卵泡激素(FSH)或催乳素无影响[3]。这些数据似乎表明本药对某些特定的雌激素受体有很强的相互作用，可用于绝经后女性的雌激素替代治疗，但未得到深入研究。尚需更多的研究来证实本品对绝经后女性和骨质疏松症患者的疗效[1]。

没有关于黑升麻转运至乳汁的数据，但是由于其具有雌激素活性，可能会减少乳汁分泌量，该结论目前尚未得到证实。哺乳期母亲应慎用[4]。

成人注意事项： 低血压、低胆固醇血症、血管痉挛时使外周血管舒张。过量可能会引起恶心、呕吐、眩晕、视力减退、心动过缓和出汗。大剂量可引起流产，孕妇不宜使用。

成人剂量： 每次 20~40 mg，每日 2 次（随适应证而异）。

儿童注意事项： 目前没有经乳汁导致婴儿不良反应的报道。

婴儿监测内容：

替代药物：

参考文献：

[1] Murray M. Am. J. Nat. Med, 1997, 4[3]: 3-5.

[2] Jarry H. Planta Medica. 1885, 4: 316-319.

[3] Jarry H. Planta Medica. 1885, 1: 46-49.

[4] The Complete German Commission E Monographs. M. Blumenthal Amer Botanical Council. 1998.

红霉素（ERYTHROMYCIN）

商品名： Ceplac, E-Mycin, Ilotycin, EES, Emu-V E, Ery-Tab, Eryc, Erycin, Erythrocin, Erythromide, Ilosone

分　类： 抗菌药物，大环内酯类

LRC： L3-有限数据-可能适用

红霉素是一种较老的、窄谱的抗菌药物。在一项研究中，患者每日接受 400 mg 每日 3 次，乳汁浓度从 0.4 mg/L 到 1.6 mg/L[1]。每日给予高达 2 g 的剂量后，乳汁浓度范围为 1.6~3.2 mg/L。已经报道了一种与红霉素明显相关的肥厚性幽门狭窄[2]。在一项研究中，2~3 位患者接受单次 500 mg 的口服剂量，4 小时后乳汁浓度范围为 0.9~1.4 mg/L，乳汁/血浆比值为 0.92[3]。

目前，关于使用大环内酯类抗菌药物治疗新生儿感染存在一些争议，特别是对于两岁以下的婴儿，因为肥厚性幽门狭窄的风险可能增加。2003 年的一项研究调查了通过母乳暴露于大环内酯类抗菌药物的婴儿中发生婴儿肥厚性幽门狭窄的风险，结果表明并没有强烈的关联[4]。对分娩后 70 天内暴露的女婴的一项亚组分析发现，婴儿肥厚性幽门狭窄风险的增加具有统计学意义。在分娩后 42、56 和 90 天内暴露的所有其他婴儿中未发现显著的关联。2009 年，一项小型研究预测了新生儿通过母乳暴露于大环内酯类发生不良反应的风险，结果发现不良反应的发生率和类型（腹泻、皮疹等）与乳汁中阿莫西林的暴露类似[5]。这项研究太小而无法评估肥厚性幽门狭窄的风险。

$T_{1/2}$	1.5~2 h	M/P	0.92
T_{max}	2~4 h	PB	84%
Oral	可变	Vd	
MW	734	pKa	12.44
RID	1.4%~1.7%		

成人注意事项：癫痫发作、听力减退、QTc 延长、心律不齐、恶心、呕吐、腹部痉挛性腹泻、肝炎、胆汁淤积性黄疸（常见于丙酸酯十二烷基硫酸盐）和严重的皮疹。

成人剂量：每 6~12 小时 250~500 mg 基础量；每 6~12 小时 400~800 mg 琥乙红霉素（最多 4 g/d）。

儿童注意事项：幽门狭窄与新生儿中红霉素的使用和通过母乳暴露有关[4]。

婴儿监测内容：呕吐、腹泻、胃肠道菌群失调和皮疹。

替代药物：阿奇霉素、克拉霉素。

参考文献：

[1] Knowles JA. Drugs in milk. Pediatr Currents, 1972, 1: 28 - 32.

[2] Stang H. Pyloric stenosis associated with erythromycin ingested through breastmilk. Minn Med, 1986, 69(11): 669 - 670, 682.

[3] Matsuda S. Transfer of antibiotics into maternal milk. Biol Res Pregnancy Perinatol, 1984, 5(2): 57 - 60.

[4] Sorensen HT, Skriver MV, Pedersen L, et al. Risk of infantile hypertrophic pyloric stenosis after maternal postnatal use of macrolides. Scand J Infect Dis, 2003, 35(2): 104 - 106.

[5] Goldstein LH, Berlin M, Tsur L, et al. The safety of macrolides during lactation. Breastfeeding medicine, 2009, 4(4): 197 - 200.

后马托品（HOMATROPINE）

商品名：Acidobyl, Arkitropin, Homatromide, Homatropaire, Isopto Homatropine, Novatropine

分　类：抗胆碱能药

LRC：L3 -没有数据-可能适用

后马托品属于抗胆碱能药物，类似于阿托品。后马托品现在很少用于治疗十二指肠或胃溃疡或肠道问题。在特殊情况下，它也可以用来预防恶心、呕吐、晕车。没有关于哺乳期母亲使用的合适且良好的对照研究及病例报道。然而，使用本品能产生明显的干燥感，如便秘、眼干、尿潴留和其他典型的抗胆碱能症状。偶尔使用眼用制剂并不是哺乳期母亲的禁忌。

$T_{1/2}$		M/P	
T_{max}		PB	
Oral		Vd	
MW	370	pKa	9.65
RID			

成人注意事项: 视力减退、畏光、眼睛发炎、眼压升高、口干。

成人剂量: 每次 1 滴 2%的本品,每日 1 次或 2 次;每次 1 滴 5%的本品,每日 2~3 次。

儿童注意事项: 目前没有经乳汁导致婴儿不良反应的报道。

婴儿监测内容: 口干、便秘、尿潴留。

替代药物:

参考文献:

胡卢巴(FENUGREEK)

商品名:
分　类: 植物药
LRC: L3-有限数据-可能适用

胡卢巴通常以成熟风干的种子销售,其提取物可用作枫糖浆的人工矫味剂[1]。种子中含有 0.1%~0.9%的薯蓣皂苷元[2]。该种子中还发现了一些香豆素成分和大量生物碱,如胡卢巴碱、龙胆宁碱、番木瓜碱。种子中还含有约 8%的恶臭气味的油脂。当动物饮食中添加 50%的胡卢巴种时,动物血浆中的胆固醇水平会降低[3]。这可能与种子含有大量纤维素有关,也可能与甾族皂苷有关。本品还有降血糖效果,给糖尿病狗的饮食中添加胡卢巴后,胰岛素用量和血糖水平会下降[4]。尚不清楚这一作用是与其纤维素成分有关,还是与其他化学成分有关。有报道称胡卢巴可增加华法林的抗凝作用[5]。

在一项研究中,10 位在妊娠 24~38 周(平均 29 周)生产的妇女,产后服用胡卢巴胶囊 3 粒,每日 3 次,连续服用 1 周。服药期间,她们的泌乳量明显增加,从平均每日 207 ml(57~1 057 ml)增加到 464 ml(63~1 140 ml)[6],服药期间未报道任何不良反应。

另一项研究纳入了 26 名早产儿母亲(孕周小于 31 周),实验组服用胡卢巴胶囊 1 725 mg(3 粒),每日 3 次,连续服用 21 天;对照组服用安慰剂。产妇在分娩后 12 小时内开始泌乳,并每日记录泌乳量。每周测定催乳素水平,无显著变化。数据分析显示,服用胡卢巴胶囊组与安慰剂组泌乳量无统计学差异。母亲和婴儿均未出现不良反应[7]。这一研究显示胡卢巴对乳汁分泌几乎无影响。

胡卢巴适量用药时毒性有限,在美国被列为"一般公认安全物质范畴"草本植物。尿液和汗液有枫糖浆气味的报道多见。大剂量本品可能引起低血糖,但这一结论未被证实。本品作为催乳剂被广泛应用,但有效性尚未被证实。本品是否能转运进入乳汁尚不清楚,但不良反应的报道较少见。

有报道称,本品导致对鹰嘴豆和花生过敏的患者产生了过敏反应[8]。

成人注意事项:尿液和汗水有枫糖浆气味、腹泻、低血糖。

成人剂量:6 g/d。

儿童注意事项:婴儿尿液中有枫糖浆气味,1 例疑似本品引起早产儿消化道出血的报道。

婴儿监测内容:尿液中有枫糖浆气味。

替代药物:甲氧氯普胺、多潘立酮。

参考文献:

[1] Review of Natural Products Facts and Comparisons. St Louis, MO, 1996.

[2] Sauvaire Y, Baccou JC. Extraction of diosgenin, (25R) - spirost - 5 - ene - 3beta - ol; problems of the hydrolysis of the saponins. Lloydia, 1978, 41: 247.

[3] Valette G, Sauvaire Y, Baccou JC, et al. Hypocholesterolaemic effect of fenugreek seeds in dogs. Atherosclerosis, 1984, 50(1): 105 - 111.

[4] Ribes G, Sauvaire Y, Baccou JC, et al. Effects of fenugreek seeds on endocrine pancreatic secretions in dogs. Ann Nutr Metab, 1984, 28(1): 37 - 43.

[5] Lambert JP, Cormier A. Potential interaction between warfarin and boldo-fenugreek. Pharmacotherapy, 2001, 21(4): 509 - 512.

[6] Swafford S, Berens P. Effect of fenugreek on breast milk production. Abstract 5th International Meeting of the Academy of Breastfeeding Medicine September 11 - 13, 2000: Tucson, Ariz. Academy of Breastfeeding Medicine News and Views, 2000, 6(3).

[7] Reeder C, Legrand A, O'Conner-Von S, The effect of fenugreek on milk production and prolactin levels in mothers of premature infants. J Human Lact, 2011, 27: 74. Abstract. Medications & Mothers' Milk, 2017: 367.

[8] Patil SP, Niphadkar PV, Bapat MM. Allergy to fenugreek (Trigonella foenum graecum). Ann Allergy Asthma Immunol, 1997, 78(3): 297 - 300.

华法林(WARFARIN)

商品名: Coumadin, Marevan, Warflone
分　类:抗凝血药
LRC:L2 -有限数据-可能适用

华法林是一种有效的抗凝血药。本品在母体的血液循环中与蛋白高度结合(99%),因此很少分泌到人乳中。虽然进入乳汁的量很少,但是这在某种程度上取决于用药量。

在一项研究中,2 名患者使用华法林抗凝治疗,病例 1 在母乳中未检出华法林,两名婴儿凝血功能均无明显变化[1]。病例 1 的婴儿出生后随访 56 天,病例 2 的婴儿出生后随访 131 天,均未报告不良反应。在另一个研究中,13 名母亲每日给予 2~12 mg 的华法林,母乳中同样未检测出本品(检测下限 0.08 μmol/L 或 25 ng/ml)[2],母乳喂养的 7 名婴儿的血浆中均未检出华法林。使用英国矫正率(BCR)检测 4 名母乳喂养婴儿的抗凝血作用,均在正常范围内。本研究中母乳喂养的婴儿未发生出血等不良事件。根据作者文章指出,哺乳期母亲服用华法林后仍可哺乳。

$T_{1/2}$	1~2.5 d	M/P	
T_{max}	5~7 d(充分治疗)	PB	99%
Oral	吸收完全	Vd	0.14 L/kg
MW	308	pKa	4.5
RID			

成人注意事项:腹痛、腹泻、肝功能异常、贫血、皮肤瘀伤、出血(呕血、便血、尿血等)。

成人剂量:每日 2~10 mg。

儿童注意事项:目前没有经乳汁导致婴儿不良反应的报道。

婴儿监测内容:罕见皮肤瘀伤、呕血、便血、尿血。

替代药物:

参考文献:

[1] McKenna R, Cole ER, Vasan U. Is warfarin sodium contraindicated in the lactating mother? J Pediatr, 1983, 103(2): 325-327.

[2] Orme ML, Lewis PJ, De Swiet M, et al. May mothers given warfarin breast-feed their infants? Br Med J, 1977, 1(6076): 1564-1565.

环孢素(CYCLOSPORINE)

商品名: Neoral, Restasis, Sandimmune

分　类:免疫抑制剂

LRC:L3-有限数据-可能适用

环孢素作为一种免疫抑制剂,用于器官移植后减轻排斥反应及自身免疫性综合征(如关节炎等)。在最近的报道中,7 名哺乳期母亲使用环孢素治疗,乳汁中的环孢素浓度为50~227 μg/L,而她们的母乳喂养的婴儿血浆中检测不出环孢素(检测下限30 ng/ml)。估算婴儿每日经由母亲乳汁摄入的药量不足300 μg[1]。

另一项研究中,服用1剂本品320 mg/d,22小时后乳汁中药物浓度为16 μg/L,乳汁/血浆比为0.28[2]。一项研究报道,1位哺乳期母亲服用本品250 mg,每日2次,血药浓度为187 μg/L,乳汁药物浓度为167 μg/L[3],婴儿血浆中未检出环孢素。一位接受器官移植的患者服用本品300 mg,每日2次。分娩后23天、6.5周、9.7周血清环孢素浓度分别为193 ng/ml、273 ng/ml和123 ng/ml[4],相应的乳汁药物浓度分别为160 μg/L、286 μg/L和79 μg/L。摄入药物水平较高的乳汁后,婴儿摄入的药量不到母亲用药剂量的0.4%(经体重换算后)。另外一个哺乳期母亲服用环孢素3 mg/(kg·d),乳汁中平均药物浓度为596 μg/L,婴儿摄入量<0.1 mg/(kg·d)[5]。当母亲血中环孢素浓度为260 μg/L时,婴儿血谷浓度总是<3 μg/L。该婴儿未发生不良反应。

最近的一项研究中,5例哺乳期母亲分别服用环孢素5.3 mg/(kg·d)、4.0 mg/(kg·d)、5 mg/(kg·d)、4.11 mg/(kg·d)和5 mg/(kg·d),平均环孢素血浓度分别为403 μg/L、465 μg/L、97.6 μg/L、117.7 μg/L和84~144 μg/L[6]。其中一例成熟乳中药物浓度较高,可能与其脂肪含量高有关。1个婴儿有两次的血药浓度分别为131 μg/L和117 μg/L,已接近谷浓度治疗窗。其他婴儿血中均未检出环孢素(<25 μg/L)。这一研究明确提示婴儿有通过母乳喂养而获得接近治疗水平的环孢素的可能。根据这些数据估算,相对婴儿剂量大约是矫正体重因素后母亲剂量的0.78%。

2014年,报告了1例妇女服用环孢素治疗牛皮癣,她在孕周33周开始服用环孢素300 mg/d,哺乳期间服用200 mg/d[7],其婴儿纯母乳喂养6个月。在产后10、30、40和50天分别测定产妇血液和乳汁及婴儿血浆药物浓度。产妇在产后第40天服药前的血药浓度最低,为62 μg/L,产后第50天服药后2小时的血药浓度最高,为462 μg/L。产后第10天服药之前的乳汁药物浓度最低,为128 μg/L,产后第50天用药后2小时的乳汁药物浓度最高,为364 μg/L。婴儿在出生第10天的血药浓度为30 μg/L,此后不能检出。使用产后第50天乳汁药物浓度最高的数据估算,相对婴儿剂量为1.9%,婴儿摄入量为0.055 mg/(kg·d)。这名婴儿未出现相关不良事件,生长和发育均正常。

综合上述研究表明,环孢素转运至乳汁的量一般较低,但有一项研究表明,一些婴儿可能会通过母乳摄入远高于预期水平的药物。因此,哺乳期母亲使用环孢素后,应密切观察婴儿的不良反应,包括监测其血药浓度[8]。

丽眼达是环孢素的眼用制剂。经过12个月的治疗后,血浆中未检测到环孢素,因此,哺乳期母亲使用该药后,乳汁中的药物水平可能低到无法测出。

$T_{1/2}$	6~27 h	M/P	0.28~0.4
T_{max}	3.5 h	PB	93%
Oral	28%(儿童)	Vd	3.1~4.3 L/kg
MW		pKa	9.3
RID	0.05%~3%		

成人注意事项：头痛、高血压、水肿、牙髓增生、消化不良、呕吐、腹泻、肝肾功能异常、三酰甘油升高、震颤、腿部肌肉痉挛、感染频率增加、多毛症。

成人剂量：每日 5~15 mg/kg，个体差异很大。

儿童注意事项：在 14 例病例报道中，乳汁中药物浓度很低，婴儿血药浓度低到检测不出。但曾报道一例婴儿的血药浓度接近临床治疗水平。

婴儿监测内容：呕吐、腹泻、体重增加。如果出现肝功能异常(皮肤或巩膜黄染)的迹象需检查肝酶和胆红素，如果出现中毒迹象需检测药物浓度。

替代药物：

参考文献：

[1] Nyberg G, Haljamae U, Frisenette-Fich C, et al. Breast-feeding during treatment with cyclosporine. Transplantation, 1998, 65(2): 253-255.

[2] Flechner SM, Katz AR, Rogers AJ, et al. The presence of cyclosporine in body tissues and fluids during pregnancy. Am J Kidney Dis, 1985, 5(1): 60-63.

[3] K. D. T. Personal communication. 1997.

[4] Munoz-Flores-Thiagarajan KD, Easterling T, Davis C, et al. Breast-feeding by a cyclospo-rine-treated mother. Obstet Gynecol, 2001, 97(5 Pt 2): 816-818.

[5] Thiru Y, Bateman DN, Coulthard MG. Successful breast feeding while mother was taking cyclosporin. BMJ, 1997, 315(7106): 463.

[6] Moretti ME, Sgro M, Johnson DW, et al. Cyclosporine excretion into breast milk. Transplantation, 2003, 75(12): 2144-2146.

[7] Mazzuoccolo LD, Andrada R, Pellerano G, et al. Levels of cyclosporine in breast milk and passage into the circulation of the infant of a mother with psoriasis. International Journal of Dermatology, 2012, 53: 355-356.

[8] American Academy of Pediatrics, Committee on Drugs. Transfer of drugs and other chemicals into human milk. Pediatrics, 2001, 108(3): 776-789.

环苯扎林(CYCLOBENZAPRINE)

商品名：Cycoflex, Flexeril
分　类：肌肉松弛药
LRC：L3 -没有数据-可能适用

环苯扎林是中枢性骨骼肌松弛药，其结构及药理学特性类似三环类抗抑郁药(如阿米替林)[1]。作为肌肉松弛及物理治疗的辅助用药,本品可短期用于缓解急性肌肉和骨骼疼痛。本品是否能转运至乳汁尚不明了,但其分子量小、半衰期长,估计可能转运至乳汁中。根据相关产品专题报告,有近40%的成人使用本品后出现嗜睡症状。

$T_{1/2}$	18 h(8~37 h)	M/P	
T_{max}	3~8 h	PB	93%
Oral	33%~55%	Vd	高
MW	311	pKa	8.47
RID			

成人注意事项: 嗜睡、头晕、味觉障碍、口干、恶心、呕吐,偶有心动过速、低血压、心律失常。

成人剂量: 每日15~30 mg。

儿童注意事项: 尚无相关报道,但应关注。在儿科尚无须使用本品的适应证。

婴儿监测内容: 嗜睡/镇静、口干、喂养困难、呕吐。

替代药物:

参考文献:

[1] Pharmaceutical manufacturer prescribing information. 2013.

环吡酮胺(CICLOPIROX OLAMINE)

商品名: Loprox
分　类: 抗真菌药
LRC: L3 -没有数据-可能适用

环吡酮胺是一种广谱的抗真菌药物,对多种真菌都有效,包括白色念珠菌和红色毛癣菌[1]。局部使用后,平均1.3%的药物被吸收但尿中仅有0.01%的药量。局部用药全身吸收少,不会对母乳喂养的婴儿造成风险。但将本品直接用于乳头后,再行母乳喂养,对婴儿的安全性未知,因此不建议如此使用。

$T_{1/2}$	1.7 h	M/P	
T_{max}	6 h	PB	98%
Oral		Vd	
MW	268	pKa	7.2
RID			

成人注意事项：局部用药后瘙痒和烧灼感。

成人剂量：局部用药，每日 2 次。

儿童注意事项：

婴儿监测内容：

替代药物：氟康唑、咪康唑。

参考文献：

[1] Pharmaceutical manufacturer prescribing information. 2011.

环丙沙星(CIPROFLOXACIN)

商品名：Ciloxan, Cipro, Ciproxin

分　类：抗菌药物，喹诺酮类

LRC：L3 -有限数据-可能适用

环丙沙星是一种氟喹诺酮类抗菌药，主要用于治疗革兰阴性菌感染。本品转运至乳汁的水平差异较大，一些报道显示乳汁中的药物浓度甚至超过血清药物浓度。一项研究中，10 名哺乳期母亲予以环丙沙星 750 mg，每 12 小时 1 次，用药第 3 剂 2 小时后乳汁中药物浓度为 3.79 mg/L，24 小时后乳汁中药物浓度为 0.02 mg/L[1]；血清药物浓度更低，用药 3 剂后 2 小时和 24 小时的血清浓度分别为 2.06 mg/L 和 0.02 mg/L。

另一项研究中，1 名哺乳期母亲患者每日睡前予以环丙沙星 500 mg 口服，治疗第 10 天用药 11 小时后测得血清和乳汁中药物浓度分别为 0.21 μg/ml 和 0.98 μg/ml[2]。婴儿血浆药物浓度无法测得(<0.03 μg/ml)。估计这名 4 个月大的婴儿的摄入量为 0.92 mg/d 或 0.15 mg/(kg · d)，该婴儿未出现不良反应。

1 例产后 17 天的哺乳期母亲患者因为急性肾损害需要透析，予以环丙沙星 500 mg 单剂口服，用药后 4、8、12、16 小时乳汁中药物浓度分别为 3.02 mg/L、3.02 mg/L、3.02 mg/L 和 1.98 mg/L[3]。

有 1 例 2 个月大的母乳喂养的女婴因严重假膜性结肠炎住院治疗 14 天的病例报道。在母亲服用了 6 天的环丙沙星后[4]，婴儿出现进食减少、发热、恶臭腹泻、腹胀、腹部触痛等症状，粪便中找到了艰难梭菌，组织病理学也证实为假膜性结肠炎。在治疗了艰难梭菌后，婴儿症状好转。

现有的研究表明环丙沙星在乳汁中的浓度很低，但是因为环丙沙星在婴幼儿中的用药安全性有限数据，建议哺乳期母亲选用其他口服抗菌药物。环丙沙星眼用制剂吸收的剂量和临床用量极少，哺乳期母亲不禁止使用。

$T_{1/2}$	4.1 h	M/P	>1
T_{max}	0.5~2.3 h	PB	40%
Oral	50%~85%	Vd	2.1~2.7 L/kg
MW	331	pKa	7.1
RID	0.44%~6.34%		

成人注意事项：头晕、烦乱不安、QTc 间期延长、恶心、呕吐、腹泻、腹部绞痛、胃肠道出血、肝功能异常、跟腱断裂。

成人剂量：每次 500 mg，每日 2 次。

儿童注意事项：1 例母乳喂养的婴儿发生了假膜性结肠炎[4]。有 2 例在年龄小于 4 周时用药的婴儿在 12~23 个月大时出现牙齿变色[5,6]。使用环丙沙星和牙齿变色的关联需要进一步评估。

婴儿监测内容：呕吐、腹泻、肠道菌群失调、皮疹。

替代药物：阿莫西林、头孢氨苄、呋喃妥因。

参考文献：

[1] Giamarellou H, Kolokythas E, Petrikkos G, et al. Pharmacokinetics of three newer quinolones in pregnant and lactating women. Am J Med, 1989, 87(5A): 49S-51S.

[2] Gardner DK, Gabbe SG, Harter C. Simultaneous concentrations of ciprofoxacin in breast milk and in serum in mother and breast-fed infant. Clin Pharm, 1992, 11(4): 352-354.

[3] Cover DL, Mueller BA. Ciprofoxacin penetration into human breast milk: a case report. DICP, 1990, 24(7-8): 703-704.

[4] Harmon T, Burkhart G, Applebaum H. Perforated pseudomembranous colitis in the breast-fed infant. J Pediatr Surg, 1992, 27(6): 744-746.

[5] Lumbiganon P, Pengsaa K, Sookpranee T. Ciprofoxacin in Neonates and its Possible Adverse Effect on the Teeth. Pediatr Infect Dis J, 1991, 10(8): 619-620.

[6] Ghaffar F, McCracken GH. Quinolones in Pediatrics//Hooper DC, Rubinstein E, editors. Quinolone Antimicrobial Agents. Washington DC: ASM Press, 2003: 343-354.

环磷酰胺（CYCLOPHOSPHAMIDE）

商品名：Carloxan, Cycloblastin, Cytoxan, Endoxan, Endoxana, Neosar, Procytox

分　类：抗肿瘤药

LRC：L5-没有数据-危险

环磷酰胺是一种有毒性的强效抗肿瘤药，用于乳腺癌等多种肿瘤的治疗。

本品口服生物利用度为 75%，1～2 h 达峰值，消除半衰期（$T_{1/2}\beta$）为 7.5 h[1]，活性代谢物血浆半衰期近 4 个小时。环磷酰胺及代谢产物转运至中枢神经系统的量极低，这意味着转运至人乳中的量可能也很低。该药物的动力学参数根据患者肾功能、肌酐清除率和肝功能的不同有很大差异。

一些文献报道认为环磷酰胺可以转运进入人乳，其根据是至少 2 例母乳喂养的婴儿出现白细胞减少及骨髓抑制。1 例哺乳期母亲使用本品 800 mg/周，其婴儿在母乳喂养 6 周后出现明显的中性粒细胞减少[2]。另 1 例哺乳期母亲每日静脉使用本品 10 mg/kg，疗程 7 天，总量 3.5 g，其母乳喂养的婴儿也出现了白细胞减少[3]。到目前为止，尚无环磷酰胺转运至乳汁中的定量数据的报道，使用本品后应暂停哺乳至少 72 小时。

$T_{1/2}$	7.5 h	M/P	
T_{max}	2～3 h	PB	13%
Oral	75%	Vd	0.7 L/kg
MW	261	pKa	
RID			

成人注意事项：脱发、黏膜炎、心律失常、腹泻、厌食、肝功能异常、出血性膀胱炎、白细胞减少、中性粒细胞缺乏、贫血、感染。

成人剂量：每日 1～5 mg/kg。

儿童注意事项：至少 3 例母乳喂养的婴儿出现白细胞减少及骨髓抑制。

婴儿监测内容：至少暂停母乳喂养 72 小时。

替代药物：

参考文献：

[1] Pharmaceutical manufacturer prescribing information. 2005.

[2] Amato D, Niblett JS. Neutropenia from cyclophosphamide in breast milk. Med J Aust, 1977, 1(11): 383－384.

[3] Durodola JI. Administration of cyclophosphamide during late pregnancy and early lactation: a case report. J Natl Med Assoc, 1979, 71(2): 165－166.

环喷托酯（CYCLOPENTOLATE）

商品名：Cyclogyl, Cylate, Diopentolate, Minims Cyclopentolate, Ocu-Pentolate, Pentolair

分　类：扩瞳-睫状肌麻痹药

LRC：L3 -没有数据-可能适用

环喷托酯用于扩瞳,以便于屈光度测量、眼科检查及其他眼科诊断[1]。因其较阿托品起效快而作用时间短,因此受到眼科医师及验光师的青睐。本品是强效抗胆碱能药,部分被全身吸收,儿童尤其是婴儿极易受影响。据报道使用本品的眼用制剂后数例儿童出现惊厥[2],一例婴儿发生坏死性小肠结肠炎[3]。目前尚无本品转运至人乳的资料,但其血浆药物水平很低,因此推测进入乳汁的量很少,乳汁中药物水平更低。

本品在血浆的水平约为眼部的1/3 000。用药后55~124分钟,仅3%~18%的毒蕈碱型受体被药物结合。健康志愿者试验显示,用药后53分钟达到血浆峰值浓度(2. 06 nmol/L),最大受体结合率为5. 9%[4]。局部用药后,血浆受体结合率没有高到足以导致心率及P-Q时间发生显著变化。尚无用药者出现主观或客观的不良反应。另一项研究表明,用药后30分钟内达血浆峰值浓度(3 ng/ml)[5]。综合分析所有用药个例及用药剂型,本品的平均清除半衰期为111分钟。

使用本品应谨慎,用药后至少应观察6小时以减少风险。

$T_{1/2}$	111 min	M/P	
T_{max}	25~75 min	PB	
Oral		Vd	
MW	291	pKa	8. 4
RID			

成人注意事项: 惊厥、镇静、视力减退、发热、口干、眼干燥症、尿潴留、便秘。

成人剂量: 每只眼睛1~2滴。

儿童注意事项: 目前没有经乳汁导致婴儿不良反应的报道,但使用应谨慎。

婴儿监测内容: 为了减少风险,应暂停母乳喂养。

替代药物: 阿托品。

参考文献:

[1] Pharmaceutical manufacturer prescribing information, 2010.

[2] Fitzgerald DA, Hanson RM, West C, et al. Seizures associated with 1% cyclopentolate eyedrops. J Paediatr Child Health, 1990, 26(2): 106-107.

[3] Bauer CR, Trottier MC, Stern L. Systemic cyclopentolate (Cyclogyl) toxicity inthe newborn infant. J Pediatr, 1973, 82(3): 501-505.

[4] Haaga M, Kaila T, Salminen L, et al. Systemic and ocular absorption and antagonist activ-ity of topically applied cyclopentolate in man. PharmacolToxicol, 1998, 82(1): 19-22.

[5] Lahdes K, Huupponen R, Kaila T, et al. Plasma concentrations and ocular effects

of cyclopentolate after ocular application of three formulations. Br J Clin Pharmacol, 1993, 35(5): 479 – 483.

环丝氨酸(CYCLOSERINE)

商品名: Closina, Cycloserine, Seromycin
分　类: 抗结核药
LRC: L4 –有限数据–有潜在危险

环丝氨酸最初是治疗结核的一种抗菌药物,对各种葡萄球菌感染也有效。其分子量小,化学结构类似于氨基酸– D –丙氨酸,会干扰细菌细胞壁的合成。哺乳期母亲口服本品 250 mg,每日 4 次,乳汁药物浓度为 6~19 mg/L,平均浓度为 13.4 mg/L[1],接近 2 mg/(kg · d)。婴儿正常的抗结核剂量为 10~20 mg/(kg · d)。转运至人乳中的环丝氨酸浓度可能很高,哺乳期母亲使用本品后应暂停哺乳 24 h。

$T_{1/2}$	12 h	M/P	0.72
T_{max}	4~8 h	PB	不结合
Oral	70%~90%	Vd	
MW	102	pKa	4.21
RID	14.1%		

成人注意事项: 嗜睡、意识混乱、头晕、头痛、昏睡、抑郁、癫痫发作、心律失常、心力衰竭、维生素 B_{12} 缺乏、肝功能异常、震颤。

成人剂量: 每次 250 mg,每日 2 次。

儿童注意事项: 尚无相关报道。

婴儿监测内容: 困倦、嗜睡、喂养困难和体重增加。

替代药物:

参考文献:

[1] Charles E, McKenna MH, Morton RF. Studies on the absorption, diffusion, and excretion of cycloserine. Antibiot Annu, 1955, 3: 169 – 172.

环索奈德(CICLESONIDE)

商品名: Omnaris
分　类: 糖皮质激素
LRC: L3 –没有数据–可能适用

环索奈德是一种用于治疗变应性鼻炎和哮喘的喷鼻用或吸入用皮质类固

醇[1]。环索奈德是一种前体药物，需要经过酶水解生成具有药理活性的代谢产物去异丁酰基环索奈德。环索奈德及其活性代谢产物有较高的首过消除，口服生物利用度极低(<1%)。尽管没有本品在哺乳期母亲中使用的数据，但是和其他吸入用类固醇一样，预期本品几乎不带来风险。

$T_{1/2}$	6~7 h	M/P	
T_{max}	1.04 h	PB	99%
Oral	<1%	Vd	12.1 L/kg
MW	540	pKa	14.78
RID			

成人注意事项： 头痛、鼻出血、鼻咽炎、鹅口疮。

成人剂量： 喷鼻，每鼻 100 μg/d；吸入，160~320 μg/d。

儿童注意事项： 目前没有经乳汁导致婴儿不良反应的报道。

婴儿监测内容： 喂养情况、生长发育情况、体重增加情况。

替代药物： 布地奈德、氟替卡松、莫米松。

参考文献：

[1] Pharmaceutical manufacturer prescribing information. 2010.

黄热病疫苗(YELLOW FEVER VACCINE)

商品名： Arilvax，Stamaril，YF-Vax

分　类： 疫苗

LRC： L4-有限数据-有潜在危险

黄热病是一种由蚊子传播的黄病毒属导致的急性病毒性疾病。黄热病的临床类型是高度变异的，可以从亚临床感染到严重的全身多系统疾病。黄热病在3~6天的潜伏期后突然发病，通常包括发热、呕吐、头痛、畏光、腰骶痛、肢体疼痛、上腹部疼痛、呕吐以及厌食。本疾病可能发展为肝肾衰竭、血小板减少以及凝血异常引起的出血性症状。黄热病的致死率在不同研究中的差异很大，与南美相比，非洲的病例死亡率差异很大，通常有20%或更高的差异率。黄疸或者其他严重肝脏疾病与较高的死亡率相关[1]。黄热病仅发生在非洲、中美和南美洲，美国报道的病例通常为输入性病例[2]。根据2013年的数据，世界卫生组织(WHO)估计发生了大约17万例黄热病的严重病例，该病导致29 000~60 000例患者死亡[3]。

黄热病疫苗是减毒活病毒制剂，由黄热病病毒株17D型制成[1]。17D疫苗被认为是有史以来最安全和最有效的活病毒疫苗之一。作为减毒疫苗，接种该疫苗后母亲如果哺乳，婴儿的风险很大。2009 年巴西出现了一例黄热病病毒可能通过母乳传播的报道，一位母亲在接种黄热病疫苗后，给予 23 日龄的婴儿母乳喂养，8 天后婴儿出现发热和癫痫发作。对这名婴儿脑脊液的黄热病疫苗进行病毒（17D）检测，确诊了患儿出现黄热病毒性脑膜脑炎[4,5]。加拿大医学协会杂志最近发表了一份报告，一位母亲在接种黄热病疫苗 30 天后，她的 5 周龄的婴儿通过母乳喂养罹患黄热病。婴儿出现发热、局灶性癫痫发作、易怒以及呕吐。婴儿的血清检测提示黄热病特异性 IgM 抗体阳性，更重要的是婴儿脑脊液中检出黄热病抗原[6]。尽管在这两个病例中，母乳样品未经检测，但推测母乳是最有可能的传播途径。这两个病例中，婴儿均完全康复，在 5 个月及 6 个月的随访中，没有出现神经系统后遗症[4-6]。

根据 CDC 的建议，所有年龄大于 9 个月，黄热病传染地区的旅行或者生活者均应接种疫苗。对母乳喂养 9 个月以内婴儿的母亲应尽量避免接种本疫苗。然而，如果哺乳期母亲无法避免进入或滞留于疾病流行区域，或暴露于黄热病病毒载量高的地区，则疫苗潜在的受益高于潜在的风险，应该考虑接种疫苗[7]。研究发现，在多达 80%～100%的病例中，17D 疫苗病毒在接种后 10～13 天已不再存在于血清中[7,8]。这表明在接种后 2 周，母乳喂养对婴儿的风险最小。

成人注意事项：头痛、肌痛、低热。局部反应（包括注射部位水肿、超敏反应和疼痛）。

成人剂量：

儿童注意事项：有一例母亲在 8 天前接受黄热病疫苗接种，随后其婴儿发生严重癫痫和疫苗脑炎的报道。尽管没有充分资料证明本婴儿是通过母乳感染的，CDC 认为这名婴儿可能通过母亲的乳汁感染了病毒[9]。婴儿和儿童的风险可以很严重，包括疫苗引起的脑炎，其中大部分发生于小于 3 岁的婴儿（n=7）。

婴儿监测内容：

替代药物：

参考文献：

[1] Pharmaceutical manufacturer prescribing information. 2005.

[2] Pickering LK BC，Kimberlin DW，Long SS. Red Book：2009 Report of the Committee on Infectious Diseases. AAP CoID，2009.

[3] World Health Organization（WHO）. Yellow fever fact sheet May 2016［Online］. Available from URL：http://www.who.int/mediacentre/factsheets/fs100/en/.

[4] Chen LH，Zeind C，Mackell S，et al. Yellow fever virus transmission via breastfeeding：follow-up to the paper on breastfeeding travelers. J Travel Med，2010，17(4)：286－287.

[5] Couto AM SM. Transmission of Yellow Fever Vaccine Virus Through Breast-

Feeding-Brazil, 2009. MMWR Morbidity and Mortality Weekly Report, 2010, 59.

[6] Kuhn S, Twele-Montecinos L, MacDonald J, et al. Case report: probable transmission of vaccine strain of yellow fever virus to an infant via breast milk. Cmaj, 2011, 183(4): E243－245.

[7] Staples JE, Gershman M, Fischer M. Yellow fever vaccine: recommendations of the Advisory Committee on Immunization Practices (ACIP). MMWR Recomm Rep, 2010, 59(RR－7): 1－27.

[8] Reinhardt B, Jaspert R, Niedrig M, et al. Development of viremia and humoral and cellular parameters of immune activation after vaccination with yellow fever virus strain 17D: a model of human favivirus infection. J Med Virol, 1998, 56(2): 159－167.

[9] Shealy KR. International Travel with Infants & Children: Travel and Breastfeeding. Centers for Disease Control and Prevention, July 2015 [Online]. http://wwwnc.cdc.gov/travel/yellowbook/2016/international-travel-with-infants-children/travel-breastfeeding.

黄酮哌酯(FLAVOXATE)

商品名: Urispas
分　类: 肾脏-泌尿系统用药
LRC: L3 -没有数据-可能适用

黄酮哌酯是一种解痉药,用于治疗尿痛、尿急、夜尿症、尿频或尿失禁[1]。本品可直接松弛膀胱壁平滑肌,用于治疗儿童遗尿症。尚无本品转运至人乳汁的相关数据。

$T_{1/2}$		M/P	
T_{max}	2 h	PB	
Oral	吸收完全	Vd	
MW	391	pKa	7.3
RID			

成人注意事项: 困倦、口干、紧张不安、头疼、意识错乱、恶心、呕吐、视力减退。禁用于幽门或十二指肠梗阻、消化道出血、尿路梗阻患者。

成人剂量: 每次 100~200 mg,每日 3~4 次。

儿童注意事项: 目前没有经乳汁导致婴儿不良反应的报道。

婴儿监测内容: 嗜睡、口干、呕吐。

替代药物:

参考文献:

[1] Pharmaceutical manufacturer prescribing information. 1997.

磺胺醋酰钠(SULFACETAMIDE SODIUM)

商品名: Bleph-10, Isopto Cetamide, Sulf-10
分　类: 抗菌药物,磺胺类
LRC: L2-有限数据-可能适用

磺胺醋酰是磺胺的N-乙酰基衍生物之一[1]。磺胺醋酰钠是抑制细菌酶系统的抑菌药物,它能覆盖许多革兰阳性菌,但不能覆盖奈瑟氏菌属、黏质沙雷菌或铜绿假单胞菌。磺胺口服已发现可以大量排泄至母乳中,但磺胺醋酰钠是局部使用,因此转运到乳汁中的量应该会很少。因为磺胺类药物可能在出生后的最初几周内增加胆红素脑病的风险,所以,作为同类药物的磺胺醋酰钠不应用于新生儿期。早产儿和新生儿应避免使用该药。

$T_{1/2}$	7~13 h	M/P	
T_{max}		PB	
Oral		Vd	
MW	214.2	pKa	
RID			

成人注意事项: 可能引起发热和刺痛。
成人剂量: 每3小时滴1~2滴,连续使用7~10天。
儿童注意事项:
婴儿监测内容:
替代药物:
参考文献:

[1] Pharmaceutical manufacturer prescribing information. 2010.

磺胺甲噁唑(SULFAMETHOXAZOLE)

商品名:
分　类: 抗菌药物,磺胺类
LRC: L3-没有数据-可能适用

磺胺甲噁唑是一种常用的磺胺类抗菌药物,可少量进入乳汁中。在一项研究中,40名产后不足6天的妇女接受了800 mg的单次剂量,每日2次,另外还有10名妇女接受了800 mg的单次剂量,每日3次。每日随机测量其乳汁中的药物浓度[1]。结果磺胺甲噁唑的平均含量为 4. 71 mg/L(测量次数为 718 次)。相对婴儿剂量范围为 2%~3. 09%,远低于婴儿产生临床效果的浓度。尽管如此,早产儿、高胆红素血症新生儿、G6PD 缺陷的婴儿和出生不足一月的婴儿(尤其是不足 22 天的婴儿)应慎用。磺胺类药物将胆红素从其结合位点置换下来,这将导致产后早期的婴儿游离血浆胆红素升高。Ito 报道一些婴儿摄入磺胺甲噁唑后出现了厌食现象[2]。

$T_{1/2}$	10. 1 h	M/P	0. 06
T_{max}	1~4 h	PB	62%
Oral	完全	Vd	
MW	253	pKa	
RID	2. 06%~3. 09%		

成人注意事项: 头痛、眩晕、发热、恶心、呕吐、腹痛、腹泻、肝肾功能异常、高钾血症、低钠血症、溶血性贫血、恶血质、过敏反应及严重皮疹。

成人剂量: 每次 400~800 mg,每日 1~2 次。

儿童注意事项: 有 2 例报道婴儿食欲不振。

婴儿监测内容: 皮肤和巩膜黄染,检查胆红素,如有溶血性贫血的风险需检查全血细胞计数。

替代药物:

参考文献:

[1] Miller RD, Salter AJ. The passage of trimethoprim/sulphamethoxazole into breast milk and its signifcance//Daikos GK. Progress in Chemotherapy. Proceedings of the Eight International Congress of Chemotherapy, Athens, 1973. Athens: Hellenic Society for Chemotherapy, 1974.

[2] Ito S, Blajchman A, Stephenson M, et al. Prospective follow-up of adverse reactions in breast-fed infants exposed to maternal medication. Am J Obstet Gynecol, 1993, 168(5): 1393-1399.

磺胺甲噁唑+甲氧苄啶(SULFAMETHOXAZOLE+TRIMETHOPRIM)

商品名: Bactrim, Cotrim, Cotrimox, Resprim-Forte, Septra, Sulfatrim, Cotrimoxazole

分　类: 抗菌药物,磺胺类

LRC: L3 -有限数据-可能适用

复方磺胺甲噁唑是一种复方制剂,用于急性中耳炎、肺炎球菌肺炎、旅行者腹泻、志贺氏菌病和尿路感染等的抗感染治疗。

磺胺甲噁唑少量通过乳汁分泌[1]。其半衰期比其他磺胺类更长。早产儿、高胆红素血症新生儿、G6PD 缺陷的婴儿和出生不足一月的婴儿(尤其是不足 22 天的婴儿)应慎用。小儿半衰期为 14.7~36.5 小时(新生儿)或 8~9 小时(较大的婴儿)。

在一项研究中,50 名患者的乳汁中甲氧苄啶的平均浓度为 2 mg/L[2]。其 M/P 为 1.25。另一组妇女每日用药 2~4 次,每次 160 mg,其乳汁中药物浓度为 1.2~5.5 mg/L。因其可能会干扰叶酸代谢,所以哺乳期母亲应避免长期用药,或者给婴儿补充叶酸。然而,临床上甲氧苄啶的整个用药期间或在较大婴儿中很少发生问题[3]。该药相对婴儿剂量为 4%~9%。

$T_{1/2}$	磺胺甲噁唑/甲氧苄啶:10.1 h/8~10 h	M/P	磺胺甲噁唑/甲氧苄啶:0.06/1.25
T_{max}	磺胺甲噁唑/甲氧苄啶:1~4 h/1~4 h	PB	磺胺甲噁唑/甲氧苄啶:62%/44%
Oral	磺胺甲噁唑/甲氧苄啶:完全/完全	Vd	
MW	磺胺甲噁唑/甲氧苄啶:253/290	pKa	磺胺甲噁唑/甲氧苄啶:/6.6
RID			

成人注意事项:头痛、眩晕、发热、恶心、呕吐、腹痛、腹泻、肝肾功能异常、高钾血症、低钠血症、溶血性贫血、恶血质、过敏反应、严重皮疹。

成人剂量:每次磺胺甲噁唑 400~800 mg/甲氧苄啶 80~160 mg,每日 1~2 次。

儿童注意事项:目前没有经乳汁导致婴儿不良反应的报道。

婴儿监测内容:皮肤和巩膜黄染,检查胆红素,如有溶血性贫血的危险需检查血常规。

替代药物:

参考文献:

[1] Rasmussen F. Mammary excretion of sulphonamides. Acta Pharmacol Toxicol, 1958, 15: 138-148.

[2] Miller RD, Salter AJ. The passage of trimethoprim/sulphamethoxazole into breast milk and its signifcance//Daikos GK, ed. Progress in Chemotherapy. Proceedings of the Eight International Congress of Chemotherapy, Athens, 1973. Athens: Hellenic Society for Chemotherapy, 1974.

[3] Pagliaro, Levin. Problems in Pediatric Drug Therapy. Hamilton, IL: Drug Intelligence Publications, 1979.

磺胺嘧啶银(SILVER SULFADIAZINE)

商品名： Dermazin, Flamazine, SSD Cream, Silvadene, Thermazene
分　类： 抗菌药物，磺胺类
LRC： L3 -没有数据-可能适用

磺胺嘧啶银是一种局部用抗菌软膏，主要用于减少烧伤患者发生败血症的风险。其中的银成分不被皮肤吸收[1]。磺胺嘧啶可被部分吸收。大面积长期应用后，血浆中磺胺嘧啶可达到治疗量水平。虽然已证实磺胺类药可分泌至乳汁，但除了可能在新生儿期引起胆红素脑病外，并没有其他的影响。世界卫生组织认为，哺乳期母亲可以使用磺胺嘧啶银[2]。

$T_{1/2}$	10 h(磺胺)	M/P	
T_{max}		PB	
Oral	完全	Vd	
KG		pKa	
RID			

成人注意事项： 过敏性皮疹、肾衰竭、结晶尿。

成人剂量：

儿童注意事项： 未见相关报道，研究有限。新生儿期应密切观察。

婴儿监测内容：

替代药物：

参考文献：

[1] McEvoy GE. AFHS Drug Information. New York: NY, 2003.
[2] Anon. Breastfeeding and Maternal Medication. Geneva, Switzerland: World Health Organization, 2002.

磺达肝癸钠(FONDAPARINUX SODIUM)

商品名： Arixtra
分　类： 抗凝血药
LRC： L3 -没有数据-可能适用

磺达肝癸钠是一种治疗和预防深静脉血栓的人工合成戊糖。磺达肝癸钠可增强抗凝血酶Ⅲ对 Xa 因子的抑制作用，从而阻碍凝血级联反应和血栓形成[1]。本品是一种戊糖，分子量大，故不可能进入乳汁，如有药物进入乳汁房室，也不能被婴儿口服吸收。尚没有磺达肝癸钠经乳汁转运至婴儿的数据，但是基于本品的药代动力学性质,本品很难转运至婴儿。

$T_{1/2}$	17~21 h	M/P	
T_{max}	2~3 h	PB	94%
Oral	无	Vd	0.1~0.16 L/kg
MW	1 728	pKa	
RID			

成人注意事项: 出血(如皮下出血、尿血、便血)、肝功能异常、贫血、血小板减少、皮疹。

成人剂量: 每日 2.5~10 mg。

儿童注意事项: 目前没有经乳汁导致婴儿不良反应的报道。

婴儿监测内容: 皮下出血、尿血、呕血、便血。

替代药物:

参考文献:

[1] Pharmaceutical manufacturer prescribing information. 2008.

灰黄霉素(GRISEOFULVIN)

商品名: Fulcin, Fulvicin, Gris-PEG, Griseostatin, Grisovin, Grisovin-FP
分　类: 抗真菌药
LRC: L3 -没有数据-可能适用

灰黄霉素是一种古老的抗真菌药。新的抗真菌药安全性更高,故灰黄霉素已经很少使用。本品对癣菌有效,对白色念珠菌无效[1,2]。无可用的人类数据。在一项研究中,给予牛 10 mg/(kg·d)的剂量,连用 5 天[相当于人类剂量 5 mg/(kg·d)],乳汁中的药物浓度为 0.16 mg/L。虽然这些数据不能直接类推到人类,但是能证明在某些物种中本品可分泌入乳汁。成人口服本品与低风险的肝癌有关。灰黄霉素仍然是治疗儿童头癣(癣)的常用药物,且是首选药物。

$T_{1/2}$	9~24 h	M/P	
T_{max}	4~8 h	PB	
Oral	低至 50%	Vd	
MW	353	pKa	
RID			

成人注意事项：头痛、头晕、乏力、失眠、意识混乱、恶心、呕吐、腹泻、肝肾功能异常、黄疸、白细胞减少、皮疹。

成人剂量：每日 500~1 000 mg(微粒型)或 330~375 mg(超微粒型)。

儿童注意事项：目前没有经乳汁导致婴儿不良反应的报道。

婴儿监测内容：失眠、昏睡、呕吐、腹泻。如果有黄疸的症状应检查肝功能和胆红素。

替代药物：氟康唑。

参考文献：

[1] McEvoy GE. AFHS Drug Information. New York: NY, 2003.

[2] Huddleston WA. Antifungal activity of Penicillium griseofulvin mycelium. Vet Rec, 1970, 86(3): 75-76.

霍乱疫苗(CHOLERA VACCINE)

商品名：Cholera Vaccine, Dukoral
分　类：疫苗
LRC：L3-没有数据-可能适用

霍乱疫苗有口服制剂，也有含有等量的苯酚灭活的 Ogawa 和 Inaba 血清型霍乱弧菌的灭菌溶液。

经霍乱疫苗免疫的母亲乳汁的抗霍乱抗体(IgA、IgG)的水平明显增加[1]。哺乳期母亲并不禁忌使用本品，母乳喂养的婴儿通常会免于霍乱感染。本品被批准用于 6 个月以上人群。

成人注意事项：乏力、发热、头痛、注射部位疼痛。

成人剂量：0.5 ml，肌内注射或皮下注射，间隔 1 周至 1 月后再注射 1 剂。

儿童注意事项：没有相关报道。

婴儿监测内容：

替代药物：

参考文献：

[1] Merson MH, Black RE, Sack DA, et al. Maternal cholera immunization and secretory IgA in breast milk. Lancet, 1980, 1(8174): 931-932.

J

激素类避孕药(HORMONAL CONTRACEPTION)

商品名: Oral Contraceptives
分　类: 避孕药
LRC: L3 -没有数据-可能适用

市场上有数十种激素避孕产品,以及用于其他医疗目的的含有相同/相似激素的剂型。尽管化合物种类、剂量和用药途径不同(口服,注射,子宫内用药等),这些药物都含有雌激素和/或孕激素类似物。

激素避孕药可能降低泌乳量和质量;虽然这个观点已经存在很多年了,但一直都缺乏支持这一观点的证据[1-4]。因此,建议在产后尽可能长时间后再开始激素避孕,而且建议使用仅含孕激素的产品以避免降低泌乳量[5]。

1983年发表的一项研究纳入了330名妇女,从产后第30天起使用非激素避孕药(NHC),或口服避孕药(COC)及铜制宫内节育器(Cu IUD)。研究发现COC组中有较多婴儿在6~8个月时停止母乳喂养(在第6个月时COC组为16.3%,NHC组为9%,Cu IUD组为4.7%)[6]。三组所有女性中约40%在一年之内不再母乳喂养。研究还发现,COC组的婴儿体重在正常范围之内,但与NHC组相比,在6和12个月时的体重增加明显较小。

在一项2012年发布的随机双盲试验中,对比了产后两周服用仅含孕激素的避孕药(0.35 mg炔诺酮)与服用COCs(0.035 mg炔雌醇+ 1 mg炔诺酮)的影响[7]。在本研究中,两组的持续母乳喂养率在8周时(COCs组64.1% vs. 仅含孕激素组63.5%)及6个月时均无统计学差异。无论她们在哪一组,有婴儿配方奶粉供给以及对母乳喂养有担忧的女性都更有可能停止母乳喂养。虽然没有发现泌乳量的差异,但这项研究缺少与安慰剂组的对比(孕激素对泌乳量的影响没有得到评估),并且有潜在的偏差,因为只有母亲对泌乳量变化的主观感受,而不是实际数量的分析。

一些研究已经表明,左炔诺孕酮对泌乳量的影响有限,因为发现这种产品浓度通常很低(通常在埋植剂或宫内节育器中)[8]。在一项研究中,120名使用含有孕激素的埋植剂的女性在产后5~6周进行母乳喂养时并没有监测到任何影响[9]。在另一项研究中,分别使用左炔诺孕酮宫内节育系统或铜制宫内节育器的163名和157名女性,12个月内均没有观察到母乳喂养、婴儿生长和婴儿发育的影响[10]。虽然研究数据表明左炔诺孕酮的影响小到近乎没有,我们仍收到婴儿风险中心的许多报告,表明在插入左炔诺孕酮宫内节育器后对泌乳量产生了抑制。

鉴于这些证据相互矛盾,迄今为止的数据也不够严格,当需要激素避孕时,应推荐使用低剂量仅含孕激素的口服避孕药。如果需要联合其他口服避孕药,建议使用低雌激素的产品。产后早期泌乳期前是泌乳量改变最敏感的时期,因此,建议等待尽可能长的时间后再使用(最少4周)[5]。应告知所有服用激素避孕药的母亲可能对泌乳产生的影响,并对其进行监测。还应指出的是,雌激素产品在产后早期会对母亲造成严重健康危害,因为它们会进一步增加产后高凝状态的风险[11]。ACOG、WHO和CDC建议哺乳期母亲不要在产后早期使用复方避孕产品[12-18]。

雌激素和孕激素被少量分泌到乳汁中,对婴儿的健康并无临床相关的影响。关于哺乳期母亲用药的研究表明,这类产品典型的RID小于1%(炔雌醇的RID <1%,孕激素<0.1%)[19-20]。

成人注意事项:头痛、高血压、恶心、呕吐、胆囊病变、肝功能异常、腹痛、腹胀、突破性出血、长斑、闭经、水肿、血栓(深静脉栓塞、肺动脉栓塞、卒中、心肌梗死)。可能抑制泌乳。

成人剂量:

儿童注意事项:已经报道了几例男婴乳房发育症,但极少见。

婴儿监测内容:

替代药物:

参考文献:

[1] Booker DE, Pahl IR. Control of postpartum breast engorgement with oral contraceptives. Am J Obstet Gynecol, 1967, 98(8): 1099-1101.

[2] Booker DE, Pahl IR, Forbes DA. Control of postpartum breast engorgement with oral contraceptives. II. Am J Obstet Gynecol, 1970, 108(2): 240-242.

[3] Gambrell RDJ. Immediate postpartum oral contraception. Obstet Gynecol, 1970, 36(1): 101-106.

[4] Kennedy KI, Short RV, Tully MR. Premature introduction of progestin-only contraceptive methods during lactation. Contraception, 1997, 55(6): 347-350.

[5] Queenan J. Exploring contraceptive options for breastfeeding mothers. Obstet Gynecol, 2012, 119(1): 1-2.

[6] Croxatto HB, Diaz S, Peralta O, et al. Fertility regulation in nursing women: IV. Long-term influence of a low-dose combined oral contraceptive initiated at day 30 postpartum upon lactation and infant growth. Contraception, 1983, 27(1): 13-25.

[7] Espey E, Ogburn T, Leeman L, et al. Effect of progestin compared with combined oral contraceptive pills on lactation. Obstet Gynecol, 2012, 119(1): 5-13.

[8] Shaaban MM, Salem HT, Abdullah KA. Influence of levonorgestrel contraceptive implants, NORPLANT, initiated early postpartum upon lactation and infant growth. Contraception, 1985, 32(6): 623-635.

[9] Shaaban MM. Contraception with progestogens and progesterone during lactation. JSteroid BiochemMolBiol, 1991, 40(4-6): 705-710.

[10] Shaamash AH, Sayed GH, Hussien MM, et al. A comparative study of the levonorgestrel-releasing intrauterine system Mirena(R) versus the Copper T380A intrauterine device during lactation: breast-feeding performance, infant growth and infant development. Contraception, 2005, 72(5): 346-351.

[11] de Bastos M, Stegeman BH, Rosendaal FR, et al. Combined oral contraceptives: venous thrombosis. The Cochrane database of systematic reviews, 2014, 3: CD010813.

[12] ACOG practice bulletin. No. 73: Use of hormonal contraception in women with coexisting medical conditions. Obstetrics and gynecology, 2006, 107(6): 1453-1472.

[13] Technical consultation on hormonal contraceptive use during lactation and effects on the newborn: summary report, Geneva, Switzerland, 22 October 2008: World Health Organization, 2010.

[14] Centers for Disease C, Prevention. Update to CDC's U. S. Medical Eligibility Criteria for Contraceptive Use, 2010: revised recommendations for the use of contraceptive methods during the postpartum period. MMWR. Morbidity and mortality weekly report, 2011, 60(26): 878-883.

[15] ACOG practice bulletin. No. 73: Use of hormonal contraception in women with coexisting medical conditions. Obstetrics and gynecology, 2006, 107(6): 1453-1472.

[16] Cardiovascular disease and use of oral and injectable progestogen-only contraceptives and combined injectable contraceptives. Results of an international, multicenter, case-control study. World Health Organization Collaborative Study of Cardiovascular Disease and Steroid Hormone Contraception. Contraception, 1998, 57(5): 315-324.

[17] Heinemann LA, Assmann A, DoMinh T, et al. Oral progestogen-only contraceptives and cardiovascular risk: results from the Transnational Study on Oral Contraceptives and the Health of Young Women. The European journal of contraception & reproductive health care: the official journal of the European Society of Contraception, 1999, 4(2): 67-73.

[18] Lidegaard O, Lokkegaard E, Jensen A, et al. Thrombotic stroke and myocardial infarction with hormonal contraception. The New England journal of medicine, 2012, 366(24): 2257-2266.

[19] Neville MC, McFadden TB, Forsyth I. Hormonal regulation of mammary differentiation and milk secretion, 2002, 7(1): 49-66.

[20] Technical consultation on hormonal contraceptive use during lactation and effects on

the newborn: summary report, Geneva, Switzerland: World Health Organization, 2010.

吉非贝齐(GEMFIBROZIL)

商品名: Ausgem, Gemcor, Gemhexal, Lopid
分　类: 降血脂药
LRC: L3 -没有数据-可能适用

吉非贝齐是一种降血脂药,主要通过降低血清极低密度脂蛋白来降低甘油三酯水平[1],也可少量降低血清胆固醇。给予 800 mg 的剂量时平均血药浓度为 33 μg/ml。尚无本品转运至人乳汁中的数据。胆固醇和其他胆固醇生物合成产物是胎儿和新生儿发育的重要组成部分;因此,目前尚不清楚本品对于需要高胆固醇水平的母乳喂养婴儿是否安全。在获得更多数据之前,建议慎用。

$T_{1/2}$	1.5 h	M/P	
T_{max}	1~2 h	PB	99%
Oral	97%	Vd	
MW	250	pKa	4,7
RID			

成人注意事项: 口干、上腹部疼痛、肝功能异常、便秘、腹泻、胀气。血液学变化包括血细胞比容、白细胞、血红蛋白的改变。

成人剂量: 每次 600 mg,每日 2 次。

儿童注意事项: 目前没有经乳汁导致婴儿不良反应的报道,但建议使用前评估风险与获益。

婴儿监测内容: 增重、生长。

替代药物:

参考文献:

[1] McEvoy GE. AFHS Drug Information. New York: NY, 2003.

吉米沙星(GEMIFLOXACIN)

商品名: Factive
分　类: 抗菌药物,喹诺酮类
LRC: L3 -没有数据-可能适用

吉米沙星是一种氟喹诺酮类抗菌药物,用于治疗广泛的革兰阳性菌和革兰阴性菌引起的感染。它通过抑制细菌 DNA 合成而发挥作用[1]。无吉米沙星在人体乳汁中分泌的数据。某些氟喹诺酮类药物会分泌入乳汁中(如环丙沙星、氧氟沙星)。因儿童和母乳喂养的患儿使用氟喹诺酮类的安全性有限数据,若有替代药物不推荐哺乳期母亲使用本品。

$T_{1/2}$	7 h	M/P	
T_{max}	0.5~2 h	PB	60%~70%
Oral	71%	Vd	4.2 L/kg
MW	485	pKa	
RID			

成人注意事项: 头痛、恶心、呕吐、腹泻、肝肾功能异常、中性粒细胞缺乏、血小板减少、皮疹。

成人剂量: 每日 320 mg。

儿童注意事项: 无可用数据。

婴儿监测内容: 呕吐、腹泻、胃肠道菌群失调和皮疹。

替代药物:

参考文献:

[1] Pharmaceutical manufacturer prescribing information. 2004.

吉西他滨(GEMCITABINE)

商品名: Gemzar
分　类: 抗肿瘤药
LRC: L4 -没有数据-有潜在危险

吉西他滨是一种核苷类似物,用于治疗转移性乳腺癌、非小细胞肺癌和胰腺癌。吉西他滨的消除符合二室模型。据报道,本品的终点消除半衰期为:女性 49 分钟,但长时间输注后长达 638 分钟[1]。短时间输注(<70 分钟)后,分布容积为 50 L/m^2(1.24 L/kg),表明短时间输注后吉西他滨没有广泛分布于组织中。长时间输注,分布容积增加到 370 L/m^2(9.14 L/kg),表明吉西他滨在组织中的分布缓慢地达到平衡。吉西他滨代谢为一种活性代谢产物,三磷酸吉西他滨,后者可从外周血的单核细胞中提取。来自单核细胞的三磷酸吉西他滨的终点半衰期为 1.7~19.4 小时。在一周内,剂量的 92%~98%被重吸收,且几乎全部进入尿液。缺乏转运至乳汁的数据。应建议哺乳期母亲停止哺乳至少 7 天。

$T_{1/2}$	短时间输注 49 min;长时间输注 245 ~ 638 min;活性代谢产物 1.7~9.4 h	M/P	
T_{max}	30 min(IV)	PB	可忽略不计
Oral		Vd	1.24~9.14 L/kg
MW	299.7	pKa	3.6
RID			

成人注意事项: 嗜睡、口腔炎、呕吐、肝肾功能异常、血尿、蛋白尿、白细胞减少、中性粒细胞缺乏、血小板减少、贫血、水肿、皮疹。

成人剂量: 剂量根据方案调整。

儿童注意事项:

婴儿监测内容: 停止母乳喂养至少 7 天。

替代药物:

参考文献:

[1] Pharmaceutical manufacturer prescribing information. 2005.

己酮可可碱(PENTOXIFYLLINE)

商品名: Trental
分　类: 降低血液黏滞度药物
LRC: L2 -有限数据-可能适用

己酮可可碱及其代谢产物可以通过降低血液黏稠度,使血液流动性得到改善。本品是甲基黄嘌呤衍生物,与咖啡因结构相似,其在体内被广泛代谢,代谢产物的半衰期不长。5 名哺乳期母亲使用单剂量 400 mg 的己酮可可碱,原型药的平均 M/P 比值为 0.87[1]。代谢产物的 M/P 比值较低,分别为 0.54、0.76 和 1.13。用药 2 小时后的平均乳汁药物浓度为 73.9 μg/L。

$T_{1/2}$	0.4~1.6 h	M/P	
T_{max}	1 h	PB	
Oral	完全	Vd	
MW	278	pKa	
RID	0.2%		

成人注意事项：呼吸困难、味觉减退、消化不良、恶心、呕吐、腹胀、腹泻、出血。

成人剂量：400 mg，每日 3 次。

儿童注意事项：尚无报道。

婴儿监测内容：

替代药物：

参考文献：

[1] Witter FR, Smith RV. The excretion of pentoxifylline and its metabolites into human breast milk. Am J Obstet Gynecol, 1985, 151(8): 1094 – 1097.

脊髓灰质炎疫苗（口服）（POLIO VACCINE, ORAL）

商品名：Vaccine-Live Oral Trivalent Polio
分　类：疫苗
LRC：L3 –没有数据–可能适用

口服脊髓灰质炎疫苗是由三种减毒的脊髓灰质炎活病毒混合而成[1]。乳汁中含有与母体血液循环一致的口服脊髓灰质炎病毒抗体[2]。婴儿早期接触病毒可能会减少抗体的产生，但这不是主要问题。由于抗体产生减少，不建议婴儿在 6 周龄之前进行疫苗接种。在这个阶段，乳汁中的抗体不会影响婴儿抗体的产生。在婴儿出生 6 周后，母亲才能进行疫苗接种。

成人注意事项：皮疹、发热。

成人剂量：

儿童注意事项：目前没有经乳汁导致婴儿不良反应的报道。

婴儿监测内容：

替代药物：

参考文献：

[1] Pharmaceutical manufacturer prescribing information. 1996.
[2] Adcock E, Greene H. Poliovirus antibodies in breast-fed infants. Lancet, 1971, 2 (7725): 662 – 663.

脊髓灰质炎疫苗（灭活）（POLIO VACCINE, INACTIVATED）

商品名：Ipol
分　类：疫苗
LRC：L3 –没有数据–可能适用

灭活脊髓灰质炎疫苗用于预防脊髓灰质炎[1]。没有足够的研究证实哺乳期使用本品会对婴儿造成风险。如果以前未免疫或计划前往小儿麻痹症流行地区,哺乳期母亲可以接种灭活脊髓灰质炎疫苗。婴儿应根据推荐的儿童免疫计划接种灭活脊髓灰质炎疫苗[2]。

成人注意事项: 注射部位疼痛、发热、疲劳、食欲不振、呕吐、烦躁不安。

成人剂量:

儿童注意事项: 目前没有经乳汁导致婴儿不良反应的报道。来自 IPV 管理的不良反应报告:注射局部反应、发热、食欲不振、呕吐、皮疹、烦躁。

婴儿监测内容:

替代药物:

参考文献:

[1] Pharmaceutical manufacturer prescribing information. 2009.

[2] Pickering LK, Baker CJ, Long SS, et al. Red Book: 2009 Report of the Committee on Infectious Diseases. 28th ed. Elk Grove Village, IL: American Academy of Pediatrics, 2009.

加巴喷丁(GABAPENTIN)

商品名: Horizant, Neurontin
分　类: 抗惊厥药
LRC: L2-有限数据-可能适用

加巴喷丁是一种较老的抗惊厥药,主要用于治疗伴或不伴有继发性全身发作的部分性发作。它也可用于带状疱疹后神经痛、神经病理性疼痛。与许多抗惊厥药不同,加巴喷丁几乎不被代谢,完全经肾脏排出,不诱导肝酶,耐受性良好[1-3]。在一项研究中,一位母亲服用负荷剂量 600 mg 后,每日服用 1 800 mg,在 2 小时、4 小时、8 小时乳汁中的药物含量分别为 11. 1 mg/L、11. 3 mg/L、11 mg/L。乳汁/血浆比约为 0. 86,相对婴儿剂量为 2. 3%。未观察到加巴喷丁对婴儿有不良反应[4,5]。另外一位母亲服用负荷剂量 800 mg 后,每日服用 2 400 mg,在 2 小时、4 小时、8 小时乳汁中的药物含量分别为 9. 8 mg/L、9 mg/L、7. 2 mg/L。根据这些数据,婴儿每日约接受体重校正的母亲剂量的 3. 7%~6. 5%。在这两个婴儿身上均未观察到不良事件。在另外一项研究中,5 位母亲每日服用 900~3 200 mg 的加巴喷丁,产后 2 周至 3 个月的平均乳汁/血浆比在 0. 7~1. 3 范围内。在 2 至 3 周时,有两名婴儿可检测到加巴喷丁的浓度(1. 3 μmol/L 和 1. 5 μmol/L),一名未检测到。这些含量都远低于母亲血浆中的正常含量(11 ~ 45 μmol/L)。假设每日乳汁摄入量为 150 ml/(kg · d),估计婴儿加巴喷丁的剂量为 0. 2~1. 3 mg/(kg · d),这相当于经体重校正的母亲剂量的 1. 3%~3. 8%。3 个月后,另外一个母乳喂养婴儿的血浆加巴喷丁含量为 1.9 μmol/L。作者总结说,如果在所有的婴儿中都能检测到本品,其含量也是很低的,而且也没有报道药物对这些婴儿存在不良反应。

总之,发表的数据显示,哺乳期婴儿血浆中加巴喷丁的暴露量太低,不太可能对母乳喂养婴儿造成不良影响。

$T_{1/2}$	5~7 h	M/P	0.7~1.3
T_{max}	1~3 h	PB	<3%
Oral	50%~60%	Vd	0.8 L/kg
MW		pKa	3.68, 10.70
RID	6.6%		

成人注意事项: 头晕、嗜睡、体重增加、呕吐、震颤、中枢神经系统抑制。突然撤药可能导致严重的癫痫发作。

成人剂量: 每次 300~600 mg,每日 3 次。

儿童注意事项: 目前没有经乳汁导致婴儿不良反应的报道。

婴儿监测内容: 镇静或易怒、难醒喂养/喂养困难、呕吐、震颤。

替代药物:

参考文献:

[1] Goa KL, Sorkin EM. Gabapentin. A review of its pharmacological properties and clinical potential in epilepsy. Drugs, 1993, 46(3): 409-427.

[2] Ramsay RE. Clinical effiacy and safety of gabapentin. Neurology, 1994, 44(6 Suppl 5): S23-S30.

[3] Dichter MA, Brodie MJ. New antiepileptic drugs. N Engl J Med, 1996, 334(24): 1583-1590.

[4] Hale TW, Ilett KF, Hackett P. Personal communication. 2002.

[5] Kristensen JH, Ilett KF, Hackett LP, et al. Gabapentin and Breastfeeding: A Case Report. J Hum Lact, 2006, 22(4): 426-428.

[6] Ohman I, Vitols S, Tomson T. Pharmacokinetics of gabapentin during delivery, in the neonatal period, and lactation: does a fetal accumulation occur during pregnancy? Epilepsia, 2005, 46(10): 1621-1624.

加尼瑞克(GANIRELIX)

商品名: Antagon (ganirelix), Cetrorelix, Cetrotide (cetrorelix)
分　类: 女性生殖系统药物
LRC: L3-没有数据-可能适用

加尼瑞克是一种促黄体生成激素释放激素(LHRH 拮抗剂),用于治疗女性不孕症。加尼瑞克可以快速、可逆的竞争性抑制促性腺激素的分泌[1]。进而抑制促黄体素的释放。月经中期的促黄体激素(LH)激增能引起数个生理反应,包括:排卵、卵母细胞减数分裂恢复和黄体形成。该药用于预防一些不孕妇女过早出现 LH 峰。虽然没有这种十肽转运至人乳汁中的数据,但由于其肽类的结构和较大的分子量,这种情形不太可能。而且,这种十肽也不可能稳定存在于婴儿的胃肠道中或口服吸收过程中。

$T_{1/2}$	16.2 h	M/P	
T_{max}	1.1 h	PB	82
Oral	无	Vd	0.62 L/kg
MW	1 570	pKa	4.2, 9.8
RID			

成人注意事项: 不良事件包括腹痛、胎儿死亡、头痛、卵巢过度刺激综合征和阴道出血。

成人剂量: 每日皮下注射 250 μg。

儿童注意事项: 目前没有经乳汁导致婴儿不良反应的报道。

婴儿监测内容:

替代药物:

参考文献:

[1] Pharmaceutical manufacturer prescribing information. 2003.

加替沙星(GATIFLOXACIN)

商品名: Tequin, Zymar, Zymaxid
分　类: 抗菌药物,喹诺酮类
LRC: L3 -没有数据-可能适用

与氧氟沙星、左氧氟沙星、环丙沙星类似,加替沙星是一种氟喹诺酮类抗菌药物[1,2]。制造商的报告称,加替沙星可以分泌入动物乳汁中,但没有关于人类的研究数据。有其他氟喹诺酮类药物(如环丙沙星、氧氟沙星)进入人乳中的数据。对婴儿最可能产生的风险是肠道菌群的改变。

加替沙星滴眼液:没有其进入乳汁中的可用数据。但是,已报道在一组患者中最高血浆浓度仅为 2.7 ng/ml。其平均 C_{max} 和预估的每日暴露量比口服治疗剂量 400 mg 加替沙星后的 C_{max} 和 AUC 分别低 1 600 和 1 000 倍[1]。眼用本品后不太可能在乳汁中积累有临床意义的药物量。6 名健康男性受试者使用高剂量的加替沙星滴眼液(0.3% 或 0.5%),即每只眼睛滴2滴,前7天每次2滴,每日4次,后3天每次2滴,每日8次,所有受试者的血浆药物含量均低于定量下限(5 ng/ml)[2]。由于眼部使用加替沙星后血浆药物含量很低,母乳喂养的婴儿的血浆药物暴露量极不可能产生临床效应。

由于氟喹诺酮类药物在儿童和母乳喂养的婴儿中有限数据,如果有替代疗法,不建议哺乳期母亲使用本品。

$T_{1/2}$	7.1 h	M/P	
T_{max}	12 h	PB	20%
Oral	96%	Vd	1.5 L/kg
MW	402	pKa	5.94, 9.21
RID			

成人注意事项: 已报道的有腹泻、恶心、阴道炎、头痛、头晕、过敏反应、寒战、发热、心悸、腹痛等症状。已报道的中枢神经系统症状有焦虑、紧张、失眠和妄想症。

成人剂量: 每日 400 mg。

儿童注意事项: 呕吐、腹泻、胃肠道菌群失调和皮疹。

婴儿监测内容:

替代药物: 氧氟沙星、左氧氟沙星。

参考文献:

[1] Giamarellou H, Kolokythas E, Petrikkos G, et al. Pharmacokinetics of three newer quinolones in pregnant and lactating women. Am J Med, 1989, 87(5A): 49S-51S.

[2] Pharmaceutical manufacturer prescribing information. 2006.

甲氨蝶呤(METHOTREXATE)

商品名: Folex, Ledertrexate, Methoblastin, Rheumatrex

分　类: 抗代谢物

LRC: L4-有限数据-有潜在危险

甲氨蝶呤是一种有效的并且可能有害的叶酸抗代谢物,用于关节炎和其他免疫综合征,本品也被用作输卵管妊娠时的堕胎药。少量甲氨蝶呤会分泌到母乳中,美国儿科学会在 2001 年发布的声明中建议,哺乳期应该避免使用甲氨蝶呤[1]。

1972 年发表的一项案例报告中,一例口服 22. 5 mg/d 甲氨蝶呤治疗绒毛膜癌的女性,用药后两小时,甲氨蝶呤在母乳中的浓度是 2. 6 μg/L,母乳/血浆比值是 0. 08[2]。口服后的最初 12 个小时内,母乳中的甲氨蝶呤累积分泌物只有 0. 32 μg。该研究的作者认为,哺乳期母亲使用甲氨蝶呤治疗,不是母乳喂养的禁忌。

2014 年发表的第二篇案例报告中,一名女性使用甲氨蝶呤治疗类风湿关节炎,用法为皮下注射 25 mg,每周 1 次[3]。因这名女性的病情在使用柳氮磺吡啶,羟氯喹和强的松的情况下,出现了继续恶化,因此在其产后 151 天重新开始了甲氨蝶呤治疗。用药后 1 小时,产妇血清药物浓度是 0. 92 μmol/L,用药后 2 小时,12 小时及 24 小时母乳药物浓度是 0. 05 μmol/L(可检测到但低于定量标准)。作者估计婴儿平均剂量为 3. 4 μg/(kg · d)(22. 7 μg/L),这是基于母亲用药 24 小时后 0. 05 μmol/L 的稳定残留浓度决定的。作者发现相对婴儿剂量约为 1%。该婴儿直到 5 个月大时均持续母乳喂养,此间婴儿的母亲重新开始使用甲氨蝶呤,并连续使用了九个月。该名婴儿无任何不良反应的报道。

鞘内用药后,血浆药物水平差异较大,但通常低于那些口服或者肌内注射同等剂量后的血浆药物水平。甲氨蝶呤的消除符合二室模型,最终在成人体内的消除半衰期为 8~15 小时(在儿童体内为 1~6 小时)[4]。在肾功能减退或在那些给予高剂量药物的患者中,甲氨蝶呤有更长的半衰期。

此外,甲氨蝶呤被认为可在人体组织内(特别是在胃肠细胞和卵巢细胞里)存留很长一段时间(数月)[5]。虽然甲氨蝶呤在人类母乳中的浓度非常低,但由于本品的毒性,以及对于新生儿胃肠细胞的未知影响,可能明智的做法是抽出和弃用母亲单次剂量用药(如用于宫外孕诱发流产时,50 mg/m^2 肌内注射)后至少 24 小时的母乳,或者每周使用 1 次(如治疗风湿性关节炎)。若使用的剂量非常高(>75 mg),或经常用药(超过每周 1 次),母亲弃用母乳的时间可能需要延长(可考虑中断哺乳至 4 天)。在计划超过每周 1 次使用甲氨蝶呤的母亲中应该完全停止哺乳。

哺乳婴儿预防性使用甲酰四氢叶酸可能是有效的,但缺乏相关研究,并且目前没被临床试验认可(最有效的剂量还是未知的)。

请注意: 如果哺乳期的女性在未来有妊娠计划,应该注意: 研究表明在怀孕前数月使用甲氨蝶呤的女性,有更高的胎儿畸形、流产和死胎的风险[6, 7]。所以,若夫妻双方任何一方使用了至少三个月到一年的甲氨蝶呤治疗,应延迟怀孕[7]。

$T_{1/2}$	8~15 h	M/P	>0.08
T_{max}	1~2 h(PO);30~60 min(IM)	PB	50%
Oral	20%~95%	Vd	0.4~0.8 L/kg
MW	454	pKa	3.41
RID	0.13%~0.95%		

成人注意事项：头晕、头痛、疲乏、情绪不稳、认知失调、癫痫、脱发、耳鸣、视觉障碍、胸痛、低血压、厌食、恶心、呕吐、腹泻、黑便、膀胱炎、肝肾功能异常、血栓、血小板减少、贫血、粒细胞缺乏、感染风险增加、光敏性皮炎、各类严重皮疹。

成人剂量：10~25 mg 肌内注射，或者每周 1 次皮下注射，剂量变化较大。

儿童注意事项：没有经乳汁导致婴儿不良反应的报道，但是建议慎用。

婴儿监测内容：患者需在最后一剂使用后至少 24 小时，才能开始重新哺乳，观察婴儿是否呕吐、腹泻以及呕吐物、粪便或尿液中是否有血。若有肝功能或肾功能异常、贫血、血小板减少或者出现免疫缺陷的临床表现，应监测相关实验室指标。

替代药物：

参考文献：

[1] American Academy of Pediatrics, Committee on Drugs. Transfer of drugs and other chemicals into human milk. Pediatrics, 2001, 108(3): 776-789.

[2] Johns DG, Rutherford LD, Leighton PC, et al. Secretion of methotrexate into human milk. Am J Obstet Gynecol, 1972, 112(7): 978-980.

[3] Thorne JC, Nadarajah T, Moretti M, et al. Methotrexate use in a breastfeeding patient with rheumatoid arthritis. The Journal of Rheumatology, 2014, 41(11): 2322.

[4] Grochow LB, Ames MM. A clinician's guide to chemotherapy pharmacokinetics and pharmacodynamics. 1st ed. Baltimore, MD: Williams & Wilkins, 1998.

[5] Oliverio VT, Davidson JD. The physiological disposition of dichloromethotrexate-C136 in animals. The Journal of pharmacology and experimental therapeutics. 1962, 137: 76-83.

[6] Walden PA, Bagshawe KD. Pregnancies after chemotherapy for gestational trophoblastic tumours. Lancet, 1979, 2(8154): 1241.

[7] Pharmaceutical manufacturer prescribing information. 2011. http://mmm.ibreastfeeding.com/drugs/edit/445#tab1.

甲苯达唑(MEBENDAZOLE)

商品名: Sqworm, Vermox
分　类: 驱虫药
LRC: L3 -没有数据-可能适用

甲苯达唑是一种驱虫药,主要用于治疗蛲虫,不过对蛔虫、钩虫以及许多其他线虫也有效。本品口服吸收差。有报道一位患者每次口服 100 mg,每日 2 次,连用 3 天,产乳量急剧减少[1]。然而,另外报道的 4 位产后正在哺乳的母亲每次服用 100 mg,每日 2 次,连用 3 天后,有一位患者的乳汁样本中未检测出甲苯达唑,这项研究并没有发现乳汁量的改变[2]。考虑到本品口服吸收差以及蛋白结合率高,乳汁中的药物不可能转运到婴儿体内引起相应的临床效应。

$T_{1/2}$	2.8~9 h	M/P	
T_{max}	0.5~7 h	PB	高
Oral	2%~10%	Vd	
MW	295	pKa	8.44
RID			

成人注意事项: 腹泻、腹痛、恶心、呕吐、头痛、观察到母亲乳汁量减少。
成人剂量: 每次 100 mg, 每日 2 次。
儿童注意事项: 没有经乳汁导致婴儿不良反应的报道。可能会抑制乳汁的生成。
婴儿监测内容:
替代药物: 噻嘧啶。
参考文献:

[1] Rao TS. Does mebendazole inhibit lactation? N Z Med J, 1983, 96(736): 589-590.
[2] Kurzel RB, Toot PJ, Lambert LV, et al. Mebendazole and postpartum lactation. N Z Med J, 1994, 107(988): 439.

甲苯磺丁脲(TOLBUTAMIDE)

商品名: Glyconon, Mobenol, Oramide, Orinase, Rastinon
分　类: 降血糖药,磺酰脲类
LRC: L3 -没有数据-可能适用

甲苯磺丁脲是短效的、用于刺激胰岛素分泌的磺酰脲类降糖药物,用于治疗2型糖尿病。本品仅低浓度分泌到乳汁中。予以每次500 mg,每日2次的剂量,2个患者的药物乳汁浓度分别为3 μg/L和18 μg/L[1]。两位母亲血浆平均浓度为35 μg/L和45 μg/L。

$T_{1/2}$	4.5~6.5 h	M/P	0.09~0.4
T_{max}	3.5 h	PB	93%
Oral	吸收完全	Vd	0.1~0.15 L/kg
MW	270	pKa	5.3
RID	0.004%~0.02%		

成人注意事项: 头痛、恶心、味觉减退、肝功能异常和低血糖。

成人剂量: 每日250~2 000 mg。

儿童注意事项: 目前没有经乳汁导致婴儿不良反应的报道。

婴儿监测内容: 低血糖的征象——疲倦、嗜睡、面色苍白、出汗、震颤。

替代药物:

参考文献:

[1] Moiel RH, Ryan JR. Tolbutamide orinase in human breast milk. Clin Pediatr (Phila), 1967, 6(8): 480.

甲吡酮(METYRAPONE)

商品名: Metopirone
分　类: 诊断试剂,其他
LRC: L2-有限数据-可能适用

甲吡酮是一种内源性肾上腺皮质激素合成抑制剂。本品是肾上腺皮质功能亢进症的诊断用药。在一例案例报道中,一位产后刚满一周的患者接受250 mg,每日4次,连续服药近9周,母乳样品分析甲吡酮及其代谢物。乳汁中的甲吡酮的浓度、绝对婴儿剂量和相对婴儿剂量分别为11 μg/L、1.7 μg/(kg·d)和0.02%;其代谢产物RAC甲吡醇的乳汁浓度、绝对婴儿剂量和相对婴儿剂量分别为48.5 μg/L、7.3 μg/(kg·d)和0.08%[1]。作者认为哺乳期使用甲吡酮不太可能对婴儿造成重大危害。

$T_{1/2}$	1.9	M/P	
T_{max}	1 h	PB	
Oral	完全	Vd	
MW	226	pKa	
RID	0.06%		

成人注意事项：高血压、恶心、头痛、皮疹、痤疮、脱发、镇静、多毛症、骨髓抑制、肾上腺皮质功能不全。

成人剂量：30 mg/kg。

儿童注意事项：

婴儿监测内容：

替代药物：

参考文献：

[1] Hotham NJ, Ilett KF, Hackett LP, et al. Transfer of metyrapone and its metabolite, rac-metyrapol, into breast milk. J Hum Lact, 2009, 25(4): 451-454.

甲地孕酮(MEGESTROL)

商品名：Megace, Megace ES
分　类：孕激素
LRC：L4-没有数据-有潜在危险

甲地孕酮是一种用于治疗晚期乳腺癌和子宫内膜癌以及艾滋病相关的恶病质的孕酮衍生物[1]。目前尚无哺乳期母亲使用甲地孕酮以及甲地孕酮转运至母乳中的相关数据。作为一种孕酮衍生物，甲地孕酮可能与其他孕酮衍生物相似，可抑制哺乳期母亲的乳汁分泌。因此，为了避免影响乳汁分泌，一般建议在产后尽量多间隔一段时间(至少 6~8 周)再使用孕酮类药物治疗。

孕酮治疗对新生儿的影响尚不清楚。但是，一般认为天然的孕酮可经母乳分泌，但新生儿口服后的生物利用度很低。目前仅有极少的几例案例报道了孕酮治疗引起新生男婴乳腺发育。

$T_{1/2}$	34 h	M/P	
T_{max}	1~5 h	PB	
Oral		Vd	
MW	384.51	pKa	
RID			

成人注意事项：头痛、情绪不稳、失眠、高血压、潮热、恶心、呕吐、腹泻、阳痿、停经、高血糖症、贫血、白细胞减少、血栓、水肿、体重增加。

成人剂量：每日 400~800 mg。

儿童注意事项：

婴儿监测内容：少量存在于母乳中。已有报道产后早期使用有可能抑制母乳分泌。

替代药物：

参考文献：

[1] Pharmaceutical manufacturer prescribing information. 2011.

甲泛影钠(METRIZOATE)

商品名：Angiocontrast，Isopaque
分　类：诊断试剂,对比剂
LRC：L2-有限数据-可能适用

甲泛影钠是一种离子型对比剂。对比剂(钡除外)均属于碘化合物,该类化合物使 X 射线,CT 扫描和其他放射操作中暴露的器官可视化[1,2]。这些化合物是高碘苯甲酸衍生物。含碘化合物一般在哺乳期是禁用的,但对比剂非常特殊,因为它们属于惰性化合物并且能大部分代谢出体外。在一项对 4 名哺乳期母亲的研究中,使用甲泛影钠的剂量为 0.58 g/kg(每毫升 350 mg 碘),甲泛影钠在注射后 3 小时和 6 小时母乳中的含量为 14 mg/L[1]。在头 24 小时内的平均浓度仅为 11.4 mg/L。注射后 24 小时,估计总共 1.7 mg/kg 会转移到婴儿,这只是母亲剂量的 0.3%。这类对比剂几乎不会被口服吸收(< 0.1%)。甲泛影钠的半衰期只有 2 小时,因此,从该途径摄入的量只有临床应用剂量的 0.3%。甲泛影钠分泌到乳汁的量很小,得出的结论是哺乳期可以接受静脉注射甲泛影钠。

$T_{1/2}$	60~140 min	M/P	
T_{max}		PB	极低
Oral		Vd	
MW	627	pKa	
RID	0.29%		

成人注意事项：头痛、头晕、咳嗽、打喷嚏、心动过速、低血压、呕吐、寒战、热感、荨麻疹、过敏反应-过敏性休克。

成人剂量：

儿童注意事项：

婴儿监测内容：

替代药物：

参考文献：

[1] Nielsen ST, Matheson I, Rasmussen JN, et al. Excretion of iohexol and metrizoate in human breast milk. Acta Radiol, 1987, 28(5): 523-526.

[2] Steinberg, Evans JA. Isopaque 440 (metrizoate); a new cardiovascular contrast medium. Experience with 100 consecutive cases. Am J Roentgenol Radium Ther Nucl Med, 1967, 101(1): 229-233.

甲氟喹(MEFLOQUINE)

商品名：Lariam
分　类：抗疟疾药
LRC：L2-有限数据-可能适用

甲氟喹是一种抗疟疾药，结构类似于奎宁。本品可在红细胞内浓集，所以半衰期长[1]。随访两位妇女单剂量服用 250 mg 后，乳汁/血浆比值在前 4 天为 0.13~0.16[2]。乳汁药物浓度的范围是 32~53 μg/L。可惜这些研究并非在稳态下进行的，稳态时转运到婴儿体内的药量在一定程度上有可能会增加。根据制药商的说法，本品分泌到母乳中的量非常小，约为母体剂量的 3%。

假如母乳中的药物浓度为 53 μg/L，婴儿乳汁摄入量为 150 ml/(kg·d)，那么婴儿每日摄入本品的量约为 8 μg/(kg·d)。这不足以保护婴儿免患疟疾。婴儿预防疟疾的剂量为每周 5 mg/kg。到目前为止，尚无不良反应的报道。

$T_{1/2}$	10～21 d	M/P	0.13～0.27
T_{max}	1～2 h	PB	98%
Oral	85%	Vd	19 L/kg
MW	414	pKa	
RID	0.1%～0.2%		

成人注意事项：头痛、发热、疲乏、多梦、易怒、耳鸣、视觉障碍、呕吐、腹泻，厌食、肌肉疼痛。

成人剂量：每周 250 mg。

儿童注意事项：没有经乳汁导致婴儿不良反应的报道。

婴儿监测内容：烦躁、失眠、呕吐、腹泻、体重增加。

替代药物：

参考文献：

[1] Pharmaceutical manufacturer prescribing information. 1995.
[2] Edstein MD, Veenendaal JR, Hyslop R. Excretion of mefloquine in human breast milk. Chemotherapy, 1988, 34(3): 165－169.

甲睾酮(METHYLTESTOSTERONE)

商品名：Android, Methitest, TestRed
分　类：雄激素
LRC：L4－没有数据－有潜在危险

甲睾酮是一种合成雄激素，代谢为睾酮。睾酮是男性性激素，用于治疗男性睾酮缺乏症，逆转男性青春期发育延迟，改善性欲，以及作为女变男变性的一部分。

哺乳期母亲很少使用甲睾酮和睾丸激素。尚不清楚睾酮是否能转运至乳汁中，但即使少量也可能会影响到哺乳婴儿。婴儿暴露于外源性雄激素，可能会加速骨成熟而没有呈线性的比例增长，从而损害其成年后的身高。雄激素如睾酮可能会对乳汁分泌产生不良影响[1]。

$T_{1/2}$	10～100 min	M/P	
T_{max}	1～2 h	PB	98%
Oral		Vd	
MW	302	pKa	
RID			

成人注意事项：男性乳房发育、红细胞增多症、肝炎、多毛症。

成人剂量：每日 10~50 mg。

儿童注意事项：攻击性行为、生殖器男性化、晚期骨龄、多毛症。

婴儿监测内容：生殖器男性化、晚期骨龄、多毛症。

替代药物：

参考文献：

[1] Pharmaceutical manufacturers prescribing Information. Valeant Pharmaceuticals. 1973.

甲基苯丙胺(METHAMPHETAMINE)

商品名：Anadrex, Desoxyephedrine, Desoxyn, Methedrine, Pervitin
分　类：中枢神经兴奋药
LRC：L5 -有限数据-危险

甲基苯丙胺是一种强效的中枢神经兴奋药，通常被认为是一种违禁药物。部分甲基苯丙胺通过 N -去甲基化代谢为苯丙胺。在两名女性偶尔娱乐时通过静脉注射苯丙胺的研究中，收取两份超过 24 h 的乳汁样本[1]。静脉注射的剂量不清楚，用药 24 小时后，在这两个实验对象中的乳汁中，甲基苯丙胺的平均浓度分别为 111 ng/ml 和 281 ng/ml，苯丙胺的平均浓度分别为 4 ng/ml 和 15 ng/ml。对于 1 和 2 这两个实验对象，甲基苯丙胺加上苯丙胺(相当于甲基苯丙胺的当量)的婴儿绝对剂量分别是 17. 5 μg/(kg · d) 和 44. 7 μg/(kg · d)。

2015 年发表的一项研究测定了甲基苯丙胺在母亲尿液和乳汁中低于检测下限所需要的总时间[2]。研究中包括了 33 名妇女，33 个研究对象中有 22 个人的母乳样本无法检测出甲基苯丙胺(最后一次使用药物的平均时间为 72. 2 h)。剩下的 11 个研究对象中，只有 2 名参与者提供了至少 4 个连续样本用于分析。第一个受试者在分娩前 53 个小时吸食甲基苯丙胺，她的第一个乳汁样本中含有 142 ng/ml 的甲基苯丙胺。第二个受试者在分娩前 68 小时吸食甲基苯丙胺，她的第一个乳汁样本中含有 344. 5 ng/ml 的甲基苯丙胺。在这两名实验对象的婴儿体内，出生后 24 小时内的平均剂量为 21. 3 μg/(kg · d)(59. 3 μg) 和 51. 7 μg/(kg · d) (93 μg)。在这两名实验对象的乳汁中，甲基苯丙胺在使用约 100 h 后就无法检测到了，然而，在她们的尿液中仍然可以检测到的时间分别再持续了 75 h 和 30 h。研究发现，第一个受试者母乳中药物排泄半衰期为 11. 3 h，而第二个受试者则为 30. 3 h；该研究的作者因此猜测：是否有可能存在剂量依赖型的排泄模式。

甲基苯甲胺是一种强效的神经毒素，已知会导致多巴胺能退化，大脑多巴胺和血清素神经元丧失。本品还是一种强力的中枢神经兴奋药,会使人上瘾。长期使用后,会引起妄想症。我们建议哺乳期母亲在哺乳期间避免使用这种药物。其他的减少婴儿暴露的策略包括:尿液检测阴性后或者在母亲最后一次使用后至少100小时后(期间抽出乳汁并丢弃)才开始哺乳。

$T_{1/2}$	4~13.6 h	M/P	
T_{max}		PB	
Oral	64%~70%	Vd	
MW	185.7	pKa	9.87
RID			

成人注意事项: 身体的影响可能包括厌食、多动、瞳孔散大、口干、头痛、心动过速、血压升高、体温过高、腹泻、心律不齐、失眠、卒中甚至死亡。严重的蛀牙和痤疮在频繁的滥用者中很常见。精神效应包括欣快、性欲增强、焦虑、自大、社交能力、攻击性行为、偏执的精神分裂症症状和精神病。

成人剂量:

儿童注意事项: 有一例关于婴儿通过母乳摄取了甲基苯丙胺引起死亡的案例报告[3]。根据这份报告的作者认为,该婴儿的血浆药物水平太低不能引起这种症状,因此这个死亡的病因有争议。

婴儿监测内容: 哺乳期禁用。

替代药物:

参考文献:

[1] Bartu A, Dusci LJ, Ilett KF. Transfer of methylamphetamine and amphetamine into breast milk following recreational use of methylamphetamine. Br J Clin Pharmacol, 2009, 67(4): 455-459.

[2] Chomchai C, Chomchai S, Kitsommart R. Transfer of methamphetamine (MA) into breast milk and urine of postpartum women who smoked MA tablets during pregnancy: implications for initiation of breastfeeding. Journal of Human Lactation, 2015, [Epub ahead of print].

[3] Ariagno R, Karch SB, Middleberg R, et al. Methamphetamine ingestion by a breast-feeding mother and her infant's death: People v Henderson. JAMA, 1995, 274(3): 215.

甲基东莨菪碱(METHSCOPOLAMINE)

商品名: Aerohist, Amdry-D, Pamine

分　类: 抗胆碱能药

LRC: L3-没有数据-可能适用

甲基东莨菪碱是一种抗胆碱能药,通常用于胃肠痉挛,止吐,抗眩晕,尿解痉,减少唾液分泌,减少和调节胃酸分泌,并且可能被用于其他目的[1]。没有关于甲基东莨菪碱是否会转运到母乳的可用数据,但因本品含有季铵结构,可能有极少量转运到母乳中。关于甲基东莨菪碱的药代动力学所知甚少,但其效果大约会持续4~6小时。甲基东莨菪碱不太可能通过母乳使婴儿产生临床影响。但应注意观察婴儿是否有经典的抗胆碱症状,比如口干、眼干、便秘和尿滞留。

$T_{1/2}$		M/P	
T_{max}		PB	
Oral	10%~25%	Vd	
MW	398	pKa	
RID			

成人注意事项: 头痛、嗜睡、头晕、口干、心悸、尿滞留、便秘。

成人剂量: 成人2.5 mg,每日4次。

儿童注意事项: 目前没有经乳汁导致婴儿不良反应的报道。

婴儿监测内容: 镇静状态或易怒、口干和眼干、尿滞留、便秘。

替代药物:

参考文献:

[1] Pharmaceutical manufacturer prescribing information. 2005.

甲基多巴(METHYLDOPA)

商品名: Aldomet, Aldopren, Dopamet, Hydopa, Nova-Medopa, Nudopa
分　类: 降血压药
LRC: L2-有限数据-可能适用

甲基多巴是一种中枢性降血压药物,本品可用于治疗孕期高血压。在一项研究中,2位哺乳期母亲接受了500 mg的甲基多巴,母乳中最高药物浓度范围是0.2~0.66 mg/L[1]。另一个接受1 000 mg甲基多巴的患者,母乳中最高药物浓度为1.14 mg/L[1]。母乳/血浆比值波动于0.19~0.34。作者指出,如果婴儿每日摄入750 ml的母乳,并且母亲用药为1 000 mg,那么婴儿每日最高摄入的甲基多巴小于855 μg,或约为母亲用药剂量的0.02%。在另外一项研究中,7位女性接受了0.75~2 g/d的甲基多巴,母乳中游离药物浓度范围为0~0.2 mg/L,而其代谢物的浓度范围为0.1~0.9 mg/L[2]。这些研究普遍表明，甲基多巴转移到哺乳婴儿体内的水平很低，不能产生临床效应。但是，有研究报道了一名两周大的哺乳女婴，其母亲使用甲基多巴 250 mg，每日 3 次，共 7 天，出现了乳房发育和溢乳的情况[3]。

$T_{1/2}$	105 min	M/P	0. 19～0. 34
T_{max}	3～6 h	PB	低
Oral	25%～50%	Vd	0. 3 L/kg
MW	211	pKa	2. 2
RID	0. 1%～0. 4%		

成人注意事项： 头痛、头晕、抑郁、低血压心力衰竭、心动过缓、口干、男性乳房发育、高催乳素血症、腹泻、肝肾功能异常、体重增加、骨髓抑制、皮疹。

成人剂量： 250～500 mg，每日 3～4 次。

儿童注意事项： 在数项研究中都没有报道。一项案例报告了有婴儿乳房发育和溢乳的情况。

婴儿监测内容： 困倦、嗜睡、脸色苍白、胃口不佳和体重下降。

替代药物：

参考文献：

[1] White WB, Andreoli JW, Cohn RD. Alpha-methyldopa disposition in mothers with hypertension and in their breast-fed infants. Clin Pharmacol Ther, 1985, 37(4): 387-390.

[2] Jones HM, Cummings AJ. A study of the transfer of alpha-methyldopa to the human foetus and newborn infant. Br J Clin Pharmacol, 1978, 6(5): 432-434.

[3] E. D. M. Personal Communication. 1997.

甲基麦角新碱(METHYLERGONOVINE)

商品名： Mergot, Mergotrex, Methergine
分　类： 血管收缩药
LRC： L2-有限数据-可能适用

甲基麦角新碱是一种麦角生物碱，用于控制产后子宫出血，常采用肌内注射。在一项研究中，8 名产后妇女中，每次使用 125 μg，每日 3 次，共 5 天。在使用 250 μg 后，在第 5 天早晨测量血浆和乳汁中甲基麦角新碱浓度[1]。在用药 1 小时后，乳汁浓度范围从<0. 5 μg/L 到 1. 3 μg/L，用药 8 小时后，乳汁浓度范围从<0. 5 μg/L 到 1. 2 μg/L。在本研究中，16 份乳汁样品中只有 5 份可以检测到药物。如果摄入乳汁药物浓度为 1. 3 μg/L 的母乳时，婴儿摄入药量

约为0.2 μg/(kg·d),这与本研究中哺乳期母亲的剂量相比显然很低。乳汁/血浆比值平均约为0.3。

在2004年的前瞻性研究中,10名哺乳期母亲口服甲基麦角新碱250 μg,达峰时间为1.8小时,峰浓度约为0.657 μg/L(波动范围为410~830 μg/L)[2]。1小时后平均M/P比值为0.18,用药后2小时为0.17。估计婴儿摄入约0.098 μg/(kg·d)或母亲剂量的2.7%。

在2012年的研究中,12名哺乳期母亲每日使用甲基麦角新碱0.125 mg,持续5天[3]。在第一天首次服药后采集乳汁样品。2小时达峰浓度为0.437 μg/L,5小时下降至0.086 μg/L。我们通过这两种浓度来估计,婴儿会获得母亲剂量的0.7%~3.6%。

另一项研究中,10名妇女口服甲基麦角新碱0.2 mg,每日3次,持续一周,而另外10名哺乳期母亲不进行治疗,报道显示母亲催乳素水平或母乳分泌量没有差异[4]。

然而,有研究显示甲基麦角新碱会抑制催乳素和乳汁产生。一项研究表明,在产妇生产3天后,肌内注射甲基麦角新碱0.2 mg,30~75分钟后,催乳素水平降低了50%[5]。在注射180~240分钟后,催乳素水平升高。在另一项哺乳期母亲的研究中,在产后1~7天口服甲基麦角新碱0.6 mg,第7天时催乳素水平显著降低,并且与未治疗的女性相比,第3天和第7天的产乳量显著降低[6]。在产后1.5小时内,肌内注射甲基麦角新碱0.2 mg,14名产妇血浆催乳素浓度(266 μg/L)与15名对照受试者(141 μg/L)相比较低[7]。研究者提到,两组母亲在分娩后均与婴儿分开。没有关于母乳喂养婴儿的进一步信息。

临床表明,短期使用这些药物似乎不会对哺乳期母亲或婴儿造成影响。应避免长期使用麦角碱类药物,因为它们可能会减少乳汁的产生。

$T_{1/2}$	3 h(1.5~12.7 h)	M/P	0.3
T_{max}	0.2~0.6 h(IM)	PB	36%
Oral	60%(PO)	Vd	0.55~1 L/kg
MW	339	pKa	6.7
RID	0.72%~5.46%		

成人注意事项: 头晕、头痛、耳鸣、癫痫发作、胸痛、心律失常、心肌梗死、高血压、恶心、呕吐、腹泻、水中毒、血栓性静脉炎。

成人剂量: 肌内注射0.2 mg,根据需要每2~4小时重复1次(最多5次)。

儿童注意事项: 尚无报道。

婴儿监测内容：呕吐、腹泻。

替代药物：

参考文献：

[1] Erkkola R, Kanto J, Allonen H, et al. Excretion of methylergometrine (methylergonovine) into the human breast milk. Int J Clin Pharmacol Biopharm, 1978, 16(12): 579-580.

[2] Vogel D, Burkhardt T, Rentsch K, et al. Misoprostol versus methylergometrine: pharmacokinetics in human milk. Am J Obstet Gynecol, 2004, 191(6): 2168-2173.

[3] Nakamichi T, Yawata A, Hojo H, et al. Monitoring of methylergonovine in human breast milk by solid-phase extraction and high-performance liquid chromatography with fluorimetric detection. Pharmazie, 2012, 67: 482-484.

[4] Del Pozo E, Brun DR, Hinselmann M. Lack of effect of methyl-ergonovine on postpartum lactation. Am J Obstet Gynecol, 1975; 123(8): 845-846.

[5] Perez-Lopez FR, Delvoye P, Denayer P, et al. Effectof methylergobasine maleate on serum gonadotrophin and prolactin in humans. Acta Endocrinol (Copenh), 1975, 79(4): 644-657.

[6] Peters F, Lummerich M, Breckwoldt M. Inhibition of prolactin and lactation by methylergometrine hydrogenmaleate. Acta Endocrinol (Copenh), 1979, 91(2): 213-216.

[7] Weiss G, Klein S, Shenkman L, et al. Effect of methylergonovine on puerperal prolactin secretion. Obstet Gynecol, 1975, 46(2): 209-210.

甲基纳曲酮(METHYLNALTREXONE)

商品名：Relistor
分　类：阿片类拮抗剂
LRC：L3-没有数据-可能适用

甲基纳曲酮是一种在外周起作用的选择性阿片受体拮抗剂，主要与μ-阿片受体结合。本品为一种季胺结构药物，穿过血脑屏障的能力有限。本品主要用于治疗长期服用阿片类药物导致的便秘，而不影响阿片类药物对中枢神经系统的镇痛作用。本品通常是用于那些耐多种泻药或组合疗法的患者。

据制造商报道，甲基纳曲酮会在哺乳大鼠的乳汁中分泌[1]。目前没有对哺乳期母亲进行研究；但季胺结构药物进入乳汁的量通常不会达到临床相关剂量。本品口服生物利用度差，这种药物可以在哺乳期使用；然而，根据该药的适应证，应评估母亲体内阿片类药物对哺乳的影响。在接触相关药物（如纳曲酮）的婴儿中没有观察到不良反应[2]。

$T_{1/2}$	8 h	M/P	
T_{max}	0.5 h	PB	11%~15.3%
Oral	很少	Vd	1.1 L/kg
L	436.36	pKa	
RID			

成人注意事项：眩晕、昏厥、恶心、呕吐、胃肠胀气、腹泻、腹痛和痉挛、潮红、透气、阿片类药物戒断症状。

成人剂量：皮下注射 8 mg（如果是 38~62 kg）或 12 mg（如果 62~114 kg），隔天 1 次。

儿童注意事项：目前没有经乳汁导致婴儿不良反应的报道。

婴儿监测内容：易怒、胃口不佳、呕吐、腹泻、体重增加。

替代药物：聚乙二醇 3350。

参考文献：

[1] Pharmaceutical manufacturer prescribing information, Salix Pharmaceuticals, 2008.

[2] Chan CF, Page-Sharp M, Kristensen JH, et al. Transfer of naltrexone and its metabolite 6, beta-naltrexol into human milk. J Hum Lac, 2004, 20(3): 322-326.

甲基纤维素（METHYLCELLULOSE）

商品名：Citrucel
分　类：轻泻药
LRC：L1-数据充分-适用

甲基纤维素是一种散装轻泻药，用于治疗便秘[1]。没有任何数据表明甲基纤维素会分泌到母乳中。甲基纤维素在胃肠道完全不被吸收。本品对于哺乳期母亲是很安全的。

成人注意事项：恶心、呕吐、饱腹感、腹部疼痛、胃肠胀气、腹泻。

成人剂量：

儿童注意事项：

婴儿监测内容：

替代药物：

参考文献：

[1] Pharmaceutical manufacturer prescribing information. 2011.

甲氯芬那酸(MECLOFENAMATE)

商品名: Meclomen
分　类: 非甾体抗炎药
LRC: L3 -有限数据-可能适用

甲氯芬那酸是一种非甾体抗炎药,用于治疗轻、中度疼痛和痛经。非甾体抗炎药会微量的分泌到乳汁中。由制药商提供的数据显示,仅有微量的甲氯芬那酸进入乳汁中[1]。一般认为微量的甲氯芬那酸不会对接受哺乳的婴儿产生临床影响。

$T_{1/2}$	0.8~2.1 h	M/P	
T_{max}	0.5~2 h	PB	99%
Oral	完全	Vd	23 L/kg
MW	336.15	pKa	
RID			

成人注意事项: 头痛、头晕、神经紧张、耳鸣、消化不良、恶心、呕吐、腹部绞痛、胃肠出血、肝肾功能异常、水肿。

成人剂量: 每次 50 mg,每 4~6 小时 1 次。

儿童注意事项: 没有相关报道。

婴儿监测内容: 呕吐、腹泻。

替代药物: 布洛芬。

参考文献:

[1] Pharmaceutical manufacturer prescribing information. 2010.

甲哌卡因(MEPIVACAINE)

商品名: Carbocaine, Polocaine
分　类: 局部麻醉药
LRC: L3 -没有数据-可能适用

甲哌卡因是一种长效的局部麻醉药,类似于丁哌卡因[1-3]。用于浸润麻醉、周围神经阻滞和中枢神经阻滞(硬膜外或骶管麻醉)。没有本品转运至母乳的资料。然而,本品的结构与丁哌卡因几乎完全一样,所以可以推测其进入母乳的量与丁哌卡因相似,也很低。丁哌卡因进入母乳的量极低(见丁哌卡因)。由于在胎儿体内的浓度较高及有不良反应的报道,甲哌卡因禁用于分娩前的麻醉。对于哺乳期母亲一般优先选用丁哌卡因。

$T_{1/2}$	1.9~3.2 h	M/P	
T_{max}	30 min	PB	60%~85%
Oral		Vd	
MW	246	pKa	7.6
RID			

成人注意事项：镇静、心动过缓、呼吸抑制、短暂的烧灼感、过敏反应。

成人剂量：每次 50~300 mg。

儿童注意事项：没有经乳汁导致婴儿不良反应的报道。产后 6 小时有 7 个新生儿出现新生儿抑制和惊厥发作。

婴儿监测内容：

替代药物：

参考文献：

[1] Pharmaceutical manufacturer prescribing information. 1997.

[2] Hillman LS, Hillman RE, Dodson WE. Diagnosis, treatment, and follow-up of neonatal mepivacaine intoxication secondary to paracervical and pudendal blocks during labor. J Pediatr, 1979, 95(3): 472-477.

[3] Teramo K, Rajamaki A. Foetal and maternal plasma levels of mepivacaine and foetal acid-base balance and heart rate after paracervical block during labour. Br J Anaesth, 1971, 43(4): 300-312.

甲泼尼龙(METHYLPREDNISOLONE)

商品名：Advantan, Depo-Medrol, Medrol, Neo-Medrol, Solu-Medrol
分　类：糖皮质激素
LRC：L2-有限数据-可能适用

甲泼尼龙(MP)是泼尼松龙的甲基化衍生物。4 mg 甲泼尼龙大约相当于 5 mg 泼尼松。有多种剂型,包括快速起效的琥珀酸盐,口服使用的甲泼尼龙片剂和几天至数周缓慢吸收的醋酸甲泼尼龙混悬液(Depo-Medrol)。Depo-Medrol 通常用于滑膜内,肌内注射或硬膜外,并从这些部位缓慢吸收。本品不太可能对母乳喂养婴儿造成影响,但这取决于暴露的剂量和时间。

对于哺乳期母亲使用皮质类固醇,详见泼尼松专论。一般来说,只要剂量不超过 80 mg/d,甲泼尼龙和其他类固醇转运到乳汁中的量很小[1]。然而,根据母亲使用类固醇的剂量及乳汁分泌量很难评估其不良反应,应具体情况具体分析。大剂量长期使用可导致婴儿出现类固醇样不良反应,包括生长速度减缓,但这需要相当高的剂量。低至中等剂量的药物对母乳喂养婴儿影响较小。

大剂量甲泼尼龙静脉冲击或口服用药已成为多发性硬化症(MS)急性复发或进行性加重的治疗方法[2-6]。尽管美国儿科学会已批准泼尼松龙可以在哺乳期母亲中使用,但在MS患者中使用高剂量的MP时会出现一个问题,即母亲何时可以恢复哺乳。关于患者(患有或不患有MS)使用甲泼尼龙的药代动力学研究已有大量报道,包括血浆浓度、代谢率和清除率[7,8]。最近有一项病例报道,一名患者连续三天静脉注射1 000 mg MP,平均乳汁药物浓度在用药1天后为1.094 μg/ml,用药2天后为1.290 μg/ml,3天后为1.382 μg/ml[9]。根据平均乳汁药物浓度,相对婴儿剂量在用药1天后为1.45%、2天后为1.35%、3天后为1.15%。虽然婴儿没有进行母乳喂养,但乳汁中的药物浓度很低,不会通过母乳喂养对婴儿产生影响。静脉注射后暂停哺乳12小时,几乎可以消除哺乳期母亲用药相关的任何风险。

2015年发布了一项病例报告,一名39岁妇女静脉注射甲泼尼龙1 000 mg,共3天,用于治疗复发性MS[10]。输注完毕后,乳汁中的药物浓度为3 mg/L,4小时后为1.2 mg/L。该病例报告的作者发现,如果一名婴儿在母亲用药后4小时开始哺乳,婴儿将摄取0.168 mg甲泼尼龙(相当于0.84 mg皮质醇或每日内源性皮质醇生成量的42%)。如果8小时后才开始哺乳,摄入量最多可达0.048 mg甲泼尼龙(相当于每日内源性皮质醇生成量的12%);作者指出,乳汁药物浓度呈指数下降,甚至会更低。我们发现相对婴儿剂量在4小时为3.15%,在8小时为1.26%。

根据最近发布的2项病例报告,在接受甲泼尼龙短时间治疗同时继续母乳喂养似乎是合理的;为了减少婴儿暴露,母亲可以在用药8~12小时后进行哺乳[9,10]。

$T_{1/2}$	2.8 h	**M/P**	
T_{max}		**PB**	
Oral	完全	**Vd**	1.5 L/kg
MW	374	**pKa**	2.6,5
RID	0.46%~3.15%		

成人注意事项:头痛、情绪不稳、失眠、紧张、高血压、心力衰竭、心律失常、水肿、呕吐、消化性溃疡、胃肠道出血、体重增加、肝功能异常、高血糖、电解质紊

乱、白细胞增多、肌无力、骨质疏松。

成人剂量：口服 2~60 mg，分 1~4 次服用。

儿童注意事项：没有经乳汁导致婴儿不良反应的报道。增大剂量和延长使用时间可能会抑制婴儿骨骺生长，诱发胃溃疡、青光眼等。

婴儿监测内容：进食、生长和体重增加。如果可能，限制暴露的程度和持续时间。短期使用是适合的。

替代药物：泼尼松。

参考文献：

[1] Anderson PO. Corticosteroid use by breast-feeding mothers. Clin Pharm, 1987, 6(6): 445.

[2] Miller DM, Weinstock-Guttman B, Bethoux F, et al. A meta-analysis of methylprednisolone in recovery from multiple sclerosis exacerbations. Mult Scler, 2000, 6(4): 267 - 273.

[3] Hommes OR, Barkhof F, Jongen PJ, et al. Methylprednisolone treatment in multiple sclerosis: effect of treatment, pharmacokinetics, future. Mult Scler, 1996, 1(6): 327 - 328.

[4] Goas JY, Marion JL, Missoum A. High dose intravenous methyl prednisolone in acute exacerbations of multiple sclerosis. J Neurol Neurosurg Psychiatry, 1983, 46(1): 99.

[5] Sellebjerg F, Frederiksen JL, Nielsen PM, et al. Double-blind, randomized, placebo-controlled study of oral, high-dose methylprednisolone in attacks of MS. Neurology, 1998, 51(2): 529 - 534.

[6] Barnes D, Hughes RA, Morris RW, et al. Randomised trial of oral and intravenous methylprednisolone in acute relapses of multiple sclerosis. Lancet, 1997, 349(9056): 902 - 906.

[7] Vree TB, Verwey-van Wissen CP, Lagerwerf AJ, et al. Isolation and identification of the C6 - hydroxy and C20 - hydroxy metabolites and glucuronide conjugate of methylprednisolone by preparative high-performance liquid chromatography from urine of patients receiving high-dose pulse therapy. J Chromatogr B Biomed Sci Appl, 1999, 726(1 - 2): 157 - 168.

[8] Vree TB, Lagerwerf AJ, Verwey-van Wissen CP, et al. High-performance liquid chromatography analysis, preliminary pharmacokinetics, metabolism and renal excretion of methylprednisolone with its C6 and C20 hydroxy metabolites in multiple sclerosis patients receiving high-dose pulse therapy. J Chromatogr B Biomed Sci Appl, 1999, 732(2): 337 - 348.

[9] Cooper SD, Felkins K, Baker TE, et al. Transfer of methylprednisolone into breast milk in a mother with multiple sclerosis. J Hum Lact, 2015, 31(2): 237 - 239.

[10] Strijbos E, Coenradie S, Touw DJ, et al. High-dose methylprednisolone for multiple sclerosis during lactation: concentrations in breast milk. Multiple Sclerosis Journal, 2015. DOI: 10. 1177/1352458514565414.

甲羟孕酮(MEDROXYPROGESTERONE)

商品名: Cycrin, DMPA, Depo-Provera, Divina, Farlutal, Provelle, Provera, Ralovera, Sayana
分　类: 孕激素
LRC: L4-有限数据-有潜在危险

甲羟孕酮是一种合成的孕酮类化合物。口服用于闭经、痛经、子宫出血和不孕。肌内注射用于避孕。由于口服生物利用度差,所以极少口服使用。Saxena 报道乳汁的平均药物浓度为 1.03 μg/L[1]。Koetswang 报告的平均乳汁浓度为 0.97 μg/L[2]。

通过一系列的研究,世界卫生组织评估了儿童在暴露于仅含孕酮类的避孕药后功能发育和体重增加的情况[3,4]。这些研究证实,本品对儿童的整体发育或生长速度没有明显的不良影响。而且,他们认为没有明确的理由不让哺乳期母亲使用仅含孕酮的避孕药,但最好在产后 6 周以后使用。关于男性婴儿出生后早期接触孕酮会使其女性化的研究还存在争议。然而,Ehrhardt 的研究提供了令人信服的数据显示,男性早期接触孕酮与对照组比较没有差异[5]。

其他很多短期和长期的研究也都发现儿童的发育与对照组无明显差异[6,7]。已经公开发表了一项关于 DMPA 转运到母乳喂养的婴儿的良好研究[8]。在这项研究中,13 位正在哺乳的妇女分别在产后第 43 天和第 127 天肌内注射 150 mg 的 DMPA,收集婴儿(n=22)从第 38 天到 137 天的尿和血浆样本。检测尿中 FSH、LH、游离睾酮、游离皮质醇、甲羟孕酮及代谢产物的浓度。婴儿尿中 LH、FSH 和游离睾酮水平与未接受治疗的对照组相比无差别。尿皮质醇浓度与对照组比较无差异。甲羟孕酮及其代谢产物在任意时间及任意一份尿样中均未检测到。该组数据得出结论,只有极少量的 MPA 被转运到母乳喂养的婴儿体内,不会对母乳喂养的婴儿产生任何影响。为了支持这一观点,Benagiano 和 Fraser 根据母体血浆药物浓度和乳汁血浆药物浓度比值所计算出的结果,说明 MPA 在婴儿体内的实际含量可能处在痕量或低于痕量的水平[9]。Koetsewant 证明乳汁内存在少量的 MPA 不可能对婴儿有任何临床的不良影响[2]。Jimenez 所做的长期的随访研究发现,128 名母乳喂养的儿童在 4~5 岁时的生长、发育和健康状况无任何变化[10]。但在该研究中使用 DMPA 的母亲的泌乳时间比对照组显著延长。

哺乳期母亲经常使用 DMPA,但可能常引起争议。DMPA 已被证实可显著提高哺乳期母亲(产后 6 个月使用)的催乳素水平[11]并增加部分母亲的产乳量[12]。众所周知雌激素抑制乳汁的产生。至于孕激素,有人已提出,在注射 DMPA 后,部分妇女可能出现产乳量下降或早期断乳,尤其是产后早期(12~48 小时)使用孕激素时[13]。目前还没有公开发表的资料支持这一观点,也没有听说与此相关的不良反应发生。

因此,在某些情况下,产后避孕推荐口服仅含孕激素的避孕药,而不用 DMPA。出现泌乳量减少的妇女可随时停药而不会显著影响乳量。产后早期(可能更长时间内)应避免使用孕激素。详情见激素避孕专论。

$T_{1/2}$	14.5 h	M/P	
T_{max}		PB	
Oral	0.6%~10%	Vd	
MW	344	pKa	17.82
RID			

成人注意事项: 液体潴留、胃肠不适、月经紊乱、突破性出血及体重增加。

成人剂量: 每日 5~10 mg。

儿童注意事项: 没有经乳汁导致婴儿不良反应的报道。不过有人报道减少乳汁的生成,尚未证实。

婴儿监测内容: 乳汁中有少量存在,有报道本品可能会抑制产后早期乳汁分泌。

替代药物:

参考文献:

[1] Saxena NB. Level of contraceptive steroids in breast milk and plasma of lactating women. Contracept, 1977, 16: 605-613.

[2] Koetsawang S, Nukulkarn P, Fotherby K, et al. Transfer of contraceptive steroids in milk of women using long-acting gestagens. Contracept, 1982, 25(4): 321-331.

[3] Progestogen-only contraceptives during lactation: I. Infant growth. World Health Organization Task force for Epidemiological Research on Reproductive Health; Special Programme of Research, Development and Research Training in Human Reproduction. Contracept, 1994, 50(1): 35-53.

[4] Progestogen-only contraceptives during lactation: II. Infant development. World Health Organization, Task Force for Epidemiological Research on Reproductive Health; Special Programme of Research, Development, and Research Training in Human Reproduction. Contracep, 1994, 50(1): 55-68.

[5] Ehrhardt AA, Grisanti GC, Meyer-Bahlburg HF. Prenatal exposure to medroxyprogesterone acetate (MPA) in girls. Psychoneuroendocrinology, 1977, 2(4): 391-398.

[6] Schwallie PC. The effect of depot-medroxyprogesterone acetate on the fetus and

nursing infant: a review. Contracep, 1981, 23(4): 375-386.
[7] Pardthaisong T, Yenchit C, Gray R. The long-term growth and development of children exposed to Depo-Provera during pregnancy or lactation. Contracep, 1992, 45(4): 313-324.
[8] Virutamasen P, Leepipatpaiboon S, Kriengsinyot R, et al. Pharmacodynamic effects of depot-medroxyprogesterone acetate (DMPA) administered to lactating women on their male infants. Contracep, 1996, 54(3): 153-157.
[9] Benagiano G, Fraser I. The Depo-Provera debate. Commentary on the article "Depo-Provera, a critical analysis". Contracep, 1981, 24(5): 493-528.
[10] Jimenez J, Ochoa M, Soler MP, et al. Long-term follow-up of children breast-fed by mothers receiving depot-medroxyprogesterone acetate. Contracep, 1984, 30(6): 523-533.
[11] Ratchanon S, Taneepanichskul S. Depot medroxyprogesterone acetate and basal serum prolactin levels in lactating women. Obstet Gynecol, 2000, 96(6): 926-928.
[12] Fraser IS. Long acting injectable hormonal contraceptives. Clin Reprod Fertil, 1982, 1(1): 67-88.
[13] Kennedy KI, Short RV, Tully MR. Premature introduction of progestin-only contraceptive methods during lactation. Contracep, 1997, 55(6): 347-350.

甲巯咪唑(METHIMAZOLE)

商品名: Tapazole
分　类: 抗甲状腺药
LRC: L2-有限数据-可能适用

甲巯咪唑、卡比马唑和丙硫氧嘧啶(PTU)可用于抑制甲状腺素的分泌。卡比马唑是一种前体药物,在体内很快转化为甲巯咪唑。

甲巯咪唑的乳汁药物浓度取决于母亲使用的剂量,但含量太低以至于无法产生临床影响。在一项研究中,一名患者每次服用 2.5 mg 甲巯咪唑,每 12 个小时 1 次,乳汁/血浆药物浓度比值是 1.16,估算 Cavg 是 40.1 μg/L[1]。这约相当于相对婴儿剂量为 8.4%。

在另一项研究中,35 名哺乳期母亲每日服用 5~20 mg 的甲巯咪唑,即使是服用较高剂量,所有婴儿的甲状腺功能没有任何变化[2]。另外,Lamberg 研究了 11 名女性服用甲巯咪唑的前体药物卡比马唑(5~15 mg/d,相当于 3.3~10 mg 甲巯咪唑)治疗后,所有 11 名婴儿的甲状腺功能都正常[3]。因此,服用小剂量的甲巯咪唑对哺乳期母亲也是安全的。在另一项研究中,一位双胞胎的母亲每日服用 30 mg 的卡比马唑,母乳中甲巯咪唑的平均浓度是 43 μg/L[4]。双胞胎婴儿的平均血浆浓度为 45 ng/ml 和 52 ng/ml,该剂量低于治疗范围。甲巯咪唑的乳汁峰浓度出现在使用单剂量卡比马唑后 2~4 小时。

这些婴儿均没有甲状腺功能的改变。

在一项大型研究中,134 名甲状腺毒症的哺乳期母亲及其婴儿,甲巯咪唑的起始剂量为 10~30 mg/d,治疗 1 个月,并随后减少到 5~10 mg/d,甚至在甲巯咪唑使用剂量达到 20 mg/d,在超过 12 个月的研究中也没有记录到婴儿 TSH、T4 或 T3 的改变[5]。作者得出结论:在哺乳期,PTU 和甲巯咪唑均可安全服用。

$T_{1/2}$	6~13 h	M/P	1.16
T_{max}	1 h	PB	0%
Oral	80%~95%	Vd	
MW	114	pKa	10.41
RID	5.88%~14.7%		

成人注意事项: 甲状腺功能减退、肝功能异常、出血、嗜睡、皮疹、恶心、呕吐、发热。

成人剂量: 每日 5~30 mg。

儿童注意事项: 在几项研究中都没有报告,但丙硫氧嘧啶可能是哺乳期母亲的首选。

婴儿监测内容: 甲状腺功能减退的迹象;如果出现临床症状,需监测甲状腺功能。

替代药物: 丙硫氧嘧啶。

参考文献:

[1] Tegler L, Lindstrom B. Antithyroid drugs in milk. Lancet, 1980, 2(8194): 591.

[2] Azizi F. Effect of methimazole treatment of maternal thyrotoxicosis on thyroid function in breast-feeding infants. J Pediatr, 1996, 128(6): 855-858.

[3] Lamberg BA, Ikonen E, Osterlund K, et al. Antithyroid treatment of maternal hyperthyroidism during lactation. Clin Endocrinol (Oxf), 1984, 21(1): 81-87.

[4] Rylance GW, Woods CG, Donnelly MC, et al. Carbimazole and breastfeeding. Lancet, 1987, 1(8538): 928.

[5] Azizi F, Khoshniat M, Bahrainian M, et al. Thyroid function and intellectual development of infants nursed by mothers taking methimazole. J Clin Endocrinol Metab, 2000, 85(9): 3233-3238.

甲硝唑(METRONIDAZOLE)

商品名: Flagyl, Metrocream, Metrolotion, Metrozine, Neo-Metric

分　类: 抗菌药物,其他

LRC: L2-有限数据-可能适用

甲硝唑主要用于治疗滴虫性阴道炎,还能治疗许多其他类型的厌氧菌感染包括贾第虫病、幽门螺杆菌、脆弱拟杆菌和阴道加德纳菌。

甲硝唑的吸收具有时间性和剂量依赖性,也取决于用药途径(口服与阴道)。口服剂量 2 g 后,2 小时后乳汁水平达到峰浓度为 50~57 mg/L。12 小时后的乳汁水平约 19 mg/L,24 小时后约 10 mg/L[1]。乳汁中的平均药物浓度在 2 小时、8 小时、12 小时和 24 小时分别为 45. 8 mg/L、27. 9 mg/L、19. 1 mg/L 和 12. 6 mg/L。若持续哺乳,一个婴儿可通过母乳摄入 21. 8 mg。停止哺乳 12 小时后,婴儿只摄入了 9. 8 mg。

在一项研究中,12 名哺乳期母亲每次接受甲硝唑 400 mg,每日 3 次,母乳/血浆比值为 0. 91[2],平均乳汁药物浓度为 15. 5 mg/L。婴儿血浆甲硝唑水平为 1. 27~2. 41 mg/L,未观察到任何不良反应。在另一项研究中,每日接受 600 mg 和 1 200 mg 的患者,乳汁中平均甲硝唑浓度分别为 5. 7 mg/L 和 14. 4 mg/L[3]。另外一项研究中,哺乳期母亲接受 600 mg/d,2 小时后,母亲血浆药物浓度为 5 mg/L,婴儿血浆药物浓度为 0. 8 mg/L;接受 1 200 mg/d,2 小时后,母亲血浆药物浓度为 12. 5 mg/L,婴儿血浆药物浓度为 2. 4 mg/L。作者以婴儿每日接受甲硝唑剂量 3 mg/kg,且每日摄入乳汁 500 ml 计算,其摄入量远低于治疗剂量 15~35 mg/(kg · d)。

在治疗滴虫病中,现在许多医师推荐单次口服 2 g(STAT 剂量),此后母乳喂养应中断 12~24 小时后再继续。到目前为止,针对 2 g 单剂量方案或每次 250 mg,每日 3 次,连续 7~10 天剂量方案,还没有相关的不良反应报告。在一项对 6 名接受 400 mg/d,每日 3 次,连续 3 日的研究发现平均乳汁药物浓度为 13. 5 mg/L,乳汁/血浆比值为 0. 9[4]。

的确,婴儿的药物摄入量与剂量和时间相关。若母亲摄取 1. 2 g/d,婴儿将被动接受大约 13. 5%或更少的母体剂量,或大约 2. 3 mg/(kg · d)。Bennett 计算得到的结果为 11. 7%~24%的母体剂量[5]。Heisterberg 发现母体摄入甲硝唑 600 mg/d、1 200 mg/d 后,婴儿血浆药物水平分别为母体血浆药物水平的 16%和 19%[3]。这些水平似乎具有明显的临床影响,但要记住,甲硝唑是一种常用的妊娠期药物,且 2. 3 mg/(kg · d)仍比用婴儿/儿童治疗剂量[15~30 mg/(kg · d)]低很多。迄今为止,几乎没有任何不良反应的报道。

静脉用药:甲硝唑可以通过口服迅速、完全的吸收。在一项静脉用药的药代动力学研究中,发现成人每次 500 mg,每日 3 次的用药剂量下血浆峰浓度为 28. 9 mg/L[6]。在另外一项口服和静脉用药的药代动力学研究中,作者用 400 mg 口服,500 mg 静脉注射,口服 400 mg 后 90 分钟的 C_{max} 为 17. 4 mg/L,静脉注射 500 mg 后 90 分钟的 C_{max} 为 23. 6 mg/L,将静脉用药的剂量减少为

400 mg 时血浆峰浓度大约为 18.8 mg/L，类似于该研究中口服用药的血浆浓度水平[7]。从这两组数据看，很明显，静脉用药较口服用药峰浓度（C_{max}）高。另外一项口服和静脉给予甲硝唑（500 mg 和 2 000 mg）的研究中，作者发现口服和静脉用药 2 组 AUC（500 mg）几乎是相同的（101 vs 100 mg/L）[8]。并且作图显示口服 C_{max} 和静脉 C_{max} 基本上是相同的。Bergan 在另一项研究中发现口服和静脉给予甲硝唑 800 mg 2~3 小时后 2 组血浆药物水平几乎相同[9]。

来自大鼠和小鼠的数据表明，甲硝唑有潜在的致突变作用和致癌作用。到目前为止，还没有发现本品在人类中致突变的报道。事实上，似乎是相反的结果[10-12]。ROE 认为甲硝唑基本上是没有致癌风险或其他严重的毒副作用的。年龄性别分层分析并未发现短期甲硝唑暴露和癌症之间有任何关系[11]。

$T_{1/2}$	8.5 h	**M/P**	1.15
T_{max}	2~4 h	**PB**	< 20%
Oral	完全	**Vd**	
MW	171	**pKa**	2.6
RID	12.6%~13.5%		

成人注意事项：口干、味觉减退、恶心、呕吐、腹泻、腹部不适、药物可使尿呈褐色。

成人剂量：250~500 mg，每日 2 次。

儿童注意事项：许多研究显示没有不良反应。一封读者来信中描述有案例显示婴儿出现腹泻和乳糖不耐受的症状，与甲硝唑的关系并不明确。

婴儿监测内容：口干、呕吐、腹泻、胃肠道变化。

参考文献：

[1] Erickson SH, Oppenheim GL, Smith GH. Metronidazole in breast milk. Obstet Gynecol, 1981, 57(1): 48-50.

[2] Passmore CM, McElnay JC, Rainey EA, et al. Metronidazole excretion in human milk and its effect on the suckling neonate. Br J Clin Pharmacol, 1988, 26(1): 45-51.

[3] Heisterberg L, Branebjerg PE. Blood and milk concentrations of metronidazole in mothers and infants. J Perinat Med, 1983, 11(2): 114-120.

[4] Amon I, Amon K. Wirkstoffkonzentrationen von metronidazol bie schwangeren und postpartal Fortschritte der antimikrobiellen und antineoplastischen. Chemotherapie, 2004(2-4): 605-612.

[5] Bennett PN. Use of the monographs on drugs//Drugs and Human Lactation. Amsterdam: Elsevier, 1996.

[6] Ti TY, Lee HS, Khoo YM. Disposition of intravenous metronidazole in Asian surgical patients. Antimicrob Agents Chemother, 1996, 40(10): 2248-2251.

[7] Earl P, Sisson PR, Ingham HR. Twelve-hourly dosage schedule for oral and intravenous metronidazole. J Antimicrob Chemother, 1989, 23(4): 619-621.
[8] Loft S, Dossing M, Poulsen HE, et al. Influence of dose and route of administration on disposition of metronidazole and its major metabolites. Eur J Clin Pharmacol, 1986, 30(4): 467-473.
[9] Bergan T, Leinebo O, Blom-Hagen T, et al. Pharmacokinetics and bioavailability of metronidazole after tablets, suppositories and intravenous administration. Scand J Gastroenterol Suppl, 1984, 91: 45-60.
[10] Falagas ME, Walker AM, Jick H, et al. Late incidence of cancer after metronidazole use: a matched metronidazole user/nonuser study. Clin Infect Dis, 1998, 26(2): 384-388.
[11] Fahrig R, Engelke M. Reinvestigation of in vivo genotoxicity studies in man. I. No induction of DNA strand breaks in peripheral lymphocytes after metronidazole therapy. Mutat Res, 1997, 395(2/3): 215-221.
[12] Roe FJ. Toxicologic evaluation of metronidazole with particular reference to carcinogenic, mutagenic, and teratogenic potential. Surgery, 1983, 93(1 Pt 2): 158-164.

甲硝唑外用凝胶(METRONIDAZOLE TOPICAL GEL)

商品名: Metro-Gel, MetroGel Topical, Metrogel, Metrogyl
分 类: 抗菌药物,其他
LRC: L2-有限数据-可能适用

甲硝唑外用凝胶主要用于玫瑰痤疮,是一种凝胶制剂,含 0.75%的甲硝唑。局部应用 1 g(相当于 7.5 mg 甲硝唑)甲硝唑凝胶涂于面部。10 例患者中,仅有 1 例的血清最高浓度为 66 ng/ml(10 例患者中有 3 例水平低于检测下限)[1,2]。此浓度低于 250 mg 口服后血清浓度的 1/100。因此,局部应用甲硝唑凝胶后血浆水平极低,不大可能在母乳中检测到。

$T_{1/2}$	8.5 h	M/P	0.4~1.8
T_{max}		PB	< 20%
Oral	完全	Vd	
MW	171	pKa	2.6
RID			

成人注意事项: 对眼睛有刺激,会造成流泪。轻微的皮肤刺激、发红、灼烧感。
成人剂量: 每日 2 次局部使用。
儿童注意事项: 没有经乳汁导致婴儿不良反应的报道。乳汁含量可能低于检测下限。

婴儿监测内容：口干、呕吐、腹泻、胃肠道不适、尿液可能会呈褐色、皮疹。

替代药物：

参考文献：

[1] Drug Facts and Comparisons 1996 ed. ed. St. Louis, 1996.

[2] Pharmaceutical manufacturer prescribing information. 1997.

甲硝唑阴道凝胶(METRONIDAZOLE VAGINAL GEL)

商品名：Metro-Gel, MetroGel Topical, Metrogel, Metrogyl

分　类：抗菌药物，其他

LRC：L2 -有限数据-可能适用

甲硝唑是一种用于治疗细菌性阴道病的抗菌药物。甲硝唑的局部和阴道制剂仅含 0.75%的甲硝唑，用药后血浆水平极低[1]。这种甲硝唑阴道产品用药后的平均血浆峰浓度仅为口服 500 mg 甲硝唑片剂血浆浓度的 2%。经阴道用药后母体血浆药物浓度为 237 μg/L，而口服 500 mg 片剂后血浆药物浓度为 12 785 μg/L。经阴道用药后分泌至乳汁中的量可能极低。乳汁/血浆比值无法计算，可能是由于经该途径分泌至乳汁的量低于检测下限。

$T_{1/2}$	8.5 h	M/P	
T_{max}	6~12 h	PB	10%
Oral	完全	Vd	
MW	171	pKa	2.6
RID			

成人注意事项：轻微刺激如阴道壁灼烧感。

成人剂量：37.5 mg，每日 1 次。

儿童注意事项：没有报道。

婴儿监测内容：口干、呕吐、腹泻、胃肠道不适、尿可能呈褐色、皮疹。

替代药物：

参考文献：

[1] Pharmaceutical manufacturer prescribing information, 1996.

甲型肝炎(HEPATITIS A INFECTION)

商品名：

分　类：感染性疾病

LRC：L3 -没有数据-可能适用

甲型肝炎病毒(HAV)属于小RNA病毒[1]。粪-口途径是最常见的传播方式。因此,在应关注卫生问题的不发达国家更为普遍。其他传播方式包括被污染的食物传播、被感染的血液制品传播、通过胎盘[2]和分娩传播[3]。在美国,一些最常见的危险因素包括摄入受污染的食物、在日托中心儿童之间密切接触、国际旅行和使用静脉药物。甲型肝炎感染是一种以疲乏、发热、厌食和黄疸为特征的急性、自限性疾病。还应注意,70%的6岁以下儿童感染甲肝后无临床症状[1]。

大多数成年人由于事先暴露而对甲型肝炎免疫。婴幼儿暴发性甲肝感染少见;不会发生慢性感染,病毒携带状态不明。一旦感染,从发病开始至病毒脱落会持续3周。尚无甲肝病毒直接转运至乳汁的报道。因此,鉴于母乳喂养有潜在的获益,建议患有急性甲型肝炎的哺乳期母亲可以继续母乳喂养。然而,确保母亲采取必要的卫生预防措施,以减少粪口途径对婴儿的传播是很重要的。这些措施包括抱宝宝或接触婴儿的物品或衣物前应定期洗手。除非母亲有黄疸或急性起病,否则可以继续母乳喂养[4]。应注意,即使感染的儿童和婴儿没有症状,病毒也可能脱落在大便中。因此,在家中和日托中心照顾感染儿童的人应小心谨慎,并保证所有的卫生和预防措施,以避免接触到病毒。

甲型肝炎疫苗和哺乳:由于甲肝疫苗是灭活疫苗,所以认为其适合哺乳期母亲。因此,建议旅行至疫区的哺乳期母亲应根据一般的旅行免疫指导接种疫苗。

成人注意事项:黄疸、发热、疲乏。

成人剂量:

儿童注意事项:尚无报道。注射免疫球蛋白保护。

婴儿监测内容:黄疸、发热、疲乏。

替代药物:

参考文献:

[1] AAP CoID. Hepatitis A//Pickering LK BC, Kimberlin DW, Long SS. Red book: 2009 Report of the committee on Infectious Diseases. 29th ed. AAP CoID, 2009: 329-337.

[2] Leikin E, Lysikiewicz A, Garry D, et al. Intrauterine transmission of hepatitis A virus. Obstet Gynecol, 1996, 88(4 Pt 2): 690-691.

[3] Motte A, Blanc J, Minodier P, et al. Acute hepatitis A in a pregnant woman at delivery. Int J Infect Dis, 2009, 13(2): e49-e51.

[4] Gartner L. Personal communication. 1997.

甲型肝炎+乙型肝炎疫苗(HEPATITIS A+HEPATITIS B VACCINE)

商品名: Twinrix
分　类: 疫苗
LRC: L3 -没有数据-可能适用

甲型乙型肝炎联合疫苗用于预防甲型肝炎和乙型肝炎感染[1]。它包括甲肝疫苗和重组乙肝疫苗。它用于 18 岁及 18 岁以上的成年人。需要注射 3 剂,分别在第 0、1、6 个月注射。甲肝疫苗是由甲肝病毒灭活制备而成。母乳喂养期间没有接种疫苗的禁忌证。乙型肝炎疫苗是一种灭活的非传染性乙型肝炎表面抗原疫苗。尚无哺乳期母亲使用本品的数据,但不太可能对母乳喂养的婴儿产生不良影响,因为它是一种灭活病毒。甲型乙型肝炎联合疫苗可能可与母乳喂养相容。

成人注意事项: 头痛、疲劳、癫痫发作(罕见)、腹泻、红肿、压痛、注射部位疼痛、过敏反应。

成人剂量: 肌内注射 1 ml。

儿童注意事项:

婴儿监测内容:

替代药物:

参考文献:

[1] Pharmaceutical manufacturer prescribing information. 2011.

甲型肝炎疫苗(HEPATITIS A VACCINE)

商品名: Havrix, Vaqta
分　类: 疫苗
LRC: L3 -没有数据-可能适用

甲型肝炎疫苗用于预防甲型肝炎感染。美国食品和药品监督管理局批准了两种甲型肝炎疫苗在美国使用:甲肝纯化灭活疫苗、甲型肝炎灭活疫苗[1,2],这两种疫苗都是由甲型肝炎病毒灭活制成。这两种疫苗的成人初始剂量均是 1 ml,首剂之后在第 6 个月和 12 个月各追加 1 ml。就儿童而言,Vaqta 建议,2 至 17 岁的儿童初始剂量为 0.5 ml,在第 6 个月和 18 个月各追加 0.5 ml。Havrix 还建议,后续的追加剂量均为 0.5 ml,但 6~12 月龄的幼儿也应追加剂量。99%的人在一个月内完成疫苗的血清学转换,预测可提供 20 年的免疫保护。儿童应从 2 岁开始接种预防疫苗。对本品的成分过敏是使用甲肝疫苗的唯一禁忌证,该疫苗未被批准用于 2 岁以下儿童。甲型肝炎疫苗不应用活疫苗接种。旅行者应该在出发前至少一个月接种疫苗。对于暴露后预防,疾病预防控制中心建议检测患者的 IgM 抗体,以确认甲型肝炎感染的患者在治疗前的所有接触。如果是阳性,家人和性接触者在暴露 2 周内应注射 0.02 ml/kg 的免疫球蛋白。如果患者在暴露前至少一个月接种了疫苗,他们就不需要免疫球蛋白了。疫苗应在免疫球蛋白的同一天使用。哺乳期无接种疫苗的禁忌证。

根据疾病预防控制中心数据,灭活病毒对母乳喂养的婴儿不太可能造成有害的影响[3],但应考虑使用免疫球蛋白来代替疫苗。

成人注意事项:头痛、发热、疲乏、食欲不振、恶心、呕吐、皮疹、注射部位疼痛、过敏反应。

成人剂量:

儿童注意事项:

婴儿监测内容:

替代药物:

参考文献:

[1] Duff B, Duff P. Hepatitis A vaccine: ready for prime time. Obstet Gynecol, 1998, 91(3): 468-71. Review.

[2] Pharmaceutical manufacturer prescribing information. 2011.

[3] www.cdc.gov/breastfeeding/recommendations/vaccinations.htm.

甲氧苄啶(TRIMETHOPRIM)

商品名: Alprim, Monotrim, Primsol, Triprim

分　类:抗菌药物,磺胺类

LRC:L2-有限数据-可能适用

甲氧苄啶抑制细菌叶酸产生。在一项对 50 个患者的研究中,甲氧苄啶在乳汁中的平均药物浓度为 1.97 mg/L[1],乳汁/血浆比值为 1.25。在另外一组接受 160 mg/次,每日 2~4 次用药方案的母亲中,乳汁中的药物浓度介于 1.2~5.5 mg/L。因为甲氧苄啶能干扰叶酸代谢,所以应避免哺乳期母亲长期使用,或者婴儿应补充叶酸。然而,由于临床广泛使用,甲氧苄啶对足月产或者较大婴儿来说似乎不会有什么问题[2]。

$T_{1/2}$	8~10 h	M/P	1.25
T_{max}	1~4 h	PB	44%
Oral	吸收完全	Vd	
MW	290	pKa	6.6
RID	3.9%~9%		

成人注意事项：皮疹、瘙痒、恶心、呕吐、厌食、味觉减退。

成人剂量：每次 100 mg、每日 2 次。

儿童注意事项：目前没有经乳汁导致婴儿不良反应的报道。

婴儿监测内容：

替代药物：

参考文献：

[1] Miller RD, Salter AJ. The passage of trimethoprim/sulphamethoxazole into breast milk and its significance//Daikos GK. Progress in Chemotherapy, Proceedings of the Eight International Congress of Chemotherapy. Athens, 1973. Athens: Hellenic Society for Chemotherapy, 1974.

[2] Pagliaro, Levin. Problems in Pediatric Drug Therapy. Hamilton, IL: Drug Intelligence Publications, 1979.

甲氧氯普胺(METOCLOPRAMIDE)

商品名：Emex，Gastromax，Maxeran，Maxolon，Metozolv ODT，Pramin，Reglan

分　类：多巴胺拮抗剂

LRC：L2-有限数据-可能适用

甲氧氯普胺是多巴胺拮抗剂，具有多种功能，但主要作用是增加食管下括约肌张力，用于因胃张力降低所致的胃食管反流患者。本品有时用于哺乳期母亲，通过刺激垂体释放催乳素而提高母乳产量。

自 1981 年以来，许多文献证明使用甲氧氯普胺、多潘立酮或舒必利后乳汁分泌会明显增加。对于甲氧氯普胺，当剂量达到每次 15 mg，每日 3 次时，血清催乳素和母乳产量的增加呈剂量相关性[1]。很多研究显示，66%～100%的乳汁增加都取决于治疗前母亲乳汁产量及其最初的催乳素水平。研究发现，每日 15 mg 的剂量对催乳素的升高是无效的，而每日 30～45 mg 的剂量大多有效。在大多数研究中，患者的催乳素增加的主要范围为 125～172 ng/ml[2]。在 Kauppila 的研究中[3]，甲氧氯普胺的乳汁浓度始终高于母体血浆浓度。峰值出现在用药后 2～3 小时。在产褥末期，乳汁中药物浓度范围是 20～125 μg/L，低于产褥早期的 28～157 μg/L。研究者估计，婴儿摄入剂量在产褥早期为 6～24 μg/(kg·d)，产褥晚期为 1～13 μg/(kg·d)。这些剂量与用于儿科胃食管反流患者的治疗剂量(每日 0.1～0.5 mg/kg)相比是很小的。在这些研究中，5 名婴儿中只有一人的血浆中可检测出甲氧氯普胺；因此，没有观察到蓄积作用或不良反应。

Kauppila 研究发现，新生儿在使用甲氧氯普胺治疗后，血浆催乳素浓度与那些之前母亲接受治疗的相比,4/7 的婴儿的催乳素浓度有轻微的增高,但是,最近更多的研究并没有发现这种改变。催乳素浓度有高度变异性,并受到昼夜节律的影响,因此定时测量催乳素浓度是很必要的,并且可以解释浓度不一致的问题。在另外一项研究中,23 名早产儿母亲,以每日 30 mg 的剂量治疗,从第 1 天到第 7 天,乳汁量从每日 93 ml 增加到 197 ml[4]。尽管催乳素浓度变化范围较大,从 18. 1 ng/ml 增加到 121. 8 ng/ml。虽然催乳素的基础水平显著升高,但乳汁分泌时,甲氧氯普胺使催乳素上升的速度减慢,然而,乳汁产量仍在升高。

Gupta 研究了 32 名乳汁不足的母亲[5]。在使用本品每次 10 mg,每日 3 次时,乳汁供给量增加 66%~100%。其中 12 位完全没有泌乳的母亲,有 8 位在开始治疗后平均 3~4 天对治疗有反应。在这项研究中,32 位母亲中 87. 5%的人在治疗开始后都有乳汁增多的反应。在婴儿中没有观察到不良反应。在一项研究中,5 名哺乳期母亲每日接受 30 mg 的甲氧氯普胺的治疗,每日乳汁产量从 150. 9 ml 增加至 276. 4 ml[6]。然而,婴儿的血浆催乳素浓度与出生 5 天时测定的相同,没有明显改变。因此,本品在乳汁中的转运量不足以改变婴儿的催乳素水平。Lewis 的研究表明,10 名患者口服单剂量 10 mg,2 小时后母亲血浆和乳汁的平均药物浓度分别为 68. 5 ng/ml 和 125. 7 μg/L[7]。Hansen 研究了 28 名哺乳期母亲,每日使用 30 mg,与安慰剂组相比,乳汁产量没有显著增加[8]。但这项研究是在分娩 96 小时后开始的,这时几乎所有母亲血浆催乳素水平都较高。因此当血浆催乳素水平很高时,甲氧氯普胺不应用作催乳药物。

众所周知,甲氧氯普胺可增加乳汁分泌量,但呈剂量依赖性,并且一些母亲对药物没有反应。Kauppila 的研究表明,在这些没有反应的母亲中催乳素浓度已经有所升高。在他的研究中,3 名(3/5)没有乳汁增加的母亲,其基础催乳素水平反而最高(300~400 ng/ml)[3]。因此建议在使用甲氧氯普胺催乳前,应测量那些乳汁少母亲的血浆催乳素水平,以评估治疗后的反应。不良反应例如胃痉挛和腹泻等,会影响一些患者的依从性,但是很少见。

停药反应:药物迅速停用后,在某些情况下可能会出现乳汁分泌量显著减少。通常推荐逐渐减量,可行的方案是每周减少 10 mg。长期使用本品(> 4 周)可能会增加不良反应的发生,如母亲出现抑郁症,但已有患者使用了几个月而没有出现不良反应。FDA 已警告,治疗超过 3 个月可能与迟发性运动障碍有关。

近期有报道 2 例使用舍曲林或文拉法辛的患者,同时使用甲氧氯普胺时,出现 5-羟色胺样反应(激动、发声障碍、出汗和锥体外系运动障碍)[9]。

另一种多巴胺拮抗剂多潘立酮是更好的选择,但遗憾的是,在美国只有复方制剂。2012 年的一项随机对照试验对甲氧氯普胺和多潘立酮进行了比较,发现两种药物具有类似增加乳汁分泌量的疗效[10]。65 名妇女使用多潘立酮或甲氧氯普胺 10 mg,每日 3 次,共 10 天。这些妇女均产下早产儿(出生时平均妊娠 28 周),如果不能产生 160 ml/(kg · d)乳汁,就要开始用药。这项试验中大多数妇女在产后 4 周开始药物治疗。多潘立酮组和甲氧氯普胺组的母亲,乳汁分泌量分别增加 96.3%和 93.7%。甲氧氯普胺组中有更多妇女出现不良反应(7 : 3),如头痛、情绪波动、口干、食欲改变和腹泻。

$T_{1/2}$	5~6 h	M/P	0.5~4.06
T_{max}	1~2 h(PO)	PB	30%
Oral	30%~100%	Vd	
MW	300	pKa	14.49
RID	4.7%~14.3%		

成人注意事项: 头痛、情绪不稳、抑郁症、心律失常、口干、食欲障碍、腹部痉挛、腹泻、锥体外系症状、皮肤瘙痒。

成人剂量: 10~15 mg,每日 3 次。

儿童注意事项: 尚无报道。

婴儿监测内容: 镇静、腹泻、锥体外系症状。

替代药物: 多潘立酮。

参考文献:

[1] Kauppila A, Kivinen S, Ylikorkala O. A dose response relation between improved lactation and metoclopramide. Lancet, 1981, 1(8231): 1175-1177.

[2] Budd SC, Erdman SH, Long DM, et al. Improved lactation with metoclopramide. A case report. Clin Pediatr (Phila), 1993, 32(1): 53-57.

[3] Kauppila A, Arvela P, Koivisto M, et al. Metoclopramide and breast feeding: transfer into milk and the newborn. Eur J Clin Pharmacol, 1983, 25(6): 819-823.

[4] Ehrenkranz RA, Ackerman BA. Metoclopramide effect on faltering milk production by mothers of premature infants. Pediatrics, 1986, 78(4): 614-620.

[5] Gupta AP, Gupta PK. Metoclopramide as a lactogogue. Clin Pediatr (Phila), 1985, 24(5): 269-272.

[6] Ertl T, Sulyok E, Ezer E, et al. The influence of metoclopramide on the composition of human breast milk. Acta Paediatr Hung, 1991, 31(4): 415-422.

[7] Lewis PJ, Devenish C, Kahn C. Controlled trial of metoclopramide in the initiation of breast feeding. Br J Clin Pharmacol, 1980, 9(2): 217-219.

[8] Hansen WF, McAndrew S, Harris K, et al. Metoclopramide Effect on

Breastfeeding the Preterm Infant：A Randomized Trial. Obstet Gynecol，2005，105(2)：383－389.

[9] Fisher AA，Davis MW. Serotonin syndrome caused by selective serotonin reuptake-inhibitors-metoclopramide interaction. Ann Pharmacother，2002，36：67－71.

[10] Ingram J，Taylor H，Churchill C，et al. Metoclopramide or domperidone for increasing maternal breast milk output：a randomized controlled trial. Arch Dis Child Fetal Neonatal Ed，2012，97：F241－F245.

甲紫(GENTIAN VIOLET)

商品名： Crystal Violet，Gentian Violet，Methylrosaniline chloride

分　类： 抗真菌药

LRC： L2－有限数据－可能适用

甲紫(GV)是一种古老的产品，当局部外用和口服时，是一种特别有效的抗真菌和抗菌药物[1]。它是一种强效的紫色燃料，很难去除。已发现甲紫和酮康唑是等效的，在治疗晚期艾滋病患者的口腔(非消化道)念珠菌感染远优于制霉菌素。本品也可用于治疗耳朵耐甲氧西林金黄色葡萄球菌的化脓性感染[3]。通常将1%～2%甲紫(GV)溶液溶解在10%的乙醇溶液中。婴儿使用时，应将甲紫溶液的浓度稀释至0.25%～0.5%。这降低了甲紫的刺激性，也降低了乙醇的含量。乙醇对乳头有刺激性，但对婴儿无害[2]。高浓度的GV刺激性也很大，会导致儿童口腔溃疡和皮肤坏死。如果使用，应将棉签在药液中浸湿，然后擦拭婴儿的牙龈。若直接用于口腔中的感染区域，每日不得超过1次或2次，疗程不超过3～7天。已有直接用于乳头的报道。

$T_{1/2}$		M/P	
T_{max}		PB	
Oral		Vd	
MW	408	pKa	
RID			

成人注意事项： 口腔溃疡、口腔炎、恶心、呕吐、腹泻、皮肤和衣服染色。

成人剂量：

儿童注意事项： 如果过度使用和使用高浓度本品，会导致口腔溃疡和皮肤坏死。恶心、呕吐、腹泻。

婴儿监测内容： 黏膜溃疡、呕吐、腹泻。

替代药物：

参考文献：

[1] McEvoy GE. AFHS Drug Information. New York：NY，2003.
[2] Newman J. Personal communication. 1997.
[3] Kayama C，Goto Y，Shimoya S，et al. Effects of Gentian Violet on Refractory Discharging Ears Infected with Methicillin-Resistant Staphylococcus aureus. J Otolaryngol，2006；35(6)：384 - 386.

间苯二酚(RESORCINOL)

商品名： R A Acne，Resinol
分　类： 抗痤疮药
LRC： L3 -没有数据-可能适用

间苯二酚是一种治疗各种皮肤疾病的外用制剂，包括痤疮、脂溢性皮炎、湿疹和牛皮癣。是一种苯乙醇，经口服途径可以完全吸收，但透皮吸收时，其生物利用度有限。大约 1.64% 的局部剂量达到全身循环[1]。有关母乳排泄资料有限，但在大鼠的研究显示没有对哺乳期母亲或后代的产生不良影响。在饮用水中加入 3 000 mg/L 的药物，体重显著下降，但低剂量时没有产生相同的影响[2]。由于局部吸收有少量吸收，可以导致极微量的暴露。

$T_{1/2}$	8～10 h	M/P	
T_{max}	15 min	PB	
Oral	100%	Vd	
MW	110. 1	pKa	
RID			

成人注意事项： 头痛、头昏、嗜睡、紧张、腹痛、呕吐、腹泻、皮肤发炎、乏力。除了皮肤刺激外，所有的不良反应都与间苯二酚中毒有关，除非剂量极高，否则不太可能发生。

成人剂量： 适量涂搽于患处，每日不超过 3～4 次。

儿童注意事项：

婴儿监测内容：

替代药物：

参考文献：

[1] Yeung D，Kantor S，Nacht S，et al. Percutaneous absorption，blood levels，and urinary excretion of resorcinol applied topically in humans. Int J Dermatol，1983，22，321 - 324.

[2] Welsch F, Nemec MD, Lawrence WB. Two-Generation Reproductive Toxicity Study of Resorcinol Administered Via Drinking Water to Crl：CD(SD) Rats. International Journal of Toxicology, 2008, 27：143-157.

碱式水杨酸铋(BISMUTH SUBSALICYLATE)

商品名：Pepto-Bismol
分　类：止泻药
LRC：L3-没有数据-可能适用

许多治疗腹泻的药物中含有碱式水杨酸铋。虽然铋盐在胃肠道吸收很少,但是这些药物中的水杨酸盐可被明显吸收[1]。尽管迄今为止,碱式水杨酸铋和其他非乙酰化水杨酸盐与儿童瑞夷综合征没有关联,但该药不应常规用于哺乳期母亲。

$T_{1/2}$	高度可变	M/P	
T_{max}		PB	
Oral	少	Vd	
MW	362	pKa	
RID			

成人注意事项：便秘、舌头发黑、黑便、水杨酸中毒(耳鸣、虚弱)。

成人剂量：根据需要,每次 524 mg,每 30 分钟至 1 小时用药 1 次,每 24 小时最多用药 8 次。

儿童注意事项：新生儿有患瑞夷综合征的风险,尚无母乳喂养婴儿的相关报道。

婴儿监测内容：

替代药物：

参考文献：

[1] Findlay JW, DeAngelis RL, Kearney MF, et al. Analgesic drugs in breast milk and plasma. Clin Pharmacol Ther, 1981, 29(5)：625-633.

结核菌素纯蛋白衍生物(TUBERCULIN PURIFIED PROTEIN DERIVATIVE)

商品名：Aplisol, Mantoux, PPD, Sclavo, Tubersol
分　类：诊断试剂,其他
LRC：L1-没有数据-适用

结核菌素试验(也称为 Mantoux,PPD,叉刺试验)是一项皮肤试验,此试验使用的抗原由人型结核分枝杆菌和牛型结核分枝杆菌产生的浓缩、无菌、可溶性产物提取而来。在那些对人型结核分枝杆菌产生抗体的个体中少量经皮内注射此纯化的产品,注射部位会产生超敏反应[1,2]。初步的研究表明母乳喂养婴儿可能从产生过敏反应的母亲身上被动地获得对结核分枝杆菌抗原的敏感性。由于该蛋白无菌且不易穿透到乳汁中,所以 PPD 试验不是哺乳期母亲的禁忌。

成人注意事项: 局部水疱、刺激、瘀伤、罕见过敏。

成人剂量: 每次 5 U。

儿童注意事项: 目前没有经乳汁导致婴儿不良反应的报道。

婴儿监测内容:

替代药物:

参考文献:

[1] Drug Facts and Comparisons 1999 ed. ed. St. Louis, 1999.
[2] McEvoy GE. (ed): AFHS Drug Information. New York: NY, 2003.

金刚烷胺(AMANTADINE)

商品名: Endantanine, Mantadine, Symadine, Symmetrel
分　类: 抗病毒药
LRC: L3 -没有数据-可能适用

金刚烷胺是一种独特的化合物,可有效治疗帕金森病,也具有甲型流感病毒的抗病毒活性[1]。该药物已获得 FDA 批准,用于预防和治疗成人和儿童(1~10 岁)流行性感冒。由于甲型流感病毒对金刚烷胺的耐药性增加,疾病预防控制中心不再推荐使用[2]。虽然没有相关报道,相信仅有痕量药品分泌至乳汁中。成人每日服用 200 mg 时,血药浓度为 400~900 ng/ml[3]。即使假设理论上乳汁/血浆比为 1,对一个母乳喂养婴儿而言,平均每日获得的剂量将远低于 0.9 mg,与 1 岁婴儿使用 5 mg/kg 的剂量相比,不会引起相应的临床效应。然而,已知金刚烷胺会抑制催乳素生产,故哺乳期母亲慎用,使用时应注意观察抑制泌乳的情况[4,5]。

$T_{1/2}$	1~28 h	M/P	
T_{max}	1~4 h	PB	67%
Oral	86%~94%	Vd	4.4 L/kg
MW	151	pKa	10.71
RID			

成人注意事项： 烦躁、失眠、意识混乱、抑郁、恶心、呕吐、便秘、尿潴留、厌食、皮疹。

成人剂量： 每次 100 mg，每日 2 次。

儿童注意事项： 目前没有经乳汁导致婴儿不良反应的报道。

婴儿监测内容： 可能减少乳汁产量，不推荐哺乳期使用。

替代药物： 奥司他韦、扎那米韦。

参考文献：

[1] Pharmaceutical manufacturer prescribing information. 1997.

[2] Center for Disease Control. Antiviral Dosage Guidance on the Use of Influenza Antiviral Agents [Online]. http://www.cdc.gov/flu/professionals/antivirals/antiviral-drug-resistance.htm.

[3] Cedarbaum JM. Clinical pharmacokinetics of anti-parkinsonian drugs. Clin Pharmacokinet, 1987, 13(3): 141 - 178.

[4] Correa N, Opler LA, Kay SR, et al. Amantadine in the treatment of neuroendocrine side effects of neuroleptics. J Clin Psychopharmacol, 1987, 7(2): 91 - 95.

[5] Siever LJ. The effect of amantadine on prolactin levels and galactorrhea on neuroleptic-treated patients. J Clin Psychopharmacol, 1981, 1(1): 2 - 7.

金刚乙胺(RIMANTADINE)

商品名： Flumadine

分　类： 抗病毒药

LRC： L3 -没有数据-可能适用

金刚乙胺是一种抗病毒药物，主要用于预防和治疗 A 型流感病毒感染[1,2]。金刚乙胺可以预防 1 岁以上儿童感染 A 型流感病毒，由于 A 型流感病毒的耐药性增加，本品的应用应减少。本品可以在啮齿动物的乳汁中浓集[1]。在服药后 2~3 小时，动物乳汁中的药物浓度大约是血浆中的 2 倍，所以 M/P 比值大约为 2。目前尚无本品母乳喂养婴儿产生不良反应的报道。

$T_{1/2}$	25.4 h	M/P	2
T_{max}	6 h	PB	40%
Oral	92%	Vd	
MW	179	pKa	
RID			

成人注意事项： 头痛、疲劳、癫痫、失眠、紧张、口干、心力衰竭、心律失常、呕吐、厌食、虚弱。

成人剂量：每次 100 mg，每日 2 次。

儿童注意事项：目前没有经乳汁导致婴儿不良反应的报道。

婴儿监测内容：口干、呕吐、腹泻、体重增加。

替代药物：

参考文献：

[1] Pharmaceutical manufacturer prescribing information. 1996.

[2] Center for Disease Control. Antiviral Dosage Guidance on the Use of Influenza Antiviral Agents [Online]. http://www.cdc.gov/flu/professionals/antivirals/antiviral-dosage.htm.

金盏花（CALENDULA）

商品名：

分　类：植物药

LRC：L3 -没有数据-可能适用

金盏花广泛生长于世界各地，可局部用于促进外伤愈合，也可用于缓解结膜炎及其他眼部炎症。本品含有大量黄酮苷和皂苷，但活性成分尚不明确[1]。除此之外，几乎没有关于金盏花在上述疾病中的药效学研究，而且除了过敏反应以外，其他毒副作用尚属空白[2]。目前主要局部应用，不再内服用于消炎解痉。

尚没有本品乳汁转运的数据。

$T_{1/2}$		M/P	
T_{max}		PB	
Oral	100%	Vd	
MW		pKa	
RID			

成人注意事项：过敏反应。

成人剂量：每次一杯茶（干花 1~2 g），每日 3 次。

儿童注意事项：目前没有经乳汁导致婴儿不良反应的报道。

婴儿监测内容：

替代药物：

参考文献：

[1] Bissett NG//Herbal Drugs and Phytopharmaceuticals. Medpharm Scientific Publishers. Boca Raton：CRC Press，1994.

[2] Natural Medicines Comprehensive Database. 2010.

肼屈嗪(HYDRALAZINE)

商品名： Alphapress，Apresoline
分　类： 降血压药
LRC： L2 -有限数据-可能适用

肼屈嗪是一种用于严重先兆子痫以及妊娠和产后高血压的常用降血压药物。在一项研究中，一位哺乳期母亲每日服用三次 50 mg 的肼屈嗪，用药后 0.5 和 2 小时，母乳中肼屈嗪的浓度分别为 762 nmol/L 和 792 nmol/L[1]。而在上述时间母亲血清药物浓度分别为 1 525 nmol/L 和 580 nmol/L。根据这些数据，进食 1 000 ml 母乳的婴儿只摄入了 0.17 mg 的肼屈嗪，这个量太小以至于没有临床意义。肼屈嗪的儿科使用剂量为 0.75～1 mg/(kg · d)。由于母乳中的浓度远低于临床儿科剂量，肼屈嗪可能对母乳喂养没有影响。

$T_{1/2}$	1.5～8 h	M/P	0.49～1.36
T_{max}	2 h	PB	87%
Oral	30%～50%	Vd	1.6 L/kg
MW	160	pKa	7.1
RID	1.2%		

成人注意事项： 头痛、潮红、低血压、心动过速、厌食、感觉减退、外周水肿、粒细胞缺乏。

成人剂量： 每次 10～25 mg，每日 4 次。

儿童注意事项： 目前没有经乳汁导致婴儿不良反应的报道。

婴儿监测内容： 困倦、嗜睡、苍白、喂养困难和体重增加。

替代药物：

参考文献：

[1] Liedholm H, Wahlin-Boll E, Hanson A, et al. Transplacental passage and breast milk concentrations of hydralazine. Eur J Clin Pharmacol, 1982, 21(5): 417－419.

菊粉(INULIN)

商品名：
分　类： 诊断试剂，其他
LRC： L3 -没有数据-可能适用

菊粉是不溶性的寡糖,用作纤维补充剂和检测肾功能的诊断剂[1]。该药物经静脉用药不经代谢可迅速消除。口服用药时,菊粉不会分解,而是用作肠道中的益生元来促进双歧杆菌的生长。菊粉的主要水解产物是果糖。此药不太可能会转运至母乳中。但是,菊粉可能影响其他营养物质(如钙和葡萄糖)的吸收。

$T_{1/2}$		M/P	
T_{max}		PB	
Oral	0	Vd	
MW	6 179. 36	pKa	11. 63
RID			

成人注意事项: 腹胀、胀气、肠胃不适。

成人剂量:

儿童注意事项:

婴儿监测内容:

替代药物:

参考文献:

[1] Kaur N, Gupta AK. Applications of inulin and oligofructose in health and nutrition. J Biosci, 2002, 27(7): 703 - 714.

巨细胞病毒感染(CYTOMEGALOVIRUS INFECTIONS)

商品名: CMV, Human Cytomegalovirus
分　类: 感染性疾病
LRC: L3 -有限数据-可能适用

巨细胞病毒属于疱疹病毒,是美国大部分地区流行性的病毒。免疫抑制的婴儿易感染且感染较严重,但足月新生儿中感染率较低。CMV 能穿透胎盘,但许多婴儿的 CMV 感染更可能是产前或产后暴露所致。健康的婴儿通常症状不明显,产后不会出现后遗症[1],然而,早产儿或其他免疫功能低下的婴儿可能会出现肝炎、神经功能疾病或者弥漫性间质性肺炎[2]。

分娩和母乳喂养可使 CMV 垂直传播。CMV 阳性的哺乳期母亲的乳汁中均可用 PCR 技术检测出 CMV 病毒[3]。乳汁中存在的 CMV 并不会对健康的足月婴儿造成太大危害,可以母乳喂养[4]。CMV 阳性的母亲母乳喂养的婴儿感染 CMV 的风险(5. 7%)与 CMV 阴性母亲母乳喂养或配方奶喂养的婴儿

(0~11%)基本相同[5,6]。然而，产后出现血清转化的母亲有更高的概率(高达69%)将病毒传染给她的婴儿[6,7]。

CMV阳性母乳喂养的早产儿似乎比那些CMV阴性母乳喂养或配方奶喂养婴儿的感染频率更高。然而，CMV感染似乎并不影响早产儿临床不良结局的发生率[8]。这可能是由于子宫内暴露或通过母乳获得的部分被动免疫。美国儿科学会表示，CMV阳性母亲进行母乳喂养获益大于CMV传播致病的风险[9]。

冰冻母乳并不能有效阻止CMV的传播[10]。巴氏灭菌确实可以防止传播，但也会破坏乳汁的许多有益成分[11]。除了很严重的免疫功能低下的患儿之外，新鲜的母乳是最优选择[9]。

成人注意事项：无症状肝脾大、发热、疲劳、咽痛、腺体肿胀、食欲不振、腹泻、肝炎。

成人剂量：

儿童注意事项：CMV可进入乳汁，但对CMV阳性母亲的婴儿风险较小。CMV的产后传播率很低。

婴儿监测内容：发热、腹泻、皮疹，如果出现临床症状(皮肤或巩膜黄染)需检查肝酶和胆红素。

替代药物：

参考文献：

[1] Kurath S, Halwachs-Baumann G, Muller W, et al. Transmission of cytomegalovirus via breast milk to the prematurely born infant: a systematic review. Clinical microbiology and infection: the official publication of the European Society of Clinical Microbiology and Infec-tious Diseases, 2010, 16(8): 1172-1178.

[2] Rosenberg AA, Grover T. The Newborn Infant//Hay WW, Levin MJ, Deterding RR, et al. CURRENT Diagnosis & Treatment: Pediatrics, 22e. New York: NY, 2013.

[3] Hotsubo T, Nagata N, Shimada M, et al. Detection of human cy-tomegalovirus DNA in breast milk by means of polymerase chain reaction. Microbiology and immunology, 1994, 38(10): 809-811.

[4] Lawrence R. Breastfeeding: A Guide for the Medical Profession. St. Louis: Mosby Publishers, 1994.

[5] Doctor S, Friedman S, Dunn MS, et al. Cytomegalovirus transmission to extremely low-birth-weight infants through breast milk. Acta paediatrica, 2005, 94(1): 53-58.

[6] Miron D, Brosilow S, Felszer K, et al. Incidence and clinical manifestations of breast milk-acquired Cytomegalovirus infection in low birth weight infants. Journal of perinatology: of-ficial journal of the California Perinatal Association, 2005, 25

(5): 299 - 303.
[7] Dworsky M, Yow M, Stagno S, et al. Cytomegalovirus infection of breast milk and transmission in infancy. Pediatrics, 1983, 72(3): 295 - 299.
[8] Schanler RJ. CMV acquisition in premature infants fed human milk: reason to worry? Journal of perinatology: official journal of the California Perinatal Association, 2005, 25(5): 297 - 298.
[9] American Academy of Pediatrics. Breastfeeding and the use of human milk. Pediatrics, 2012, 129(3): e827 - 841.
[10] Maschmann J, Hamprecht K, Weissbrich B, et al. Freeze-thawing of breast milk does not prevent cytomegalovirus transmission to a preterm infant. Archives of disease in childhood. Fetal and neonatal edition, 2006, 91(4): F288 - 290.
[11] Hamprecht K, Maschmann J, Muller D, et al. Cytomegalovirus (CMV) inactivation in breast milk: reassessment of pasteurization and freeze-thawing. Pediatric research, 2004, 56(4): 529 - 535.

聚多卡醇(POLIDOCANOL)

商品名: Asclera
分　类: 其他
LRC: L3 -没有数据-可能适用

聚多卡醇是一种硬化剂,用于治疗静脉曲张[1]。对于哺乳期母亲没有适当的或对照良好的研究或病例报告。在使用聚多卡醇时,主要出现局部不良反应。因为本品半衰期短、仅发挥局部作用,所以一次性治疗对婴儿造成的伤害很小。然而,由于药品生产商对本品的药代动力学研究数据较少,尚不清楚其影响。

$T_{1/2}$	1.5 h	M/P	
T_{max}		PB	
Oral		Vd	
MW	580	pKa	6.5~8
RID			

成人注意事项: 过敏反应、注射局部反应、疼痛、血栓形成。

成人剂量:

儿童注意事项:

婴儿监测内容:

替代药物: 甘油

参考文献:

[1] Pharmaceutical manufacturer prescribing information. 2011.

聚维酮碘(POVIDONE IODIDE)

商品名:
分　类: 杀菌药
LRC: L4 -有限数据-有潜在危险

聚维酮碘是一种碘螯合物,通常作为防腐剂和杀菌药。用于成人皮肤,只有极少量药物被吸收。曾有报道阴道内用药引起碘的血药浓度显著增高。有研究在应用聚维酮碘的 62 例孕妇中发现,碘的血药浓度显著增高,胎儿甲状腺碘浓度升高 7 倍[1]。婴儿局部用药导致经皮吸收量显著增高。一旦在母亲体内达到一定的血药浓度,碘可迅速进入乳汁形成螯合物,并且乳汁/血浆比值较高[2,3]。母亲口服大剂量碘可导致母乳喂养婴儿的甲状腺功能抑制[2]。哺乳期母亲应慎用或禁用。不推荐哺乳期母亲及婴儿反复应用聚维酮碘。

$T_{1/2}$		M/P	>23
T_{max}		PB	
Oral	完全	Vd	
MW		pKa	
RID			

成人注意事项: 碘中毒、甲状腺功能减退、甲状腺肿和中性粒细胞减少。
成人剂量:
儿童注意事项: 碘经乳汁分泌可导致新生儿甲状腺功能减退。
婴儿监测内容: 尽可能避免使用。
替代药物:
参考文献:

[1] Mahillon I, Peers W, Bourdoux P, et al. Effect of vaginal douching with povidone-iodine during early pregnancy on the iodine supply to mother and fetus. Biol Neonate, 1989, 56(4): 210 - 217.
[2] Delange F, Chanoine JP, Abrassart C, et al. Topical iodine, breastfeeding, and neonatal hypothyroidism. Arch Dis Child, 1988, 63(1): 106 - 107.
[3] Postellon DC, Aronow R. Iodine in mother's milk. JAMA, 1982, 247(4): 463.

聚乙二醇(POLYETHYLENE GLYCOL)

商品名: Lax-A-Day, Miralax
分　类: 轻泻药
LRC: L3 -没有数据-可能适用

聚乙二醇是石蜡(矿物油)的衍生物,目前被广泛应用。常用于软膏、栓剂、润滑剂、增塑剂、黏合剂、油漆、抛光剂、纸涂层、美容、头发制剂、食品添加剂,也是一种常见的泻药。本品通常低毒或无毒,且局部使用或与电解质一起用于肠道清理时不被全身吸收。

这类药物的分子量各不相同,用药品名称之后的数字表示。因此,聚乙二醇 200 由平均分子量为 200 的分子组成。所选药物的分子量与药代动力学、不良反应发生率密切相关[1]。Miralax 是一个常用的导泻药,分子量为 3 350。用作泻药时,在胃肠道中滞留,使水分积聚到胃肠道中。不会进入母亲的血浆或乳汁中。虽然没有本品转运至乳汁中的数据,但母亲极不可能吸收大量药物而经乳汁分泌。

$T_{1/2}$		M/P	
T_{max}		PB	
Oral	没有	Vd	
MW	大小不一	pKa	
RID			

成人注意事项: 荨麻疹、恶心、腹胀、绞痛、腹泻、肠胃胀气。

成人剂量: 剂量不定。

儿童注意事项:

婴儿监测内容:

替代药物:

参考文献:

[1] Polyethylene Glycol. TERIS. Reprotox System. Reviewed 12/06. Accessed 7/21/11.

聚乙二醇电解质(POLYETHYLENE GLYCOL-ELECTROLYTE)

商品名: Colovage, Colyte, GoLYTELY, MoviPrep, PegLyte
分　类: 轻泻药
LRC: L3 -没有数据-可能适用

聚乙二醇电解质溶液(PEG - ES)是盐类轻泻药[1]。本品不被肠道吸收,可产生渗透性导泻作用,用于清洁肠道。本品完全不能经成人的消化道吸收,故不会转运至乳汁。PEG - ES 常在儿童及婴儿的胃肠手术前使用。虽然目前尚无关于本品转运至乳汁的数据,但母亲不可能吸收足够的药量而经乳汁分泌。

$T_{1/2}$		M/P	
T_{max}		PB	
Oral	0	Vd	
MW		pKa	
RID			

成人注意事项：腹泻，纳差及胀气。禁用于胃肠梗阻、胃潴留、肠穿孔、中毒性结肠炎和巨结肠。

成人剂量：每次 240 ml，每 10 分钟 1 次，直至 4 L。

儿童注意事项：目前没有经乳汁导致婴儿不良反应的报道。

婴儿监测内容：

替代药物：

参考文献：

[1] Pharmaceutical manufacturer prescribing information. 1996.

聚乙二醇肽(PEGINESATIDE)

商品名：Omontys
分　类：造血剂
LRC：L3 -没有数据-可能适用

聚乙二醇肽是一种红细胞生成刺激剂，用于治疗慢性肾病透析患者出现的贫血。本品通过结合并激活人促红细胞生成素受体，刺激人类红细胞前体中的红细胞生成[1]。尚不清楚聚乙二醇肽是否转运到人乳中。然而，由于本品分子量大，其不大可能转运到乳汁中。

$T_{1/2}$	17.4 ~ 32.6 h (IV), 35.3~70.7 h(SC)	M/P	
T_{max}	48 h(SC)	PB	
Oral	微量	Vd	0.021~0.048 L/kg
MW	45 000	pKa	
RID			

成人注意事项：头痛、呼吸困难、咳嗽、恶心、呕吐、腹泻、动静脉瘘、肌肉痉挛。

成人剂量：1~6 mg/0.5 ml，每 4 周 1 次。

儿童注意事项：尚不清楚在儿科患者中的安全性和疗效。

婴儿监测内容：

替代药物：

参考文献：

[1] Pharmaceutical manufacturer prescribing information. 2012.

决奈达隆(DRONEDARONE)

商品名：Dronedarone Sanofi, Dronedarone Winthrop, Multaq
分　类：抗心律失常药
LRC：L3 -没有数据-可能适用

决奈达隆是一种抗心律失常药物,并作为治疗心房颤动和心房扑动的一线药物。它在结构上与胺碘酮相关,但缺乏碘成分[1]。决奈达隆是否会分泌至人乳中尚未可知。动物研究已经显示乳汁中有决奈达隆及其代谢产物的分泌。对大鼠的研究表明,母体服用决奈达隆与后代体重增加幅度的轻微降低有关[1]。本品口服吸收差,因此推测其不会通过乳汁暴露使婴儿达到具有临床意义的血浆浓度。

$T_{1/2}$	13~19 h	M/P	
T_{max}	3~6 h	PB	>98%
Oral	15%	Vd	20 L/kg
MW	566.8	pKa	9.40
RID			

成人注意事项：心动过缓、QT 间期延长、心力衰竭、肾功能减退、肝功能异常、腹泻、恶心或虚弱。

成人剂量：每次 400 mg,每日 2 次。

儿童注意事项：目前没有经乳汁导致婴儿不良反应的报道。

婴儿监测内容：嗜睡,倦怠、面色苍白、心律失常、肝功能异常、喂养不良、体重增加。

替代药物：

参考文献：

[1] Pharmaceutical manufacturer prescribing information. 2010.

K

咖啡因(CAFFEINE)

商品名:
分　类: 中枢神经系统兴奋药
LRC: L2 -有限数据-可能适用

咖啡因是一种存在于多种食物和饮料中的天然中枢神经系统兴奋剂,成人半衰期是 4.9 小时,而新生儿半衰期长达 97.5 小时。随着年龄的增长,半衰期逐渐缩短,3~5 月龄时为 14 小时,6 月龄以后为 2.6 小时。平均每杯咖啡中含有咖啡因 100~150 mg,取决于其制备过程和原产地。

摄入咖啡因 60~120 分钟后乳汁中咖啡因浓度达到峰值。一项研究中,5 名妇女摄入 150 mg 咖啡因后,血中咖啡因浓度峰值 2.39~4.05 mg/L,乳汁中咖啡因峰浓度 1.4~2.41 mg/L,乳汁/血浆比值为 0.52[1]。摄入咖啡因 30、60 和 120 分钟后乳汁中平均咖啡因浓度分别为 1.58 mg/L、1.49 mg/L 和 0.926 mg/L。另一项研究中,7 名产后 11~22 天的妇女每日摄入咖啡因 750 mg,持续 5 天,乳汁中咖啡因浓度差异很大,从无法测出到 15.7 mg/L,平均浓度为 4.3 mg/L[2]。第 5 天婴儿血中咖啡因的平均浓度为 1.4 mg/L(0~2.8 mg/L)。两名女性乳汁中咖啡因浓度分别为 13.4 mg/L 和 28 mg/L,其婴儿血清咖啡因浓度分别为 0.25 mg/L 和 3.2 mg/L。

一项研究中,6 名哺乳期母亲一次性服用 100 mg 咖啡因,血中咖啡因浓度达峰时间为 0.5~1 小时,乳汁浓度达峰时间为 0.75~2 小时[3]。血浓度峰值 3.6~6.15 mg/L,而乳汁浓度峰值 1.98~4.3 mg/L。服用后 1 小时平均乳汁浓度为 2.45 mg/L。两侧乳房的平均乳汁/血浆比值(AUC)为 0.812。这项研究巧妙地证实咖啡因能迅速分泌进入乳汁,且咖啡因在乳汁中的消除过程与在血液中类似。对于体重 4~7 kg 的婴儿,母亲服用 100 mg 咖啡因后,估算婴儿将通过乳汁摄入 1.77~3.10 mg/d。

一组哺乳期母亲每日摄入咖啡因 35~336 mg,乳汁中咖啡因浓度为 2.09~7.17 mg/L[4]。研究者预测婴儿每日摄入咖啡因 0.01~1.64 mg 或母体剂量的 0.06%~1.5%。Nehlig 发表了一篇有趣的综述,列举了咖啡因对婴儿营养的影响[5],一些证据表明长期喝咖啡可使母乳中铁含量减少,使母乳喂养的婴儿出现烦躁、失眠[6]。偶尔食用咖啡因并非禁忌，但是长期使用可使婴儿尤其是新生儿体内咖啡因蓄积。

$T_{1/2}$	4.9 h	M/P	0.52~0.76
T_{max}	60 min	PB	36%
Oral	100%	Vd	0.4~0.6 L/kg
MW	194	pKa	
RID	6%~25.9%		

成人注意事项：兴奋、烦躁、睡眠不佳。

成人剂量：

儿童注意事项：罕见烦躁、失眠。

婴儿监测内容：兴奋、烦躁、睡眠不佳、心动过速、震颤。

替代药物：

参考文献：

[1] Tyrala EE, Dodson WE. Caffeine secretion into breast milk. Arch Dis Child, 1979, 54(10): 787-800.

[2] Ryu JE. Caffeine in human milk and in serum of breast-fed infants. Dev Pharmacol Ther, 1985, 8(6): 329-337.

[3] Stavchansky S, Combs A, Sagraves R, et al. Pharmacokinetics of caffeine in breast milk and plasma after single oral administration of caffeine to lactating mothers. Biopharm Drug Dispos, 1988, 9(3): 285-299.

[4] Berlin CM, Jr., Denson HM, Daniel CH, et al. Disposition of dietary caffeine in milk, saliva, and plasma of lactating women. Pediatrics, 1984, 73(1): 59-63.

[5] Nehlig A, Debry G. Consequences on the newborn of chronic maternal consumption of coffee during gestation and lactation: a review. J Am Coll Nutr, 1994, 13(1): 6-21.

[6] Munoz LM, Lonnerdal B, Keen CL, et al. Coffee consumption as a factor in iron deficiency anemia among pregnant women and their infants in Costa Rica. Am J Clin Nutr, 1988, 48: 645-651. PMID: 3414579.

卡贝缩宫素(CARBETOCIN)

商品名：Duratocin
分　类：垂体激素
LRC：L3-有限数据-可能适用

卡贝缩宫素是缩宫素的长效剂型，适用于预防择期剖宫产术后的产后出血[1]。尽管该药作用时间比缩宫素长，但其半衰期也只有29~53分钟，不足以大量转运入乳汁。

据药品生产商报道，妇女在分娩后7~14周单次肌内注射70 μg卡贝缩宫素，乳汁中药物浓度峰值比血浓度低近50倍（具体数值未报道）。此外，乳汁中的药物也极少被婴儿吸收，因为大多数药物迅速被婴儿胃里的肽酶降解。

已知本品的短效剂型——缩宫素可引起肺泡周围的肌层上皮细胞收缩，而本品是否具有相同作用尚未知。厂商报道5名使用本品的妇女仍正常产乳。

动物试验数据表明，当静脉用药剂量超过0.01 mg/（kg·d）（相当于人类剂量）时，幼犬发育受损，该研究中未指出哪种剂量是安全的。

$T_{1/2}$	29~53 min	M/P	
T_{max}		PB	
Oral		Vd	
MW	988.1	pKa	
RID			

成人注意事项：头痛、头晕、焦虑、低血压、胸痛、心动过速、面色潮红/温度感觉过敏（感觉发热或畏寒）、呼吸困难、金属味觉、恶心、呕吐、腹痛、出汗、震颤、瘙痒。

成人剂量：单剂静脉注射或肌内注射100 μg。

儿童注意事项：目前没有经乳汁导致婴儿不良反应的报道。

婴儿监测内容：

替代药物：缩宫素。

参考文献：

[1] Pharmaceutical manufacturer prescribing information. 2011.

卡比多巴+左旋多巴（CARBIDOPA+LEVODOPA）

商品名：Brocadopa, Dopar, Kinson, Larodopa, Madopar, Prolopa, Sinemet

分　类：抗帕金森药

LRC：L4-有限数据-有潜在危险

左旋多巴（L-多巴）是多巴胺的前体药物，主要用于治疗帕金森症状。卡比多巴能抑制左旋多巴在外周的代谢，但其不能穿透血脑屏障，可增加中枢神经系统中活化左旋多巴的量[1]。

一项研究中，1名患有帕金森病的哺乳期母亲服用Sinemet控释片50/200，3小时后测得乳汁中左旋多巴稳态峰浓度为1.6 nmol/ml，6小时后恢复基线值。这说明 RID 为母体用药剂量的 1.65%。给予速释型 Sinemet,3 小时后乳汁峰浓度为 3.47 nmol/ml,6 小时内恢复基线值。根据乳汁浓度,估算婴儿每日最多摄入 0.1 mg/kg,RID 为 3.6%。母乳喂养的婴儿未出现不良反应[2]。

然而,多巴胺抑制垂体前叶释放催乳素,已发现左旋多巴能使血浆催乳素含量减少 78%,继而减少乳汁分泌[3-7]。

$T_{1/2}$	左旋多巴/卡比多巴:1.5 h/1~2 h	M/P	
T_{max}	0.5~2 h(复方制剂)	PB	均<36%
Oral	均为 40%~70%	Vd	左旋多巴:0.9~1.6 L/kg
MW	左旋多巴/卡比多巴:197.2/244.3	pKa	左旋多巴/卡比多巴:9.69/9.29
RID	1.66%~3.59%		

成人注意事项:头痛、头晕、精神错乱、兴奋、失眠、低血压、胸痛、心律失常、恶心、呕吐、食欲不振、肝功能异常。

成人剂量:每次 100 mg/25 mg(左旋多巴/卡比多巴),每日 4~6 次,最大日剂量 1 500 mg/200 mg(左旋多巴/卡比多巴)。

儿童注意事项:目前没有经乳汁导致婴儿不良反应的报道。但本品抑制催乳素分泌,可能使乳汁分泌减少。

婴儿监测内容:本品减少乳汁分泌,不建议哺乳期使用。

替代药物:

参考文献:

[1] Pharmaceutical manufacturer's prescribing information. Merck Sharp & Dohme Corp, 2014.

[2] Thulin PC, Woodward WR, Carter JH, et al. Levodopa in human breast milk: Clinical implications. Neurology, 1998, 50: 1920-1921.

[3] Ayalon D, Peyser MR. Effect of L-dopa on galactopoiesis and gonadotropin levels in the inappropriate lactation syndrome. Obstet Gynecol, 1974, 44: 159-170.

[4] Leblanc H, Yen SS. The effect of L-dopa and chlorpromazine on prolactin and growth hormone secretion in normal women. Am J Obstet Gynecol, 1976, 126: 162-164.

[5] Board JA, Fierro RJ. Effects of alpha- and beta-adrenergic blocking agents on serum prolactin levels in women with hyperprolactinemia and galactorrhea. Am J Obstet Gynecol, 1977, 127: 285-287.

[6] Rao R, Scommegna A, Frohman LA. Integrity of central dopaminergic system in

women with postpartum hyperprolactinemia. Am J Obstet Gynecol, 1982, 143: 883 - 887.

[7] Barbieri C, Ferrari C, Caldara R, et al. Growth hormone secretion in hypertensive patients: evidence for a derangement in central adrenergic function. Clin Sci (Lond), 1980, 58(2): 135 - 138.

卡比沙明(CARBINOXAMINE)

商品名: Arbinoxa, Palgic
分　类: 抗组胺药
LRC: L2 -没有数据-可能适用

卡比沙明是一种 OTC 抗组胺药[1],其主要的不良反应是镇静。由于具有镇静作用,本品不是理想的哺乳期用药。哺乳期倾向使用不具有镇静作用的抗组胺药。

$T_{1/2}$	10~20 h	M/P	
T_{max}		PB	
Oral		Vd	
MW	407	pKa	8.1
RID			

成人注意事项: 镇静、荨麻疹、低血压、上腹不适、支气管分泌物增多、头晕、共济失调。

成人剂量: 每次 4~8 mg,每日 3~4 次。

儿童注意事项:

婴儿监测内容: 镇静、呕吐。

替代药物:

参考文献:

[1] Pharmaceutical manufacturer prescribing information. 2011.

卡泊芬净(CASPOFUNGIN)

商品名: Cancidas
分　类: 抗真菌药
LRC: L3 -没有数据-可能适用

卡泊芬净是唯一具有抗烟曲霉活性的半合成脂肽类化合物。它有一个大的多环结构,分子量为 1 213 D。本品半衰期独特,具有包含 3 个时相的多相消除曲线，第一个时相的半衰期为 11 小时，第三个时相的半衰期为 40～50 小时[1]。本品临床用药数据尤其是儿科用药有限数据。药品生产商介绍本品能转运入啮齿动物乳汁，尚无人乳转运的相关数据。据报道，本品口服生物利用度很低，婴儿摄入的剂量不足以引起临床反应，但这仅是推测。

$T_{1/2}$	>11 h	M/P	
T_{max}		PB	97%
Oral	很低	Vd	0. 138 L/kg
MW	1 213	pKa	8. 75
RID			

成人注意事项：发热、恶心、呕吐、面色潮红、静脉炎、贫血、头痛等。

成人剂量：首剂 70 mg，维持剂量 50 mg，每日 1 次。

儿童注意事项：目前没有经乳汁导致婴儿不良反应的报道。儿童患者用药安全性未知。

婴儿监测内容：

替代药物：

参考文献：

[1] Pharmaceutical manufacturer prescribing information. 2001.

卡泊三醇(CALCIPOTRIENE)

商品名：Dovonex, Sorilux Foam, Taclonex Scalp

分　类：抗银屑病药

LRC：L3 -没有数据-可能适用

卡泊三醇是一种人工合成的维生素 D_3 衍生物，外用于治疗斑块状银屑病[1]。其软膏剂涂于皮肤后仅有 5%～6%经皮吸收入血，之后迅速与血浆蛋白结合，通过肝脏经胆汁排泄。其溶液剂涂于头皮后不到 1%被吸收。可见卡泊三醇不易在血液中蓄积，且维生素 D 通常极少转运到乳汁，因此其乳汁浓度近乎无。然而卡泊三醇本身就具有药理活性，如果全身大面积使用(不太可能的用法)可引起明显吸收。罕见用药后出现高钙血症的报道。

Taclonex Scalp 外用混悬液包含 52. 18 μg 卡泊三醇水合物和 0. 643 mg 二丙酸倍他米松。

Sorilux Foam 是一种维生素 D 类似物，适用于 18 岁及以上成人斑块状银屑病的治疗。

$T_{1/2}$		M/P	
T_{max}		PB	
Oral	各不相同	Vd	
MW	430	pKa	
RID			

成人注意事项：皮肤刺痛、皮疹、瘙痒、罕见可逆性高钙血症、银屑病病情恶化。

成人剂量：涂于患处，每日2次。

儿童注意事项：目前没有经乳汁导致婴儿不良反应的报道。

婴儿监测内容：哺乳期少量使用不会使婴儿发生不良反应。

替代药物：

参考文献：

[1] Pharmaceutical manufacturer Package Insert. 2009.

卡铂(CARBOPLATIN)

商品名：Carboplat, Carbosin, Emorzim, Paraplatin
分　类：抗肿瘤药
LRC：L5-有限数据-危险

卡铂是一种类似于顺铂的铂类抗肿瘤药物。尽管卡铂不与血浆蛋白结合，但金属铂与血浆蛋白的结合是不可逆的[1]。与顺铂相比，卡铂在体内的清除更迅速，用药后12小时内约有65%经肾脏消除，24小时内消除71%，仅有3%~5%的金属铂需要24~96小时从体内消除。此外，根据文献报道，金属铂的半衰期长达5~12天以上[1-3]。一项研究中，一名哺乳期母亲因甲状腺乳头状癌予以卡铂化疗(233 mg/周)，测定用药后4、28、172和316小时乳汁中药物浓度，结果发现，$AUC_{0\sim316\,h}$为127.92 mg·h/L[4]，平均浓度为0.404 mg/L，RID为1.82%。用药后300小时乳汁中依然可检测出药物。

查阅顺铂的相关章节可以获得更多关于乳汁浓度的信息。

哺乳期用药有两种选择。第一种是检测乳汁中金属铂的含量，若能检测到则不要哺乳；第二种不需要检测金属铂含量，若用药剂量较小，暂停哺乳20天，若用药剂量较大，则暂停更长时间或直接停止哺乳。

$T_{1/2}$	卡铂：2.6～5.9 h；金属铂：>5 d	M/P	
T_{max}		PB	卡铂：0；金属铂：不可逆结合
Oral	无	Vd	0.23 L/kg
MW	371.3	pKa	
RID	1.8%		

成人注意事项：脱发、耳毒性、偶见疲劳或虚弱、恶心、呕吐、肝酶或肾功能异常、电解质紊乱、骨髓抑制、出血、感染风险增加。

成人剂量：取决于适应证。

儿童注意事项：目前没有经乳汁导致婴儿不良反应的报道（哺乳期用药均停止哺乳）。

婴儿监测内容：小剂量用药时暂停哺乳至少 20 天，较大剂量用药时暂停哺乳更长时间或者直接停止哺乳。

替代药物：

参考文献：

[1] Pharmaceutical manufacturer prescribing information. 2014.

[2] Grochow LB, Ames MM. A clinician's guide to chemotherapy pharmacokinetics and pharmacodynamics. 1st ed. Baltimore, MD: Williams & Wilkins, 1998.

[3] van der Vijgh WJF. Clinical Pharmacokinetics of carboplatin. Clin Pharmacokinet, 1991, 21(4): 242-261.

[4] Griffin SJ, Milla M, Baker TE, et al. Transfer of carboplatin and paclitaxel into breast milk. J Hum Lact, 2012, 28(4): 457-459.

卡利普多（CARISOPRODOL）

商品名：Carisoma, Vanadom, Soma

分　类：骨骼肌松弛药

LRC：L3-有限数据-可能适用

卡利普多是临床常用的中枢抑制型骨骼肌松弛药，其活性代谢产物为甲丙氨酯。目前有两篇关于哺乳期用药的病例报道。第一个病例中，哺乳期母亲每日用药 2 100 mg，卡利普多和甲丙氨酯的平均乳汁药物浓度分别为 0.9 mg/L 和 11.6 mg/L[1]。研究者指出婴儿将摄入卡利普多和甲丙氨酯各 1.9 mg/(kg·d)，RID 为 4.1%。婴儿未出现不良反应。

第二个病例中，哺乳期母亲每日用药 2 800 mg，产后 1 周检测乳汁中卡利普多和甲丙氨酯峰浓度与谷浓度，最高浓度分别达到 1.4 μg/ml 和 17.1 μg/ml[2]，婴儿血样中药物浓度低于检测限。研究者估算婴儿将摄入卡利普多和甲丙氨酯各 2.7 mg/(kg·d)，RID 为 6.9%。婴儿出现轻微镇静症状，到 14 个月龄为止婴儿发育评定正常。该病例中，由于母乳不足，婴儿仅母乳喂养 1 个月。

$T_{1/2}$	8 h	M/P	2~4
T_{max}		PB	60%
Oral	100%	Vd	
MW	260	pKa	15.06
RID	0.5%~6.41%		

成人注意事项：恶心、呕吐、呃逆、镇静、虚弱，长期使用可能出现轻度成瘾症状。

成人剂量：每次 250~350 mg，每日 3~4 次。

儿童注意事项：有一例引起镇静的病例报道[2]。

婴儿监测内容：镇静、呕吐、呃逆、虚弱。

替代药物：

参考文献：

[1] Nordeng H, Zahlsen K, Spigset O. Transfer of carisoprodol to breast milk. Ther Drug Monit, 2001, 23(3): 298-300.

[2] Briggs GG, Ambrose PJ, Nageotte MP, et al. High-dose carisoprodol during pregnancy and lactation. Ann Pharmacother, 2008, 42: 898-901.

卡马西平(CARBAMAZEPINE)

商品名：Carbatrol, Epitol, Mazepine, Tegretol, Teril
分　类：抗惊厥药
LRC：L2-有限数据-可能适用

卡马西平(CBZ)是一种独特的抗惊厥药，常用于治疗癫痫大发作、强直阵挛发作、单纯和复杂性发作，也用于治疗躁郁及其他神经系统疾病。

Kaneko 在一项简短研究中报道，平均血药浓度为 4.3 mg/L，乳汁浓度为 1.9 mg/L[1]。一项研究中，3 名患者给予卡马西平 5.8~7.3 mg/(kg·d)，其乳汁浓度为 1.3~1.8 mg/L，环氧化代谢产物为 0.5~1.1 mg/L[2]，所有婴儿均未出现不良反应。Niebyl 的一项研究中，1 名女性每日服用 1 000 mg 卡马西平，乳汁中脂肪层药物浓度为 1.4 mg/L，脱脂乳层药物浓度为 2.3 mg/L[3]。

作者预估,1 个每日喂食 1 L 母乳的婴儿,卡马西平摄入量约 2 mg/d(0. 5 mg/kg)。一项研究对 CBZ 及其环氧化代谢产物(ECBZ)进行研究,16 名患者每日平均给予卡马西平 13. 8 mg/kg[4],测得 CBZ 及 ECBZ 平均血药浓度分别为 7. 1 mg/L 和 2. 6 mg/L,平均乳汁浓度分别为 2. 5 mg/L 和 1. 5 mg/L,乳汁中 CBZ 及 ECBZ 浓度分别为血药浓度的 36. 4%和 53%。分析 19 名患者共 50 份乳汁样本,乳汁中 CBZ 浓度最低为 1 mg/L,最高为 4. 8 mg/L。测定 7 名婴儿出生后 4~7 天 CBZ 血药浓度,均低于 1. 5 mg/L。一项研究中,7 名哺乳期母亲给予卡马西平 250~800 mg/d,CBZ 血药浓度 3. 2~15 mg/L,乳汁浓度 2. 8~4. 5 mg/L[5];ECZB 血药浓度 0. 8~4. 8 mg/L,乳汁浓度 0. 5~1. 7 mg/L。还有一项报道中,1 名哺乳期母亲早上服用卡马西平 200 mg,晚上服用 300 mg,持续 3 个月后,其婴儿血药浓度为 0. 7 mg/L,其中游离药物浓度为 0. 22 mg/L(用药后 14 小时采血)[6]。CBZ 转移到婴儿体内的量显然极低。尽管卡马西平在婴儿体内半衰期较成人更短,但仍应监测婴儿有无镇静反应。

一个病例报道中,1 名女性在妊娠期和哺乳期服用卡马西平 600 mg/d,其婴儿在出生后第 4~5 天开始治疗生理性黄疸[7]。出生后第 21 天,该婴儿因黄疸无好转(皮肤黄染、肝脾轻度增大),且直接胆红素、GGT 和 ALP 升高(6. 5 周龄时达到峰值)而入院治疗,组织学检查发现存在细胞内胆汁淤积、亚急性肝炎、嗜酸性粒细胞增多,疾病好转后未遗留后遗症。胎儿暴露量是母体药物浓度的 50%~80%,因此不能除外为子宫内暴露所致。

第二份病例报道中,1 名女性在妊娠期和哺乳期服用卡马西平 400 mg/d,其足月出生的婴儿出现黄疸[8],出生后第 5 天 GGT 和直接胆红素达到峰值,第 8 天婴儿出现 ABO 溶血症伴呼吸困难、肤色苍白,查静脉血红细胞比积 0. 3,需要输入浓缩红细胞治疗,第 9 天减少哺乳频次并补充其他乳制品。婴儿出生后第 2 天查母体血液、乳汁及婴儿血液中卡马西平浓度分别为 5. 5 mg/L、2. 8 mg/L 和 1. 8 mg/L,出生后第 63 天分别为 6. 5 mg/L、2. 2 mg/L 和 1. 1 mg/L。上述信息提示卡马西平引起的不良反应与子宫内暴露有关。

2013 年挪威一项研究评估了母亲在妊娠和哺乳期间使用抗癫痫药物时,婴儿受到的不良影响[9]。研究中使用经过验证的筛查工具,评价婴儿 6、18 和 36 个月时的行为、运动、社交和语言能力。妊娠期使用抗癫痫药物的妇女,其婴儿 6 个月时运动能力较对照组明显受损,而暴露于多种抗癫痫药物的婴儿,运动和社交能力也存在极大受损风险。研究还发现,前 6 个月坚持哺乳更能使婴儿获益。妊娠期使用抗癫痫药物的妇女中,与哺乳时间少于 6 个月的对照组相比,持续哺乳时间超过 6 个月者,药物引起的发育损害减少。18 个月时药物暴露组儿童发育损害风险较相应的对照组增加,其中早期停止哺乳者风险最大。在药物暴露组中，发育受损最常见的表现是自闭症状，其中停止哺乳者占 22.4%，继续哺乳者占 8.7%。到第 36 个月时，妊娠期药物暴露可引起自闭症状、语句完整性降低、情绪暴躁易怒等发育受损表现，与 1 岁前哺乳情况无关。研究者的结论是，无论是否使用抗癫痫药物，均鼓励患有癫痫的妇女进行哺乳。

2014 年一项前瞻性观察研究探索了妊娠和哺乳期抗癫痫药物暴露对婴儿长期神经发育的影响[10]，研究对象为服用卡马西平、拉莫三嗪、苯妥因或丙戊酸单药治疗癫痫的妇女，研究中 42.9%的婴儿平均哺乳时间达 7.2 个月，结果发现，妊娠期暴露于丙戊酸的婴儿，6 岁时 IQ 显著降低（降低 7~13 分）；用药剂量越大（主要见于丙戊酸），IQ 评分越低；母亲 IQ 高、受精前后服用叶酸或母乳喂养的儿童 IQ 评分更高（升高 4 分）。此外，母乳喂养的儿童语言能力更佳。尽管该研究存在许多缺陷（如样本量小、家长随访困难），但它提供了 6 岁以内的数据，表明母乳喂养的益处并没有被母乳中的药物带来的风险所超过。

癫痫女性如在妊娠期和哺乳期使用卡马西平治疗，应仔细监测其婴儿可能产生的不良反应。

T1/2	18~54 h	M/P	0.69
T_{max}	4~5 h	PB	74%
Oral	100%	Vd	0.8~1.8 L/kg
MW	236	pKa	7
RID	3.8%~5.9%		

成人注意事项：镇静、头晕、头痛、精神错乱、高血压、心动过速、呼吸抑制、恶心、呕吐、腹泻、甲状腺功能异常、低钙血症、低钠血症、血液恶病质。美国 FDA 警告，具有亚洲血统的患者在使用卡马西平之前，应筛查人类白细胞抗原（HLA）基因位点 HLA-B*1502，因为该类患者发生史-约综合征（SJS）和中毒性表皮坏死松懈症（TEN）的风险较高。

成人剂量：每日 800~1 200 mg，分 3~4 服用。

儿童注意事项：有两例引起肝毒性的报道，但这两个病例都疑似与子宫内暴露有关[7,8]。

婴儿监测内容：镇静或亢奋，难醒喂养/喂养困难，体重增加。根据临床症状，有些婴儿可能需要监测肝酶。

替代药物：

参考文献：

[1] Kaneko S, Sato T, Suzuki K. The levels of anticonvulsants in breast milk. Br J Clin Pharmacol, 1979, 7(6): 624 - 627.

[2] Pynnonen S, Kanto J, Sillanpaa M, et al. Carbamazepine: placental transport, tissue concentrations in foetus and newborn, and level in milk. Acta Pharmacol Toxicol (Copenh), 1977, 41(3): 244 - 253.

[3] Niebyl JR, Blake DA, Freeman JM, et al. Carbamazepine levels in pregnancy and lactation. Obstet Gynecol, 1979, 53(1): 139 - 140.

[4] Froescher W, Eichelbaum M, Niesen M, et al. Carbamazepine levels in breast milk. Ther Drug Monit, 1984, 6(3): 266 - 271.

[5] Shimoyama R, Ohkubo T, Sugawara K. Monitoring of carbamazepine and carbamazepine 10, 11 - epoxide in breast milk and plasma by high-performance liquid chromatography. Ann Clin Biochem, 2000, 37 (Pt 2): 210 - 215.

[6] Wisner K, Perel J. Serum levels of valproate and carbamazepine in breastfeeding mother-infant pairs. J Clin Psychopharmacol, 1998, 18: 167 - 169.

[7] Frey B, Schubiger G, Musy JP. Transient cholestatic hepatitis in a neonate associated with carbamazepine exposure during pregnancy and breast-feeding. Eur J Pediatr, 1990, 150: 136 - 138.

[8] Merlob P, Mor N, Litwin A. Transient hepatic dysfunction in an infant of an epileptic mother treated with carbamazepine during pregnancy and breastfeeding. Ann Pharmacother, 1992, 26(12): 1563 - 1565.

[9] Veiby G, Engelsen BA, Gilhus NE. Early child development and exposure to antiepileptic drugs prenatally and through breastfeeding: a prospective cohort study on children of women with epilepsy. JAMA Neurol, 2013, E1 - E8.

[10] Meador KJ, Baker GA, Browning N, et al. Breastfeeding in children of women taking antiepileptic drugs cognitive outcomes at age 6. JAMA Pediatr, 2014, 168 (8): 729 - 736.

卡麦角林(CABERGOLINE)

商品名： Dostinex
分　类： 催乳素抑制剂
LRC： L3 -没有数据-可能适用

卡麦角林是一种长效的人工合成麦角生物碱衍生物，具有与溴隐亭类似的多巴胺受体激动作用，可直接抑制脑垂体分泌催乳素[1,2]。本品主要用于病理性高催乳素血症，在欧洲的一些研究中，还用于抑制产后泌乳[3]。

停止产后泌乳一般不需要使用药物，特殊情况下可给予 1 mg 卡麦角林。在产后第 1 天一次性给予卡麦角林 1 mg，对于已经开始哺乳的女性，给予卡麦角林 0. 25 mg，每日 2 次，用药 2 天，总剂量 1 mg。1 mg 的单剂量可完全抑制泌乳[4]。

目前尚无本品乳汁转运的相关报道。对于高催乳素血症患者，需要谨慎调整剂量,使之既能将催乳素水平降至安全范围之内,又能达到足以维持泌乳的水平。这种情况下,应监测婴儿是否出现潜在的严重不良反应。此外,产后早期使用卡麦角林治疗的女性,在某些情况下通过泵出乳汁和坚持母乳喂养能恢复泌乳。

$T_{1/2}$	63~69 h	M/P	
T_{max}	2~3 h	PB	40%~42%
Oral	100%	Vd	
MW	451	pKa	9.3, 6.4
RID			

成人注意事项: 头痛、头晕、疲倦、失眠、心悸、直立性低血压、水肿、鼻出血、口干、抑制泌乳、恶心、便秘、厌食、虚弱。

成人剂量: 每次 0.25~1 mg,每周 2 次。

儿童注意事项: 是否转运到乳汁尚且未知。本品可以完全抑制泌乳,哺乳期母亲不宜使用。

婴儿监测内容: 嗜睡或失眠、口干、便秘、体重增加;母亲产乳减少。

替代药物:

参考文献:

[1] Caballero-Gordo A, Lopez-Nazareno N, Calderay M, et al. Oral cabergoline. Single-dose inhibition of puerperal lactation. J Reprod Med, 1991, 36(10): 717-721.

[2] Rains CP, Bryson HM, Fitton A. Cabergoline. A review of its pharmacological properties and therapeutic potential in the treatment of hyperprolactinaemia and inhibition of lactation. Drugs, 1995, 49(2): 255-79. Review.

[3] Single dose cabergoline versus bromocriptine in inhibition of puerperal lactation: randomised, double blind, multicentre study. European Multicentre Study Group for Cabergoline in Lactation Inhibition BMJ, 1991, 302(6789): 1367-1371.

[4] Bravo-Topete EG, Mendoza-Hernandez F, Cejudo-Alvarez J, et al. Cabergoline for inhibition of lactation. Cir Cir, 2004, 72(1): 5-9.

卡莫司汀(CARMUSTINE)

商品名: BCNU, BiCNU, Carmubris, Gliadel, Nitrumon
分　类: 抗肿瘤药
LRC: L5-没有数据-危险

卡莫司汀是一种亚硝基脲类烷化剂,其适应证包括脑瘤、胃癌、霍奇金淋巴瘤等症。该药分子量极小(214),能透过血脑屏障进入中枢[1]。显而易见,该药能进入乳汁。尽管没有数据证实,但该药初始转运到乳汁的量应该是相当可观的。其代谢产物仍不明确,在一定程度上可能引起持续的不良反应。此外,卡莫司汀的半衰期存在巨大的个体差异(15~20 倍)。由于该药的不良反应(肺损伤)持续时间长,用药后应暂停哺乳时间至少 24~48 小时。

$T_{1/2}$	12~45 min	M/P	
T_{max}		PB	80%
Oral	5%~28%	Vd	3. 3 L/kg
MW	214. 05	pKa	
RID			

成人注意事项: 共济失调、头晕、心律失常、胸痛、低血压、面色潮红、呕吐、黏膜炎、肝肾功能异常、白细胞减少、贫血。

成人剂量: 静脉注射:每 6 周 1 个疗程,单次用药 150~200 mg/m^2;或每 6 周 1 个疗程,75~100 mg/m^2 连续用药 2 天。

儿童注意事项:

婴儿监测内容: 用药后暂停哺乳至少 24~48 小时。

替代药物:

参考文献:

[1] Pharmaceutical manufacturer prescribing information. 2005.

卡尼汀(CARNITINE)

商品名: Carnitor, L-Carnitine
分　类: 膳食补充剂
LRC: L2 -有限数据-可能适用

卡尼汀由赖氨酸和蛋氨酸生物合成,主要功能是促进脂肪酸代谢。其类型包括左卡尼汀、乙酰左卡尼汀和丙酰左卡尼汀,主要用于血液透析患者的肉碱缺乏[1]。左卡尼汀存在于某些配方乳和多种食品中。其乳汁浓度为 45 μmol/L[2],该浓度并不取决于膳食中的卡尼汀含量,而取决于卡尼汀的乳汁转运量[2]。一项研究表明,产后 21 天以内,乳汁中卡尼汀浓度恒定在 56~69. 8 μmol/L,产后 40~50 天,降至 35. 2 μmol/L 左右[3]。由于乳汁中天然存在卡尼汀,且其浓度不受摄食影响,外源性卡尼汀对婴儿带来的风险极小。

$T_{1/2}$	17.4 h	M/P	
T_{max}		PB	
Oral	15%	Vd	
MW	161	pKa	
RID			

成人注意事项：腹泻、腹痛、高血压、头痛、高钙血症、虚弱、咳嗽、感染、皮疹。

成人剂量：每次口服 990 mg，每日 2~3 次。

儿童注意事项：没有相关报道。乳汁中的天然成分。

婴儿监测内容：

替代药物：

参考文献：

[1] An Evidence-based Systematic Review of L-Carnitine by the Natural Standard Research Collaboration. www. naturalstandard. com. Last accessed July 13, 2011.

[2] Mitchell ME, Snyder EA. Dietary carnitine effects on carnitine concentrations in urine and milk in lactating women. Am J Clin Nutr, 1991, 54(5): 814 - 820.

[3] Sandor A, Pecsuvac K, Kerner J, et al. On carnitine content of the human breast milk. Pediatr Res, 1982, 16(2): 89 - 91. Abstract.

卡培他滨(CAPECITABINE)

商品名：Xeloda
分　类：抗肿瘤药
LRC：L5 -有限数据-危险

卡培他滨是一种常用于治疗结肠癌的抗肿瘤药物，经酶转化为具有活性的 5 -氟尿嘧啶(5 - FU)发挥作用[1]。口服用药后 2 小时内迅速吸收、广泛分布并快速代谢为 5 - FU。

5 - FU 口服吸收良好，而经皮吸收不良。尚无其乳汁浓度的报道。哺乳期中小区域(非大区域)局部使用可能无害。如果口服或者静脉大量使用，为了避免婴儿暴露于药物，应暂停哺乳。由于其半衰期仅有 12 分钟，数小时或 24 小时的间隔足以降低该药引起的任何风险。眼内注射本品将延长 5 - FU 释放入血的持续时间，但此时用药剂量极小，不足以引起乳汁药物浓度显著升高造成哺乳期婴儿过量暴露。

$T_{1/2}$	38~45 min	M/P	
T_{max}	1.5 h	PB	<60%
Oral		Vd	
MW	359.4	pKa	8.23
RID			

成人注意事项：腹泻、疼痛、水疱形成、皮肤脱落、泛红、手掌和/或脚掌肿胀、口疮或口腔溃疡、唇周溃疡。

成人剂量：1 000 mg/m^2，每日 2 次，连用 2 周，休息 1 周，21 天为 1 个疗程。

儿童注意事项：

婴儿监测内容：用药后暂停哺乳 24 小时，以减少风险。

替代药物：

参考文献：

[1] Pharmaceutical manufacturer prescribing information. 2005.

卡前列素(CARBOPROST)

商品名：Hemabate
分　类：前列腺素
LRC：L3 -没有数据-可能适用

卡前列素氨丁三醇是一种前列腺素类似物(15 -甲基前列腺素 F2α)，可刺激子宫肌层出现分娩样收缩[1]，用于治疗产后(大)出血。尚没有其乳汁转运的相关数据。前列腺素半衰期短暂，虽然极少分布在血浆以外的组织，但大剂量肌内注射用药后，体内血药浓度也仅有数皮克。该药进入乳汁的量不足以引起临床症状。

$T_{1/2}$		M/P	
T_{max}	15~30 min	PB	
Oral	无	Vd	
MW	489	pKa	4.36
RID			

成人注意事项：头痛、发热、高血压、心悸、胸痛、支气管狭窄、呕吐、腹泻、白细胞增多、肌张力障碍、子宫破裂、潮红。

成人剂量：初始剂量 250 μg，必要时重复用药(最多 8 剂)。

儿童注意事项：目前没有经乳汁导致婴儿不良反应的报道。通常用于分娩时，而不是哺乳期。

婴儿监测内容：呕吐、腹泻、潮红。

替代药物：

参考文献：

[1] Pharmaceutical manufacturer prescribing information. 2003.

卡替洛尔(CARTEOLOL)

商品名：Cartrol，Teoptic

分　类：β-受体阻滞剂

LRC：L3-没有数据-可能适用

卡替洛尔是一种非选择性β-肾上腺素受体阻滞剂，用于降低高眼压症或开角型青光眼患者的眼压[1]。据报道，卡替洛尔能转运至哺乳期动物的乳汁中，而关于人乳中卡替洛尔的浓度未见报道。

$T_{1/2}$	6 h	M/P	
T_{max}		PB	
Oral		Vd	
MW	328. 84	pKa	13. 41
RID			

成人注意事项：眼用：结膜充血、眼痛、视力减退、角膜敏感度下降、角膜色素沉着。

成人剂量：每次1滴，滴于患眼，每日2次。

儿童注意事项：目前尚无相关报道。

婴儿监测内容：

替代药物：

参考文献：

[1] Pharmaceutical manufacturer prescribing information. 2012.

卡托普利(CAPTOPRIL)

商品名：Acepril，Capoten

分　类：降血压药，ACEI

LRC：L2-有限数据-可能适用

卡托普利是一种典型的血管紧张素转换酶抑制剂(ACEI),用于降低血压。据报道,12 名妇女给予本品 100 mg,每日 3 次,用药 3.8 小时后平均血药浓度为 713 μg/L,乳汁药物浓度为 4.7 μg/L[1]。该研究数据表明,婴儿每日摄入的卡托普利量相当于母亲剂量(300 mg)的 0.002%。研究中无不良反应报道。早产儿的母亲应谨慎用药。

ACEI 类药物及特异性血管紧张素Ⅱ受体拮抗剂均禁用于妊娠期妇女,慎用于近期有怀孕计划的妇女。

$T_{1/2}$	2.2 h	M/P	0.012
T_{max}	1 h	PB	30%
Oral	60%~75%	Vd	0.7 L/kg
MW	217	pKa	4.02
RID	0.02%		

成人注意事项: 头痛、头晕、疲乏、低血压、味觉减退、咳嗽、恶心、腹泻、便秘、肾功能/尿量异常、高钾血症、皮疹。

成人剂量: 每次 50 mg,每日 3 次。

儿童注意事项: 目前没有经乳汁导致婴儿不良反应的报道。

婴儿监测内容: 嗜睡、昏睡、肤色苍白、纳差、体重增加。

替代药物: 依那普利、贝那普利、雷米普利。

参考文献:

[1] Devlin RG, Fleiss PM. Captopril in human blood and breast milk. J Clin Pharmacol, 1981, 21(2): 110-113.

卡维地洛(CARVEDILOL)

商品名: Coreg, Dilatrend, Eucardic, Proreg
分　类: β-受体阻滞剂
LRC: L3-没有数据-可能适用

卡维地洛是一种非选择性 β-肾上腺素受体阻滞剂(具有部分 α_1-受体阻断作用)[1],尚无其乳汁转运的有关数据。但是,由于本品脂溶性高,可能有部分药物转运到乳汁。与其他 β-受体阻滞剂一样,在其乳汁浓度明确以前,建议慎用。

$T_{1/2}$	7～10 h	M/P	
T_{max}	1～1. 5 h;缓释制剂 5 h	PB	>98%
Oral	25%～35%	Vd	1. 64 L/kg
MW	406. 47	pKa	14. 03
RID			

成人注意事项： 头痛、头晕、失眠、抑郁、疲乏、胸痛、心动过缓、心力衰竭、呕吐、腹泻、肌痛。

成人剂量： 每次 6. 25～12. 5 mg，每日 2 次。

儿童注意事项： 目前没有经乳汁导致婴儿不良反应的报道。

婴儿监测内容： 嗜睡、昏睡、肤色苍白、纳差、体重增加。

替代药物： 美托洛尔、拉贝洛尔。

参考文献：

[1] Pharmaceutical manufacturer prescribing information. 2010.

坎地沙坦(CANDESARTAN)

商品名： Amias, Atacand
分　类： 血管紧张素Ⅱ受体拮抗剂
LRC： L3 -没有数据-可能适用

坎地沙坦是一种特异性血管紧张素Ⅱ受体拮抗剂，与 ACEI 类药物一样，主要用于降血压[1]。

某些 ACEI 类药物能用于哺乳期母亲，而尽管坎地沙坦的说明书上提及该药可以转运到哺乳动物的乳汁中，但尚无人乳转运的相关数据。在新生儿期应当慎用，尤其是早产儿，因为直接作用于肾上腺-血管紧张素系统(RAS)的药物可能影响肾脏发育。

ACEI 类药物和特异性血管紧张素Ⅱ受体拮抗剂均禁用于妊娠期女性，慎用于近期有怀孕计划的女性。

$T_{1/2}$	9 h	M/P	
T_{max}	3～4 h	PB	>99%
Oral	15%	Vd	0. 13 L/kg
MW	611	pKa	8. 15
RID			

成人注意事项：头痛、头晕、疲乏、低血压、恶心、腹泻、便秘、肾功能/尿量异常、高钾血症。

成人剂量：每日 4~32 mg。

儿童注意事项：目前没有经乳汁导致婴儿不良反应的报道。

婴儿监测内容：困倦、嗜睡、肤色苍白、喂养不良及体重下降。

替代药物：卡托普利、依那普利、雷米普利。

参考文献：

[1] Pharmaceutical manufacturer prescribing information. 2010.

抗血友病因子-血管性血友病因子复合物（ANTIHEMOPHILIC FACTOR-VON WILLEBRAND FACTOR COMPLEX）

商品名：Alphanate，Humate-P，Wilate
分　类：抗血友病药物
LRC：L3 -没有数据-可能适用

这种抗血友病药物用于预防和治疗血友病 A 和Ⅷ因子缺乏症患者的出血。它也可用于预防和治疗血管性血友病患者手术期间的出血[1]。没有数据表明本品是否可转运到乳汁中，但是由于该药物的分子量大，不太可能转运到乳汁中。此外，该药口服时生物利用度很低。

$T_{1/2}$	10~12 h	M/P	
T_{max}		PB	
Oral	无	Vd	0. 36~0. 57 L/kg
MW	246 726	pKa	
RID			

成人注意事项：不良反应包括鼻出血、身体疼痛、恶心、呼吸困难、心跳停搏、呼吸停止、寒战。

成人剂量：15~80 IU/kg（根据个体情况用药）。

儿童注意事项：缺乏关于婴儿的可参考数据。

婴儿监测内容：

替代药物：

参考文献：

[1] Pharmaceutical manufacturer prescribing information. 2006.

考来替泊(COLESTIPOL)

商品名: Colestid
分　类: 降胆固醇药
LRC: L2 -没有数据-可能适用

考来替泊是胆汁酸螯合剂,通过结合胆汁酸复合物和促进排泄来抑制胆固醇的吸收[1]。由于胆酸是合成胆固醇产物的前体物质,因此可使肝脏的胆固醇产物减少。本品几乎不能被胃肠道吸收,转运至乳汁的可能性也不大。主要问题在于本品可能会减少乳汁中胆固醇水平,而胆固醇对于婴儿生长和神经系统发育是至关重要的。哺乳期母亲应谨慎使用微粉化的盐酸考来替泊片。考来替泊会影响脂溶性维生素 A、D、E 和 K 的吸收,这可能会影响到婴儿的营养。

$T_{1/2}$		M/P	
T_{max}		PB	
Oral	0	Vd	
MW	很大	pKa	
RID			

成人注意事项: 便秘、腹部不适、胀气、消化不良、腹泻、腹胀。

成人剂量:

儿童注意事项:

婴儿监测内容: 腹泻、低血糖-嗜睡症状、嗜睡、脸色苍白、出汗、震颤。

替代药物:

参考文献:

[1] Pharmaceutical manufacturer prescribing information. 2009.

考来维仑(COLESEVELAM)

商品名: WelChol
分　类: 降胆固醇药
LRC: L2 -没有数据-可能适用

考来维仑是一种非吸收性的、多聚的降脂药物,可阻止胆酸经肠道吸收[1]。由于胆酸是合成胆固醇产物的前体物质,因此可使肝脏的胆固醇产物减少。本品几乎不能被胃肠道吸收(仅 0.05%),转运至乳汁的可能性也不大

(见考来烯胺)。哺乳期母亲用药存在的潜在问题是可降低母亲血浆胆固醇水平,也可能降低乳汁中的胆固醇水平,而乳汁中的胆固醇对婴儿的神经系统发育非常重要。

$T_{1/2}$		M/P	
T_{max}		PB	
Oral	0	Vd	
MW		pKa	
RID			

成人注意事项: 便秘、消化不良和肌痛最为常见。

成人剂量: 每次 625 mg,每日 3~6 次。

儿童注意事项: 目前没有经乳汁导致婴儿不良反应的报道。由于基本不被吸收,因此不会转运至乳汁中。

婴儿监测内容: 体重增加、发育。

替代药物: 考来烯胺。

参考文献:

[1] Pharmaceutical manufacturer prescribing information. 2010.

考来烯胺(CHOLESTYRAMINE)

商品名: Cholybar, Questran

分　类: 降胆固醇药

LRC: L2-没有数据-可能适用

考来烯胺是一种胆汁盐螯合树脂。成人口服后可与胆汁盐结合并阻止其在肠道的再吸收,从而降低血浆胆固醇水平[1]。这种树脂不会被肠道吸收,因此不会转运至乳汁中。哺乳期母亲使用本品的唯一潜在问题是,本品降低血浆胆固醇水平,同时可能降低乳汁中胆固醇水平,而乳汁中的胆固醇对婴儿的神经发育尤为重要。

$T_{1/2}$	6 min	M/P	
T_{max}	21 d	PB	
Oral	0	Vd	
MW		pKa	
RID			

成人注意事项：恶心、呕吐、便秘、维生素缺乏、营养吸收障碍、肠梗阻。

成人剂量：每日 8～16 g。

儿童注意事项：目前没有经乳汁导致婴儿不良反应的报道。

婴儿监测内容：

替代药物：

参考文献：

[1] Pharmaceutical manufacturer prescribing information. 2010.

可待因(CODEINE)

商品名：Actacode，Codalgin，Empirin #3 # 4，Panadeine，Paveral，Penntuss，Tylenol # 3 # 4

分　类：镇痛药

LRC：L4－有限数据－有潜在危险

可待因被认为是一种较为温和的阿片类镇痛药，通过代谢为吗啡发挥镇痛作用。转运至乳汁的可待因和吗啡的量与用药剂量和代谢情况相关。出生 1～2 周的新生儿对本品的不良反应更敏感。

据报道，4 例新生儿因母亲使用可待因(60 mg/次，每 4～6 小时 1 次)出现呼吸暂停，但在新生儿血中检测不到可待因[1]。母亲停药后，新生儿呼吸暂停的症状得到缓解。

在另一项研究中，给予 60 mg 的可待因 1 小时后乳汁中可待因浓度峰值为 455 μg/L，平均为 140 μg/L[2]。作者估计，在 48 小时内给 12 次剂量后，2 000 ml 乳汁中的可待因剂量为 0. 7 mg。因为摄入 30 mg 可待因时几乎无相关不良反应的报道，所以 0. 7 mg 的摄入量在新生儿中仅会产生很小的不良反应。

在一项研究中，7 位哺乳期母亲使用单剂 60 mg 可待因后，检测了 17 份母乳样本和 11 名健康新生儿的 24 份血浆样本中的可待因和吗啡。使用可待因后 20～240 分钟母乳中可待因浓度为 33. 8～314 μg/L，吗啡浓度为 1. 9～20. 5 μg/L。婴儿喂养母乳后 1～4 小时的血浆样本中可待因浓度为<0. 8～4. 5 μg/L，吗啡的浓度为<0. 5～2. 2 μg/L。作者认为哺乳期间使用中等剂量的可待因(≤4 个 60 mg 剂量)可能是安全的[3]。

婴儿猝死综合征学会(the sudden infant death syndrome institute)回顾性分析了 1984—1985 年所有在出生第 1 周(0. 5～7 天)出现不明原因的呼吸暂停、心动过缓和/或发绀的婴儿的病例[4]。数据表明，使用阿片类药物可能是一个影响因素。因为 12 名婴儿中有 10 名有阿片类药物暴露史，而且这 10 名婴儿中,大部分婴儿的母亲使用剂量高于对照组。其中,有 6 名婴儿的母亲正在使用可待因,4 名婴儿的母亲正在使用丙氧芬,4 名婴儿的母亲肌内注射过哌替啶。

曾有报道 1 名哺乳期母亲使用可待因后(起始剂量为每 12 小时 2 片,第 2 天~2 周因出现嗜睡和便秘症状,剂量减半)导致婴儿死亡[5]。这位母亲乳汁中吗啡浓度为 87 μg/L,而大多数母亲在每 6 小时使用 60 mg 可待因后的乳汁吗啡浓度为 1.9~20.5 μg/L。基因型检测分析表明这位母亲是一个可待因超速代谢者,这种基因型(相当罕见)导致其可待因代谢生成吗啡的量增多。

2012 年报道了 6 例关于母乳中含有可待因的新生儿的病例报告[6]。在案例 1 中,母亲产后使用可待因后,婴儿出现了昏睡(整天沉睡,即使哺乳期间也不睁眼),第 8 天时(母亲可待因剂量增加)婴儿出现了呼吸暂停,需要入院予纳洛酮治疗。入院后立即收集母亲乳汁,检测出吗啡浓度为 30 μg/L。在案例 2 中,婴儿刚出生 7 天就因瞳孔散大和昏睡被送往医院,婴儿的母亲在产后正在服用可待因,基于此,给予了婴儿纳洛酮治疗后症状得到缓解。在案例 3 中,婴儿出生 3 天时被发现不易唤醒,吃母乳时变得没有力气,吃完母乳后昏睡,母亲停用可待因后婴儿症状缓解。在此案例中,母亲为 CYP2D6 快代谢基因型。在案例 4 中,一个 2 日龄的婴儿出现了呼吸暂停,因镇静过度而无法进行气道清理。母亲停用可待因并停止哺乳后,婴儿症状在 48 小时内得到了缓解。在案例 5 和案例 6 中,1 个 4 日龄和 1 个 7 日龄大的婴儿均出现了昏睡和不易唤醒的症状,在母亲停用可待因并停止哺乳后,婴儿的症状自行缓解。

总之,每个婴儿对母乳中可待因暴露的反应是不同的。哺乳期母亲短期使用中等剂量的可待因一般不会对婴儿造成危害。但是,由于无法预测母乳喂养的婴儿是否会对可待因产生反应,因此,哺乳期母亲不建议使用该药。婴儿出现任何明显嗜睡、呼吸暂停、喂养不良、皮肤灰暗等症状时应告知医师,以判断是否可能与母乳中的可待因有关。

$T_{1/2}$	2.9 h	M/P	1.3~2.5
T_{max}	0.5~1 h	PB	7%
Oral	100%	Vd	3.5 L/kg
MW	299	pKa	8.2
RID	0.6%~8.1%		

成人注意事项: 镇静、呼吸抑制/呼吸暂停、恶心、呕吐、便秘、尿潴留、虚弱。

成人剂量: 每次 15~60 mg,按需每 4~6 小时 1 次。

儿童注意事项：文献报道了由于哺乳期使用可待因导致几例新生儿出现镇静、呼吸暂停、心动过缓和一例死亡的案例[1,4-6]。建议优先选择其他没有活性代谢物或相对婴儿剂量较低的麻醉药物。

婴儿监测内容：镇静、呼吸频率减慢/呼吸暂停、脸色苍白、便秘、适当的体重增加。

替代药物：氢吗啡酮、羟考酮。

参考文献：

[1] Davis JM, Bhutari VK. Neonatal apnea and maternal codeine use. Ped Res, 1985, 19(4): 170A abstract.

[2] Findlay JW, DeAngelis RL, Kearney MF, et al. Analgesic drugs in breast milk and plasma. Clin Pharmacol Ther, 1981, 29(5): 625-633.

[3] Meny RG, Naumburg EG, Alger LS, et al. Codeine and the breastfed neo-nate. J Hum Lact, 1993, 9(4): 237-240.

[4] Naumburg EG, Meny RG. Breast Milk Opioids and Neonatal Apnea. The Pediatric Forum, 1998, 142: 11-12.

[5] Koren G, Cairns J, Chitayat D, et al. Pharmacogenetics of morphine poison-ing in a breastfed neonate of a codeine-prescribed mother. Lancet, 2006, 368(9536): 704.

[6] Lam J, Matlow JN, Ross CJ, et al. Postpartum maternal codeine therapy and the risk of adverse neonatal outcomes: the devil is in the details. Ther Drug Monit, 2012, 34: 378-380.

可卡因(COCAINE)

商品名：Crack

分　类：中枢兴奋药

LRC：L5-有限数据-危险

可卡因是一种局部麻醉剂和强效中枢兴奋药，可增加颅内多巴胺浓度[1]，可通过鼻吸、经口吸入或注射方式用药，吸收快，在颅外重新分布，起效快，持续时间较短。重复使用易引起耐受性。

可卡因的药效持续时间相对较短(20~30分钟)，但是代谢及排泄过程缓慢[1]。成人服用可卡因后7天甚至更长时间，在尿液中均可检测到其代谢产物。可卡因的临床效应消失后，乳汁中仍可能含有相当量的非活性代谢产物——苯甲酰芽子碱，母乳喂养的婴儿尿液中的可卡因代谢产物阳性也可持续很长时间(数日)[2]。

由于难以确定母乳剂量和采集样品的时间，关于可卡因转运至乳汁的准确数据尚无报道；有病例报道可卡因及其代谢物会转运至乳汁中。第一个案例中，一位哺乳期母亲在4小时内滴鼻使用可卡因0.5 g，并在此期间给婴儿哺乳 5 次[2]，婴儿出现呕吐、腹泻、烦躁不安，并且因瞳孔扩大而无法聚焦看向母亲。最后一次哺乳 3 小时后，婴儿因烦躁加重而被送往急诊。在检查过程中，伴随着惊跳反射，婴儿出现了惊恐、烦躁、心动过速、呼吸急促和血压升高，婴儿瞳孔对光反射不灵敏，并持续增大。给予补液和药物等对症治疗，24～48 小时后症状得到缓解。在母亲用药后 12 小时，乳汁中可卡因浓度约为 10 μg/L，苯甲酰芽子碱浓度约为 400 μg/L；用药后 36 小时，乳汁中未能检测到可卡因及其代谢产物。母亲用药后 12 小时，婴儿尿液中可卡因浓度约为 120 μg/L，苯甲酰芽子碱浓度约为 875 μg/L，60 小时后婴儿尿检正常，神经系统检查正常后出院。

在另一例案例中，1 名产妇在分娩前 3 天使用可卡因，在用药后第 6 天检测其乳汁，结果发现可卡因浓度为 8 μg/L。该作者推测若产妇的用药剂量为 0.5 g，则婴儿通过乳汁摄入可卡因 0.48 mg/L 或相当于产妇剂量的 1.62%[3]。

此外，较早的一个案例检测了两例孕期使用可卡因妇女的乳汁[4]。第一个案例中，产妇曾在孕期使用过可卡因，产后 13 天其乳汁中可卡因和苯甲酰芽子碱检测呈阳性，随后产妇尿液送检（乳汁样本送检后 30 小时）同样呈阳性。作者并未报道产妇末次用药的时间及可卡因和其代谢产物在乳汁中的含量。在第二个案例中，产妇有药物滥用史，分娩前一天尿液药物检测呈阳性。产后 6 天其乳汁样本可卡因检测呈阴性。

2011 年的一项研究，采集哺乳期使用可卡因的乳汁样本，验证了一种定量检测人乳中违禁化学品的方法。乳汁中可卡因浓度为 5 μg/L，并未检测到代谢产物[5]。该文没有提供用药剂量、用药时间、采集乳汁样本时间及婴儿预后。

一项研究中，11 名怀孕期间曾使用可卡因的女性产后立即送检的 11 份乳汁样本中，有 6 份检测到可卡因[6]。一名产妇在产前 5 天使用过可卡因，其乳汁中可卡因及其非活性代谢产物的浓度最高。在其乳汁中，可卡因 12.13 μg/ml，苯甲酰芽子碱 4.07 μg/ml，去甲可卡因微量，甲酰芽子碱 0.119 μg/ml。

此外，一名 11 日龄婴儿的母亲将可卡因粉擦于乳头用于镇痛[7]。该产妇最初用奶瓶给婴儿喂奶，但婴儿出现了呕吐，因此她换为母乳喂养并将其哄睡。母乳喂养 3 小时后，婴儿出现了窒息、萎靡、喘息、四肢弯曲、眼睛来回转动，其父亲为其进行了心肺复苏并送往急诊。经查体，婴儿血压升高、心动过速、脸色苍白、发绀并伴有呼吸不匀。被送往 PICU 时处于癫痫状态，需进行气管插管，并控制癫痫发作。5 天后婴儿症状缓解并出院。据报道，婴儿 6 个月时随访发现正常生长和发育。本品局部应用于乳头是非常危险的，哺乳期母亲禁止这样使用。

哺乳期母亲应避免使用可卡因。如果摄入了可卡因，建议泵出乳汁并丢弃，至少要暂停哺乳 24 小时[1-8]。使用可卡因的哺乳期母亲在开始母乳喂养前还需要评估其他问题，如感染 HIV 的危险因素及后续应用的可能性。

$T_{1/2}$	5~60 min	M/P	
T_{max}	5~60 min	PB	91%
Oral	~35%	Vd	1. 6~2. 7 L/kg
MW	303	pKa	8. 6
RID			

成人注意事项：躁动、紧张、不安、欣快、幻觉、惊厥、呼吸抑制、高血压、心律失常、心脏不良事件、食欲不振、恶心、呕吐、震颤。

成人剂量：

儿童注意事项：已有婴儿暴露于母乳中的药物和母亲乳头上使用的药物后发生不良反应的报道。惊厥、易怒、瞳孔扩大、窒息、喘息、呼吸急促、心动过速、高血压、呕吐、腹泻、震颤、过度的惊吓反射[2,7]。

婴儿监测内容：哺乳期避免使用。

替代药物：

参考文献：

[1] National Institute of Health. National Institute on Drug Abuse DrugFacts：Cocaine 2013. [On-line Accessed Mar 25, 2016]. https://www.drugabuse.gov/publications/drugfacts/cocaine.

[2] Chasnoff IJ, Douglas LE, Squires L. Cocaine intoxication in a breast-fed infant. Pediatrics, 1987, 80：836－838.

[3] Sarkar M, Djulus J, Koren G. When a Cocaine-Using Mother Wishes to Breastfeed. Ther Drug Monit, 2005, 27(1)：1－2.

[4] Dickson PH, Lind A, Studts P, et al. The routine analysis of breast milk for drugs of abuse in a clinical toxicology laboratory. Journal of Forensic Science, 1994, 39(1)：207－214.

[5] Marchei E, Escuder D, Pallas CR, et al. Simultaneous analysis of frequently used licit and il-licit psychoactive drugs in breast milk by liquid chromatography tandem mass spectrometry. Journal of Pharmaceutical and Biomedical Analysis, 2011, 55：309－316.

[6] Winecker RE, Goldberger BA, Tebbett IR, et al. Detection of cocaine and its metabolites in breast milk. J Forensic Sci, 2001, 46：1221－1223.

[7] Chaney NE, Franke J, Wadlington WB. Cocaine convulsions in a breast-feeding baby. J Pediatr, 1988, 112(1)：134－135.

[8] Cressman AM, Koren G, Pupco A, et al. Maternal cocaine use during breast-feeding. Canadian Family Physician, 2012, 58：1218－1219.

可乐定(CLONIDINE)

商品名：Klonopin，Paxam，Rivotril
分　类：降血压药
LRC：L3 -没有数据-可能适用

可乐定是一种抗高血压药，可降低中枢交感神经兴奋性。本品可以转运至人乳。在一项研究中，9 名哺乳期母亲每日服用本品 241.7~391.7 μg，在产后 10~14 天，乳汁中药物浓度为 1.8~2.8 μg/L[1]。在另一个报道中，1 名哺乳期母亲每次服用本品 37.5 μg，每日 2 次，血浆药物浓度 0.33 ng/ml，乳汁药物浓度 0.6 μg/L[2]。未报道新生儿的毒副作用，并且在正常足月新生儿中不太可能出现不良反应。本品可能减少催乳素的分泌，因而在产后早期可能减少乳汁的分泌。使用 3.5 cm^2、7 cm^2 和 10.5 cm^2 的透皮贴片后，血浆药物浓度分别为 0.39 ng/ml、0.84 ng/ml 和 1.12 ng/ml。使用 3.7 cm^2 的透皮贴片的血浆浓度相当于口服 37.5 μg 的剂量，而且乳汁中药物浓度与上述研究结果应当一致。

$T_{1/2}$	20~24 h	M/P	2
T_{max}	3~5 h	PB	20%~40%
Oral	75%~100%	Vd	3.2~5.6 L/kg
MW	230	pKa	8.3
RID	0.9%~7.1%		

成人注意事项：头痛、嗜睡、失眠、口干、低血压、心律失常、便秘、肝功能异常、厌食、尿潴留。

成人剂量：每次 0.1~0.3 mg，每日 2 次。

儿童注意事项：目前没有经乳汁导致婴儿不良反应的报道。

婴儿监测内容：困倦、嗜睡、脸色苍白、口干、喂养不良、便秘、体重增加；可减少催乳素分泌，可能减少乳汁分泌。

替代药物：

参考文献：

[1] Hartikainen-Sorri AL, Heikkinen JE, Koivisto M. Pharmacokinetics of clonidine during preg-nancy and nursing. Obstet Gynecol, 1987, 69(4): 598-600.

[2] Bunjes R, Schaefer C, Holzinger D. Clonidine and breast-feeding. Clin Pharm, 1993, 12(3): 178-179.

克拉霉素(CLARITHROMYCIN)

商品名: Biaxin, Klacid, Klaricid
分　类: 抗菌药物,大环内酯类
LRC: L1 -有限数据-适用

克拉霉素是一种大环内酯类抗菌药物。在一项研究中,12 名哺乳期母亲予以本品 250 mg 每日 2 次,2.2 小时后达峰,C_{max} 为 0.85 mg/L[1]。预计经乳汁摄取的克拉霉素平均剂量为 150 μg/(kg · d),或为母体剂量的 2%。克拉霉素可能适用于哺乳期母亲。

$T_{1/2}$	5~7 h	M/P	>1
T_{max}	1.7 h	PB	40%~70%
Oral	50%	Vd	3~4 L/kg
MW	748	pKa	8.38,12.46
RID	2.1%		

成人注意事项: 腹泻、恶心、消化不良、腹痛、金属味。

成人剂量: 每次 250~500 mg,每日 2 次。

儿童注意事项: 目前没有经乳汁导致婴儿不良反应的报道。儿科有用药指征。

婴儿监测内容: 呕吐、腹泻、胃肠道菌群失调、皮疹。

替代药物:

参考文献:

[1] Sedlmayr T, Peters F, Raasch W, et al. Clarithromycin, a new macrolide antibiotic. Effectiveness in puerperal infections and pharmacokinetics in breast milk. Geburtshilfe Frauenheilkd, 1993, 53(7): 488-491.

克拉屈滨(CLADRIBINE)

商品名: Leustat, Leustatin, Litak
分　类: 抗肿瘤药
LRC: L5 -没有数据-危险

克拉屈滨是一种抗代谢、抗肿瘤的嘌呤核苷类似物,用于治疗多种白血病、多发性硬化症等。口服吸收范围是 37%~55%。生产厂家报告本品为双相或三相清除,对于肾功能正常的患者,平均终末半衰期为 5.4 小时。另有报道称克拉屈滨静脉用药后其血浆浓度呈多指数下降,平均半衰期为 6.7±2.5 小时[1]。通常来说,本品表观分布容积<9 L/kg,意味着在组织中广泛分布。克拉屈滨可穿透进入脑脊液,提示本品也可能转运至乳汁。一例报道指出其乳汁浓度约为血浆浓度的 25%。其他报道认为终末半衰期更长,约为 19 小时。12 名成人患者在 2 小时内输注 0. 14 mg/(kg · d)克拉屈滨,其 α 半衰期为 35±12 分钟,β 半衰期为 6. 7±2. 5 小时。尚无本品转运至人乳的数据,但是哺乳期母亲用药后至少 48 小时内应将乳汁泵出并丢弃。

用药后暂停哺乳至少 48 小时。肾清除减弱的患者应暂停哺乳更长时间。

$T_{1/2}$	5. 4~6. 7 h	M/P	
T_{max}		PB	20%
Oral	55%	Vd	9 L/kg
MW	285. 7	pKa	13. 89
RID			

成人注意事项: 头痛、疲劳、发热、肾功能异常、恶心、贫血、中性粒细胞缺乏、血小板减少、感染、严重皮疹。

成人剂量: 第 1~7 天,0. 09 mg/(kg · d);每 28~35 天重复 1 次。

儿童注意事项:

婴儿监测内容: 暂停哺乳至少 48 小时。肾清除减弱的患者应暂停哺乳更长时间。

替代药物:

参考文献:

[1] Pharmaceutical manufacturer prescribing information. 2005.

克利溴铵(CLIDINIUM BROMIDE)

商品名:
分　类: 抗胆碱能药
LRC: L3 -没有数据-可能适用

克利溴铵抗胆碱的作用可明显抑制胃肠道分泌及痉挛。在美国,只有本品与氯氮草的复合口服制剂。

克利溴铵在肠道不能完全吸收,在肝脏中迅速被水解成季氨基醇化物[1]。作为一个季铵化合物,本品充分电离并且具有非常有限的类脂溶解度。这一特性也相应地阻止了克利溴铵透过血脑屏障。然而高离子化也让本品较其他抗毒蕈碱类药物的烟碱效应更强。

目前尚不知道克利溴铵是否转运至乳汁，其他抗毒蕈碱类药物已有转运至乳汁的数据，但迄今为止尚没有重要证据支持这个结论。

$T_{1/2}$	1.2/20 h，两相	M/P	
T_{max}		PB	
Oral	不完全吸收	Vd	
MW	432.4	pKa	
RID			

成人注意事项：便秘、口干、头痛、嗜睡、紧张不安、精神错乱、虚弱、失眠、头晕、视力减退、心悸、过敏性荨麻疹、出汗减少、泌乳减少、排尿不畅、眼压增高、睫状肌麻痹、瞳孔扩大。

成人剂量：每次 2.5~5 mg，每日 3~4 次。

儿童注意事项：

婴儿监测内容：嗜睡或失眠、口干、便秘、尿潴留、体重增加。

替代药物：

参考文献：

[1] AHFS Drug Information. © Copyright, 1959 – 2011, Selected Revisions May 2008. Bethesda, Maryland: American Society of Health-System Pharmacists, 2008.

克林霉素(CLINDAMYCIN)

商品名：Cleocin, Clindacin
分　类：抗菌药物，其他
LRC：L2-有限数据-可能适用

克林霉素是一种广谱抗菌药，常用于厌氧菌感染。一项研究中，2 名哺乳期母亲予以克林霉素 600 mg 每 6 小时静脉注射，用药 0.2~0.5 小时后乳汁中药物浓度为 3.1~3.8 mg/L[1]。后来序贯给予克林霉素 300 mg 每 6 小时口服，用药 1.5~7 小时后乳汁平均药物浓度为 1~1.7 mg/L。在另一项研究中，2~3 名哺乳期母亲予以单剂 150 mg 口服，服药 4 小时后乳汁平均药物浓度为 0.9 mg/L，乳汁/血浆比为 0.47[2]。

有一例个案报道，一个母乳喂养的婴儿在母亲用药 5 天后出现了“两次血便”[3]。该母亲因为子宫内膜炎予以克林霉素 600 mg 每 6 小时静脉注射联合庆大霉素 80 mg 每 8 小时静脉注射；然而，值得注意的是婴儿也给予了 48 小时的氨苄西林和庆大霉素的治疗，排除新生儿败血症后，其母亲还在给予药物治疗。该婴儿暂停母乳喂养 12 小时后,症状缓解。随访 8 个月,随后未再追踪。

在 Steen 的一项研究中,5 名哺乳期母亲给予克林霉素 150 mg 每日 3 次共 7 天的治疗,乳汁药物浓度范围为 <0. 5 ~ 3. 1 mg/L,且大多数浓度 <0. 5 mg/L[4]。

一项研究中,15 名哺乳期母亲予以 600 mg 克林霉素静脉注射,用药 2 小时后乳汁中克林霉素平均浓度为 1. 03 mg/L[5]。

克林霉素洗剂或克林霉素软膏均用于局部,其含有克林霉素磷酸盐相当于 10 mg/ml,经皮吸收极少(<1% ~ 4%),血浆浓度低至 0。部分患者用药后在尿液中有一定浓度。因为母体血浆浓度低,几乎在乳汁中测不到,不至于对母乳喂养的婴儿造成危害。

$T_{1/2}$	2. 4 h	M/P	0. 47
T_{max}	45 ~ 60 min	PB	94%
Oral	90%	Vd	2 L/kg
MW	425	pKa	7. 45
RID	0. 9% ~ 1. 8%		

成人注意事项: 腹泻、皮疹、假膜性结肠炎、恶心、呕吐、胃肠痉挛。

成人剂量: 每次 150 ~ 450 mg,每 6 小时 1 次。

儿童注意事项: 有 1 例假膜性结肠炎的报道。通常用于小儿厌氧菌感染;目前儿童剂量为 10 ~ 40 mg/(kg · d),分成每 6 ~ 8 小时 1 次[6]。

婴儿监测内容: 呕吐、腹泻、肠道菌群改变、皮疹。

替代药物:

参考文献:

[1] Smith JA. Clindamycin in human breast milk. Can Med Assn J, 1975, 112: 806.

[2] Matsuda S. Transfer of antibiotics into maternal milk. Biol Res Pregnancy Perinatol, 1984, 5(2): 57 - 60.

[3] Mann CF. Clindamycin and breast-feeding. Pediatrics, 1980, 66(6): 1030 - 1031.

[4] Steen B, Rane A. Clindamycin passage into human milk. Br J Clin Pharmacol, 1982, 13(5): 661 - 664.

[5] Zhang Y, Zhang Q, Xu Z. Tissue and body fuid distribution of antibacterial agents in pregnant and lactating women. Zhonghua Fuchanke Zazhi, 1997, 32: 288 - 292.

[6] Johnson KB. The Harriet Lane Handbook. Thirteenth ed. Mosby Publishing, 1993.

克林霉素(局部使用)(CLINDAMYCIN TOPICAL)

商品名: Cleocin T, Clinderm, ClindaMax, Clindagel, Clindatech, Dalacin T
分　类: 抗菌药物,其他
LRC: L2 -有限数据-可能适用

克林霉素是一种广谱抗菌药,通常用于厌氧菌感染[1]。克林霉素洗剂或克林霉素软膏均用于局部,其含有克林霉素磷酸盐相当于 10 mg/ml。经皮吸收极小(<1%~4%),血浆浓度低至零。部分患者用药后在尿液中有一定浓度。因为母体血浆浓度低,几乎在乳汁中测不到,不至于对母乳喂养的婴儿造成危害。

$T_{1/2}$	1.5~2.6 h	M/P	
T_{max}	10~14 h	PB	
Oral	无	Vd	
MW		pKa	
RID			

成人注意事项: 头痛、恶心、腹泻、呕吐、腹痛、红斑、灼热感、瘙痒、干燥、过敏反应。

成人剂量: 局部涂抹,每日 2 次。

儿童注意事项: 有 1 例假膜性结肠炎的报道,但可能与乳汁中药物浓度无关。通常用于儿童感染。

婴儿监测内容: 呕吐、腹泻、肠道菌群改变、皮疹。

替代药物:

参考文献:

[1] Pharmaceutical manufacturer prescribing information. 2010.

克林霉素(阴道剂型)(CLINDAMYCIN VAGINAL)

商品名: Dalacin Vaginal Cream, Cleocin Vaginal
分　类: 抗菌药物,其他
LRC: L2 -有限数据-可能适用

克林霉素是一种广谱抗菌药,常用于厌氧菌感染。通过静脉注射的方式使用克林霉素时,在乳汁中可检出。阴道用克林霉素(每剂 100 mg)只有大约 5%被吸收进入循环,大约是 5 mg/d[1]。因此,经阴道栓用药对于母乳喂养的婴儿不可能造成明显的危害。

$T_{1/2}$	2.9 h	M/P	
T_{max}	10~14 h	PB	94%
Oral	90%	Vd	
MW	425	pKa	
RID			

成人注意事项：腹泻、皮疹、胃肠绞痛、结肠炎、罕见血便。短暂性嗜中性白细胞减少(白细胞减少)、嗜酸粒细胞增多、粒细胞缺乏症、血小板减少也有报道。没有直接的病因学证据表明这些报告与克林霉素治疗有关。

成人剂量：每晚睡前 100 mg,阴道内使用,疗程 3 天。

儿童注意事项：曾报道过 1 例假膜性结肠炎,但可能与乳汁中药物浓度无关。通常用于儿科感染。

婴儿监测内容：呕吐、腹泻、胃肠道菌群紊乱、皮疹。

替代药物：

参考文献：

[1] Pharmaceutical manufacturer prescribing information. 2010.

克霉唑(CLOTRIMAZOLE)

商品名：Canesten, Clonea, Clotrimaderm, FemCare, Gyne-Lotrimin, Hiderm, Lotrimin AF, Trivagizole

分　类：抗真菌药

LRC：L2-没有数据-可能适用

克霉唑是广谱的抗真菌药物,主要用于念珠菌病和多种癣病(足癣,轮癣),有口服的锭剂、局部乳膏、阴道内片剂和乳膏。尚无本品乳汁转运的相关数据。然而,阴道内使用后,只有 3%~10% 的药物被吸收,血浆峰浓度是 0.01~0.03 μg/ml,口服锭剂更少[1]。因此,本品阴道用药不会导致母乳喂养的婴儿出现不良反应。

$T_{1/2}$	3.5~5 h	M/P	
T_{max}	3 h(口服)	PB	
Oral	较差	Vd	
MW	345	pKa	4.7
RID			

成人注意事项：恶心、呕吐、肝功能异常、红疹、刺痛、起泡、脱皮、水肿、瘙痒、荨麻疹、灼伤、皮肤刺激。

成人剂量：根据适应证调整剂量。

儿童注意事项：目前没有经乳汁导致婴儿不良反应的报道。口服吸收有限，母乳喂养的婴儿出现临床相关症状的可能性不大。

婴儿监测内容：呕吐、腹泻。

替代药物：氟康唑、咪康唑。

参考文献：

[1] McEvoy GE. AFHS Drug Information. New York：NY，2003.

夸西泮（QUAZEPAM）

商品名：Doral，Dormalin

分　类：镇静催眠药

LRC：L2 -有限数据-可能适用

夸西泮是一种半衰期较长的苯二氮䓬类药物，用于镇静和催眠。本品可以选择性地代谢成几种半衰期更长的代谢产物。在一项研究中 4 名哺乳期母亲接受单剂量 15 mg 夸西泮，平均乳汁/血浆比值（AUC）是 4.18[1]。乳汁的 C_{max}（95.8 μg/L）出现在服药后 3 小时。在服药后 48 小时内，只有 11.59 μg 夸西泮出现在乳汁中，夸西泮同等物在乳汁中的平均浓度（AUC）是 19.6 μg/L。研究人员认为，仅有 17.1 μg 的夸西泮及其代谢产物或相当于口服剂量的 0.11%出现在乳汁中。估计每 24 小时有 28.7 μg 夸西泮及其代谢产物或口服剂量的 0.19%会被分泌到乳汁中。这些预估值没有进行体重校正。在母乳喂养的婴儿中应观察有无出现镇静作用。

$T_{1/2}$	39 h	M/P	4.18
T_{max}	2 h	PB	>95%
Oral	完全	Vd	5~8.6 L/kg
MW	387	pKa	
RID	1.4%		

成人注意事项：嗜睡、镇静。

成人剂量：每日 15 mg。

儿童注意事项：目前没有经乳汁导致婴儿不良反应的报道。

婴儿监测内容：镇静、呼吸速率减慢、难醒喂养/喂养困难、体重增加。

替代药物：劳拉西泮、阿普唑仑。

参考文献：

[1] Hilbert JM, Gural RP, Symchowicz S, et al. Excretion of quazepam into human breast milk. J Clin Pharmacol, 1984, 24(10): 457 - 462.

狂犬病毒感染(RABIES INFECTION)

商品名：

分　类：感染性疾病

LRC：L3 -没有数据-可能适用

狂犬病是一种进展迅速的急性疾病，由一种高致死率的 RNA 病毒引起。病毒通过感染的唾液进行传播，通常源于动物咬伤。潜伏期较长，可以达到4~6周以上[1]。病毒在局部繁殖，通过局部的神经元，不断上升到中枢神经系统。在血液中很少能找到病毒。关于被动物咬伤之后的哺乳问题是有争议的，还不十分明了。狂犬病病毒在人与人之间的传播还没有文件记载，也没有关于狂犬病病毒进入母乳的报道[2,3]。哺乳期母亲暴露于狂犬病毒后，应该注射人狂犬病毒免疫球蛋白，并启动接种程序[4]。大多数资料认为一旦开始免疫接种，母亲可以继续哺乳。关于详细内容，见参考文献[4]。

成人注意事项：

成人剂量：

儿童注意事项：

婴儿监测内容：惊厥。

替代药物：

参考文献：

[1] American Academy of Pediatrics//Pickering LK. 2000 Red Book: Report of the Committee on Infectious Diseases. 25th ed. ed. Elk Grove Village: IL, 2000.

[2] Lawrence RA. Breastfeeding: A guide for the medical profession. St. Louis: Mosby Publishers, 1994.

[3] Hall TG. Diseases Transmitted from Animal to Man. Springfield, IL: Thomas, 1963.

[4] Merewood A, Philipp B. Breastfeeding: Conditions and Diseases. Amarillo, TX: Pharmasoft Publishing LP, 2001.

狂犬病毒疫苗(RABIES VACCINE)

商品名：Imovax Rabies Vaccine, RabAvert

分　类：疫苗

LRC：L3 -没有数据-可能适用

狂犬病毒疫苗是用灭活的狂犬病病毒制备的。目前尚无关于本品转运至乳汁的数据。即使进入乳汁,也不太可能产生不良反应[1]。疾病预防控制中心(CDC)尚没有关于哺乳期使用灭活病毒疫苗的数据,然而这种疫苗用于哺乳期母亲通常不会对婴儿产生伤害。

成人注意事项: 皮疹、过敏反应、恶心、呕吐、腹泻等。

成人剂量: 每次 1 ml,共 3 次,间隔 21~28 天。

儿童注意事项: 未报道不良反应。

婴儿监测内容:

替代药物:

参考文献:

[1] Pharmaceutical manufacturer prescribing information. 1995. http://www.cdc.gov/breastfeeding/recommendations/vaccinations.htm.

矿物油(石蜡)[MINERAL OIL (PARAFFIN)]

商品名: Laxative
分　类: 皮肤外用药
LRC: L3 -没有数据-可能适用

矿物油(石蜡)是从石油中提取的组分,碳链长度为 15~40 个碳原子不等。常作为轻泻药和外用润肤剂使用。石蜡的吸收性质取决于其相对分子质量的大小,碳链长度大于 34 个碳原子的组分很难被吸收,而少于 20 个碳原子的组分即使被吸收也很快被肝脏代谢。人体研究中最受关注的是碳链长度为 21~28 的石蜡[1,3],其主要的吸收部位是小肠,仅少量在直肠吸收[2]。因此,应关注摄入或局部使用后石蜡对人体的影响。碳氢化合物吸收后在体内分布广泛,在体内浓度可高达 4.5 mg/g。目前有发现包括环烷烃在内的分子出现在脂肪肉芽肿中,这提示石蜡在体内存在。

不同石蜡的每日允许摄入量(ADI)有所区别,这种差异主要基于不同制剂所含组分的种类。在小于 3 个月的婴儿中,建议矿物油不小于 480 Da(约 34 个碳原子),并且碳原子数为 25 个或更少的石蜡不应超过总量的 5%。总的摄入量不超过 0~4 mg/kg,少于 25 个碳原子的石蜡摄入量不超过 0.2 mg/kg[4]。石蜡可转运至母乳,一般在哺乳开始时即达最高浓度,继续母乳喂养可显著降低乳汁中石蜡浓度。

在一个案例中发现母乳中有长度约为 23 个碳原子的烷烃类物质的聚集,主要含有大量的碳 22~26 链长度碳氢化合物,表明有石蜡的存在。石蜡直接在乳房上使用后,可发现烷烃类物质富集在乳汁中。在乳房涂抹凡士林 20 天,乳汁中的脂肪烃类增加至 160 mg/kg[4]。按婴儿每日摄入 800 ml 母乳,其中 3%为脂肪,相当于婴儿每日摄入 1 mg/kg 的石蜡。对于少于 25 个碳原子的长链烷烃,这显然超过每日允许摄入量。如果要在乳房部位使用药物,建议在哺乳后用药,因为按母亲每日应用石蜡 100 mg,连续 5 日,婴儿可能摄入 40 mg/kg 的石蜡。基于一些身体乳霜成分,这个摄入量对小于 25 个碳原子的烃类来说,可能超过 ADI 40 倍以上。由于长度较短的碳氢化合物可以被母亲吸收,也有可能被婴儿吸收。应该指出的是,长链的石蜡在胃肠道吸收较差,但经皮肤吸收是可能的,虽然吸收率会很低[4]。

在大鼠的实验中已证实石蜡的毒性作用,发现石蜡的过量可导致淋巴细胞增生症[5]。建议哺乳期母亲避免使用含石蜡产品用于乳房局部[4]。石蜡常用于治疗小儿便秘,它还可能阻止油溶性维生素的吸收。

$T_{1/2}$		M/P	
T_{max}		PB	
Oral	30%~60%	Vd	
MW		pKa	
RID			

成人注意事项: 吸入可能发生脂质性肺炎。恶心、呕吐、抽筋,口服可能发生腹泻。直肠使用可能造成肛门渗漏。引起维生素 A、D、E 和 K 的吸收障碍。

成人剂量: 口服:15~45 ml;直肠:118 ml;外用:按需。

儿童注意事项:

婴儿监测内容:

替代药物:

参考文献:

[1] Rose HG, Liber AF. Accumulation of saturated hydrocarbons in human spleens. J. Lab. Clin. Med, 1996, 68: 475-483.

[2] Curry CE, Butler D, Curry CE, et al. Laxative products//Allen LV Jr, Berardi RR, DeSimone EM. Handbook of Nonprescription Drugs. 12th. ed. Washington, DC: American Pharmaceutical Association, 2000a.

[3] Boitnott JK, Margolis S. Saturated hydrocarbons in human tissues. III. Oil droplets in the liver and spleen. Johns Hopkins Med J, 1970, 127: 65-78.

[4] Notia A, Grob K, Biedermanna M, et al. Exposure of babies to C15 - C45 mineral paraffins from human milk and breast salves. Regulatory Toxicology and Pharmacology, 2003, 38(3): 317-325.

[5] Smith JH, Mallett AK, Priston RA, et al. Ninety-day feeding study in Fischer-344 rats of highly refined petroleum-derived food-grade white oils and waxes. Toxicol Pathol, 1996, 24: 214-230.

奎尼丁(QUINIDINE)

商品名：Cardioquin，Kiditard，Kinidin Durules，Quinaglute，Quinidex
分　类：抗心律失常药
LRC：L3 -有限数据-可能适用

奎尼丁用于治疗心律失常。服用奎尼丁 60 mg,3 小时后,母亲血药浓度是 9.0 mg/L,乳汁药物浓度是 6.4 mg/L[1]。随后乳汁药物浓度可升高到 8.2 mg/L。奎尼丁可选择性地储存在肝脏中。

$T_{1/2}$	6~8 h	M/P	0.71
T_{max}	1~2 h	PB	87%
Oral	80%	Vd	1.8~3 L/kg
MW	324	pKa	13.89
RID	14.4%		

成人注意事项：头晕、头痛、睡眠改变、心律失常、恶心、呕吐、腹泻、肝功能异常、溶血(G6PD 缺乏症患者)、乏力、震颤和皮疹。

成人剂量：每次 200~400 mg,每日 3~4 次。

儿童注意事项：没有相关报道。

婴儿监测内容：嗜睡、面色苍白、食欲不振、腹泻、体重增加、震颤;若出现相关症状,应监测肝功能和/或血常规。

替代药物：

参考文献：

[1] Hill LM, Malkasian GD, Jr. The use of quinidine sulfate throughout pregnancy. Obstet Gynecol, 1979, 54(3): 366-368.

奎宁(QUININE)

商品名：Biquinate，Myoquin，Quinamm，Quinate，Quinbisul
分　类：抗疟疾药
LRC：L2 -有限数据-可能适用

奎宁是一种金鸡纳属生物碱,主要用于疟疾的预防和治疗。只有少到微量的奎宁可以分泌到乳汁中。除了对 G6PD 缺乏的婴儿有害外,尚未发现其他不良反应。

在一项研究中,6 名妇女每日接受奎宁 600~1 300 mg,用药后 1.5~6 小时乳汁中的药物浓度波动于 0.4~1.6 mg/L[1]。研究人员认为此浓度在临床上的作用是微不足道的。

另一项研究调查了奎宁对妊娠和哺乳期恶性疟疾的适用性[2]。症状严重者先静脉给予奎宁 10～20 mg/kg 的负荷剂量，随后给予 10 mg，静脉注射，每 8 小时 1 次（平均体重为 54.8 kg）。单纯疟疾患者给予奎宁口服 10 mg/kg，每 8 小时 1 次，持续 10 天。共收集了 30 名患者的乳汁样本，其中 5 名为接受奎宁静脉注射治疗。静脉注射奎宁的患者乳汁药物浓度范围为 0.5～3.6 mg/L（平均 2.6 mg/L），这些患者中大多数在收集样本前接受了 2～7 次静脉注射用药。接受口服奎宁的患者的乳汁药物浓度为 0.5～8 mg/L（平均 3.4 mg/L）。所有患者在整个哺乳期的乳汁/血浆比值范围为 0.11～0.53（平均值为 0.31）。此外，3 名患者收集了初乳样本，其乳汁药物浓度分别为 0.4 mg/L、0.9 mg/L 和 1.9 mg/L，初乳的乳汁/血浆比值为 0.11、0.26 和 0.25。该研究估计，婴儿每日从母乳中摄取的奎宁低于 2～3 mg。虽然在母乳喂养的婴儿中没有发现不良反应，但研究人员认为，这些剂量仍有可能发生血小板减少等不良事件。

$T_{1/2}$	11 h	M/P	0.11～0.53
T_{max}	1～3 h	PB	93%
Oral	76%	Vd	1.8～3 L/kg
MW	324	pKa	4.3，8.4
RID	0.26%～5.11%		

成人注意事项：头痛、头晕、意识错乱、烦躁不安、癫痫发作、视力、听力异常、潮红、低血压、心律失常、呼吸困难、呕吐、腹泻、厌食、低血糖、肝肾衰竭、再生障碍性贫血、白细胞减少、中性粒细胞缺乏和血小板减少。

成人剂量：每次 650 mg，每 8 小时 1 次。

儿童注意事项：几个研究中没有经乳汁导致婴儿不良反应的报道。

婴儿监测内容：呕吐、腹泻、体重增加。药物暴露时间较长时应监测视力。

替代药物：

参考文献：

[1] Terwillinger WG，Hatcher RA. The elimination of morphine and quinine in human milk. Surg Gynecol Obstet，1934，58：823.

[2] Phillips RE，Looareesuwan S，White NJ，et al. Quinine pharmacokinetics and toxicity in pregnant and lactating women with falciparum malaria. Br J Clin Pharmacol，1986，21(6)：677－683.

喹硫平(QUETIAPINE)

商品名: Seroquel, Seroquel XR
分　类: 抗精神病药,非典型
LRC: L2-有限数据-可能适用

喹硫平可用于治疗多种精神障碍,包括抑郁症、躁狂症和精神分裂症[1]。它可与组胺受体结合,产生镇静作用。研究表明本品可以增加成人惊厥的发生率,升高催乳素水平,降低甲状腺素水平。

一名 92 kg 的患者在整个妊娠过程及产后接受喹硫平治疗(每日 200 mg),在服药前及服药后 1、2、4 和 6 小时收集乳汁样本[2]。在 6 小时内乳汁中喹硫平的平均浓度是 13 μg/L,最高浓度为 62 μg/L,出现在服药后 1 小时。药物浓度迅速降低,在 2 小时后几乎降到服药前水平。研究人员报道单纯母乳喂养的婴儿摄入的药量可能仅为按体重计算的母亲剂量的 0.09%。在最大浓度时,婴儿摄入的药量约为按体重计算的母亲剂量的 0.43%。尽管只研究了 1 名患者,但是数据表明母亲服用此剂量时乳汁中的药物含量甚微。

某项研究中,6 名哺乳期母亲接受喹硫平+/-帕罗西汀、氯硝西泮、曲唑酮或文拉法辛联合治疗强迫症或惊恐障碍,以协助增强药物的抗抑郁作用。该研究表明,有 3 名妇女乳汁中完全检测不出任何药物[3]。剩余的 3 名妇女,2 名乳汁中喹硫平的浓度很低,估计的相对婴儿剂量约为 0.01 mg/(kg · d),而另一名妇女估计的相对婴儿剂量小于 0.1 mg/(kg · d)。哺乳期母亲接受喹硫平的剂量范围为 25~400 mg。本研究中采用 Bayley 婴儿发育量表(BSID-Ⅱ)来评估婴儿的运动、智力、行为等发育情况。这个量表可以评估婴儿的认知、语言、个人社交、精细运动和粗大运动的发育情况。6 例婴儿中 4 例发育正常;而 2 例母亲乳汁样本中未检测到喹硫平的婴儿出现了发育迟缓的迹象。第一例出现发育迟缓的婴儿,智力和运动评分在“轻度迟缓”范围内,但行为评分处于正常范围内。第二例出现发育迟缓的婴儿,智力发育评分在正常值的 1 分之内,其他值均在正常范围内。作者得出结论:本研究中喹硫平暴露与发育结果无相关性。

在另一项研究中,1 名哺乳期母亲在产后 3 月接受喹硫平 400 mg/d,乳汁中平均药物浓度为 41 μg/L,乳汁/血浆比值为 0.29[4]。估计的相对婴儿剂量为母亲用药剂量的 0.09%。婴儿的血药浓度为 1.4 μg/L,或为母亲血药浓度的 6%。所有婴儿均未出现不良反应。

在 2015 年发表的一篇文章中,记录了 1 名 33 岁妇女在分娩双胞胎后 2

天，开始接受丙戊酸钠维持治疗双相障碍[5]。在产后18~20天，该患者出现精神症状和躁狂症，因此加用了奥氮平15 mg和喹硫平20 mg，于每晚11点服用。患者被建议在睡前用药8小时后开始哺乳，并且每日早上7点左右抽吸并丢弃晚上积聚的乳汁。患者的乳汁样本每日收集3次，在治疗的第7~48天期间共收集了27天的乳汁样本。乳汁中喹硫平的药物浓度中位数为3.7 ng/ml。喹硫平的绝对婴儿剂量为0.38 μg/kg，相当于相对婴儿剂量为母亲剂量的0.02%。该例婴儿接受了15个月的常规母乳喂养，其儿科医师未报告任何不良反应或发育异常。

$T_{1/2}$	6 h	M/P	0.29
T_{max}	1.5 h	PB	83%
Oral	100%	Vd	10 L/kg
MW	883	pKa	
RID	0.02%~0.1%		

成人注意事项：镇静、眩晕、躁动、口干、直立性低血压、QT间期延长、食欲增加、便秘、肝功能异常、高甘油三酯血症、高胆固醇血症、高血糖、高催乳素血症、锥体外系反应和体重增加。

成人剂量：每日300~800 mg。

儿童注意事项：目前没有经乳汁导致婴儿不良反应的报道。

婴儿监测内容：镇静或烦躁、呼吸暂停、难醒喂养/喂养困难、锥体外系症状和体重增加。

替代药物：利培酮、奥氮平。

参考文献：

[1] Pharmaceutical manufacturer prescribing information. 1999.

[2] Lee A, Giesbrecht B, Dunn E, et al. Excretion of Quetiapine in Breast Milk. Am J Psychiatry, 2004, 161(9): 1715-1716.

[3] Misri S, Corral M, Wardrop AA, et al. Quetiapine Augmentation in Lactation: A Series of Case Reports. J Clin Psychopharmacol, 2006, 26(5): 508-511.

[4] Rampono J, Kristensen JH, Ilett KF, et al. Quetiapine and Breast Feeding. Ann Pharmacother, 2007, 41: 711-714.

[5] Aydin B, Nayir T, Sahin S, et al. Olanzapine and quetiapine use during breastfeeding excretion into breast milk and safe breastfeeding strategy. Journal of Clinical Psychopharmacology, 2015, 35(2): 206-208.

喹那普利(QUINAPRIL)

商品名: Accupril, Accupro, Accuretic, Asig
分　类: 血管紧张素转换酶抑制剂
LRC: L2 -有限数据-可能适用

喹那普利是一种血管紧张素转换酶抑制剂(ACEI),用于治疗高血压。一旦进入血浆,喹那普利迅速转换成活性代谢产物喹那普利特。在一项研究中,6 名妇女每日口服喹那普利 20 mg,乳汁/血浆比值为 0.12[1]。用药 4 小时后在乳汁中已不能检测出喹那普利。所有乳汁样本中均没有检测出代谢物喹那普利特。据推算,婴儿摄入的喹那普利剂量是母亲剂量的 1.6%。研究人员认为哺乳期间使用喹那普利是安全的,但通常在给一位哺乳期母亲用药时,应该权衡利弊。该药不推荐早产儿母亲产后早期使用。

ACE 抑制剂和特异性血管紧张素Ⅱ受体阻滞剂(ARB)均禁用于妊娠期,因此在近期计划妊娠的妇女应谨慎使用。

$T_{1/2}$	2 h	M/P	0.12
T_{max}	2 h	PB	97%
Oral	完全	Vd	
MW	474	pKa	
RID	1.6%		

成人注意事项: 头痛、头晕、乏力、低血压、味觉障碍、咳嗽、恶心、腹泻、便秘、肾功能/尿量异常、高钾血症和皮疹。

成人剂量: 每日 20~80 mg。

儿童注意事项: 尚无经由乳汁摄入的药物引起不良反应的报道。

婴儿监测内容: 嗜睡、面色苍白、进食差和体重增加。

替代药物: 卡托普利、依那普利、雷米普利。

参考文献:

[1] Begg EJ, Robson RA, Gardiner SJ, et al. Quinapril and its metabolite quinaprilat in human milk. Br J Clin Pharmacol, 2001, 51(5): 478-481.

L

拉贝洛尔(LABETALOL)

商品名: Normodyne, Presolol, Trandate
分　类: β -受体阻滞剂
LRC: L2 -有限数据-可能适用

拉贝洛尔是一种具有中等脂溶性的选择性 β -受体阻滞剂,用于抗高血压和治疗心绞痛。在一项 3 名妇女口服拉贝洛尔 600~1 200 mg/d 的研究中,母乳中拉贝洛尔的最大浓度分别为 129 μg/L、223 μg/L 和 662 μg/L[1]。只有一个婴儿血浆浓度是可测量的(18 μg/L),其母体剂量为 600 mg。可见,该药只有少量分泌到母乳中。

$T_{1/2}$	6~8 h	M/P	0.8~2.6
T_{max}	1~2 h(PO)	PB	50%
Oral	30%~40%	Vd	5.1~9.4 L/kg
MW	328	pKa	8.05
RID	0.2%~0.6%		

成人注意事项: 头痛、眩晕、失眠、抑郁、疲劳、胸部疼痛、心动过缓、室性心律失常、低血压、心力衰竭、喘息、味觉障碍、呕吐、胃灼热、肌痛、输液反应。

成人剂量: 200~400 mg,每日 2 次。

儿童注意事项: 目前没有经乳汁导致婴儿不良反应的报道。

婴儿监测内容: 困倦、嗜睡、面色苍白、喂养困难、体重增加。

替代药物: 硝苯地平、美托洛尔。

参考文献:

[1] Lunell NO, Kulas J, Rane A. Transfer of labetalol into amniotic flid and breast milk in lactating women. Eur J Clin Pharmacol, 1985, 28(5): 597-599.

拉科酰胺(LACOSAMIDE)

商品名: Vimpat
分　类: 抗惊厥药
LRC: L3 -没有数据-可能适用

拉科酰胺是一种抗惊厥药,用作辅助治疗癫痫患者部分发作性癫痫发作[1]。拉科酰胺选择性地增强电压门控钠通道的缓慢失活,从而稳定过度兴奋的神经元膜并阻止重复兴奋。由于它的分子量小(250 Da),蛋白结合率差,低血浆分布容积(0.6 L/kg),故其在乳汁中的水平可能是有意义的。没有关于拉科酰胺转运到母乳中的数据,但在获得更多数据之前,建议谨慎使用。

$T_{1/2}$	13 h	M/P	
T_{max}	1~4 h	PB	15%
Oral	100%	Vd	0.6 L/kg
MW	250	pKa	
RID			

成人注意事项: 疲劳、头痛、抑郁、失眠、焦虑、记忆减退、眩晕、复视、视力减退、眼球震颤、消化不良、恶心呕吐、腹泻、乏力、共济失调、震颤、皮肤瘙痒。

成人剂量: 200~400 mg,每日 2 次。

儿童注意事项: 目前没有经乳汁导致婴儿不良反应的报道。但建议谨慎使用。在小儿患者可引起嗜睡、烦躁、肠胃不适、运动不稳定[2]。

婴儿监测内容: 镇静或烦躁、难醒喂养/喂养困难、体重增加、呕吐、腹泻、震颤。

替代药物: 拉莫三嗪、卡马西平。

参考文献:

[1] Pharmaceutical manufacturer prescribing information. 2010.

[2] Grosso S, Parisi P, Spalice A, et al. Effiacy and safety of lacosamide in infants and young children with refractory focal epilepsy. European Journal of Paediatric Neurology, 2014, 18(1): 55-59.

拉米夫定(LAMIVUDINE)

商品名: 3TC, Epivir-HBV

分　类: 抗病毒药

LRC: L5-有限数据-母亲存在 HIV 感染时有危险

拉米夫定是一种用于治疗乙型肝炎或 HIV 感染的人工合成的核苷类似物抗病毒药物。目前出现在很多其他合成的药物中,如可比韦(Combivir)、赛进(Ziagen)等。一项研究中,20 名产后一周的妇女每次服用 300 mg,每日 1 次,或每次 150 mg,每日 2 次,平均乳汁药物浓度为 1.22 mg/L(范围为 0.5~6.09 mg/L)或 0.183 mg/(kg·d)[1]。明显低于正常的婴儿临床用药剂量(每日 4~8 mg/kg)。作者认为婴儿通过母乳摄入的药量相对于治疗剂量是微不足道的,对于新生儿不能提供足够的抗反转录病毒的药物浓度。

在另一项研究中,18 名妇女接受 HIV 感染抗反转录病毒治疗(拉米夫定 150 mg,每日 2 次和奈韦拉平 200 mg,每日 2 次),母体血浆、乳汁和婴儿血浆中的拉米夫定中位浓度分别为 678 ng/ml、1 828 ng/ml 和 28 ng/ml[2]。拉米夫定的平均乳汁/血浆比值为 3. 34,平均婴儿药物浓度为 28 ng/ml,是 50%抑制浓度(550 ng/ml)的 5%。该数据表明,在婴儿获得的拉米夫定血浆水平太低,不至于产生不良反应,当然也不能有效治疗 HIV 感染。

2007 年,40 名妊娠期妇女从 28 周胎龄到产后 1 个月服用齐多夫定、拉米夫定和奈韦拉平,以评估这些药物预防围生期 HIV 的潜在效果[3]。本研究中的所有妇女都要求不对其婴儿进行母乳喂养。从分娩到产后第 7 天,每日收集 5 次母乳,在第 3 天(时间 0)和第 7 天(时间 7)收集血浆样品;样品是用于量化乳汁中 HIV 的 RNA 和 DNA 的量以及母体血浆和乳汁中每种药物的浓度。母亲血浆中拉米夫定平均浓度在时间 0 和 7 的为 200 μg/L 和 400 μg/L。乳汁拉米夫定的平均浓度在时间 0 和 7 时为 400 μg/L 和 400 μg/L。在 0 和 7 时,乳汁血浆比例分别为 3. 3 和 2. 9。我们使用时间 0 和 7 的乳汁去评估婴儿的摄入量相对拉米夫定剂量为 1. 4%。

2009 年,一项发表了的研究评估了 67 名妇女从 34 到 36 周到产后 6 个月内进行联合抗反转录病毒治疗[4]。这些妇女每日服用复合药片(拉米夫定 150 mg+齐多夫定 300 mg),每日 2 次,尼维拉平 200 mg×14 天,然后每次 200 mg,每日 2 次。拉米夫定乳汁样品在服用后 24 小时获取,然后在产后 2、6、14 和 24 周提取。每个参数的平均值在所有研究访视中进行估计,母体血浆浓度为 508 ng/ml(290 ~ 800 ng/ml),乳汁浓度为 1 214 ng/ml(862 ~ 1 651 ng/ml),乳汁/血浆比为 2. 56。这项研究的作者估计,如果婴儿消耗约 150 ml/(kg · d)的母乳,他们将接受约 182 μg/(kg · d)的拉米夫定(2%的婴儿剂量,4 mg/kg,每日 2 次)。我们计算婴儿的相对剂量为由本研究的作者估计的剂量的 4. 2%。作者还指出,拉米夫定从 2 周到 24 周的平均浓度为 23 ng/ml,高于 HIV 的 IC_{50}(0. 6~21 ng/ml)的上限。目前,感染 HIV 的婴儿受的长期影响和耐药风险是未知数。

另外一项评估抗反转录病毒药物在哺乳期预防 HIV 传播给婴儿的安全性的研究报告(n=206 个样本)报道了拉米夫定的乳汁浓度[5]。在分娩日和产后第 1、3 和 6 月检测了母体血浆和母乳的药物浓度,在第 1、3 和 6 月的时候也测定了婴儿的血浆药物浓度。母体血浆、母乳和婴儿中拉米夫定的平均浓度分别为 844 ng/ml(430~1 350 ng/ml),446 ng/ml(269~683 ng/ml)和 18 ng/ml

(7~35 ng/ml)。乳汁与血浆的比例为 0.59。孕妇剂量 150 mg,每日 2 次,根据平均乳量计算婴儿的相对剂量为 1.56%。本研究报告了婴儿不良事件(例如,肺炎、腹泻、肝功能受损、中性粒细胞减少、血小板减少),但无法确定哪种药物基于什么药物水平引起的影响,请参阅不良事件细节的研究。

2013 年发表的一篇文章中,妇女在怀孕期间和哺乳期间服用抗病毒药物,产后 30 天研究母乳样品[6]。提供 45 份母乳样品,平均乳汁浓度为 0.14 μg/ml。此外,乳汁与血浆比值为 0.74。使用该乳汁样本平均值计算的相对婴儿剂量为母体剂量拉米夫定 150 mg 每日 2 次的 0.5%。

2014 年,一篇关于乳汁中的 HIV RNA 和母乳中药物的药代动力学的研究发表,该研究旨在防止在哺乳期间将 HIV 传播给婴儿[7]。30 名妇女每日 2 次服用 1 片 Combivir 片剂(齐多夫定 300 mg+拉米夫定 150 mg/片),2 片 Aluvia 片剂(洛匹那韦 200 mg+利托那韦 50 mg)每日 2 次,从哺乳开始到母乳喂养停止或 28 周。妇女在产后 6、12 或 24 周入院,用药前(时间 0),用药后 2、4 和 6 小时收集样本。母体血浆、母乳和婴儿中拉米夫定的平均药物浓度为 717 ng/ml(588 ~ 945 ng/ml),944 ng/ml(682 ~ 1 112 ng/ml)和 18 ng/ml(10 ~ 28 ng/ml)。乳汁与血浆的比例为 1.21。我们用孕妇每日 150 mg 的剂量计算 RID,乳汁含量为 3.3%。

2014 年,一项评估在怀孕期间拉米夫定预防乙型肝炎垂直传播的研究报告中,40 名母乳喂养婴儿,而他们的母亲产后服用拉米夫定 4 周,没有报告由于母乳中药物暴露引起的不良反应[8]。

注意:拉米夫定被划分为 L5 级是基于母亲感染 HIV 后母乳喂养对婴儿的影响,而不是基于乳汁中药物对母乳喂养婴儿的影响。疾病预防控制中心建议感染 HIV 的母亲产后不要进行母乳喂养,以避免 HIV 经乳汁传染婴儿。

$T_{1/2}$	5~7 h	M/P	3.34
T_{max}	1~1.5 h	PB	<36%
Oral	82%	Vd	0.9~1.7 L/kg
MW	229	pKa	
RID	0.49%~6.4%		

成人注意事项:头痛、疲劳、全身乏力、乳酸性酸中毒、重度肝大、胰腺炎、恶心、呕吐、肌痛。

成人剂量:乙肝感染,每日 100 mg。

儿童注意事项:目前没有经乳汁导致婴儿不良反应的报道。

婴儿监测内容：嗜睡、呕吐、腹泻、乏力。不建议感染 HIV 的母亲进行母乳喂养。

替代药物：

参考文献：

[1] Moodley J, Moodley D, Pillay K, et al. Pharmacokinetics and antiretroviral activity of lamivudine alone or when coadministered with zidovudine in human immunodefiiency virus type 1 - infected pregnant women and their offspring. J Infect Dis, 1998, 178(5): 1327 - 1333.

[2] Shapiro RL, Holland DT, Capparelli E, et al. Antiretroviral concentrations in breast-feeding infants of women in Botswana receiving antiretroviral treatment. J Infect Dis, 2005, 192(5): 720 - 727.

[3] Giuliano M, Guidotti G, Andreotti M, et al. Triple antiviral prophylaxis administered duringpregnancy and after delivery signifiantly reduces breast milk viral load. J Acquir Immune Defi Syndr, 2007, 44: 286 - 291.

[4] Mirochnick M, Thomas T, Capparelli E, et al. Antiretroviral concentrations in breast-feeding infants of mothers receiving highly active antiretroviral therapy. Antimicrobial agents and chemotherapy, 2009, 53(3): 1170 - 1176.

[5] Palombi L, Pirillo MF, Andreotti M, et al. Antiretroviral prophylaxis for breastfeeding transmission in Malawi: drug concentrations, virological effiacy and safety. Antiviral Therapy, 2012, 17: 1511 - 1519.

[6] Shapiro RL, Rossi S, Ogwu A, et al. Therapeutic levels of lopinavir in late pregnancy and abacavir passage into breast milk in the Mma Bana Study, Botswana. Antiviral therapy, 2013, 18(4): 585 - 590.

[7] Corbett AH, Kayira D, White NR, et al. Antiretroviral pharmacokinetics in mothers and breastfeeding infants from 6 to 24 weeks postpartum: results of the BAN study. Antiviral Therapy, 2014, 19(6): 587 - 595.

[8] Greenup AJ, Tan PK, Nguyen V, et al. Effiacy and safety of tenofovir disoproxil fumarate in pregnancy to prevent perinatal transmission of hepatitis B virus. Journal of Hepatology, 2014, 61: 501 - 507.

拉莫三嗪(**LAMOTRIGINE**)

商品名：Lamictal, Lamictal XR

分　类：抗惊厥药

LRC：L2 -充分数据-适用

拉莫三嗪是一种新型的抗惊厥药，主要用于治疗简单和复杂部分性癫痫发作和躁狂症。在一项研究中，一名 24 岁的女性在妊娠期间服用拉莫三嗪每日 300 mg，分娩时母亲血浆药物浓度为 3.88 μg/ml，脐带血浓度为 3.26 μg/ml[1]。产后 22 天，母亲血浆浓度为 9.61 μg/ml，乳汁浓度为 6.51 μg/ml，婴儿血浆浓度为 2.25 μg/ml。随着逐渐减量，上述血药浓度明显降低。在母亲血浆最大水平时的乳汁/血浆比为 0.562。假如一位母亲每日服用 200~300 mg 拉莫三嗪，那么其婴儿的摄入量大约是每日 2~5 mg。婴儿在各方面的发育正常。

另一项研究中，一位母亲每日服用本品 200 mg，乳汁中拉莫三嗪的稳态谷浓度是 3.48 μg/ml(13.6 uM)[2]。研究者估计婴儿每日剂量是 0.5 mg/kg。因此上述研究者建议，发育正常的婴儿应尽可能定期监测血药浓度。

制药商报告一组 5 名妇女(剂量不详)乳汁中拉莫三嗪的稳态谷浓度范围是 0.07~5.03 μg/ml[3]。平均乳汁药物浓度是母亲血浆浓度的 40%~45%。在这些婴儿中未见到不良影响。Ohman 的一项研究中，产后 3 周的 9 名哺乳期母亲，平均乳汁/血浆比值为 0.61，婴儿获得的血药浓度大约是母亲血浆水平的 30%[4]。作者估计婴儿的剂量为 0.2~1 mg/(kg·d)。未观察到婴儿有任何不良反应。

进一步研究 6 名哺乳期母亲服用该药 175~800 mg/d(平均值 400 mg)，致婴儿平均剂量为 0.45 mg/(kg·d)，婴儿平均血浆浓度为 0.6 μg/ml。没有观察到婴儿的不良反应[5]。

在一项四位母亲采用拉莫三嗪治疗部分癫痫的研究中，新生儿在出生后第 10 天拉莫三嗪血浆浓度为<1~2 μg/ml[6]。三个婴儿的拉莫三嗪浓度>1 μg/ml。产妇拉莫三嗪平均浓度为 30%(20%~43%)。遗憾的是，两个月后两名儿童测量拉莫三嗪浓度没有下降。作者提出婴儿代谢这种药物具有遗传变异性。建议仔细监测婴儿血浆药物浓度。

在对 30 名妇女采用拉莫三嗪治疗癫痫进行了一项完整的研究，乳汁/血浆比例为 0.413[7]。婴儿血浆水平为母亲血浆水平的 18.3%。婴儿每日剂量理论上为 0.51 mg/(kg·d)，相对婴儿剂量为 9.2%(范围为 3.1%~21.1%)。最重要的是，这项研究表明，乳汁水平的变化很大，似乎与该剂量的药物代谢组成相关。重要的是要记住，尽管这些研究中的婴儿理论剂量范围为 0.51 mg/(kg·d)至 1 mg/(kg·d)，但仍显著低于 17 日龄新生儿癫痫发作的婴儿的治疗剂量[4.4 mg/(kg·d)][8]。

一名母亲每日接受 850 mg 拉莫三嗪，血浆水平为 14.93 μg/ml，16 日龄的母乳喂养婴儿出现严重呼吸暂停，婴儿血浆水平为 4.87 μg/ml[9]。有趣的是，乳汁/血浆比例高达 0.79~0.96，表明比较多地转入乳汁。

在另一项研究中，9 名妇女在怀孕、分娩和哺乳期间平均脐带血母体血浆浓度比值为 1.01(范围：0.56~1.42)，而母乳中拉莫三嗪平均浓度与母体血浆浓度呈正相关为 0.59(范围：0.35~0.86)。观察发现母乳中的浓度随着时间的推移而减少[10]。

哺乳期母亲使用拉莫三嗪在一些母乳喂养的婴儿中产生有意义的血浆浓

度,尽管它们在大多数情况下不足以产生不良反应。在子宫内的暴露量要高得多,在母乳喂养的新生儿中,水平可能会下降。然而,建议仔细监测婴儿的血浆水平,以确保安全。在 Meador 等人最近的两项研究中,在怀孕和哺乳期间暴露于拉莫三嗪的 3 岁以下儿童中,没有发现对 IQ 水平的不利影响[11,12]。

2013 年发表的一项挪威研究评估了母乳喂养婴儿抗癫痫药物的不良反应,这些婴儿也曾在子宫内暴露于药物[13]。该研究评估了母亲报告他们的孩子在 6、18 和 36 个月使用验证筛选工具的行为、运动、社会和语言技能。在 6 个月时,与对照组婴儿相比,在子宫内使用抗癫痫药物的母亲的婴儿运动技能受损的风险较高。此外,与对照组婴儿相比,暴露于多种抗癫痫药的婴儿也具有较高的运动和社会损伤的风险。然而,前 6 个月连续母乳喂养确实表现出整体发育方面的改善趋势。此外该研究表明,使用抗癫痫药物的妇女与没有母乳喂养或母乳喂养不足 6 个月的孕妇相比,连续母乳喂养(超过 6 个月)在 6 个月和 18 个月时减少了发育障碍。18 个月时,与对照组相比,药物暴露组的儿童发展障碍风险增加;在早期停止母乳喂养的儿童中风险最高。在药物暴露组中,这种损伤对于自闭症具有统计学意义,停用母乳喂养的是 22.4%,而长期母乳喂养则为 8.7%。36 个月之前,产前抗癫痫药物的暴露与发育障碍有关,如自闭行为,语言表达能力降低和脾气暴躁症状,不管第一年是否母乳喂养。作者的结论是,不管用什么抗癫痫药物,应鼓励癫痫妇女进行母乳喂养。

在 2014 年,一项前瞻性观察性研究报告了在妊娠期和哺乳期暴露于抗癫痫药物的婴儿的长期神经发育[14]。研究包括将卡马西平、拉莫三嗪、苯妥英或丙戊酸作为癫痫单药治疗的妇女。在这项研究中,42.9%的婴儿以母乳喂养平均 7.2 个月。这些 6 岁儿童的智商与在子宫内暴露于丙戊酸钙的儿童相比显著降低(7~13 IQ 点)。还注意到较高剂量的药物(主要是丙戊酸钠)与较低的智商评分相关。如果母亲的智商越高,母亲在受孕期间接受叶酸,孩子以母乳喂养(高 4 分),那么儿童的 IQ 得分就越高。此外,语言能力也被发现母乳喂养的儿童显著性增高。虽然这项研究有许多不足(例如:小样本量,患者随访的困难),但确实提供了到 6 岁的数据,这表明母乳喂养的益处并不被牛奶中母体药物治疗的风险所压倒。

在妊娠期间,或者合用激素类避孕药发生药物相互作用时,拉莫三嗪的清除率增加。一项研究建议在产后第 3 天和第 7 天拉莫三嗪逐渐减量,以便在第 10 天时,女性可以回到她的孕前剂量(或剂量+ 50 mg/d);这个被认为是减少母体毒性(例如头晕、视力减退、复视或不平衡),因为产妇的药物清除返回到了怀孕前状态。根据另一项研究,孕前剂量可以在产后 2~3 周内达到。建议监测患者的临床状况,并检查怀孕前、怀孕期间、产后以及其他药物如激素避孕方案的添加或改变之前的治疗药物水平[15,16]。

$T_{1/2}$	29 h	M/P	0.562
T_{max}	1~4 h	PB	55%
Oral	98%	Vd	0.9~1.3 L/kg
MW	256	pKa	5.7
RID	9.2%~18.27%		

成人注意事项：头痛、头晕、眩晕、嗜睡、疲劳、共济失调、消化不良、恶心、呕吐、震颤和皮疹。

成人剂量：每日 100~400 mg。

儿童注意事项：有一例报道婴儿严重新生儿呼吸暂停[12]。8 例婴儿中有 7 例发生轻度血小板增多，其中一例为 329 000~652 000[7]。母乳水平相对较高，报道的婴儿血浆水平为母体血浆水平的 15%~30%。

婴儿监测内容：镇静或烦躁、难醒喂养/喂养困难、体重增加和皮疹。根据临床症状，一些婴儿可能需要监测肝酶或血常规。

替代药物：

参考文献：

[1] Rambeck B, Kurlemann G, Stodieck SR, et al. Concentrations of lamotrigine in a mother on lamotrigine treatment and her newborn child. Eur J Clin Pharmacol, 1997, 51(6): 481-484.

[2] Tomson T, Ohman I, Vitols S. Lamotrigine in pregnancy and lactation: a case report. Epilepsia, 1997, 38(9): 1039-1041.

[3] Biddlecombe RA. Analysis of breast milk samples for lamotrigine. Internal documentBDCR/93/0011. Glaxo-Wellcome, 2004.

[4] Ohman I, Vitols S, Tomson T. Lamotrigine in pregnancy: pharmacokinetics during delivery, in the neonate, and during lactation. Epilepsia, 2000, 41(6): 709-713.

[5] Page-Sharp M, Kristensen JH, Hackett LP, et al. Transfer of Lamotrigine Into Breast Milk. Ann Pharmacother, 2006, 40: 1470-1471.

[6] Liporace J, Kao A, D'Abreu A. Concerns regarding lamotrigine and breast-feeding. Epilepsy Behav, 2004, 5(1): 102-105.

[7] Newport DJ, Pennell PB, Calamaras MR, et al. Lamotrigine in breast milk and nursing infants: determination of exposure. Pediatrics, 2008, 122(1): e223-e231.

[8] Barr PA, Buettiker VE, Antony JH. Efficacy of lamotrigine in refractory neonatal seizures. Pediatr Neurol, 1999, 20(2): 161-163.

[9] Nordmo E, Aronsen L, Wasland K, et al. Severe apnea in an infant exposed to lamotrigine in breast milk. Ann Pharmacother, 2009, 43(11): 1893-1897.

[10] Fotopoulou C, Kretz R, Bauer S, et al. Prospectively assessed changes in lamotrigine-concentration in women with epilepsy during pregnancy, lactation and the neonatal period. Epilepsy Res, 2009, 85(1): 60-64.

[11] Meador KJ, Baker GA, Browning N, et al. Effects of breastfeeding in children of women taking antiepileptic drugs. Neurology, 2010, 75(22): 1954-1960.

[12] Meador KJ, Baker GA, Browning N, et al. Cognitive function at 3 years of age after fetal exposure to antiepileptic drugs. N Eng J Med, 2009, 360 (16): 1597-1605.

[13] Veiby G, Engelsen BA, Gilhus NE. Early child development and exposure to antiepileptic drugs prenatally and through breastfeeding A prospective cohort study on children of women with epilepsy. JAMA Neurol, 2013: E1-E8.

[14] Meador KJ, Baker GA, Browning N, et al. Breastfeeding in children of women taking antiepileptic drugs cognitive outcomes at age 6. JAMA Pediatr, 2014, 168 (8): 729-736.

[15] Pennell PB, Peng L, Newport DJ, et al. Lamotrigine in pregnancy: clearance, therapeutic drug monitoring, and seizure frequency. Neurology, 2008, 70(22 Pt 2): 2130-2136.

[16] Gentile S. Lamotrigine in pregnancy and lactation. Arch Womens Ment Health, 2005, 8(1): 57-58.

拉帕替尼(LAPATINIB)

商品名: Tykerb
分　类: 抗肿瘤药
LRC: L4 -没有数据-有潜在危险

拉帕替尼是一种用于治疗乳腺癌和其他实体瘤的口服药物(早期,ER+/EGFR+/HER2+乳腺癌患者)(三重阳性)。它是一种双重酪氨酸激酶抑制剂[1,2]。没有关于哺乳期母亲使用的数据。由于其分子量大,高分布容积,蛋白结合率高,乳汁的含量可能会非常低。至少 48~120 小时不哺乳。

$T_{1/2}$	24 h	M/P	
T_{max}	4 h	PB	99%
Oral	差	Vd	31. 4 L/kg
MW	943	pKa	
RID			

成人注意事项: 脱发、头痛、疲劳、失眠、气短、消化不良、黏膜炎、消化不良、恶心、呕吐、腹泻、腹痛、厌食、肝功能异常、虚弱、皮肤干燥、皮疹。

成人剂量: 根据癌症类型/治疗而不同。

儿童注意事项：

婴儿监测内容：至少48~120小时不应哺乳。

替代药物：

参考文献：

[1] Pharmaceutical manufacturer prescribing information. 2010.

[2] Medina PJ, Goodin S. Lapatinib: a dual inhibitor of human epidermal growth factor receptor tyrosine kinases. Clin Ther, 2008, 30(8): 1426-1447. Review.

拉坦前列素(LATANOPROST)

商品名：Optimol, Xalatan
分　类：抗青光眼药
LRC：L3-没有数据-可能适用

拉坦前列素是前列腺素 $F_{2\alpha}$ 的类似物，用于治疗眼内高压和青光眼。通常每日1滴就很有效[1]。目前没有本品进入人乳的可靠资料，但可能性不大。前列腺素本身代谢很快，血浆水平几乎检测不到，且只持续到用药后1小时。结合其半衰期短，血浆水平极低及口服生物利用度差，其转运进入人乳是不可能的。

$T_{1/2}$		M/P	
T_{max}		PB	
Oral	无	Vd	0. 16 L/kg
MW	432. 59	pKa	14. 47
RID			

成人注意事项：眼刺激、头痛、皮疹、肌痛、关节痛。

成人剂量：患眼每日1滴。

儿童注意事项：目前没有经乳汁导致婴儿不良反应的报道。

婴儿监测内容：

替代药物：

参考文献：

[1] Pharmaceutical manufacturer prescribing information. 2011.

辣椒碱(CAPSAICIN)

商品名：Pepper Spray
分　类：镇痛药
LRC：L3-没有数据-可能适用

辣椒碱是从茄科植物胡椒中提取的一种生物碱,通常用于防狼喷雾装置中。局部使用时,通过促进、消耗和抑制感觉神经元中 P 物质的释放,从而减轻疼痛感。P 物质是疼痛从外周传递到中枢神经系统的主要化学介质[1,2]。重复使用本品(数日到数周)可耗竭神经元中的 P 物质并抑制神经元的再摄取。关于其药物动力学所知非常有限。本品适用于 2 岁以上儿童。目前没有乳汁转运的报道。另外,除非在哺乳前彻底清除,否则本品不应涂在乳头或乳晕处。

$T_{1/2}$	1.64 h	M/P	
T_{max}		PB	
Oral	未知	Vd	
MW	305	pKa	9.5
RID			

成人注意事项: 局部刺激、灼烧、刺痛、红斑、咳嗽、少见神经毒性。避免眼周或乳头处使用。

成人剂量: 每日 3~4 次,患处使用。

儿童注意事项: 没有报道。避免用沾有药物的手接触婴儿的眼睛及其他敏感部位。

婴儿监测内容:

替代药物:

参考文献:

[1] Bernstein JE. Capsaicin in dermatologic disease. Semin Dermatol, 1988, 7(4): 304-309.

[2] Watson CP, Evans RJ, Watt VR. The post-mastectomy pain syndrome and the effect of topical capsaicin. Pain, 1989, 38(2): 177-186.

来氟米特(LEFLUNOMIDE)

商品名: Arava
分　类: 抗炎药
LRC: L5-没有数据-危险

来氟米特是一种抗炎和免疫抑制剂,用于治疗类风湿关节炎[1]。来氟米特在体内被代谢为一种活性代谢物替芬铵,其半衰期长,消除缓慢。该产品是一种强效的免疫抑制剂,具有潜在的致恶性肿瘤、肝损伤、血液学变化和感染的风险。目前尚不知道本品能否进入人乳中,但在哺乳期使用有很高的危险性。

$T_{1/2}$	18~19 d	M/P	
T_{max}	6~12 h	PB	99%
Oral	80%	Vd	0. 16 L/kg
MW	270	pKa	10. 41
RID			

成人注意事项：脱发、头痛、眩晕、睡眠变化、高血压、胸痛、呼吸道感染、恶心、呕吐、腹痛、腹泻、肝功能受损、低钾血症、高血糖症、全血细胞减少症、严重皮疹。

成人剂量：每日 20 mg。

儿童注意事项：目前没有经乳汁导致婴儿不良反应的报道。

婴儿监测内容：哺乳期不推荐。

替代药物：

参考文献：

[1] Pharmaceutical manufacturer prescribing information. 2015.

来格司亭(LENOGRASTIM)

商品名：Granocyte，Neutrogin
分　类：造血药
LRC：L4 -没有数据-有潜在危险

来格司亭是一种与天然粒细胞集落刺激因子(GCSF)相同的 GCSF。来格司亭有多种适应证，主要适应证之一是降低非骨髓恶性肿瘤患者接受骨髓抑制化疗的感染风险和中性粒细胞减少持续时间[1]。来格司亭能转运到大鼠和人类的母乳中[1,2]。

一个 30 岁的哺乳期母亲(产后 4 个月)为她姐姐提供外周血干细胞。这位母亲停止母乳喂养后第 1 天给予来格司亭 300 μg，在第 2~4 天给予来格司亭 600 μg[2]。第 4 天，白细胞增加很快，她的剂量在第 5 天和第 6 天下降到 300 μg/d。在给予来格司亭之前和之后，测量了母乳中 GCSF 的浓度。用药前，GCSF 水平<5 pg/ml，用药后，乳汁的峰值在第 6 天为 85. 7 pg/ml。

母乳中的内源性 GCSF 明显受到保护，免于降解和被婴儿绒毛细胞上表达的特异性 GCSF 受体吸收[2]。在评估外源性 GCSF 的安全性和新生儿肠道中的吸收量之前，不推荐哺乳期使用，除非监测婴儿的白细胞计数。

$T_{1/2}$	2.3 ~ 7.5 h (SC); 0.8~4 h (IV)	M/P	
T_{max}	6 h (SC)	PB	
Oral		Vd	0.052 L/kg
MW	20 000	pKa	
RID			

成人注意事项：头痛、发热、咳嗽、气短、成人呼吸窘迫综合征（ARDS）、肝功能受损、骨痛、全身乏力、注射部位反应。

成人剂量：5~10 μg/kg，每日 1 次皮下注射或静脉注射。

儿童注意事项：目前没有经乳汁导致婴儿不良反应的报道。

婴儿监测内容：哺乳期不推荐。

替代药物：

参考文献：

[1] Pharmaceutical manufacturer prescribing information. 1998.

[2] Shibata H, Yamane T, Aoyama Y, et al. Excretion of granulocyte colony stimulating factor into human breast milk. Acta Haematol, 2003, 110: 200-201.

来曲唑（LETROZOLE）

商品名：Femara

分　类：芳香酶抑制剂

LRC：L5-没有数据-危险

来曲唑是一种雌激素合成的非竞争性抑制剂，用于治疗雌激素依赖性肿瘤，特别是乳腺癌。来曲唑的终末消除半衰期大约有 2 天，每日给予 2.5 mg 的来曲唑在 2~6 周后达到稳态血药浓度[1]。该药的分布容积广泛，而且一般用于长期治疗。来曲唑的口服吸收良好。目前还没有关于其转运至乳汁中的数据，但可以预计乳汁中的含量较低。然而，这个药物一旦存在于乳汁中，就会不可逆地、潜在抑制母乳喂养婴儿的雌激素水平。少量的来曲唑转运至婴儿中可能会严重影响婴儿的骨质生长或性发育，因此，哺乳期母亲使用来曲唑很可能是有害的。它有很长的半衰期，在母乳喂养的婴儿中可能会导致很长时间的高血药浓度。不建议在使用该药时进行哺乳。在服药时需停止哺乳或停药 10 天以后再哺乳。

$T_{1/2}$	48 h	M/P	
T_{max}		PB	弱
Oral	90%	Vd	1. 9 L/kg
MW	285	pKa	
RID			

成人注意事项：疲劳、胸痛、水肿、潮热、高血压、恶心、便秘、腹泻、呕吐、骨痛、腰痛、关节痛、肢体疼痛、呼吸困难、咳嗽和胸痛。

成人剂量：每日 2. 5 mg。

儿童注意事项：目前没有经乳汁导致婴儿不良反应的报道，但很可能有害而不应在哺乳期母亲中使用。

婴儿监测内容：哺乳期避免使用。

替代药物：

参考文献：

[1] Pharmaceutical manufacturer prescribing information. 2005.

莱姆病(LYME DISEASE)

商品名：Borrelia burgdorferi infection
分 类：感染性疾病
LRC：L4 -有限数据-有潜在危险

莱姆病由螺旋体和伯氏疏螺旋体感染所致。它是由通常居住在树木繁茂的森林地区的硬爪虱传播的媒介传染病。莱姆病在中欧和东欧地区流行[1]。在美国，在 3 个主要地理区域中流行，包括新英格兰南部，大西洋东部和中西部上段地区[2]。各年龄阶段的人群均可能被感染。在接触感染的蜱 48~72 h 内感染的传播是最有效的[1]。

这种螺旋体会在宫内传染给胎儿[3]。伯氏疏螺旋体可分泌进入乳汁的唯一证据是利用嵌套 PCR，对有莱姆病皮肤表现的患者的尿液和乳汁样本检测伯氏疏螺旋体 DNA。在两名出现了莱姆病的特征性皮疹——游走性红斑的哺乳期母亲的乳汁样本中检测到了伯氏疏螺旋体 DNA。其中一位母亲的 6 月大的婴儿在出现不明原因的发热和呕吐后收治入院，但随后康复。因此，尽管伯氏疏螺旋体可能进入乳汁，但尚不清楚是否通过乳汁传播[4]。如果产后或正在哺乳期的母亲诊断莱姆病，母亲应立即治疗。对于成人，首选多西环素(每日 2 次，每次 100 mg，共 10~21 天)，阿莫西林(每日 3 次，每次 500 mg，共

14~21天)或头孢呋辛酯(每日2次,每次500 mg,共14~21天)[5]。哺乳期母亲,优选阿莫西林或头孢呋辛,多西环素也可用至3周。当成人使用一线治疗药物有禁忌时可选择的替代药物包括克拉霉素、阿奇霉素,二者均可在哺乳期安全使用。尽管多西环素在哺乳期母亲中使用不是绝对禁忌,但应首选替代药物如阿莫西林、头孢呋辛、克拉霉素或阿奇霉素。因为在乳汁中发现螺旋体抗体,应停止哺乳直到开始合适的抗菌药物治疗,一旦开始治疗,可恢复哺乳。

成人注意事项: 急性莱姆病、皮疹、流感样症状。

成人剂量:

儿童注意事项:

婴儿监测内容: 莱姆病皮疹、流感样症状。

替代药物:

参考文献:

[1] Bhate C, Schwartz RA. Lyme disease: Part I. Advances and perspectives. J Am Acad Dermatol, 2011, 64(4): 619-636; quiz 637-618.

[2] AAP CoID. Lyme Disease (Lyme Borreliosis, Borrelia burgdorferi Infection)// Pickering LK BC, Kimberlin DW, Long SS. Red Book: 2009 Report of the Committee on Infectious diseases. 28th ed. AAP CoID, 2009: 430-435.

[3] Stiernstedt G. Lyme borreliosis during pregnancy. Scand J Infect Dis, 1990, 71S: 99-100.

[4] Schmidt BL, Aberer E, Stockenhuber C, et al. Detection of Borrelia burgdorferi DNA by polymerase chain reaction in the urine and breast milk of patients with Lyme borreliosis. Diagn Microbiol Infect Dis, 1995, 21(3): 121-128.

[5] Wormser GP, Dattwyler RJ, Shapiro ED, et al. The clinical assessment, treatment, and prevention of lyme disease, human granulocytic anaplasmosis and babesiosis: clinical practice guidelines by the infectious diseases society of america. Clin Infect Dis, 2006, 43(9): 1089-1034.

赖氨酸安非他命(LISDEXAMFETAMINE)

商品名: Vyvanse

分　类: 中枢神经系统兴奋药

LRC: L3-有限数据-可能适用

赖氨酸安非他命是一种前体药物,在胃肠道迅速代谢为右安非他命[1]。右安非他命是一种强效及长效的安非他命。一位哺乳期母亲在每日10:00、12:00、14:00和16:00给予20 mg的消旋安非他命(总剂量=80 mg/d),在产后的10天和42天测定安非他命在乳汁中的浓度。在10:00前20分钟和14:00前立即采集样本。乳汁中药物的水平分别为55 μg/L和

118 μg/L[2]。而同一时间相应的母亲血浆中的药物浓度为 20 μg/L 和 40 μg/L。在这两个时间点乳汁/血浆浓度比值分别 2.8 和 3。在产后第 42 天,安非他命在乳汁中的浓度水平分别为 68 μg/L 和 138 μg/L,而母亲的血浆浓度水平分别为 9 μg/L 和 21 μg/L。在第 42 天乳汁/血浆浓度比值分别为 7.5 和 6.6。尽管乳汁/血浆浓度比值显示较高,每日摄取乳汁量 150 ml/(kg · d),而婴儿相对的摄入剂量为体重标准化后的母亲的剂量的 1.8%,而这可能可以解释为何该项研究中的婴儿未受影响。在另一项研究中,4 位母亲每日服用了 15~45 mg 的右安非他命,婴儿的平均绝对摄入剂量为 21(11~39) μg/(kg · d)[3]。作者认为婴儿的相对摄入剂量为 5.7%(4%~10.6%)。婴儿的血浆药物浓度水平波动在无法测出到 18 μg/L。在这 4 个婴儿中均未发现有不良反应。以上的数据表明,在正常的治疗剂量内,右安非他命的在乳汁中的量很可能不会导致明显的临床症状。但是这种药物的滥用很常见,很有可能导致剂量异常升高。因此,强烈建议母亲如果因为非临床原因使用右安非他命后需要在 24 h 内避免哺乳。

$T_{1/2}$	6.8 h	M/P	2~5.2
T_{max}	3.5 h	PB	16%~20%
Oral	96%	Vd	3.2~5.6 L/kg
MW	455	pKa	
RID	1.8%~6.2%		

成人注意事项: 紧张、失眠、厌食、过度兴奋。

成人剂量: 每日 30~70 mg。

儿童注意事项: 可能失眠、易怒、厌食、体重减轻、睡眠模式差。

婴儿监测内容: 烦躁、易怒、睡眠差、体重减轻。

替代药物: 哌甲酯。

参考文献:

[1] Pharmaceutical manufacturer prescribing information. 2011.

[2] Steiner E, Villen T, Hallberg M, et al. Amphetamine secretion in breast milk. Eur J Clin Pharmacol, 1984, 27(1): 123-124.

[3] Ilett KF, Hackett LP, Kristensen JH, et al. Transfer of dexamphetamine into breast milk during treatment for attention deficit hyperactivity disorder. Br J Clin Pharmacol, 2006, 63(3): 371-375.

赖诺普利(LISINOPRIL)

商品名： Carace, Lisoril, Prinil, Prinivil, Zestril
分　类： 血管紧张素转换酶抑制剂
LRC： L3 -没有数据-可能适用

作为抗高血压药,赖诺普利是一种长效的 ACE 抑制剂[1]。该产品尚无哺乳期使用的数据。ACE 抑制剂一般转运至乳汁中的量都较少。由于其具有肾毒性,对于早产的婴儿使用时需要特别注意。可考虑依那普利、贝拉普利、卡托普利作为备选药物。ACE 抑制剂家族和特异的血管紧张素Ⅱ受体拮抗剂都应禁止在孕妇中使用,因此对于近期有妊娠计划的女性使用这些药物需谨慎。

$T_{1/2}$	12 h	M/P	
T_{max}	7 h	PB	低
Oral	29%	Vd	
MW	442	pKa	3. 85
RID			

成人注意事项： 头痛、头晕、疲劳、低血压、味觉减退、咳嗽、恶心、腹泻、便秘、肾功能异常、尿量改变、高钾血症、皮疹。

成人剂量： 每日 20~40 mg。

儿童注意事项： 没有经乳汁导致婴儿不良反应的报道。

婴儿监测内容： 困倦、嗜睡、面色苍白、喂养差和体重增加。

替代药物： 卡托普利、依拉普利、雷米普利。

参考文献：

[1] McEvoy GE. AFHS Drug Information. New York：NY, 2003.

兰索拉唑(LANSOPRAZOLE)

商品名： Prevacid, Prevacid NapraPak, Prevpac, Zoton
分　类： 胃酸分泌抑制剂
LRC： L2 -没有数据-可能适用

兰索拉唑是一种新的质子泵抑制剂,其抑制酸性质子从胃中的壁细胞释放,有效地提高了胃 pH[1]。兰索拉唑可分泌至动物乳汁中,目前还没有人体的数据。兰索拉唑在结构上类似于奥美拉唑,在胃酸中非常不稳定,在很大程度上被婴儿胃酸破坏。一项新的研究显示奥美拉唑在乳汁内含量很低,兰索拉唑在乳汁内的含量可能相似。

$T_{1/2}$	1. 5 h	M/P	
T_{max}	1. 7 h	PB	97%
Oral	80%	Vd	0. 5 L/kg
MW	369	pKa	8. 85
RID			

成人注意事项:头痛、眩晕、恶心、腹泻、便秘、腹痛、肝肾功能异常、贫血。

成人剂量:15~30 mg,每日 1 次(因适应证而异)。

儿童注意事项:目前没有经乳汁导致婴儿不良反应的报道。

婴儿监测内容:由于酸不稳定,溶解在乳汁中的药物不太可能被吸收。

替代药物:奥美拉唑、雷尼替丁、法莫替丁。

参考文献:

[1] Pharmaceutical manufacturer prescribing information. 2016.

蓝升麻(BLUE COHOSH)

商品名: Blue ginseng, Papoose root, Squaw root, Yellow ginseng
分　类:植物药
LRC:L5 -有限数据-危险

蓝升麻也被称为蓝色人参、女人根、婴儿根或黄色人参,主要用作子宫收缩药以刺激子宫收缩。在最近的一篇报道中,一名分娩前 3 周服用过蓝升麻的患者,出现严重的心源性休克和充血性心力衰竭[1]。随后的研究发现本药对动物具有心脏毒性。蓝升麻的根含有大量化学成分,包括甲基胞嘧啶生物碱、glycosides caulosaponin 和 caulophyllosaponin。甲基胞嘧啶和尼古丁药理作用相似,可能会导致血压升高、胃刺激和高血糖。caulosaponin 和 caulophyllosaponin 是子宫兴奋药,还可强烈收缩冠状动脉而导致严重的心肌缺血。孕妇不宜使用本品。虽然没有关于本品转运至乳汁的数据,但是禁用于哺乳期和妊娠期女性。

成人注意事项:叶子和种子含有生物碱和糖苷,食用后会导致严重的胃痛。已有中毒的报道,症状包括黏膜刺激、腹泻、腹绞痛、胸痛和高血糖。

成人剂量:

儿童注意事项:目前没有本品应用于哺乳期造成不良反应的报道。

婴儿监测内容:严重的心脏毒性。禁用。

替代药物：

参考文献：

[1] Jones TK, Lawson BM. Profound neonatal congestive heart failure caused by maternal consumption of blue cohosh herbal medication. J Pediatr, 1998, 132(3 Pt 1): 550-552.

劳拉西泮(LORAZEPAM)

商品名： Almazine, Ativan
分　类： 抗焦虑药
LRC： L2-有限数据-可能适用

劳拉西泮是一种苯二氮草类药物，半衰期短，无活性代谢产物[1]。常用于缓解焦虑症状（短期）和手术前的镇静。尽管本品比其他苯二氮草类的半衰期短，常首选用于哺乳期治疗，但应注意婴儿的半衰期（~30 h）比成人的半衰期（12 h）更长[2]。

一位哺乳期患者产后 5 天服用本品，每日 2 次，每次 2.5 mg，乳汁中的药物浓度为 12 μg/L[3]。另一位患者服用了 3.5 mg 劳拉西泮，4 h 后乳汁药物浓度的平均水平为 8.5 μg/L，RID 仅为 2.6%[4]。Summerfield 报道的平均乳汁/血浆比值为 0.22。从这些研究中可看出，在大多数情况下，劳拉西泮分泌进入乳汁中的量都不具有明显的临床意义。

在另一项纳入了 124 名哺乳期母亲和他们的婴儿（2~24 个月）的研究中，2 名婴儿（1.6%）出现了中枢神经系统抑制[5]。三种最常服用的苯二氮草类药物是劳拉西泮（52%），氯硝西泮（18%）和咪达唑仑（15%）。婴儿的镇静和母亲使用的苯二氮草类药物的剂量或使用持续的时间无关。这两位报道了婴儿发生镇静的母亲比婴儿没有被关注的母亲服用了更多可能导致出现相似中枢神经系统不良反应的药物（平均 3.5 种药 vs 1.7 种药）。

通常，苯二氮草类家族由于半衰期相对较长，容易产生依赖性，对于哺乳期母亲并不理想。然而，很显然短效的苯二氮草类药物如果短期或间歇性、以最小有效剂量用药在哺乳期会更安全[6]。

$T_{1/2}$	12 h	M/P	0.15~0.26
T_{max}	2 h	PB	85%~93%
Oral	90%	Vd	1.3 L/kg
MW	321	pKa	10.61
RID	2.6%~2.9%		

成人注意事项: 镇静、焦躁不安、呼吸困难、撤药综合征。

成人剂量: 如有需要,每次 1 mg,每日 2~3 次。

儿童注意事项: 没有经乳汁导致婴儿不良反应的报道。

婴儿监测内容: 镇静、呼吸频率减慢、难醒喂养/喂养困难、体重增加。

替代药物: 奥沙西泮、咪达唑仑。

参考文献:

[1] Pharmaceutical manufacturer prescribing information. 2015.

[2] NeoFax 2010. 23th ed. Montvale, NJ: Thomson Reuters, 2010.

[3] Whitelaw AG, Cummings AJ, McFadyen IR. Effect of maternal lorazepam on the neonate. Br Med J (Clin Res Ed), 1981, 282(6270): 1106 - 1108.

[4] Summerfield RJ, Nielsen MS. Excretion of lorazepam into breast milk. Br J Anaesth, 1985, 57(10): 1042 - 1043.

[5] Kelly LE, Poon S, Madadi P, et al. Neonatal Benzodiazepines Exposure during Breastfeeding. The Journal of Pediatrics, 2012, 448 - 451.

[6] Maitra R, Menkes DB. Psychotropic drugs and lactation. N Z Med J, 1996, 109 (1024): 217 - 218.

酪泮酸(TYROPANOATE)

商品名: Bilopaque
分　类: 诊断试剂,对比剂
LRC: L3 -没有数据-可能适用

酪泮酸是一种协助诊断胆囊结石的口服的对比剂。它含有 57.4%结合碘,并且只用于成人[1]。儿科应用酪泮酸的安全性尚未建立。目前没有酪泮酸向人乳转运的相关研究。可能少量药物能够转运到乳汁中,但乳汁的药物浓度未知。

$T_{1/2}$		M/P	
T_{max}		PB	中等
Oral	容易吸收	Vd	
MW	641	pKa	
RID			

成人注意事项: 低血压、心动过速、发热、畏寒、出汗、恶心、呕吐、腹泻、疼痛以及四肢抽搐。罕见过敏反应,包括皮疹、荨麻疹、瘙痒、吞咽困难、晕厥、休克和胸痛、结膜炎。

成人剂量:

儿童注意事项:

婴儿监测内容：

替代药物：

参考文献：

[1] Pharmaceutical manufacturer prescribing information. 1997.

雷贝拉唑(RABEPRAZOLE)

商品名： Aciphex，Pariet
分　类： 胃酸分泌抑制剂
LRC： L3 -没有数据-可能适用

雷贝拉唑是一种抑制分泌的质子泵抑制剂，类似于奥美拉唑。对啮齿动物的研究表明乳汁/血浆比值很高，但是与人类的相关性并不好。尚无关于人类的数据。另外，由于本品在胃酸中不稳定，成人对肠溶剂的生物利用度仅有52%[1]。即使出现在母乳中，在被吸收之前就已经在婴儿胃内破坏了。

$T_{1/2}$	1~2 h	M/P	
T_{max}	2~5 h	PB	96.3%
Oral	52%	Vd	
MW	381	pKa	
RID			

成人注意事项： 头痛、头晕、口干、恶心、呕吐、腹泻、便秘、腹痛、肠胃胀气、肝肾功能异常和贫血。

成人剂量： 每日 20 mg。

儿童注意事项： 目前没有经乳汁导致婴儿不良反应的报道。

婴儿监测内容： 由于进入乳汁中的药物在胃酸中不稳定，故不易被吸收进入婴儿体内。

替代药物： 奥美拉唑、雷尼替丁、法莫替丁。

参考文献：

[1] Pharmaceutical manufacturer prescribing information. 2002.

雷迪帕韦+索非布韦(LEDIPASVIR+SOFOSBUVIR)

商品名： Harvoni
分　类： 抗病毒药
LRC： L3 -没有数据-可能适用

雷迪帕韦+索非布韦是第二代直接作用抗病毒药物复合制剂，用于治疗慢性丙型肝炎（HCV）[1,2]。这种联合药物可以单独使用或利巴韦林联合使用治疗 HCV[2]。目前没有雷迪帕韦或索非布韦转运到母乳的数据。制造商报告说，雷迪帕韦和索非布韦的主要非活性代谢物（GS－331007；半衰期 27 h）可进入大鼠的乳汁[1]。根据这两种药物的药代动力学，我们预计它们会在某种程度上进入母乳。

不建议哺乳期母亲使用雷迪帕韦+索非布韦复合制剂联合利巴韦林治疗。利巴韦林缺乏泌乳数据，由于其半衰期长（稳态时 298 小时），母乳有累积的潜力。详情请参见利巴韦林专论。

$T_{1/2}$	雷迪帕韦：47 h；索非布韦：0.4 h，27 h（活性代谢物）	M/P	
T_{max}	雷迪帕韦：4～4.5 h；索非布韦：0.5～2 h，2～4 h（活性代谢物）	PB	雷迪帕韦：99.8%；索非布韦：61%～65%
Oral		Vd	
MW	雷迪帕韦：889；索非布韦：529	pKa	
RID			

成人注意事项：头痛、疲劳、失眠、恶心、腹泻、肝功能异常和胆红素增加。

成人剂量：每日 1 片（雷迪帕韦：90 mg+索非布韦：400 mg）。

儿童注意事项：目前没有哺乳期应用的数据。

婴儿监测内容：睡眠或喂养变化、腹泻，体重增加；如果临床症状出现，请考虑检查肝功能和胆红素。

替代药物：

参考文献：

[1] Pharmaceutical manufacturer prescribing information. 2016.

[2] Spera AM, Eldin TK, Tosone G, et al. Antiviral therapy for hepatitis C: has anything changed for pregnant/lactation women? World J Hepatol, 2016, 8(12): 557－565.

雷洛昔芬（RALOXIFENE）

商品名：Evista

分　类：抗雌激素药

LRC：L4－没有数据－有潜在危险

盐酸雷洛昔芬是选择性雌激素受体调节药(SERM),其对骨骼具有雌激素样作用,对子宫和乳腺具有抗雌激素作用。它能阻断导致乳腺癌和子宫癌的雌激素效应。此外,它还可以防止骨质流失和改善血脂。用于预防绝经后妇女的骨质疏松症[1]。它口服吸收差,生物利用度仅为2%。虽然目前尚无本品分泌至乳汁的数据,但分泌水平可能很低。即使药物存在于乳汁中,也几乎不会吸收进入婴儿体内。虽然药品生产商建议哺乳期母亲禁用本品,但短期暴露可能不会产生显著危害。低水平的雌激素是泌乳所必需的,因此暴露于雷洛昔芬可能会抑制乳汁的产生和分泌。应避免长期暴露,短期暴露可能风险较小。

$T_{1/2}$	27~32 h	**M/P**	
T_{max}		**PB**	>95%
Oral	2%	**Vd**	2 348 L/kg
MW	510	**pKa**	
RID			

成人注意事项: 头痛、潮热、关节痛、腿痛性痉挛、血栓形成(DVT、PE、视网膜静脉血栓形成)、流感样症状和感染。

成人剂量: 每日 60 mg。

儿童注意事项: 目前没有经乳汁导致婴儿不良反应的报道。

婴儿监测内容: 不推荐哺乳期长期使用。

替代药物:

参考文献:

[1] Pharmaceutical manufacturer prescribing information. 2010.

雷美替胺(RAMELTEON)

商品名: Rozerem
分　类: 镇静催眠药
LRC: L3 -没有数据-可能适用

雷美替胺是一种褪黑激素受体激动剂,主要用于治疗失眠。它有助于同步昼夜节律及诱导睡眠[1]。不同于苯二氮䓬类药物,雷美替胺不与GABA受体结合。尚没有关于雷美替胺分泌到人乳中的研究。然而,乳汁中药物量可能很少,并且雷美替胺生物利用度仅为1.8%,不大可能使婴儿产生镇静作用。

$T_{1/2}$	1~2.6 h	M/P	
T_{max}	0.5~1.5 h	PB	82%
Oral	1.8%	Vd	1.06 L/kg
MW	259	pKa	
RID			

成人注意事项：头痛、乏力、嗜睡、头晕、恶心。

成人剂量：每次 8 mg，每晚 1 次。

儿童注意事项：尚无相关数据。

婴儿监测内容：镇静、呼吸速率减慢、难醒喂养/喂养困难和体重增加。

替代药物：

参考文献：

[1] Pharmaceutical manufacturer prescribing information. 2006.

雷米普利（RAMIPRIL）

商品名：Altace，Tritace
分　类：血管紧张素转换酶抑制剂
LRC：L3 –有限数据–可能适用

雷米普利可以迅速代谢成雷米普利拉，后者是一种半衰期较长的有效的 ACE 抑制剂[1]。用于治疗高血压。据药品生产商报道，口服单剂量雷米普利 10 mg 后，母乳中检测不到药物的存在[1]。尽管动物实验表明雷米普利拉在母乳中的浓度大约是血液中浓度的 1/3，但是动物乳汁的研究数据较高，并不完全与人类相关。这种情况下估计只有总剂量的 0.25%进入到大鼠乳汁中[2]。

ACE 抑制剂和特异性血管紧张素Ⅱ受体阻滞剂（ARB）均禁用于妊娠期，因此近期计划妊娠的妇女应谨慎使用。

$T_{1/2}$	13~17 h	M/P	
T_{max}	2~4 h	PB	56%
Oral	60%	Vd	
MW	417	pKa	
RID			

成人注意事项：头痛、头晕、乏力、低血压、味觉异常、咳嗽、恶心、腹泻、便秘、肾功能/尿量异常、高血钾、皮疹。

成人剂量：每日 2.5~20 mg。

儿童注意事项：目前没有经乳汁导致婴儿不良反应的报道。

婴儿监测内容：嗜睡、面色苍白、进食差和体重增加。

替代药物：卡托普利、依那普利、贝那普利。

参考文献：

[1] Pharmaceutical manufacturer prescribing information. 2013.

[2] Ball SG, Robertson JI. Clinical pharmacology of ramipril. Am J Cardiol, 1987, 59(10): 23D-27D.

雷尼替丁(RANITIDINE)

商品名：Deprizine, Taladine, Zantac

分　类：胃酸分泌抑制剂

LRC：L2-有限数据-可能适用

雷尼替丁是一种 H_2 受体拮抗剂,能够减少胃酸分泌。本品广泛用于儿科治疗胃食管反流(GER),尚没有发现明显的不良反应。在接受雷尼替丁口服每次 150 mg,12 小时 1 次,共 4 次后,乳汁药物浓度在 1.5 小时、5.5 小时和 12 小时分别为 0.72 mg/L、2.6 mg/L 和 1.5 mg/L[1],相应的乳汁/血浆比值分别为 6.81、8.44 和 23.77。虽然乳汁/血浆比值很高,但是根据这些数据,一个婴儿最多可能吸收的剂量是 0.4 mg/(kg·d)。对比目前儿科推荐的剂量 2~10 mg/(kg·d),这个剂量是很小的。

$T_{1/2}$	2~3 h	M/P	1.9~6.7
T_{max}	2~3 h	PB	15%
Oral	50%	Vd	1.4 L/kg
MW	314	pKa	2.3,8.2
RID	2.53%~9.14%		

成人注意事项：头痛、头晕、失眠、恶心、呕吐、腹泻、便秘、肝肾功能异常和溶血性贫血。

成人剂量：每次 150 mg,每日 2 次。

儿童注意事项：目前没有经乳汁导致婴儿不良反应的报道。

婴儿监测内容：

替代药物：法莫替丁。

参考文献：

[1] Kearns GL, McConnell RF Jr., Trang JM, et al. Appearance of ranitidine in

breast milk following multiple dosing. Clin Pharm, 1985, 4(3): 322-324.

雷特格韦(RALTEGRAVIR)

商品名: Isentress
分　类: 抗病毒药
LRC: L5-没有数据-母亲存在 HIV 感染时有危险

雷特格韦是用于治疗 HIV 感染的抗反转录病毒药物[1]。其通过抑制整合酶而发挥作用,该酶能将病毒遗传物质整合到人类 DNA 上。雷特格韦是否转运到人乳尚不清楚,然而,雷特格韦可迅速转运到哺乳期大鼠的乳汁中。本品在啮齿动物乳汁中的平均药物浓度约为血浆平均药物浓度的 3 倍。通过乳汁暴露于本品的大鼠后代未出现不良反应。

注意:雷特格韦被划分为 L5 级是基于母亲感染 HIV 后母乳喂养对婴儿的影响,而不是基于乳汁中药物对母乳喂养婴儿的影响。疾病预防控制中心建议感染 HIV 的母亲产后不要进行母乳喂养,以避免 HIV 经乳汁传染婴儿。

$T_{1/2}$	9~12 h	M/P	
T_{max}	3 h	PB	83%
Oral	32%	Vd	
MW	482.5	pKa	
RID			

成人注意事项: 头痛、失眠、头晕、乏力、恶心、呕吐、腹痛、胃炎、消化不良、肝肾功能异常、肾结石、肌病和横纹肌溶解。

成人剂量: 口服 1 次 400 mg,每日 2 次。

儿童注意事项: 2 岁以下儿童的安全性和有效性尚未确定。

婴儿监测内容: 不建议感染 HIV 的母亲进行母乳喂养。

替代药物:

参考文献:

[1] Pharmaceutical manufacturer prescribing information. 2013.

雷珠单抗(RANIBIZUMAB)

商品名: Lucentis
分　类: 血管生成抑制剂
LRC: L3-没有数据-可能适用

雷珠单抗能与人血管内皮生长因子A结合,抑制其与受体结合,还能阻止新生血管的形成,以及减缓视力的丧失[1]。主要用于治疗黄斑变性。目前尚没有关于雷珠单抗转运到人乳中的数据,但是由于本品分子量较大,产后第一周使用本品不大可能对母乳喂养的婴儿造成损害。

$T_{1/2}$	9 d	M/P	
T_{max}		PB	
Oral	没有	Vd	
MW	48 000	pKa	
RID			

成人注意事项: 头痛、关节痛、结膜出血、眼痛、眼压升高、鼻咽炎和上呼吸道感染。

成人剂量: 玻璃体内注射,每次0. 5 mg,每月1次。

儿童注意事项: 尚无相关数据。

婴儿监测内容:

替代药物: 哌加他尼。

参考文献:

[1] Pharmaceutical manufacturer prescribing information. 2007.

利巴韦林(RIBAVIRIN)

商品名: Copegus, Rebetol, Virazide, Virazole
分　类: 抗病毒药
LRC: L4-没有数据-有潜在危险

利巴韦林是一种合成的核苷类药物,用于抗病毒治疗,对多种病毒感染有效[1]。因此用于婴儿呼吸道合胞病毒(RSV)感染的急性期,而没有明显的并发症。但是目前本品与干扰素α(Rebetron)合用,治疗哺乳期母亲的丙型肝炎,疗程需要一年以上,这就产生更多问题,因为较高浓度的利巴韦林可以在哺乳婴儿体内蓄积。

目前没有关于本品转运至乳汁的数据,但可能量很少,并且口服生物利用度低。但是随着时间的推移利巴韦林可能在周边组织和红细胞中浓集为高浓度(Vd=40 L/kg)[2]。稳态时的消除半衰期平均为298小时,反映本品从非血浆组织中的消除速度较慢。红细胞的平均药物浓度比血浆高60倍,偶见溶血性贫血。母乳喂养婴儿短暂接触本品可能产生的不良反应很少。但是超过

6~12 月的长期接触可能有更多的风险,应谨慎使用。

$T_{1/2}$	298 h(稳态)	M/P	
T_{max}	1. 5 h	PB	
Oral	64%	Vd	40 L/kg
MW	244	pKa	
RID			

成人注意事项: 癫痫发作、结膜炎、支气管痉挛、肺水肿、充血性心力衰竭、低血压、心动过缓、恶心、呕吐、厌食、胆红素上升、溶血性贫血、乏力、皮疹。

成人剂量: 每日 800~1 200 mg。

儿童注意事项: 目前没有经乳汁导致婴儿不良反应的报道。

婴儿监测内容: 不推荐通过乳汁慢性暴露。

替代药物:

参考文献:

[1] Pharmaceutical manufacturer prescribing information. 1999.

[2] Lertora JJ, Rege AB, Lacour JT, et al. Pharmacokinetics and long-term tolerance to ribavirin in asymptomatic patients infected with human immunodeficiency virus. Clin Pharmacol Ther, 1991, 50(4): 442-449.

利多卡因(LIDOCAINE)

商品名: Burn-O-Jel, Burnamycin, Lidoderm, Topicaine, Xylocaine
分　类: 局部麻醉药
LRC: L2 -有限数据-可能适用

利多卡因是一种抗心律失常及局部麻醉药,可静脉、口服和局部使用。一位哺乳期母亲静脉应用利多卡因治疗室性心律失常,接受约 965 mg 利多卡因(包括首次负荷剂量),输注超过 7 个小时[1]。用药后第 7 个小时,收集的母乳样本的药物浓度是 0. 8 mg/L 或相当于母亲血药浓度(2. 0 mg/L)的 40%。假设母亲的血药浓度维持在 5 mg/L(治疗浓度为 1. 5~5 mg/L),婴儿每日摄入母乳 1 L,那么婴儿每日摄入的药量约为 2 mg。鉴于本品的口服生物利用度很低(35%),婴儿每日的摄入量非常小。利多卡因用于治疗儿童心律失常的推荐剂量为一次性给予 1 mg/kg。一旦被肝脏吸收后,利多卡因迅速被代谢。作者建议母亲经胃肠外应用利多卡因时可以继续哺乳。

Dryden 及 Lo 报道了一名 80 kg 的患者在脂肪抽吸术后利多卡因的转运情况[2]。被吸脂的部位用 8 400 ml 含有 52. 5 mg/kg 的利多卡因溶液(总量

4 200 mg)浸润。在 17 h 后提取乳汁样本,18 个小时提取血浆样本,因为其他研究显示在术后的这一时间血浆的药物浓度达到峰值。经检测,利多卡因在乳汁中的浓度为 0. 55 mg/L,而在血浆中的浓度为 1. 2 mg/L。乳汁中的药物水平为血浆中的 46%。作者得出结论婴儿摄取母乳不可能达到中毒剂量。

一项研究中,27 位产妇经硬膜外导管接受了平均剂量为 82. 1 mg 的丁哌卡因和 183. 3 mg 的利多卡因。用药后 2 h、6 h、12 h 利多卡因在乳汁中的浓度分别为 0. 86 mg/L、0. 46 mg/L 和 0. 22 mg/L[3]。用药 2 h、6 h、12 h 后丁哌卡因在乳汁中的浓度分别为 0. 09 mg/L、0. 06 mg/L 和 0. 04 mg/L。基于药时曲线下面积(AUC)计算出利多卡因及丁哌卡因的乳汁/血浆比值分别为 1. 07 和 0. 34。依据上述两种药物在乳汁中的 AUC 数据,12 小时后乳汁中两种药物的浓度分别为 0. 5 mg/L 和 0. 07 mg/L。大多数婴儿的 APGAR 评分都是最高分。

一项针对 7 名哺乳期母亲的研究表明,当接受 3. 6~7. 2 ml 浓度为 2% 的利多卡因(不含肾上腺素)注射时,乳汁中 3 h 和 6 h 的药物浓度分别为 97. 5 μg/L 及 52. 7 μg/L[4]。作者建议局部注射利多卡因的母亲可安全哺乳。

当本品用于牙齿或其他手术操作的局部麻醉时,用量很小,常在 40 mg 以内。然而,脂肪抽吸术时,注射浸入组织中的量非常大。尽管如此,母亲乳汁及血浆中的药物浓度不会达到很高水平,并且婴儿的口服生物利用度很低(<35%)。不推荐将利多卡因制剂局部涂抹于乳头。口服低至 100 mg 的利多卡因就曾在初学走路的孩童中造成惊厥,婴儿的剂量则更低。两名初学走路的孩童在使用 15 mg/kg 的 1%地布卡因药膏后发作了惊厥。对于婴儿和小于 3 岁的儿童局部用于皮肤的黏性利多卡因(2%)应不超过每 3 h 1. 25 ml(相当于 25 mg)。因此,将利多卡因局部涂抹于母亲的乳头很可能是有害的。

利多卡因贴片(Lidoderm)仅转运少量的药物至血浆中,在背部使用 3 片利多卡因贴片持续 36 h,使用每一张贴片 12 h 后药物的血浆水平仅为 130 μg/L(C_{max} = 11 h),乳汁中的药物浓度水平不会很高。

$T_{1/2}$	1. 8 h	M/P	0. 4
T_{max}	即刻 (IM, IV)	PB	70%
Oral	<35%	Vd	1. 3 L/kg
MW	234	pKa	7. 9
RID	0. 5%~3. 1%		

成人注意事项: 心动过缓、意识错乱、心脏停搏、困倦、惊厥、支气管痉挛。

成人剂量: 适应证不同剂量不同。

儿童注意事项：目前没有经乳汁导致婴儿不良反应的报道。然而口服低至 100 mg 的利多卡因就曾在初学走路的孩童中造成惊厥。两名初学走路的儿童在使用 15 mg/kg 的 1%地布卡因药膏后发作了惊厥。

婴儿监测内容：

替代药物：

参考文献：

[1] Zeisler JA, Gaarder TD, De Mesquita SA. Lidocaine excretion in breast milk. Drug Intell Clin Pharm, 1986, 20(9): 691－693.

[2] Dryden RM, Lo MW. Breast milk lidocaine levels in tumescent liposuction. Plast Reconstr Surg, 2000, 105(6): 2267－2268.

[3] Ortega D, Viviand X, Lorec AM, et al. Excretion of lidocaine and bupivacaine in breast milk following epidural anesthesia for cesarean delivery. Acta Anaesthesiol Scand, 1999, 43(4): 394－397.

[4] Giuliani M, Grossi GB, Pileri M, et al. Could local anesthesia while breastfeeding be harmful to infants? J Pediatr Gastroenterol Nutr, 2001, 32(2): 142－144.

利伐沙班(RIVAROXABAN)

商品名：Xarelto
分　类：抗凝血药
LRC：L3－有限数据－可能适用

利伐沙班是一个在凝血过程起关键作用的 Xa 因子抑制剂[1]。本品有多个适应证包括术后预防深静脉血栓形成(DVT),以及治疗 DVT 和肺栓塞(PE)。有报道,一位产后妇女患肺栓塞,每日给予 2 次利伐沙班,每次 15 mg,在第三天早上用药后的 3、6、10 小时在乳汁中发现药物[2]。用药 3 小时后,发现乳汁中的高峰浓度为 86.4 μg/L,乳汁中的平均浓度为 38.4 μg/L,乳汁/血浆比值(M/P)为 0.4。通过用药 10 小时收集的 C_{avg} 得到相对婴儿剂量为 1.3%。值得注意的是,此婴儿未经母乳喂养。

$T_{1/2}$	5～9 h	M/P	0.4
T_{max}	2～4 h	PB	92%～95%
Oral	66%～100%	Vd	0.7 L/kg
MW	435	pKa	
RID	1.3%		

成人注意事项：头痛、头晕、昏厥、疲劳、恶心、呕吐、腹泻、便秘、肝肾功能异常,淤血、出血(吐血、便血、尿血)、贫血。

成人剂量： 每日 1 次，每次 10～20 mg（按情况调整）。

儿童注意事项： 尚无研究资料。

婴儿监测内容： 皮肤上有罕见的瘀伤、吐血、便血、尿血。

替代药物： 华法林、低分子肝素、肝素。

参考文献：

[1] Pharmaceutical manufacturer prescribing information. 2011.

利福平（RIFAMPIN）

商品名： Rifadin，Rifampicin，Rimactane，Rimycin，Rofact
分　类： 抗菌药物，抗结核药
LRC： L2－有限数据－可能适用

利福平是一种广谱的抗菌药物，对结核杆菌具有特别的活性。转运到乳汁中的量小。有研究表明，在单剂量口服 450 mg 后，母亲血药浓度平均为 21. 3 mg/L，乳汁浓度平均为 3. 4～4. 9 mg/L[1]。Vorherr 报道在服用利福平 600 mg 后，血浆峰值浓度为 50 mg/L，而乳汁水平为 10～30 mg/L[2]。这些研究表明婴儿从乳汁中获得的剂量为 0. 45～0. 75 mg/(kg · d)，远低于临床推荐剂量[10～20 mg/(kg · d)]。因此通过乳汁摄入利福平的量不会产生临床症状。

$T_{1/2}$	3. 5 h	M/P	0. 16～0. 23
T_{max}	2～4 h	PB	80%
Oral	90%～95%	Vd	
MW	823	pKa	
RID	5. 3%～11. 5%		

成人注意事项： 头痛、头晕、嗜睡、行为改变、呕吐腹泻、厌食、肝功能异常、肾功能异常、溶血性贫血、粒细胞缺乏。

成人剂量： 每日 600 mg。

儿童注意事项： 目前没有经乳汁导致婴儿不良反应的报道。

婴儿监测内容： 嗜睡、乏力、呕吐、腹泻和体重增加。如果出现临床症状（如皮肤或巩膜黄染），应监测肝功能。

替代药物：

参考文献：

[1] Lenzi E, Santuari S. Preliminary observations on the use of a new semi-synthetic

rifamycin. derivative in gynecology and obstetrics. Atti Accad Lancisiana Roma, 1969, 13(suppl 1): 87-94.

[2] Vorherr H. Drug excretion in breast milk. Postgrad Med, 1974, 56(4): 97-104.

利福昔明(RIFAXIMIN)

商品名: Xifaxan
分　类: 抗菌药物,其他
LRC: L3-没有数据-可能适用

利福昔明是一种用于治疗旅行者腹泻的新型抗菌药物。口服吸收非常少,血药浓度极低[1]。没有关于哺乳期母亲的相关数据,但是不可能有太多的药物进入乳汁而产生临床作用,婴儿也不会通过乳汁吸收药物。

$T_{1/2}$	2~5 h	M/P	
T_{max}	1.25 h	PB	68%
Oral	低	Vd	
MW	785.9	pKa	
RID			

成人注意事项: 在成人有报道肠胃胀气、头痛、恶心、多汗和腹痛。

成人剂量: 每次 200 mg,每日 3 次,共 3 天。

儿童注意事项: 母亲血药浓度极低,所以不可能在乳汁中达到相应的临床浓度。

婴儿监测内容: 呕吐、腹泻、胃肠道菌群改变和皮疹。

替代药物:

参考文献:

[1] Pharmaceutical manufacturer prescribing information. 2005.

利格列汀(LINAGLIPTIN)

商品名: Tradjenta
分　类: 降血糖药,其他
LRC: L3-没有数据-可能适用

利格列汀是一种二肽肽酶Ⅳ(DPP-4)抑制剂,抑制二肽肽酶Ⅳ可延长活性肠促胰岛素的水平,当血糖升高时,肠促胰岛素可增加胰岛素的释放,减少胰高血糖素的分泌[1]。本品不会增加健康人发生低血糖的风险。尚无利格列汀转运至乳汁中的数据。由于利格列汀的分子大小和药代动力学特点,分泌至乳汁中的量可能非常低。需要密切监测本品对婴儿生长的影响直到有数据支持本品在哺乳期母亲中可安全使用。

$T_{1/2}$	12 h	M/P	4∶1(动物乳汁)
T_{max}	1.5 h	PB	70%~80%
Oral	30%	Vd	15.9 L/kg
MW	472.54	pKa	8.6
RID			

成人注意事项：鼻咽炎、咳嗽、腹泻、过敏反应、肌痛、胰腺炎。

成人剂量：每日 5 mg。

儿童注意事项：

婴儿监测内容：低血糖症状——困倦、嗜睡、面色苍白、出汗、震颤。

替代药物：

参考文献：

[1] Pharmaceutical manufacturer prescribing information. Boehringer Ingelheim Pharmaceuticals. 2014.

利拉鲁肽(LIRAGLUTIDE)

商品名：Victoza

分　类：降血糖药，其他

LRC：L3-没有数据-可能适用

利拉鲁肽是一种联合饮食和锻炼共同用于改善 2 型糖尿病患者血糖控制的药物[1]。利拉鲁肽是一种胰高血糖素样肽-1 受体激动剂，当血糖升高时，可增加胰岛素的释放，延迟胃排空，减少胰高血糖素的分泌。目前尚不清楚利拉鲁肽是否会排泄进入乳汁，但在大鼠中，本品排泄进入乳汁中的药物浓度大约是母亲血药浓度的 50%。本品的分子量约为 3 751.2 Da，该药的分子大小使其难以排泄进入乳汁中。此外，本品治疗用药时需皮下用药，因此即使在乳汁中发现有本品，婴儿口服吸收的量会非常少。在啮齿动物和人类的研究中曾报道患甲状腺 C 细胞肿瘤的风险会轻度增加，而对于母乳喂养的婴儿发生这种风险的可能性较低。使用本药时应根据每个患者的情况评估风险和受益，因为有很多可在哺乳期使用的替代药物供选择。

$T_{1/2}$	13 h	M/P	
T_{max}	8～12 h	PB	>98%
Oral		Vd	0. 07 L/kg
MW	3 751. 2	pKa	
RID			

成人注意事项：头痛、恶心、呕吐、腹泻、便秘、低血糖、恶性肿瘤、注射部位反应。

成人剂量：1. 2 mg，皮下注射，每日 1 次（控制血糖时增加至 1. 8 mg/d）。

儿童注意事项：

婴儿监测内容：恶心、腹泻和低血糖症状——困倦、嗜睡、面色苍白、出汗、震颤。

替代药物：二甲双胍、格列本脲、胰岛素。

参考文献：

[1] Pharmaceutical manufacturer prescribing information. 2013.

利那洛肽（LINACLOTIDE）

商品名：Linzess
分　类：胃肠道药
LRC：L3 -没有数据-可能适用

利那洛肽是一种鸟苷酸环化酶 C 激动剂，主要用于治疗慢性特发性便秘和便秘型肠易激综合征[1]。本品的母体药物和它的活性代谢产物都会与鸟苷酸环化酶结合，并作用于肠道的肠腔面。本品会使分泌至肠腔的氯和碳酸氢盐增加，增加肠道液体量，并加速通过肠腔的时间。利那洛肽和它的活性代谢产物均会在肠腔内降解为更小的肽类和天然的氨基酸，继而从粪便中排泄出去。尚不清楚利那洛肽是否会排泄进入乳汁[1]。但是本品转运至乳汁中的能力可能较弱，因而给予推荐的口服剂量后母体药物和它的活性代谢产物在血浆中均无法测出。

$T_{1/2}$		M/P	
T_{max}		PB	
Oral	低	Vd	
MW	1 526. 8	pKa	
RID			

成人注意事项：胃食管反流、呕吐、腹泻、腹痛、胃肠胀气。

成人剂量：肠易激综合征：290 μg，每日 1 次；慢性特发性便秘：145 μg，每日 1 次。

儿童注意事项：禁止用于 6 岁以下儿童，因为有幼年小鼠使用 1～2 天的剂量后出现死亡。

婴儿监测内容：腹泻、脱水。

替代药物：

参考文献：

[1] Pharmaceutical manufacturer prescribing information. 2012.

利奈唑胺（LINEZOLID）

商品名：Zyvox，Zyvoxam，Zyvoxid
分　类：抗菌药物，其他
LRC：L3-有限数据-可能适用

利奈唑胺是一种噁唑烷酮类抗菌药物，主要用于治疗革兰阳性菌感染[1]。本品对多种菌株有效，包括耐甲氧西林的金黄色葡萄球菌（MRSA），耐万古霉素的屎肠球菌和其他菌株。利奈唑胺在哺乳期小鼠的乳汁中的浓度与血浆中的浓度相近，尽管在产品专论中未提到用药的剂量和乳汁中的浓度。

2009 年，在一位 32 岁的健康哺乳期母亲中进行了一项研究，该志愿者口服单剂量 600 mg 的利奈唑胺后，定量测定了乳汁中的利奈唑胺的量，并计算出 $AUC_{0\sim24\,h}$ 为 100.79 μg·h/ml（乳汁中的平均浓度 C_{avg} 为 4.2 μg/ml，峰浓度 C_{max} 为 12.36 μg/ml）[2]。根据 C_{avg} 和 C_{max}（估计过高）计算出的婴儿相对摄入量分别为 3.67%和 10.81%。

目前有一例病例报道了一位哺乳期母亲每隔 12 h 口服利奈唑胺 600 mg 治疗耐甲氧西林的金黄色葡萄球菌引起的乳腺炎后的稳态乳汁浓度[3]，采集了这名患者在治疗第 1 天（单剂量数据）和治疗第 14 天（稳态数据）的乳汁样本。利奈唑胺在第 1 天和第 14 天的平均浓度分别为 6.16 μg/ml 和 12.24 μg/ml。在第 1 天和第 14 天乳汁中的峰浓度分别为 9.75 μg/ml 和 18.73 μg/ml。

在第 1 天和第 14 天婴儿的 RID（母亲的体重为 102 kg）分别为 7.85%和 15.61%[3]。根据 RID 计算出的婴儿每日的暴露量在第 1 天和第 14 天分别约为 0.924 mg/(kg·d)和 1.836 mg/(kg·d)，比每 8～12 h 给予 10 mg/kg 的利奈唑胺治疗患者的推荐剂量低[1,3]。注意到当我们用第 14 天的 C_{max}（RID＝23.88%）计算相对婴儿剂量，预计的剂量为 2.81 mg/(kg·d)，仍然比标准的婴儿治疗剂量低。在这个病例报告中，婴儿未进行母乳喂养，因此暴露于乳汁中的利奈唑胺的不良反应尚未知[3]。

$T_{1/2}$	5.2 h	M/P	
T_{max}	1.5～2.2 h	PB	31%
Oral	100%	Vd	0.71 L/kg
MW	337	pKa	1.7
RID	3.67%～15.61%		

成人注意事项：头痛、失眠头晕、听力和视力减退、舌变色、味觉障碍、恶心、腹泻、便秘、肝功能和肾功能异常、贫血、血小板减少、白细胞减少、中性粒包细胞减少。当与其他 5 -羟色胺能药物（如 SSRIs、SNRIs）合用时可能出现 5 -羟色胺能综合征。

成人剂量：600 mg/12 h。

儿童注意事项：目前没有经乳汁导致婴儿不良反应的报道，关于儿童的数据也很有限。

婴儿监测内容：恶心、腹泻、胃肠道菌群改变和皮疹。如果出现临床症状应进行 CBC 或肝功能测定。

替代药物：万古霉素、克林霉素。

参考文献：

[1] Pharmaceutical Manufacturer prescribing information. 2013.

[2] Sagirli O, Onal A, Toker S, et al. Determination of linezolid in human breast milk by highperformance liquid chromatography with ultraviolet detection. J AOAC Int, 2009, 92(6): 165862.

[3] Rowe HE, Felkins K, Cooper SD, et al. Transfer of linezolid into breast milk. J Hum Lact published online August 6, 2014 DOI: 10.1177/0890334414546045.

利培酮（RISPERIDONE）

商品名：Risperdal
分　类：抗精神病药，非典型
LRC：L2 -有限数据-可能适用

利培酮是一种有效的抗精神病药，属于新型化合物，是多巴胺和五羟色胺的拮抗剂。利培酮可以代谢成一种活性代谢产物 9 -羟利培酮。在一项研究中，一位患者在稳态时每日口服 6 mg，血药峰值浓度约为 130 μg/L，达峰时间为服药后 4 小时[1]。乳汁中利培酮和 9 -羟利培酮的 C_{max} 分别是 12 μg/L 和 40 μg/L。估计利培酮及其代谢产物（利培酮等价物）的每日剂量是校正体重后的母亲剂量的 4.3%，通过 AUC（24 小时）计算的利培酮和 9 -羟利培酮的 M/P 比值分别是 0.42 和 0.24。

在另一项研究中，对2位哺乳期母亲和1位利培酮诱导的溢乳妇女进行研究[2]。第2位患者利培酮剂量为42.1 μg/(kg·d)，利培酮和9-羟利培酮在乳汁中的平均的浓度分别是2.1 μg/L和6 μg/L。相对婴儿剂量是母亲剂量的2.8%。第三位患者利培酮剂量为23.1 μg/(kg·d)，利培酮和9-羟利培酮在乳汁中的平均浓度分别是0.39 μg/L和7.06 μg/L。这两种利培酮复合物在两位妇女的M/P比值均<0.5。在这3例患者中相对婴儿剂量分别是校正体重后的母亲剂量的2.3%、2.8%和4.7%。在两名母乳喂养婴儿的血浆里并没有发现利培酮和9-羟利培酮，也没有出现不良反应。

$T_{1/2}$	20 h	M/P	0.42
T_{max}	3~17 h	PB	90%
Oral	70%~94%	Vd	1~2 L/kg
MW	410	pKa	
RID	2.8%~9.1%		

成人注意事项：镇静、失眠、焦虑、头晕、视力减退、口干、心律不齐、QTc间期延长、低血压、食欲增加、恶心、呕吐、便秘、肝功能异常、高血糖症、贫血、中性粒细胞减少、锥体外系症状。

成人剂量：每次3 mg，每日2次。

儿童注意事项：目前没有经乳汁导致婴儿不良反应的报道。

婴儿监测内容：镇静或烦躁不安、呼吸暂停、难醒喂养/喂养困难、锥体外系症状和体重增加。

替代药物：喹硫平。

参考文献：

[1] Hill RC, McIvor RJ, Wojnar-Horton RE, et al. Risperidone distribution and excretion into human milk: case report and estimated infant exposure during breast-feeding. J Clin Psychopharmacol, 2000, 20(2): 285-286.

[2] Ilett KF, Hackett LP, Kristensen JH, et al. Transferofrisperidone and 9-hydroxyrisperidone into human milk. Ann Pharmacother, 2004, 38(2): 273-276.

利塞膦酸盐(RISEDRONATE)

商品名：Actonel
分　类：钙调节药
LRC：L3-没有数据-可能适用

利塞膦酸盐是一种二磷酸盐化合物，可以减慢骨骼中羟磷灰石结晶的溶解,因此可以减少某些综合征(如 Paget 综合征)的骨钙丢失[1]。由于分子量小,可能进入乳汁中,但是仅在大鼠中有相关的报道。由于乳汁中含有脂肪和钙,婴儿的口服生物利用度可能非常低。但这种药物在婴儿生长中的骨骼内出现是很令人担心的,建议谨慎使用。

$T_{1/2}$	480 h	M/P	
T_{max}	1 h	PB	24%
Oral	0. 63%	Vd	6. 3 L/kg
MW	305	pKa	
RID			

成人注意事项: 头痛、高血压、甲状旁腺激素增多、腹痛、恶心、腹泻或便秘、低磷血症、低钙血症、关节痛和背痛。有导致颌骨坏死、食管炎和食管溃疡的报道。

成人剂量: 每日 30 mg,共 2 个月。

儿童注意事项: 目前没有经乳汁导致婴儿不良反应的报道。

婴儿监测内容: 呕吐、反流、便秘。

替代药物:

参考文献:

[1] Pharmaceutical manufacturer prescribing information. 2002.

利托那韦(RITONAVIR)

商品名: Norvir
分 类: 抗病毒药
LRC: L5 -有限数据-母亲存在 HIV 感染时有危险

利托那韦是一种治疗 HIV 感染的抗反转录病毒药物[1]。一项研究报道了利托那韦在乳汁中的浓度(n = 23 样本),该研究是关于母亲使用抗反转录病毒药物用于预防 HIV 经乳汁传播给婴儿[2]。这项研究测试了产妇在分娩当天,产后 1、3、6 个月中血清和乳汁中的浓度。同时年龄为 1、3、6 个月婴儿吸收水平。产妇血清、乳汁和婴儿中的药物浓度分别为 422 ng/ml (160 ~ 982 ng/ml),79 ng/ml (31 ~ 193 ng/ml) 和 7 ng/ml (0 ~ 138 ng/ml),乳汁/血浆比值(M/P)为 0. 2。我们通过母亲的用药剂量(每次 100 mg,每日 2 次)和乳汁药物浓度中位值,可以计算出相对婴儿剂量为 0. 42%。这项研究还报告了其他的婴儿不良事件(如肺炎、腹泻、肝功能异常、中性粒细胞减少、血小板减少),但无法确定是哪种药物引起的影响,请参见不良事件细节研究。

2014 年,有一项研究报道,研究乳汁中的 HIV RNA 和母亲乳汁中药物的药代动力学来阻止通过泌乳传递 HIV 病毒给婴儿[3]。研究中,30 位妇女每次给予一片双汰芝,每日 2 次(每片含 300 mg 齐多夫定+150 mg 拉米夫定)和两片克力芝,每日 2 次(每片含 200 mg 洛匹那韦+50 mg 利托那韦),直到停止母乳喂养或者使用 28 周。产妇于产后 6、12 或 24 周采集样本,采样时间为服药前(时间 0),用药后 2、4 和 6 小时。利托那韦在产妇血清、乳汁和婴儿中的药物浓度分别为 364 ng/ml (280~489 ng/ml)、79 ng/ml (47~112 ng/ml) 和检测不到。乳汁/血浆比值(M/P)为 0.195。我们通过母亲的用药剂量(每次 100 mg,每日 2 次)和乳汁浓度中位值计算出 RID 为 0.42%。

注意:利托那韦被划分为 L5 级是基于母亲感染 HIV 后母乳喂养对婴儿的影响,而不是基于乳汁中药物对母乳喂养婴儿的影响。疾病预防控制中心建议感染 HIV 的母亲产后不要进行母乳喂养,以避免 HIV 经乳汁传染婴儿。

$T_{1/2}$	3~5 h	M/P	
T_{max}	2~4 h	PB	98%~99%
Oral	80%	Vd	0.16~0.56 L/kg
MW	720.95	pKa	13.68
RID	0.42%		

成人注意事项: 头痛、消化不良、腹泻、反胃、呕吐、腹痛、无力。

成人剂量: 每次 600 mg,每日 2 次。

儿童注意事项:

婴儿监测内容: 不建议感染 HIV 的母亲进行母乳喂养。

替代药物:

参考文献:

[1] Pharmaceutical manufacturer prescribing information. 2014.

[2] Palombi L, Pirillo MF, Andreotti M, et al. Antiretroviral prophylaxis for breastfeeding transmission in Malawi: drug concentrations, virological efficacy and safety. Antiviral Therapy, 2012, 17: 1511-1519.

[3] Corbett AH, Kayira D, White NR, et al. Antiretroviral pharmacokinetics in mothers and breastfeeding infants from 6 to 24 weeks postpartum: results of the BAN study. Antiviral Therapy, 2014, 19(6): 587-595.

[4] World Health Organization. Global Programme on AIDS. Consensus statement from the WHO/UNICEF consultation on HIV transmission and breast-feeding. Geneva: WHO, 1992.

利妥昔单抗(RITUXIMAB)

商品名: Rituxan
分　类: 单克隆抗体
LRC: L4 -没有数据-有潜在危险

利妥昔单抗为结合于 B 淋巴细胞表面 CD20 抗原的单克隆抗体[1]。用于治疗非霍奇金淋巴瘤,风湿性关节炎和淋巴细胞白血病。没有乳汁中药物浓度的相关报道,但由于其分子量大,在临床相关浓度下不可能进入乳汁中。此外,这种蛋白质的口服生物利用度低,提示在婴儿肠道内吸收很少。

虽然这种药物的分子量巨大,预计母乳中的分泌量很低,但没有关于哺乳期母亲使用免疫调节药物安全性方面的长期研究资料。此外,目前的资料表明,一些单克隆抗体会转运至母乳中,可能经母乳喂养到达婴儿体内。因此,建议谨慎用药,每位哺乳期母亲应了解本品在哺乳期使用的益处和风险。

$T_{1/2}$	22 d	M/P	
T_{max}		PB	
Oral	没有	Vd	0.06 L/kg
MW	145 000	pKa	
RID			

成人注意事项: 头痛、失眠、疲劳、发热、寒战、低血压或高血压、水肿、恶心、腹痛、腹泻、肝功能异常、高血糖、体重增加、白细胞减少、中性粒细胞减少、血小板减少、肌痛。

成人剂量: 静脉给入,375 mg/m^2。

儿童注意事项: 目前没有经乳汁导致婴儿不良反应的报道。

婴儿监测内容: 发热、易感染、食量/体重增加。

参考文献:

[1] Pharmaceutical manufacturer prescribing information. 2007.

利扎曲普坦(RIZATRIPTAN)

商品名: Maxalt, Rizalt, Rizamelt
分　类: 抗偏头痛药
LRC: L3 -没有数据-可能适用

利扎曲普坦是一种选择性的 5 -羟色胺受体激动剂,主要用于急性偏头痛的治疗[1]。激活这些受体可以使脑血管收缩,抑制三叉神经释放促炎症神经肽。利扎曲普坦的口服生物利用度(45%)不受偏头痛发作影响,且大于舒马普坦的口服生物利用度(14%)。

目前没有关于本品转运至乳汁或婴儿不良反应的报道。基于本药分子量小和蛋白结合率低,可能有部分药物转运至乳汁中,但尚不知道这个的临床意义。可以考虑舒马普坦作为首选的替代药物。

$T_{1/2}$	2~3 h	M/P	
T_{max}	1~1.5 h	PB	14%
Oral	45%	Vd	1.6~2 L/kg
MW	269	pKa	
RID			

成人注意事项: 头晕、疲劳、潮红、热刺痛感、口干、下颌疼痛、胸痛、沉闷感、心律失常、恶心、呕吐、腹痛、无力、感觉异常。

成人剂量: 每次口服 5~10 mg,2 小时后才能再次服用。

儿童注意事项: 目前没有经乳汁导致婴儿不良反应的报道。

婴儿监测内容: 嗜睡、呕吐、食欲不振。

替代药物: 舒马普、非甾体抗炎药、对乙酰氨基酚。

参考文献:

[1] Pharmaceutical manufacturer prescribing information. 2015.

链霉素(STREPTOMYCIN)

商品名: Streptobretin, Streptotriad
分　类: 抗菌药物,氨基糖苷类
LRC: L3 -有限数据-可能适用

链霉素是一种氨基糖苷类抗菌药物,与庆大霉素属同类。该药主要用于肌内注射或静脉注射。现在,除了抗结核治疗外已很少使用。一项报告指出当肌内注射 1 g 链霉素后,乳汁中的药物浓度为 0.3~0.6 mg/L(血浆浓度的 2%~3%)[1]。另一报告指出当肌内注射 1 g 剂量后,24 小时内仅 0.5%的药物分泌至乳汁[2]。因为链霉素的口服吸收很差,婴儿的吸收可能微乎其微(除早产儿或新生儿早期外)。

T$_{1/2}$	2.6 h	M/P	0.12~1
T$_{max}$	1~2 h(IM)	PB	34%
Oral	很少	Vd	
MW	582	pKa	
RID	0.3%~0.6%		

成人注意事项：头痛、耳毒性、面部感觉异常、恶心、呕吐、腹泻、肾功能异常、肿瘤改变、血液学变化。

成人剂量：每日 1~2 g。

儿童注意事项：目前没有经乳汁导致婴儿不良反应的报道。

婴儿监测内容：呕吐、腹泻、胃肠道反应和皮疹。

替代药物：

参考文献：

[1] Wilson J. Drugs in Breast Milk. New York：ADIS Press，1981.

[2] Snider DE，Jr.，Powell KE. Should women taking antituberculosis drugs breast-feed? Arch Intern Med，1984，144(3)：589－590.

莨菪碱(HYOSCYAMINE)

商品名：Anaspaz，ED-Spaz，Hyoscine，Levsin，NuLev

分　类：抗胆碱能药

LRC：L3－没有数据－可能适用

莨菪碱是属于颠茄生物碱家族的抗胆碱、抗分泌药。其典型的作用是减少分泌物，引起便秘，扩大瞳孔，导致模糊视力，并可能引起尿潴留[1,2]。虽然没有确切的数量，但已知莨菪碱能微量分泌到母乳中[3]。到目前为止，没有发现使用莨菪碱对母乳喂养造成的不良影响。莨菪碱滴剂过去曾直接用于治疗婴儿胃肠绞痛，尽管目前不再推荐这种用法。与阿托品一样，婴儿和儿童对抗胆碱能药物特别敏感，不推荐使用。哺乳期母亲应谨慎使用。

T$_{1/2}$	3.5 h	M/P	
T$_{max}$	40~90 min (PO)	PB	50%
Oral	81%	Vd	
MW	289	pKa	9.7
RID			

成人注意事项：嗜睡、混乱、视力减退、口干、低血压、心动过缓、便秘、尿潴留、皮炎。

成人剂量：每次 0.125~0.25 mg，每日 4 次。

儿童注意事项：直接使用会导致心率减慢和抗胆碱作用，但没有经乳汁导致婴儿不良反应的报道。

婴儿监测内容：镇静或烦躁、口干、眼干、尿潴留、便秘。

替代药物：

参考文献：

[1] Drug Facts and Comparisons 1995 ed. ed. St. Louis, 1995.
[2] Pharmaceutical manufacturer prescribing information. 2010.
[3] Wilson J. Drugs in Breast Milk. New York: ADIS Press, 1981.

两性霉素 B(AMPHOTERICIN B)

商品名：Abelcet, Ambisome, Amphocel, Amphotec, Fungilin, Fungizone
分　类：抗真菌药
LRC：L3 -没有数据-可能适用

两性霉素 B 是一种静脉用抗真菌药，可治疗大多数真菌感染，包括白色念珠菌感染。两性霉素在静脉注射时具有很强毒性，只能用于危及生命的感染。没有关于该药转运到乳汁中的数据，几乎不能被口服吸收(<9%)。该药分子量大，具有高蛋白结合性[1,2]。乳汁中的药量不太可能使哺乳婴儿出现临床症状。

$T_{1/2}$	15 d	M/P	
T_{max}		PB	>90%
Oral	<9%	Vd	4 L/kg
MW	924	pKa	3.58
RID			

成人注意事项：头痛、全身乏力、发热、畏寒、低血压、呼吸急促、呕吐、腹泻、厌食、电解质紊乱、肝肾功能异常、贫血。

成人剂量：每日 0.25~1 mg/kg，静脉注射。

儿童注意事项：目前没有经乳汁导致婴儿不良反应的报道。

婴儿监测内容：呕吐、腹泻、体重增加。

替代药物：

参考文献：

[1] Pharmaceutical manufacturer prescribing information. 2002.

[2] Mactal-Haaf C，Hoffman M，Kuchta A. Use of anti-infective agents during lactation，Part 3：Antivirals，antifungals，and urinary antiseptics. J Hum Lact，2001，17(2)：160－166.

亮丙瑞林(LEUPROLIDE)

商品名： Eligard，Lupron，Prostap，Viadur
分　类： 促性腺激素释放激素激动剂
LRC： L5 -没有数据-危险

亮丙瑞林是合成的促性腺激素释放激素的九肽类似物，比天然激素有更大的效能。在最初的刺激后，本品能抑制促性腺激素释放激素从垂体释放，持续用药后，可抑制卵巢和睾丸激素的合成(2~4 周)[1]。本品几乎能完全抑制雌激素、黄体酮和睾酮的生成[2]。目前尚不清楚亮丙瑞林是否会分泌至乳汁中，但由于是九肽结构，分泌至乳汁中的量不可能很大。此外，动物研究显示其口服生物利用度为零，因此，即使婴儿通过乳汁摄入，也不太可能具有生物活性。本品对哺乳的影响尚不清楚，但可能会抑制乳汁分泌，尤其是在产后早期[3]。亮丙瑞林可将雌激素和孕激素的水平降低至绝经期，从而有可能抑制泌乳。有趣的是，有几份研究都发现使用本品后患者催乳素水平没有变化，虽然都不是在哺乳期母亲中。一份关于高催乳素血症患者的研究发现催乳素水平被显著抑制，因而将本品的风险等级归为 L5。本品对母乳喂养的婴儿没有危害，仅仅会影响泌乳。

$T_{1/2}$	3. 6 h	M/P	
T_{max}	4~6 h	PB	43%~49%
Oral		Vd	0. 52 L/kg
MW	1 400	pKa	9. 6
RID			

成人注意事项： 血管收缩性潮热、男性乳房发育、水肿、骨痛、血栓形成、胃肠功能紊乱、体臭、发热、头痛。

成人剂量： 每月 3. 75 mg。

儿童注意事项： 可能会抑制乳汁分泌，尤其是在哺乳早期。

婴儿监测内容：

替代药物：

参考文献：

[1] Sennello LT, Finley RA, Chu SY, et al. Single-dose pharmacokinetics of leuprolide in humans following intravenous and subcutaneous administration. J Pharm Sci, 1986, 75(2): 158-160.

[2] Chantilis SJ, Barnett-Hamm C, Byrd WE, et al. The effect of gonadotropin-releasing hormone agonist on thyroid-stimulating hormone and prolactin secretion in adult premenopausal women. Fertil Steril, 1995, 64(4): 698-702.

[3] Frazier SH. Personnal communication. 1997.

林丹(LINDANE)

商品名： Desintan, Hexit, Kwell, Kwellada, Quellada, Scabene
分　类： 杀虫药
LRC： L4-有限数据-有潜在危险

林丹是一种较老的杀虫药，也叫γ-六氯化苯。本品主要用于治疗头虱，很少治疗疥螨(阴虱)[1,2]。由于具有亲脂性，容易经新生儿的皮肤吸收入血(高达13%)，可出现转氨酶升高、惊厥发作和超敏反应。尽管确切数据尚未发表，林丹可进入乳汁。据制药商估计，一名婴儿每日摄入1 L乳汁(30 ng/ml)时，那么每日摄入本品约30 μg，这一剂量可能无明显的临床意义。

但也有人反对使用本品，建议头虱和疥螨患者应该使用氯菊酯(NIX，Elimite)，因其对儿科患者更安全。

$T_{1/2}$	18~21 h	M/P	
T_{max}	6 h	PB	
Oral		Vd	
MW	290	pKa	
RID			

成人注意事项： 皮炎、惊厥(过量)、神经质、易激惹、焦虑、失眠、头晕、再生障碍性贫血、血小板减少、中性粒细胞减少。

成人剂量： 局部使用。

儿童注意事项： 潜在的中枢神经系统毒性，包括嗜睡、定向障碍、失眠、强直-阵挛性惊厥发作。

婴儿监测内容： 惊厥、易怒、失眠。

替代药物：

参考文献：

[1] Pharmaceutical manufacturer prescribing information. 1996.

[2] Drug Facts and Comparisons 1996 ed. ed. St. Louis, 1996.

磷苯妥英(FOSPHENYTOIN)

商品名: Cerebyx
分　类: 抗惊厥药
LRC: L2 -有限数据-可能适用

磷苯妥英是苯妥英的前药。经胃肠外注射后,磷苯妥英迅速转化为抗惊厥药苯妥英,后者的半衰期为 15 分钟[1]。因此,苯妥英是活性药物。苯妥英是一个古老而有效的抗惊厥药。它可通过乳汁少量分泌。如果在母体中的药物水平维持在较低的正常范围(10 mg/L),则认为对婴儿的影响是最小的。苯妥英在乳汁中的达峰时间为 3.5 小时。在一项研究中,6 名母亲每日注射 200~400 mg 的磷苯妥英,血浆药物浓度范围为 12.8~78.5 μmol/L,而乳汁中的药物浓度范围为 1.61~2.95 mg/L[2]。乳汁/血浆比值很低,从 0.06 到 0.18 不等。这些婴儿中只有两名婴儿的血浆中可以检测到苯妥英(0.46 μmol/L 和 0.72 μmol/L)。在这些婴儿中没有观察到不良影响。有其他报道称乳汁中药物含量为 6 mg/L[3] 或 0.8 mg/L[4]。虽然在不同的研究中,乳汁中实际药物浓度有很大差别,但是乳汁/血浆比值却是相近的,都在 0.13~0.45。乳汁中的药物浓度取决于母亲注射的剂量,浓度范围为 0.26~1.5 mg/L。一名母亲每次注射 250 mg,每日 2 次,乳汁药物浓度为 0.26 mg/L, 乳汁/血浆比为 0.45[5],母亲血浆中苯妥英的水平为 0.58 mg/L。在另一项研究中,两位患者注射剂量为 300~600 mg/d,乳汁中的平均药物浓度为 1.9 mg/L[6],乳汁中实测的最高药物浓度为 2.6 mg/L。使用第一周时,苯妥英在新生儿中的半衰期变化很大。虽然没有明确要求,但监测新生儿的血浆药物浓度可能有用。目前的研究表明,苯妥英在乳汁中的含量相当低,在母乳喂养婴儿血浆中的浓度也很小。

$T_{1/2}$	15 min	M/P	
T_{max}	0.5 h	PB	99%
Oral		Vd	0.06~0.15 L/kg
MW	406	pKa	6.06
RID			

成人注意事项: 头痛、恶心、瘀斑、眼球震颤、战栗。

成人剂量: 相当于苯妥英 4~6 mg/(kg · d)。

儿童注意事项: 只有一例高铁血红蛋白血症的报道,嗜睡,吮吸困难。大部分研究表明没有问题。

婴儿监测内容：镇静或易怒、难醒喂养/喂养困难、体重增加。根据临床症状，一些婴儿可能需要监测肝酶。

替代药物：苯妥英。

参考文献：

[1] Pharmaceutical manufacturer prescribing information. 2003.

[2] Steen B, Rane A, Lonnerholm G, et al. Phenytoin excretion in human breast milk and plasma levels in nursed infants. Ther Drug Monit, 1982, 4(4): 331 - 334.

[3] Svensmark O, Schiller PJ, Buchthal F. 5, 5 - Diphenylhydantoin (dilantin) blood levels after oral or intravenous dosage in man. Acta Pharmacol Toxicol (Copenh), 1960, 16: 331 - 346.

[4] Kaneko S, Sato T, Suzuki K. The levels of anticonvulsants in breast milk. Br J Clin Pharmacol, 1979, 7(6): 624 - 627.

[5] Rane A, Garle M, Borga O, et al. Plasma disappearance of transplacentally transferred diphenylhydantoin in the newborn studied by mass fragmentography. Clin Pharmacol Ther, 1974, 15(1): 39 - 45.

[6] Mirkin BL. Diphenylhydantoin: placental transport, fetal localization, neonatal metabolism, and possible teratogenic effects. J Pediatr, 1971, 78(2): 329 - 337.

磷霉素氨丁三醇(FOSFOMYCIN TROMETAMOL)

商品名：Monuril，Monurol

分　类：抗菌药物，其他

LRC：L3 -没有数据-可能适用

磷霉素氨丁三醇是主要用于治疗单纯性尿路感染的广谱抗菌药物。孕妇可安全使用本品，并且已用于 1 岁以下的儿童。磷霉素的吸收在很大程度上依赖于盐的形式，氨盐可适度吸收(34%~58%)，钙盐则吸收很少(<12%)。分泌到人乳汁中的磷霉素可能以钙盐的形式存在，不太可能被吸收。食物和胃的酸性环境都明显降低其口服生物利用度[1-3]。据报道，分泌到人乳汁的磷霉素水平约为母亲血浆水平的 10%[4]。通常，单次口服 3 g 磷霉素可有效治疗女性大多数尿路感染。暴露于母乳中的药物水平不太可能对母乳喂养的婴儿产生不利的影响。

$T_{1/2}$	4~8 h	M/P	0. 1
T_{max}	1. 5~3 h	PB	<3%
Oral	34%~58%	Vd	0. 22 L/kg
MW	138	pKa	7. 82
RID			

成人注意事项： 恶心、呕吐、腹泻、上腹不适、厌食。已报道有皮疹和瘙痒发生。

成人剂量： 单次剂量 3 g。

儿童注意事项： 目前没有经乳汁导致婴儿不良反应的报道。

婴儿监测内容： 呕吐、腹泻、胃肠道菌群失调、皮疹。

替代药物：

参考文献：

[1] Bergan T. Degree of absorption, pharmacokinetics of fosfomycin trometamol and duration of urinary antibacterial activity. Infection, 1990, 18 Suppl 2: S65 - S69.

[2] Bergan T. Pharmacokinetic comparison between fosfomycin and other phosphonic acid derivatives. Chemotherapy, 1990, 36 (Suppl 1): 10 - 18.

[3] Segre G, Bianchi E, Cataldi A, et al. Pharmacokinetic profie of fosfomycin trometamol (Monuril). Eur Urol, 1987, 13 (Suppl 1): 56 - 63.

[4] Kirby WM. Pharmacokinetics of fosfomycin. Chemotherapy, 1977, 23 (Suppl 1): 141 - 151.

磷脂酰胆碱(卵磷脂)(PHOSPHATIDYLCHOLINE)

商品名： Lecithin

分　类： 膳食补充剂

LRC： L3 -没有数据-可能适用

卵磷脂是一个通称，通常用来描述从各种油脂中分离出来的脂肪物质。纯的卵磷脂由磷酸、胆碱、脂肪酸和甘油组成。根据其纯度，其也可能含有各种糖脂、甘油三酯和其他磷脂。本品在所有活组织中均能找到，常用作食品添加剂，还有助于治疗乳腺炎。但对乳腺炎的疗效缺乏证据支持和药理学作用支持。大多数(并非全部)卵磷脂在吸收前会在胃肠道内代谢和变性。预计本品不会对婴儿造成危害。

成人注意事项： 可能导致超敏反应、体重增加、腹泻。

成人剂量： 每日 1~40 g。

儿童注意事项： 尚无报道。

婴儿监测内容： 可能导致超敏反应、腹泻。

替代药物：

参考文献：

膦甲酸钠(FOSCARNET SODIUM)

商品名： Foscavir

分　类： 抗病毒药

LRC： L5 -没有数据-危险

膦甲酸钠用于治疗单纯疱疹病毒皮肤黏膜感染、癌症或艾滋病患者的巨细胞病毒感染，是一种抗病毒药物。膦甲酸钠是否分泌到人乳中尚不明确，但动物研究表明乳汁中的含量是血清含量的三倍(提示 M/P 为 3)[1,2]。膦甲酸钠药效强，有以下潜在的风险：明显肾毒性、癫痫发作、在骨和牙齿中蓄积。哺乳期母亲使用本品应极其谨慎。请注意：疾病预防控制中心建议 HIV-1 感染的母亲不应母乳喂养婴儿，以避免产后传播 HIV-1。

$T_{1/2}$	3~4 h	M/P	3
T_{max}	即刻(IV)	PB	14%~17%
Oral	12%~21%	Vd	0.5 L/kg
MW	192	pKa	7.27
RID			

成人注意事项：头痛、发热、癫痫发作、意识错乱、焦虑、高血压或低血压、心律失常、恶心、呕吐、腹泻、肾功能异常、电解质紊乱、贫血、水肿、震颤。

成人剂量：静脉注射剂量为 34~51 mg/(kg·d)。

儿童注意事项：尚未报道，但应警惕。

婴儿监测内容：不推荐母乳喂养。

替代药物：

参考文献：

[1] Pharmaceutical manufacturer prescribing information. 1995.

[2] Sjovall J, Karlsson A, Ogenstad S, et al. Pharmacokinetics and absorption of foscarnet after intravenous and oral administration to patients with human immunodeficiency virus. Clin Pharmacol Ther, 1988, 44(1): 65-73.

流感疫苗(INFLUENZA VIRUS VACCINES)

商品名：Afluria, Agriflu, Flu Vaccine, Flu-Imune, FluLaval, FluMist, Fluarix, Fluogen, Fluviral, Fluvirin, Fluzone, Vaccine- Influenza

分　类：疫苗

LRC：L1-数据充分-适用

流感病毒疫苗有两种形式，一种是注射用的灭活疫苗，另一种是用于鼻通道的有活性但减毒的疫苗。

注射剂(Flu-immune, Fluogen, Fluzone, Flucelvax 等)：这种流感疫苗是由灭活的、不具有传染性的流感病毒制备的，不会通过母乳感染新生儿。未见报道相关不良反应，也没有公布在哺乳期使用流感疫苗的禁忌证[1,2]。流感疫苗现在被美国儿科学会归类为适用于哺乳期母亲及其婴儿。

鼻内流感病毒疫苗(FluMist):该疫苗由有活性但减毒和热不稳定的流感病毒组成。病毒滴入鼻黏膜后会进行复制从而使宿主产生免疫力。避开鼻黏膜的病毒不稳定并迅速凋亡。不知道这种病毒是否能到达人乳中,但是在人体温度环境中,病毒也不可能在母体的血浆和人乳房室中存活。

CDC 和 FDA 建议所有哺乳期母亲接种疫苗。这将进一步保护母乳喂养的婴儿,因为这些抗体将进入母乳来保护新生的母乳喂养的婴儿免受感染。流感疫苗的成分逐年变化。目前,一些多剂量的小瓶疫苗含有少量汞,但没有证据表明其可以被传递给母乳喂养的婴儿。单剂量小瓶疫苗通常不含汞。减毒疫苗 FluMist 不推荐哺乳期母亲使用,尽管我们知道风险很低。

CDC 鼓励 6~23 个月的儿童及其亲密接触者及照料者接种灭活流感疫苗[3]。

成人注意事项: 发热、肌痛。

成人剂量: 每次注射 0.5 ml。

儿童注意事项:

婴儿监测内容: 没有相关报道。

替代药物:

参考文献:

[1] Kilbourne ED. Questions and answers. Artificial influenza immunization of nursing mothers not harmful. JAMA, 1973, 226: 87.

[2] Pharmaceutical manufacturer prescribing information. 2005.

[3] http://www.cdc.gov/breastfeeding/recommendations/vaccinations.htm.

流行性感冒(INFLUENZA)

商品名:

分　类: 感染性疾病

LRC: L2-有限数据-可能适用

流感病毒是一种正黏病毒,由 3 种类型组成,包括 A 型、B 型和 C 型流感病毒。大多数流行性感冒是由 A 型和 B 型引起的。A 型流感病毒进一步分为几种亚型,一些已知的最常见的是 H1N1、H1N2 和 H3N2。

流感病毒是高度传染性的,通过存在于空气中或物体表面的感染性飞沫在人与人之间传播。因此,建议佩戴口罩以避免吸入受污染的飞沫,并在接触潜在污染源表面后进行常规洗手,以降低暴露于病毒的风险。潜伏期为 1~4 天,患者在症状出现前 24 小时会有感染。患者在感染后 3~7 天具有传染性[1]。流感症状是中度至高度发热、发冷、寒战、不适、肌痛，并伴有上呼吸道症状如咳嗽、鼻塞和鼻炎。

母乳对婴幼儿呼吸系统疾病的保护作用已经很明确。研究发现母乳介导了患流感的婴幼儿呼吸道中 1 型干扰素的产量增加。因此，鼓励患有流感的婴儿接受母乳喂养[2]。鉴于其潜在的益处，且没有关于流感病毒能转运到母乳中的确切数据，因此鼓励患有流感的母亲继续进行母乳喂养。应该指出的是，婴儿难以避免暴露于母亲的疾病，因为母亲在症状发作前 24 小时就已经被感染，因此，当症状发作时，婴儿可能已被感染，那时母体抗体由母乳转运给婴儿，将保护其免受病毒侵害。哺乳期患流感的妇女可以安全地服用奥司他韦或扎那米韦，因为二者均与母乳喂养相容[3]。婴儿应密切监测任何呼吸系统疾病相关的迹象，并给予相应的治疗。

在哺乳期内感染 H1N1 病毒，谨慎的做法可能包括接触婴儿前彻底洗手，并在母乳喂养时佩戴口罩来保护婴儿避免接触流感病毒。

成人注意事项：发热、咽喉痛、不适、关节痛、恶心、呕吐、腹泻。

成人剂量：

儿童注意事项：

婴儿监测内容：发热、嗜睡、呕吐、腹泻。

替代药物：

参考文献：

[1] AAP CoID. Influenza//Pickering LK BC, Kimberlin DW, Long SS. Red Book: 2009 Report of the Committee on Infectious Diseases. 28th ed. AAP CoID, 2009: 400 - 412.

[2] Melendi GA, Coviello S, Bhat N, et al. Breastfeeding is associated with the production of type I interferon in infants infected with influenza virus. Acta Paediatr, 2010, 99(10): 1517 - 1521.

[3] Tanaka T, Nakajima K, Murashima A, et al. Safety of neuraminidase inhibitors against novel influenza A (H1N1) in pregnant and breastfeeding women. Cmaj, 2009, 181(1/2): 55 - 58.

琉璃苣（BORAGE）

商品名：Bee plant, Beebread, Borage, Borage oil, Burrage, Ox, Starflower

分　类：植物药

LRC：L5 -没有数据-危险

琉璃苣也被称为花粉蜜、蜜蜂植物、Burrage、开星状花的植物[1]。琉璃苣油或其他成分中可能含有强效、危险的吡咯双烷类生物碱。天然琉璃苣油含有倒提壶碱，后者是一种有肝毒性的吡咯双烷类生物碱。本药禁用于哺乳期母亲,除非经证实不含倒提壶碱。每日摄食 1~2 g 琉璃苣油,将摄入 10 μg 的不饱和吡咯双烷类生物碱,这超过德国联邦卫生署推荐的 1 μg/d 的极量。

成人注意事项: 可能含有倒提壶碱,这是一种具有肝毒性的吡咯烷啶类生物碱。

成人剂量: 1~4 g。

儿童注意事项:

婴儿监测内容: 肝毒性。

替代药物:

参考文献:

[1] Newall C, Anderson LA, Phillipson JD. Borage//Herbal Medicine. A guide for the healthcare professionals. London: The Pharmaceutical Press, 1996.

硫康唑(SULCONAZOLE)

商品名: Exelderm
分　类: 抗真菌药
LRC: L3 -没有数据-可能适用

硝酸硫康唑是一种广谱的局部抗真菌乳剂[1]。虽然目前尚无关于本品转运至人乳的数据,但经皮吸收后乳汁的药物浓度不可能很高。局部用药只有 8.7%可经皮吸收。

成人注意事项: 皮疹、皮肤刺激、灼伤、刺痛。

成人剂量: 局部应用,每日 2 次。

儿童注意事项: 目前没有经乳汁导致婴儿不良反应的报道。

婴儿监测内容:

替代药物:

参考文献:

[1] Pharmaceutical manufacturer prescribing information. 1996.

硫利达嗪(THIORIDAZINE)

商品名: Aldazine, Mellaril
分　类: 抗精神病药,典型
LRC: L4 -没有数据-有潜在危险

硫利达嗪是一种有效的吩噻嗪类镇静药。本品分布容积大,半衰期长。目前尚无该药分泌到乳汁的相关资料[1]。本品可作为儿科(2~12 岁)用药,尽管新生儿呼吸暂停与使用该类药物有关。

$T_{1/2}$	21~24 h	M/P	
T_{max}	2~4 h	PB	95%
Oral	60%	Vd	1. 8~6. 7 L/kg
MW	371	pKa	9. 5
RID			

成人注意事项：血恶病质、心律不齐、镇静、男性乳房发育、恶心、呕吐、便秘、口干、视网膜病变。

成人剂量：每次 100~400 mg，每日 1 次。

儿童注意事项：研究很少，没有相关报道。这类药物常引起新生儿呼吸暂停。

婴儿监测内容：镇静或烦躁、呼吸暂停、难醒喂养/喂养困难、便秘、体重增加和锥体外系反应。

替代药物：

参考文献：

[1] O'Brien TE. Excretion of drugs in human milk. Am J Hosp Pharm, 1974, 31(9): 844 - 854.

硫喷妥钠(THIOPENTAL SODIUM)

商品名：Pentothal
分　类：麻醉药
LRC：L3 -有限数据-可能适用

硫喷妥钠是一种超短效的巴比妥类镇静药。用于麻醉诱导期时，很快从大脑重新分布到脂肪和肌肉组织，因此血浆浓度很低，镇静作用于 20 分钟内消失。硫喷妥钠分泌到乳汁的量很少。

在一项研究中，两组各 8 名妇女应用硫喷妥钠 5. 0~5. 4 mg/kg，在成熟乳中最高药物浓度为 0. 9 mg/L，而初乳中最高浓度为 0. 34 mg/L[1]。初乳的 M/P 值为 0. 3，成熟乳的为 0. 4。婴儿每日摄入最大药量为 0. 135 mg/kg 或约为成人剂量的 2. 5%。

在第二项研究中，40 名妇女在剖宫产术前静脉注射单剂量的依托咪酯(0. 3 mg/kg)或硫戊酮(5 mg/kg)用于诱导麻醉[2]。用药后 2、4、8 和 12 小时母体的硫喷妥钠平均血药浓度分别为 2 640 μg/L、1 350 μg/L、860 μg/L 和

590 μg/L。0. 5、4 和 9 小时的初乳药物浓度分别为 1 980 μg/L、910 μg/L 和 590 μg/L。我们估算出的 RID 为 1. 8%~6%。根据用药后的 0. 5、4 和 9 小时的乳汁药物浓度和母体用药量 350 mg(5 mg/kg×70 kg,女性)算出来的 RID 值高于单剂量用药后 24 小时内的乳汁药量估值。

该药可能适用于哺乳期。母亲只有处于清醒状态、能定位并且能自行喂养婴儿或吸奶时,才能在术后恢复母乳喂养。

$T_{1/2}$	3~8 h	M/P	0. 3~0. 4
T_{max}	1~2 min	PB	60%~96%
Oral	变化的	Vd	1. 4 L/kg
MW	264	pKa	7. 6
RID	1. 77%~5. 94%		

成人注意事项: 已有溶血性贫血的报道。呼吸抑制、肾衰竭、谵妄、恶心、呕吐、瘙痒。

成人剂量: 每次 50~100 mg,共 2 次。

儿童注意事项: 在上述接受诱导剂量的 16 名妇女中无相关报道。

婴儿监测内容: 镇静、烦躁不安、嗜睡、厌食、体重减轻。

替代药物:

参考文献:

[1] Andersen LW, Qvist T, Hertz J, et al. Concentrations of thiopentone in mature breast milk and colostrum following an induction dose. Acta Anaesthesiol Scand, 1987, 31(1): 30-32.

[2] Esener Z, Sarihasan B, Guven H, et al. Thiopentone and etomidate concentrations in maternal and umbilical plasma, and in colostrum. British Journal of Anaesthesia, 1992, 69: 586-88.

硫普罗宁(TIOPRONIN)

商品名: Thiola
分　类: 重金属螯合剂
LRC: L4-没有数据-有潜在危险

硫普罗宁是一种用于治疗胱氨酸尿的还原剂。它和青霉胺具有相似的结构,因此可能有相似的不良反应[1]。硫普罗宁已经批准用于 9 岁及以上儿童。硫普罗宁经尿液排泄,4 小时后最高排泄 48%,72 小时排泄 78%。没有乳汁分泌的数据。如果必须用药,建议暂停哺乳。

$T_{1/2}$	53 h	M/P	
T_{max}	3~6 h	PB	
Oral	63%	Vd	6. 5 L/kg
MW	163	pKa	
RID			

成人注意事项：疲倦、发热、皮疹、瘙痒、贫血、白细胞减少、黄疸、肺出血-肾炎综合征、尿血、味觉缺失、细支气管炎、呼吸困难。

成人剂量：每日 1 000 mg，分 3 次使用。

儿童注意事项：

婴儿监测内容：嗜睡、发热、尿血、皮疹。

替代药物：

参考文献：

[1] Thiola. Full prescribing information, Mission Pharmacal Company, San Antonio, TX.

硫酸钡(BARIUM SULFATE)

商品名：Volumen, Entero VU, E-Z-CAT DRY, E-Z-PAQUE, E-Z-HD, Tagitol V

分　类：诊断试剂、对比剂

LRC：L1 -没有数据-适用

硫酸钡用于 X 射线成像的对比剂，本品有多种不同浓度的制剂，浓度范围为 1. 5%~210%，商品名也各不相同。本药不被口服吸收，因此，不会转运至乳汁，不会被母乳喂养的婴儿摄入。不需要停止母乳喂养[1]。

$T_{1/2}$		M/P	
T_{max}		PB	
Oral	无吸收	Vd	
MW	233. 4	pKa	
RID			

成人注意事项：过敏、便秘、胃痉挛。严重的不良作用：血栓(静脉血管内)，腹膜炎(肠穿孔)、肺炎(肺部吸入)。

成人剂量：

儿童注意事项：目前没有经乳汁导致婴儿不良反应的报道。

婴儿监测内容：

替代药物：

参考文献：

[1] Pharmaceutical manufacturer prescribing information. 2008.

硫酸镁(MAGNESIUM SULFATE)

商品名：

分　类：轻泻药

LRC：L1-有限数据-适用

镁是正常的血浆电解质。硫酸镁主要在产前和产后用于患先兆子痫的女性以预防和治疗子痫发作。在一项研究中，10 例先兆子痫患者静脉注射 4 g 负荷量的硫酸镁，之后以每小时 1 g 的剂量静脉维持 24 h 以上，患者乳汁中镁的平均含量为 6.4 mg/dl，比对照组(未经治疗组)的 4.77 mg/dl 略微升高[1]。第 2 天，治疗组乳汁中的平均镁浓度为 3.83 mg/dl，与对照组的平均镁浓度 3.19 mg/dl 无显著差异。到第 3 天，治疗组与对照组的镁浓度相似(3.54 mg/dl vs 3.52 mg/dl)。第 1 天，治疗组的平均镁浓度为 3.55 mg/dl，显著高于对照组的平均镁浓度 1.82 mg/dl。无论是治疗组还是对照组，乳汁中的镁含量都大约是血浆中的两倍，乳汁/血浆的比值在治疗组是 1.9 而对照组为 2.1。这项研究清楚地显示了镁在人乳中的一种正常的富集机制。众所周知，镁口服吸收很差，大约仅有 4%[2]。此外，这项研究显示治疗组的婴儿仅对照组多接受大约 1.5 mg 的口服镁。这样的剂量不可能产生临床相关症状。

$T_{1/2}$		M/P	1.9
T_{max}	即刻(静脉注射)	PB	30%
Oral	4%	Vd	
MW	120	pKa	
RID	0.2%		

成人注意事项：静脉用药——镇静、呼吸频率降低、低血压、肌无力、输注过程中全身发红或发热。

成人剂量：静脉给予 4 g 的负荷剂量，然后 1 g/h 持续输注 24 h。

儿童注意事项：没有经乳汁导致婴儿不良反应的报道。

婴儿监测内容：腹泻。

替代药物：

参考文献：

[1] Cruikshank DP, Varner MW, Pitkin RM. Breast milk magnesium and calcium concentrations following magnesium sulfate treatment. Am J Obstet Gynecol, 1982, 143(6): 685 - 688.

[2] Morris ME, LeRoy S, Sutton SC. Absorption of magnesium from orally administered magnesium sulfate in man. J Toxicol Clin Toxicol, 1987, 25: 371 - 382.

硫酸亚铁(FERROUS SULFATE)

商品名： Feosol, Fer-In-Sol, Feratab, Slow-Fe, Iron
分　类： 金属类药物
LRC： L1 -有限数据-适用

硫酸亚铁是一种铁盐,单独或与其他维生素组合作为营养补充剂使用,属非处方药。本品用于治疗缺铁性贫血。铁盐在母乳中的分泌量很低,但乳汁中的铁盐口服生物利用度高。根据美国儿科学会的研究,一个母乳喂养的 6 月龄以下的健康婴儿,平均每日铁摄入量约为 0. 27 mg/d[1]。这是根据母乳中铁的平均浓度(0. 35 mg/L)和健康婴儿的平均母乳摄入量(0. 78 L/d)计算得出的[1]。此外,大多数婴儿在 6 个月龄以前不需补铁,此后可开始逐渐食用富含铁的辅食[2]。一些婴儿可能有较高的缺铁风险,需较早开始补铁,这些婴儿通常是早产儿、胎龄较小、出生时铁储备不足或患有血液病。

美国食品和营养委员会建议,哺乳期母亲每日通过饮食摄入 9 ~ 10 mg 铁[3]。铁缺乏的哺乳期母亲适宜大剂量补充铁。铁转运进入乳汁房室的量很少,因此铁补充剂不太可能升高乳汁中的铁浓度。FDA 认为铁补充剂是安全的,且铁补充剂常被产后妇女使用[4]。

注意：市售铁盐(例如葡萄糖酸亚铁、硫酸亚铁等)的剂量以铁的化合物形式和铁元素的量表示。

$T_{1/2}$		M/P	
T_{max}		PB	
Oral	10% ~ 90%, 取决于体内铁储存总量	Vd	
MW	152	pKa	
RID			

成人注意事项：恶心、呕吐、腹痛、腹泻、便秘。

成人剂量：每日 35~200 mg 铁元素。

儿童注意事项：目前没有经乳汁导致婴儿不良反应的报道。

婴儿监测内容：便秘、腹泻。

替代药物：

参考文献：

[1] Baker RD, Greer FR. The Committee on Nutrition. Diagnosis and prevention of iron deficiency and iron defiiency anemia in infants and young children (0-3 years of age). Pediatrics, 2010, 126: 1040-1050.

[2] American Academy of Pediatrics. Breastfeeding and the use of human milk. Pediatrics, 2005, 115(2): 496-506.

[3] Food and Nutrition Board, Institute of Medicine, National Academies. Dietary Reference Intakes for Vitamin A, Vitamin K, Arsenic, Boron, Chromium, Copper, Iodine, Iron, Manganese, Molybdenum, Nickel, Silicon, Vanadium, and Zinc. 2001. http://www.nap.edu.

[4] SCOGS Report #35. Select Committee on GRAS Substances: U.S. Food and Drug Administration; 1980.

硫糖铝(SUCRALFATE)

商品名：Antepsin, Carafate, Sulcrate, Ulcyte

分　类：抗消化性溃疡药

LRC：L1-没有数据-适用

硫糖铝是一种蔗糖铝复合物，用于治疗胃溃疡。当口服硫糖铝后，可形成一种复合物覆盖在胃溃疡上[1]。口服吸收不到 5%，所以不大可能分泌到乳汁中。

$T_{1/2}$		M/P	
T_{max}		PB	
Oral	<5%	Vd	
MW	2 087	pKa	
RID			

成人注意事项：便秘。

成人剂量：每次 1 g，每日 4 次。

儿童注意事项：目前没有经乳汁导致婴儿不良反应的报道。吸收可能性很小。

婴儿监测内容：

替代药物：

参考文献：

[1] Drug Facts and Comparisons 1995 ed. ed. St. Louis, 1995.

硫唑嘌呤(AZATHIOPRINE)

商品名： Imuran, Thioprine
分　类： 免疫抑制剂
LRC： L3 -没有数据-可能适用

硫唑嘌呤是一种强效的免疫抑制剂，其代谢产物是 6 - 巯基嘌呤(6 - MP)。

两位哺乳期母亲服用 75 mg 硫唑嘌呤，其中一位的乳汁中 6 - MP 的浓度范围是 3.5～4.5 μg/L，另一位是 18 μg/L[1]。在服药 2 小时后，二者乳汁药物浓度均达到峰值。作者认为乳汁中药物浓度太低而不至于对母乳喂养的婴儿产生临床效应。根据 6 - MP 数据计算，婴儿通过乳汁吸收的剂量仅为按体重调整的母体剂量的 0.1%，该浓度太低而不会对母乳喂养的婴儿产生不良反应。患者在治疗中血浆浓度维持在 50 ng/ml 或更高。一名婴儿在母亲使用本品治疗期间继续母乳喂养，未出现免疫抑制效应。在另一项研究中，两位婴儿的母亲每日使用 75～100 mg 的硫唑嘌呤，乳汁中 6 - MP 浓度没有测定，但是两位婴儿的血细胞计数均正常，感染没有增加，而且生长超过平均发育速度[2]。尽管如此，仍需谨慎使用。

4 位女性在妊娠期和哺乳期每日服用硫唑嘌呤 1.2～2.1 mg/kg。体内 6 - TGN(活性代谢产物)和 6 - MMPN(主要的肝毒性代谢物)的血浓度分别是 234～291 和 284～1 178 pmol/10^8 个红细胞。婴儿体内未检测出 6 - TGN 和 6 - MMPN。作者认为，TPMT 酶(该酶负责代谢 6 - TGN)活性正常的哺乳期母亲服用硫唑嘌呤后进行母乳喂养是安全的[3]。这项研究的作者在 2007 年又发表了一篇报道，包含了 6 对母婴，该报告的结论与此报告相同，在婴儿体内未检出代谢产物且没有发生不良反应[4]。

另有 4 位哺乳期母亲每日服用硫唑嘌呤 50～100 mg，母乳喂养的婴儿没有出现不良反应，其中两位患者的乳汁中检测不出硫唑嘌呤[5]。有 10 位每日服用硫唑嘌呤 75～150 mg 的女性，在分娩后第 3～4 天、7～10 天和 28 天服用硫唑嘌呤 3～18 小时后提供乳汁样本，仅有一人在产后第 28 天服用硫唑嘌呤后 3 小时和 6 小时的乳汁标本中可检测出 6 - MP，浓度分别为 1.2 ng/ml 和 7.6 ng/ml。婴儿血中检测不出 6 - MP 和 6 - TGN。即使在 3 名早产儿中也没有观察到免疫抑制作用。作者认为，服用硫唑嘌呤不影响哺乳[6]。

另一项研究报道,3 位患者在哺乳期服用硫唑嘌呤(剂量为 100～175 mg),3 个母乳喂养的婴儿的血细胞计数正常,仅第 3 天在一位婴儿身上检测出少量 6 - TGN。在 3 周龄时,浓度降低至检测限以下[7]。在一项研究中,8 名哺乳期母亲服用硫唑嘌呤(75～200 mg/d),乳汁药物浓度范围为 2～50 μg/L[8],6 小时后检得平均血药浓度为峰值的 10%。作者估计婴儿每 24 小时的摄入量小于 0. 008 mg/kg。他们认为,哺乳期使用硫唑嘌呤后进行母乳喂养应是安全的,值得推荐。一位患克罗恩病的 31 岁母亲每日服用硫唑嘌呤 100 mg,治疗后第 8 天和 3 个月,婴儿外周血中均检测不出 6 - MP 和 6 - TGN[9],随访 6 个月该婴儿发育正常。最近一项有关婴儿在子宫内和母乳喂养时暴露于硫唑嘌呤(n = 11)的长期随访研究(平均 3. 3 年)显示,治疗组和对照组的感染性疾病发病率无差异。作者认为,母乳喂养时暴露于硫唑嘌呤并不增加感染风险[10]。

一项 2003 年发表的摘要发现,6 名哺乳期母亲在使用硫唑嘌呤期间进行母乳喂养,其中有 5 位婴儿每月测得血细胞计数正常,且没有感染迹象[11]。1 名婴儿由于血细胞计数低而停止母乳喂养,但具体情况不详。

总之,6 -巯基嘌呤转运入母乳的量很低。但它是一种强效的免疫抑制剂,哺乳期母亲仍需谨慎使用。应密切监测婴儿有无免疫抑制、白细胞减少、血小板减少、肝毒性、胰腺炎和其他暴露于 6 -巯基嘌呤的症状。本药对婴儿的风险很低。最近有长期研究表明,治疗组的感染率与对照组间无差异。

$T_{1/2}$	2 h	M/P	
T_{max}	1～2 h	PB	30%
Oral	41%～44%	Vd	0. 9 L/kg
MW	277	pKa	8. 2
RID	0. 07%～0. 3%		

成人注意事项: 发热、乏力、呕吐、腹泻、肝功能异常、白细胞减少、血小板减少、肌肉痛。最近的长期研究数据表明,治疗组感染率与对照组无差异。

成人剂量: 1～3 mg/(kg · d)。

儿童注意事项: 一名婴儿由于血细胞计数低而停止母乳喂养,具体情况未报道[11]。

婴儿监测内容: 如果有免疫抑制或贫血的迹象,检查血常规;如果有肝功能损伤(皮肤或巩膜黄染)的迹象,检查肝酶和胆红素。

替代药物:

参考文献:

[1] Coulam CB, Moyer TP, Jiang NS, et al. Breast-feeding after renal transplantation. Transplant Proc, 1982, 14(3): 605-609.

[2] Grekas DM, Vasiliou SS, Lazarides AN. Immunosuppressive therapy and breast-feeding after renal transplantation. Nephron, 1984, 37(1): 68.

[3] Gardiner SJ, Gearry RB, Roberts RL, et al. Exposure to thiopurine drugs through breast milk is low based on metabolite concentrations in mother-infant pairs. Br J Clin Pharmacol, 2006, 62(4): 453-456.

[4] Gardiner SJ, Gearry RB, Roberts RL, et al. Comment: Breastfeeding during maternal use of azathioprine. The Annals of Pharmacotherapy, 2007, 41: 719-720.

[5] Moretti ME, Verjee Z, Ito S, et al. Breast-Feeding During Maternal Use of Azathioprine. Ann Pharmacother, 2006, 40: 2269-2272.

[6] Sau A, Clarke S, Bass J, et al. Azathioprine and breastfeeding-is it safe? BJOG, 2007, 114: 498-501.

[7] Bernard N, Garayt C, Chol F, et al. Prospective clinical and biological follow-up of three breastfed babies from azathioprine-treated mothers. Fundam clin Pharmacol, 2007, 21 (Suppl. 1): 62-63. Abstract.

[8] Christensen LA, Dahlerup JF, Nielsen MJ, et al. Azathioprine treatment during lactation. Aliment Pharmacol Ther, 2008, 28(10): 1209-1213. Epub 2008 Aug 30.

[9] Zelinkova Z, De Boer IP, Van Dijke MJ, et al. Azathioprine treatment during lactation. Aliment Pharmacol Ther, 2009, 30(1): 90-91.

[10] Angelberger S, Reinisch W, Messerschmidt A, et al. Long-term follow-up of babies exposed to azathioprine in utero and via breastfeeding. J Crohns Colitis, 2011, 5(2): 95-100. Epub 2010 Dec 9.

[11] Khare MM, Lott J, Currie A, et al. Is it safe to continue azathioprine in breast feeding mothers? J Obstet Gynaecol, 2003, 23(Suppl 1): S48. (Abstract 53).

柳氮磺吡啶(SULFASALAZINE)

商品名: Azulfdine, SAS-500, Salazopyrin
分　类: 抗炎药
LRC: L3-有限数据-可能适用

柳氮磺吡啶是磺胺吡啶和5-氨基水杨酸(5-ASA)的结合物,具有抗感染、免疫抑制和抑菌作用,用于治疗溃疡性结肠炎[1]。口服仅有1/5被母亲的小肠吸收。吸收的部分药物和胃肠道内的药物被细菌分解成两种代谢物:磺胺吡啶和5-ASA[1]。乳汁中的磺胺吡啶约为母体血清浓度的30%~60%,5-ASA(活性成分)与其不具活性的代谢物(乙酰基-5-ASA)分泌至乳汁的量很少。

在一项研究中,12位哺乳期母亲每日接受1~3 g柳氮磺胺吡啶治疗,结果,26 个乳汁样本中的柳氮磺胺吡啶浓度低于检测限(1 mg/L),剩余 5 个样本中的浓度约为 2 mg/L[2]。乳汁中磺胺吡啶的浓度约为母体浓度的 40%,范围为 1~32 mg/L。作者估计母乳喂养的婴儿将接受 3~4 mg/(kg·d)的磺胺吡啶(如果母亲剂量为 2 g/d)。从胆红素脑病发生的风险考虑,这样低的量是可以忽略的,因为磺胺吡啶和柳氮磺吡啶置换胆红素的能力较差。

Esbjorner 等人研究在怀孕和哺乳期服用柳氮磺吡啶的妇女,并测定柳氮磺吡啶和磺胺吡啶在乳汁和婴儿血清中的浓度[3]。该研究中的样本来源于 9 位母婴中的 8 位。这些妇女每日平均接受 2.6 g 柳氮磺吡啶。他们乳汁中柳氮磺吡啶和磺胺吡啶的含量分别为<0.52 mg/L 至 4.1 mg/L 和未检出至 30 mg/L。婴儿血清中柳氮磺吡啶和磺胺吡啶的含量范围分别为<0.52 mg/L 至 1.72 mg/L 和 1~5 mg/L。研究人员认为,这样的乳汁药物浓度不会对健康婴儿造成新生儿胆红素置换的风险。

Berlin 报道了一个接受本品治疗溃疡性结肠炎的病例,用药量为每日 500 mg,每日 4 次。其乳汁中并没有发现 5-ASA,而磺胺吡啶的浓度大约为 3~6 mg/L[4]。作者估计婴儿将从母乳中摄入约 4 mg 或 0.3%母体剂量的磺胺吡啶。在这个病例中,婴儿 4.5 月大时母亲便开始接受该药治疗,婴儿虽然是纯母乳喂养,但并未发生不良反应。

在一项研究中,一位患者接受 5-ASA 治疗,每次 1 g,每日 3 次,产后 11 天,其乳汁中 5-ASA 和乙酰基-5-ASA 的浓度分别为 0.1 μg/ml 和 12.3 μg/ml[5]。研究者推测其婴儿将从中获得 0.015 mg/(kg·d) 的 5-ASA 和 2~3 mg/(kg·d) 的乙酰基-5-ASA。这些结果表明即使予以高剂量(3 g/d),5-ASA 的转移量也极少。

另一项研究中,3 位母亲接受了每次 0.5 g,每日 4 次的柳氮磺吡啶,结果,母体中柳氮磺吡啶和磺胺吡啶的平均血药浓度分别为 8.8 mg/L 和 19 mg/L,而乳汁中浓度分别为 2.7 mg/L 和 10 mg/L,乳汁中柳氮磺吡啶和磺胺吡啶的浓度约为母体浓度的 30%和 50%,但是婴儿并未发生不良反应[6]。

一位患者每日服用美沙拉嗪 3 次,每次 500 mg,其乳汁中的 5-ASA 的浓度为 0.11 mg/L,5-ASA 代谢物的浓度 12.4 mg/L,由此计算得到的 RID 约为 8.8%[7]。

在大多数接受护理的婴儿中几乎没有发现不良反应,但是,有一位 3 个月大的婴儿在喂养含有柳氮磺吡啶的母乳后出现了血性腹泻[8]。他的母亲接受了每日 3 g 的柳氮磺吡啶,期间,婴儿一直纯母乳喂养。当婴儿 2 个月大时第一次出现血性腹泻,且在 2 周后复发,并持续至 3 个月大,腹泻的频率约为每日 6 次。所有的检查结果都是正常的,只是婴儿的血液中查到了磺胺吡啶(5.3 mg/L)。当母亲停止该治疗后,婴儿的症状在 48~72 小时后得到缓解。

另有一个案例报道一位母亲每日经直肠给予 5 - ASA 两次，每次 500 mg，期间，她的婴儿发生多次腹泻[9]。由于婴儿腹泻，这位母亲间断治疗多次，每次开始治疗 8~12 小时后，婴儿便出现腹泻，停止治疗 8~12 小时后，婴儿腹泻症状缓解。停止母乳喂养后，婴儿未再发生腹泻。

$T_{1/2}$	8 h	M/P	0. 09~0. 17(5 - ASA)
T_{max}	3~5 h;3~12 h	PB	99% 柳氮磺吡啶;70% 磺胺吡啶
Oral	20%	Vd	0. 11 L/kg
MW	398	pKa	
RID	0. 26%~2. 73%		

成人注意事项：头痛、头晕、发热、恶心、呕吐、厌食、腹痛、水样腹泻、血性腹泻、白细胞减少、血小板减少、溶血性贫血、皮疹、瘙痒。

成人剂量：每次 1 g，一天 2~3 次。

儿童注意事项：发生超敏反应的报道有一例。多名婴儿发生便血和腹泻，另有儿科患者用药后出现血性腹泻的情况[10]。大多数研究表明通过母乳喂养发生不良反应是最少的。对于 G6PD 缺乏的婴儿需慎用[3]。

婴儿监测内容：呕吐、腹痛、血性腹泻。

替代药物：

参考文献：

[1] Pharmaceutical manufacturer prescribing information. 2014.

[2] Jarnerot G, Into-Malmberg MB. Sulphasalazine treatment during breast feeding. Scand J Gastroenterol, 1979, 14(7): 869 - 871.

[3] Esbjorner E, Jarnerot G, Wranne L. Sulphasalazine and sulphapyridine serum levels in children to mothers treated with sulphasalazine during pregnancy and lactation. Acta paediatrica Scandinavica, 1987, 76(1): 137 - 142.

[4] Berlin CM Jr, Yaffe SJ. Disposition of salicylazosulfapyridine (Azulfdine) and metabolites in human breast milk. Dev Pharmacol Ther, 1980, 1(1): 31 - 39.

[5] Klotz U, Harings-Kaim A. Negligible excretion of 5 - aminosalicylic acid in breast milk. Lancet, 1993, 342(8871): 618 - 619.

[6] Khan AK, Truelove SC. Placental and mammary transfer of sulphasalazine. Br Med J, 1979, 2(6204): 1553.

[7] Jenss H, Weber P, Hartmann F. 5 - Aminosalicylic acid and its metabolite in breast milk during lactation. The American journal of gastroenterology, 1990, 85(3): 331.

[8] Branski D, Kerem E, Gross-Kieselstein E, et al. Bloody diarrhea — a possible complication of sulfasalazine transferred through human breast milk. J Pediatr Gastroenterol Nutr, 1986, 5(2): 316 - 317.

[9] Nelis GF. Diarrhoea due to 5-aminosalicylic acid in breast milk. Lancet, 1989, 1(8634): 383.

[10] Werlin SL, Grand RJ. Bloody diarrhea-a new complication of sulfasalazine. J of Pediatrics, 1978: 450.

六甲蜜胺(ALTRETAMINE)

商品名：Hexalen
分　类：抗肿瘤药
LRC：L4-没有数据-有潜在危险

六甲蜜胺被代谢为细胞毒性产物后，可用于治疗卵巢癌、乳腺癌、子宫颈癌、胰腺癌和其他癌症。由于肝脏首过效应，尽管本药口服吸收良好，其口服生物利用度低。六甲蜜胺的应用受其毒性的限制。经口服给予放射性标记的六甲蜜胺后，放射性的尿液回收率在24小时为61%，在72小时为90%[1]。人体尿液中代谢物是六甲蜜胺的N-脱甲基化同系物，24小时后仅有<1%的未代谢形式。没有关于进入乳汁的数据，使用药物后至少72小时暂停哺乳。

$T_{1/2}$	4.7~10.5 h	**M/P**	
T_{max}	0.5~3 h	**PB**	94%
Oral		**Vd**	
MW	210.3	**pKa**	
RID			

成人注意事项：焦虑、运动障碍、混乱、癫痫发作、头晕、沮丧、手臂或腿部麻木、虚弱、恶心、呕吐。

成人剂量：每日260 mg/m^2，分4次用药。

儿童注意事项：

婴儿监测内容：用药后至少72小时内暂停母乳喂养。

替代药物：

参考文献：

[1] Pharmaceutical manufacturer prescribing information. 2005.

六氯酚(HEXACHLOROPHENE)

商品名：Dermalex, Phisohex, Sapoderm, Septi-Soft, Septisol
分　类：防腐剂
LRC：L4-没有数据-有潜在危险

六氯酚是一种抗菌剂,可有效抑制革兰阳性菌[1]。它通常用于外科手术的擦洗,有时用于擦拭产妇的阴道。由于它的亲脂性结构,可通过完整裸露的皮肤吸收,在成人和婴儿的血浆、脑、脂肪和其他组织中产生明显的药物浓度。目前认为它会导致动物与人类脑病变(脑白质海绵状变性)、失明、呼吸衰竭[2]。虽然没有研究报道该化合物在乳汁中的浓度,但它可能在一定程度上转运至乳汁中。目前已知该药会转运至啮齿动物的乳汁中。由于该药会通过婴儿的皮肤大量吸收且已证实有毒性,绝对不要给婴儿使用。

$T_{1/2}$		M/P	
T_{max}		PB	
Oral	吸收完全	Vd	
MW	407	pKa	8.79
RID			

成人注意事项: 癫痫发作、呼吸衰竭、低血压、脑损伤、过量使用会失明。

成人剂量:

儿童注意事项: 已报道的新生儿直接使用的注意事项有中枢神经系统损伤、癫痫发作、烦躁。尚未报道经母乳喂养的毒性。

婴儿监测内容: 哺乳期应避免。

替代药物:

参考文献:

[1] Pharmaceutical manufacturer prescribing information. 1996.
[2] Tyrala EE, Hillman LS, Hillman RE, et al. Clinical pharmacology of hexachlorophene in newborn infants. J Pediatr, 1977, 91(3): 481-486.

芦荟(ALOE VERA)

商品名:
分　类: 伤口护理药
LRC: L3-没有数据-可能适用

世界上有超过500种芦荟[1]。芦荟植物可生产两个重要的产品:一种是来自外皮的芦荟乳胶,另一种是来自内叶组织透明的芦荟凝胶[2]。芦荟凝胶通常用于化妆品、保健食品,局部用于治疗轻度烧伤和皮肤刺激。凝胶中含有矿物质、维生素、多糖、有机酸、酶和其他被认为缓解疼痛、减少炎症和瘙痒的成分。到目前为止,有关芦荟功效的证据仍有争议[3,4]。芦荟乳胶,一种源自芦荟外皮的黄色产品,具有强烈的通便泻下作用,并可能引起严重的胃绞痛。

芦荟乳胶不推荐用于怀孕或哺乳期母亲和儿童[2]。

哺乳期在短时间局部使用芦荟可能是合适的。

成人注意事项：严重的胃刺激，口服使用时具有强烈的泻下效果。

成人剂量：

儿童注意事项：目前没有经乳汁导致婴儿不良反应的报道。

婴儿监测内容：呕吐、腹泻。

替代药物：

参考文献：

[1] Review of Natural Products. Facts and Comparisons. 1997.

[2] Leung AY. Encyclopedia of Common Natural Ingredients used in Food, Drugs and Cosmetics. J Wiley and Sons, 1980.

[3] Fulton JE Jr. The stimulation of postdermabrasion wound healing with stabilized aloe vera gel-polyethylene oxide dressing. J Dermatol Surg Oncol, 1990, 16(5): 460-467.

[4] Schmidt JM, Greenspoon JS. Aloe vera dermal wound gel is associated with a delay in wound healing. Obstet Gynecol, 1991, 78(1): 115-117.

鲁比前列酮(LUBIPROSTONE)

商品名：Amitiza
分　类：胃肠道药物
LRC：L3-没有数据-可能适用

鲁比前列酮主要用于治疗慢性特发性便秘。它是一种局部的氯离子通道的激活剂，可增加含氯的肠道液体的分泌，且不会增加其他血清电解质的浓度。增加肠道液体的分泌会使肠道的蠕动增加，增加粪便的排泄[1]。目前尚无进入人乳的数据，但考虑到口服吸收几乎为零，成人的血浆药物水平无法检测，而鲁比前列酮的蛋白结合率为94%，通过乳汁进入母乳喂养的婴儿体内的量几乎为零。可监测婴儿的腹泻症状，但几乎不太可能发生。

$T_{1/2}$	0.9~1.4 h	M/P	
T_{max}	1.14 h	PB	94%
Oral		Vd	
MW	390.46	pKa	9.68
RID			

成人注意事项：头痛、恶心、腹泻。

成人剂量：每次24 μg，每日2次。

儿童注意事项：目前尚无可用数据。

婴儿监测内容：腹泻。

替代药物：

参考文献：

[1] Pharmaceutical manufacturer prescribing information. 2006.

鲁拉西酮(LURASIDONE)

商品名：Latuda

分　类：抗精神病药,非典型

LRC：L3 -没有数据-可能适用

盐酸鲁拉西酮是一种非典型的抗精神病药,用于治疗精神分裂症。鲁拉西酮治疗精神分裂症的有效性主要是由中枢多巴胺 2(D2)和 5 羟色胺 2 受体(5 - HT 2A)联合拮抗来介导的。鲁拉西酮存在于大鼠乳汁中,但目前尚无在人类中的研究。由于其蛋白结合率高,口服生物利用度低,鲁拉西酮进入乳汁中的量不大可能产生临床相关意义。除非有更多的人类数据,应谨慎使用本品。有一些研究充分的替代药物包括喹硫平、利培酮和阿立哌唑。

$T_{1/2}$	18 h	M/P	
T_{max}	1~3 h	PB	99%
Oral	9%~19%	Vd	88. 2 L/kg
MW	529. 14	pKa	
RID			

成人注意事项：困倦、头晕、失眠、焦虑、焦躁不安、直立性低血压、口干,消化不良、恶心、呕吐、腹痛、食欲不振、高血糖、甘油三酯升高、催乳素水平增加、肾功能异常、体重增加、锥体外系症状。

成人剂量：每日 40~80 mg。

儿童注意事项：目前无哺乳期用药数据。

婴儿监测内容：镇静或易怒、呼吸暂停、难醒喂养/喂养困难、锥体外系症状和体重增加。

替代药物：喹硫平、利培酮和阿立哌唑。

参考文献：

[1] Pharmaceutical manufacturing prescribing information. 2011.

罗格列酮(ROSIGLITAZONE)

商品名： Avandia
分　类： 降血糖药
LRC： L3 -没有数据-可能适用

罗格列酮是一种口服降糖药，主要作用是增加胰岛素的敏感性。实质是通过激活胰岛素受体，减少胰岛素抵抗来发挥作用。同时，也可以减少肝脏的糖异生，增加胰岛素依赖性的肌肉对糖的摄取。但是并不增加胰岛素的分泌或释放。尚无关于本品进入人乳的数据。服用罗格列酮 2 mg 后血浆 C_{max} 仅为 156 ng/ml[1]。

$T_{1/2}$	3~4 h	M/P	
T_{max}	1 h	PB	99.8%
Oral	99%	Vd	0.25 L/kg
MW	357	pKa	6.8
RID			

成人注意事项： 头痛、高血压、心力衰竭、水肿、心肌梗死、胆固醇升高、腹泻、肝功能异常、低血糖、贫血、体重增加。

成人剂量： 每日 2~8 mg。

儿童注意事项： 没有相关的研究。

婴儿监测内容： 低血糖症状：嗜睡、昏睡、面色苍白、出汗、震颤。

替代药物：

参考文献：

[1] Pharmaceutical manufacturer prescribing information. 2011.

罗米司亭(ROMIPLOSTIM)

商品名： Nplate
分　类： 升血小板药
LRC： L3 -没有数据-可能适用

罗米司亭是血小板生成素受体激动剂，通过和血小板生成素受体结合促进血小板生成增多[1]。用于治疗慢性特发性（免疫性）血小板减少性紫癜（ITP）。每周皮下注射 1 次，以维持血小板计数的正常水平。目前，没有报道罗米司亭转运到人乳的数据。但是，因为本品的分子量巨大(59 000)，难转运到母乳。由于本品口服吸收差，必须皮下注射。

$T_{1/2}$	1~34 d	M/P	
T_{max}	7~50 h	PB	
Oral	没有	Vd	
MW	59 000	pKa	
RID			

成人注意事项：头晕、失眠、消化不良、腹痛、肌痛、关节痛、四肢疼痛、骨髓网硬蛋白沉积、停药后血小板减少恶化和抗体形成。如果剂量不调整或使用过量，血小板计数高于正常值可能会使血栓形成的风险增加。

成人剂量：初始剂量 1 μg/kg，每周 1 次，然后按每周 1 μg/kg 逐步调整剂量，直到血小板计数达到目标值。

儿童注意事项：尚无患儿使用的资料。

婴儿监测内容：

替代药物：

参考文献：

[1] Pharmaceutical manufacturer prescribing information. 2011.

罗哌卡因(ROPIVACAINE)

商品名：Naropin
分　类：局部麻醉药
LRC：L2-有限数据-可能适用

罗哌卡因是一种新型局部麻醉药，广泛用于局部麻醉和硬膜外注射。与布匹卡因相比，很少引起低血压。

最近一项新的研究中，25 位剖宫产妇女使用 7.5~10 mg 0.5%罗哌卡因和 20 μg 芬太尼进行脊髓硬膜外麻醉，术后 24 小时给予患者自控硬膜外镇痛(PCEA)：0.15%罗哌卡因和 2 μg/ml 芬太尼，以 6 ml/h 为基础速度，必要时多加 4 ml 剂量(最多每 20 分钟 1 次)[1]。在这项研究中，所有妇女都选择母乳喂养。经硬膜外麻醉的罗哌卡因平均初始剂量为 8.6 mg。罗哌卡因在 18 h 和 24 h 平均累积剂量分别为 187.7 mg(波动范围，69~295.5 mg)和 248.3 mg(波动范围 131.3~378 mg)。在 18 h 和 24 h 母亲血浆中的平均浓度分别为 979 ng/ml 和 1 282 ng/ml。

18 h 和 24 h 母乳中的浓度分别为 246 ng/ml 和 301ng/ml。18 h 和 24 h 乳汁/血浆比值(M/P)分别为 0.25 和 0.23。通过这些累积剂量和母乳浓度可以估算出在 18 h 和 24 h 的相对婴儿剂量分别为 1.4%和 1.3%。

在 1 分钟和 5 分钟的 Apgar 评分中值都为 10(范围 8~10),在 24 小时的 NACS 评分中值为 39(范围 38~40)。然而,有一例新生儿出生后 2 小时出现呼吸窘迫,被转移到另一家医院,虽然原因没有报告,但作者评论说,没有将不良反应归因于母亲或新生儿使用药物。

$T_{1/2}$	4.2 h(硬膜外)	M/P	
T_{max}	43 min(硬膜外)	PB	94%
Oral		Vd	0.58 L/kg
MW	328	pKa	8.07
RID			

成人注意事项: 在硬膜外应用之后的不良反应包括:头痛、低血压、心动过缓或心动过速、颤抖、恶心、呕吐、尿潴留、背痛。

成人剂量: 根据情况而变化。

儿童注意事项: 目前没有经乳汁导致婴儿不良反应的报道。

婴儿监测内容: 此药通常用于产科,不太可能通过乳汁影响婴儿。

替代药物: 丁哌卡因。

参考文献:

[1] Matsota PK, Markantonis SL, Fousteri MZF, et al. Excretion of ropivacaine in breast milk during patientcontrolled epidural analgesia after caesarean delivery. Regional Anesthesia Pain Medicine, 2009, 34: 126-129.

罗匹尼罗(ROPINIROLE)

商品名: Requip

分　类: 抗帕金森病药

LRC: L4 -没有数据-有潜在危险

罗匹尼罗是一种非麦角类多巴胺受体激动剂。用于治疗帕金森病和下肢不宁综合征[1]。由于没有关于哺乳期母亲用药的研究,所以不建议使用本品。即使用于男性,罗匹尼罗也可以降低催乳素水平,因此,哺乳期使用可能会减少乳汁分泌。

$T_{1/2}$	6 h	M/P	
T_{max}	1~2 h	PB	40%
Oral	55%	Vd	7.5 L/kg
MW	297	pKa	
RID			

成人注意事项：头晕、白天嗜睡、晕厥、直立性低张力、口干、恶心、呕吐、便秘、厌食、肝功能异常、出汗。

成人剂量：每次 0. 25～1. 0 mg，每日 3 次。

儿童注意事项：尚无报道。

婴儿监测内容：可以减少母乳产量，不建议在哺乳期使用。

替代药物：

参考文献：

[1] Pharmaceutical manufacturer prescribing information. 2005.

罗替戈汀（ROTIGOTINE）

商品名：Neupro
分　类：抗帕金森病药
LRC：L4-没有数据-有潜在危险

罗替戈汀是一种用于治疗帕金森病的症状和体征的多巴胺受体激动剂。它被认为是刺激大脑中突触后多巴胺 D2 受体，从而提高在基底神经节运动区的多巴胺能神经传递[1]。没有本品转运至乳汁的数据。药物生产商报道，罗替戈汀通过刺激多巴胺分泌，导致垂体减少分泌催乳素。这种药物有可能会显著降低催乳素的释放，从而降低泌乳量。因此，如果哺乳期母亲使用这种药物，应该监测乳汁分泌量。

$T_{1/2}$	5～7 h	M/P	
T_{max}	15～18 h	PB	90%
Oral		Vd	84 L/kg
MW	315. 48	pKa	
RID			

成人注意事项：嗜睡、头晕、头痛、恶心、呕吐、用药部位反应。

成人剂量：每日 1～2 mg。

儿童注意事项：没有相关的数据。

婴儿监测内容：可以导致乳汁分泌减少，哺乳期母亲不推荐使用。

替代药物：

参考文献：

[1] Pharmaceutical manufacturer prescribing information. 2004.

螺内酯(SPIRONOLACTONE)

商品名: Aldactone, Spiractin
分　类: 利尿药
LRC: L2-有限数据-可能适用

螺内酯是一种醛固酮受体拮抗剂,常用于各种水肿的利尿以及高血压、低钾血症、原发性醛固酮增多症的治疗。螺内酯代谢为坎利酮,后者可分泌进入乳汁中。一位哺乳期母亲使用25 mg螺内酯后2小时测得血浆和乳汁药物浓度分别为144 μg/L和104 μg/L[1]。在14.5小时,血浆和乳汁的药物浓度分别为92 μg/L和47 μg/L。M/P比值在14.5小时为0.51,2小时为0.72。基于这些值计算出的相对婴儿剂量为2%~4%。婴儿通过乳汁的摄入量可能很低,没有临床意义。

$T_{1/2}$	10~35 h	M/P	0.51~0.72
T_{max}	3~4 h	PB	>90%
Oral	70%	Vd	
MW	417	pKa	
RID	2%~4.3%		

成人注意事项: 头痛、头昏、恶心、呕吐、腹泻、肝肾功能异常、高钾血症、月经不规律、男性乳房发育和皮疹。

成人剂量: 每次50~100 mg,每日1次。

儿童注意事项: 目前没有经乳汁引起婴儿不良反应的报道。

婴儿监测内容: 脱水、嗜睡,监测母乳分泌量。

替代药物:

参考文献:

[1] Phelps DL, Karim Z. Spironolactone: relationship between concentrations of dethioacetylated metabolite in human serum and milk. J Pharm Sci, 1977, 66(8): 1203.

洛伐他汀(LOVASTATIN)

商品名: Mevacor
分　类: 降血脂药
LRC: L3-没有数据-可能适用

洛伐他汀是一种能有效抑制胆固醇肝内合成的药物。主要用于治疗高胆固醇血症。未公开发表的数据表明本品可少量分泌进入母乳中[1]。对婴儿的影响不明,但他汀类可减少胆固醇的合成。胆固醇和胆固醇生物合成的其他产物是新生儿发育的基本成分,因此,尚不清楚对于母乳喂养而又需要高浓度胆固醇的婴儿使用本品是否安全。在获得更多数据前建议谨慎使用本品。

$T_{1/2}$	3 h	M/P	
T_{max}	2~4 h	PB	95%
Oral	5%~30%	Vd	
MW	405	pKa	
RID			

成人注意事项: 头痛、腹痛、消化不良、腹泻、胃肠胀气、便秘、肝功能异常、虚弱、肌痛。

成人剂量: 每日 20~80 mg。

儿童注意事项: 没有经乳汁导致婴儿不良反应的报道,但不推荐使用。

婴儿监测内容: 体重增加、发育。

替代药物:

参考文献:

[1] Pharmaceutical manufacturer prescribing information. 1999.

洛美沙星(LOMEFLOXACIN)

商品名: Maxaquin, Okacin
分　类: 抗菌药物,喹诺酮类
LRC: L3 -没有数据-可能适用

洛美沙星是氟喹诺酮类抗菌药物[1]。据报道,洛美沙星可以进入哺乳期动物的乳汁中,然而目前尚无人类的数据。目前有其他喹诺酮类哺乳期使用的数据(如环丙沙星、氧氟沙星)。由于喹诺酮类在儿童和哺乳期患者中使用的有限数据,因而如果有替代方案存在时不建议其在哺乳期使用[1]。

$T_{1/2}$	8 h	M/P	
T_{max}	0.7~2 h	PB	20.6%
Oral	92%	Vd	2 L/kg
MW	351	pKa	6.75
RID			

成人注意事项： 肠胃不适、腹泻、结肠炎、头痛、光毒性。

成人剂量： 每日 400 mg。

儿童注意事项： 没有经乳汁导致婴儿不良反应的报道。

婴儿监测内容： 恶心、腹泻、胃肠道菌群改变和皮疹。

替代药物： 诺氟沙星、氧氟沙星、曲伐沙星。

参考文献：

[1] Pharmaceutical manufacturer prescribing information. 1996.

洛哌丁胺(LOPERAMIDE)

商品名： Imodium
分　类： 止泻药
LRC： L2 -有限数据-很可能适用

洛哌丁胺是一种止泻药。由于口服吸收较少(0.3%)，因此进入乳汁中的量也非常小。6 位产后早期的母亲，每日 2 次，每次口服 4 mg 本品，服药 12 h 后乳汁中的平均药物浓度为 0.18 μg/L，第二次口服后 6 h 浓度为 0.27 μg/L[1]。假设一名母乳喂养的婴儿每日摄入 165 mg/kg 的乳汁，那么药物的摄入量仍小于每日推荐剂量的 2 000 倍。这一剂量(相对婴儿剂量是 0.03%)不大可能使母乳喂养的婴儿产生临床不良反应。

$T_{1/2}$	10.8 h	M/P	0.5~0.36
T_{max}	4~5 h	PB	
Oral	0.3%	Vd	
MW	477	pKa	8.6
RID	0.03%		

成人注意事项： 疲劳、头晕、口干、恶心、腹痛、便秘、高血糖。

成人剂量： 腹泻刚开始时给予 4 mg，此后每次腹泻给予 2 mg(最大 16 mg/d)。

儿童注意事项： 在一名 4 岁的儿童中有谵妄的报道。

婴儿监测内容： 困倦、口干、恶心、便秘。

替代药物：

参考文献：

[1] Nikodem VC, Hofmeyr GJ. Secretion of the antidiarrhoeal agent loperamide oxide in breast milk. Eur J Clin Pharmacol, 1992, 42(6): 695-696.

洛匹那韦+利托那韦(LOPINAVIR+RITONAVIR)

商品名： Kaletra
分　类： 抗病毒药
LRC： L5 -有限数据-母亲存在 HIV 感染时有危险

洛匹那韦+利托那韦是一种与其他抗病毒药联合用于治疗 HIV 感染的组合药物[1]。洛匹那韦：一项评价母亲使用抗病毒药物预防 HIV 传染给婴儿的研究同样也报道了洛匹那韦在乳汁中的浓度(n=23)[2]。这项研究测定了在生产和产后 1 月、3 月和 6 月时母亲的血浆和乳汁中的药物浓度。同时也测定了婴儿在出生后的 1 月、3 月和 6 月的血浆药物浓度。洛匹那韦在母亲的血浆、乳汁以及婴儿中的平均药物浓度分别为 5 392 ng/ml (2 330 ~ 10 084 ng/ml)、1 834 ng/ml (557 ~ 3 950 ng/ml) 和 105 ng/ml (12 ~ 518 ng/ml)。乳汁/血浆浓度比为 0.38。根据母亲每日 2 次,每次 400 mg 的服药剂量以及平均乳汁药物浓度计算出的婴儿的 RID 为 2.4%。这项研究同时也报道了其他婴儿的不良事件(如肺炎、腹泻、肝功能异常、中性粒细胞减少、血小板减少),但是无法根据药物的浓度确定是哪种药物导致的不良反应,请参见不良事件的具体研究。

2013 年发表的一篇论文,对在妊娠和哺乳期间服用抗病毒药物的女性进行了随访,并研究了母亲产后 30 天的乳汁样本[3]。共获得了 14 份乳汁样本,洛匹那韦的平均乳汁浓度为 0.06 μg/ml。此外,平均的乳汁/血浆比值为 0.007。

在 2014 年发表了一项研究,该研究检测了乳汁中 HIV 的 RNA 含量以及母亲在乳汁中药物的药代动力学来阻断 HIV 传递给哺乳期的婴儿[4]。在该项研究中有 30 位女性从产后开始每日服用 2 次双肽芝片(齐多夫定 300 mg+拉米夫定 150 mg/片)和 2 次 Aluvia 片(洛匹那韦 200 mg+利托那韦 50 mg)直到停止哺乳或 28 周。对于在产后 6 周,12 周或 24 周入组的女性采集了服药前和服药 2 h、4 h、6 h 的样本。洛匹那韦在母亲血浆、乳汁和婴儿中的平均药物浓度分别为 7 790 ng/ml (4 510 ~ 10 130 ng/ml), 1 430 ng/ml (750 ~ 2 070 ng/ml)和未检测到。乳汁/血浆比值为 0.194。使用母亲每日 2 次,每次 400 mg 的用药剂量和平均乳汁浓度计算出的 RID 值为 1.88%。

利托那韦：一项研究评价了母亲在哺乳期使用抗病毒药预防 HIV 传染给婴儿的安全性,并报道了利托那韦在乳汁中的浓度水平(n=23)[2]。这项研究测定了在生产和产后 1 月、3 月和 6 月时母亲的血浆和乳汁中的药物浓度。同时也测定了婴儿在出生后的 1 月、3 月和 6 月的血浆药物浓度。利托那韦在母亲的血浆、乳汁以及婴儿中的平均药物浓度分别为 422 ng/ml（160～982 ng/ml）、79 ng/ml（31～193 ng/ml）和 7 ng/ml（0～138 ng/ml），乳汁/血浆比值为 0.2。根据母亲每日 2 次，每次 100 mg 的剂量和平均乳汁药物浓度计算出的相对婴儿剂量为 0.42%。这项研究同时也报道了其他婴儿不良事件（如肺炎、腹泻、肝功能异常、中性粒细胞减少、血小板减少），但根据药物的浓度水平无法确定是哪种药物导致的这些不良反应，请参见不良事件的具体研究。

在 2014 年发表了一项研究，该研究检测了乳汁中 HIV 的 RNA 含量以及母亲在乳汁中药物的药代动力学来防止 HIV 传染给哺乳期的婴儿[4]。在该项研究中有 30 位女性从产后开始每日服用 2 次双肽芝片（齐多夫定 300 mg+拉米夫定 150 mg/片）和 2 次 Aluvia 片（洛匹那韦 200 mg+利托那韦 50 mg）直到停止哺乳或 28 周。对于在产后 6 周，12 周或 24 周入组的女性采集了服药前和服药 2 h、4 h、6 h 的样本。利托那韦在母体的血浆、乳汁和婴儿中的平均药物浓度分别为 364 ng/ml（280～489 ng/ml），79 ng/ml（47～112 ng/ml）和无法检测到。乳汁/血浆比值为 0.195，使用母亲每日 2 次，每次 100 mg 的用药剂量和平均乳汁浓度计算出的 RID 值为 0.42%。

注意：洛匹那韦+利托那韦被划分为 L5 级是基于母亲感染 HIV 后母乳喂养对婴儿的影响，而不是基于乳汁中药物对母乳喂养婴儿的影响。疾病预防控制中心建议感染 HIV 的母亲产后不要进行母乳喂养，以避免 HIV 经乳汁传染婴儿[5]。

$T_{1/2}$	3～5 h	M/P	
T_{max}	洛匹那韦/利托那韦：2～6 h/2～4 h	PB	98%～99%
Oral	洛匹那韦/利托那韦：低/80%	Vd	洛匹那韦/利托那韦：0.92 ～ 1.86/0.16 ～ 0.56 L/kg
MW	洛匹那韦/利托那韦：629/721	pKa	洛匹那韦/利托那韦：13.39/13.68
RID	洛匹那韦：0.08%～0.24%；利托那韦：0.42%		

成人注意事项：头痛、疲劳、失眠、焦虑、恶心、腹痛、腹泻、肝功能异常，胆固醇和甘油三酯升高、血糖升高、中性粒细胞减少、血小板减少、皮疹。

成人剂量：洛匹那韦/利托那韦：400/100 mg，每日 2 次。

儿童注意事项：目前尚不清楚母乳喂养的婴儿是否出现不良事件。

婴儿监测内容：不建议感染 HIV 的母亲进行母乳喂养。

替代药物：

参考文献：

[1] Pharmaceutical manufacturer prescribing information. 2010.

[2] Palombi L, Pirillo MF, Andreotti M, et al. Antiretroviral prophylaxis for breastfeeding transmission in Malawi：drug concentrations, virological efficacy and safety. Antiviral Therapy, 2012, 17：1511－1519.

[3] Shapiro RL, Rossi S, Ogwu A, et al. Therapeutic levels of lopinavir in late pregnancy and abacavir passage into breast milk in the Mma Bana Study, Botswana. Antiviral therapy, 2013, 18(4)：585－590.

[4] Corbett AH, Kayira D, White NR, et al. Antiretroviral pharmacokinetics in mothers and breastfeeding infants from 6 to 24 weeks postpartum：results of the BAN study. Antiviral Therapy, 2014, 19(6)：587－595.

[5] World Health Organization. Global Programme on AIDS. Consensus statement from the WHO/UNICEF consultation on HIV transmission and breast-feeding. Geneva：WHO, 1992.

洛沙平(LOXAPINE)

商品名： Loxapac, Loxitane
分　类： 抗精神病药，典型
LRC： L4－没有数据－有潜在危险

洛沙平是一种与氯氮平相似的典型的抗精神病药，药理作用与吩噻嗪和氟哌丁醇类药物相似[1]。本品没有抗抑郁效应，可能会降低惊厥阈值。已发现本品可泌入动物的乳汁中，但尚未获得进入人乳的相关资料。本品是一种强效的镇静药，可对母乳喂养的婴儿产生显著后果，需要特别谨慎使用。有很多研究充分的替代药物可选择，如奥氮平、利培酮和阿立哌唑。

$T_{1/2}$	19 h	M/P	
T_{max}	1~2 h	PB	
Oral	33%	Vd	
MW	328	pKa	6.6
RID			

成人注意事项： 困倦、震颤、僵硬、锥体外系症状。

成人剂量： 10~50 mg，每日 2~4 次。

儿童注意事项： 尚无报道，但建议特别谨慎使用。

婴儿监测内容： 镇静或易怒、呼吸暂停、难醒喂养/喂养困难、便秘、体重增加和锥体外系症状。

替代药物：奥氮平、利培酮、阿立哌唑。

参考文献：

[1] McEvoy GE. AFHS Drug Information. New York：NY，2003.

氯胺酮（KETAMINE）

商品名：Anesject，Brevinaze，Calypsol，Ketalar，Ketamax，Ketanest
分　类：麻醉药
LRC：L3 -没有数据-可能适用

氯胺酮是具有镇痛和麻醉效果且起效迅速的全身麻醉药。该药具有稳定的药代动力学性质，且术后较少遗留镇静作用，故应用越来越广泛[1,2]。

一个有趣的并发症是致幻作用，通常称为分离麻醉/分离作用或应急反应。通常情况下，与苯二氮䓬类药物合用可抑制这种情况，因此氯胺酮常与咪达唑仑联合用药。应急反应的发生与年龄显著相关，成年人发生更频繁（30%～50%），儿童发生率较少（5%～15%）[1]。

氯胺酮的主要优点是镇痛作用强而呼吸抑制作用小。没有关于氯胺酮转运到母乳中的数据。它的半衰期为 2.5 小时，但重新从血浆分配（至肌肉和组织）的时间是短暂的（10～15 分钟），因此在母乳中的水平可能会很低[3]。

$T_{1/2}$	2.5 h	M/P	
T_{max}	1 min（IV）	PB	47%
Oral	20%～30%	Vd	2.4 L/kg
MW	274	pKa	7.5
RID			

成人注意事项：镇静、幻觉、复视、眼球震颤、高血压和心动过速或低血压和心动过缓、心律失常、呼吸频率增加或呼吸抑制、恶心、呕吐、肌张力增加。

成人剂量：1～2 mg/kg，静脉注射。

儿童注意事项：目前没有经乳汁导致婴儿不良反应的报道。血浆中的药物快速再分配可能会降低在乳汁中的水平。

婴儿监测内容：观察镇静、烦躁、拒食等表现。

替代药物：丙泊酚，芬太尼。

参考文献：

[1] Bergman SA. Ketamine：review of its pharmacology and its use in pediatric

anesthesia. AnesthProg, 1999, 46(1): 10－20.
[2] White M, de GP, Renshof B, et al. Pharmacokinetics of S(+) ketamine derived from target controlled infusion. Br J Anaesth, 2006, 96(3): 330－334.
[3] Pharmaceutical manufacturer prescribing information. 2012.

氯巴扎姆(CLOBAZAM)

商品名: Frisium
分　类: 镇静催眠药
LRC: L3-没有数据-可能适用

氯巴扎姆是典型的苯二氮䓬类药物,主要用于癫痫的辅助治疗[1]。已知氯巴扎姆转运至母乳中的剂量极低。乳汁/血浆比是0.13~0.36[2],基于此,母乳喂养期间短期使用该药物,对婴幼儿不会产生不良反应[3]。然而,其可以耐受的中位半衰期只有3.5个月,所以不适用于需要长期治疗的癫痫患者。该药在年轻人体内的半衰期较长,前体药的平均半衰期为17~31小时,活性代谢物去甲氯巴扎姆(desmethylclobazam)的平均半衰期为11~77小时。与地西泮一样,随着母乳喂养时间的延长,婴儿体内的药物浓度越高。

因此,哺乳期间可以短期使用该药物,但应避免长期使用。

$T_{1/2}$	17~31 h	M/P	0.13~0.36
T_{max}	1~2 h	PB	90%
Oral	87%	Vd	0.87~1.8 L/kg
MW	301	pKa	9
RID			

成人注意事项: 镇静、嗜睡、混乱、衰弱。

成人剂量: 每日20~30 mg。

儿童注意事项: 目前没有经乳汁导致婴儿不良反应的报道。

婴儿监测内容: 镇静、呼吸频率减慢、难醒喂养/喂养困难、体重增加缓慢。

替代药物: 劳拉西泮、氯硝西泮。

参考文献:

[1] Pharmaceutical manufacturer prescribing information. 2010.
[2] Hajdu P, Wernicke OA. Untersuchung zur Uberprufung des Ubertritts von Frisium in die Muttermilch (Internal Report). Hoechst, 1978.
[3] Anon. Breastfeeding and Maternal Medication. Geneva, Switzerland: World Health Organization, 1995.

氯贝胆碱(BETHANECHOL)

商品名：Duvoid，Myotonine，Urabeth，Urecholine，Urocarb
分　类：肾脏-泌尿系统用药
LRC：L4 -没有数据-有潜在危险

氯贝胆碱是一类用于治疗尿潴留的拟胆碱能药。虽然胃肠道吸收不良，但没有其进入乳汁的相关报道。然而，本药可导致婴儿腹部痉挛、绞痛、恶心、腹泻、流涎、支气管收缩。有几例哺乳期母亲用药后其母乳喂养的婴儿出现不适的报道[1]。需谨慎使用该药。

$T_{1/2}$	1~2 h	M/P	
T_{max}	60~90 min（口服）	PB	
Oral	吸收少	Vd	
MW	197	pKa	
RID			

成人注意事项：头痛、流涎、低血压、心脏传导阻滞、呼吸困难、恶心、痉挛、腹泻、尿急。哮喘、心动过缓、低血压、癫痫等患者禁用。

成人剂量：每次 10~50 mg，每日 2~4 次。

儿童注意事项：胃肠道不适、不舒服、腹泻。

婴儿监测内容：腹绞痛、腹泻。

替代药物：

参考文献：

[1] Shore MF. Drugs can be dangerous during pregnancy and lactation. Can Pharmaceut J，1970，103：358.

氯倍他索(CLOBETASOL)

商品名：Clobevate，Clobex，Cormax，Dermovate，Olux，Olux-E，Temovate，Temovate E
分　类：糖皮质激素
LRC：L3 -没有数据-可能适用

丙酸氯倍他索是一种高效的局部使用的皮质类固醇药物，用于短期缓解中度至重度皮质类固醇激素反应性皮肤病（包括牛皮癣）的炎症反应[1]。因为这是一种高效能的类固醇，婴儿口服吸收后可能有危险。据报道，全身用皮质类固醇治疗时药物可以转运至乳汁。当婴儿通过乳汁暴露于皮质类固醇时,存在抑制生长的风险,高剂量口服或静脉使用皮质类固醇时这种风险最大[2]。不要在哺乳期母亲的乳头或乳晕上使用,避免在皮肤表面大面积使用。

$T_{1/2}$		M/P	
T_{max}	2 个月	PB	
Oral		Vd	
MW	467	pKa	13. 6
RID			

成人注意事项: 肾上腺抑制、使用部位灼烧感、开裂、干燥、刺激性、糖尿病。

成人剂量: 每日 2 次。

儿童注意事项: 不建议 12 岁以下儿童使用。不要在哺乳期母亲的乳头或乳晕上使用。

婴儿监测内容: 喂养、生长、体重增加。

替代药物: 氢化可的松、莫米松。

参考文献:

[1] Pharmaceutical manufacturer prescribing information. 2002.

[2] Product Information. Temovate (R), clobetasol. Glaxo Dermatology Products. Research Tri-angle Park, NC, 1998a.

氯苯那敏(CHLORPHENIRAMINE)

商品名: Aller-Chlor, C. P. M. , Chlor-Phen, Chlor-Trimeton Allergy, Teldrin HBP

分　类: 抗组胺药

LRC: L3 -没有数据-可能适用

氯苯那敏是常用的抗组胺药。尽管缺乏其转运至乳汁的数据资料,但没有引起不良反应的报道[1]。

$T_{1/2}$	12~43 h	M/P	
T_{max}	2~6 h	PB	70%
Oral	25%~45%	Vd	5. 9 L/kg
MW	275	pKa	9. 2
RID			

成人注意事项: 头痛、镇静、头晕、口干、尿潴留。

成人剂量： 每次 4 mg，4~6 小时 1 次。

儿童注意事项： 没有相关报道。

婴儿监测内容： 镇静、喂养不良。

替代药物： 西替利嗪、氯雷他定。

参考文献：

[1] Paton DM, Webster DR. Clinical pharmacokinetics of H1 – receptor antagonists (the antihistamines). Clin Pharmacokinet, 1985, 10(6): 477 – 497.

氯吡格雷(CLOPIDOGREL)

商品名： Plavix
分　类： 抗血小板药
LRC： L3 -有限数据-可能适用

氯吡格雷能选择性地抑制血小板腺苷二磷酸(ADP)诱导的血小板聚集，常用于防止患者在危险时刻发生缺血性事件(如心血管疾病、脑卒中和心肌梗死)。

目前尚不明确本品是否可以转运至人乳中，但可以转运入啮齿动物的乳汁中[1]。尽管血浆半衰期相对较短(6~8 小时)，但是与血小板受体共价结合的代谢产物(硫醇衍生物)的半衰期是 11 天。因为本品能不可逆地抑制血小板聚集，所以乳汁中存在的药物可长时间地抑制血小板功能。然而，氯吡格雷的硫醇衍生物的半衰期为 0.5~0.7 小时。因此，患者可以在停用氯吡格雷后的 24 小时内恢复哺乳。

$T_{1/2}$	8 h	M/P	
T_{max}	1 h	PB	98%
Oral	50%	Vd	
MW	420	pKa	5.3
RID			

成人注意事项： 禁用于有出血现象的个体。

成人剂量： 每日 75 mg。

儿童注意事项： 目前没有经乳汁导致婴儿不良反应的报道。

婴儿监测内容： 皮肤罕见瘀斑、尿液、呕吐物或粪便带血。

替代药物：

参考文献：

[1] Pharmaceutical manufacturer prescribing information. 2010.

氯丙嗪(CHLORPROMAZINE)

商品名：Chloractil，Chlorpromanyl，Largactil，Ormazine，Thorazine
分　类：抗精神病药，典型
LRC：L3 -有限数据-可能适用

氯丙嗪是强效的中枢神经系统镇静药，可少量转运至乳汁。口服本品 1 200 mg 后，分别在 60 分钟、120 分钟和 180 分钟取乳汁样本[1]，经测定，乳汁药物浓度在 120 分钟时最高(0. 29 mg/L)，乳汁/血浆比小于 0. 5。Ayd 报道，16 名女性在妊娠期间和哺乳期服用本品，不良反应很小，婴儿发育正常[2]。另一组 4 名哺乳期母亲使用氯丙嗪(具体剂量未知)后，乳汁中药物浓度为 7~98 μg/L[3]，血浆药物浓度为 16~52 μg/L。仅有 1 名婴儿(摄入本品 92 μg/L)出现嗜睡和昏睡。

氯丙嗪半衰期长，有明显的镇静作用。哺乳期母亲长期使用可能对婴儿有风险。有报道吩噻嗪类药物可增加呼吸暂停和婴儿猝死综合征(SIDS)的风险，尽可能避免使用。

$T_{1/2}$	30 h	M/P	<0. 5
T_{max}	1 h	PB	95%
Oral	20%	Vd	10~35 L/kg
MW	319	pKa	9. 3
RID	0. 3%		

成人注意事项：镇静、头晕、嗜睡、癫痫发作、呼吸暂停、低血压、口干、便秘、尿潴留、男性乳房发育、锥体外系症状、白细胞减少、血小板减少。

成人剂量：每日 200 mg。

儿童注意事项：1 例报道出现嗜睡和昏睡。

婴儿监测内容：镇静或易激惹、呼吸暂停、难醒喂养/喂养困难、口干、便秘、体重增加、锥体外系症状。

替代药物：

参考文献：

[1] Blacker KH，Weinstein BJ. Mothers milk and chlorpromazine. Am J Psychol，1962，114：178 - 179.

[2] Ayd FJ. Excretion of psychotropic drugs in breast milk//International Drug Therapy Newsletter. Ayd Medical Communications 8 [November-December]，1973.

[3] Wiles DH，Orr MW，Kolakowska T. Chlorpromazine levels in plasma and milk of

nursing mothers. Br J Clin Pharmacol, 1978, 5(3): 272 - 273.

氯氮平(CLOZAPINE)

商品名: Clozaril
分　类: 抗精神病药,非典型
LRC: L3 -有限数据-可能适用

氯氮平是一种与噻嗪类相似的非典型的抗精神病药和镇静药。据研究,1名产妇分娩时服用本品 50 mg/d,产妇及胎儿血浆中的药物浓度分别为 14.1 μg/L 和 27 μg/L[1]。产后 24 小时,产妇血浆药物浓度为 14.7 μg/L,乳汁中的药物浓度为 63.5 μg/L。在分娩第 7 天,产妇服用本品 100 mg/d,血药浓度及乳汁中的药物浓度分别为 41.1 μg/L 和 115.6 μg/L。从上述数据看,显然氯氮平主要聚集在乳汁中。每日服用 50 mg 时,乳汁/血浆比为 4.3;每日服用 100 mg 时,乳汁/血浆比为 2.8。分娩后第 1 天和第 7 天的差异提示氯氮平进入成熟乳汁中的量较少。

$T_{1/2}$	8～12 h	M/P	2.8～4.3
T_{max}	2.5 h	PB	95%
Oral	90%	Vd	5 L/kg
MW	327	pKa	7.6
RID	1.33%～1.4%		

成人注意事项: 嗜睡、头晕/眩晕、流涎、便秘、心动过速、恶心、胃肠不适、锥体外系症状、迟发型运动障碍、粒细胞缺乏症。

成人剂量: 每日 300～600 mg。

儿童注意事项: 未见报道,但使用需谨慎。

婴儿监测内容: 镇静或烦躁不安、呼吸暂停、难醒喂养/喂养困难、锥体外系症状、体重增加。

替代药物:

参考文献:

[1] Barnas C, Bergant A, Hummer M, et al. Clozapine concentrations in maternal and fetal plasma, amniotic fluid, and breast milk. Am J Psychiatry, 1994, 151(6): 945.

氯氮䓬(CHLORDIAZEPOXIDE)

商品名：Libritabs, Librium, Medilium, Solium
分　类：抗焦虑药
LRC：L3 -没有数据-可能适用

氯氮䓬是较老的苯二氮䓬类药物,可转运至乳汁,但具体数据未见报道[1]。氯氮䓬代谢生成多种活性产物,包括去甲基安定(长效)。基于本品较长的半衰期和其活性代谢产物,哺乳期优先选择其他苯二氮䓬类药物(例如:劳拉西泮)。

$T_{1/2}$	6. 6~28 h	M/P	
T_{max}	0. 5~2 h	PB	96%
Oral	完全	Vd	3. 3 L/kg
MW	336. 22	pKa	4. 8
RID			

成人注意事项：镇静、头晕、意识错乱、神经质、视力减退、晕厥、共济失调。

成人剂量：根据适应证不同,每次 5~25 mg,每 6~8 小时 1 次。

儿童注意事项：目前没有经乳汁导致婴儿不良反应的报道。

婴儿监测内容：镇静、呼吸减慢、难醒喂养/喂养困难、体重增加。

替代药物：劳拉西泮。

参考文献：

[1] Pharmaceutical manufacturer prescribing information. 2010.

氯法齐明(CLOFAZIMINE)

商品名：Lamprene
分　类：抗麻风药
LRC：L3 -有限数据-可能适用

氯法齐明对麻风分枝杆菌具有缓慢的杀菌作用。8 名哺乳期麻风病患者给予氯法齐明(50 mg/d 或 100 mg 隔日)治疗 1~18 个月,于用药 4~6 小时后抽血[1]。平均血浆药物浓度和乳汁浓度分别为 0. 9 mg/L 和 1. 33 mg/L(0. 8~1. 7 mg/L)。乳汁/血浆比为 1~1. 7,平均值为 1. 48。有报道母乳喂养的婴儿出现红色色素沉着[2,3]。

$T_{1/2}$	70 d	M/P	1～1.7
T_{max}	4～12 h	PB	
Oral	45%～70%	Vd	广泛分布
MW	473	pKa	8.37
RID	14%～28.2%		

成人注意事项：皮肤和眼睛出现可逆的红棕色变色、恶心、呕吐、腹部痉挛和疼痛、脾梗死、在多种器官和组织中出现氯法齐明结晶沉积物。

成人剂量：每日 100～200 mg。

儿童注意事项：可能会出现乳汁和婴儿泛红。

婴儿监测内容：呕吐、皮肤色素沉着。

替代药物：

参考文献：

[1] Venkatesan K, Mathur A, Girdhar A, et al. Excretion of clofazimine in human milk in leprosy patients. Lepr Rev, 1997, 68(3): 242－246.

[2] Farb H, West DP, Pedvis-Leftick A. Clofazimine in pregnancy complicated by leprosy. Obstet Gynecol, 1982, 59(1): 122－123.

[3] Freerksen E, Seydel JK. Critical comments on the treatment of leprosy and other mycobacterial infections with clofazimine. Arzneimittelforschung, 1992, 42(10): 1243－1245.

氯磺丙脲(CHLORPROPAMIDE)

商品名：Dibecon, Diabinese, Meldian
分　类：降血糖药，磺酰脲类
LRC：L3－没有数据－可能适用

氯磺丙脲可刺激胰岛素分泌。服用本品 500 mg，5 小时后乳汁药物浓度约为 5 mg/L[1]。药品生产厂家的这份报告没有提供具体细节，可能导致婴儿低血糖，但具体影响未知，也未报道。

$T_{1/2}$	33 h	M/P	
T_{max}	3～6 h	PB	96%
Oral	完全	Vd	0.1～0.3 L/kg
MW	277	pKa	4.8
RID	10.5%		

成人注意事项：头痛、头晕、呕吐、腹泻、食欲不振、肝功能异常、低血糖。

成人剂量：每日 250~500 mg。

儿童注意事项：目前没有经乳汁导致婴儿不良反应的报道。

婴儿监测内容：腹泻、体重增加、低血糖-嗜睡症状、倦怠、苍白、出汗、震颤。

替代药物：二甲双胍。

参考文献：

[1] Pharmaceutical manufacturer prescribing information. 2010.

氯己定(CHLORHEXIDINE)

商品名：Hibiclens, Peridex, Periogard
分　类：抗菌药物,其他
LRC：L4 -有限数据-有潜在危险

氯己定是一个局部使用的抗菌药物,有多种剂型,用于表面清洁剂、口服锭剂和漱口水[1]。以 0.12%的葡萄糖氯己定口服冲洗剂来研究其药代动力学,冲洗后大约 30%的活性成分会残留在口腔中。残留在口腔中的药物缓慢释放进唾液被吞咽。在人类和动物试验中均观察到葡萄糖氯己定经胃肠道吸收非常少。

在一项入组 200 名哺乳期母亲的研究中,乳房予以喷雾剂,其中 100 名使用的喷雾剂为水,另 100 名的喷雾剂含有 0.2%的乙醇氯己定。乙醇氯己定喷雾剂组哺乳依从性更好,不良事件发生率更低。没有药物相关的不良反应发生[2]。在另一项报道中,1 名哺乳期母亲在婴儿出生 12 小时后开始她的第 3 次哺乳,并在乳房上使用氯己定喷雾(430 μg/喷)以预防乳腺炎。48 小时后,婴儿发生了心动过缓。接下来的 2 天仍有心动过缓发作,需要给予阿托品以加快心率。心电图确认为窦性心动过缓。停用氯己定喷雾后,心动过缓程度减轻且频率减少。到第 6 天,心动过缓症状消失。每一喷氯己定含量是 430 μg,婴儿 24 小时可能摄入药量为 2.5 mg[3]。

两项研究结论的不同可能是因为婴儿体内有效的氯己定的含量不同。氯己定不应被用于哺乳期母亲的乳头,可局部用于皮肤(除乳头以外)或用于口腔。

$T_{1/2}$		M/P	
T_{max}		PB	87%
Oral	极少	Vd	
MW	505	pKa	10.8
RID			

成人注意事项：牙齿（包括义齿）染色、味觉减退、血小板增多、舌头染色。防止药物进入眼睛。

成人剂量：取 15 ml 本品含漱 30 秒后吐出，不要吞咽。

儿童注意事项：1 例母乳喂养的婴儿因母亲在乳头使用氯己定后出现心动过缓。

婴儿监测内容：心率减慢、舌头染色。

替代药物：

参考文献：

[1] Lacy C. Drug information handbook. Lexi-Comp Inc. Cleveland OH, 1996.

[2] Herd B, Feeney JG. Two aerosol sprays in nipple trauma. Practicioner, 1986, 230：31－38.

[3] Quinn MW, Bini RM. Bradycardia associated with chlorhexidine spray. Arch Dis Child, 1989, 64(6)：892－893.

氯菊酯（PERMETHRIN）

商品名：Acticin, Elimite, Nix Creme Rinse, Pronto

分　类：杀虫药

LRC：L2－有限数据 可能适用

氯菊酯是一种具有天然除虫菊酯结构的合成除虫菊酯，为天然的杀虫药，用于治疗虱子、螨虫和跳蚤。使用时，建议先用洗发露洗净头发，再用氯菊酯液浸泡 10 分钟，然后用清水冲洗。使用一次即可。如果用药 14 天后，仍可看到活的虱子，则可能需要进行第二次治疗。氯菊酯药膏主要用于治疗疥疮。婴儿应从头到脚涂抹此药膏 8～12 小时，而成人只需涂抹身体（头部不用）。如果 7 天后仍可见活螨出现，可再次使用本药。

据报道，涂抹 5%的药膏后，氯菊酯经皮吸收少于 2%[1]。氯菊酯可通过血浆和组织酶快速代谢为无活性代谢产物，并很快经尿液排泄。明显的毒性很低。尽管本品可以迅速代谢，但在脂肪组织中仍有少量药物残留。在南非进行的一项研究中，氯菊酯的乳汁浓度在 1.1～1.6 μg/g。在本项研究中，暴露原因是使用含有氯菊酯的室内杀虫喷雾或摄入被氯菊酯污染的食物。作者认为，通过食物摄入可能是主要的暴露途径，部分由皮肤接触引起。吸入不是暴露于除虫菊酯的重要途径[2]。在南非的另一项研究中，调查了 152 份乳汁样品，66%（101 份）的样品中发现了氯菊酯[3]。大多数样品中的药物浓度很低，最高乳汁浓度为 14.51 μg/L。据研究者介绍，这表明氯菊酯的每日摄入量仅为 13.6 μg/kg，远远低于限定的每日允许摄入量（ADI）。氯菊酯的 ADI 为 50 μg/kg[3,4]。另外有一项研究报道，母亲在哺乳期间使用氯菊酯，经母乳喂养的5名婴儿没有出现不良反应[5]。

因此,氯菊酯局部使用后的吸收量远远低于经食物暴露后的吸收量。婴儿经乳汁摄入量远远低于氯菊酯的每日允许摄入量,所以不会对婴儿造成明显的临床效应。WHO建议母亲在哺乳期间可以短期、局部使用氯菊酯[6]。

$T_{1/2}$		M/P	
T_{max}		PB	
Oral		Vd	
MW	391	pKa	
RID			

成人注意事项: 瘙痒、皮疹、皮肤刺激症状。曾有一名患者出现呼吸困难。

成人剂量:

儿童注意事项: 目前没有经乳汁导致婴儿出现不良反应的报道。

婴儿监测内容:

替代药物:

参考文献:

[1] Pharmaceutical manufacturer prescribing information. 2011.

[2] Sereda B, Bouwman H, Kylin H. Comparing water, bovine milk, and indoor residual spraying as possible sources of DDT and pyrethroid residues in breastmilk. J Toxicol Environ Health A, 2009, 72(13): 842-851.

[3] Bouwman H, Sereda B, Meinhardt HM. Simultaneous presence of DDT and pyrethroid residues in human breast milk from a malaria endemic area in South Africa. Environ Pollut, 2006, 144(3): 902-917. Epub 2006 Mar 24.

[4] FAO and WHO. Joint meeting of the panel of experts on pesticide residues. 2005. http://www. who. int/foodsafety/chem/jmpr/publications/en/index. html.

[5] Ito S, Blajchman A, Stephenson M, et al. Prospective follow-up of adverse reactions in breast-fed infants exposed to maternal medication. Am J Obstet Gynecol, 1993, 168(5): 1393-1399.

[6] Anon. Breastfeeding and Maternal Medication. Geneva, Switzerland: World Health Organization, 2002.

氯喹(CHLOROQUINE)

商品名: Aralen, Avloclor, Chlorquin
分　类: 抗疟疾药
LRC: L2-有限数据-可能适用

氯喹是一种抗疟药。6名患者在分娩过程中肌内注射本品5 mg/kg,产后

17 天再次注射，乳汁中药物水平为 0.192 ~ 0.319 mg/L，平均为 0.227 mg/L[1]，乳汁/血浆比为 0.268~0.462。根据这些数据计算，婴儿的摄入量约为 34 μg/(kg·d)，这个剂量对于母乳喂养的婴儿是较安全的。如果婴儿每日喂养 500 ml 母乳，其摄入氯喹的量约为每日 113.5 μg。

另一项研究中，3 名产后 2~5 天的女性，单次口服 12.5 mg 乙胺嘧啶+100 mg 氨苯砜+300 mg 氯喹[2]，接下来 9 天收集血浆和乳汁样品。如果 3 名婴儿每日喂养 1L 母乳，那他们在 9 天的研究期内摄入的氯喹量分别为 400 μg、760 μg、580 μg。作者估计婴儿相对药物剂量为 4.2%，9 天内摄入剂量为 0.19 mg/kg。没有婴儿发生不良反应。

在最近的一项研究中，采集 16 名产后 3 天到产后 17~21 天女性的乳汁样本并检测其中氯喹和其代谢产物去乙基氯喹的含量。乳汁中氯喹平均药物浓度(AUC)为 167 μg/L，去乙基氯喹为 54 μg/L[3]。氯喹的绝对婴儿剂量和相对剂量分别为 34 μg/(kg·d)和 2.3%；去乙基氯喹的绝对婴儿剂量和相对剂量分别为 15 μg/(kg·d)和 1%。作者认为哺乳期可以使用氯喹。目前儿科治疗疟疾的推荐剂量为 8.3 mg/(kg·w)，这一剂量远远超过乳汁中的药物含量。在一项最近的研究报道中，氯喹可以减少转运至母乳中的 HIV 病毒量[4]。

数据显示，本品转运至乳汁中的剂量太少而不会对婴儿产生影响，而且氯喹和去乙基氯喹的相对婴儿剂量分别为 2.3% 和 1%。因此哺乳期可以使用本品。

$T_{1/2}$	72~120 h	M/P	0.358
T_{max}	1~2 h	PB	55%
Oral	吸收完全	Vd	116~285 L/kg
MW	320	pKa	8.4, 10.8
RID	0.6%~0.96%		

成人注意事项：头痛、疲劳、焦虑、神经质、失眠、听力改变、视力减退包括失明、低血压、心律不齐、呕吐、腹泻、食欲不振、肝酶升高、中性粒细胞减少、再生障碍性贫血、皮肤反应。

成人剂量：每日 300~600 mg。

儿童注意事项：目前没有经乳汁导致婴儿不良反应的报道。

婴儿监测内容：易怒、失眠、呕吐、腹泻、体重增加、加强对视力的监测。

替代药物：

参考文献：

[1] Akintonwa A, Gbajumo SA, Mabadeje AF. Placental and milk transfer of

chloroquine in humans. Ther Drug Monit, 1988, 10(2): 147 - 149.
[2] Edstein MD, Veenendaal JR, Newman K, et al. Excretion of chloroquine, dapsone and pyrimethamine in human milk. Br J Clin Pharmacol, 1986, 22(6): 733 - 735.
[3] Law I, Ilett KF, Hackett LP, et al. Transfer of chloroquine and desethylchloroquine across the placenta and into milk in Melanesian mothers. Br J Clin Pharmacol, 2008, 65(5): 674 - 679.
[4] Semrau K, Kuhn L, Kasonde P, et al. Impact of chloroquine on viral load in breast milk. Trop Med Int Health, 2006, 11(6): 800 - 803.

氯拉苹酸(CLORAZEPATE)

商品名: Tranxene, Tranxene-SD
分　类: 抗焦虑药
LRC: L3 -有限数据-可能适用

氯拉苹酸是典型的苯二氮苹类药物,主要代谢产物是去甲西泮。本品的半衰期很短,不到 2 个小时,并且快速转化成有活性的药物——去甲西泮和奥沙西泮。活性代谢产物有较长的半衰期[1]。7 名产后早期哺乳的女性,予氯拉苹酸 20 mg 肌内注射,用药后 48 小时去甲西泮浓度为 7. 5~15. 5 μg/L,4 天后为 6~12 μg/L[2]。

$T_{1/2}$	20~160 h(代谢物)	M/P	
T_{max}	1 h	PB	98%
Oral	97%	Vd	1. 7 L/kg
MW	408	pKa	3. 32
RID			

成人注意事项: 嗜睡、头晕、混乱、视力减退、口干、头痛、疲劳、共济失调、言语不利。

成人剂量: 每日 15~60 mg。

儿童注意事项: 目前没有经乳汁导致婴儿不良反应的报道。

婴儿监测内容: 镇静、呼吸速度减慢,难醒喂养/喂养困难、体重增加。

替代药物: 劳拉西泮、咪达唑仑。

参考文献:

[1] Pharmaceutical manufacturer prescribing information. 2010.
[2] Rey E, Giraux P, d'Athis P, et al. Pharmacokinetics of the placen-tal transfer and distribution of clorazepate and its metabolite nordiazepam in the feto-placental unit and in the neonate. Eur J Clin Pharmacol, 1979, 15(3): 181 - 185.

氯雷他定(LORATADINE)

商品名：Alavert，Claritin，Clear-Atadine
分　类：抗组胺药
LRC：L1 -有限数据-适用

氯雷他定是一种长效的抗组胺药，镇静作用极弱。六名女性在产后1~12个月时被给予单剂量40 mg的氯雷他定，并被建议服药后不要母乳喂养婴儿[1]。在服药后0~48 h采集多个时间点的母亲的血浆和乳汁浓度。氯雷他定和它的活性代谢产物去羧乙氧基氯雷他定在母体血浆的峰浓度分别是30.5 ng/ml和18.6 ng/ml。而氯雷他定和它的活性代谢产物的乳汁峰浓度分别为29.2 ng/ml和16 ng/ml。因此，母体给予40 mg的剂量后，氯雷他定和它的代谢产物在乳汁中的总浓度峰值为45.2 ng/ml。48 h后，氯雷他定经乳汁转运的量是4.2 μg，是母亲摄入剂量的0.01%。在48 h过程中，仅有6 μg的去羧乙氧基氯雷他定(相当于7.5 μg的氯雷他定)进入乳汁，占母体剂量的0.019%。48 h内大约有总共11.7 μg或占用药剂量的0.029%的氯雷他定及其代谢产物转运至乳汁中。一名4 kg的婴儿经乳汁摄入的药量为2.9 μg/kg，该剂量不大可能对母乳喂养的婴儿产生任何危害。新生儿的半衰期可能很长，但有多长尚不清楚。氯雷他定有儿童剂型。

$T_{1/2}$	8.4 h (3~20 h)	M/P	1.2
T_{max}	1.3 h	PB	97%
Oral	完全	Vd	
MW	383	pKa	4.33
RID	0.77%~1.19%		

成人注意事项：镇静、口干、疲劳、恶心、心动过速、心悸。

成人剂量：每日10 mg。

儿童注意事项：没有经乳汁导致婴儿不良反应的报道。

婴儿监测内容：镇静、口干。

替代药物：西替利嗪。

参考文献：

[1] Hilbert J，Radwanski E，Affrime MB，et al. Excretion of loratadine in human breast milk. J Clin Pharmacol，1988，28(3)：234-239.

氯马斯汀(CLEMASTINE)

商品名: Dayhist Allergy, Tavist
分　类: 抗组胺药
LRC: L4 -有限数据-有潜在危险

氯马斯汀是一种长效抗组胺药。哺乳期母亲予以本品 1 mg 每日 2 次,其 10 周大的母乳喂养的婴儿出现嗜睡、易怒、拒乳和颈强直等症状[1]。用药 20 小时后,乳汁和血浆中的药物浓度分别为 5~10 μg/L 和 20 μg/L。

$T_{1/2}$	10~12 h	M/P	0. 25~0. 5
T_{max}	2~5 h	PB	95%
Oral	100%	Vd	11. 4 L/kg
MW	344	pKa	
RID	5. 2%		

成人注意事项: 嗜睡、头痛、疲劳、紧张不安、食欲增加、抑郁。

成人剂量: 每次 1. 34~2. 64 mg,每日 2~3 次。

儿童注意事项: 1 名婴儿出现嗜睡、易怒、拒乳和颈强直。癫痫发作风险增加。

婴儿监测内容: 嗜睡或易怒,喂养情况改变。

替代药物: 西替利嗪、氯雷他定。

参考文献:

[1] Kok TH, Taitz LS, Bennett MJ, et al. Drowsiness due to clemastine transmitted in breast milk. Lancet, 1982, 1(8277): 914 - 915.

氯霉素(CHLORAMPHENICOL)

商品名: Biocetin, Chloromycetin, Chloroptic, Chlorsig, Sopamycetin
分　类: 抗菌药物,其他
LRC: L4 -有限数据-有潜在危险

氯霉素是广谱抗菌药物。一项研究中,一组 5 名哺乳期母亲口服本品 250 mg,每日 4 次,乳汁中药物浓度为 0. 54~2. 84 mg/L[1];另一组每次口服本品 500 mg,每日 4 次,乳汁中药物浓度为 1. 75~6. 10 mg/L。

在一项已发表的治疗斑疹伤寒的研究中[2],连续 2 天对 1 名哺乳期母亲的血浆和乳汁中的氯霉素水平进行测定,血浆药物浓度为 49 mg/L 和 26 mg/L,相应的乳汁药物浓度为 25 mg/L 和 16 mg/L。文章中未提供样本采集的时间点和日用药剂量,但提到该患者在超过 54 小时的时间里使用了

7.2 g 的氯霉素。一项研究中,2~3 名哺乳期母亲单剂口服本品 500 mg,4 小时后乳汁中平均药物浓度为 4.1 mg/L[3],乳汁/血浆比为 0.84。

氯霉素在婴儿中的用药安全性存在很大争议。乳汁中药物水平很低,不至于对婴儿产生明显的毒副作用,但一般认为哺乳期母亲禁用本品。本品毒性很大,尤其对新生儿。轻度感染不应使用本品[4]。

$T_{1/2}$	4 h	M/P	0.5~0.6
T_{max}	1 h	PB	60%
Oral	80%	Vd	0.5~1 L/kg
MW	323	pKa	5.5
RID	2.98%~8.5%		

成人注意事项: 多种血液病、再生障碍性贫血、发热、皮疹。

成人剂量: 50~100 mg/(kg·d),每 6 小时用药 1 次。

儿童注意事项: 目前没有经乳汁导致婴儿不良反应的报道。当本品直接用于新生儿中,可发生灰婴综合征[4]。该不良反应呈典型的剂量依赖性,通常在药物浓度超过 50 μg/ml 时出现,症状包括呼吸困难、发绀、循环衰竭、腹胀、呕吐、肌无力。

婴儿监测内容: 呼吸困难、腹胀、呕吐、腹泻、贫血、皮疹。

替代药物:

参考文献:

[1] Havelka J, Hejzlar M, Popov V, et al. Excretion of chloramphenicol in human milk. Chemotherapy, 1968, 13(4): 204-211.

[2] Smadel JE. Chloramphenicol in the treatment of tsutsugamushi disease. J Clin Invest, 1949, 28: 1196-1215.

[3] Matsuda S. Transfer of antibiotics into maternal milk. Biol Res Pregnancy Perinatol, 1984, 5(2): 57-60.

[4] Chin KG, McPherson CE, Hoffman M, et al. Use of anti-infective agents during lactation: part 2 - aminoglycosides, macrolides, quinolones, sulfonamides, trimethoprim, tetracyclines, chloramphenicol, clindamycin, and metronidazole. J Hum Lact, 2001, 17(1): 54-65.

氯米芬(CLOMIPHENE)

商品名: Clomid, Milophene, Serophene

分　类: 促性腺激素

LRC: L4-有限数据-有潜在危险

氯米芬可刺激垂体促性腺激素、尿促卵泡素（FSH）和促黄体生成激素（LH）的释放，从而促进卵泡的发育和成熟、排卵及黄体的发育和功能。本品同时具有雌激素和抗雌激素的作用。氯米芬治疗完成后的第 5~9 天 LH 和 FSH 水平达峰值。

在一项有 60 名产后妇女（产后 1~4 天）参加的研究中，氯米芬可以完全抑制产后早期乳汁分泌，并能使已泌乳的女性停止泌乳（第 4 天）[1]。在使用本品抑制泌乳的 40 名妇女中，只有 7 人出现乳房充血和不适。20 名使用本品抑制泌乳的妇女在第 4 天出现了乳房的快速肿胀和不适。治疗第 5 天，已停止泌乳。在另一项 177 名产后妇女参加的研究中，本品对抑制泌乳很有效[2]。

75 名产后妇女分别给予溴隐亭、己烯雌酚、氯米芬、睾丸激素和安慰剂以抑制产后泌乳，另有 15 名哺乳喂养婴儿的妇女做对照组[3]。采集血液样品后通过特异性同源双抗体放射免疫测定法测定血清催乳素水平。同时，评估了各种治疗的临床效果。结果发现分娩时催乳素水平高，溴隐亭能有效降低血清催乳素水平并抑制泌乳，己烯雌酚增加血清催乳素水平并部分抑制泌乳，氯米芬枸橼酸盐和丙酸睾酮都会降低血清催乳素水平并部分抑制泌乳，安慰剂组对血清催乳素水平几乎没有影响。

一项研究显示，氯米芬用到产后 4 天，可以有效地抑制泌乳。然而，在另一项研究中，10 名产妇从产后第 1 天开始予 100 mg 氯米芬口服治疗 7 天，在研究的 7 天内，血浆催乳素水平和乳汁分泌量无变化[4]。

对已泌乳数月的女性，本品是否能抑制泌乳尚不明确，但估计效果很小。

$T_{1/2}$	5~7 d	M/P	
T_{max}	6 h	PB	
Oral	100%	Vd	>57 L/kg
MW	406	pKa	9. 31
RID			

成人注意事项：头晕、失眠、头晕目眩、潮热、卵巢肿大、抑郁、头痛、脱发，可抑制产后早期泌乳。

成人剂量：每日 50 mg。

儿童注意事项：目前没有经乳汁导致婴儿不良反应的报道。

婴儿监测内容：可能抑制泌乳。

替代药物：

参考文献：

[1] Masala A, Delitala G, Alagna S, et al. Clomiphene and puerperal lactation.

Panminerva Med, 1978, 20(3): 161 - 163.
[2] Zuckerman H, Carmel S. The inhibition of lactation by clomiphene. J Obstet Gynaecol Br Commonw, 1973, 80(9): 822 - 823.
[3] Weinstein D, Ben-David M, Polishuk WZ. Serum prolactin and the suppression of lactation. Br J Obstet Gynaecol, 1976, 83(9): 679 - 682.
[4] Canales ES, Lasso P, Soria J, et al. Effect of clomiphene on prolactin secretion and lacta-tion in puerperal women. Br J Obstet Gynaecol, 1977, 84(10): 758 - 759.

氯米帕明(CLOMIPRAMINE)

商品名: Anafranil, Placil
分 类: 抗抑郁药,三环类
LRC: L2-有限数据-可能适用

氯米帕明是三环类抗抑郁药,常用于强迫性精神障碍[1]。1名每日服用本品125 mg的患者在产后第4天和第6天的乳汁药物浓度分别为342.7 μg/L和215.8 μg/L,血浆浓度分别是211 μg/L和208.4 μg/L[2]。产后第4~6天的乳汁/血浆比为1.62~1.04。新生儿的血浆药物浓度从出生时的266.6 μg/L持续下降,到第4天为127.6 μg/L,第6天为94.8 μg/L,第35天为9.8 μg/L。在另一项研究中,4名哺乳期母亲每日服用本品75~125 mg,母乳喂养的婴儿的血浆药物浓度低于检测限,表明经由乳汁进入婴儿体内的药量是非常小的[3]。所有婴儿均未发现不良反应。

$T_{1/2}$	19~37 h	M/P	0.84~1.62
T_{max}		PB	96%
Oral	100%	Vd	17 L/kg
MW	315	pKa	9.5
RID	2.8%		

成人注意事项: 嗜睡、疲劳、口干、癫痫发作、便秘、多汗、食欲不振。

成人剂量: 每次50 mg,每日2次。

儿童注意事项: 在几项研究中均无相关报道。

婴儿监测内容: 镇静或烦躁、口干、难醒喂养/喂养困难、便秘、尿潴留、体重增加。

替代药物: 舍曲林、帕罗西汀、氟西汀。

参考文献:

[1] Pharmaceutical manufacturer prescribing information. 2010.

[2] Schimmell MS, Katz EZ, Shaag Y, et al. Toxic neonatal effects following maternal clomipramine therapy. J Toxicol Clin Toxicol, 1991, 29(4): 479 - 484.
[3] Wisner KL, Perel JM, Foglia JP. Serum clomipramine and metabolite levels in four nursing mother-infant pairs. J Clin Psychiatry, 1995, 56(1): 17 - 20.

氯噻嗪(CHLOROTHIAZIDE)

商品名: Chlotride, Diuril, Saluric
分　类: 利尿药
LRC: L3 -有限数据-可能适用

氯噻嗪是典型的噻嗪类利尿药。一项研究显示,11 名哺乳期母亲分别服用 500 mg 氯噻嗪,服药 1、2、3 小时后,乳汁中药物浓度均小于 1 mg/L,乳汁/血浆比为 0. 05[1]。尽管有报道噻嗪类利尿药可能引起婴儿血小板减少,但很少见,且未被证实。大多数噻嗪类利尿药是可以小剂量用于哺乳期母亲的,乳汁分泌不受影响。

$T_{1/2}$	1. 5 h	M/P	0. 05
T_{max}	1 h	PB	95%
Oral	20%	Vd	0. 3 L/kg
MW	296	pKa	9. 1
RID	2. 1%		

成人注意事项: 头晕、头痛、低血压、食欲不振、腹部痉挛、恶心、腹泻、血尿、肝肾功能异常、电解质紊乱、高血糖、严重皮疹。
成人剂量: 每次 500~2 000 mg,12~24 小时 1 次。
儿童注意事项: 没有相关报道。
婴儿监测内容: 观察是否有体液丢失、脱水、嗜睡。
替代药物:
参考文献:

[1] Werthmann MW, Jr. , Krees SV. Excretion of chlorothiazide in human breast milk. J Pediatr, 1972, 81(4): 781 - 783.

氯噻酮(CHLORTHALIDONE)

商品名: Hydone, Hygroton, Thalitone
分　类: 利尿药
LRC: L4 -有限数据-有潜在危险

氯噻酮是一种典型的噻嗪类利尿药，通常用于治疗高血压。7 名每日口服氯噻酮 50 mg 的女性，产后 3 天乳汁药物浓度 90～860 μg/L，估计婴儿每日摄入量为 180 μg[1]。本品的相对婴儿剂量（RID）为 1.9%～18%，但该作者估计 RID 为 6%。氯噻酮半衰期长，婴儿清除较慢可能导致蓄积。哺乳期母亲如果必须使用利尿药，选用氢氯噻嗪可能更适合。如果在妊娠期和哺乳期都服用氯噻酮，婴儿药物蓄积的可能性增加。根据这个研究结论估计，1 个 3.5 kg 的婴儿，如果其母亲在整个孕期使用氯噻酮，则该婴儿出生时血中约有 250 μg 氯噻酮。如果其母亲哺乳期继续用药，婴儿通过母乳喂养，体内药物可能每日增加 180 μg。这种情况下婴儿体内可能迅速出现药物蓄积，应暂停母乳喂养几天[1]。

$T_{1/2}$	40～60 h	M/P	
T_{max}	2～6 h	PB	75%
Oral	75%	Vd	3.9 L/kg
MW	338	pKa	9.22
RID	1.9%～18.1%		

成人注意事项：厌食、光敏感、低钾血症、上腹部疼痛、高钙血症、粒细胞缺乏、痛风。

成人剂量：每日 25～100 mg。

儿童注意事项：没有相关报道。

婴儿监测内容：监测体液丢失、脱水、嗜睡；监控母乳摄入。

替代药物：氢氯噻嗪、呋塞米。

参考文献：

[1] Mulley BA, Parr GD, Pau WK, et al. Placental transfer of chlorthalidone and its elimination in maternal milk. Eur J Clin Pharmacol, 1978, 13(2): 129－131.

氯沙坦（LOSARTAN）

商品名：Cozaar

分　类：血管紧张素Ⅱ受体拮抗剂

LRC：L3－没有数据－可能适用

氯沙坦是一种血管紧张素Ⅱ受体拮抗剂，主要用于治疗高血压[1,2]，尚无转运至人乳的数据。虽然本品可显著渗透到中枢神经系统，但由于蛋白结合率高，所以进入母乳的能力可能会显著下降。ACE 抑制剂和特异性的血管紧张素Ⅱ受体拮抗剂在妊娠期间均禁止使用,因此对于妊娠的女性使用本品需谨慎。

$T_{1/2}$	1.5~9 h	M/P	
T_{max}	1 h	PB	99.8%
Oral	25%~33%	Vd	0.17~0.49 L/kg
MW	422.9	pKa	5.5
RID			

成人注意事项: 头痛、头晕、疲劳、低血压、恶心、腹泻、便秘、肾功能异常、尿量改变、高钾血症。

成人剂量: 每次 25~50 mg,每日 1~2 次。

儿童注意事项: 没有经乳汁导致婴儿不良反应的报道。

婴儿监测内容: 困倦、嗜睡、面色苍白、喂养困难和体重增加。

替代药物: 卡托普利、依拉普利、雷米普利。

参考文献:

[1] Lacy C. Drug information handbook. Lexi-Comp Inc. Cleveland OH, 1996.
[2] Pharmaceutical manufacturer prescribing information. 1997.

氯替泼诺(LOTEPREDNOL)

商品名: Alrex, Lotemax
分　类: 糖皮质激素
LRC: L3 -没有数据-可能适用

氯替泼诺是一种眼用的糖皮质激素,可减轻由于过敏或其他炎症反应导致的炎症。有 0.2%和 0.5%两种制剂规格。该药主要在眼角膜代谢,肾排泄为零。尚无哺乳期使用的案例[1,2]。一般来说,激素,尤其是眼用激素,实际上进入乳汁中的量达不到临床相关意义。

$T_{1/2}$	2.8 h	M/P	
T_{max}		PB	95%
Oral	很小	Vd	
MW	467	pKa	
RID			

成人注意事项: 干眼、视力减退、痒、眼刺激、白内障、头痛、鼻炎、眼压升高。

成人剂量：患眼每日 4 次，每次 1 滴。

儿童注意事项：

婴儿监测内容：喂养、发育和体重增加。

替代药物：

参考文献：

[1] Pharmaceutical manufacturer prescribing information. Bausch & Lomb Inc, 2010.

[2] Howes J, Novack GD. Failure to detect systemic levels, and effects of loteprednol etabonate and its metabolite, PJ - 91, following chronic ocular adminstration. J Ocul Pharmacol Ther, 1998, 14: 153 - 158.

氯硝西泮(CLONAZEPAM)

商品名：Klonopin, Paxam, Rivotril

分　类：抗焦虑药

LRC：L3 -有限数据-可能适用

氯硝西泮是典型的苯二氮䓬类镇静药和抗惊厥药。在 1 例个案报道中，其乳汁浓度为 11～13 μg/L(用药剂量未告知)[1]，乳汁/血浆比大约是 0.33。该例母乳喂养的婴儿出生时的血浆药物浓度为 4.4 μg/L，第 14 天降至 1.0 μg/L，表明药物清除率在增加。在这个案例中，婴儿(36 周妊娠)从产后 6 小时至 10 天出现过度的周期性呼吸困难和发绀。这名婴儿在子宫内及出生后通过母乳喂养均有药物暴露。

在另一项研究中，1 名产妇给予 2 mg 氯硝西泮，每日 2 次，用药后 4 小时其乳汁药物浓度达峰值 10.7 μg/L，最大婴儿剂量是其母亲经体重矫正剂量的 2.5%。婴儿出生 2~4 天的血清氯硝西泮浓度为 4.7 μg/L[2]。

11 名哺乳期母亲每日给予 0.25～2 mg 氯硝西泮治疗，她们的 11 个母乳喂养的婴儿中，有 10 个的血浆中未能检测到氯硝西泮或者其代谢产物(检测限为 5～14 μg/L)[3]，1 个婴儿(1.9 周龄)检测出氯硝西泮血清浓度为 22 μg/L，其母亲的用药剂量为每日 0.5 mg。

在另一项研究中纳入了 124 名哺乳期母亲及其母乳喂养的婴儿(2~24 月龄)，2 个婴儿(1.6%)出现中枢神经系统反应[4]。最常使用的三种苯二氮䓬类药物分别为劳拉西泮(52%)、氯硝西泮(18%)和咪达唑仑(15%)。婴儿镇静与母亲使用的苯二氮䓬类药物剂量或用药时间无相关性。这两例出现镇静婴儿的母亲比其他未发生反应婴儿的母亲服用了更多能引起类似中枢神经系统不良反应的药物(平均为 3.5±1.7 种药物)。这些数据表明，本品在母乳喂养婴儿中的不良反应较低。

$T_{1/2}$	18~50 h	M/P	0.33
T_{max}	1~4 h	PB	50%~86%
Oral	100%	Vd	1.5~4.4 L/kg
MW	316	pKa	11.89
RID	2.8%		

成人注意事项：镇静、头晕、混乱、共济失调、呼吸暂停、肌张力减退。行为障碍(儿童)包括攻击性、易怒、兴奋。

成人剂量：每次 0.5~1 mg，每日 3 次。

儿童注意事项：报告称，1 名怀孕期间服用氯硝西泮的女性在产后 6 小时，其婴儿出现了呼吸暂停、发绀和肌张力减退，婴儿在长达 10 周的时间内有呼吸暂停、肌张力减退和反复发作的周期性呼吸(很可能是由于子宫药物暴露)[1]。在另外一项对 11 名哺乳期母亲的研究中，没有婴儿出现不良事件[3]。

婴儿监测内容：镇静、呼吸速度减慢、难醒喂养/喂养困难、体重增加。

替代药物：劳拉西泮、氯巴占。

参考文献：

[1] Fisher JB, Edgren BE, Mammel MC, et al. Neonatal apnea associated with maternal clonazepam therapy: a case report. Obstet Gynecol, 1985, 66(3 Suppl): 34S-35S.

[2] Soderman P, Matheson I. Clonazepam in breast milk. Eur J Pediatr, 1988, 147(2): 212-213.

[3] Birnbaum CS, Cohen LS, Bailey JW, et al. Serum concentrations of antidepressants and benzo-diazepines in nursing infants: a case series. Pediatrics, 1999, 104: e11.

[4] Kelly LE, Poon S, Madadi P, et al. Neonatal Benzodiazepines Exposure during Breastfeed-ing. The Journal of Pediatrics, 2012: 448-451.

氯唑西林(CLOXACILLIN)

商品名：Alclox, Cloxapen, Kloxerate-DC, Orbenin, Tegopen

分　类：抗菌药物，青霉素类

LRC：L2-有限数据-可能适用

氯唑西林是口服的耐青霉素酶青霉素，常用于外周(非中枢神经系统)的金黄色葡萄球菌和表皮葡萄球菌感染，尤其是乳腺炎。哺乳期母亲单剂口服本品 500 mg 后 1 小时和 2 小时，乳汁中的药物浓度分别为 0 和 0.2 mg/L，服药后 6 小时为 0.2~0.4 mg/L[1]。成人常用剂量是每次 250~500 mg，每日 4 次，至少使用 10~14 天[2]。和大多数青霉素一样，这些浓度不太会引起临床相关的症状。

$T_{1/2}$	0. 5 h	M/P	
T_{max}	1 h	PB	94%
Oral	50%	Vd	0. 14 L/kg
MW	475. 9	pKa	3. 75
RID	0. 4%~0. 8%		

成人注意事项：皮疹、腹泻、肾毒性、发热、颤抖、寒战。

成人剂量：每次 250~500 mg，每 6 小时 1 次。

儿童注意事项：未见报道，但要观察胃肠道症状如腹泻。

婴儿监测内容：呕吐、腹泻、胃肠道菌群失调、皮疹。

替代药物：

参考文献：

[1] Matsuda S. Transfer of antibiotics into maternal milk. Biol Res Pregnancy Perinatol, 1984, 5(2): 57-60.

[2] McEvoy GE. AFHS Drug Information. New York: NY, 2003.

M

麻黄碱(EPHEDRINE)

商品名: Adalixin, Amsec, Anestan, Anodesyn, Bethal, Cam, Vatronol Nose Drops
分　类: 肾上腺素能药
LRC: L4 -有限数据-有潜在危险

麻黄碱是一种温和的兴奋剂,属于肾上腺素能家族,与安非他命功能类似。尽管没有麻黄碱在哺乳期服用的数据,但其同系物——伪麻黄碱被认为可能少量分泌进入乳汁中[1]。本产品通常用于分娩期维持产妇的血压。在严重的情况下,也不太可能伤害母乳喂养的婴儿。但是,母乳喂养的母亲不应经常使用。

$T_{1/2}$	3~5 h	M/P	
T_{max}	15~60 min	PB	
Oral	85%	Vd	
MW	165	pKa	9.6
RID			

成人注意事项: 厌食、心动过速、心律失常、激动、失眠、过度刺激。
成人剂量: 每次 5~25 mg 缓慢静推,25~50 mg 口服,每日 3 次。
儿童注意事项: 目前没有经乳汁导致婴儿不良反应的报道。
婴儿监测内容: 易怒、失眠、喂食变化、体重增加缓慢、震颤。
替代药物:
参考文献:

[1] Mortimer EA Jr. Drug toxicity from breast milk? Pediatrics, 1977, 60(5): 780-781.

麻疹+腮腺炎+风疹+水痘疫苗(MEASLES+MUMPS+RUBELLA+VARICELLA VACCINE)

商品名: MMRV, ProQuad
分　类: 疫苗
LRC: L2 -没有数据-可能适用

麻疹+腮腺炎+风疹+水痘疫苗是一种联合疫苗,推荐用于预防麻疹、腮腺炎、风疹和水痘感染。MMR 疫苗是混合了麻疹、腮腺炎和风疹病毒株的减毒活疫苗,常用于 12~15 月大的幼儿接种。风疹会转运至乳汁中,已在 56% 母乳喂养的婴儿的咽拭子中检测到,麻疹和腮腺炎也可能转运至乳汁中[2-5]。婴儿暴露于乳汁中的减毒病毒后仅有轻微的症状。如果有治疗的需要,MMR 疫苗可在产后早期给予[6]。最近 FDA 批准了一个水痘减毒活疫苗(Varivax-Merck)。尚不清楚从疫苗中获得的水痘-带状疱疹病毒是否会进入人乳,或对婴儿是否有感染性。有趣的是,从两名感染水痘-带状疱疹病毒的妇女的乳汁中未培养出病毒。在乳汁中分离出了水痘-带状疱疹疫苗的抗体和 DNA[7,8]。AAP[9] 和疾病控制中心均批准水痘-带状疱疹疫苗用于感染风险高的哺乳期母亲。ACIP 提出哺乳期母亲可能给予活性或灭活的疫苗[10]。总体来说,在哺乳期使用疫苗常常是安全的[11]。

成人注意事项: 发红、疼痛、肿胀、注射部位疼痛、发热、皮肤反应、超敏反应。罕见发生惊厥、格林巴利综合征、脑膜炎。不能用于妊娠期。

成人剂量: 0.5 ml,皮下注射。

儿童注意事项: 一名新生儿在摄入给予了风疹疫苗的母亲的乳汁后出现了轻微的风疹症状。如果婴儿有免疫受损,在给予母亲疫苗前需咨询儿科医师讨论风险和受益。应谨慎使用。

婴儿监测内容:

替代药物:

参考文献:

[1] Product Information. PROQUAD(R) powder for solution subcutaneous injection, measles, mumps, rubella, varicella virus vaccine live solution subcutaneous injection. Merck, Whitehouse Station NJ, 2009.

[2] Buimovici-Klein E, Hite RL, Byrne T, et al. Isolation of rubella virus in milk after postpartum immunization. J Pediatr, 1977, 91(6): 939-941.

[3] Losonsky GA, Fishaut JM, Strussenberg J, et al. Effect of immunization against rubella on lactation products. I. Development and characterization of specific immunologic reactivity in breast milk. J Infect Dis, 1982, 145(5): 654-660.

[4] Losonsky GA, Fishaut JM, Strussenberg J, et al. Effect of immunization against rubella on lactation products. II. Maternal-neonatal interactions. J Infect Dis, 1982, 145(5): 661-666.

[5] Landes RD, Bass JW, Millunchick EW, et al. Neonatal rubella following postpartum maternal immunization. J Pediatr, 1980, 97(3): 465-467.

[6] Lawrence RA. Breastfeeding: A guide for the medical profession. St Louis: Mosby Publishers, 1994.

[7] Frederick IB, White RJ, Braddock SW. Excretion of varicella-herpes zoster virus

in breast milk. Am J Obstet Gynecol, 1986, 154(5): 1116 - 1117.
[8] Yoshida M, Yamagami N, Tezuka T, et al. Case report: detection of varicella-zoster virus DNA in maternal breast milk. J Med Virol, 1992, 38(2): 108 - 110.
[9] American Academy of Pediatrics. Committee on Infectious Diseases. Red Book, 1997.
[10] Anon: General recommendations on immunization; recommendations of the advisory committee on immunization practices (AICP) and the American academy of family physicians (AAFP). MMWR, 2002, 51(RR02): 1 - 36.
[11] Schaefer CSchaefer C. Drugs During Pregnancy and Lactation, Elsevier Science BV, Amsterdam. The Netherlands, 2001.

麻疹+腮腺炎+风疹疫苗(MEASLES+MUMPS+RUBELLA VACCINE)

商品名: MMR, Priorix
分　类: 疫苗
LRC: L2 -没有数据-可能适用

MMR 疫苗混合了麻疹、腮腺炎和风疹病毒株的活性减毒病毒,常用于12~15 个月大的儿童。风疹会转运至乳汁中,已在 56% 母乳喂养的婴儿的咽拭子中检测到,麻疹和腮腺炎也可能转运至乳汁中[1-4]。婴儿暴露于乳汁中的减毒病毒后仅有轻微的症状。如果有治疗的需要,MMR 疫苗可在产后早期给予[5]。ACIP 提出哺乳期母亲可能给予活性或灭活的疫苗[6]。总体来说,在哺乳期使用疫苗常常是安全的[7]。

成人注意事项: 轻微症状、发热、流感样症状。

成人剂量: 0. 5 ml,在上肢的外侧皮下注射。

儿童注意事项: 一名新生儿在摄入给予了风疹疫苗的母亲的乳汁后出现了轻微的风疹症状。

婴儿监测内容:

替代药物:

参考文献:

[1] Buimovici-Klein E, Hite RL, Byrne T, et al. Isolation of rubella virus in milk after postpartum immunization. J Pediatr, 1977, 91(6): 939 - 941.
[2] Losonsky GA, Fishaut JM, Strussenberg J, et al. Effect of immunization against rubella on lactation products. I. Development and characterization of specific immunologic reactivity in breast milk. J Infect Dis, 1982, 145(5): 654 - 660.
[3] Losonsky GA, Fishaut JM, Strussenberg J, et al. Effect of immunization against rubella on lactation products. II. Maternal-neonatal interactions. J Infect Dis, 1982, 145(5): 661 - 666.
[4] Landes RD, Bass JW, Millunchick EW, et al. Neonatal rubella following postpartum maternal immunization. J Pediatr, 1980, 97(3): 465 - 467.

[5] Lawrence RA. Breastfeeding：A guide for the medical profession. St. Louis：Mosby Publishers，1994.
[6] Guidelines for Vaccinating Pregnant Women. Centers for Disease Control and Prevention. March 2014. http：//www. cdc. gov/vaccines/pubs/preg-guide. htm，2014.
[7] Schaefer CSchaefer C. Drugs During Pregnancy and Lactation，Elsevier Science BV，Amsterdam. The Netherlands，2001.

麻疹病毒活疫苗（MEASLES VIRUS VACCINE，LIVE）

商品名： Attenuvax
分　类： 疫苗
LRC： L2-没有数据-可能适用

麻疹疫苗是一种减毒的活疫苗，用于预防麻疹病，在12～15个月时接种，作为儿童常规免疫计划的一部分。该疫苗常常以MMR联合疫苗的形式，与腮腺炎与风疹疫苗一起接种。目前尚无活性麻疹病毒疫苗转运至乳汁中的报道。ACIP提出哺乳期母亲可以给予活性或灭活的疫苗[1]。总体来说，在哺乳期使用疫苗常常是安全的[2]。WHO认为使用麻疹疫苗时可以哺乳。因此，一位哺乳期母亲接种麻疹疫苗后可以继续母乳喂养她的孩子。

此外，母乳喂养的另一益处是可以保护婴儿免受病毒感染。在乳汁中检测到保护性麻疹抗体，通过哺乳转运给婴儿[3]。研究发现母乳喂养3个月以上，婴儿临床发生麻疹症状风险会降低30%，且这种保护作用能持续到儿童10岁[4]。然而，这种保护作用的有效性不如给予麻疹疫苗。因此，当一位哺乳期母亲接受麻疹疫苗后可继续哺乳，但这并不影响给予婴儿麻疹疫苗的重要性。

成人注意事项： 头痛、头晕、皮疹、发热、腹泻。严重不良反应：过敏性反应、病毒性脑膜炎、血小板减少、史-约综合征。

成人剂量： 0.5 ml，皮下注射。

儿童注意事项： 免疫受损婴儿的母亲使用这个疫苗后不应继续哺乳。

婴儿监测内容：

替代药物：

参考文献：

[1] Anon. General recommendations on immunization；recommendations of the advisory committee on immunization practices（AICP）and the American academy of family physicians（AAFP）. MMWR，2002，51（RR02）：1-36.
[2] Schaefer CSchaefer C，Drugs During Pregnancy and Lactation，Elsevier Science BV，Amsterdam. The Netherlands，2001.

[3] Adu FD, Adeniji JA. Measles antibodies in the breast milk of nursing mothers. Afr J Med Med Sci, 1995, 24(4): 385 - 388.
[4] Silfverdal SA, Ehlin A, Montgomery SM. Breast-feeding and a subsequent diagnosis of measles. Acta Paediatr, 2009, 98(4): 715 - 9. Epub 2008 Dec 24.

马拉硫磷(MALATHION)

商品名: A-Lices, Ovide, Prioderm, Quellada M
分　类: 杀虫药
LRC: L3 -没有数据-可能适用

马拉硫磷是一种常见的杀虫药。主要以 0.5%溶液剂用于治疗顽固性虱子和疥疮[1]。本品不应用于新生儿,尽管 1 例在 7 个月婴儿中使用的个案报道提示其相对安全。不足 10%的马拉硫磷透皮吸收并迅速被代谢和排泄。虽然本品属于杀虫药中的有机磷酸酯家族,但由于它很快被代谢并被消除,在正常情况下相对没有毒性。虽然局部使用后全身吸收量如此少,母亲达到的血药浓度水平将不足以在乳汁和婴儿中产生明显的药物浓度。因此,在哺乳期母亲中使用本品后不会观察到明显的临床影响[2,3]。

$T_{1/2}$	7.6 h	M/P	
T_{max}		PB	
Oral	完全	Vd	
MW		pKa	
RID			

成人注意事项: 皮肤刺激、刺痛。

成人剂量:

儿童注意事项: 没有经乳汁导致婴儿不良反应的报道。

婴儿监测内容:

替代药物: 氯菊酯。

参考文献:

[1] Pharmaceutical manufacturer prescribing information. 2010.
[2] Ostrea EM Jr, Bielawski DM, Posecion NC Jr, et al. A comparison of infant hair, cord blood, and meconium analysis to detect fetal exposure to environmental pesticides. Environ Res, 2008, 106 (2): 277 - 283.
[3] Lebwohl M, Clark L, Levitt J. Therapy for head lice based on life cycle, resistance, and safety consideration. Pediatrics, 207, 119: 965 - 974. http://pediatrics/aapublications. org/content/119/5/965. full. html.

马替普林(MAPROTILINE)

商品名: Ludiomil
分　类: 抗抑郁药,三环类
LRC: L3 -没有数据-可能适用

马替普林独特的四环结构,与其他三环类抗抑郁药不同,但临床效果相似。本品比其他三环类抗抑郁药抗胆碱能不良反应少,但镇静作用更强,过量使用时有相似的不良反应。有一项研究显示,每次服用本品 50 mg,每日 3 次后,母亲乳汁和血液中的药物浓度超过 200 μg/L[1]。乳汁/血浆浓度比值在 1.3~1.5 变化。虽然浓度非常低,但尚不清楚对正在哺乳的婴儿是否有危险,建议谨慎使用。

$T_{1/2}$	27~58 h	M/P	1.5
T_{max}	12 h	PB	88%
Oral	100%	Vd	22.6 L/kg
MW	277	pKa	10.5
RID	1.4%		

成人注意事项: 困倦、镇静、眩晕、视力减退、口干、尿潴留、皮疹、惊厥、肌阵挛、躁狂和幻觉等。

成人剂量: 每日 25~75 mg。

儿童注意事项: 没有经乳汁导致婴儿不良反应的报道,但应谨慎使用。

婴儿监测内容: 镇静或易怒、口干、难醒喂养/喂养困难、便秘、尿潴留、体重增加。

替代药物: 舍曲林、艾司西酞普兰、文拉法辛。

参考文献:

[1] Riess W. The relevance of blood level determinations during the evaluation of maprotiline in man. In: Murphy (ed): Research and Clinical Investigations in Depression. Northhampton: Cambridge Medical Publications, 1976: 19-37.

马西替坦(MACITENTAN)

商品名: Opsumit
分　类: 降血压药
LRC: L4 -没有数据-有潜在危险

马西替坦是一种内皮素受体拮抗剂,主要用于治疗肺动脉高压[1]。由于本品是一种新药,目前尚无关于马西替坦转运至乳汁中的数据。动物研究显示马西替坦和它的活性代谢产物可进入大鼠乳汁中。基于本药的性质,它可能分泌进入人乳。本品有较高的分子量(588 Da)和高蛋白结合率(>99%),不利于药物进入乳汁,但是,本品的活性代谢产物半衰期长(48 h),分布容积小(0.7 L/kg)有利于进入人乳。

本品可用于延迟疾病进展、改善症状和减少住院率。当服用本药平均 2 年后可观察到药物的疗效,可考虑停止治疗直到哺乳期结束。目前本品未推荐用于哺乳期母亲。

$T_{1/2}$	16 h(药物),48 h(活性代谢产物)	M/P	
T_{max}	8 h	PB	99%
Oral	未知	Vd	0.7 L/kg
MW	588.27	pKa	7.76
RID			

成人注意事项: 头痛、鼻咽炎、支气管炎、流感、尿路感染、肝功能异常、贫血。本药可能影响男性的生育能力。

成人剂量: 每日 1 次,每次 10 mg。

儿童注意事项: 儿科使用马西替坦的安全性尚未建立。

婴儿监测内容: 如果有肝功能异常、贫血或频繁感染的临床症状可做实验室检查。

替代药物:

参考文献:

[1] Pharmaceutical manufacturer prescribing information. Actelion Pharmaceuticals US, Inc. 2013.

吗啡(MORPHINE)

商品名: Anamorph, Duramorph, Epimorph, Infumorph, Kapanol, M. O. S. , MS Contin, Oramorph, Sevredol, Statex

分　类: 镇痛药

LRC: L3 -没有数据-可能适用

吗啡是一种强效麻醉性镇痛药。5 名产后至少 1 个月的哺乳期母亲进行手术,采用不同的用药途径给予吗啡,并对母乳进行采样和分析[1]。其中两名妇女采用的是硬膜外注射,一名妇女分别在手术 0 小时和 6 小时两次硬膜外注射 4 mg 药物，另一名妇女只在 0 小时注射一次 4 mg 药物。两次注射 4 mg 药物的妇女乳汁样本中测得的吗啡浓度最高，在用第二剂药物 30 分钟后达到 82 μg/L。其他三名妇女静脉注射/肌内注射给予不同剂量的吗啡，其中吗啡浓度最高的乳汁样本是静脉注射/肌内注射给予 15 mg 吗啡，其浓度达到了 500 μg/L。这使得硬膜外注射后的 RID 为 9.1%，静脉注射/肌内注射的 RID 为 35%，作者得到硬膜外注射 4 mg 吗啡后婴儿摄取的最大剂量为 8 μg/100 ml，而静脉注射/肌内注射用药后婴儿摄取的最大剂量为 50 μg/100 ml，然而吗啡口服吸收非常少，且首过效应明显，作者认为进入婴儿体内的实际药量为 2~3 μg/100 ml（硬膜外注射）和 10~20 μg/100 ml（静脉注射/肌内注射）。

在另一项研究中，6 名妇女在剖宫产后 20~43 小时进行患者自控镇痛（patient controlled analgesia, PCA），母乳中吗啡的浓度范围为 50~60 μg/L[2]。在这项研究中，产妇在脐带结扎后接受吗啡负荷剂量 0.1 mg/kg，接下来 PCA 的单次吗啡剂量是 1~1.5 mg（锁定时间为 6 分钟），泵入停止后，镇痛需要时可每 2~3 小时给予 5~30 mg 的口服吗啡。在第三天时，没有发现婴儿出现神经系统异常行为。因为吗啡的口服吸收差（26%），不太可能造成哺乳婴儿出现临床相关的不良反应。

2002 年发表的一项研究也评估了剖宫产术后使用 PCA 镇痛对哺乳的影响[3]。在这项研究中，7 名妇女接受吗啡负荷剂量 4 mg，静脉注射，然后每 10 分钟 1 mg，直到他们的视觉模拟疼痛得分低于 3。该泵有 1 mg 的剂量增加梯度，锁定时间为 10 分钟，限制 4 小时用量最高为 20 mg。分别在基线时和用药后 12、24、36 小时和 48 小时采集母亲血液和乳汁样品。吗啡和吗啡-6-葡萄糖苷酸（M6G）的血浆水平是有区别的，在 48 小时后血浆水平分别为从低于检测限到 274 μg/L（吗啡）和低于检测限到 559 μg/L（M6G）。吗啡和 M6G 的乳汁水平也是不同的，分别为从低于检测限到 48 μg/ml（吗啡）和低于检测限到 1 084 μg/ml（M6G）。研究人员报告说，婴儿将摄取 0.004 8 mg/100 ml 的吗啡和 0.1 mg/100 ml 的 M6G。在这项研究中所有接受吗啡 PCA 的母亲均未进行哺乳。

然而，Robieux 提供的数据显示转运到婴儿体内的药物水平较高[4]，在这项研究中，哺乳婴儿的血浆药物水平在治疗范围内（4 ng/L），但患儿未出现不良反应。当然，这个病例有些特殊，母亲在妊娠最后 3 个月因严重的背痛每日口服吗啡 50 mg，每 6 小时 1 次。产后 1 周停药，停药 5 天后因为母亲出现撤药反应恢复用药。初乳和乳汁的药物浓度分别是 100 ng/L 和 10 ng/L，作者认为婴儿摄取的药量为母亲口服剂量的 0.8%~12%（0.15~2.41 mg/d）。虽然这项研究提示母乳中吗啡的含量可能会引起临床相关症状，然而作者计算的婴儿剂量是根据最高乳汁药物浓度和每日摄入 150 ml/kg 乳量计算得来的。因此婴儿摄入的吗啡量较低(53 μg/d)。这项研究的缺陷在于血浆药物水平和经乳汁摄取的药量不一致。本例婴儿没有出现不良反应，这可以解释为长期暴露后出现了耐受(有报道在止痛治疗中新生儿需要的量比成人略高)，或其测得的血浆药物水平是错误的。

与较大婴儿相比，新生儿的消除半衰期延长，清除率下降，到 2 月龄时接近成人值。总之，因为吗啡口服生物利用度低，可能是哺乳期母亲较适合的阿片类药物。遗憾的是上述临床研究并不支持这点。当然，长时间大量用药可使新生儿出现镇静和呼吸抑制问题。

$T_{1/2}$	1.5～2 h	M/P	1.1～3.6
T_{max}	0.5～1 h	PB	35%
Oral	26%	Vd	2～5 L/kg
MW	285	pKa	8.1
RID	9.09%～35%		

成人注意事项：镇静、呼吸抑制/呼吸暂停、恶心、呕吐、便秘、尿潴留、虚弱。

成人剂量：口服 10～30 mg 或肌内注射 5～15 mg 或静脉注射 2.5～5 mg，按需每 4 小时 1 次。

儿童注意事项：没有经乳汁导致婴儿不良反应的报道；据报道使用可待因会引起镇静和呼吸暂停(可待因的活性代谢物是吗啡)。

婴儿监测内容：镇静、减慢呼吸速率、呼吸暂停、面色苍白、便秘、体重增加。

替代药物：氢可酮、氢吗啡酮。

参考文献：

[1] Feilberg VL, Rosenborg D, Broen CC, et al. Excretion of morphine in human breast milk. Acta Anaesthesiol Scand, 1989, 33(5): 426-428.

[2] Wittels B, Scott DT, Sinatra RS. Exogenous opioids in human breast milk and acute neonatal neurobehavior: a preliminary study. Anesthesiology, 1990, 73(5): 864-869.

[3] Baka NE, Bayoumeu F, Boutroy MJ, et al. Colostrum morphine concentrations during postcesarean intravenous patient-controlled analgesia. Anesth Analog, 2002, 94: 184-187.

[4] Robieux I, Koren G, Vandenbergh H, et al. Morphine excretion in breast milk and resultant exposure of a nursing infant. J Toxicol Clin Toxicol, 1990, 28(3): 365-370.

吗氯贝胺(MOCLOBEMIDE)

商品名: Arima, Aurorix, Manerix
分　类: 抗抑郁药,其他
LRC: L4 -有限数据-有潜在危险

吗氯贝胺是一种单胺氧化酶(MAO)抑制剂。不像老一代 MAO 抑制剂,吗氯贝胺是一种选择性的可逆 MAO - A 抑制剂,它的不良反应没有老一代的 MAO 抑制剂那么严重,是一种有效抗抑郁药物[1]。

在 Pons 的一项研究中,有 6 名哺乳期母亲口服单剂量吗氯贝胺 300 mg,用药 3 小时后乳汁药物浓度达峰值为 2. 7 mg/L,用药 12 小时后平均乳汁暴露量(AUC)为 0. 97 mg/L。在作者看来,吗氯贝胺在乳汁中的水平很低,单独用时不大可能产生不良反应,但是当联合其他 SSRIs 如氯丙咪嗪、氟西汀时,可能会增加用药风险。

$T_{1/2}$	1~2. 2 h	M/P	0. 72
T_{max}	2 h	PB	50%
Oral	80%	Vd	1~2 L/kg
MW	269	pKa	6. 3
RID	3. 4%		

成人注意事项: 口干、头痛、头晕、震颤、出汗、失眠、便秘。

成人剂量: 每日 300~600 mg。

儿科注意事项: 没有经乳汁导致婴儿不良反应的报道。

婴儿监测内容: 镇静或易怒、失眠、难醒喂养/喂养困难、便秘、体重增加。

替代药物:

参考文献:

[1] Fulton B, Benfield P. Moclobemide. An update of its pharmacological properties and therapeutic use. Drugs, 1996, 52(3): 450 - 474.

[2] Pons G, Schoerlin MP, Tam YK, et al. Moclobemide excretion in human breast milk. Br J Clin Pharmacol, 1990, 29(1): 27 - 31.

麦角胺(ERGOTAMINE)

商品名: Cafergot, DHE-45, Ergodryl, Ergomar, Ergostat, Gynergen, Lin-graine, Migral, Wigraine
分　类: 抗偏头痛药
LRC: L4 -有限数据-有潜在危险

酒石酸麦角胺是通常用于偏头痛急性期的一种强效血管收缩药。它从未长期用于预防偏头痛。虽然早期的报道表明麦角胺化合物可分泌至母乳中[1]，并引起婴儿的麦角中毒症状(呕吐和腹泻)，但其他作者[2]认为，麦角胺(产后 0.2 mg)的短期使用通常不会对母乳喂养的婴儿产生问题。这可能是由于不足5%的麦角胺会被成人口服吸收。但是，过量和延长用药可能会抑制催乳素分泌，从而抑制泌乳。尽管初始血浆半衰期仅为2小时，但麦角胺可长期储存在各种组织中，以产生持久的效应(终末半衰期为21小时)。强烈反对在哺乳期长期使用该药。由于口服生物利用度低，可以单次使用，主要关注低催乳素血症。

$T_{1/2}$	21 h	M/P	
T_{max}	0.5~3 h	PB	
Oral	<5%	Vd	
MW	581	pKa	9.7
RID			

成人注意事项：麦角中毒、外周动脉功能不全、恶心、呕吐、感觉异常、皮温低、头痛。

成人剂量：每30分钟2 mg(最多3剂)。

儿童注意事项：报道了一例麦角中毒，包括呕吐和腹泻等症状。禁止长期暴露。

婴儿监测内容：

替代药物：舒马普坦、非甾体抗炎药、对乙酰氨基酚。

参考文献：

[1] Fomina PI. Untersuchungen uber den ubergang des aktiven Agens des Mutterkorns in die milch stillender Mutter. Arch Gynakol, 1934, 157: 275-285.

[2] White G, White M. Breastfeeding and drugs in human milk. Vet and Human Tox, 1984, 26: supplement 1.

麦角酰二乙胺(LYSERGIC ACID DIETHYLAMIDE, LSD)

商品名：LSD
分　类：滥用药物
LRC：L5-没有数据-危险

麦角酰二乙胺(LSD)是一种强效的致幻剂[1]。尚无转运至乳汁的数据。然而，由于其作用极强，且能通过血脑屏障，所以LSD有可能进入乳汁，并对婴儿产生致幻作用。本品为绝对禁忌。摄入本品 34~120 h 后，母亲的尿液仍呈阳性。

$T_{1/2}$	3 h	M/P	
T_{max}	30~60 min(PO)	PB	
Oral	完全	Vd	
MW	268	pKa	7.8
RID			

成人注意事项：幻觉、瞳孔扩大、流涎、恶心。

成人剂量：

儿童注意事项：尚无进入乳汁的报道，但由于作用较强，可能致幻，应禁用。

婴儿监测内容：禁止哺乳。

替代药物：

参考文献：

[1] Ellenhorn MJ, Barceloux DG//Medical Toxicology. New York, NY: Elsevier, 1988.

麦角新碱(ERGONOVINE)

商品名：Ergotrate, Syntometrine
分　类：垂体激素
LRC：L3-有限数据-可能适用

马来酸麦角新碱及其紧密的同系物——马来酸甲基麦角新碱，直接刺激子宫收缩，并在分娩时肌内用药以预防/治疗产后出血。目前没有关于麦角新碱转运至乳汁中的数据；但是，已有许多研究考察了甲基麦角新碱的转运。对于每日接受 125 μg，每日 3 次，持续 5 天的 8 位产妇，在第 5 天的早晨给予 250 μg 剂量后，对甲基麦角新碱在血浆和乳汁中的浓度进行了研究[1]。乳汁浓度范围从小于 0.5 μg/L 到用药后 1 小时达 1.3 μg/L，从小于 0.5 μg/L 到用药后 8 小时达 1.2 μg/L。在本研究中，16 份乳汁样品中只有 5 份中具有可检测的甲基麦角新碱水平。使用剂量为 1.3 μg/L 的乳汁，婴儿每日只能消耗约 0.2 μg/kg，这与本研究中给出的孕妇剂量相比是非常低的。乳汁/血浆比值平均约为 0.3。

在 2004 年的一项前瞻性研究中，10 位哺乳期母亲的母体口服剂量为 250 μg，甲基麦角新碱的平均达峰时间为 1.8 小时，乳汁峰浓度约为

0.657 μg/L(范围为410~830 μg/L)[2]。平均乳汁/血浆比值在用药后1小时为0.18,在用药后2小时为0.17。我们估计婴儿将接受约0.098 μg/(kg·d)或母亲剂量的2.7%。

在2012年的一项研究中,12位哺乳期母亲给予0.125 mg甲基麦角新碱,每日3次,共5天[3]。在治疗第一天的首次用药后采集乳汁样品,2小时峰浓度为0.437 μg/L,5小时下降至0.086 μg/L。我们使用这两种浓度估计婴儿将接受母亲剂量的0.7%~3.6%。

在一项研究中,10位妇女每日口服0.2 mg甲基麦角新碱,每日3次,服用一周,与10例不接受治疗的哺乳期母亲相比,母体催乳素水平或母乳量没有差异[4]。

但是,研究已经显示了对催乳素和乳汁产生的抑制。一项研究表明,在产后3天的妇女中肌内注射0.2 mg甲基麦角新碱后30~75 min催乳素水平降低了50%[5]。同时报道在注射后180~240 min催乳素水平增加。在一项研究中,30位哺乳期母亲从产后第1天至第7天接受0.6 mg口服,与未经治疗的妇女相比,在第7天催乳素水平显著降低,而乳汁产量在第3天和第7天显著减少[6]。在一项对14例产后妇女肌内给予0.2 mg的研究中,与15例对照组(266 μg/L)相比,在产后1.5小时血浆催乳素浓度较低(141 μg/L)[7]。笔者特别指出两组母亲在分娩后均与婴儿分开。没有关于母乳喂养状况的更多信息。

另外一项关于催乳素研究中,相比6位产后与其婴儿分开的妇女,10位在阴道分娩后从第1至第7天每日3次口服0.2 mg麦角新碱的妇女中报道了较低的催乳素水平[8]。用药前的初始催乳素浓度为537 μg/L,第7天为89.7 μg/L。对照组初始催乳素浓度为562 μg/L,第7天为218 μg/L。这些患者均没有母乳喂养婴儿。笔者还报道了1位剖宫产妇女在静脉给予麦角新碱0.2 mg后具有较低的催乳素水平。此外,在产后第5天静脉给予麦角新碱的两位母乳喂养妇女中发现催乳素对哺乳的迟钝响应。

在一项随机对照试验中,为主动管理分娩的第三阶段,1 429位妇女静脉给予麦角新碱0.5 mg,对其中126位妇女进行的小型分析发现,与对照组相比,泌乳后催乳素峰值水平(产后48~72 h)并无差异[9]。笔者报道称没有服药的妇女更有可能在超过4周的时间内继续进行母乳喂养;然而,当研究最后的结果时发现存在很多的局限。

临床上短期使用这些药物似乎并不会在哺乳婴儿中引起问题。应避免长期使用麦角生物碱,因为它们可能会抑制乳汁的产生。

$T_{1/2}$	0.5~2 h	M/P	
T_{max}	30~180 min	PB	
Oral	>60%	Vd	
MW	441	pKa	15
RID	2.73%~5.46%		

成人注意事项：头痛、头昏、眩晕、高血压、心动过缓、心绞痛、心肌梗死、血栓性静脉炎、呼吸急促、呕吐、腹泻。

成人剂量：每 2~4 小时 0.2 mg，肌内注射（最多 5 剂）。

儿童注意事项：目前没有经乳汁导致婴儿不良反应的报道。

婴儿监测内容：

替代药物：甲基麦角新碱。

参考文献：

[1] Erkkola R, Kanto J, Allonen H, et al. Excretion of methylergometrine (methylergonovine) into the human breast milk. Int J Clin Pharmacol Biopharm, 1978, 16(12): 579-580.

[2] Vogel D, Burkhardt T, Rentsch K, et al. Misoprostol versus methylergometrine: pharmacokinetics in human milk. Am J Obstet Gynecol, 2004, 191(6): 2168-2173.

[3] Nakamichi T, Yawata A, Hojo H, et al. Monitoring of methylergonovine in human breast milk by solid-phase extraction and high-performance liquid chromatography with fluorimetric detection. Pharmazie, 2012, 67: 482-484.

[4] Del Pozo E, Brun DR, Hinselmann M. Lack of effect of methylergonovine on postpartum lactation. Am J Obstet Gynecol, 1975, 123(8): 845-846.

[5] Perez-Lopez FR, Delvoye P, Denayer P, et al. Effect of methylergobasine maleate on serum gonadotrophin and prolactin in humans. Acta Endocrinol (Copenh), 1975, 79(4): 644-657.

[6] Peters F, Lummerich M, Breckwoldt M. Inhibition of prolactin and lactation by methylergo-metrine hydrogenmaleate. Acta Endocrinol (Copenh), 1979, 91(2): 213-216.

[7] Weiss G, Klein S, Shenkman L, et al. Effect of methylergonovine on puerperal prolactin secretion. Obstet Gynecol, 1975, 46(2): 209-210.

[8] Canales ES, Garrido JT, Zarate A, et al. Effect of ergonovine on prolactin secretion and milk let-down. Obstet Gynecol, 1976, 48(2): 228-229.

[9] Begley CM. The effect of ergometrine on breast feeding. Midwifery, 1990, 6: 60-72.

麦考酚酯(MYCOPHENOLATE)

商品名: CellCept
分　类: 免疫抑制剂
LRC: L4 -没有数据-有潜在危险

麦考酚酯是一种免疫抑制剂,主要用于预防同种异体移植(如肾、心、肝、肠、四肢、小肠等)的排异反应。本品吸收很好,并能迅速生成活性代谢物麦考酚酸,麦考酚酸葡糖醛随后进入小肠并通过肝肠循环被重吸收。目前没有任何数据显示本品可以转运到母乳。本品的平均血药浓度约为 63.9 μg/ml(AUC),相对较高。在我们获得关于本品哺乳期安全性的数据之前,我们可以认为它是相对危险的。

$T_{1/2}$	17.9 h	M/P	
T_{max}	1 h	PB	97%
Oral	94%	Vd	4 L/kg
MW	433	pKa	9.76
RID			

成人注意事项: 头痛、失眠、头晕、高血压、低血压、心动过速、消化不良、呕吐、腹泻、便秘、厌食、肝肾功能异常、高血糖、高胆固醇血症、白细胞减少、贫血、血小板减少、水肿、震颤、感染概率增加。

成人剂量: 口服 1~1.5 g,每日 2 次。

儿童注意事项:

婴儿监测内容: 不推荐在哺乳期使用。

替代药物: 环孢素。

参考文献:

[1] Pharmaceutical manufacturer prescribing information. 2003.

麦卢卡蜂蜜(HONEY, MANUKA)

商品名: Honey, Manuka, Manuka Honey
分　类: 植物药
LRC: L3 -没有数据-可能适用

麦卢卡蜂蜜产自新西兰及澳大利亚,是一种以麦卢卡树花蜜为原料生产的单花种蜂蜜。由于含有独特的麦卢卡因子,它被认为具有抗菌活性,因此麦卢卡蜂蜜通常在伤口愈合处使用[1]。由于食品级蜂蜜经常被肉毒杆菌孢子污染，我们有理由认为麦卢卡蜂蜜也会面临相同的问题。因此，除非经过加热消毒，12 个月以内的婴儿不得服用麦卢卡蜂蜜。

成人注意事项：天然酸性导致过敏反应，刺痛及灼烧感。不完全果糖的代谢引起的腹胀、腹痛及腹泻等消化问题。

成人剂量：

儿童注意事项：12 个月以内的婴儿不允许直接服用。

婴儿监测内容：

替代药物：

参考文献：

[1] Song JJ, Salcido R. Use of honey in wound care：an update. Adv Skin Wound Care, 2011, 24(1)：40 - 44. quiz 45 - 6. doi：10.1097/01.ASW.0000392731.34723.06. PubMed PMID：21150765.

蔓越莓提取物(CRANBERRY EXTRACT)

商品名：
分　类：植物药
LRC：L3 -没有数据-可能适用

蔓越莓提取物可用于祛除尿液异味(尿失禁)、预防尿路感染等[1]。目前尚无哺乳期母亲使用本品的数据充分的相关研究或案例报道。

成人注意事项：肾结石。

成人剂量：根据症状表现而不同。

儿童注意事项：

婴儿监测内容：

替代药物：

参考文献：

[1] Cranberry//Natural Medicines Comprehensive Database [Internet Database]. Stockton, CA：Therapeutic Research Faculty. Date last updated (2011, July 5).

毛果芸香碱(PILOCARPINE)

商品名：Akarpine, Isopto Carpine, Minims Pilocarpine Nitrate, Pilocar
分　类：抗青光眼药
LRC：L3 -没有数据-可能适用

毛果芸香碱是一种直接起效的胆碱能药物，主要用于治疗开角型青光眼。眼科治疗剂量为每日≤1 mg，成人口服剂量约为每日 15～30 mg[1,2]。目前尚不清楚本品是否经乳汁分泌，但因为其血药浓度很低，乳汁浓度也可能很低。婴儿经乳汁摄取的药物剂量可能不会引起临床症状，但目前尚不清楚。

$T_{1/2}$	0.76~1.55 h	M/P	
T_{max}	1.25 h	PB	0
Oral	良好	Vd	
MW	208	pKa	7.15
RID			

成人注意事项：眼部用药：灼热、瘙痒、视力减退、夜视不良、头痛。口服：头晕、潮红、高血压、过度流涎、恶心、腹泻、尿频、出汗过多、虚弱。

成人剂量：5~10 mg，每日 3 次。

儿童注意事项：目前没有经乳汁导致婴儿不良反应的报道。

婴儿监测内容：呕吐、腹泻。

替代药物：

参考文献：

[1] Drug Facts and Comparisons 1999 ed. ed. St. Louis, 1999.
[2] Pharmaceutical manufacturer prescribing information. 1999.

梅毒(SYPHILIS)

商品名：
分　类：感染性疾病
LRC：L4 -没有数据-有潜在危险

梅毒是由梅毒螺旋体引起的性传播疾病。原发性梅毒的特征是在生殖器区域出现无痛的皮肤溃疡或疮。这些疮具有传染性，并将在几周内自愈，无须治疗。继发性梅毒的特征是包括手掌和脚掌出现大面积的皮疹，而且生殖区域出现尖锐湿疣。这个阶段的症状也能自行消退，但会潜伏多年，主要表现在神经系统和心脏方面。

梅毒的治疗途径是注射青霉素 G。哺乳期母亲被诊断梅毒时，应立即治疗，在治疗 24 小时后可以恢复哺乳。身体上的所有湿疮都可能是传染性的，因此，在哺乳时应将其覆盖以免接触婴儿。如果乳房有湿疮，湿疮侧乳房应避免哺乳，另一侧可继续哺乳，受影响的乳房直到皮肤完全康复才能恢复哺乳。

成人注意事项：原发性梅毒的特征是在生殖器区域出现无痛的皮肤溃疡或疮。这些疮具有传染性，并将在几周内自愈，无须治疗。继发性梅毒的特征是包括手掌和脚掌出现大面积的皮疹,而且生殖区域出现尖锐湿疣。这个阶段的症状也能自行消退,但会潜伏多年,主要表现在神经系统和心脏方面。

成人剂量:

儿童注意事项:

婴儿监测内容: 皮疹。

替代药物:

参考文献:

美吡拉敏(PYRILAMINE)

商品名: Corzall, Dextrophenylpril, Polyhist
分　类: 抗组胺药
LRC: L3 -没有数据-可能适用

美吡拉敏是阻断 H_1 受体的抗组胺药[1]。它是许多复方非处方药物中的一种成分。该类抗组胺药可能引起儿童兴奋或失眠。美吡拉敏也具有抗胆碱(口渴)作用。应避免在孕妇和哺乳期母亲中使用这些老一代的抗组胺药。推荐使用新一代的非镇静抗组胺药,如氯雷他定或西替利嗪。

$T_{1/2}$		M/P	
T_{max}		PB	
Oral	完全	Vd	
MW	401	pKa	
RID			

成人注意事项: 镇静、共济失调、抗胆碱作用、中枢神经系统抑制。

成人剂量: 每日 75~200 mg,分 4 次使用。

儿童注意事项:

婴儿监测内容: 镇静、口渴。

替代药物: 西替利嗪、氯雷他定。

参考文献:

[1] Pharmaceutical manufacturer prescribing information. 2011.

美雌醇(MESTRANOL)

商品名:
分　类: 雌激素
LRC: L3 -没有数据-可能适用

美雌醇是炔雌醇的前体药物,70%的美雌醇会在肝脏转化为具有雌激素活性的炔雌醇。尽管有少量的炔雌醇会通过乳汁分泌,但是其对婴儿的影响很小。一项研究表明:母亲服用 50 μg/d 的炔雌醇后,未能在母乳检测出炔雌醇[1];服用 500 μg/d 的炔雌醇后,在母乳中检测的浓度接近 300 pg/ml。在产后早期使用雌激素可能导致母乳的分泌量和蛋白质含量减少,但是这个影响是不确定的、有争议的;其主要取决于雌激素的剂量和患者的个体差异[2-5]。哺乳期母亲应尽量在哺乳稳定期(6~8 周)后再开始服用含雌激素的口服避孕药。更多信息请查看激素与避孕专论。

成人注意事项: 头痛、高血压、乳房增大、痛经、子宫肌瘤、腹胀、水肿、血栓形成、黄褐斑。

成人剂量:

儿童注意事项:

婴儿监测内容: 在产后早期使用雌激素有影响母乳分泌的报道。

替代药物:

参考文献:

[1] Nilsson S, Nygren KG, Johansson ED. Ethinyl estradiol in human milk and plasma after oral administration. Contraception, 1978, 17(2): 131-139.

[2] Booker DE, Pahl IR. Control of postpartum breast engorgement with oral contraceptives. Am J Obstet Gynecol, 1967, 98(8): 1099-1101.

[3] Kamal I, Hefnawi F, Ghoneim M, et al. Clinical, biochemical, and experimental studies on lactation. V. Clinical effects of steroids on the initiation of lactation. Am J Obstet Gynecol, 1970, 108(4): 655-658.

[4] Kora SJ. Effect of oral contraceptives on lactation. Fertil Steril, 1969, 20(3): 419-423.

[5] Koetsawang S, Bhiraleus P, Chiemprajert T. Effects of oral contraceptives on lactation. Fertil Steril, 1972, 23(1): 24-28.

美法仑(MELPHALAN)

商品名: Alkeran
分　类: 抗肿瘤药
LRC: L5 -没有数据-危险

美法仑是一种用于治疗多发性骨髓瘤和卵巢癌的烷化剂。成人对美法仑的口服生物利用度变化较大,通常在 56%~93%[1]。因此,美法仑使用时通常采用静脉内注射以达到高浓度。美法仑的终末消除半衰期为 1.5 小时,但有时会高达 3 小时。美法仑进入中枢神经系统的量较低。没有关于美法仑分泌进入母乳中的相关数据,但估计美法仑进入母乳中的量会很低。建议母亲在使用美法仑治疗后 24 小时内不要哺乳。

$T_{1/2}$	1.5 h	M/P	
T_{max}	1~2 h	PB	60%~90%
Oral	56%~93%	Vd	0.5 L/Kg
MW	305.2	pKa	2.5
RID			

成人注意事项：恶心、呕吐、骨髓抑制、继发恶性肿瘤、过敏、血小板减少、白细胞减少。

成人剂量：因治疗方案而异。

儿童注意事项：没有哺乳期相关数据。

婴儿监测内容：治疗后 24 小时内不要哺乳。

替代药物：

参考文献：

[1] Pharmaceutical manufacturer prescribing information. 2011.

美金刚(MEMANTINE)

商品名：Ebixa, Namenda
分　类：NMDA 受体拮抗剂
LRC：L3-没有数据-可能适用

美金刚用于治疗中重度阿尔茨海默病[1]。其能阻断 NMDA 受体，阻断谷氨酸兴奋神经细胞。NMDA 受体过度激活可能是导致该疾病的原因，其与镁离子结合位点结合的时间较镁离子长，从而导致受体过度激活。尚无美金刚经由乳汁分泌的报道。

$T_{1/2}$	60~80 h	M/P	
T_{max}	3~7 h	PB	45%
Oral	完全	Vd	9~11 L/kg
MW	216	pKa	10.7
RID			

成人注意事项：高血压、头晕、精神错乱、头痛、便秘、呕吐、咳嗽。

成人剂量：每日 20 mg。

儿童注意事项：未见报道。

婴儿监测内容： 便秘、呕吐、咳嗽。

替代药物：

参考文献：

[1] Pharmaceutical manufacturer prescribing information. 2007.

美克洛嗪(MECLIZINE)

商品名： Antivert
分 类： 镇吐药
LRC： L3 -没有数据-可能适用

美克洛嗪是一种常被用于治疗恶心、眩晕、晕动病的抗组胺药，但疗效弱于东莨菪碱。美克洛嗪以前在美国用于治疗孕期恶心和呕吐，目前仍在很多国家使用[1]。尚无本品分泌进入乳汁的数据。本药无儿童使用的适应证。哺乳时使用美克洛嗪可能是安全的，但建议监测对婴儿的镇静作用。

$T_{1/2}$	6 h	M/P	
T_{max}	3 h	PB	
Oral	完全	Vd	7 L/kg
MW	391	pKa	
RID			

成人注意事项： 困倦、镇静、口干、视力减退。

成人剂量： 每日 25~100 mg。

儿童注意事项： 尚无报道。

婴儿监测内容： 镇静、口干。

替代药物： 茶苯海明、苯海拉明、东莨菪碱。

参考文献：

[1] Vorherr H. Drug excretion in breast milk. Postgrad Med, 1974, 56(4): 97-104.

美罗培南(MEROPENEM)

商品名： Meronem, Merrem
分 类： 抗菌药物，碳青霉烯类
LRC： L3 -有限数据-可能适用

美罗培南是一种碳青霉烯类抗菌药物，抗菌效果类似于亚胺培南/西司他丁[1]。本品不能经口服吸收利用，但母乳喂养婴儿经乳汁摄入后可出现肠道菌群失调。在一项2012年发表的研究中,1名因大肠埃希菌引起尿路感染的母亲在产后接受1 000 mg美罗培南输注,每8小时1次,用时7天[2]。其母乳中的美罗培南平均浓度和最大浓度分别为0. 48 μg/ml和0. 64 μg/ml,由此计算出婴儿经乳汁摄取的美罗培南平均剂量和最大剂量分别为0. 072 mg/(kg · d)和0. 097 mg/(kg · d)。该研究的作者根据母乳中美罗培南的平均浓度和最大浓度,及母亲的体重57 kg,计算得出RID分别为0. 13%和0. 18%。

我们采用母亲标准体重70 kg计算得出RID分别为0. 17%和0. 23%。在这位母亲的抗感染治疗期间及治疗结束后30天,均未发现美罗培南对婴儿产生不良反应[2]。这个研究表明美罗培南较少分泌入乳汁中,用于哺乳期母亲较适宜。

$T_{1/2}$	1 h	M/P	
T_{max}	即刻	PB	2%
Oral		Vd	0. 28 L/kg
MW	437	pKa	3. 47
RID	0. 17% ~ 0. 23%		

成人注意事项: 头痛、癫痫(0. 5%)、恶心、腹痛及腹泻,曾有肝脏转氨酶升高的报道。

成人剂量: 每次1 g,每日3次,静脉注射。

儿童注意事项: 没有经乳汁导致婴儿不良反应的报道。

婴儿监测内容: 呕吐、腹泻、胃肠道菌群失调及皮疹。

替代药物: 厄他培南。

参考文献:

[1] Pharmaceutical manufacturer prescribing information. 2003.

[2] Sauberan JB, Bradley JS, Blumer J, et al. Transmission of meropenem in breast milk. Pediatr Infect Dis J, 2012, 31: 832 - 834.

美洛昔康(MELOXICAM)

商品名: Mobic

分　类: 非甾体抗炎药

LRC: L3 -没有数据-可能适用

美洛昔康是一种COX - 2受体特异选择性的非甾体抗炎药[1]。尽管美洛昔康可转运至啮齿动物的乳汁中,但目前尚没有本品转运至人乳中的相关数据。由于美洛昔康半衰期较长且生物利用度较高,哺乳期应优先选择其他非甾体抗炎药。

$T_{1/2}$	20.1 h	M/P	
T_{max}	4.9 h	PB	99.4
Oral	89%	Vd	0.14 L/kg
MW	351	pKa	4.2
RID			

成人注意事项：头痛、头晕、失眠、耳鸣、消化不良、恶心、呕吐、腹痛、腹泻、胃肠出血、肾功能异常、水肿、关节疼痛。

成人剂量：每日 7.5 mg。

儿童注意事项：没有经乳汁导致婴儿不良反应的报道。

婴儿监测内容：呕吐、腹泻。

替代药物：布洛芬、萘普生。

参考文献：

[1] Pharmaceutical manufacturer prescribing information. 2002.

美沙拉嗪(MESALAMINE)

商品名：Apriso, Asacol, Canasa, Delzicol, Lialda, Mesalazine, Mesasal, Pentasa, Quintasa, Rowasa, Salofalk

分　类：抗炎药

LRC：L3-有限数据-可能适用

美沙拉嗪，即5-氨基水杨酸(5-ASA)，是一种兼具抗炎、免疫抑制及抗菌作用的药物，用于治疗溃疡性结肠炎[1]。美沙拉嗪有各种不同剂量、剂型和用药途径的制剂，可作用于胃肠道特定部位。在不同胃肠道部位，美沙拉嗪的吸收和代谢差异显著。直肠栓剂中的美沙拉嗪吸收利用率最低，而口服混悬剂(无肠溶衣)吸收利用率可达80%。此外，本品吸收后的首过效应易达到饱和状态，导致较高剂量用药后血浆药物浓度不成比例地升高。

在一项研究中，一名患者每次口服500 mg美沙拉嗪，每日3次，其母乳中的5-ASA浓度为0.11 mg/L，代谢物产物乙酰-5-ASA的浓度为12.4 mg/L[2]。根据以上这些数据，以标准体重校正后计算得出，代谢物及活性有效成分的RID为8.8%。

在第二个研究中，一名患者每次口服1g美沙拉嗪，每日3次，产后11天母乳中的5-ASA及乙酰-5-ASA的浓度分别为0.1 μg/ml和2.3 μg/ml[3]。

研究者计算得出婴儿摄取 5－ASA 和乙酰－5－ASA 的剂量分别为 0.015 mg/(kg·d)和 2~3 mg/(kg·d)。结果表明,尽管给予母亲高剂量的 5－ASA(即 3 g/d),但分泌入母乳中的剂量仍极低。

在另外一个研究中,4 位哺乳期母亲的母乳中检测到 5－ASA 和 N-5－ASA 的浓度分别为 4~40 μg/L 和 5~14.9 mg/L。研究者计算得出婴儿从乳汁中摄取的 5－ASA 剂量为 0.000 6~0.006 mg/(kg·d)[4]。

柳氮磺吡啶引起婴儿不良反应的报道很少,但有一例研究报道了一个 3 个月大的婴儿在接受母亲使用柳氮磺吡啶的母乳后出现了血性腹泻[5]。在这个报道中,母亲在给予婴儿母乳喂养的同时,每日口服 3 g 柳氮磺吡啶。婴儿在 2 个月的时候发生了第一次血性腹泻,2 周后再次发生,一直持续到婴儿 3 个月。婴儿腹泻严重时每日可达 6 次,其血中检测到柳氮磺吡啶浓度为 5.3 mg/L,其余的检查未见异常。母亲停用柳氮磺吡啶治疗 48~72 小时后,婴儿的症状得到缓解。

在另外一项研究中,一位母亲经直肠使用 500 mg 的美沙拉嗪,每日 2 次,其哺乳婴儿产生了反复发作的腹泻[6]。由于婴儿产生了腹泻,这位母亲反复停用和使用美沙拉嗪治疗,当她开始用药 8~12 小时后,婴儿产生腹泻,停药 8~12 小时后,婴儿的腹泻缓解。期间未发现其他的不良反应。

Barriuso 报道了一个 4 月大的婴儿产生严重的血小板增多后继发上矢状窦血栓形成[7]。该婴儿的母亲患有克罗恩病,在孕期和哺乳期曾服用美沙拉嗪 1 周。作者推测婴儿的血栓形成是由于其母亲近期使用美沙拉嗪所导致的。

值得注意的是,目前美沙拉嗪有很多制剂是经由直肠用药,在其他一些研究中表明,这种类型的制剂相较于常规口服药物,可减少药物的全身作用。

$T_{1/2}$	0.5~1.0 h(代谢物)	M/P	0.27,5.1
T_{max}	4~16 h	PB	55%
Oral	20%~40%	Vd	0.26 L/kg
MW	153	pKa	2.02
RID	0.12%~8.76%		

成人注意事项:头痛、头晕、发热、恶心、呕吐、食欲不振、腹痛、水样腹泻,血性腹泻、肝功能异常、白细胞减少、血小板减少、溶血性贫血、皮疹、皮肤瘙痒。

成人剂量:每次 800 mg,每日 3 次。

儿童注意事项:有一例报道婴儿产生过敏反应,多例报道婴儿产生血便和腹泻。另有一例报道患儿使用美沙拉嗪制剂后产生了血性腹泻[6]。G6PD 缺乏的婴儿慎用。

婴儿监测内容：呕吐、水样腹泻。

替代药物：

参考文献：

[1] Pharmaceutical manufacturer prescribing information. 2013.

[2] Jenss H, Weber P, Hartmann F. 5 - Aminosalicylic acid and its metabolite in breast milk during lactation. The American journal of gastroenterology. Mar 1990; 85(3): 331.

[3] Klotz U, Harings-Kaim A. Negligible excretion of 5 - aminosalicylic acid in breast milk. Lancet, 1993, 342(8871): 618 - 619.

[4] Silverman DA, Ford J, Shaw I, et al. Is mesalazine really safe for use in breastfeeding Mothers Gut. Jan, 2005, 54(1): 170 - 171.

[5] Branski D, Kerem E, Gross-Kieselstein E, et al. Bloody diarrhea — a possible complication of sulfasalazine transferred through human breast milk. Journal of pediatric gastroenterology and nutrition. Mar-Apr, 1986, 5(2): 316 - 317.

[6] Nelis GF. Diarrhoea due to 5 - aminosalicylic acid in breast milk. Lancet, 1989, 1 (8634): 383.

[7] Esbjorner E, Jarnerot G, Wranne L. Sulphasalazine and sulphapyridine serum levels in children to mothers treated with sulphasalazine during pregnancy and lactation. Acta paediatrica Scandinavica, 1987, 76(1): 137 - 142.

[8] Barriuso LM, Yoldi-Petri ME, Olaciregui O, et al. Thrombosis of the superior sagittal sinus in a breastfed infant: secondary to prolonged exposure to mesalazine. Rev Neurol, 2003, 36(12): 1142 - 1144.

美沙酮(METHADONE)

商品名：Biodone forte, Dolophine, Metadon, Methex, Physeptone
分　类：镇痛药
LRC：L2 -充分数据-可能适用

美沙酮是长效麻醉性镇痛药，主要用于预防阿片制剂成瘾的停药反应。在一项研究中 10 名妇女每日服用 10~80 mg，平均乳汁/血浆比为 0.83[1]。由于使用剂量不同，乳汁浓度的范围也不同，若患者服用的剂量为每日 10 mg，则乳汁中的浓度为 0.05 mg/L；患者服用的剂量为每日 80 mg，则乳汁中浓度为 0.57 mg/L。有报道一位使用美沙酮维持治疗的哺乳期母亲，其婴儿发生死亡，但乳汁中的美沙酮是否为该婴儿的唯一来源仍不清楚[2]。

最近的一项研究，12 名哺乳期母亲每日使用 20~80 mg 维持剂量的美沙酮，其平均血浆浓度和乳汁浓度分别为 311(207~416) μg/L 和 116(72~160) μg/L，平均乳汁/血浆比值为 0.44(0.24~0.64)[3]。婴儿的平均绝对口服剂量为 17.4（10.8～24）μg/（kg·d），这相当于母亲每日平均剂量的 2.79%。在这项研究中，有 64%的婴儿出现了需要治疗的新生儿戒断综合征。

一名妇女每次服用美沙酮 30 mg，每日 2 次，另外一名妇女每次服用 73 mg，每日 1 次，其乳汁中美沙酮的平均浓度分别为 0.169 mg/L 和 0.132 mg/L[4]；乳汁/血浆比值分别为 1.215 和 0.661。第二个母亲的孩子在 3.5 个月时由于婴儿猝死综合征死亡，这明显不是美沙酮导致的，因为在婴儿的血浆中没有检测到美沙酮，并且婴儿的主要营养来源于配方奶粉。

一项研究报道，8 对母婴每日摄取美沙酮 40～105 mg，R-美沙酮和 S-美沙酮对映体的平均浓度（AUC）变化范围分别为 42～259 μg/L 和 26～126 μg/L[5]，相对婴儿的剂量估计是母亲剂量的 2.8%。有意义的是，美沙酮在初乳和成熟乳汁中的浓度几乎没有差别。

迄今多数研究表明，即使美沙酮服用剂量高达 105 mg，也只有少量的美沙酮能够转运至乳汁。实际上，众所周知新生儿戒断综合征可出现在产后母乳喂养的婴儿。一项研究报道，虽然仍在哺乳，但仍有 58%的婴儿会出现新生儿戒断综合征[3]。因此可以确定美沙酮可以分泌到乳汁中，并且高剂量治疗时突然停止哺乳，一些婴儿会出现新生儿戒断综合征[6]。

一项最新研究，有 8 位使用美沙酮维持治疗的哺乳期母亲（剂量为 50～105 mg/d），其乳汁中美沙酮的浓度较小（2～462 ng/ml），并且与母亲的用药剂量无关[7]。母亲的血浆药物浓度在产后 4 周内逐渐升高，在第 30 天达到最高；其乳汁/血浆比值为 0.22～0.92。在产后 30 天内，婴儿吸收的平均剂量小于 0.2 mg/d；婴儿血浆中美沙酮的浓度范围为 2.2～8.1 ng/ml；此外婴儿的血浆水平与母亲的服用剂量没有相关性。在该项研究中没有发现显著神经行为改变的报道。

在另一项研究中，有 4 位母亲服用美沙酮（剂量为 60～110 mg/d），其乳汁中的浓度范围为 27～407 ng/ml。虽然这些患者的服用剂量和取样方法存在较大的差异性；作者估算了婴儿平均每日吸入的剂量大约为 330 μg/d[8]。

在一项纳入 20 位妇女的研究中，服用美沙酮的剂量为 40～200 mg/d（平均 102 mg/d），在所有乳汁样本中 R-美沙酮的浓度为 S-美沙酮为的 1.3～3 倍。R-美沙酮、S-美沙酮和总的美沙酮的平均相对婴儿剂量分别为 2.7%、1.6%和 2.1%[9]。

2011 年的一项研究证实曾经服用过海洛因同时使用美沙酮维持治疗患者的乳汁样本中可以检测出违禁药物。其乳汁样本中含有美沙酮（97 μg/L）、美沙酮代谢产物 EDDP（8 μg/L）和低浓度的吗啡（7 μg/L）[10]。不过在其论文中未详细介绍该母亲最近服用海洛因的情况，美沙酮的剂量、时间，乳汁样本的情况以及对婴儿的影响。

总之,进入乳汁中的 R -或 S -美沙酮的平均剂量一般都不到母亲平均剂量的 2.8%[5]。这明显少于传统的阈值——母亲剂量的 10%(校正体重因素)。虽然乳汁中的量不足以预防新生儿戒断综合征,但另一项研究表明母乳喂养确实可以降低新生儿戒断综合征的发生率(OR=0.55)[11]。

$T_{1/2}$	13~55 h	M/P	0.68 (R)
T_{max}	0.5~1 h	PB	89%
Oral	50%	Vd	4~5 L/kg
MW	309	pKa	8.6
RID	1.9%~6.5%		

成人注意事项: 镇静、呼吸抑压/暂停、恶心、呕吐、便秘、戒断症状。

成人剂量: 通常起始剂量为 20 mg/d,逐渐增加至有效剂量。

儿童注意事项: 在子宫中有暴露史者可能会发生新生儿戒断综合征。

婴儿监测内容: 镇静、呼吸频率减慢/呼吸暂停、面色苍白、便秘、难醒喂养/喂养困难。

替代药物:

参考文献:

[1] Blinick G, Inturrisi CE, Jerez E, et al. Methadone assays in pregnant women and progeny. Am J Obstet Gynecol, 1975, 121(5): 617-621.

[2] Smialek JE, Monforte JR, Aronow R, et al. Methadone deaths in children. A continuing problem. JAMA, 1977, 238(23): 2516-2517.

[3] Wojnar-Horton RE, Kristensen JH, Yapp P, et al. Methadone distribution and excretion into breast milk of clients in a methadone maintenance programme. Br J Clin Pharmacol, 1997, 44(6): 543-547.

[4] Geraghty B, Graham EA, Logan B, et al. Methadone levels in breast milk. J Hum Lact, 1997, 13(3): 227-230.

[5] Begg EJ, Malpas TJ, Hackett LP, et al. Distribution of R - and S - methadone into human milk during multiple, medium to high oral dosing. Br J Clin Pharmacol, 2001, 52(6): 681-685.

[6] Malpas TJ, Darlow BA. Neonatal abstinence syndrome following abrupt cessation of breastfeeding. N Z Med J, 1999, 112(1080): 12-13.

[7] Jansson LM, Choo R, Velez ML, et al. Methadone maintenance and breastfeeding in the neonatal period. Pediatrics, 2008, 121: 106-114.

[8] Jansson LM, Choo R, Velez ML, et al. Methadone maintenance and long-term lactation. Breastfeed Med, 2008, 3(1): 34-37.

[9] Bogen DL, Perel JM, Helsel JC, et al. Estimated infant exposure to enantiomer-specifi methadone levels in breastmilk. Breastfeed Med, 2011, 6: 377-384.

[10] Marchei E, Escuder D, Pallas CR, et al. Simultaneous analysis of frequently used licit and illicit psychoactive drugs in breast milk by liquid chromatography tandem mass spectrometry. Journal of Pharmaceutical and Biomedical Analysis, 2011, 55: 309 - 316.
[11] Dryden C, Young D, Hepburn M, et al. Maternal methadone use in pregnancy: factors associated with the development of neonatal abstinence syndrome and implications for healthcare resources. BJOG, 2009, 116(5): 665 - 671.

美索巴莫(METHOCARBAMOL)

商品名: Robaxin, Robaxisal
分　类: 骨骼肌松弛药
LRC: L3 -无相关数据-可能适用

美索巴莫是一种中枢性镇静药和骨骼肌松弛药[1]。目前还没有关于该药在人乳中的数据;在狗的乳汁中发现了极少量。基于这种药物分子量小、蛋白结合率低,我们认为它能分泌进入人乳中。

$T_{1/2}$	1~2 h	M/P	
T_{max}	1~2 h	PB	46%~50%
Oral	完全	Vd	
MW	241	pKa	
RID			

成人注意事项: 头痛、困倦、眩晕、视力减退、癫痫发作、低血压、金属味、消化不良、恶心、呕吐、黄疸。
成人剂量: 每次 1.5 g,每 6 小时 1 次。
儿童注意事项: 没有经乳汁导致婴儿不良反应的报道,相关的研究有限。
婴儿监测内容: 镇静、呕吐。
替代药物:
参考文献:

[1] Pharmaceutical manufacturer prescribing information. 1995.

美索比妥(METHOHEXITAL)

商品名: Brevital, Brietal
分　类: 麻醉药
LRC: L3 -没有数据-可能适用

美索比妥是一种超短效巴比妥类药物,用于麻醉诱导。本品起作用时间约为硫喷妥钠起作用时间的一半，或小于 8 分钟，取决于用药剂量。虽然美索比妥的消除半衰期是 3. 9 小时，但本品在 30 分钟内会分布到除大脑以外的其他组织中去，主要是到肝脏[1, 2]。

在一项研究当中，9 例在麻醉诱导中接受了 120～150 mg 美索比妥注射的女性，5 例在手术 1～2 小时收集的乳汁中药物浓度为 100～407 μg/L[3]。发现在第一个小时内母乳中药物含量下降得非常迅速，并在 24 小时后检测不出。最高的乳汁药物浓度出现在施行麻醉后的 63 分钟，为 407 μg/L。作者认为婴儿在一次常规的母乳喂养（100 ml）中，最多可接受 0. 04 mg 的美索比妥，或依据母亲体重而定剂量的 0. 1% ～ 0. 8%。我们计算出平均婴儿剂量是 2. 85%～3. 56%。

$T_{1/2}$	3. 9 h	M/P	1. 1
T_{max}	即刻	PB	73%
Oral		Vd	
MW	262	pKa	8. 3
RID	2. 85%～3. 56%		

成人注意事项：低血压、嗜睡、烦躁不安、混乱、头痛、谵妄和兴奋。

成人剂量：0. 75～1. 5 mg/kg，静脉注射，根据适应证变化。

儿童注意事项：没有经乳汁导致婴儿不良反应的报道。母乳中含量可能很低。

婴儿监测内容：观察镇静、易怒、食欲不振、震颤、肌肉僵硬和体重减少。

替代药物：

参考文献：

[1] Drug Facts and Comparisons 1999 ed. ed. St. Louis, 1999.

[2] McEvoy GE. (ed): AFHS Drug Information. New York: NY, 2003.

[3] Borgatta L, Jenny RW, Gruss L, et al. Clinical Significance of Methohexital, Meperidine, and Diazepam in Breast Milk. J Clin Pharmacol, 1997, 37: 186－192.

美他沙酮（METAXALONE）

商品名：Skelaxin

分　类：骨骼肌松弛药

LRC：L3－没有数据－可能适用

美他沙酮是一种作用于中枢的镇静药，主要用作肌肉松弛药[1]。其骨骼肌松弛作用较弱,可能与其镇静作用有关。没有转运至乳汁的资料。

$T_{1/2}$	2~3 h	M/P	
T_{max}	2 h	PB	
Oral		Vd	
MW	221	pKa	13. 14
RID			

成人注意事项: 镇静、恶心、呕吐、胃肠不适、溶血性贫血、肝功能异常。

成人剂量: 每次 800 mg,每日 3~4 次。

儿童注意事项: 无报道,无可用的数据。

婴儿监测内容: 镇静、呕吐、胃肠不适。

替代药物:

参考文献:

[1] Pharmaceutical manufacturer prescribing information. 1995.

美托洛尔(METOPROLOL)

商品名: Betaloc, Lopressor, Minax, Toprol-XL
分　类: β-受体阻滞剂
LRC: L2-有限数据-可能适用

在低剂量情况下,美托洛尔是一种心脏选择性 β_1-受体阻滞剂,用于高血压、心绞痛和心律失常。在对 3 名产后 4~6 个月的母亲接受 100 mg,每日 2 次,一共 4 天的一个研究中,美托洛尔的乳汁峰浓度范围为 0. 38~2. 58 μmol/L,而母亲的血浆药物浓度在 0. 1~0. 97 μmol/L,平均乳汁/血浆比是 3[1]。假设每次喂 75 ml 的母乳,以 2. 58 μmol/L 的最高乳汁浓度算,婴儿会在第一次哺乳中摄取约 0. 05 mg 美托洛尔,在随后的哺乳中这个摄入量会大大减少。

在另一项 9 名妇女的研究中,接受美托洛尔 50~100 mg,每日 2 次,母体血浆和母乳的浓度范围分别是 4~556 nmol/L 和 19~1 690 nmol/L[2]。使用平均母乳浓度 280 μg/L 计算,这个比临床常规剂量低 20~40 倍,这些研究中的母乳/血浆比值平均为 3. 72。虽然这种药物的母乳/血浆比值较一般高,但母体血浆水平相当小,因此转移给婴儿的绝对量相当小。虽然这些水平可能太低而不具有临床意义,但临床医师应在严密监护下使用美托洛尔。

$T_{1/2}$	3~10 h	M/P	3~3.72
T_{max}	2 h	PB	10%
Oral	40%~50%	Vd	3.2~5.6 L/kg
MW	267	pKa	9.7
RID	1.4%		

成人注意事项：头痛、头晕、失眠忧虑、抑郁、疲乏、胸痛、心动过缓、I°房室传导阻滞、心悸、低血压、心力衰竭、喘息、味觉障碍、胃灼热、呕吐、便秘、腹泻、肌痛。

成人剂量：每日 100~450 mg。

儿童注意事项：目前没有经乳汁导致婴儿不良反应的报道。

婴儿监测内容：嗜睡、昏睡、面色苍白、喂养困难、体重增加。

替代药物：普萘洛尔、拉贝洛尔。

参考文献：

[1] Liedholm H, Melander A, Bitzen PO, et al. Accumulation of atenolol and metoprolol in human breast milk. Eur J Clin Pharmacol, 1981, 20(3): 229-231.

[2] Sandstrom B, Regardh CG. Metoprolol excretion into breast milk. Br J Clin Pharmacol, 1980, 9(5): 518-519.

[3] Kulas J, Lunell NO, Rosing U, et al. Atenolol and metoprolol. A comparison of their excretion into human breast milk. Acta Obstet Gynecol, 1984, 118(2 Suppl): 65-69.

美西律(MEXILETINE)

商品名：Mexitil

分　类：抗心律失常药

LRC：L2-有限数据-可能适用

盐酸美西律是一种抗心律失常药，其活性类似于利多卡因。一项研究中显示，一名患者接受美西律 600 mg/d 治疗，在稳态时的乳汁药物浓度为 0.8 mg/L，其乳汁/血浆比值为 1.1[1]；未在婴儿体内检测到药物。另一名患者在产后 2~5 天接受美西律 200 mg，每日 3 次，平均乳汁药物峰浓度为 959 μg/L，母体血浆药物浓度为 724 μg/L，乳汁/血浆比值范围为 0.78~1.89，平均为 1.45[2]。该暴露量不大可能导致母乳喂养的婴儿出现不良反应。

$T_{1/2}$	10~14 h	M/P	1.45
T_{max}	2~3 h (PO)	PB	63%
Oral	90%	Vd	5~7 L/kg
MW	179	pKa	8.4
RID	1.4%~1.6%		

成人注意事项： 心律失常、心动过缓、低血压、震颤、眩晕。

成人剂量： 200 mg，每 8 小时 1 次。

儿童注意事项： 两项研究中均无报道。

婴儿监测内容： 困倦、嗜睡、视力变化、面色苍白、心律失常、喂养困难、体重增加、震颤。

替代药物：

参考文献：

[1] Lewis AM, Patel L, Johnston A, et al. Mexiletine in human blood and breast milk. Postgrad Med J, 1981, 57(671): 546 - 547.

[2] Timmis AD, Jackson G, Holt DW. Mexiletine for control of ventricular dysrhythmias in pregnancy. Lancet, 1980, 2(8195 pt 1): 647 - 648.

门冬酰胺酶（ASPARAGINASE）

商品名： Colaspase, Crasnitin, Elspar, Kidrolase, L-ASP, L-asparaginase, Erwinaze

分　类： 抗肿瘤药

LRC： L4 -没有数据-有潜在危险

门冬酰胺酶用于治疗多种癌症[1]。门冬酰胺酶包含提取于大肠杆菌的天冬酰胺水解酶。门冬酰胺酶可降解天门冬酰胺，因此需要细胞从外源途径中获取天门冬酰胺，癌细胞无法做到；幸运的是，正常细胞能够合成天冬酰胺。本品没有活性代谢产物，也无法通过血脑屏障（<1%）。没有关于本药是否可转运至乳汁中的数据，但由于其半衰期长，天冬酰胺酶可能转运至乳汁中。

使用本药时至少暂停母乳喂养 7 天。

$T_{1/2}$	8～49 h	M/P	
T_{max}	14～24 h（IM）	PB	
Oral	无	Vd	血浆容量的 70%～80%
MW	35 000	pKa	
RID			

成人注意事项： 定向障碍、发热、呼吸困难、恶心、呕吐、肝功能异常、胰腺炎、血栓、骨髓抑制、凝血障碍、体重减轻。

成人剂量： 不同适应证用量不同。

儿童注意事项：

婴儿监测内容： 至少暂停母乳喂养 7 天。

替代药物:

参考文献:

[1] Pharmaceutical manufacturer prescribing information. 2005.

锰福地吡(MANGAFODIPIR TRISODIUM)

商品名: Teslascan
分　类: 诊断试剂,对比剂
LRC: L3 -没有数据-可能适用

锰福地吡是一种含锰的放射性对比剂,用于核磁共振扫描(MRI)。本品可迅速再分布于肝脏,很少分布于其他组织[1]。锰的释放很显著,全身锰的储量约相当于锰福地吡注入量的两倍。升高的血浆锰含量会迅速下降,再分布半衰期约为25 min,而锰的终末消除半衰期约10.1 h。锰容易进入人乳中,母乳中的含量与母亲的口服摄入量明显相关。因此,乳汁中的锰含量会暂时升高。婴儿多少都有点缺锰,在锰相对缺乏的状态下,锰的口服生物利用度会更高[2]。可以推测正在哺乳的妇女使用本品可显著升高乳汁中的锰含量,尽管这种升高是短暂的。短时间中断哺乳数小时(4 h以上),将乳汁吸出扔掉,会显著降低婴儿的危险。

$T_{1/2}$	10 h	M/P	
T_{max}		PB	
Oral	低	Vd	
MW		pKa	
RID			

成人注意事项: 局部注射部位反应、恶心、呕吐、腹痛、温觉和味觉异常、头痛,超敏反应。

成人剂量:

儿童注意事项:

婴儿监测内容:

替代药物:

参考文献:

[1] Pharmaceutical manufacturer prescribing information. 2003.
[2] Vuori E, Makinen SM, Kara R, et al. The effects of the dietary intakes of copper, iron, manganese, and zinc on the trace element content of human milk. Am J Clin Nutr, 1980, 33(2): 227-231.

孟鲁司特钠(MONTELUKAST SODIUM)

商品名：Singulair
分　类：平喘药
LRC：L3 -没有数据-可能适用

孟鲁司特钠是一种白三烯受体抑制剂,用于治疗哮喘和变应性鼻炎[1]。根据制药商报道,孟鲁司特钠能分泌至动物乳汁中,但目前尚无转运至人乳的报道。

在一项包含7名哺乳期母亲的研究中,使用10 mg/d的孟鲁司特钠,测定用药后0、1、2、4、8和12小时的乳汁药物浓度。乳汁药物浓度平均为5.32 μg/L[2]。相对婴儿剂量为母亲剂量的0.6%。

$T_{1/2}$	2.7~5.5 h	M/P	
T_{max}	2~4 h	PB	99%
Oral	64%	Vd	0.15 L/kg
MW	608	pKa	
RID	0.68%		

成人注意事项：头痛、头晕、疲乏、发热、鼻塞、牙齿疼痛、咳嗽、消化不良、腹泻、肝功能异常、虚弱。

成人剂量：每日10 mg。

儿童注意事项：没有经乳汁导致婴儿不良反应的报道。

婴儿监测内容：烦躁、嗜睡、腹泻。

替代药物：扎鲁司特。

参考文献：

[1] Pharmaceutical manufacturer prescribing information. 2011.
[2] Datta P, Felkins K, Baker T, et al. Quantification of montelukast in breast milk. Texas Tech University Health Science Centre Research Day, 2016. Amarillo, TX. Poster presentation April 13, 2016.

咪达唑仑(MIDAZOLAM)

商品名：Hypnovel, Versed
分　类：镇静催眠药
LRC：L2 -有限数据-可能适用

咪达唑仑是一种短效苯二氮䓬类药物,主要作为一种麻醉前用药。咪达唑仑起效快,消除迅速,作用比地西泮更强。它的半衰期只有 3 小时,有迅速诱导麻醉和维持麻醉状态的优点。

22 名哺乳期母亲口服 15 mg,连续 6 天后,其平均乳汁/血浆比值为 0. 15,咪达唑仑乳汁 1~2 小时后达到峰浓度为 9 μg/L[1]。服药 4 小时后,咪达唑仑及其羟基代谢产物在乳汁中已无法检测到。因此,咪达唑仑通过乳汁进入婴儿体内是很少的,特别是用药 4 小时后再哺乳。

在一项研究中,5 名哺乳期母亲使用静脉注射咪达唑仑、丙泊酚和芬太尼诱导麻醉,收集用药 7、9、11 和 24 小时后的乳汁样品,这些妇女平均为产后 11 周,每日分泌约 325 ml 乳汁[2]。24 小时乳汁中回收的咪达唑仑剂量平均为 0. 08 mg 或母体剂量(2 mg)的 0. 004%,相当于正常体重婴儿的剂量为 0. 016 μg/kg。但该研究中所有婴儿均未进行母乳喂养。

在另一项研究中,包括 124 名哺乳期母亲和她们的婴儿(年龄 2~24 个月),2 名婴儿(1. 6%)被报告有中枢神经系统抑制[3]。最常使用的苯二氮䓬类药物为劳拉西泮(52%)、氯硝西泮(18%)和咪达唑仑(15%)。婴儿出现镇静作用与母体使用苯二氮䓬类药物的剂量和时间没有相互关系。报告有婴儿镇静作用的两名母亲服用了更多的药物(平均 3. 5 vs 1. 7 种药物)。

$T_{1/2}$	3 h	M/P	0. 15
T_{max}	0. 2~3 h (PO)	PB	97%
Oral	40%~50%	Vd	1~3. 1 L/kg
MW	326	pKa	6. 2
RID	0. 63%		

成人注意事项: 镇静、头晕、精神错乱、呼吸暂停、低血压。

成人剂量: 1~2. 5 mg,静脉滴注。

儿童注意事项: 没有经乳汁导致婴儿不良反应的报道。

婴儿监测内容: 镇静、呼吸速率减慢、难醒喂养/喂养困难、体重增加。

替代药物: 劳拉西泮。

参考文献:

[1] Matheson I, Lunde PK, Bredesen JE. Midazolam and nitrazepam in the maternity ward: milk concentrations and clinical effects. Br J Clin Pharmacol, 1990, 30(6): 787-793.

[2] Nitsun M, Szokol JW, Saleh HJ, et al. Pharmacokinetics of midazolam, propofol, and fentanyl transfer to human breast milk. Clin Pharmacol Ther, 2006, 79(6): 549-557.

[3] Kelly LE, Poon S, Madadi P, et al. Neonatal Benzodiazepines Exposure during

Breastfeeding. The Journal of Pediatrics, 2012, 448 – 451.

咪康唑(MICONAZOLE)

商品名: Daktarin, Micatin, Monistat 3, Monistat 7, Oravig, Smart Sense Miconazole 1, Topcare Miconazole, Up and Up Miconazole

分　类: 抗真菌药

LRC: L2 -有限数据-可能适用

咪康唑是一种有效的抗真菌药物,常采用静脉用药、局部外用和阴道用药。阴道用药后,约有 1%的剂量被全身吸收[1,2]。局部外用时,只有很少一部分(0.1%)吸收入全身。阴道用药吸收有限,不大可能在母乳中达到临床水平。本品经口服和静脉用药分泌至乳汁中未见报道。口服咪康唑吸收少,只有 25%~30%。咪康唑是一岁以内患儿的常用药。

$T_{1/2}$	20~25 h	M/P	
T_{max}	即刻(IV)	PB	91%~93%
Oral	25%~30%	Vd	
MW	416	pKa	6.9
RID			

成人注意事项: 腹泻、恶心、厌食、呕吐、局部瘙痒、皮疹、局部刺激。

成人剂量: 200~1 200 mg,每日 3 次。

儿童注意事项: 没有经乳汁导致婴儿不良反应的报道。

婴儿监测内容:

替代药物:

参考文献:

[1] Drug Facts and Comparisons 1995 ed. ed. St: Louis, 1995.
[2] McEvoy GE. (ed): AFHS Drug Information. New York: NY, 2003.

咪喹莫特(IMIQUIMOD)

商品名: Aldara, Beselna, Imimor, Zyclara

分　类: 免疫调节药

LRC: L3 -没有数据-可能适用

咪喹莫特是一种 Toll 样受体 7 激动剂,激活免疫细胞产生细胞因子并有助于调节共刺激分子的表达。该药物还能改善获得性免疫细胞中抗原的功能。咪喹莫特用于治疗足底疣和光化性角化病。在局部用药5%乳膏剂后,代谢物的血清药物浓度通常较低,在一项研究中,只有使用21天后才能在3名受试者血清中检测到[1]。成年人使用3.75%的咪喹莫特乳膏剂治疗光化性角化病时,应用3周时的血清浓度与前一研究相似。本研究中给予的量为每日18.75 mg,持续21天,用于面积为200 cm^2的皮肤。在研究结束时,平均稳态血清药物浓度为0.323 ng/ml[1]。该浓度远低于引起全身性诱导产生干扰素α或白细胞介素1受体拮抗剂所需的500 ng/ml的浓度[2]。

咪喹莫特已用于幼儿。一项确定儿童咪喹莫特药代动力学的研究表明,该药物的血清药物浓度极低。每日给2~12岁的儿童使用12.5~37.5 mg的咪喹莫特后,发现单剂量最大血清浓度的中位值≤0.5 ng/ml,多剂量≤1 ng/ml。据报道,一个异常浓度高达9.7 ng/ml。本研究中的儿童均接受5%咪喹莫特乳膏治疗接触传染性软疣。给予每个孩子的药物剂量根据其体重和疾病程度的不同来调整[3]。

虽然没有关于咪喹莫特转运到人乳中的数据,但是母乳的浓度可能远低于323 ng/L,这对于婴儿来说不太可能造成临床影响。厂家建议,哺乳期母亲应谨慎使用咪喹莫特。

$T_{1/2}$	20 h(局部用药);2 h(皮下用药)	M/P	
T_{max}	9~12 h	PB	
Oral	47%	Vd	
MW	240.3	pKa	
RID			

成人注意事项: 头痛、发热、疲劳、消化不良、呕吐、腹泻、厌食、肌痛、水肿、局部反应(最常见)。

成人剂量: 根据局部情况调整。

儿童注意事项:

婴儿监测内容: 呕吐、喂养不良。

替代药物:

参考文献:

[1] Kulp J, Levy S, Fein MC, et al. Pharmacokinetics ofimiquimod 3.75% cream applied daily for 3 weeks to actinic keratoses on the face and/or balding scalp. Arch Dermatol Res, 2010, 302(7): 539-44.

[2] Miller RL, Gerster JF, Owens ML, et al. Imiquimod applied topically: a novel

immune response modifier and new class of drug. Int J Immunopharmacol, 1999, 21: 1-14.
[3] Myhre PE, Pharmacokinetics and Safety of Imiquimod 5% Cream in the Treatment of Molluscum Contagiosum in Children. Pediatric Dermatology, 2008, 25(1): 88-95.

米氮平(MIRTAZAPINE)

商品名:Avanza, Remeron, Zispin
分　类:抗抑郁药,其他
LRC:L3-没有数据-可能适用

米氮平是一种抗抑郁药,其结构不同于其他抗抑郁药,如5-羟色胺再摄取抑制剂(SSRIs)、三环类抗抑郁药或单胺氧化酶(MAO)抑制剂。米氮平很少或没有5-羟色胺能的不良反应,抗胆碱能不良反应比阿米替林小,很少引起性功能障碍。在少数过量服药的病例中已证实没有心脏毒性或致惊厥作用[1]。在一项研究中,3名妇女每日分别服用45 mg、60 mg和75 mg,乳汁中的平均药物浓度(AUC)为77 μg/L、75 μg/L和47 μg/L[2],绝对婴儿剂量分别为10 μg/(kg·d)、11.3 μg/(kg·d)和7.1 μg/(kg·d),相对婴儿剂量为1.9%、1.1%和1.5%(以体重为标准的母亲剂量)。其中2名婴儿体内的药物水平低于检测下限,仅第2个婴儿药物浓度测定值为1.5 ng/ml,所有婴儿均达到发育合格标准,无不良反应。

另一项研究显示,8名妇女服用38 mg/d的药物,米氮平及其代谢产物的平均乳汁浓度为53 μg/L和13 μg/L。平均绝对婴儿剂量为495 μg/(kg·d),相对婴儿剂量为1.9%。这项研究的作者认为米氮平可在哺乳期安全使用[3]。在另一例母亲中,服用米氮平22.5 mg/d,乳汁浓度在用药后10小时达到61 μg/L,4小时后为130 μg/L。这表明,调整体重后相对婴儿剂量为3.9%~4.4%和1.8%~2.7%,在12.5小时后,婴儿的血浆中已检测不到药物[4]。

$T_{1/2}$	20~40 h	M/P	0.76
T_{max}	2 h	PB	85%
Oral	50%	Vd	4.5 L/kg
MW	265	pKa	7.1
RID	1.6%~6.3%		

成人注意事项:嗜睡(54%)、头晕、口干、便秘、食欲增加(17%)和体重增加(12%)。

成人剂量：15~45 mg。

儿童注意事项：没有经乳汁导致婴儿不良反应的报道，但应观察镇静程度。

婴儿监测内容：镇静或烦躁、难醒喂养/喂养困难、体重增加。

替代药物：舍曲林、文拉法辛。

参考文献：

[1] Pharmaceutical manufacturer prescribing information. 1999.

[2] Ilett KF, Hackett LP, Kristensen JH, et al. Distribution and excretion of the novel antidepressant mirtazapine in human milk. Sydney: International Lactation Consultants Meeting, 2003.

[3] Kristensen JH, Ilett KF, Rampono J, et al. Transfer of the antidepressant mirtazapine into breast milk. Br J Clin Pharmacol, 2006, 63(3): 322-327.

[4] Klier CM, Mossaheb N, Lee A, et al. Mirtazapine and Breastfeeding: Maternal and Infant Plasma Levels. Am J Psychiatry, 2007, 164(2): 348-349.

米多君(MIDODRINE)

商品名：Amatine, Gutron, Midon, ProAmatine

分　类：升血压药

LRC：L3-没有数据-可能适用

米多君是一种升血压药物[1]。本品是一种前体药物，主要代谢为脱甘氨酸米多君。该代谢产物是一种长效的 α_1-受体激动剂，可使血管紧张性增加和血压升高。脱甘氨酸米多君不激动心脏 β_1-受体，也不能通过血脑屏障。没有数据显示本品可转运至母乳，但应该会有少许进入母乳。因为米多君分子量小，并且属于苯乙烷拉明族，是脂溶性的，因此有可能进入乳汁，应引起注意。

$T_{1/2}$	3~4 h（代谢产物）	M/P	
T_{max}	1~2 h	PB	
Oral	93%	Vd	
MW	290	pKa	7.8
RID			

成人注意事项：仰卧位高血压、瘙痒、反应性立毛运动、寒战、痛性尿潴留以及胃肠道症状已被报道。中枢神经系统反应：头痛、失眠、头晕、焦躁不安和眩晕。用药后迷走神经兴奋引起反射性心动过缓。

成人剂量：10 mg，每日 3 次，间隔 4 小时以防直立性低血压。

儿童注意事项：通过乳汁摄入药物引起的不良反应未见报道，应注意监测高血压，失眠和兴奋。

婴儿监测内容：失眠、兴奋、烦躁不安。

替代药物：

参考文献：

[1] Pharmaceutical manufacturer prescribing information. 2003.

米非司酮(MIFEPRISTONE)

商品名：Korlym，Mifegyne，Mifeprex，Pencroftonum，RU-486
分　类：抗孕激素药
LRC：L3 -没有数据-可能适用

在高剂量使用时，米非司酮是一种强效的糖皮质激素受体(GR－II)拮抗剂；在低剂量使用时，是一种孕激素受体拮抗剂。主要用于辅助治疗库欣综合征继发高血糖患者的皮质醇增多症[1]。因其抗孕激素作用，它被广泛用于终止妊娠[2]。

米非司酮可少量转运至母乳中，尤其是当使用低剂量时。在12例接受口服200 mg或600 mg米非司酮的妇女中，乳汁中含量从不能检出(<0.013 μmol/L)到0.913 μmol/L，乳汁/血清比值在<0.013∶1到0.042∶1，RID最高值为1.5%[2]。因此，其转运至人乳的可能性极小。

$T_{1/2}$	20～85 h	M/P	
T_{max}	1～4 h	PB	99.2%
Oral	69%	Vd	1.5 L/kg
MW	429.5	pKa	
RID			

成人注意事项：恶心、呕吐、疲乏、外周水肿、头痛、头晕、关节痛、背痛、低钾血症、食欲不振、高血压、子宫内膜增厚。

成人剂量：200～1 200 mg。

儿童注意事项：儿科患者的安全性和有效性尚未建立。

婴儿监测内容：

替代药物：

参考文献：

[1] Pharmaceutical manufacturer prescribing information. 2013.
[2] Saav Ingrid, Fiala Christian, Hamaleinen Jonna M, et al. Medical abortion in lactating women－low levels of mifepristone in breast milk. Acta Obstetricia et

Gynecologica, 2010, 89: 618 - 622.

米格列醇(MIGLITOL)

商品名： Diastabol, Glyset
分　类： 降血糖药,α-糖苷酶抑制剂
LRC： L2-有限数据-可能适用

米格列醇是一种口服α-糖苷酶抑制剂,用于非胰岛素依赖糖尿病[1]。米格列醇可延迟摄入的碳水化合物的消化,因此餐后可出现血糖浓度轻微升高。米格列醇不刺激胰岛素的释放,也不抑制乳糖酶,也不诱发低血糖。成人口服25 mg 米格列醇时吸收即达饱和状态。口服 100 mg 只能吸收 50%~70%。

制药商报告说本品乳汁含量很低。母亲服用 100 mg 后,分泌至乳汁的量为 0.02%。据估计,婴儿摄取约为母体剂量的 0.4%。该转运量非常小,不能产生临床效应。因此,使用米格列醇是可以进行哺乳的。

$T_{1/2}$	2 h	M/P	
T_{max}	2~3 h	PB	<4%
Oral		Vd	0.18 L/kg
MW	207	pKa	5.9
RID			

成人注意事项： 腹胀、软便、腹泻、腹部不适是最常见的不良反应。

成人剂量： 50 mg,每日 3 次。

儿童注意事项： 没有经乳汁导致婴儿不良反应的报道。

婴儿监测内容： 腹泻和低血糖症状：嗜睡、昏睡、面色苍白、出汗、震颤。

替代药物： 二甲双胍。

参考文献：

[1] Pharmaceutical manufacturer Prescribing Information. 2003.

米卡芬净(MICAFUNGIN)

商品名： Mycamine
分　类： 抗真菌药
LRC： L3-没有数据-可能适用

米卡芬净是一种抗真菌药,其药理作用是抑制真菌细胞壁的β-1,3-D-葡聚糖[1],本品主要通过静脉注射用于治疗念珠菌感染如念珠菌血症,念珠菌

性腹膜炎，脓肿，食管念珠菌病，以及用于造血干细胞移植患者预防念珠菌感染。目前米卡芬净是否分泌进入乳汁尚未可知，然而，根据其理化性质和药代动力学特点，米卡芬净不大可能进入乳汁中。尽管如此，临床上仍应谨慎给予哺乳期母亲使用米卡芬净，直到有更可信的研究结果出现。

$T_{1/2}$	13~17 h	M/P	
T_{max}		PB	>99%
Oral		Vd	0.39 L/kg
MW	1 292.26	pKa	9.15
RID			

成人注意事项：头痛、头晕、失眠、发热、心动过速、黏膜炎、恶心、呕吐、腹痛、腹泻、肝肾功能异常、低钾血症、中性粒细胞减少、血小板减少、皮疹。

成人剂量：每日 50~150 mg，静脉注射。

儿童注意事项：在 4 个月以上的儿科患者中有安全性数据。

婴儿监测内容：失眠、嗜睡、呕吐、腹泻。

替代药物：

参考文献：

[1] Pharmaceutical manufacturer prescribing information. 2013.

米库氯铵（MIVACURIUM）

商品名：Mivacrom，Mivacron

分　类：神经肌肉阻滞剂

LRC：L5-没有数据-危险

米库氯铵是一种短效的神经肌肉阻滞剂，用于术中松弛肌肉。本品作用持续时间很短（6~9 分钟），一般在 15~30 分钟后肌松作用可完全恢复[1,2]。没有数据显示本品可转运到母乳。然而，基于本品血浆半衰期非常短，且分子量较大，口服吸收差，所以不太可能通过乳汁被婴儿吸收。

$T_{1/2}$	2 min	M/P	
T_{max}		PB	
Oral	差	Vd	147 L/kg
MW	1 100	pKa	
RID			

成人注意事项：潮红、低血压、虚弱。

成人剂量：0.1~0.15 mg/kg，按需 15 分钟 1 次。

儿童注意事项：没有报道。

婴儿监测内容：潮红、虚弱。

替代药物：

参考文献：

[1] McEvoy GE. (ed): AFHS Drug Information. New York: NY, 2003.
[2] Pharmaceutical manufacturer prescribing information. 1995.

米拉贝隆(MIRABEGRON)

商品名：Myrbetriq
分　类：β-受体激动剂
LRC：L3-数据-可能适用

米拉贝隆是一种 β_3-肾上腺素能受体激动剂，用于治疗膀胱过度活动症(OAB)[1]。目前没有研究表明其能转运至母乳；然而在动物的乳汁中发现了2倍于母体血浆水平的量。基于本品的长半衰期(50 小时)、分子量小(396.5 Da)、中等蛋白结合率(71%)，估计本品可有一定程度的量分泌进入母乳中。然而，由于本品分布广，其不太可能从母亲血浆进入乳汁。基于此，哺乳期可以使用；然而，奥昔布宁是比它更不容易进入乳汁的替代药物。

$T_{1/2}$	50 h	M/P	0.75~1
T_{max}	3.5 h	PB	71%
Oral	29%~35%	Vd	23.9 L/kg
MW	396.51	pKa	
RID			

成人注意事项：头痛、头晕、成人高血压、心动过速、恶心、腹泻、便秘、肝功能异常、尿潴留、尿路感染。

成人剂量：25 mg 或 50 mg，缓释片每日 1 次。

儿童注意事项：没有经乳汁导致婴儿不良反应的报道。儿童患者的安全性未建立。

婴儿监测内容：呕吐、便秘或腹泻、尿潴留。

替代药物：奥昔布宁。

参考文献：

[1] Pharmaceutical manufacturer prescribing information Astellas Pharma USA.

Inc, 2014.

米力农(MILRINONE)

商品名： Corotrop, Primacor
分　类： 血管扩张药
LRC： L4 -没有数据-有潜在危险

米力农是一种治疗心功能不全的药物，为氨力农的同系物，具有正性肌力和血管扩张作用。本品主要用于其他药物无效的心力衰竭的短期治疗(≤48小时)，长期口服有死亡率增加的报道。米力农能增加心排血量，有轻度到中度的降低肺毛细血管压力和血管阻力的作用。口服吸收良好。使用时应监测血压、心率、心电图、水电解质的平衡及肾功能。本品半衰期为2.3小时，所以在用药8小时后即下一次用药前进行哺乳可以消除婴儿发生不良反应的风险[1]。

$T_{1/2}$	0.8~2.3 h	M/P	
T_{max}		PB	
Oral	80%	Vd	0.38 L/kg
MW	211.2	pKa	8.83
RID			

成人注意事项： 室上性和室性心律失常、低血压、心绞痛、头痛、低血钾、震颤和血小板减少。

成人剂量： 50 μg/kg 静推至少10分钟，随后0.59~1.13 mg/kg持续输注24小时。

儿童注意事项：

婴儿监测内容： 困倦、嗜睡、面色苍白、食欲不振、体重增加。

替代药物：

参考文献：

[1] Pharmaceutical Manufacturer Drug Insert. Baxter Healthcare Corporation. 2008.

米那普仑(MILNACIPRAN)

商品名： Savella
分　类： 抗抑郁药，其他
LRC： L3 -没有数据-可能适用

米那普仑是一种选择性 5-羟色胺和去甲肾上腺素再摄取抑制剂(SNRI),用于治疗纤维肌痛。它能增加大脑中 5-羟色胺和去甲肾上腺素的活性。研究表明,该药能在大鼠和人的乳汁中分泌[1]。

一项研究中,8 名哺乳期母亲接受单剂量 50 mg 盐酸米那普仑,发现米那普仑能转运到母乳。基于血浆峰浓度,估计最大每日婴儿剂量为母体剂量的 5%。在大多数情况下,乳汁药物峰浓度出现在母亲服药后 4 小时。

$T_{1/2}$	6~8 h	M/P	
T_{max}	2~4 h	PB	13%
Oral	85%~90%	Vd	5.7 L/kg
MW	282.8	pKa	9.6
RID			

成人注意事项: 头痛、头晕、嗜睡或失眠、心动过速、高血压、恶心、食欲不振、便秘、尿潴留、胆固醇增加。

成人剂量: 50 mg,每日 2 次。

儿童注意事项: 没有经乳汁导致婴儿不良反应的报道。

婴儿监测内容: 镇静或烦躁、难醒喂养/喂养困难、便秘、体重增加。

替代药物: SSRIs、文拉法辛、度洛西汀。

参考文献:

[1] Pharmaceutical manufacturer (Forest) prescribing information. 2013.

米诺地尔(MINOXIDIL)

商品名: Loniten, Minodyl, Minox
分 类: 降血压药
LRC: L3-没有数据-可能适用

米诺地尔是一种强效的血管扩张药,主要用于抗高血压,也用于治疗脱发和秃顶。局部应用后,只有 1.4%的剂量被吸收至体内。口服 7.5 mg 后,米诺地尔分泌到乳汁的浓度范围从 12 小时后的谷浓度 0.3 μg/L 到 1 小时后的峰浓度 41.7~55 μg/L[1]。不建议长期服药的母亲进行哺乳。然而,局部用药经皮吸收进入体内的药量有限,通过母乳转运到婴儿体内引起不良反应的风险较低。因此,通过局部用药吸收的药量不会在乳汁中达到引起临床效应的水平。

$T_{1/2}$	3.5~4.2 h	**M/P**	0.75~1
T_{max}	2~8 h	**PB**	低
Oral	90%~95%	**Vd**	
MW	209	**pKa**	4.6
RID	9.1%		

成人注意事项：低血压、心动过速、头痛、体重增加、皮肤色素沉着、皮疹、肾毒性、白细胞减少。

成人剂量：每日 10~40 mg。

儿童注意事项：没有报道。

婴儿监测内容：嗜睡、昏睡、面色苍白、喂养困难、体重增加。

替代药物：

参考文献：

[1] Valdivieso A, Valdes G, Spiro TE, et al. Minoxidil in breast milk. Ann Intern Med, 1985, 102(1): 135.

米诺环素(MINOCYCLINE)

商品名：Akamin, Arestin, Dynacin, Minocin, Minomycin
分　类：抗菌药物，四环素类
LRC：L3 -没有数据-可能适用

米诺环素是一种广谱抗菌药物，儿童患者的不良反应包括牙齿黄染，骨骼发育减慢[1]。一般来说，四环素会与乳汁中的钙结合，从而使婴儿吸收的药物减少，但本品吸收程度远比老一代四环素高。在 2 例患者口服 200 mg 米诺环素的研究中，乳汁峰浓度(用药后 6 小时)为 0.8 μg/ml[1]。12 小时后乳汁药物平均浓度为 0.5~0.8 mg/L，转运到婴儿体内的药物量约为 18 μg。约相当于婴儿摄入剂量为母体剂量的 4.2%。由于四环素类药物有牙齿黄染和骨骺的风险，应避免长期使用(超过 3 周)。

米诺环素的微粒化制剂是一种口腔科用药，用于成人牙周病的维持治疗，每粒微粒化胶囊只含有 1 mg 米诺环素。哺乳期母亲短时间(<3~4 周)使用本品几乎无风险。

$T_{1/2}$	15~20 h	M/P	
T_{max}	3 h	PB	76%
Oral	90%~100%	Vd	0.14~0.7 L/kg
MW	457	pKa	2.8,5,7.8,9.3
RID	4.2%		

成人注意事项：头痛、发热、消化不良、腹痛、呕吐、腹泻、厌食、肝肾功能异常、光敏性、粒细胞缺乏。

成人剂量：100 mg，每日 2 次。

儿童注意事项：没有经乳汁导致婴儿不良反应的报道。

婴儿监测内容：呕吐、腹泻、胃肠道菌群失调、皮疹；长期接触可能会导致牙齿黄染、抑制骨生长。

替代药物：

参考文献：

[1] Mizuno S, Takata M, Sano S, et al. [Minocycline]. Jpn J Antibiot, 1969, 22(6): 473-479.

米索前列醇(MISOPROSTOL)

商品名：Cytotec
分　类：前列腺素
LRC：L2-没有数据-可能适用

米索前列醇是前列腺素 E_1 复合物，用于治疗产后出血及非甾体抗炎药引起的胃溃疡[1]。米索前列醇可口服、阴道或直肠用药。原型药物在血浆中检测不到，其代谢产物米索前列醇酸具有生物活性，米索前列醇酸的峰浓度出现在口服后 6~22 min。

在一项 20 名妇女的研究中，口服 600 μg 米索前列醇，前 8 位妇女是产后立即取样，因其产后初乳量不足无法定量检测米索前列醇的乳汁浓度[2]。后 12 名妇女是产后 3~6 天取样，米索前列醇的初乳浓度在用药后 1 小时达到 20.9 pg/ml。随后的乳汁药物浓度逐渐下降，5 小时后小于 1 pg/ml。

在 2004 年的一项前瞻性研究中发现，10 名哺乳期母亲，口服 200 μg 米索前列醇，药物的平均达峰时间为 1.1 小时，平均峰浓度约为 0.007 6 μg/L(范围 0.001 9~0.030 7 μg/L)[3]。平均乳汁/血浆比值在用药 0.5 小时后为 0.04，1 小时后为 0.06。作者估计相对婴儿剂量为母体剂量的 0.5%。该研究建议哺乳期母亲服用米索前列醇后需间隔 4 小时再进行哺乳，而我们认为这可能不必要，因本品消除迅速并且乳汁水平非常低。

$T_{1/2}$	20~40 min	**M/P**	0. 05
T_{max}	6~22 min（PO）	**PB**	80%~90%
Oral		**Vd**	
MW	383	**pKa**	14. 68
RID	0. 04%		

成人注意事项：头痛、发热、畏寒、恶心、呕吐、腹泻、腹部痉挛和疼痛、子宫出血、流产。

成人剂量：100~200 μg，每日 4 次或单剂量 600~800 μg。

儿童注意事项：没有经乳汁导致婴儿不良反应的报道。

婴儿监测内容：呕吐、腹泻。

替代药物：

参考文献：

[1] Pharmaceutical manufacturer prescribing information. 1995.

[2] Abdel-Aleem H, Villar J, Gulmezoglu AM, et al. The pharmacokinetics of the prostaglandin E1 analogue misoprostol in plasma and colostrum after postpartum oral administration. Eur J Obstet Gynecol and Reprod Bio, 2003, 108：25－28.

[3] Vogel D, Burkhardt T, Rentsch K, et al. Misoprostol versus methylergometrine：Pharmacokinetics in human milk. Am J Obstet Gynecol, 2004, 191：2168－2173.

米托蒽醌（MITOXANTRONE）

商品名：Formyxan, Genefadrone, Misostol, Mitoxl, Novantrone, Onkotrone, Pralifan

分　类：免疫抑制剂

LRC：L5－没有数据－危险

米托蒽醌用于治疗各种癌症，也可用于多发性硬化症的治疗。本品通过氢键嵌入到 DNA，是一种 DNA 交联剂，能抑制 B 细胞、T 细胞和巨噬细胞增殖。终末消除符合三室模型。米托蒽醌平均 α 半衰期为 6~12 分钟，平均 β 半衰期为 1. 1~3. 1 小时，平均 γ（终末或消除）半衰期为 23~215 小时（中位数约为 75 小时）[1]。

本品的组织分布广泛，稳态分布容积超过 1 000 L/m^2[2]。米托蒽醌的组织浓度似乎超过了消除期的血浆浓度。一名患者在产后 1~5 天内接受 3 次米托蒽醌（6 mg/m^2）治疗，米托蒽醌在第三天的乳汁浓度为 120 ng/ml，并在接下来的28天下降到一个稳定浓度18 ng/ml。本品的表观分布容积很大,可分布在肝脏、骨髓等7个器官中。在用药35天后仍能测得使用剂量的15%[3]。若母亲进行母乳喂养,几天后乳汁中药物浓度仍有18 μg/L。此外,因为它是一个DNA交联剂,需要更长的母乳隔离时间。由于本品在不同的组织和乳汁中存留时间很长,强烈建议哺乳期母亲在用药后停止哺乳至少30天或更久。

$T_{1/2}$	23 ~ 215 h(中位数75 h)	M/P	
T_{max}		PB	78%
Oral	差	Vd	14~24.7 L/kg
MW	517	pKa	9.78
RID	1.82%~12.14%		

成人注意事项: 头痛、发热、疲乏、脱发、心脏毒性、恶心、呕吐、腹泻、黏膜炎、厌食、肝肾功能异常、白细胞减少、中性粒细胞减少、血小板减少、皮肤瘙痒、静脉炎、感染概率增加。

成人剂量: 12 mg/m^2,用药途径不同剂量不同。

儿童注意事项: 暂无报道。

婴儿监测内容: 不推荐进行哺乳。

替代药物:

参考文献:

[1] Pharmaceutical manufacturer prescribing information. 2005.

[2] Azuno Y, Kaku K, Fujita N, et al. Mitoxantrone and etoposide in breast milk. Am J Hematol, 1995, 48(2): 131-132.

[3] Alberts DS, Peng YM, Leigh S, et al. Disposition of mitoxantrone in cancer patients. Cancer Res, 1985, 45(4): 1879-1884.

莫达非尼(MODAFINIL)

商品名: Arima, Aurorix, Manerix

分　类: 中枢神经系统兴奋药

LRC: L4-有限数据-有潜在危险

莫达非尼是一种促醒药,用于治疗发作性睡病[1]。虽然本品治疗结果类似于安非他命和哌甲酯,但其药理作用尚不清楚。没有数据显示本品可以转运至母乳。出于谨慎考虑,基于本品分子量小,且为脂溶性药物,乳汁中的药物水平可能较高。此外,本品可影响多巴胺的水平,通常能刺激多巴胺水平的药物会使催乳素分泌减少。母乳的分泌可能会受到影响,但这只是一种假设。

$T_{1/2}$	15 h	M/P	
T_{max}	2~4 h	PB	60%
Oral	完全	Vd	0. 9 L/kg
MW	273	pKa	8. 84
RID			

成人注意事项: 可能会增加头痛、胸痛、心悸的发生,呼吸困难、心电图上的短暂 T 波改变。中枢神经系统的变化包括妄想、幻听、幻觉和睡眠困难。腹泻、口干、恶心、鼻炎也有报道。

成人剂量: 200~400 mg,每日 2 次。

儿童注意事项: 没有报道。

婴儿监测内容: 激动、烦躁、睡眠欠佳、体重增加。

替代药物:

参考文献:

[1] Pharmaceutical manufacturer prescribing information. 2001.

莫米松(MOMETASONE)

商品名: Asmanex, Elocon, Nasonex
分　类: 糖皮质激素类
LRC: L3 -没有数据-可能适用

莫米松是主要用于喷鼻和局部使用。本品是一种中等强度皮质类固醇激素,类似倍他米松、曲安奈德。局部应用于皮肤,用药后 8 小时仅有≤0. 7%的药物会吸收入全身[1,2]。莫米松几乎不能通过鼻黏膜或局部应用而进入乳汁,从而造成临床相关的不良反应症状。

Asmanex 是莫米松的吸入制剂,用于治疗哮喘。

$T_{1/2}$	5. 8 h	M/P	
T_{max}	2~4 h	PB	98%~99%
Oral	<1%	Vd	
MW	427	pKa	
RID			

成人注意事项： 局部外用：刺激、灼烧感、刺痛、皮肤萎缩。鼻黏膜：头痛、咽炎、鼻出血、咳嗽。

成人剂量： 外用每日 2~3 次。

儿童注意事项： 没有经乳汁导致婴儿不良反应的报道。

婴儿监测内容： 喂养情况、生长和增重。

替代药物：

参考文献：

[1] Pharmaceutical manufacturer prescribing information. 1999.
[2] Drug Facts and Comparisons 1999 ed. ed. St：Louis，1999.

莫匹罗星(MUPIROCIN)

商品名： Bactroban
分　类： 抗菌药物
LRC： L1 -没有数据-适用

莫匹罗星是一种局部使用的抗菌药物，用于治疗 A 族 β -溶血性链球菌和化脓性链球菌引起的脓疱病[1]。局部用药后吸收很少，大部分药物被角质层吸收。一项研究表明，局部用药 24 小时后，全身吸收不到 0. 3%。本品可口服吸收，但很快被代谢，体内不会维持一定的水平。对于哺乳期母亲来说，本品是相当安全的。

$T_{1/2}$	17~36 min	M/P	
T_{max}	1~3 h	PB	97%
Oral	完全	Vd	
MW	501	pKa	4. 78
RID			

成人注意事项： 皮疹、局部刺激。

成人剂量： 谨慎使用。

儿童注意事项： 没有报道。儿科患者常用。

婴儿监测内容： 皮疹。

替代药物：

参考文献：

[1] Pharmaceutical manufacturer prescribing information. 2011.

莫西沙星(MOXIFLOXACIN)

商品名：Avelox，Moxeza，Vigamox
分　类：抗菌药物，喹诺酮类
LRC：L3 -没有数据-可能适用

莫西沙星是新一代氟喹诺酮类抗菌药物，对肺炎链球菌及其他病原菌活性更好，可用作口服、静脉注射及眼部用药[1]。没有数据显示本品可转运到母乳中，建议哺乳期使用已有研究数据的氧氟沙星或左氧氟沙星。在绵羊和山羊中发现莫西沙星是可以转运到乳汁中的，并且转运量还比较大。其原因有可能是因为离子捕获[2,3]。眼科局部应用莫西沙星应该比较安全，因为全身吸收比较低。口服或静脉使用还需要咨询专业人士。

$T_{1/2}$	9~16 h	M/P	1. 1~3. 6
T_{max}	1~3 h	PB	50%
Oral	90%	Vd	1. 7~3 L/kg
MW	437	pKa	6. 4
RID			

成人注意事项：头痛、头晕、失眠问题、QT 间期延长、恶心、呕吐、腹泻、胆红素变化、血象改变。

成人剂量：每日 400 mg。

儿童注意事项：目前没有报道。

婴儿监测内容：呕吐、腹泻、胃肠道菌群失调、皮疹。

替代药物：氧氟沙星、左氧氟沙星、诺氟沙星、环丙沙星。

参考文献：

[1] Pharmaceutical manufacturer prescribing information. 2003.

[2] Gouda A. Disposition kinetics of moxifloxacin in lactating ewes. The Veterinary Journal, 2008, 178(2): 282 - 287.

[3] Fernandez-Varon E, Villamayor L, Escudero E, et al. Pharmacokinetics and milk penetration of moxifloxacin after intravenous and subcutaneous administration to lactating goats. The Veterinary Journal, 2006, 172: 302 - 307.

N

那格列奈(NATEGLINIDE)

商品名： Starlix
分　类： 降血糖药，其他
LRC： L3 -没有数据-可能适用

那格列奈是用于治疗2型糖尿病的口服降糖药[1]。本品通过刺激胰岛分泌胰岛素而降低血糖，依赖于功能性胰岛β细胞发挥作用，并且降糖效果呈葡萄糖依赖性(效果随血糖下降而降低)。

那格列奈是否转运至人乳尚且未知[1]。但是对大鼠的研究表明，本品可以转运至乳汁中，乳汁/血浆比值大约为1∶4。研究还发现在围生期及产后给予大鼠1 000 mg/kg那格列奈，这一剂量约为人类推荐剂量(每次120 mg，每日3次)的60倍，其子代体重较正常大鼠子代体重降低。

$T_{1/2}$	1.5 h	M/P	
T_{max}	1 h	PB	98%
Oral	73%	Vd	0.14 L/kg
MW	317.43	pKa	
RID			

成人注意事项： 低血糖(头晕、疲劳、心悸、恶心、食欲增加、出汗、震颤、乏力)、腹泻、肝功能异常。

成人剂量： 每次60~120 mg，每日3次，饭前服用。

儿童注意事项： 目前尚无儿科有效性和安全性相关数据。

婴儿监测内容： 腹泻和低血糖症状——困倦、嗜睡、面色苍白、出汗、震颤。

替代药物：

参考文献：

[1] Pharmaceutical manufacturer prescribing information. 2013.

那拉曲坦(NARATRIPTAN)

商品名：Amerge，Naramig，Antimigrin
分　类：抗偏头痛药
LRC：L3 -没有数据-可能适用

那拉曲坦是一种 5 -羟色胺 1B/1D 受体激动剂，用于治疗偏头痛[1]。激活这些受体可使颅脑血管收缩，并能阻止三叉神经释放促炎神经肽。在偏头痛患者中，尽管那拉曲坦的口服吸收速率较慢，但总体吸收生物利用度(74%)不受影响。此外，那拉曲坦的口服利用度比舒马曲坦(14%)高 5 倍。

目前尚无关于那拉曲坦分泌进入母乳及其对哺乳婴儿影响的研究。基于本品为小分子药物，并且蛋白结合率低，可能会有一定的量转运至母乳中。然而其临床意义是未知的，可考虑将舒马曲坦作为首选替代药物。

$T_{1/2}$	6~7 h	M/P	
T_{max}	2~5 h	PB	29%
Oral	74%	Vd	3.73 L/kg
MW	372	pKa	
RID			

成人注意事项：头晕、嗜睡、潮红、热刺痛感、颌痛、口干、胸痛、心律失常、高血压、恶心、呕吐、疲乏、感觉异常。

成人剂量：1~2.5 mg，口服，4 小时后如果需要可以重复 1 次。

儿童注意事项：没有经乳汁导致婴儿不良反应的报道。

婴儿监测内容：嗜睡、呕吐、喂养不良。

替代药物：舒马曲坦、非甾体抗炎药，对乙酰氨基酚。

参考文献：

[1] Pharmaceutical manufacturer prescribing information. 2014.

那他珠单抗(NATALIZUMAB)

商品名：Tysabri
分　类：单克隆抗体
LRC：L3 -没有数据-可能适用

那他珠单抗是一种重组的人类 IgG4k 单克隆抗体，用于抑制多发性硬化症患者的免疫反应。在一项研究中，一名育有一个 11.5 个月大婴儿的 28 岁女性患者，接受那他珠单抗 300 mg，每 4 周 1 次，在超过 50 天的研究时间里，母乳中的药物浓度较低，但呈上升趋势[1]。在第一次注射用药之后，最初的 13 天里母乳中药物浓度低于检测限，之后便开始在母乳中检出。在第 14 天时，母乳中的药物浓度为 0. 333 g/ml，到第 28 天时上升至峰值 0. 49 g/ml。

该例患者在第 29 天进行了第二次注射，第二次注射后的第 20 天，母乳中药物浓度从 0. 49 g/ml 上升至 2. 83 g/ml。在第 50 天时相对婴儿剂量（假设临床剂量为 600 mg）为 5. 3%。这个数值相当高，值得关注。用 C_{avg}（平均药物浓度）表示，其 RID 为 1. 74%。然而，由于这种 IgG_4 分子的口服吸收率可能很低，我们不能确定婴儿实际会吸收多少。据报道，该例母亲的哺乳婴儿生长发育过程正常，并且没有感染的症状。

正常情况下，天然 IgG 或类似的单克隆抗体转运至乳汁的量很低，即使在初乳期，并且这类抗体很容易在婴儿胃肠道吸收之前就被消化。在上面的案例中，母乳中的药物浓度会随着用药时间的推移而上升（50 天）。据报道，在静脉注射那他珠单抗后，达到稳态浓度的时间是第 2 次注射后 24 周（每 4 周注射一次）。假设这是正确的，随着时间的推移，母乳中的药物浓度可能会继续上升，并且在达到稳态血药浓度时母乳中的量可能达到更高的水平。这还待进一步研究。

虽然本品的分子量非常大，在母乳中的量较小，但目前没有哺乳期母亲使用免疫调节药物安全性的长期数据。而且目前的数据表明一些单克隆抗体药物确实转运到了母乳中，甚至转运到了哺乳婴儿体内。因此，建议哺乳期慎用，并且女性都应该明白在哺乳期使用这类药物的益处和风险。

$T_{1/2}$	11 d	M/P	
T_{max}		PB	
Oral		Vd	0. 08 L/kg
MW	149 000	pKa	
RID	5. 3%		

成人注意事项：过敏反应包括荨麻疹、头晕、发热、皮疹、瘙痒、恶心、潮红、低血压、呼吸困难和胸痛。

成人剂量：300 mg，静脉注射，每月 1 次。

儿童注意事项：目前没有相关数据。

婴儿监测内容：发热、频繁感染、喂养情况/体重增加。

替代药物：

参考文献：

[1] Baker T, Cooper SD, Kessler L, et al. Transfer of natalizumab into breast milk in a mother with multiple sclerosis. J Hum Lact, 2015, 31(2): 233-236.

纳布啡(NALBUPHINE)

商品名： Nubain
分　类： 镇痛药
LRC： L2-有限数据-可能适用

纳布啡是一种强效麻醉性镇痛药，药效与吗啡相似。纳布啡同时是阿片受体的激动剂和拮抗剂，不宜与其他阿片类药物混用，以免干扰镇痛效果。一项研究中[1]，20名产后妇女肌内注射纳布啡20 mg，在24小时内分泌进入乳汁中的药物总量平均为2.3 mg，相当于母亲剂量的0.012%。平均乳汁/血浆比值(以AUC计)为1.2。据作者报道，新生儿口服纳布啡2.3 mg/d，在血浆中无法测出其浓度。另一项研究中[2]，母亲接受纳布啡0.2 mg/kg，每4小时1次，共2~3天，乳汁中平均药物浓度为42 μg/L，最大浓度为61 μg/L。本品推荐的婴儿剂量为7 μg/(kg·d)，最高不超过9 μg/(kg·d)。作者估计相对婴儿剂量(RID)为母亲剂量的0.059%，并认为使用本品的母亲可以进行哺乳。

$T_{1/2}$	5 h	M/P	1.2
T_{max}	2~15 min (IV, IM)	PB	
Oral	16%	Vd	2.4~7.3 L/kg
MW	357	pKa	
RID	0.5%~0.8%		

成人注意事项： 低血压、镇静、戒断综合征、呼吸抑制。

成人剂量： 10~20 mg，每3~6小时按需用药。

儿童注意事项： 乳汁中含量很低。无不良反应报道。

婴儿监测内容： 镇静、呼吸速率减慢、呼吸暂停、面色苍白、便秘、体重增加。

替代药物：

参考文献：

[1] Wischnik A, Wetzelsberger N, Lucker PW. Elimination of nalbuphine in human milk. Arzneimittelforschung, 1988, 38(10): 1496-1498.

[2] Jacqz-Aigrain E, Serreau R, Boissinot C, et al. Excretion of Ketoprofen and Nalbuphine in Human Milk During Treatment of Maternal Pain After Delivery. Ther Drug Monit, 2007, 29(6): 815-818.

纳多洛尔(NADOLOL)

商品名： Corgard, Syn-Nadolol
分　类： β-受体阻滞剂
LRC： L4-没有数据-有潜在危险

纳多洛尔为一种长效β-受体阻滞剂，用于治疗高血压。本品进入乳汁的浓度为中等水平。有报道母亲每日使用20 mg，产后38小时乳汁药物水平为146 μg/ml[1]。另一项研究中，12名妇女每日用药80 mg，乳汁的平均稳态浓度为357 μg/L，达峰时间为6小时[2]。乳汁/血浆比值平均为4.6。一个5 kg重的婴儿将摄入母亲剂量的4%~7%。作者建议哺乳期母亲应慎用这种β-受体阻滞剂。因本品半衰期长，乳汁/血浆比值高，不宜选用。

$T_{1/2}$	20~24 h	M/P	4.6
T_{max}	2~4 h	PB	30%
Oral	20%~40%	Vd	1.5~3.6 L/kg
MW	309	pKa	9.7
RID	4.4%~6.9%		

成人注意事项： 头痛、头晕、失眠、抑郁、疲乏、胸痛、心动过缓、心律失常、低血压、心力衰竭、喘息、呕吐、便秘、肌痛。

成人剂量： 每日40~80 mg。

儿童注意事项： 没有报道，但由于本品M/P比值高(4.6)，不推荐使用。

婴儿监测内容： 嗜睡、昏睡、面色苍白、喂养困难、体重增加。

替代药物： 普萘洛尔、美托洛尔、拉贝洛尔。

参考文献：

[1] Fox RE, Marx C, Stark AR. Neonatal effects of maternal nadolol therapy. Am J Obstet Gynecol, 1985, 152(8): 1045-1046.

[2] Devlin RG, Duchin KL, Fleiss PM. Nadolol in human serum and breast milk. Br J Clin Pharmacol, 1981, 12(3): 393-396.

纳洛酮(NALOXONE)

商品名： Nalone, Narcan
分　类： 阿片拮抗剂
LRC： L3-没有数据-可能适用

纳洛酮是一种麻醉性拮抗剂，可与阿片受体结合，并能将阿片类药物从活性结合部位置换下来[1]。本品常用于治疗阿片类药物相关的瘙痒及阿片药物过量中毒，目前还用于防止接受戒断治疗的患者出现阿片药物滥用。本品口服吸收少，成人口服 2 小时后血浆浓度无法测出(<0.05 ng/ml)[1]。静脉注射纳洛酮 0.4 mg，平均血浆药物浓度<0.084 μg/ml。除了阿片药物成瘾的患者，本品不良反应很小。哺乳期母亲使用纳洛酮，其乳汁中药物浓度极低，哺乳婴儿的口服吸收几乎为零，不太可能出现不良反应。

哺乳期母亲使用过量麻醉性药物，由于麻醉性药物在体内的浓度较高和潜在的不良反应风险(呼吸抑制、镇静)，使用纳洛酮解救后，需暂停哺乳 12~24 小时。

$T_{1/2}$	0.5~1.5 h	M/P	
T_{max}		PB	结合较弱
Oral		Vd	2.6~2.8 L/kg
MW	364	pKa	7.45，9.88
RID			

成人注意事项：阿片药物成瘾者的戒断症状。室性心动过速和心房颤动，高血压，头痛，很少有癫痫发作的报道。

成人剂量：范围较大，用于阿片药物戒断时静脉注射的初始剂量为 0.4~2 mg。

儿童注意事项：没有经乳汁导致婴儿不良反应的报道。该药对未使用阿片类药物母亲的婴儿没有风险。然而，对阿片药物成瘾母亲的婴儿，即使母乳中只有少量药物也会促进轻微的戒断症状。

婴儿监测内容：心动过速、戒断症状(母亲为阿片药物成瘾者时)。当哺乳期母亲使用本品治疗阿片药物戒断时应停止哺乳，因其在体内的浓度较高，具有潜在的不良反应风险(如呼吸抑制、镇静)。

替代药物：

参考文献：

[1] Pharmaceutical manufacturer prescribing information. 2005.

纳米氧化铁(FERUMOXYTOL)

商品名：Feraheme
分　类：矿物质补充剂
LRC：L3 -没有数据-可能适用

纳米氧化铁是一种独特的静脉铁剂的替代品。它由碳水化合物外壳和氧化铁组成[1]。这种独特的设计使药物可以通过细胞外间质,并进入肝脏、脾脏和骨髓中的巨噬细胞,最终氧化铁被释放成为储存铁的一部分。铁也可以从贮存池中转移到血浆中合成血红蛋白。这种独特的设计使本品可有效治疗慢性肾脏疾病引起的缺铁性贫血。

目前尚无本品转运至人乳汁的相关研究。纳米氧化铁是一种铁-碳水化合物复合物。本品有极性、无脂溶性。本品在静脉用药后主要存在于血管内。纳米氧化铁不太可能进入乳汁或被婴儿口服吸收。

$T_{1/2}$	9.3~15 h	M/P	
T_{max}	0.32 h	PB	
Oral		Vd	0.045 L/kg
MW	750 000	pKa	
RID			

成人注意事项: 头晕、低血压、恶心、腹泻、便秘、外周水肿、皮疹、严重的过敏反应。

成人剂量: 每次 510 mg,静脉用药,每日 2 次,用药间隔 3~8 天。

儿童注意事项: 尚不清楚本品是否能通过乳汁引起不良反应。本品在儿科已有应用[2]。

婴儿监测内容: 蔗糖铁。

替代药物:

参考文献:

[1] Pharmaceutical manufacturer prescribing information. 2015.

[2] Hassan N, Cahill J, Rajasekaran S, et al. Ferumoxytol infusion in pediatric patients with gastrointestinal disorders: fist case series. Ann Pharmacother, 2011, 45(12): e63. Epub 2011 Nov 24.

纳曲酮(NALTREXONE)

商品名: Nalorex, ReVia, Vivitrol

分　类: 阿片拮抗剂

LRC: L1 -有限数据-可能适用

纳曲酮是结构与纳洛酮相似的长效麻醉药拮抗剂。本品可口服吸收,临床用于阻断海洛因成瘾者的戒断症状。本品可与所有阿片类药物竞争结合阿片受体。当用于成瘾者时,可引起快速和长时间的撤药症状。尽管半衰期短,但拮抗作用持续时间长(24~72 小时)[1-5]。纳曲酮脂溶性好,pKa 高,易进入大脑(脑/血浆比值为0.81)。本品很容易代谢为6-β-纳曲醇(活性产物)和两种次要代谢物,其活性主要归因于原型药物和6-β-纳曲醇。产品Vivitrol是一种缓释注射药,每月使用1次。

在一项研究中,一名体重60 kg的患者,每日服用纳曲酮50 mg,乳汁中纳曲酮和6-β-纳曲醇的平均浓度分别为1.7 μg/L和46 μg/L[6],乳汁/血浆比值分别为1.9和3.4,绝对婴儿剂量分别为0.26 μg/(kg·d)和6.86 μg/(kg·d),相对婴儿剂量分别为0.06%和1.0%(波动于0.86%~1.06%)。该婴儿生长发育正常,没有发生与药物相关的不良反应。婴儿血浆中未检出纳曲酮,而6-β-纳曲醇的浓度极低,仅为1.1 μg/L。

$T_{1/2}$	4~13 h	M/P	1.9(3.4代谢产物)
T_{max}	1 h	PB	21%
Oral	96%	Vd	19 L/kg
MW	341	pKa	7.9
RID	1.4%		

成人注意事项: 阿片类药物快速戒断症状。头晕、厌食、皮疹、恶心、呕吐和肝细胞毒性。在约5倍正常剂量或更低时,肝毒性是常见的。

成人剂量: 每日50~150 mg。

儿童注意事项: 无相关报道。

婴儿监测内容: 吸食阿片的母亲及其母乳喂养婴儿的戒断症状。

替代药物:

参考文献:

[1] Bullingham RE, McQuay HJ, Moore RA. Clinical pharmacokinetics of narcotic agonist-antagonist drugs. Clin Pharmacokinet, 1983, 8(4): 332-343.

[2] Crabtree BL. Review of naltrexone, a long-acting opiate antagonist. Clin Pharm, 1984, 3(3): 273-280.

[3] Ludden TM, Malspeis L, Baggot JD, et al. Tritiated naltrexone binding in plasma from several species and tissue distribution in mice. J Pharm Sci, 1976, 65(5): 712-716.

[4] Verebey K, Volavka J, Mule SJ, et al. Naltrexone: disposition, metabolism, and effects after acute and chronic dosing. Clin Pharmacol Ther, 1976, 20(3): 315-328.

[5] Wall ME, Brine DR, Perez-Reyes M. Metabolism and disposition of naltrexone in man after oral and intravenous administration. Drug Metab Dispos, 1981, 9(4): 369-375.

[6] Chan CF, Page-Sharp M, Kristensen JH, et al. Transfer of naltrexone and its

metabolite 6, beta naltrexol into human milk. J Hum Lac, 2004, 20(3): 322-326.

奶蓟(MILK THISTLE)

商品名: Holy Thistle, Lady Thistle, Marian Thistle, Silybum, Silymarin
分　类: 植物药
LRC: L3-没有数据-可能适用

奶蓟作为肝脏保护用药已有很长一段历史[1]。水飞蓟素是一种包括三种同分异构体的混合物,包括水飞蓟宾、水飞蓟亭,和2,3-脱氢水飞蓟[2],水飞蓟素生物活性最强,被认为是一种有效的抗氧化药物和保肝药物。水飞蓟素难溶于水,口服生物利用度同样很差,口服后只有23%~47%被吸收。口服制剂一般都是浓缩形式。水飞蓟素的作用几乎都是在肝脏、肾脏和肝细胞,能抑制细胞的氧化损伤和增加谷胱甘肽的合成。本品被认为可以刺激肝细胞的再生。虽然一直认为水飞蓟素对乳汁生成有刺激作用,但效果十分微弱。尚无本品转运至乳汁的数据。但是本品的毒性数据很少,只有轻度的胃肠道不耐受和过敏反应[3,4]。

$T_{1/2}$		M/P	
T_{max}		PB	
Oral	23%~47%	Vd	
MW	482	pKa	
RID			

成人注意事项: 轻度的胃肠道不耐受和过敏反应。

成人剂量: 200~400 mg,每日3次。

儿童注意事项: 没有经乳汁导致婴儿不良反应的报道。

婴儿监测内容: 胃肠道不耐受的婴儿。

替代药物:

参考文献:

[1] Foster S. Milk thistle-Silybum marianum. Botanical Series No. 305. American Botanical Council, Austin, TX, 1991: 3-7.
[2] Leung AY. Encyclopedia of Common Natural Ingredients used in Food, Drugs and Cosmetics. J Wiley and Sons, 1980.
[3] Review of Natural Products Facts and Comparisons. 1999.
[4] Awang D. Can Pharm J Oct. 1993: 403-404.

奈必洛尔(NEBIVOLOL)

商品名: Bystolic
分　类: β-受体阻滞剂
LRC: L3-没有数据-可能适用

奈必洛尔是用于治疗高血压的选择性 β_1-受体阻滞剂。目前尚无本品转运至人乳的相关数据。但是根据本品的药代动力学特征推测其在乳汁中的水平很低。由于β-受体阻滞剂可导致哺乳婴儿严重不良反应(特别是心动过缓)的发生,因此不推荐在哺乳期使用。

应注意奈必洛尔经CYP2D6代谢,其口服生物利用度取决于CYP2D6酶活性。快代谢型人群的口服生物利用度平均为12%,而慢代谢型人群的口服生物利用度约为96%[1,2]。当处于稳态并且服用相同剂量的药物时,慢代谢者的奈必洛尔血药浓度峰值较快代谢者升高约23倍。此外,当同时考虑原型药及其活性代谢物时,血药浓度峰值的差异约为1.3~1.4倍。由于CYP2D6对药物代谢的影响,奈必洛尔的用药剂量应根据患者个体情况进行调整(慢代谢者可能需要给予较低剂量)。

$T_{1/2}$	12~19 h	M/P	
T_{max}	1.5~4 h	PB	98%
Oral	12%~96%	Vd	8~12 L/kg
MW	442	pKa	
RID			

成人注意事项: 头痛、眩晕、失眠、抑郁、疲劳、胸痛、心动过缓、低血压、心力衰竭、喘息、呕吐、腹泻、肝肾功能异常、肌痛。

成人剂量: 每日5~40 mg。

儿童注意事项: 目前没有经乳汁导致婴儿不良反应的报道。

婴儿监测内容: 困倦、嗜睡、面色苍白、喂养不良和体重增加。

替代药物: 美托洛尔、拉贝洛尔。

参考文献:

[1] Pharmaceutical manufacturer prescribing information. 2011.
[2] Electronic Medicines Compendium (eMC) United Kingdom. Nebivolol, 2011. http://www.medicines.org.uk/emcmobile/medicine/26209/spc#PHARMACOKINETICPROPS.

奈法唑酮(NEFAZODONE)

商品名：Dutonin，Serzone
分　类：抗抑郁药，其他
LRC：L4 -有限数据-有潜在危险

奈法唑酮是一种抗抑郁药，它与曲唑酮结构类似，但与其他 5 -羟色胺再摄取抑制剂结构不相似。本品在体内可被快速代谢为三个具有更长半衰期(1.5~18 小时)的部分活性代谢物[1]。

一项研究中，一名接受早 200 mg，晚 100 mg 奈法唑酮治疗的患者，于孕 27 周早产，当婴儿 9 周龄(2.1 kg)时出现了困倦，嗜睡，发育不良，体温控制不良[2]。奈法唑酮在乳汁中以及母体血浆中的最大浓度分别为 358 μg/L 和 1 270 μg/L。三种代谢物在乳汁中的浓度分别为：三唑酮 83 μg/L，HO -奈法唑酮 32 μg/L，间氯苯哌嗪 18 μg/L。研究者估计相对婴儿剂量为经体重校正的母亲剂量的 0.45%。药物在乳汁和血浆中 AUC 的比值范围为 0.02~0.27。

遗憾的是，该研究未取婴儿血浆样本进行分析。Dodd 近来报道，一例接受奈法唑酮每次 200 mg，每日 2 次治疗的患者，其 M/P 值仅为 0.1[3]。这个数值约是 Tapp 所报道 M/P 值(0.27)的三分之一。然而，Yapp 的研究使用了多个取血点所统计出的 AUC 数据，可能更准确地反映了奈法唑酮向乳汁转运的情况。本品可能不适用于对低龄婴幼儿、早产儿、呼吸暂停婴幼儿以及其他体弱婴幼儿进行哺乳的哺乳期母亲。

$T_{1/2}$	1~4 h	M/P	0.1~0.27
T_{max}	1 h	PB	>99%
Oral	20%	Vd	0.9 L/kg
MW	507	pKa	6.6
RID	1.2%		

成人注意事项：乏力、低血压、嗜睡、头晕、口干、便秘、恶心、头痛。

成人剂量：每次 150~300 mg，每日 2 次。

儿童注意事项：一例婴儿出现困倦、嗜睡、发育不良、体温控制不良。

婴儿监测内容：镇静或烦躁不安、难醒喂养/喂养困难和体重增加。

替代药物：SSRIs、曲唑酮。

参考文献：

[1] Pharmaceutical manufacturer prescribing information. 1996.
[2] Yapp P, Ilett KF, Kristensen JH, et al. Drowsiness and poor feeding in a breast-

fed infant: association with nefazodone and its metabolites. Ann Pharmacother, 2000, 34(11): 1269-1272.
[3] Dodd S, Buist A, Burrows GD, et al. Determination of nefazodone and its pharmacologically active metabolites in human blood plasma and breast milk by high-performance liquid chromatography. J Chromatogr B Biomed Sci Appl, 1999, 730(2): 249-255.

奈福泮(NEFOPAM)

商品名: Acupan
分　类: 镇痛药
LRC: L3-有限数据-可能适用

盐酸奈福泮是一种用于术后镇痛及肌肉骨骼疼痛的非麻醉性镇痛药,也适用于会阴切开术后镇痛[1],同时还被用于颤抖和顽固性呃逆。奈福泮在结构上与苯海拉明相似,可用作阿片类药物依赖患者的替代性疼痛控制方法。奈福泮似乎不会引起呼吸抑制,镇痛作用是吗啡的1/3。口服吸收良好,经肝脏广泛代谢,主要经肾脏排泄。一项研究纳入5名产后使用奈福泮的哺乳期母亲,均于产后服用奈福泮每次60 mg,每4小时1次,持续用药48小时,发现乳汁中药物浓度与血浆中相似(M/P值=1.2)。乳汁中药物浓度范围为5.8~298.7 ng/ml,平均乳汁药物浓度为90.4 μg/L,相对婴儿剂量为2.6%[2]。

$T_{1/2}$	3~8 h	M/P	1.2
T_{max}	1~3 h(PO);1.5 h(IM)	PB	71%~76%
Oral	吸收良好	Vd	
MW	289.8	pKa	9.36
RID	2.6%		

成人注意事项: 尿潴留、头痛、失眠、心动过速、尿频、头晕、皮疹、恶心、呕吐、口干、嗜睡。

成人剂量: 每次60 mg,每4小时1次。

儿童注意事项:

婴儿监测内容: 镇静、尿潴留。

替代药物: 吗啡、氢可酮、羟考酮。

参考文献:

[1] Bloomfield SS, Barden TP, Mitchell J. Nefopam and propoxyphene in episiotomy pain. Clin Pharmacol Ther, 1980, 27(4): 502-507.
[2] Liu DT, Savage JM, Donnell D. Nefopam excretion in human milk. Br J Clin

Pharmacol, 1987, 23(1): 99 - 101.

奈帕芬胺(NEPAFENAC)

商品名: Nevanac
分　类: 非甾体抗炎药
LRC: L3 -没有数据-可能适用

奈帕芬胺是一种眼科局部使用的非甾体抗炎药。主要用于治疗与白内障摘除相关的炎症和伴随的疼痛。动物研究显示奈帕芬胺可以分泌入乳汁,但本品是否可以转运至人乳尚且未知[1]。本品在人类血浆中的药物浓度极低,若乳汁中药物浓度能够测得,将比血浆中更低。

$T_{1/2}$	0. 7 ~ 1. 1 h	M/P	
T_{max}	0. 15 ~ 0. 35 h	PB	82. 7% ~ 84. 3%
Oral	6%	Vd	
MW	254. 28	pKa	15. 82
RID			

成人注意事项: 玻璃体脱离、结膜水肿、眼干燥症、异物感、痒觉、黏糊感、结膜充血、畏光、眼压升高、视力减退、视物模糊、头痛、高血压、鼻窦炎、恶心。

成人剂量: 每次 1 滴,每日 3 次。

儿童注意事项:

婴儿监测内容: 呕吐、腹泻。

替代药物:

参考文献:

[1]　Pharmaceutical manufacturer prescribing information. 2005.

奈韦拉平(NEVIRAPINE)

商品名: Viramune
分　类: 抗病毒药
LRC: L5 -有限数据-母亲存在 HIV 感染时有危险

奈韦拉平可选择性抑制反转录酶活性和 HIV 的复制。常和其他抗反转录病毒药物联合应用治疗 HIV[1]。一项纳入 20 名妇女的研究显示,给予奈韦拉平每次 200 mg,每日 2 次,达稳态后,服药后 4 h 母亲的血浆药物浓度、乳汁药物浓度以及婴儿血浆药物浓度的中位数分别为 9 534 ng/ml、6 795 ng/ml 和

971 ng/ml[2]。乳汁/血浆比值为 0.67。婴儿血浆药物浓度的中位数(971 ng/ml)至少为奈韦拉平 50%抑制浓度的 40 倍,与单次给予 2 mg/kg 剂量的奈韦拉平后的血药峰浓度近似。作者得出结论,母亲接受奈韦拉平治疗后哺乳婴儿血浆中药物浓度已达到 HIV－1 抑制浓度,暴露于药物的婴儿潜在获益和不良反应发生风险并存。到目前为止,在为数不多的婴儿研究中未发现不良反应。

在 2007 年的一项研究中,40 名妇女从孕 28 周到产后 1 个月接受齐多夫定、拉米夫定和奈韦拉平治疗,以评估使用这些药物预防围生期 HIV 传播的潜在效果[3]。本研究中的所有妇女均被要求停止哺乳。从分娩至产后 7 天,每日收集 5 次乳汁样本,在产后 3 天(0 点)和产后 7 天(7 点)收集血液样本。这些样本用于检测乳汁中 HIV RNA 和 DNA 的量以及每种药物在母体血浆及乳汁中的浓度。奈韦拉平在 0 点和 7 点的母体平均血药浓度分别为 3 100 μg/L 和 3 900 μg/L;乳汁平均药物浓度分别为 2 300 μg/L 和 2 200 μg/L。0 点和 7 点的乳汁/血浆比值分别为 0.8 和 0.6。使用 0 点至 7 点的乳汁药物水平估算奈韦拉平的相对婴儿剂量范围是 5.7%~6.04%。

2009 年发表的一项研究评估了 67 名妇女在孕 34~36 周至产后 6 个月内接受联合抗反转录病毒治疗[4]。她们接受复方片剂(拉米夫定 150 mg+齐多夫定 300 mg/片)每日 2 次,每次 1 片,联合奈韦拉平 200 mg/d×14 天,然后 200 mg 每日 2 次治疗。在分娩后 24 h 内以及产后第 2,6,14 和 24 周收集奈韦拉平乳汁样本。每个参数的中位数在整个研究随访中进行评估,母体血药浓度为 6 087 ng/ml(4 895~7 518 ng/ml),乳汁药物浓度为 4 546 ng/ml(3 480~5 715 ng/ml),乳汁/血浆比值为 0.75。研究者估计若婴儿每日摄入 150 ml/(kg · d)的母乳,其接受的奈韦拉平剂量为 682 μg/(kg · d)[相当于婴儿剂量(4 mg/kg)的 15%]。我们计算得出的相对婴儿剂量为 11.9%,与本文研究者得出的结果相当。研究者同时还指出,出生后 2~14 周婴儿的奈韦拉平血药浓度中位数为 896.9 ng/ml,这一数值高于 HIV 的 IC 50(17 ng/ml),但低于推荐的血药浓度(3 000 ng/ml)。目前对于这一血药浓度水平对感染 HIV 的婴儿的长期影响及耐药风险尚且未知。

已知在出生后前 6 周内,预防性给予婴儿奈韦拉平可以减少母乳喂养的 HIV 传播,但延长这种治疗的疗效尚不清楚。近来一项研究评估了接受 HIV 感染母亲母乳喂养的婴儿延长奈韦拉平疗程的疗效和安全性[5]。在这一研究中,1 527 名接受 HIV 感染母亲母乳喂养的婴儿在出生后 6 周内每日接受 10 mg 奈韦拉平治疗。所有入选婴儿在研究开始时经检测都是 HIV 阴性。随后将这些婴儿随机分为两组,一组接受奈韦拉平治疗,另一组接受安慰剂治疗。所有婴儿在研究期间均接受纯母乳喂养。奈韦拉平组婴儿的治疗剂量随年龄增长而增加,用药剂量范围为 10~28 mg/d,直至婴儿满 6 月龄或停止母乳喂养。研究显示在婴儿 6 月龄时,奈韦拉平组的 HIV-1 的传播率为 1.1%,而对照组的传播率为 2.4%。这意味着 HIV 通过母乳进行母婴传播的比率降低了 54%。据报道,延长疗程的奈韦拉平方案在 CD4 细胞计数超过 350 的母亲中特别有效,她们通常不需要抗反转录病毒治疗来维持自身健康。在这类母亲中,与对照组相比,HIV-1 通过乳汁传播的比率降低了 1/4,使得未接受抗反转录病毒治疗的这类母亲与接受抗反转录病毒治疗者的母乳传播率相当。此外,研究显示一旦停止给予婴儿奈韦拉平预防治疗,母乳喂养的 HIV 传播率即恢复到治疗前水平。这项研究结果指出,如果婴儿在哺乳过程中接受奈韦拉平预防治疗,那么未进行抗反转录病毒治疗的母亲可以继续纯母乳喂养至少 6 个月。这样既可以使婴儿获得母乳喂养的益处,又可避免 HIV 传播的风险。然而,目前为止仍不建议 HIV 感染母亲进行哺乳。

另一项研究评估了母亲接受抗反转录病毒治疗来预防哺乳期 HIV 病毒传播的安全性,同时报道了奈韦拉平的乳汁水平(n=181 例样本)[6]。本研究于分娩当日,产后 1,3,6 月检测母体血浆药物浓度及乳汁药物浓度。同时于 1 月龄,3 月龄和 6 月龄时检测婴儿血浆药物水平。奈韦拉平的母体血药浓度、乳汁药物浓度及婴儿血药浓度的中位数分别为 5 261 ng/ml(4 066~6 882 ng/ml),2 901 ng/ml(2 097~4 684 ng/ml)和 809 ng/ml(535~1 061 ng/ml)。乳汁/血浆比值为 0.59。母亲的用药剂量为每次 200 mg,每日 2 次,根据乳汁药物浓度中位数计算得出的相对婴儿剂量为 7.6%。在这项研究中,两名婴儿感染了 HIV,一名在 1 月龄时被感染(考虑宫内传播),另一名在 3 月龄时被感染(经乳汁传播)。两名婴儿均在 6 月龄时获得了 NNRTI 耐药性,并且两名婴儿均具有显著的奈韦拉平血浆药物水平。这项研究还报道了婴儿的不良事件(例如肺炎,腹泻,肝功能变化,中性粒细胞减少,血小板减少),但无法基于药物水平确定是由哪种药物引起,请参阅不良事件细节的研究。

2013 年发表的一项研究显示,跟踪随访孕期及哺乳期服用抗病毒药物的妇女,并研究产后 30 天的乳汁样本[7]。收集到 15 个合格的乳汁样本,中位乳汁药物浓度为 1.83 μg/ml。此外,乳汁/血浆比值的中位数为 0.27。使用该乳汁样本浓度中位数和母亲奈韦拉平剂量(每次 200 mg,每日 2 次)计算得出相对婴儿剂量为 4.8%。

注意:奈韦拉平被划分为 L5 级是基于母亲感染 HIV 后母乳喂养对婴儿的影响,而不是基于乳汁中药物对母乳喂养婴儿的影响。疾病预防控制中心建议感染 HIV 的母亲产后不要进行母乳喂养，以避免 HIV 经乳汁传染婴儿。

$T_{1/2}$	25~30 h	M/P	0.67
T_{max}	4 h	PB	60%
Oral	90%	Vd	1.4 L/kg
MW	266	pKa	
RID	4.8%~17.84%		

成人注意事项：头痛、疲劳、恶心、腹痛、腹泻、肝功能异常、胆固醇升高、中性粒细胞减少、肌痛、皮疹。

成人剂量：每次 200 mg，每日 2 次，但个体差异较大。

儿童注意事项：乳汁中的药物水平中等，婴儿血浆中的药物浓度大于治疗水平。在一项研究中，两名婴儿因哺乳感染了 HIV，一名在 1 月龄时被感染（考虑宫内传播），另一名在 3 月龄时被感染（经乳汁传播）[6]。两名婴儿均在 6 月龄时获得了 NNRTI 耐药性，并且两名婴儿均具有显著的奈韦拉平血浆药物水平。请参阅不良事件细节的研究。

婴儿监测内容：不建议感染 HIV 的母亲进行母乳喂养。

替代药物：

参考文献：

[1] Boehinger Ingelheim Pharmaceuticals Inc. Pharmaceutical manufacturer prescribing information. 2010.

[2] Shapiro RL, Holland DT, Capparelli E, et al. Antiretroviral concentrations in breast-feeding infants of women in Botswana receiving antiretroviral treatment. J Infect Dis, 2005, 192(5): 720-727.

[3] Giuliano M, Guidotti G, Andreotti M, et al. Triple antiviral prophylaxis administered during pregnancy and after delivery signifcantly reduces breast milk viral load. J Acquir Immune Defc Syndr, 2007, 44: 286-291.

[4] Mirochnick M, Thomas T, Capparelli E, et al. Antiretroviral concentrations in breast-feeding infants of mothers receiving highly active antiretroviral therapy. Antimicrobial Agents and Chemotherapy, 2009, 53(3): 1170-1176.

[5] Coovadia HM, Brown ER, Fowler MG, et al. Effcacy and safety of an extended nevirapine regimen in infant children of breastfeeding mothers with HIV-1 infection for prevention of postnatal HIV-1 transmission (HPTN 046): a randomised, double-blind, placebo-controlled trial. Lancet, 2011.

[6] Palombi L, Pirillo MF, Andreotti M, et al. Antiretroviral prophylaxis for breastfeeding transmission in Malawi: drug concentrations, virological effcacy and safety. Antiviral Therapy, 2012, 17: 1511-1519.

[7] Shapiro RL, Rossi S, Ogwu A, et al. Therapeutic levels of lopinavir in late

pregnancy and abacavir passage into breast milk in the Mma Bana Study, Botswana: Antiviral therapy, 2013, 18(4): 585 - 590.

奈西立肽(NESIRITIDE)

商品名: Natrecor
分　类: 利钠肽
LRC: L3 -没有数据-可能适用

奈西立肽是一种重组人 B 型利钠肽,用于治疗急性失代偿性充血性心力衰竭[1]。目前尚无人乳中奈西立肽浓度的相关研究。但是,鉴于本品的分子量较大(3 464 Da),不太可能分泌进入乳汁中或被哺乳婴儿口服利用。

$T_{1/2}$	18 min	M/P	
T_{max}	1 h	PB	
Oral		Vd	0. 19 L/kg
MW	3 464	pKa	
RID			

成人注意事项: 低血压、血肌酐升高、室性心动过速、恶心和头痛。

成人剂量: 0. 01 μg/(kg · min)。

儿童注意事项: 无相关数据。不太可能分泌入乳汁。

婴儿监测内容:

替代药物:

参考文献:

[1] Pharmaceutical manufacturer prescribing information. 2004.

萘丁美酮(NABUMETONE)

商品名: Relafen, Relifex
分　类: 非甾体抗炎药
LRC: L3 -没有数据-可能适用

萘丁美酮是一种非甾体抗炎药,用于治疗关节炎性疼痛[1]。本品吸收后在体内迅速转化为活性代谢产物,原型药在血浆中检测不到。本品的代谢产物(6MNA)是否能转运至人乳尚不清楚,但可分泌进入动物乳汁中且半衰期很长。半衰期长的 NSAIDs 一般不建议哺乳期母亲使用,酮咯酸和布洛芬是优先推荐药物。

$T_{1/2}$	22~30 h	M/P	
T_{max}	2. 5~4 h	PB	99%
Oral	38%	Vd	
MW	228	pKa	
RID			

成人注意事项: 头痛、头晕、失眠、紧张、耳鸣、口干、口腔炎、消化不良、恶心、呕吐、腹痛、腹泻、便秘、消化道出血、肝肾功能异常、水肿。

成人剂量: 500~1 000 mg,每日 1~2 次。

儿童注意事项: 没有经乳汁导致婴儿不良反应的报道。观察胃肠不适。

婴儿监测内容: 呕吐、腹泻。

替代药物: 布洛芬。

参考文献:

[1] Pharmaceutical manufacturer prescribing information. 2011.

萘夫西林(NAFCILLIN)

商品名: Nafcil, Unipen
分　类: 抗菌药物,青霉素类
LRC: L1 -没有数据-适用

萘夫西林是一种青霉素类抗菌药物,口服吸收较少且不稳定[1],仅有静脉和肌内注射的剂型。尚没有本品转运至乳汁的研究。可能乳汁中的药物很少,因而婴儿口服摄入的量很少。

$T_{1/2}$	0. 5~1. 5 h	M/P	
T_{max}	30~60 min(IM)	PB	70%~90%
Oral	50%	Vd	
MW	436	pKa	
RID			

成人注意事项: 中性粒细胞减少、低钾血症、假膜性结肠炎、过敏性皮疹。

成人剂量: 250~1 000 mg,每 4~6 小时 1 次。

儿童注意事项: 没有报道。该药经常在婴儿中使用。

婴儿监测内容: 呕吐、腹泻、胃肠道菌群失调、皮疹。

替代药物:

参考文献:

[1] McEvoy GE. AFHS Drug Information. New York: NY, 2003.

萘甲唑啉(NAPHAZOLINE)

商品名: AK-Con, Albalon, Allersol, Clear Eyes, Naphcon, Ocu-Zoline, Privine, Vasoclear

分　类: 减充血药

LRC: L3 -没有数据-可能适用

萘甲唑啉是一种用于缓解红眼症和减轻鼻充血的药物。非处方药物剂型中萘甲唑啉的浓度都很低(0.05%),因此全身吸收少,尤其是眼科制剂[1]。虽然针对哺乳期母亲没有足够或控制良好的研究可供参考,但对于接受母乳喂养的婴儿产生不良反应的风险很小。

$T_{1/2}$		M/P	
T_{max}		PB	
Oral		Vd	
MW	210	pKa	
RID			

成人注意事项: 刺激症状、视力减退、眼压升高、干燥、反复鼻塞。

成人剂量: 每 6 小时滴 1~2 滴。

儿童注意事项:

婴儿监测内容:

替代药物:

参考文献:

[1] Pharmaceutical manufacturer prescribing information. 2011.

萘普生(NAPROXEN)

商品名: Aleve, Anaprox, Naprosyn

分　类: 非甾体抗炎药

LRC: L3 -没有数据-可能适用

萘普生是一种常用的非甾体抗炎镇痛药。本品可分泌进入乳汁,但在乳汁中的量不会引起哺乳婴儿出现不良反应,一般来说,非甾体抗炎药可在哺乳期使用[1]。在一项研究中,一名母亲使用萘普生 375 mg,每日 2 次,4 小时后,乳汁中药物浓度范围为 1. 76~2. 37 mg/L[2,3]。婴儿尿中排泄的萘普生总量仅占母亲剂量的 0. 26%。

一项案例报道了一名 7 日龄的婴儿出现了长期出血,出血和急性贫血[4]。相对婴儿剂量小于母体经体重校正后剂量的 3. 3%。其他研究也认为萘普生转运至乳汁中的浓度很低,约为母亲血浆药物浓度的 1%[5,6]。尽管转运至乳汁的量很低,但仍有不良反应的报道。在一项 20 名哺乳期母亲的研究中,报道了 2 例婴儿出现了嗜睡,1 例出现了呕吐[7]。

尽管只有少量的萘普生转运至母乳,但本品的半衰期很长,哺乳期母亲仍应慎用。产后短期或哺乳期偶尔使用可能相对安全。布洛芬在母乳中浓度也非常低,可以作为替代药物。

$T_{1/2}$	12~15 h	M/P	0. 01
T_{max}	2~4 h	PB	99. 7%
Oral	74%~99%	Vd	0. 09 L/kg
MW	230	pKa	5
RID	3. 3%		

成人注意事项: 头痛、头晕、高血压、哮喘加重、消化不良、消化性溃疡、消化道出血、恶心、腹痛、腹泻、肝肾功能异常、瘀斑瘀点、血小板减少、贫血、水肿。

成人剂量: 250~500 mg,每日 2 次。

儿童注意事项: 一项案例报道了一名 7 日龄的婴儿出现了长期出血,出血和急性贫血[4]。另一项研究报道了 2 例婴儿出现了嗜睡,1 例出现了呕吐[7]。

婴儿监测内容: 呕吐、腹泻。

替代药物: 布洛芬。

参考文献:

[1] Anon. Committee on Drugs & American Academy of Pediatrics: The transfer of drugs and other chemicals into human milk. Pediatrics, 1994, 93: 137-150.

[2] Jamali F, Stevens DR. Naproxen excretion in milk and its uptake by the infant. Drug Intell Clin Pharm, 1983, 17(12): 910-911.

[3] Jamali F. Naproxen excretion in breast milk and its uptake by sucking infant. Drug Intell Clin Pharm, 1982, 16: 475 (Abstr).

[4] Figalgo I. Anemia aguda, rectaorragia y hematuria asociadas a la ingestion de naproxen. Anales Espanoles de Pediatrica, 1989, 30: 317-319.

[5] Product Information. Prevacid(R) NapraPAC(TM), lansoprazole delayed-release capsules and naproxen tablets kit. TAP Pharmaceuticals, Lake Forest IL, 2003a.

[6] Brogden RN. Naproxen: A reveiw of its pharmacological properties and therapeutic efficacy and use. Drugs, 1975, 9: 326.

[7] Ito S, Blajchman A, Stephenson M, et al. Prospective follow-up of adverse reactions in breast-fed infants exposed to maternal medication. Am J Obstet Gynecol, 1993, 168(5): 1393-1399.

萘替芬(NAFTIFINE)

商品名: Naftin
分　类: 抗真菌药
LRC: L3-没有数据-可能适用

盐酸替萘芬是一种治疗真菌感染的局部烯丙胺药物。萘替芬不是咪唑类药物。本品具有抗炎、抗组胺以及抗真菌作用。如果使用含有皮质类固醇药物的闭塞性敷料,则会出现一定程度的血管收缩。没有报告提到替萘芬有全身性的影响,但报告有一些局部皮肤刺激反应。萘替芬软膏的全身吸收量为2.5%~6%。萘替芬是否能分泌进入母乳尚未知。理论上,以局部吸收率2.5%~3.4%估计,可能有0.3 μg/kg的药物分泌进入乳汁中[1,2]。

$T_{1/2}$	2~3 d	M/P	
T_{max}		PB	
Oral		Vd	
MW	287	pKa	
RID			

成人注意事项: 局部刺痛、灼烧感、皮肤干燥、皮肤刺激、瘙痒、红斑。

成人剂量:

儿童注意事项:

婴儿监测内容:

替代药物: 制霉菌素、氟康唑。

参考文献:

[1] Gupta AK, Ryder JE, Cooper EA. Naftifine: a review. J Cutan Med Surg, 2008, 12(2): 51-8. Review.

[2] Briggs G, Freeman R, Yaffe S. A Reference Guide to Fetal and Neonatal Risk: Drugs in Pregnancy and Lactation. Philadelphia: PA Lippincott Williams & WIlkins, 2005.

脑膜炎球菌疫苗(MENINGOCOCCAL VACCINE)

商品名: Menactra (MCV4), Menomune (MPSV4), Menveo (MODC)
分　类: 疫苗
LRC: L1-没有数据-适用

脑膜炎球菌疫苗是一种从脑膜炎奈瑟球菌提取的族特异性抗原的冻干制剂[1]。这种疫苗没有感染性,用于预防儿童和青年人的地方性和流行性脑膜炎及脑膜炎球菌血症。哺乳期母亲使用本品无禁忌,除非对其中的某些成分产生超敏反应。

成人注意事项：曾有报道疼痛、红斑、注射部位硬结、头痛、不适、寒战和体温升高。

成人剂量：0.5 ml,皮下注射。

儿童注意事项：不通过乳汁分泌。

婴儿监测内容：

替代药物：

参考文献：

[1] Pharmaceutical manufacturer prescribing information. 2003.

尼古丁(NICOTINE)

商品名：Blue Cigs (ENDS), Electronic-cigarettes, Habitrol, NicoDerm, Nicorette, Nicotrol, ProStep

分　类：戒烟药

LRC：L3-有限数据-可能适用

尼古丁及其代谢产物可替宁都能进入到乳汁中,乳汁/血浆比值为2.9。15名吸烟的哺乳期母亲(平均年龄32岁,平均体重72 kg,平均每日吸17支烟)参与了一项尼古丁贴片辅助戒烟的临床试验[1]。按下列分组分别收集一系列乳汁样本：吸烟妇女以及连续24小时使用尼古丁贴片21 mg/d,14 mg/d和7 mg/d的妇女。吸烟(平均每日17支)和使用尼古丁贴剂(21 mg/d)相比,乳汁中尼古丁和可替宁的浓度无显著差异。但使用尼古丁贴剂14 mg/d和7 mg/d的妇女乳汁药物浓度较吸烟妇女显著降低。绝对婴儿剂量(尼古丁等效物)从吸烟组或21 mg贴片组到14 mg贴片组以及7 mg贴片组呈下降趋势。母亲吸烟或分别使用上述剂量的尼古丁贴片时,婴儿每日摄入的母乳量相差不大,吸烟组为585 ml,21 mg贴片组为717 ml,14 mg贴片组为731 ml,7 mg贴片组为619 ml。研究者得出结论,研究对象使用7 mg尼古丁贴片较吸烟或使用21 mg贴片,其婴儿吸收尼古丁及其代谢物的绝对剂量降低了70%。此外,使用尼古丁贴片对婴儿摄入母乳量无显著影响。因此,接受尼古丁贴片辅助戒烟相对继续吸烟是一个更安全的选择。

使用尼古丁口香糖的母亲血浆尼古丁水平是吸烟者的30%~60%。尼古丁贴片(透皮系统)可产生持续的低血药浓度,而当尼古丁口香糖被快速咀嚼时,可使血药峰浓度产生较大变化,其波动类似于吸烟本身。建议使用尼古丁口香糖辅助戒烟的哺乳期母亲在使用后应中断哺乳 2~3 h。尼古丁吸入制剂在吸入 80 次后仅吸入约 4 mg 尼古丁,其中实际吸收量仅为 2 mg。血浆药物浓度缓慢上升至 6 ng/ml,而香烟中的尼古丁在 5 min 内即达到 C_{max}(约 49 ng/ml)。血浆中尼古丁浓度(6 ng/ml)可能太低,不会影响哺乳婴儿。习惯使用无烟烟草的吸烟者每日可摄入 130~250 mg 尼古丁,而一包香烟的尼古丁摄入量为 180 mg。

电子烟,也称为电子尼古丁输送系统(ENDS),是外观像传统香烟的电池供电的设备,旨在模仿和提供传统香烟的令人满意的效果,同时不会使吸烟者或周围的人暴露于有害的烟草烟雾。电子烟主要包含 5 种 FDA 批准的成分:尼古丁,水,丙二醇,甘油和调味剂。尼古丁可提供常规香烟的令人满意的效果,丙二醇可产生蒸气以模仿香烟烟雾。因此,电子烟作为传统香烟的安全替代品而广受欢迎,它不会使吸烟者暴露于烟草和已知的可导致有害影响(包括肺癌)的物质中。然而,这类产品尚未得到广泛研究,目前未获 FDA 批准。且每吸或每个药筒所含药量也不明确。一项研究比较了使用 16 mg 电子烟,尼古丁吸入制剂和常规香烟后尼古丁血药峰浓度水平[2],16 mg 电子烟在第 19.6 min 达血药浓度峰值(1.3 ng/ml),与使用尼古丁吸入制剂(于 32 min 达血药峰浓度 2.1ng/ml)获得的尼古丁水平相当,远低于使用常规香烟(于 14.3 min 达血药峰浓度 13.4 ng/ml)获得的尼古丁水平。这项研究进一步表明使用电子烟在减少吸烟欲望上与尼古丁吸入制剂相似,但电子烟耐受更好。Eissenberg 后来进行了类似的研究,并报道使用 10 吸 16 mg 电子烟所摄入的尼古丁量非常少[3]。基于上述研究可得出结论,急性吸入电子烟后尼古丁分泌入乳汁的量可能很少,与使用尼古丁吸入制剂相当。但据报道,电子烟使用者的平均吸烟量高达 120 吸/d[4]。这可能使尼古丁血药浓度水平显著升高。目前评估长期使用电子烟的影响为时过早,还需进行更多研究。

尼古丁可导致催乳素的基础分泌量减少[5,6]。一项研究清楚地表明,产后 2 周,吸烟可显著减少泌乳量,从非吸烟者的每日 514 ml 到吸烟者的 406 ml[7]。但 Ilett 的研究却发现二者的泌乳量完全没有差异,尽管这两项研究的方法不完全相同。应建议哺乳期母亲尽可能限制吸烟,并且只能在哺乳后吸烟,或者改用尼古丁贴片。

$T_{1/2}$	2 h(非贴片)	M/P	2.9
T_{max}	2~4 h	PB	4.9%
Oral	30%	Vd	
MW	162	pKa	
RID			

成人注意事项：心动过速、呕吐、腹泻、烦躁不安。

成人剂量：每日 7~21 mg。

儿童注意事项：关于尼古丁贴片的研究未发现不良反应。

婴儿监测内容：呕吐、腹泻、心跳快。

替代药物：

参考文献：

[1] Ilett KF, Hale TW, Page-Sharp M, et al. Use of nicotine patches in breast-feeding mothers: transfer of nicotine and cotinine into human milk. Clin Pharmacol Ther, 2003, 74(6): 516-524.

[2] Bullen C, McRobbie H, Thornley S, et al. Effect of an electronic nicotine delivery device (e cigarette) on desire to smoke and withdrawal, user preferences and nicotine delivery: randomised cross-over trial. Tob Control, 2010, 19(2): 98-103.

[3] Eissenberg T. Electronic nicotine delivery devices: ineffective nicotine delivery and craving suppression after acute administration. Tob Control, 2010, 19(1): 87-88.

[4] Etter JF, Bullen C. Electronic cigarette: users profle, utilization, satisfaction and perceived effcacy. Addiction, 2011, 106(11): 2017-2028. doi: 10.1111/j.1360-0443.2011.03505.x. Epub 2011 Jul 27.

[5] Benowitz NL. Nicotine replacement therapy during pregnancy. JAMA, 1991, 266(22): 3174-3177.

[6] Matheson I, Rivrud GN. The effect of smoking on lactation and infantile colic. JAMA, 1989, 261(1): 42-43.

[7] Hopkinson JM, Schanler RJ, Fraley JK, et al. Milk production by mothers of premature infants: influence of cigarette smoking. Pediatrics, 1992, 90(6): 934-938.

尼古丁酸(NICOTINIC ACID)

商品名：Niacels, Niacin, Niaspan, Nicobid, Nicolar, Nicotinamide

分　类：维生素

LRC：L3-没有数据-可能适用

尼古丁酸，通常称为烟酸，由两种辅酶组成，主要在对组织呼吸起关键作用的氧化还原反应中发挥作用。烟酸在体内转化为烟酰胺。虽然本品被认为是一种维生素,但大剂量(2~6 g/d)可降低血清低密度脂蛋白胆固醇和甘油三酯的水平,并升高血清高密度脂蛋白水平。大量研究表明,通常情况下乳汁中烟酸水平(即使适度补充低剂量烟酸)在 1.1~3.9 mg/L 间波动[1]。食品补充剂可明显增加乳汁中烟酸水平。虽未见烟酸分泌入乳汁与剂量关系的报道,但推测母体血药浓度升高可显著升高乳汁烟酸水平。由于已知高剂量烟酸具有肝毒性,哺乳期母亲应避免使用超过每日推荐剂量的药物,例如治疗高胆固醇血症时不要超过 2 g/d 的剂量。

$T_{1/2}$	45 min	M/P	
T_{max}	45 min	PB	
Oral	100%	Vd	
MW	123	pKa	4.85
RID			

成人注意事项:潮红、外周血管扩张、瘙痒、恶心、呕吐、腹胀、痉挛、呕吐。高剂量时可发生肝功能异常。

成人剂量:每日 10~20 mg。

儿童注意事项:尚无经由乳汁摄入药物引起不良反应的报道。

婴儿监测内容:潮红、呕吐。

替代药物:

参考文献:

[1] Pratt jp, Hamil BM, Moyer EZ, et al. Metabolism of women during the reproductive cycle. XVIII. The effect of multivitamin supplements on the secretion of B vitamins in human milk. J Nutr, 1951, 44(1): 141-157.

尼卡地平(NICARDIPINE)

商品名: Cardene

分 类:钙通道阻滞剂

LRC: L2-有限数据-可能适用

尼卡地平是一种与硝苯地平结构相似的典型钙通道阻滞剂。在一项研究中,11 名妇女每日口服不同剂型的尼卡地平 20~120 mg,服药后 3 小时的乳汁/血浆比值平均为 0.25(范围 0.08~0.75),乳汁药物峰浓度(C_{max})为 7.3 μg/L(范围 1.9~18.8 μg/L)[1],乳汁平均药物浓度为 4.4 μg/L(范围 1.3~13.8 μg/L)。研究人员估计相对婴儿剂量为经体重校正后母亲剂量的

0. 07%(范围 0. 3% ~ 0. 14%)。

另一项研究纳入 7 名哺乳期母亲,她们接受 1 ~ 6. 5 mg/h 的药物剂量,研究发现,34 份乳汁样本中有 82%的样本药物水平低于检测限。6 份样本中的药物浓度为 5. 1 ~ 18. 5 μg/L。计算得出婴儿的最大药物暴露量小于 300 ng/d,远低于新生儿的治疗剂量[2]。

$T_{1/2}$	6 ~ 10 h	M/P	0. 25
T_{max}	0. 5 ~ 2 h	PB	>95%
Oral	35%	Vd	0. 6 ~ 2 L/kg
MW	480	pKa	
RID	0. 07% ~ 0. 1%		

成人注意事项: 头痛、低血压、心律失常、潮红、外周水肿、便秘。

成人剂量: 每次 20 ~ 50 mg,每日 2 次。

儿童注意事项: 目前没有经乳汁导致婴儿不良反应的报道。

婴儿监测内容: 困倦、嗜睡、苍白、喂养不良和体重增加。

替代药物: 硝苯地平、尼莫地平。

参考文献:

[1] Jarreau P, Beller CL, Guillonneau M, et al. Excretion of nicardipine in human milk. 2000, 4(1): 28 - 30.

[2] Bartels P, Hanff L, mathot R, et al. Nicardipine in pre-eclamptic patients: placental transfer and disposition in breast milk. BJOG, 2007, 114 (2): 230 - 233.

尼洛替尼(NILOTINIB)

商品名: Tasigna
分　类: 抗肿瘤药
LRC: L4 -没有数据-有潜在危险

尼洛替尼是一种抗肿瘤药,主要用于治疗慢性髓性白血病(CML)[1]。研究表明,本品具有相对良好的安全性。尼洛替尼是一种 Bcr-Abl 酪氨酸激酶抑制剂。作为 Bcr-Abl 酪氨酸激酶的第二代抑制剂,对伊马替尼耐药或无法耐受的 CML 患者有效。大鼠研究表明尼洛替尼可分泌入乳汁[2]。本品有黑框警示:可能导致心脏并发症。目前尚无本品是否进入人乳的相关数据,鉴于其高蛋白结合率,乳汁中药物浓度可能很低。此外,由于其口服生物利用度差,婴儿口服吸收也将减少。本品毒性很大,建议用药后暂停哺乳

4 天。

$T_{1/2}$	17 h	M/P	
T_{max}	3 h	PB	98%
Oral	30%	Vd	
MW	529	pKa	2. 1~5. 4
RID			

成人注意事项：皮疹、瘙痒、恶心、疲劳、头痛、QT 间期延长、胃肠功能紊乱、胆红素升高、低磷血症、低钾血症、高钾血症、低钙血症、低钠血症、血流学变化。

成人剂量：每次 300~400 mg，每日 2 次。

儿童注意事项：

婴儿监测内容：暂停哺乳 4 天。

替代药物：

参考文献：

[1] Pharmaceutical manufacturer prescribing information. 2010.

[2] Novartis Pharmaceuticals Corporation. Tasigna®（nilotinib）capsules prescribing information. East Hanover, NJ, 2010.

尼莫地平（NIMODIPINE）

商品名：Nimotop
分　类：钙通道阻滞剂
LRC：L2－有限数据－可能适用

尼莫地平是一种钙通道阻滞剂，主要用于防止脑血管痉挛，改善脑血流。尼莫地平能有效减少蛛网膜下腔出血、脑卒中和严重头部创伤等引起的神经组织损伤，并可有效预防偏头痛。

在一项研究中，一名产后 3 天的妇女每 4 小时口服尼莫地平 60 mg，持续用药一周，乳汁中药物浓度与血药浓度平行，乳汁/血浆比值约为 0. 33[1]。研究表明，乳汁中药物峰浓度约为 3. 5 μg/L，而母亲的血药浓度约为 16 μg/L。另一项研究中，一名 36 岁的哺乳期母亲 24 h 内静脉注射尼莫地平总量为 46 mg[2]，乳汁药物浓度远低于血药浓度，乳汁/血浆比值为 0. 06~0. 15。在静脉注射过程中，乳汁中尼莫地平的初始浓度为 2. 2 μg/L，稳定于 0. 87~1. 6 μg/L。假设婴儿每日母乳摄入量为 150 ml/kg，每日摄入的药量约为 0. 063~0. 705 μg/kg，约为经体重校正后母亲剂量的 0. 008%~0. 092%。我们计算得出 RID 为 0. 001%~0. 037%，这个数值很低。

$T_{1/2}$	9 h	M/P	0.06~0.33
T_{max}	1 h	PB	95%
Oral	13%	Vd	0.94 L/kg
MW	418	pKa	
RID	0.001%~0.04%		

成人注意事项：头痛、低血压、腹泻、恶心、肌肉痉挛。

成人剂量：每次 60 mg，每 4 小时 1 次。

儿童注意事项：目前没有经乳汁导致婴儿不良反应的报道。

婴儿监测内容：困倦、嗜睡、面色苍白、喂养不良和体重增加。

替代药物：维拉帕米、硝苯地平。

参考文献：

[1] Tonks AM. Nimodipine levels in breast milk. Aust N Z J Surg, 1995, 65(9): 693-694.

[2] Carcas AJ, Abad-Santos F, de Rosendo JM, et al. Nimodipine transfer into human breast milk and cerebrospinal fluid. Ann Pharmacother, 1996, 30(2): 148-150.

尼索地平（NISOLDIPINE）

商品名：Sular, Syscor
分　类：钙通道阻滞剂
LRC：L3-没有数据-可能适用

尼索地平是一种典型的钙通道阻滞剂，用于治疗高血压[1]。目前尚无本品转运到乳汁的相关数据。可替代的药物见硝苯地平和维拉帕米。由于尼索地平口服生物利用度很低，脂质的存在也可减少其吸收以及本品蛋白结合率高，不大可能进入乳汁而被婴儿吸收。

$T_{1/2}$	7~12 h	M/P	
T_{max}	6~12 h	PB	99%
Oral	5%	Vd	4 L/kg
MW	388	pKa	
RID			

成人注意事项：低血压、心动过缓、外周水肿。

成人剂量：每日 20~40 mg。

儿童注意事项：目前没有经乳汁导致婴儿不良反应的报道。虽然不太可能，但应观察低血压及镇静作用。

婴儿监测内容：困倦、嗜睡、面色苍白、喂养不良和体重增加。

替代药物：硝苯地平、维拉帕米、尼莫地平。

参考文献：

[1] Pharmaceutical manufacturer prescribing information. 2010.

尼扎替丁(NIZATIDINE)

商品名：Axid，Tazac

分　类：胃酸分泌抑制剂

LRC：L2 -有限数据-可能适用

尼扎替丁是一种 H_2 受体拮抗剂，可减少胃酸分泌。一项研究纳入了 5 名哺乳期母亲，她们单次口服尼扎替丁 150 mg，测得乳汁中药物浓度非常低，但与母体血药浓度成正比[1]。服药后 12 小时内，96 μg（<母体剂量的 0.5%）尼扎替丁分泌进入乳汁。没有婴儿发生不良反应的报道。

$T_{1/2}$	1.5 h	M/P	
T_{max}	0.5~3 h	PB	35%
Oral	94%	Vd	
MW	331	pKa	
RID	0.5%		

成人注意事项：头痛、胃肠不适。

成人剂量：每日 150~300 mg。

儿童注意事项：未见报道。

婴儿监测内容：

替代药物：法莫替丁、雷尼替丁。

参考文献：

[1] Obermeyer BD, Bergstrom RF, Callaghan JT, et al. Secretion of nizatidine into human breast milk after single and multiple doses. Clin Pharmacol Ther, 1990, 47(6): 724-730.

黏质沙雷菌(SERRATIA MARCESCENS)

商品名：Red diaper syndrome, Pink mink Syndrome, Pink breast milk, Chromobacteriaviolaceum

分　类：感染性疾病

LRC：L2 -有限数据-可能适用

“粉红乳综合征”，或母乳暴露于氧气中会产生黄色到亮粉色色素沉着，会导致革兰阴性菌黏质沙雷菌的繁殖，黏质沙雷菌是一种肠杆科细菌[1]。黏质沙雷菌在室温繁殖时会产生红色色素——灵菌红素，也可能无明显感染迹象[2,3]。一般来说色素不会对婴儿产生危害[4]。黏质沙雷菌普遍存在于环境中，是一种条件致病菌。虽然暴发感染罕见，但是新生儿或小婴儿是最有可能发生的[5]。该菌主要存在于潮湿的环境中，可以通过手传播或通过污染的医疗设备传播[3,6-8]。目前有多例报道医院暴发严重感染，危重新生儿院内感染[6,7]，但是大多数黏质沙雷菌引起的感染（67%）为社区感染。这种感染可能发生在粉红色乳汁出现前。

目前没有子宫内传播的报道，新生儿定植或感染黏质沙雷菌可能是发生于分娩后。分娩时，婴儿的胃肠道是无菌的，直到暴露在产道中的粪便菌群中[6]。通常，新生儿经阴道分娩不会感染黏质沙雷菌。相反，婴儿经剖宫产分娩或产后接受治疗，更容易被医院环境中的细菌感染，如黏质沙雷菌[6]。婴儿没有明显的院内感染危险因素（如出生体重低，早产等）可能会成为无症状携带者[7]。细菌携带者可以将细菌传播到乳房组织或奶瓶，导致吸奶器或乳汁感染。已经有吸奶器被黏质沙雷菌感染的报道。被污染的奶有明显的粉红色残留物，这会使母亲担心[9,10]。挤出的乳汁会成为黏质沙雷菌的培养基，细菌会继续在里面繁殖[9]。

即使没病也可能会出现粉红色乳汁。通常母亲和婴儿不会出现感染或发热的迹象。因为病原菌偏好潮湿的环境，并且也不会被肥皂、消毒剂、清洗剂杀灭，所以病原菌可能附着在吸奶器或其零件上[7]。吸奶器使用后，在清洗过程中，甚至在护理使用的布或乳垫上都可能出现变色[1,2]。由于与氧气反应需要时间，所以在喂乳或泵吸后一段时间内，变色可能不会出现[1]。婴儿的尿布也可能有粉红色的斑点（称为“红色尿布综合征”），提示细菌在胃肠道定植[1]。一旦发现红色污渍，母亲和婴儿都应进行检查，以确定是否有感染。如果确诊为黏质沙雷菌感染，目前没有明确的使用抗菌药物的治疗方针。保守方案为不使用抗菌药物，适合在家使用吸奶器的患者，患者在家学习或培训灭菌技术。不能消毒的零件应该更换。需要采取一些适当控制感染措施，以减少粉红色污渍。针对吸奶器可以考虑使用一台蒸汽灭菌器[1]。

目前缺少关于控制黏质沙雷菌在母亲哺乳期间感染的专家共识。一些医师推荐经验性抗菌药物治疗时，停止母乳喂养，直到杀灭细菌[2]。另一些医师鼓励抗菌药物治疗时母乳喂养[1]。其他研究者认为，存在于乳汁中的病原菌可能导致喂养不耐受甚至疾病[5]。但是，在健康婴儿中缺少这种危险的证据。

已确诊感染的母亲(乳腺炎)或婴儿(败血症),应当给予抗菌药物治疗,同时直到感染控制并且复查无菌[2,5]。解决感染或污染的吸奶器灭菌后,肠道感染的婴儿仍然有定植菌存在的可能。遇到这种情况不要恐慌,应继续进行母乳喂养。

成人注意事项:乳腺炎:粉红色乳汁、局部红斑、疼痛、发热、乳头皲裂、乳房肿胀或哺乳困难。

成人剂量:

儿童注意事项:菌血症:发热、寒战、僵直、不适、易怒、轻度呼吸窘迫或进食不耐受。

婴儿监测内容:发热、进食不耐受、兴奋。

替代药物:

参考文献:

[1] Jones J, Crete J, Neumeier R. A case report of pink breast milk. Journal of obstetric, gynecologic, and neonatal nursing: JOGNN/NAACOG, 2014, 43(5): 625-630.

[2] Faro J, Katz A, Berens P, et al. Premature termination of nursing secondary to Serratia marcescens breast pump contamination. Obstetrics and gynecology, 2011, 117(2 Pt 2): 485-486.

[3] Yu VL. Serratia marcescens: historical perspective and clinical review. The New England journal of medicine, 1979, 300(16): 887-893.

[4] Frolov VM, Rychnev VE. Use of prodigiozan in the combined therapy of infectious diseases (a review of the literature). Vrachebnoe delo, 1986(2): 111-114.

[5] Valle CA, Salinas ET. Pink Breast Milk: Serratia marcescens Colonization. AJP reports, 2014, 4(2): e101-104.

[6] Berthelot P, Grattard F, Amerger C, et al. Investigation of a nosocomial outbreak due to Serratia marcescens in a maternity hospital. Infection control and hospital epidemiology, 1999, 20(4): 233-236.

[7] Jones BL, Gorman LJ, Simpson J, et al. An outbreak of Serratia marcescens in two neonatal intensive care units. The Journal of hospital infection, 2000, 46(4): 314-319.

[8] Cullen MM, Trail A, Robinson M, et al. Serratia marcescens outbreak in a neonatal intensive care unit prompting review of decontamination of laryngoscopes. The Journal of hospital infection, 2005, 59(1): 68-70.

[9] Clifford V, Dyson K, Jarvis M, et al. My expressed breast milk turned pink! Journal of paediatrics and child health, 2014, 50(1): 81-82.

[10] Moloney AC, Quoraishi AH, Parry P, et al. A bacteriological examination of breast pumps. J Hosp Infect, 1987, 9(2): 169-174.

尿促卵泡素(FOLLICLE STIMULATING HORMONES)

商品名: Bravelle (Urofollitropin), FSH, Fertinex (Urofollitropin), Fertinorm HP, Follistim (Follitropin Beta), Follitropin Alpha, Follitropin Beta, GonalF (Follitropin Alpha), Metrodin, Metrodin (Urofollitropin), Urofollitropin, Fostimon

分　类: 垂体激素

LRC: L3 -没有数据-可能适用

尿促卵泡素(FSH)是垂体前叶分泌的一种糖蛋白促性腺激素,受下丘脑释放的促性腺激素释放激素(GnRH)控制[1-3]。FSH 和黄体生成激素与睾丸和卵巢中的受体结合,通过促进性激素和配子的形成来调节性腺功能。在女性体内,FSH 诱导卵巢内格拉夫卵泡生成,为排卵做准备。正常人的垂体每日分泌 FSH 大约 15 μg。机体内存在多种形式的 FSH,见下文陈述,但它们的功能类似。FSH 是一种大分子量多肽(34 000 Da),不太可能进入乳汁或被婴儿口服吸收。但尚不清楚使用 FSH 对母体雌激素和黄体酮水平的影响是否会导致泌乳改变。其效果类似于多数母亲怀孕后泌乳量会减少。

尿促卵泡素是一种促性腺激素(FSH)制剂,从绝经后妇女的尿中提取。α -尿促卵泡素和 β -尿促卵泡素是用 DNA 重组技术生产的人 FSH 制剂。尿促性素由 FSH 和黄体生成素(LH)组成。

$T_{1/2}$	3.9 h,70.4 h	M/P	
T_{max}	6~18 h	PB	
Oral		Vd	0.06 L/kg,1.08 L/kg
MW	34 000	pKa	
RID			

成人注意事项: 肺和血管并发症、卵巢过度刺激、腹痛、发热、寒战、恶心、呕吐、腹泻、注射部位疼痛、瘀青。

成人剂量: 每日 75 U。

儿童注意事项: 目前没有经乳汁导致婴儿不良反应的报道。FSH 不太可能分泌进入乳汁,也不会经口服吸收。但应密切有无观察泌乳量减少。

婴儿监测内容:

替代药物:

参考文献:

[1] Sharma V, Riddle A. Studies on folliculogenesis and in vitro fertilization outcome

after the administration of follicle-stimulating hormone at different times during the menstrual cycle. Fertil Steril, 1989, 51: 298 - 303.

[2] Kjeld JM, Harsoulis P. Infusions of hFSH and hLH in normal men: kinetics of human follicle stimulating hormone. Acta Endocrinologica, 1976, 81: 225 - 233.

[3] Yen SSC, Llerena LA, Pearson OH, et al. Disappearance rates of endogenous follicle-stimulating hormone in serum following surgical hypophysectomy in man. J Clin Endocrinol, 1970, 30: 325 - 329.

尿促性素(MENOTROPINS)

商品名: Humegon, Menopur, Pergonal, Repronex
分　类: 促性腺激素
LRC: L3 -没有数据-可能适用

尿促性素是从绝经后妇女的尿中提取的促性腺激素制剂,主要含尿促卵泡素(FSH)和黄体生成素(LH),二者的效价相同[1-3]。持续给予尿促性素和人绒毛膜促性腺激素(见绒毛膜促性腺激素)可诱导无排卵患者排卵。尿促卵泡素和黄体生成素为大分子的肽类,不会通过乳汁分泌。此外,该药在胃肠道中不稳定,即使婴儿服用,其口服生物利用度也几乎为零。

$T_{1/2}$	3. 9,70. 4 h	M/P	
T_{max}	6 h	PB	
Oral	0%	Vd	1. 08 L/kg
MW	34 000	pKa	
RID			

成人注意事项: 卵巢肿大、卵巢囊肿、腹腔积血、发热、畏寒、疼痛、关节痛、恶心、呕吐、腹痛、腹泻、腹胀、皮疹、头晕。

成人剂量: 根据症状调整剂量和频次,每日 150~450 U。

儿童注意事项: 没有经乳汁导致婴儿不良反应的报道。该药不太可能进入乳汁,且可能在乳汁中发生改变。

婴儿监测内容:

替代药物:

参考文献:

[1] Sharma V, Riddle A, Mason B, et al. Studies on folliculogenesis and invitro fertilization outcome after the administration of follicle-stimulating hormone at different times during the menstrual cycle. Fertil Steril, 1989, 51(2): 298 - 303.

[2] Kjeld JM, Harsoulis P, Kuku SF, et al. Infusions of hFSH and hLH in normal men. I. Kinetics of human follicle stimulating hormone. Acta Endocrinol

(Copenh), 1976, 81(2): 225－233.
[3] Yen SC, Llerena LA, Pearson OH, et al. Disappearance rates of endogenous folliclestimulating hormone in serum following surgical hypophysectomy in man. J Clin Endocrinol Metab, 1970, 30(3): 325－329.

尿素(UREA)

商品名:
分　类: 其他
LRC: L3 -没有数据-可能适用

尿素是由蛋白降解产生的化学物质,是尿液中氮的主要来源。它在乳膏中作为保湿剂使用,用于提高皮肤的水化作用。自然状态下,尿素可出现在人乳中[1]。尿素包含接近15%的乳汁氮,而其中一些被肠道细菌作为氮源[1,2]。

$T_{1/2}$		M/P	
T_{max}		PB	
Oral		Vd	
MW	60	pKa	
RID			

成人注意事项: 局部刺激、刺痛。

成人剂量: 局部使用,每日1~3次。

儿童注意事项:

婴儿监测内容:

替代药物:

参考文献:

[1] Harzer G, Franzke V, Bindels JG. Human milk nonprotein nitrogen components: changing patterns of free amino acids and urea in the course of early lactation. Am J Clin Nutr, 1984, 40(2): 303－309.
[2] Jackson AA. Urea as a nutrient: bioavailability and role in nitrogen economy. Arch Dis Child, 1994, 70(1): 3－4.

凝血因子Ⅶa(COAGULATION FACTOR Ⅶa)

商品名: NovoSeven RT, Niastase RT
分　类: 止血药
LRC: L2 -没有数据-可能适用

本品是一种重组人凝血因子Ⅶa（rFⅦa），其作用是通过激活外源性凝血通路而增强患者的凝血功能[1]。本品是一种维生素 K 依赖的由 406 个氨基酸组成的糖蛋白，其分子量为 50 000 Da，结构类似于人类血浆中存在的凝血因子Ⅶa。本品分子量大，所以转运至乳汁的可能性很小。

$T_{1/2}$	1.7~2.7 h	**M/P**	
T_{max}		**PB**	
Oral	0	**Vd**	0.103 L/kg
MW	50 000	**pKa**	
RID			

成人注意事项：发热、过敏、紫癜、皮疹、出血、关节淤血、高血压。

成人剂量：每 2 小时 90 μg/kg，直到止血成功。

儿童注意事项：目前没有经乳汁导致婴儿不良反应的报道。本品转运至乳汁的可能性不大。

婴儿监测内容：

替代药物：

参考文献：

[1] Pharmaceutical manufacturer prescribing information. 2010.

O

欧车前(PSYLLIUM)

商品名: Cilium, Konsyl, Metamucil, Reguloid
分　类: 轻泻药
LRC: L2 -有限数据-可能适用

欧车前是一种块状的纤维,不会被全身吸收。在一项案例报道中,20 名妇女在产后第 2~4 天,每日接受 1 次含有欧车前的泻药。在 11 例接受母乳喂养的婴儿中,均未出现粪便稀松[1]。

成人注意事项: 腹胀、肠梗阻或食管梗阻、过敏。

成人剂量: 每次 5~10 g,每日 1~3 次。

儿童注意事项:

婴儿监测内容:

替代药物:

参考文献:

[1] Faber P, Strenge-Hesse A. Relevance of rhein excretion into breast milk. Pharmacology, 1988, 36 (Suppl 1): 212 - 220.

P

帕立骨化醇(PARICALCITOL)

商品名： Zemplar
分　类： 维生素
LRC： L3 -没有数据-可能适用

帕立骨化醇是维生素 D 类似物,用于治疗和预防慢性肾脏疾病引起的甲状旁腺功能亢进[1]。本品与骨化三醇(维生素 D 活性代谢产物)结构相似。目前还没有关于帕立骨化醇转运到母乳中的研究,已知本品会在哺乳期大鼠的乳汁中分泌[2]。慢性肾脏疾病患者口服帕立骨化醇后,血药峰浓度为 0.06~0.11 ng/ml。由于本品蛋白结合率高和血浆游离浓度低,其不大可能大量转运至母乳。此外,也仅有微量的维生素 D 转运到母乳中。虽然维生素 D 通常在乳汁中的浓度较低(<20 IU/L),但至少有一项研究表明,母亲补充高剂量的维生素 D_2 可使乳汁药物浓度升高,导致母乳喂养婴儿出现高钙血症[3]。使用帕立骨化醇时,也可能会出现类似情况。因此,虽然本品在临床剂量范围内使用是安全的,但尚不清楚长期药物暴露的影响。应避免过量使用。

$T_{1/2}$	14~20 h(慢性肾病时)	M/P	
T_{max}	3 h	PB	99.8%
Oral	72%~86%	Vd	0.49~0.7 L/kg
MW	416.64	pKa	
RID			

成人注意事项： 恶心、呕吐、腹泻、水肿、高血压、高钙血症、高磷血症、高钙尿症、胃肠道出血、超敏反应。高钙血症或维生素 D 中毒时禁止使用。

成人剂量： 每日 1~2 μg 或 2~4 μg,每周 3 次。

儿童注意事项：

婴儿监测内容： 呕吐、腹泻。

替代药物：

参考文献：

[1] Pharmaceutical manufacturer prescribing information. 2011.

[2] Product Information: Zemplar (R), paricalcitol capsules. Abbott Laboratories, North Chicago IL, 2005.

[3] Greer FR, Hollis BW, Napoli JL. High concentrations of vitamin D2 in human milk associated with pharmacologic doses of vitamin D2. J Pediatr, 1984, 105 (1): 61-64.

帕利哌酮(PALIPERIDONE)

商品名: Invega, Invega Sustenna
分　类: 抗精神病药,非典型
LRC: L3-没有数据-可能适用

帕利哌酮,即9-羟基利培酮,是一种非典型抗精神病药,用于治疗精神分裂症、双相情感障碍,以及作为心境稳定剂和/或抗抑郁治疗的辅助用药。本品是利培酮的主要代谢产物。

某项研究中,一位患者在疾病稳定期间给予利培酮治疗(6 mg/d)。口服用药4小时后,血浆峰浓度约为130 μg/L[1]。利培酮和9-羟基利培酮在乳汁中的峰浓度分别约为12 μg/L和40 μg/L。婴儿利培酮及其代谢产物(利培酮当量)的日剂量估计值为体重标准化后的母亲剂量的4.3%。对于利培酮和6-羟基利培酮,通过24小时曲线下面积计算出的M/P比值分别为0.42和0.24。

另一项研究,研究了2名哺乳期母亲和1名经利培酮诱导溢乳的妇女中利培酮和9-羟基利培酮在乳汁中分泌情况[2]。在病例2中[利培酮剂量=42.1 μg/(kg·d)],乳汁中利培酮和9-羟基利培酮的平均浓度(Cav)分别为2.1 μg/L和6 μg/L。相对婴儿剂量为母亲剂量的2.8%。在病例3中[利培酮剂量=23.1 μg/(kg·d)],乳汁中利培酮和9-羟基利培酮的平均浓度(Cav)分别为0.39 μg/L和7.06 μg/L。在两名妇女中,所测利培酮及其代谢产物的M/P比值均<0.5。在这3个病例中,相对婴儿剂量分别为体重标准化后的母亲剂量的2.3%,2.8%和4.7%(利培酮当量)。在这2名哺乳婴儿的血浆中均未检测到利培酮和9-羟基利培酮,没有观察到不良反应。

已知帕利哌酮(9-羟基利培酮)可少量分泌到乳汁中。帕利哌酮可引起催乳素水平升高,因此高催乳素血症患者使用本品时必须进行监测。

$T_{1/2}$	23 h(PO),25~49 d(IM)	M/P	
T_{max}	24 h(PO),13 d(IM)	PB	74%
Oral	28%	Vd	6.95 L/kg
MW	427	pKa	2.6,8.2
RID			

成人注意事项： 嗜睡、头痛、心动过速、震颤、体重增加、恶心、呕吐、注射部位反应、虚弱、焦虑、痉挛或直立性低血压。

成人剂量： 每日 6 mg。

儿童注意事项：

婴儿监测内容： 镇静或烦躁不安、呼吸暂停、难醒喂养/喂养困难、锥体外系症状和体重增加。

替代药物： 喹硫平。

参考文献：

[1] Hill RC, McIvor RJ, Wojnar-Horton RE, et al. Risperidone distribution and excretion into human milk：case report and estimated infant exposure during breast-feeding. J Clin Psychopharmacol, 2000, 20(2)：285－286.

[2] Ilett KF, Hackett LP, Kristensen JH, et al. Transfer of risperidone and 9－hydroxyrisperidone into human milk. Ann Pharmacother, 2004, 38(2)：273－276.

帕罗西汀(PAROXETINE)

商品名： Aropax 20，Paxil，Seroxat

分　类： 抗抑郁药，选择性 5－羟色胺再摄取抑制剂

LRC： L2－有限数据－可能适用

帕罗西汀是一种典型的 5－羟色胺再摄取抑制剂(SSRI)。本品经肝脏代谢，其代谢物没有活性。帕罗西汀具有很高的亲脂性，可全身分布，仅 1%在血浆保留。曾有一例报道，一位母亲每日服用 20 mg 帕罗西汀，达稳态时乳汁中药物峰浓度(服药后 4 小时)为 7.6 μg/L[1]。如果母亲按 333 μg/kg 剂量服用本药，婴儿每日摄入的最大剂量约为 1.14 μg/kg 或为母亲剂量的 0.34%。

在两项研究中，分别对 6 名和 4 名哺乳期母亲使用帕罗西汀进行了分析[2]，第一项研究发现婴儿摄入的平均药量为体重标准化的母亲剂量的 1.13%(范围为 0.5%～1.7%)，平均 M/P 值(AUC)为 0.39(范围为 0.32～0.51)，而预测的 M/P 为 0.22。在第二项研究中，婴儿摄入的平均剂量为体重标准化的母亲剂量的 1.25%(范围为 0.38%～2.24%)，平均 M/P 值为 0.96(范围为 0.31～3.33)。测定血药浓度的 8 名婴儿中仅有一例检测出帕罗西汀(<4 mg/L)，其余 7 例均没有检测到。所有婴儿均没有观察到不良反应。

Stowe 最近报道[3]，通过对 16 例母亲的研究，发现乳汁中药物浓度很低，并随母亲用药量不同而变化。M/P 比值波动范围为 0.056～1.3。如果母亲分别口服 10 mg/d、20 mg/d、30 mg/d、40 mg/d、50 mg/d，乳汁中药物浓度分别为 17 μg/L、45 μg/L、70 μg/L、92 μg/L 和 101 μg/L。16 例婴儿的血浆药物浓度

均低于检测下限(<2 ng/ml)。在接受 20~40 mg/d 的 6 名妇女的研究中,M/P 比值波动范围为 0.39~1.11,平均为 0.69[4]。估计婴儿摄入量为体重标准化的母亲剂量的 0.7%~2.9%。

基于 AUC 数据计算,第 7 位母亲每日口服 20 mg 时,M/P 比值为 0.69,每日口服 40 mg 时,M/P 比值为 0.72[4]。若母亲用药剂量为 20 mg 和 40 mg 时,推测婴儿摄入量分别为体重标准化的母亲剂量的 1% 和 2%。6 小时内乳汁平均药物浓度分别为 44.3 μg/L 和 78.5 μg/L。所有婴儿均未出现不良反应或异常行为。

在另一项研究中,24 位母亲平均每日口服 17.6 mg 的帕罗西汀(每日 10~40 mg),母亲血浆和乳汁平均药物浓度分别为 45.2 ng/ml 和 19.2 ng/ml[5]。平均 M/P 比值为 0.53。研究人员估计,婴儿平均摄入剂量为 2.88 μg/(kg·d)或为体重标准化的母亲剂量的 0.7%~2.9%。

在另外一项研究中,16 位母亲平均每日口服 18.75 mg 帕罗西汀,哺乳婴儿体内均未检测出药物[6]。对 68 位每日服用 10~50 mg 帕罗西汀的母亲进行汇总分析,乳汁药物浓度波动范围为 0~153 μg/ml,平均浓度为 28 μg/ml。这些婴儿经母乳喂养暴露于帕罗西汀,但没有出现不良反应。有一名婴儿确实出现了嗜睡、体重增加缓慢,但这名婴儿具有产前药物暴露史[7]。

经上述研究可得出以下结论,因为经过乳汁转运的绝对药物剂量很低,帕罗西汀对母乳喂养婴儿是相对“安全”的。婴儿的血药物浓度通常无法测出。近来的研究表明,如果怀孕期间胎儿暴露于帕罗西汀,出生后可能出现新生儿戒断综合征,但根据症状发作时间先后,很难分辨是戒断症状还是毒性症状[8-10]。SSRI 戒断症状包括哭泣,烦躁不安,呼吸急促,吮吸差或进食困难,肌张力增高,震颤,低血糖,癫痫发作(罕见)[11]。帕罗西汀是适合哺乳期母亲使用的 SSRI,因本品经母乳转运至婴儿体内的药量很低。但是鉴于帕罗西汀对孕妇的不良反应、耐受性以及妊娠期间导致胎儿心脏缺陷的一些争议性问题,在妊娠期通常首选其他 SSRI 药物(如舍曲林)[12]。

$T_{1/2}$	21 h	**M/P**	0.056~1.3
T_{max}	5~8 h	**PB**	95%
Oral	完全	**Vd**	3~28 L/kg
MW	329	**pKa**	9.9
RID	1.2%~2.8%		

成人注意事项：镇静、失眠、头痛、眩晕、口干、恶心、便秘。

成人剂量：每日 20~50 mg。

儿童注意事项：目前没有经乳汁导致婴儿不良反应的报道。

婴儿监测内容：镇静或烦躁不安、难醒喂养/喂养困难、体重增加。

替代药物：舍曲林。

参考文献：

[1] Spigset O, Carleborg L, Norstrom A, et al. Paroxetine level in breast milk. J Clin Psychiatry, 1996, 57(1): 39.

[2] Begg EJ, Duffull SB, Saunders DA, et al. Paroxetine in human milk. Br J Clin Pharmacol, 1999, 48(2): 142-147.

[3] Stowe ZN, Cohen LS, Hostetter A, et al. Paroxetine in human breast milk and nursing infants. Am J Psychiatry, 2000, 157(2): 185-189.

[4] Ohman R, Hagg S, Carleborg L, et al. Excretion of paroxetine into breast milk. J Clin Psychiatry, 1999, 60(8): 519-523.

[5] Misri S, Kim J, Riggs KW, et al. Paroxetine levels in postpartum depressed women, breast milk, and infant serum. J Clin Psychiatry, 2000, 61(11): 828-832.

[6] Hendrick V, Fukuchi A, Altshuler L, et al. Use of sertraline, paroxetine and fluvoxamine by nursing women. Br J Psychiatry, 2001, 179: 163-166.

[7] Weissman AM, Levy BT, Hartz AJ, et al. Pooled Analysis of Antidepressant Levels in Lactating Mothers, Breast Milk, and Nursing Infants. Am J Psychiatry, 2004, 161(6): 1066-1078.

[8] Stiskal JA, Kulin N, Koren G, et al. Neonatal paroxetine withdrawal syndrome. Arch Dis Child Fetal Neonatal Ed, 2001, 84(2): F134-F135.

[9] Nordeng H, Lindemann R, Perminov KV, et al. Neonatal withdrawl syndrome after in utero exposure to selective serotonin reuptake inhibitors. Acta Paediatr, 2001, 90: 288-291.

[10] Isbister GK, Dawson A, Whyte IM, et al. Neonatal paroxetine withdrawal syndrome or actually serotonin syndrome? Arch Dis Child Fetal Neonatal Ed, 2001, 85(2): F147-F148.

[11] Hudak ML, Tan RC, The Committee on Drugs and The Committee on Fetus and Newborn. Neonatal drug withdrawal. Pediatrics, 2012, 129(2): e540-e560.

[12] Diav-Citrin O, Schechetman S, Weinbaum D, et al. Paroxetine and fluoxetine in pregnancy: a multicenter, prospective, controlled observational study. Br J Clin Pharmacol, 2008, 66(5): 695-705.

帕洛诺司琼(PALONOSETRON)

商品名：Aloxi

分　类：镇吐药

LRC：L3-没有数据-可能适用

盐酸帕洛诺司琼是一种选择性的 5 - HT_3 受体拮抗剂，阻断 5 -羟色胺结合并减少呕吐反射。本品主要用于减少化疗引起的恶心和呕吐[1]。作用机制与昂丹司琼类似。尚无本品转运至母乳中的资料。

$T_{1/2}$	40 h	M/P	
T_{max}		PB	62%
Oral		Vd	8. 3 L/kg
MW	333	pKa	
RID			

成人注意事项：头痛、焦虑、头晕、QT 间期延长、腹泻或便秘、肝酶升高、尿潴留。

成人剂量：化疗前 30 分钟，0. 25 mg。

儿童注意事项：无相关资料。

婴儿监测内容：镇静、易怒、腹泻或便秘、尿失禁。

替代药物：昂丹司琼。

参考文献：

[1] Pharmaceutical manufacturer prescribing information. 2004.

帕米膦酸(PAMIDRONATE)

商品名：Aredia
分　类：钙调节药
LRC：L3 -没有数据-可能适用

帕米膦酸是一种骨吸收抑制剂，作用机制尚不明确，可能与吸收骨中的磷酸钙晶体并抑制这些晶体在骨中的溶解(再吸收)，从而降低骨钙转换有关。

一名 39 岁患者在怀孕第一个月时出现了反射性交感神经营养不良综合征[1]。因为患者希望继续母乳喂养，所以在产后静脉注射帕米膦酸(30 mg)，每月 1 次。在第一次用药后测定了其乳汁中的帕米膦酸浓度。药物输注后，分两个时间段收集了母乳：0~24 小时和 25~48 小时。但乳汁中没有检测到药物(检测限为 0. 4 μmol/L)。研究者指出，哺乳期母亲使用帕米膦酸是安全的。因为本品的口服吸收率很低(0. 3%~3%)，所以乳汁中的药物不大可能被婴儿吸收。

$T_{1/2}$	21 ~ 35 h	M/P	
T_{max}		PB	
Oral	非常有限	Vd	
MW	369	pKa	
RID			

成人注意事项：头痛、疲劳、发热、高血压、甲状腺激素增高、腹痛、恶心、消化不良、厌食、低磷血症、低钙血症、低镁血症、低钾血症、贫血、骨坏死、关节痛和肌痛。

成人剂量：60 ~ 90 mg，静脉滴注，每月 1 次。

儿童注意事项：目前没有经乳汁导致婴儿不良反应的报道。

婴儿监测内容：呕吐、反流、体重增加。

替代药物：

参考文献：

[1] Siminoski K, Fitzgerald AA, Flesch G, et al. Intravenous pamidronate for treatment of reflex sympathetic dystrophy during breast feeding. J Bone Miner Res, 2000, 15(10): 2052 - 2055.

帕妥珠单抗(PERTUZUMAB)

商品名：Omnitarg, Perjeta
分　类：单克隆抗体
LRC：L4 -没有数据-有潜在危险

帕妥珠单抗是一种单克隆抗体，用于治疗特殊类型的乳腺癌[1]。其与 HER2 受体结合并抑制 HER2(人表皮生长因子受体 2)的二聚化，从而减慢肿瘤生长。尚不清楚本品是否转运至母乳中。

虽然本品的分子量巨大，预计母乳中的分泌量很低，但没有关于哺乳期母亲使用免疫调节药物安全性方面的长期研究。此外，目前数据的表明，一些单克隆抗体药物会转运至母乳中，可能经母乳喂养到达婴儿体内。因此，建议慎用，每位哺乳期母亲应了解本品在哺乳期使用的益处和风险。

$T_{1/2}$	18 d	M/P	
T_{max}		PB	
Oral		Vd	0. 13 L/kg
MW	148 000	pKa	
RID			

成人注意事项：脱发、头痛、疲劳、发热、心力衰竭、口腔炎、呕吐、腹泻、食欲不振、白细胞减少、中性粒细胞减少、贫血、焦虑。

成人剂量：负荷剂量 840 mg，维持剂量 420 mg，每 3 周 1 次。

儿童注意事项：尚不清楚在儿童中使用的安全性和疗效。

婴儿监测内容：发热、反复感染、进食/体重增加。

替代药物：

参考文献：

[1] Pharmaceutical manufacturer prescribing information. 2012.

帕唑帕尼(PAZOPANIB)

商品名：Votrient
分　类：抗肿瘤药
LRC：L5 -没有数据-危险

帕唑帕尼是一种酪氨酸激酶抑制剂，抑制血管内皮生长因子受体介导的新血管生成，用以治疗多种癌症[1]。由于本品可显著阻断血管生成，可能对新生儿有危害。没有本品转运至乳汁中的数据，但预计进入母乳中的药物浓度很低。用药后应停止母乳喂养 150 小时。

$T_{1/2}$	31 h	M/P	
T_{max}	2~4 h	PB	>99%
Oral	良好	Vd	
MW	473	pKa	
RID			

成人注意事项：头痛、疲劳、失眠、头发颜色变化、脱发、卒中、高血压、QT 间期延长、胸痛、心肌梗死、心力衰竭、消化不良、恶心、呕吐、腹痛、厌食、肝肾功能异常、电解质紊乱、白细胞减少、中性粒细胞减少、血小板减少、出血。

成人剂量：800 mg，每日 1 次。

儿童注意事项：目前还没有哺乳期或儿科用药相关数据。

婴儿监测内容：用药后停止母乳喂养 150 小时。

替代药物：

参考文献：

[1] Product Information. VOTRIENT（R）oral tablets，pazopanib oral tablets. GlaxoSmithKline，Research Triangle Park，NC，2009.

哌甲酯(METHYLPHENIDATE)

商品名: Concerta, Daytrana, Metadate CD, Metadate ER, Methylin, Riphenidate, Ritalin, QuilliChew ER
分　类: 中枢兴奋药
LRC: L2 -有限数据-可能适用

哌甲酯的药理学作用与苯丙胺类药物以及 CNS 兴奋药相似[1]。目前用于治疗发作性睡病和注意力缺陷多动综合征。

在一项研究中,3 名妇女每日接受平均剂量为 52(35~80)mg 的哌甲酯,乳汁的平均药物浓度为 19(13~28) μg/L[2]。M/P 比值平均为 2.8(2~3.6)。绝对婴儿剂量平均为 2.9(2~4.25) μg/(kg · d)。相对婴儿剂量平均为 0.9%(0.7%~1.1%)。在对一名婴儿的研究中,血浆浓度<1 μg/L。这个浓度可能太低,以至于不能产生相应的临床效应。

另有一例报道,母亲每日服用 15 mg 哌甲酯,乳汁药物浓度平均为 2.5 ng/ml。每日婴儿剂量估计为 0.38 μg/kg,相当于母亲剂量的 0.16%[3]。母亲用药 20~21 小时后,母乳中检测不到药物。

一名母亲每日使用 80 mg 哌甲酯,测得 M/P 比值为 2.7,绝对婴儿剂量为 2.3 μg/(kg · d),或母亲剂量的 0.2%。婴儿血浆中未检测到哌甲酯[4]。

所有婴儿均未出现不良反应。此浓度明显低于右苯丙胺的浓度。

盐酸右哌甲酯是哌甲酯的活性右旋对映体,因此动力学和在母乳中的数据应该与哌甲酯类似。

$T_{1/2}$	1.4~4.2 h	M/P	2.8
T_{max}	1~3 h	PB	10%~33%
Oral	95%	Vd	1.8~2.65 L/kg
MW	233	pKa	8.8
RID	0.2%~0.4%		

成人注意事项: 神经紧张、多动、失眠、兴奋、食欲不振。

成人剂量: 10 mg,每日 2~3 次。变化很大。

儿童注意事项: 目前没有经乳汁导致婴儿不良反应的报道。

婴儿监测内容: 兴奋、烦躁、睡眠差、进食改变、体重增加。

替代药物:

参考文献:

[1] Pharmaceutical manufacturer prescribing information. 1996.
[2] Hackett LP, Ilett KF, Kristensen JH, et al. Infant dose and safety of breastfeeding

for dexamphetamine and methylphenidate in mothers with attention deficit hyperactivity disorder. Proceedings of the 9th International Congress of Therapeutic Drug Monitoring and Clinical Toxicology, Louisville, USA, April 23 - 28, 2005. Therapeutic Drug Monitoring, 2005, 27: 220. (Abstract # 40).

[3] Spigset O, Brede WR, Zahlsen K. Excretion of methylphenidate in Breast Milk. Am J Psychiatry, 2007, 164(2): 348.

[4] Hackett LP, Kristensen JH, Hale TW, et al. Methylphenidate and Breast-Feeding. Ann Pharmacother, 2006, 40(10): 1890 - 1891.

哌拉西林(PIPERACILLIN)

商品名: Pipcil, Pipracil, Pipril
分　类: 抗菌药物,青霉素类
LRC: L2-有限数据-可能适用

哌拉西林是一种广谱青霉素,口服不吸收,只能通过肌内注射或静脉注射[1]。本品分泌至母乳中的浓度很低[2]。

$T_{1/2}$	0.6~1.3 h	M/P	
T_{max}	30~50 min	PB	30%
Oral	很少	Vd	
MW	518	pKa	4.14
RID			

成人注意事项: 过敏性皮疹、血液恶病质、恶心、呕吐、腹泻、肾功能异常。

成人剂量: 4~5 g,每日 2~3 次。

儿童注意事项: 目前没有经乳汁导致婴儿不良反应的报道。

婴儿监测内容: 呕吐、腹泻、胃肠道菌群变化、皮疹。

替代药物:

参考文献:

[1] Pharmaceutical manufacturer prescribing information. 1996.

[2] Chaplin S, Sanders GL, Smith JM. Drug excretion in human breast milk. Adv Drug React AcPois Rev, 1982, 1: 255 - 287.

哌拉西林+他唑巴坦(PIPERACILLIN+TAZOBACTAM)

商品名: Tazosin, Zosyn
分　类: 抗菌药物,青霉素类
LRC: L2-有限数据-可能适用

哌拉西林+他唑巴坦是用于治疗肺炎、阑尾炎、盆腔炎、腹膜炎和皮肤、皮下组织感染的复方药物[1]。

哌拉西林是一种广谱青霉素,他唑巴坦一种是β-内酰胺酶抑制剂。本品口服不吸收,只能通过肌内注射或静脉注射。哌拉西林分泌至母乳中的浓度很低,尚无关于他唑巴坦分泌至乳汁中的研究数据[2]。研究表明,本品在哺乳期使用对婴儿造成的风险最小。

$T_{1/2}$	0.7~1.2 h	M/P	
T_{max}		PB	哌拉西林/他唑巴坦:30%/30%
Oral	低	Vd	哌拉西林/他唑巴坦:0.14/0.23 L/kg
MW	哌拉西林/他唑巴坦:539/322	pKa	哌拉西林/他唑巴坦:4.14/2.1
RID			

成人注意事项:头痛、发热、失眠、癫痫发作、恶心、呕吐、腹泻、肾功能异常、血液恶病质、皮疹、瘙痒。

成人剂量:

儿童注意事项:

婴儿监测内容:呕吐、腹泻、胃肠道菌群失调、皮疹。

替代药物:

参考文献:

[1] Pharmaceutical manufacturer prescribing information. 1996.
[2] Chaplin S, Sanders GL, Smith JM. Drug excretion in human breast milk. Adv Drug React Ac Pois Rev, 1982, 1: 255-287.

哌替啶(MEPERIDINE)

商品名: Demerol, Pethidine
分　类:镇痛药
LRC:L4-有限数据-有潜在危险

哌替啶是一种强效阿片类镇痛药。通过成人和新生儿肝脏被迅速而完全地代谢为一种活性形式——去甲哌替啶。虽然分泌入母乳的量少,但对婴儿还是可能有影响。曾对9名哺乳期母亲进行过一项研究,肌内注射50 mg哌替啶,2小时后,乳汁药物浓度为82 μg/L,而乳汁/血浆比值为1.12[1]。注射后两小时乳汁中的最大浓度为0.13 mg/L。

在另一项研究中,5名患者在静脉用药后1~2小时乳汁药物最大浓度在134~244 μg/L,其中3名患者在静脉注射25 mg后2~4小时最大乳汁药物浓度为 76~318 μg/L[2]。根据这些研究,转运到婴儿体内的最大量约为 9.5 μg/kg 或是按体重计算的母亲剂量的 1.2%~3.5%。

在一项对 2 名分娩后授乳母亲的研究中,给予不同剂量的哌替啶(72 小时内达到 1 275 mg),母乳药物浓度的变化范围为 36.2~314 μg/L,平均为 225 μg/L。母乳中去甲哌替啶的浓度范围为 0~333 μg/L,平均 142 μg/L[3]。这项研究清楚地表明哌替啶的活性代谢产物去甲哌替啶的半衰期要长得多。在单次给予 50 mg 药物后 56 小时,仍能在乳汁中检测到去甲哌替啶(8.1 ng/L)。乳汁/血浆比值在 0.82~1.59,视药物剂量和样本的采集时间而定。

一项研究回顾了 1984—1985 年全年时间内出生 1 周(0.5~7 天)新生儿的猝死综合征的情况,包括不明原因呼吸暂停、心动过缓和(或)发绀[4]。这些数据表明,12 名婴儿中 10 名有阿片类药物暴露史,其中大部分婴儿母亲的药物使用量均高于对照组。在该研究中,6 名母亲给予了可待因,4 名给予了丙氧酚,4 名给予了肌内注射剂量的哌替啶。

在一项大型研究中,观察了 20 对母婴在母亲接受硬膜外注射哌替啶后婴儿通过母乳吸收药物的情况。该研究中母亲接受的平均剂量为 670 mg,用于超过 41 小时的产后阵痛[5]。获取用药后 2 小时的母亲血浆、婴儿血浆和母乳,以及用药后 6 小时的上述样本。测定哌替啶及其活性代谢物——去甲哌替啶的相对婴儿剂量(RID),第一个采样点为 1.4%,第二个采样点降为 0.9%。分别测定哌替啶和去甲哌替啶的 RID 平均值,哌替啶为 0.5%,去甲哌替啶为 0.65%。因此,在所有的研究时间内,哌替啶和去甲哌替啶的相对 RID 值均在允许范围内。未见接受母乳喂养的婴儿发生不良反应的相关报道。虽然此项研究中这些母亲给予了足够的阵痛剂量,但哌替啶的母亲血药浓度远低于阵痛所需的有效血药浓度。这表明,硬膜外用药主要作用于局部,而全身吸收很少。研究期间,婴儿未发生不良反应。

研究显示在新生儿体内哌替啶的半衰期(13 小时)和去甲哌替啶的半衰期(63 小时)都很长,并且随着时间的推移,药物可能在新生儿的血浆中蓄积。Wittels 的研究明确显示,母亲接受过哌替啶治疗,其孩子出生 3 天后在神经行为方面表现出抑制,而使用吗啡母亲的孩子则不受影响[6]。

$T_{1/2}$	2~4 h;活性代谢产物 15~30 h	M/P	0.84~1.59
T_{max}	30~50 min(IM)	PB	65%~80%
Oral	<50%	Vd	3.7~4.2 L/kg
MW	247	pKa	8.6
RID	1.1%~13.3%		

成人注意事项：镇静、意识错乱、惊厥、低血压、心动过缓、呼吸困难、恶心、便秘、尿潴留、体弱。

成人剂量：每次 50～100 mg，必要时每 3～4 小时 1 次。

儿童注意事项：镇静、吸吮反射差及神经行为发育迟缓。首选其他无活性代谢物及较低的相对婴儿剂量的药物。

婴儿监测内容：镇静、呼吸频率减慢（或暂停）、脸色苍白、便秘、难醒喂养/喂养困难。

替代药物：吗啡、芬太尼、氢可酮、氢吗啡酮。

参考文献：

[1] Peiker G, Muller B, Ihn W, et al. [Excretion of pethidine in mother's milk (author's transl)]. Zentralbl Gynakol, 1980, 102(10): 537－541.

[2] Borgatta L, Jenny RW, Gruss L, et al. Clinical significance of methohexital, meperidine, and diazepam in breast milk. J Clin Pharmacol, 1997, 37(3): 186－192.

[3] Quinn PG, Kuhnert BR, Kaine CJ, et al. Measurement of meperidine and normeperidine in human breast milk by selected ion monitoring. Biomed Environ Mass Spectrom, 1986, 13(3): 133－135.

[4] Naumburg EG, Meny RG. Breast Milk Opioids and Neonatal Apnea. The Pediatric Forum, 1998, 142: 11－12.

[5] Al-Tamimi Y, Ilett KF, Paech MJ, et al. Estimation ofinfant dose and exposure to pethidine and norpethidine via breast milk following patient-controlled epidural pethidine for analgesia post caesarean delivery. Int J Obstet Anesth, 2011, 20(2): 128－134.

[6] Wittels B, Scott DT, Sinatra RS. Exogenous opioids in human breast milk and acute neonatal neurobehavior: a preliminary study. Anesthesiology, 1990, 73(5): 864－869.

哌唑嗪（PRAZOSIN）

商品名：Hypovasl, Minipress, Pressin
分　类：α－受体阻滞剂
LRC：L3－没有数据－可能适用

哌唑嗪是一种选择性 α_1 肾上腺素能受体拮抗剂，用于治疗高血压。其化学结构类似于多沙唑嗪和特拉唑嗪[1,2]。虽然目前尚无关于本品转运至乳汁的数据，但已发现多沙唑嗪可少量转运至乳汁。

$T_{1/2}$	2~3 h	M/P	
T_{max}	2~3 h	PB	92%~97%
Oral	43%~82%	Vd	0. 5 L/kg
MW	383	pKa	6. 5
RID			

成人注意事项：头痛、头晕、嗜睡、低血压、心悸、口干、便秘、尿频、乏力，水肿。

成人剂量：每次 3~7. 5 mg，每日 2 次。

儿童注意事项：目前没有经乳汁导致婴儿不良反应的报道。

婴儿监测内容：嗜睡、低血压、面色苍白、进食差、体重增加。

替代药物：多沙唑嗪、拉贝洛尔。

参考文献：

[1] Drug Facts and Comparisons 1994 ed. ed. St：Louis，1994.
[2] Pharmaceutical manufacturer prescribing information. 1993，1994.

派卡瑞丁(PICARIDIN)

商品名：Bayrepel，Cutter Advanced，OFF Clean Feel
分　类：驱虫药
LRC：L3 -没有数据-可能适用

派卡瑞丁，也称埃卡瑞丁，是一种新型的、较安全的驱虫药，为避蚊胺(DEET)的替代品。本品可以阻止昆虫定位到人体皮肤。对皮肤无刺激，无臭。返回室内时，不需要洗掉埃卡瑞丁。适用于所有年龄段儿童，也不影响塑料、合成材料或塑料涂层。WHO 认为，埃卡瑞丁是对携带疟疾的蚊子最有效的驱避药[1]。EPA 提示，埃卡瑞丁具有较低的急性口服、吸入和皮肤毒性[2]。

有一项关于派卡瑞丁经皮吸收的研究，显示不同制剂间吸收有差异。在标准制剂中，平均吸收量为施用剂量的 12. 44%。在含有防晒剂的制剂中，吸收量显示较低，平均为 5. 92%。还测定了可能吸收的总量，防晒剂和标准制剂的吸收分别为 9. 85%和 18. 91%。应注意：两种制剂之间乙醇含量的变化，标准制剂所含乙醇量为 60. 6%，防晒制剂为 91. 4%。体内研究显示药物吸收水平很低，在 1. 66%~3. 77%波动[3]。

由于本品为脂溶性药物，可能经乳汁分泌，但血药浓度很低。

$T_{1/2}$		M/P	
T_{max}		PB	
Oral		Vd	
MW	229	pKa	
RID			

成人注意事项：没有出现不良反应。

成人剂量：

儿童注意事项：没有出现不良反应。

婴儿监测内容：

替代药物：

参考文献：

[1] http://www.who.int/whopes/quality/en/Icaridin_spec_eval_Oct_2004.pdf.

[2] https://www3.epa.gov/pesticides/chem_search/reg_actions/registration/fs_PC-070705_01-May-05.pdf.

[3] Picaridin//vitro dermal penetration study using human and rat skin. United States Environmental Protection Agency File R160418. https://archive.epa.gov/pesticides/chemicalsearch/chemical/foia/web/pdf/070705/070705-2008-06-26a.pdf.

泮托拉唑(PANTOPRAZOLE)

商品名：Pantoloc, Protonix
分　类：胃酸分泌抑制药
LRC：L1 -数据充分-适用

泮托拉唑是一种质子泵抑制剂，与奥美拉唑类似。本品通过抑制胃酸分泌，主要用于治疗胃食管反流或消化性溃疡病。药品生产商曾报道，使用本品后仅有 0.02%经过乳汁分泌[1]。

一名体重 61.6 kg 的患者，口服单剂量 40 mg 的泮托拉唑，服药 2 小时后乳汁药物浓度为 0.036 mg/L，4 小时后为 0.024 mg/L，其余时间段检测不到[2]。乳汁药物浓度仅为母亲血药浓度(AUC)的 2.8%，所以 M/P 比值很低。根据最大浓度计算，相对婴儿剂量仅为 0.95%。口服本品 5 小时后，乳汁中已检测不到药物，婴儿每日摄入量比 0.95%更低。与其他质子泵抑制剂一样，泮托拉唑在酸性环境及母乳中很不稳定，在哺乳婴儿吸收前已被大量破坏。

$T_{1/2}$	1.5 h	M/P	0.028
T_{max}	2~4 h	PB	98%
Oral	77%	Vd	0.32 L/kg
MW	383	pKa	3.8
RID	1%		

成人注意事项：头痛、头晕、口干、恶心、呕吐、腹泻、腹痛、肠胃胀气、肝肾功能异常、皮疹。

成人剂量：每日 40~80 mg。

儿童注意事项：目前没有经乳汁导致婴儿不良反应的报道。

婴儿监测内容：由于本品在酸中不稳定，乳汁中药物不会被吸收。

替代药物：奥美拉唑、雷尼替丁、法莫替丁。

参考文献：

[1] Pharmaceutical manufacturer prescribing information. 2003.

[2] Plante L, Ferron GM, Unruh M, et al. Excretion of pantoprazole in human breast. J Reprod Med, 2004, 49(10): 825-827.

培哚普利(PERINDOPRIL)

商品名：Aceon, Coversyl
分　类：血管紧张素转换酶抑制剂
LRC：L3-没有数据-可能适用

培哚普利是一种血管紧张素转换酶抑制剂(ACEI)，在体内转化为活性代谢产物培哚普利拉[1]。目前尚无培哚普利在哺乳期母亲中的研究。但有类似的 ACEI 在母乳中浓度很低的报道，所以培哚普利不会大量转运至母乳中。哺乳期可以使用具有更多研究资料的其他 ACEI，如依那普利，雷米普利，贝那普利或卡托普利。

ACEI 家族和选择性血管紧张素Ⅱ受体阻滞剂在妊娠期间均禁止使用，因此近期计划备孕的妇女应谨慎使用。

$T_{1/2}$	培哚普利拉 30~120 h	M/P	
T_{max}	培哚普利拉 3~7 h	PB	培哚普利 60%，培哚普利拉 10%~20%
Oral	培哚普利 75%，培哚普利拉 25%	Vd	培哚普利 0.22 L/kg，培哚普利拉 0.16 L/kg
MW	368.47(游离酸)或者 441.61(盐类)	pKa	
RID			

成人注意事项：头痛、头晕、疲劳、低血压、味觉减退、咳嗽、恶心、腹泻、便秘、肾功能异常/尿量异常、高钾血症、皮疹。

成人剂量：每日 2~8 mg。

儿童注意事项：目前没有经乳汁导致婴儿不良反应的报道。

婴儿监测内容：嗜睡、昏睡、面色苍白、进食差、体重增加。

替代药物：依那普利、卡托普利、雷米普利、贝那普利。

参考文献：

[1] Pharmaceutical manufacturer prescribing information. 2007.

培非格司亭(PEGFILGRASTIM)

商品名：Neulasta
分　类：造血剂
LRC：L3 -没有数据-可能适用

培非格司亭是聚乙二醇化的非格司亭，作用于造血细胞，可刺激中性粒细胞前体生成和成熟[1]。用于化疗后促进中性粒细胞的恢复，以及降低患者使用骨髓抑制性抗肿瘤药物后的感染发生率。没有关于本品转运至乳汁中的报道。由于本品的分子量大，其乳汁浓度和口服生物利用度可能会很低。哺乳期啮齿动物的研究显示，本品对母乳喂养的啮齿动物后代的生长发育没有任何不良影响。

$T_{1/2}$	15~80 h	M/P	
T_{max}		PB	
Oral	没有	Vd	
MW	39 000	pKa	
RID			

成人注意事项：头痛、脱发、发热、呕吐、便秘、骨痛、肌痛、虚弱、外周水肿、少见的脾破裂。

成人剂量：每个化疗周期用药 1 次，每次 6 mg。

儿童注意事项：没有相关数据。

婴儿监测内容：如果出现临床症状，检查血常规。

替代药物：

参考文献：

[1] Pharmaceutical manufacturer prescribing information. 2007.

喷司他丁(PENTOSTATIN)

商品名：Nipent
分　类：抗肿瘤药
LRC：L5 -没有数据-危险

喷司他丁用于治疗毛细胞白血病[1]。本品的蛋白结合率低(4%),平均终末半衰期为5.7小时(肾功能不全时增加至18小时)。没有本品转运到乳汁中的数据。肾功能不全的母亲使用该药后,应中断母乳喂养至少两天。

$T_{1/2}$	3~18 h(平均5.7 h)	M/P	
T_{max}		PB	4%
Oral		Vd	0.5 L/kg
MW	268.3	pKa	
RID			

成人注意事项：头痛、发热、疲劳、疼痛、低血压、口腔炎、疝、呕吐、腹泻、肝功能异常、骨髓抑制、贫血、血小板减少、虚弱。

成人剂量：4 mg/m²。

儿童注意事项：目前没有经乳汁导致婴儿不良反应的报道。

婴儿监测内容：如果母亲肾功能不全,应中断哺乳至少两天或最多五天。

替代药物：

参考文献：

[1] Pharmaceutical manufacturer prescribing information. 2010.

喷他佐辛(PENTAZOCINE)

商品名：Fortral, Talacen, Talwin
分　类：镇痛药
LRC：L3 -没有数据-可能适用

喷他佐辛是一种人工合成的阿片类药物,也是一种阿片受体拮抗剂。吸收后大部分经肝脏代谢,血浆中仅残留少部分药物[1]。本品是一种作用温和的镇痛药。尚无本品转运至乳汁中的数据。

$T_{1/2}$	2~3 h	M/P	
T_{max}	1~3 h	PB	60%
Oral	18%	Vd	4. 4~7. 8 L/kg
MW	285	pKa	9
RID			

成人注意事项：镇静、呼吸困难、恶心、呕吐、口干、味觉改变。

成人剂量：必要时 50~100 mg，每 3~4 小时 1 次按需使用。

儿童注意事项：研究很少，尚无报道。

婴儿监测内容：镇静、呼吸频率减慢/呼吸暂停、面色苍白、便秘、难醒喂养/喂养困难。

替代药物：

参考文献：

[1] McEvoy GE. AFHS Drug Information. New York：NY，2003.

匹莫齐特（PIMOZIDE）

商品名：Orap
分　类：抗精神病药，典型
LRC：L4 -没有数据-有潜在危险

匹莫齐特是一种有效的镇静药，可产生轻度的镇静作用，主要用于治疗 Tourette 综合征和慢性精神分裂症[1,2]。目前尚无本品分泌到乳汁中的数据。本品用药风险大，且已有许多其他抗精神病药物可供选择，没有必要选用。

$T_{1/2}$	55 h	M/P	
T_{max}	6~8 h	PB	
Oral	>50%	Vd	
MW	462	pKa	7. 32
RID			

成人注意事项：锥体外系症状、厌食、体重下降、胃肠不适、癫痫发作。

成人剂量：每日 7~16 mg。

儿童注意事项：暂无相关报道，但需高度警惕。目前尚无儿童用药的研究资料。

婴儿监测内容：镇静或烦躁、难醒喂养/喂养困难、体重增加和锥体外系症状。

替代药物：利培酮、喹硫平、阿立哌唑。

参考文献：

[1] Pharmaceutical manufacturer prescribing information. 1996.
[2] Drug Facts and Comparisons 1996 ed. ed. St：Louis，1996.

泼尼卡酯（PREDNICARBATE）

商品名：Dermatop，Rayos
分　类：糖皮质激素
LRC：L3－没有数据－可能适用

泼尼卡酯是一种高效的外用皮质类固醇[1]。即使在婴儿，本品经皮吸收的量极少。目前尚无关于其口服吸收的报道，可能类似于泼尼松龙，或者更高。若是乳头局部用药，建议使用其他效果较弱的皮质类固醇软膏，如氢化可的松或曲安奈德。泼尼卡酯若局部应用于乳头，仅需极少量。

成人注意事项：肾上腺皮质类固醇抑制症状，液体潴留和胃溃疡。

成人剂量：

儿童注意事项：目前没有经乳汁导致婴儿不良反应的报道。

婴儿监测内容：进食、生长发育、体重增加。

替代药物：

参考文献：

[1] Pharmaceutical manufacturer prescribing information. 2011.

泼尼松－泼尼松龙（PREDNISONE-PREDNISOLONE）

商品名：Prednisolone，Prednisone
分　类：糖皮质激素
LRC：L2－有限数据－可能适用

大多数糖皮质激素均可少量分泌进入乳汁。口服 10 mg 泼尼松，乳汁中泼尼松龙和泼尼松的峰浓度分别为 1.6 μg/L 和 2.67 μg/L[1]。一组 10 名哺乳期母亲接受口服 10～80 mg/d 泼尼松龙，乳汁药物浓度仅为母亲血药浓度的 5%～25%[2]。

某例患者每日口服泼尼松龙 80 mg，1 小时后血浆药物峰浓度为 317 μg/L；6 小时后该患者 AUC 平均乳汁药物浓度为 156 μg/L[2]，明显低于以体重为标准的母亲剂量的 2%。因为最后一次估计乳汁药物浓度仅在用药后 6 小时，而泼尼松龙每 24 小时用药 1 次，所以每日总的乳汁药物浓度估计将远低于估计的 2%。

在另一项研究中，一名患者每日口服泼尼松 120 mg，总的复合糖皮质激素(泼尼松龙和泼尼松)在 2 小时后达到乳汁药物峰浓度[3]，为 627 μg/L，我们使用这个峰值计算得到 RID 为 5.3%，这很可能估计过高。假如其婴儿每 4 小时摄乳量为 120 ml，一天摄入的药物仅约 47 μg。

一组 7 名妇女口服放射性标记的泼尼松龙 5 mg，服药后 48 小时期间每升乳汁的总回收率为 0.14%[4]。

对于大多数糖皮质激素而言，小剂量使用对哺乳期母亲并非禁忌。应尽可能地使用小剂量替代产品，如气雾剂或吸入剂。大剂量(每日>40 mg)激素治疗，特别是长期疗法，很可能影响婴儿生长发育。但目前尚无此方面资料，也不知道多大剂量会引起不良反应。短期大剂量疗法并不禁用，因为总吸收量不多。如长期大剂量使用糖皮质激素，需严密监测婴儿的生长发育。母亲用药后，最好等到至少 4 小时后才哺乳，以减少婴儿的摄入量。

$T_{1/2}$	2~3 h	**M/P**	0.25
T_{max}	1~2 h(血浆) 1 h(乳汁)	**PB**	>90%
Oral	完全	**Vd**	
MW	358	**pKa**	12.58
RID	1.8%~5.3%		

成人注意事项：头痛、情绪异常、失眠、紧张、高血压、心力衰竭、水肿、呕吐、消化性溃疡、体重增加、肝功能异常、高血糖、电解质紊乱、白细胞增多、肌无力和骨质疏松。

成人剂量：每日 5~120 mg。

儿童注意事项：目前没有经乳汁导致婴儿不良反应的报道。

婴儿监测内容：进食、生长发育、体重增加；长期暴露可考虑行 CBC 检查。尽可能地减少药物暴露的程度和持续时间。短期使用是较安全的。

替代药物：

参考文献：

[1] Katz FH, Duncan BR. Letter: Entry of prednisone into human milk. N Engl J Med, 1975, 293(22): 1154.

[2] Ost L, Wettrell G, Bjorkhem I, et al. Prednisolone excretion in human milk. J Pediatr, 1985, 106(6): 1008-1011.

[3] Berlin CM, Kaiser DG, Demmers L. Excretion of prednisone and prednisolone in human milk. Pharmacologist, 1979, 21: 264.

[4] McKenzie SA, Selley JA, Agnew JE. Secretion of prednisolone into breast milk.

Arch Dis Child, 1975, 50(11): 894-896.

破伤风疫苗(TETANUS TOXOID VACCINE)

商品名: TE Anatoxal Berna
分　类: 疫苗
LRC: L1 -没有数据-适用

破伤风类毒素含有大分子量蛋白质,而破伤风疫苗就是由甲醛灭活的破伤风内毒素制成的[1]。该疫苗是 Tdap、DT、Td、DTaP、Pediarix、Pentacel 和 DTP 疫苗的组成部分。哺乳期使用该疫苗无特殊禁忌。这种大小的蛋白质极不可能分泌到母乳中。

成人注意事项: 注射部位过敏、发热、疼痛、低血压。罕见不良反应有外周神经病变、格林-巴利综合征。

成人剂量:

儿童注意事项:

婴儿监测内容:

替代药物:

参考文献:

[1] Atkinson W, Wolfe S, Hamborsky J. Tetanus. "Centers for Disease Control and Prevention. Epidemiology and Prevention of Vaccine-Preventable Diseases". 12th ed. Washington DC: Public Health Foundation, 2011.

扑米酮(PRIMIDONE)

商品名: Misolyne, Mysoline, Sertan
分　类: 抗惊厥药
LRC: L4 -有限数据-有潜在危险

扑米酮是一种巴比妥类药物及抗惊厥药,具有镇静、催眠作用。其在成人体内代谢后,产生多种衍生物,其中包括苯巴比妥。长期用药,苯巴比妥可达到治疗浓度。因此,对婴儿产生影响的不只是扑米酮,还有苯巴比妥。在某项研究中,2 名母亲口服扑米酮后,新生儿通过乳汁摄取的扑米酮的稳态血药浓度分别为 0.7 μg/ml 和 2.5 μg/ml[1]。苯巴比妥的稳态血药浓度范围为 2.0~13.0 μg/ml。经计算每名婴儿摄入的苯巴比妥总量为每日 1.8~8.9 mg。本品的镇静作用已有报道,特别是新生儿阶段。在另一组包含 4 名哺乳期母亲的研究中,接受 7.3 mg/(kg·d)的扑米酮,乳汁中平均药物浓度为 4.2 mg/L[2]。某例患者接受 750 mg/d 的扑米酮和 2.4g/d 的丙戊酸,扑米酮的平均乳汁药物浓度为 6 mg/L[3]。

请参考苯巴比妥章节。

$T_{1/2}$	5~18 h（扑米酮），75~120 h(代谢产物)	M/P	0.72
T_{max}	1~2 h	PB	25%
Oral	90%	Vd	0.5~1 L/kg
MW	218	pKa	
RID	8.4%~8.6%		

成人注意事项：镇静、共济失调、嗜睡、眩晕、眼球震颤、复视、厌食、恶心、呕吐和血液学异常。

成人剂量：每次 250 mg，每日 3 次。

儿童注意事项：有镇静作用，特别是新生儿阶段。

婴儿监测内容：镇静或烦躁不安，难醒喂养/喂养困难，体重增加。根据临床症状，一些婴儿可能需要监测肝酶或 CBC。婴儿苯巴比妥血药浓度约为母亲血药浓度的 1/3(或更低)。

替代药物：

参考文献：

[1] Kuhnz W, Koch S, Helge H, et al. Primidone and phenobarbital during lactation period in epileptic women: total and free drug serum levels in the nursed infants and their effects on neonatal behavior. Dev Pharmacol Ther, 1988, 11(3): 147-154.

[2] Nau H, Rating D, Hauser I, et al. Placental transfer and pharmacokinetics of primidone and its metabolites phenobarbital, PEMA, and hydroxyphenobarbital in neonates and infants of epileptic mothers. Eur J Clin Pharmacol, 1980, 18: 31-42.

[3] Espir MLE, Benton P, Will E, et al. Sodium valproate — some clinical and pharmacological aspects. In: Legg NJ, ed. Clinical and pharmacological aspects of sodium valproate in the treatment of epilepsy: proceedings of a symposium, 1976, 145-151.

葡萄糖酸亚铁(FERROUS GLUCONATE)

商品名：Ferate, Fergon, Iron

分　类：金属类药物

LRC：L1-有限数据-适用

葡萄糖酸亚铁是一种铁盐,单独或与其他维生素组合作为营养补充剂使用,属非处方药。本品用于治疗缺铁性贫血。铁盐在母乳中的分泌量很低,但乳汁中的铁盐口服生物利用度高。根据美国儿科学会的研究,一个母乳喂养的 6 月龄以下的健康婴儿,平均每日铁摄入量约为 0.27 mg/d[1]。这是根据母乳中铁的平均浓度(0.35 mg/L)和健康婴儿的平均母乳摄入量(0.78 L/d)计算得出的[1]。此外,大多数婴儿在 6 月龄以前不需要补铁,此时可开始逐渐食用富含铁的辅食[2]。一些婴儿可能有较高的缺铁风险,需较早开始补铁,这些婴儿通常是早产儿、胎龄较小、出生时铁储备不足或患有血液病。

美国食品和营养委员会建议,哺乳期母亲每日通过饮食摄入 9~10 mg 铁[3]。铁缺乏的哺乳期母亲适宜大剂量补铁。铁转运进入乳汁房室的量很少,因此铁补充剂不太可能升高乳汁中的铁浓度。美国食品和药物管理局认为铁补充剂是安全的,且铁补充剂常被产后妇女使用[4]。

注意:市售铁盐(例如葡萄糖酸亚铁、硫酸亚铁等)的剂量以铁的化合物形式和铁元素的量表示。

$T_{1/2}$		M/P	
T_{max}		PB	
Oral	10%~90%,取决于体内铁储存总量	Vd	
MW	448	pKa	
RID			

成人注意事项:恶心、呕吐、腹痛、腹泻、便秘。

成人剂量:每日 35~200 mg 铁元素。

儿童注意事项:目前没有经乳汁导致婴儿不良反应的报道。

婴儿监测内容:便秘、腹泻。

替代药物:

参考文献:

[1] Baker RD, Greer FR, The Committee on Nutrition. Diagnosis and prevention of iron deficiency and iron defiiency anemia in infants and young children (0~3 years of age). Pediatrics, 2010, 126: 1040-1050.

[2] American Academy of Pediatrics. Breastfeeding and the use of human milk. Pediatrics, 2005, 115(2): 496-506.

[3] Food and Nutrition Board, Institute of Medicine, National Academies. Dietary Reference Intakes for Vitamin A, Vitamin K, Arsenic, Boron, Chromium, Copper, Iodine, Iron, Manganese, Molybdenum, Nickel, Silicon, Vanadium,

and Zinc (2001). http://www.nap.edu.
[4] SCOGS Report #35. Select Committee on GRAS Substances: U.S. Food and Drug Administration, 1980.

普达非洛(PODOFILOX)

商品名: Condylox, Podophyllotoxin
分　类: 角质软化剂
LRC: L3 -没有数据-可能适用

普达非洛(也称鬼臼毒素)是一种抗有丝分裂药物,局部用于治疗生殖器疣及尖锐湿疣。经皮吸收量很少。某项研究中,52 名患者使用 0.5%普达非洛溶液 0.05 ml 涂于外生殖器后,血中未检测出药物[1]。然而,应用 0.1~1.5 ml 外涂 1~2 小时后,血浆药物浓度为 1~17 ng/ml。多次治疗后不会产生药物积聚。没有本品经乳汁分泌的数据。建议哺乳期母亲应限制用药剂量,并在用药至少 4 小时内不要进行哺乳。用药期间严密监测,防止婴儿出现消化道不良反应。哺乳期母亲应尽量避免使用。

$T_{1/2}$	1~4.5 h	M/P	
T_{max}	1~2 h	PB	
Oral		Vd	
MW	414	pKa	11.75
RID			

成人注意事项: 烧灼感、疼痛、炎症、侵蚀和局部瘙痒。失眠、出血、压痛、恶臭、眩晕、惊厥已有报道。

成人剂量: 差异很大,对于生殖器疣建议 0.5%溶液外涂,每 12 小时 1 次。

儿童注意事项: 尚无相关报道,应谨慎使用,建议用药后应中断哺乳至少 4 小时。

婴儿监测内容:

替代药物:

参考文献:

[1] Pharmaceutical manufacturer prescribing information. 2005.

普伐他汀(PRAVASTATIN)

商品名: Lipostat, Pravachol
分　类: 降血脂药
LRC: L3 -没有数据-可能适用

普伐他汀属于 HMG-CoA 还原酶类降胆固醇药物[1]。本品可少量转运至人乳中,但转运量尚无报道。本品对婴儿的影响尚不清楚,但可减少胆固醇的合成,而胆固醇及其生物合成过程的产物是新生儿生长发育必需的物质;因此,他汀类药物对于需要高胆固醇的哺乳婴儿是否安全尚不清楚。建议在获得足够的安全性数据前,哺乳期应慎用。

$T_{1/2}$	77 h	M/P	
T_{max}	1~1.5 h	PB	50%
Oral	17%	Vd	
MW	446	pKa	4.7
RID			

成人注意事项: 头痛、乏力、头晕、胸痛、消化不良、恶心、呕吐、肝功异常、溶血性贫血和肌痛。

成人剂量: 每日 10~20 mg。

儿童注意事项: 目前没有经乳汁导致婴儿不良反应的报道,研究甚少。

婴儿监测内容: 体重增加、生长发育。

替代药物:

参考文献:

[1] Pharmaceutical manufacturer prescribing information. 2012.

普拉格雷(PRASUGREL)

商品名: Effient
分　类: 抗血小板药
LRC: L4-没有数据-有潜在危险

盐酸普拉格雷能不可逆地结合血小板受体,从而抑制血小板聚集。普拉格雷可降低急性冠脉综合征(ACS)患者经皮冠脉介入治疗(PCI)后发生的缺血事件(如支架血栓形成)[1]。本品是一种前药,可代谢为活性和非活性代谢产物。约68%的药物经尿液排泄,约27%经粪便排泄。大多数患者在用药1小时内血小板聚集减少了50%。给予负荷剂量60 mg,以后每日10 mg,3~5日后可达稳态血药浓度,并可抑制70%的血小板聚集[2]。与华法林合用时,出血时间会延长。

目前尚无关于普拉格雷转运至乳汁的研究。由于本品会不可逆地抑制血小板聚集,存在于乳汁中的药物可能会长时间抑制哺乳婴儿的血小板功能。因阿司匹林可类似地影响血小板聚集,并且其在乳汁中的浓度较低,故其可能是一个理想的替代方案(详见阿司匹林专论)。普拉格雷和阿司匹林经常联合使用,以预防冠脉支架植入后出现血栓并发症。哺乳期母亲应慎用。

$T_{1/2}$	7 h(2~15 h)	M/P	
T_{max}	30 min	PB	98%
Oral	>79%	Vd	0. 62~0. 97 L/kg
MW	409. 9	pKa	5. 1
RID			

成人注意事项: 头痛、头晕、乏力、高血压或低血压、心律失常、恶心、腹泻、白细胞减少、贫血、瘀斑瘀点、出血和外周水肿。

成人剂量: 每日 10 mg。

儿童注意事项: 没有相关报道。

婴儿监测内容: 皮肤上的瘀伤、血尿、呕吐物和粪便带血。

替代药物: 阿司匹林(低剂量)。

参考文献:

[1] Pharmaceutical manufacturer prescribing information. 2010.

[2] Armani AM. Prasugrel: an efficacy and safety review of a new antiplatelet therapy option. Crit Pathw Cardiol, 2010, 9(4): 199-202.

普拉西泮(PRAZEPAM)

商品名: Centrax
分　类: 抗焦虑药
LRC: L3-没有数据-可能适用

普拉西泮是典型的苯二氮䓬类药物。成人的半衰期很长,用药 6 小时后血药浓度达峰值[1]。本品代谢产生的活性代谢产物具有更长的半衰期。目前尚无关于本品转运至乳汁的数据。大多数苯二氮䓬类药物的乳汁/血浆比值较高,容易转运至乳汁。

$T_{1/2}$	30~100 h	M/P	
T_{max}	6 h	PB	>70%
Oral	完全	Vd	
MW	325	pKa	2. 7
RID			

成人注意事项： 镇静、低血压和呼吸抑制。

成人剂量： 每次 10 mg，每日 3 次。

儿童注意事项： 没有相关报道，但苯二氮草类药物可能导致哺乳婴儿出现镇静。

婴儿监测内容： 镇静、呼吸速率减慢、难醒喂养/喂养困难和体重增加。

替代药物： 劳拉西泮、阿普唑仑。

参考文献：

[1] Drug Facts and Comparisons 1995 ed. ed. St: Louis, 1995.

普兰林肽(PRAMLINTIDE)

商品名： Symlin
分　类： 降血糖药，其他
LRC： L3 -没有数据-可能适用

醋酸普兰林肽是治疗糖尿病的降血糖药物[1]。普兰林肽是一种合成的人胰岛淀粉样多肽的类似物，后者是由人胰岛 β 细胞合成分泌的肽，可控制餐后血糖。胰岛淀粉样多肽和胰岛素在 β 细胞中一起合成和分泌，共同参与调控食物的摄入及血糖的变化。胰岛淀粉样多肽具有一系列生物作用，包括减慢胃排空，抑制胰高血糖素分泌，从而减少肝脏的葡萄糖输出，也可作用于 CNS，抑制食欲。糖尿病患者餐后胰岛素和胰岛淀粉样多肽的分泌均减少。普兰林肽是一种分子量为 3 949 Da 的小分子肽，经皮下用药。尽管目前尚无关于本品转运至乳汁的数据，但在产后 3~7 天，因药物分子量太大很难经乳汁分泌。作为一种小分子肽，本品也不容易被婴儿口服吸收。即使皮下注射，生物利用度仅为 30%~40%。醋酸普兰林肽并非禁用于哺乳期母亲，但由于缺乏相关数据，哺乳期仍需谨慎使用。

$T_{1/2}$	48 min	M/P	
T_{max}	20 min	PB	
Oral	40%	Vd	
MW	3 949	pKa	
RID			

成人注意事项： 与胰岛素合用可能导致低血糖。恶心、头痛、厌食、呕吐和头晕等已有报道。

成人剂量： 存在显著的个体差异，请参考处方信息。

儿童注意事项：目前没有经乳汁导致婴儿不良反应的报道。

婴儿监测内容：呕吐、体重增加和低血糖症状：嗜睡、面色苍白、出汗及震颤。

替代药物：

参考文献：

[1] Pharmaceutical manufacturer prescribing information. 2005.

普卢卡必利(PRUCALOPRIDE)

商品名：Resotran
分　类：轻泻药
LRC：L3 -没有数据-可能适用

普卢卡必利在欧盟和加拿大获得批准，用于治疗其他轻泻药不能缓解的女性慢性便秘。它是一种选择性 5 - HT_4 受体激动剂，具有促进受损胃肠道蠕动的特性[1]。尚无关于普卢卡必利转运至乳汁的数据。

$T_{1/2}$	24～30 h	M/P	
T_{max}	2～3 h	PB	28%～33%
Oral	90%	Vd	8.1 L/kg
MW	367.9	pKa	
RID			

成人注意事项：头痛、恶心、腹泻、腹痛、呕吐、胀气、头昏。

成人剂量：每日 2 mg。

儿童注意事项：目前没有经乳汁导致婴儿不良反应的报道，建议慎重使用。

婴儿监测内容：腹泻。

替代药物：

参考文献：

[1] Frampton, J. Prucalopride. vol 69. Aukland, New Zealand: Adis International International limited, 2009.

普鲁卡因(PROCAINE)

商品名：Novocain
分　类：局部麻醉药
LRC：L3 -没有数据-可能适用

普鲁卡因是一种酯类局部麻醉药。具有全身毒性低和作用时间短的特点[1]。通常用于浸润麻醉、局部麻醉和周围神经阻滞，很少用于脊柱麻醉。本品会迅速地被血浆拟胆碱酯酶分解代谢为p-氨基苯甲酸[2]。目前尚无关于本品转运到人乳的数据，但不大可能。大多数其他局部麻醉药(如丁哌卡因和利多卡因)很少能进入乳汁，并且由于普鲁卡因的血浆半衰期短，所以进入乳汁的量更少。由于具有酯键，其生物利用度很低。

$T_{1/2}$	7.7 min	M/P	
T_{max}		PB	5.8%
Oral	很少	Vd	
MW	236	pKa	9.1
RID			

成人注意事项： 由于药物过量或因疏忽注射到血管内引起普鲁卡因血药浓度升高，可能导致心血管和中枢神经系统等全身性不良反应，包括神经质、嗜睡或视力减退。

成人剂量： 350~600 mg，用1次。

儿童注意事项： 目前没有经乳汁导致婴儿不良反应的报道。

婴儿监测内容：

替代药物：

参考文献：

[1] Drug Facts and Comparisons 1999 ed. ed. St：Louis，1999.
[2] McEvoy GE. AFHS Drug Information. New York：NY，2003.

普鲁卡因胺(PROCAINAMIDE)

商品名： Procan，Procan SR，Pronestyl
分　类： 抗心律失常药
LRC： L3-有限数据-可能适用

普鲁卡因胺是一种抗心律失常药物。本品及其活性代谢产物分泌至乳汁的量为中等程度。一名患者每次口服500 mg，每日4次，在用药后0、3、6、9及12小时，乳汁药物浓度分别为5.3 mg、3.9 mg、10.2 mg、4.8 mg和2.6 mg[1]。乳汁/血浆比值波动在1.0(12小时)到7.3(6小时)，平均为4.3。乳汁中普鲁卡因胺的平均浓度为5.4 mg/L，代谢产物的浓度为3.5 mg/L。尽管乳汁中的药物浓度很低，不会引起婴儿体内的高血药浓度，但仍需慎用。

$T_{1/2}$	3 h	M/P	1~7.3
T_{max}	0.75~2.5 h	PB	15%~20%
Oral	75%~90%	Vd	2 L/kg
MW	235	pKa	9.2
RID	5.4%		

成人注意事项：头晕、情绪异常、低血压、心律失常、味觉异常、恶心、呕吐、厌食、肝功能异常、粒细胞缺乏、肌痛和皮疹。

成人剂量：每次 500~1 000 mg，每 6 小时 1 次。

儿童注意事项：目前没有经乳汁导致婴儿不良反应的报道。

婴儿监测内容：嗜睡、心律失常、进食差、呕吐、腹泻和体重增加；若出现临床症状，应检查肝功能。

替代药物：

参考文献：

[1] Pittard WB, III, Glazier H. Procainamide excretion in human milk. J Pediatr, 1983, 102(4): 631-633.

普罗帕酮（PROPAFENONE）

商品名：Arythmol，Rythmol
分　类：抗心律失常药
LRC：L2-有限数据-可能适用

普罗帕酮是一种结构上类似于普萘洛尔的ⅠC 类抗心律失常药物[1]。一名妇女在产后第 3 天每次口服普罗帕酮 300 mg，每日 3 次，血浆中普罗帕酮及其活性代谢产物 5-羟普罗帕酮的浓度分别为 219 μg/L 和 86 μg/L，乳汁药物浓度分别为 32 μg/L 和 47 μg/L[2]。普罗帕酮及其活性代谢产物的乳汁/血浆比值分别为 0.15 和 0.54。研究人员估计婴儿（体重 3.3 kg）每日摄入普罗帕酮和 5-羟普罗帕酮的量分别是 16 μg/L 和 24 μg/L。

$T_{1/2}$	2~10 h，10~32 h（慢代谢者）	M/P	0.15
T_{max}	2~3 h	PB	85%~97%
Oral	5%~50%	Vd	3.6 L/kg
MW	341	pKa	14.09
RID	0.09%		

成人注意事项：头晕、头痛、失眠、焦虑、味觉减退、口干、低血压、心律失常、心力衰竭、胸痛、呼吸困难、恶心、呕吐、便秘、肝功能异常、粒细胞缺乏、白细胞减少、震颤。

成人剂量：每次 150~225 mg，每日 3 次。

儿童注意事项：目前没有经乳汁导致婴儿不良反应的报道。

婴儿监测内容：嗜睡、失眠、面色苍白、心律失常、口干、进食差、呕吐、体重增加、震颤。

替代药物：

参考文献：

[1] Pharmaceutical manufacturer prescribing information. 2007.

[2] Libardoni M, Piovan D, Busato E, et al. Transfer of propafenone and 5 - OH-propafenone to foetal plasma and maternal milk. Br J Clin Pharmacol, 1991, 32 (4): 527 - 528.

普莫卡因(PRAMOXINE)

商品名：Curasore, PramoxGel, Prax, Proctofoam, Proctofoam-NS, Sarna Sensitive, Tronolane

分　类：局部麻醉药

LRC：L3 -没有数据-可能适用

普莫卡因是一种局部麻醉药物，用于治疗瘙痒、痔疮继发性炎症、直肠炎、隐窝炎和手足皲裂[1]。由于本品用于局部，所以极少全身吸收。但不能直接用于乳头。尚无关于本品在哺乳期母亲中充分和控制良好的研究或病例报告。

$T_{1/2}$		M/P	
T_{max}	3~5 min	PB	
Oral		Vd	
MW	293	pKa	7.1
RID			

成人注意事项：接触性皮炎、刺痛、湿疹和血管性水肿。

成人剂量：

儿童注意事项：

婴儿监测内容：

替代药物：

参考文献：

[1] Pharmaceutical manufacturer prescribing information. 2010.

普萘洛尔(PROPRANOLOL)

商品名： Cardinol, Deralin, Inderal
分　类： β-受体阻滞剂
LRC： L2-有限数据-可能适用

普萘洛尔是一种常用的β-受体阻滞剂,用于治疗高血压、心律失常、偏头痛和许多其他临床综合征。通常母亲血药浓度非常低,因此乳汁中的浓度也很低,乳汁/血浆比值通常低于1。在某项研究中,3名患者在多次用药间隔后,乳汁平均药物浓度仅为35.4 μg/L。乳汁/血浆比值波动于0.33~1.65[1]。根据此数据,研究人员推算婴儿每日摄入的药量为70 μg/L乳汁,不到母亲剂量的0.1%。

某例患者接受普萘洛尔20 mg,每8小时1次,其乳汁药物浓度范围为0~5 μg/L[2]。在另一项研究中,一名患者每次服用20 mg,每日2次,乳汁药物浓度波动与4~20 μg/L,推算婴儿的每日平均剂量为3 μg/d[3]。另一名患者每次服用40 mg,每日4次,在用药后3小时达到血药峰值浓度[4]。乳汁药物浓度范围为0~9 μg/L。每日服用普洛萘尔240 mg,连续治疗30天之后,用药前后乳汁中药物浓度分别是26 μg/L和64 μg/L[4]。婴儿没有出现β-受体阻断的症状和体征。因此上述的乳汁药物浓度可能没有临床意义。目前尚缺乏长期用药的研究,应慎用。对于哺乳期母亲来说,普萘洛尔可能是β-受体阻滞剂中的首选药物。但对于患有哮喘的母亲和婴儿,应尤其慎用或禁用。

$T_{1/2}$	3~5 h	M/P	0.5
T_{max}	60~90 min	PB	90%
Oral	30%	Vd	3~5 L/kg
MW	259	pKa	9.5
RID	0.3%~0.5%		

成人注意事项： 头痛、头晕、失眠、抑郁、乏力、胸痛、心动过缓、心律失常、低血压、心力衰竭、气喘、呕吐、腹泻、便秘、厌食、肝肾功能异常、血小板减少和肌痛。

成人剂量： 每日160~240 mg。

儿童注意事项： 目前没有经乳汁导致婴儿不良反应的报道。

婴儿监测内容：嗜睡、面色苍白、进食差和体重增加。

替代药物：美托洛尔。

参考文献：

[1] Smith MT, Livingstone I, Hooper WD, et al. Propranolol, propranolol glucuronide, and naphthoxylactic acid in breast milk and plasma. Ther Drug Monit, 1983, 5(1): 87-93.

[2] Lewis AM, Patel L, Johnston A, et al. Mexiletine in human blood and breast milk. Postgrad Med J, 1981, 57(671): 546-547.

[3] Taylor EA, Turner P. Anti-hypertensive therapy with propranolol during pregnancy and lactation. Postgrad Med J, 1981, 57(669): 427-430.

[4] Bauer JH, Pape B, Zajicek J, et al. Propranolol in human plasma and breast milk. Am J Cardiol, 1979, 43(4): 860-862.

普瑞巴林(PREGABALIN)

商品名：Lyrica

分　类：抗惊厥药

LRC：L3-有限数据-可能适用

普瑞巴林是一种抗惊厥药，具有多种临床适应证，包括局灶性癫痫、纤维肌痛和神经病理性疼痛[1,2]。在10例健康哺乳期母亲(中位数为产后35周)的研究中，给予普瑞巴林150 mg，每日2次，共4次，乳汁药物浓度在4.63小时达峰值[2]。平均乳汁峰值浓度为2.47 μg/ml，平均乳汁药物浓度为2.05 μg/ml，平均乳汁/血浆比值为0.53。相对婴儿剂量和绝对婴儿剂量分别为7.18%和0.31 mg/(kg·d)。需要注意的是，该研究中的婴儿并未进行母乳喂养。

$T_{1/2}$	6 h	M/P	0.34~0.76
T_{max}	1.5 h	PB	不结合
Oral	90%	Vd	0.5 L/kg
MW	159	pKa	4.8
RID	7.18%		

成人注意事项：头晕、嗜睡、精神错乱、失眠、视力减退、口干、便秘、水肿、乏力和震颤。

成人剂量：每日150~600 mg，分次用药。

儿童注意事项：没有相关报道。

婴儿监测内容：镇静、呼吸频率减慢/呼吸暂停、便秘、难醒喂养/喂养困难。

替代药物：

参考文献：

[1] Pharmaceutical manufacturer prescribing information. 2004.

[2] Lockwood PA, Pauer L, Scavone JM, et al. The Pharmacokinetics of pregabalin in breast milk, plasma, and urine of healthy postpartum women. J Hum Lact, 2016.

Q

七氟烷(SEVOFLURANE)

商品名: Ultance
分　类: 麻醉药
LRC: L3 -没有数据-可能适用

七氟烷是一种气态的卤化的全身麻醉药,因清除迅速而被广泛应用[1]。平均起效时间约8.2分钟。常被用于成人、儿科患者及剖宫产手术。生产商认为由于乳汁中未检测出七氟烷,所以麻醉后24小时其影响甚微。因为该药清除迅速,估计乳汁中的药物水平低于其他挥发性的麻醉药物。七氟烷呈三相指数性衰减,半衰期分别为11分钟(18%在血浆房室中),1.8小时(15%来源于肌肉房室)和20小时(6%在脂肪房室)[2]。小量(3%)的七氟烷被代谢,血浆中平均水平低于36 μmol/L。据报道将在六天内完全消失。释放的氟离子不足以到禁止哺乳的程度,而且,由于婴儿口服的氟化物与乳汁中的钙离子螯合,故很少被吸收。

尽管目前尚没有关于乳汁中七氟烷水平的文献,鉴于其可从体内迅速消除(120分钟内下降100倍),用药后继续哺乳应该不是问题。母亲一旦恢复意识,能够喂养婴儿或自己喂养,就应该恢复母乳喂养。

$T_{1/2}$	1.8~3.8 h	M/P	
T_{max}		PB	0%
Oral		Vd	0.5 L/kg
MW	200	pKa	
RID			

成人注意事项: 恶性高热、心动过缓、兴奋、喉痉挛、颤抖、低血压等。
成人剂量: 多变。
儿童注意事项: 目前没有经乳汁导致婴儿不良反应的报道。乳汁中药物水平可能是微量的,口服生物利用度也很小。
婴儿监测内容: 观察镇静、易怒性、食欲不振。
替代药物:

参考文献：

[1] Pharmaceutical manufacturer prescribing information. 2003.

[2] Holaday DA, Smith FR. Clinical characteristics and biotransformation of sevoflurane in healthy volunteers. Anesthesiology, 1981, 54: 100 - 106.

齐多夫定(ZIDOVUDINE)

商品名： Combivir, Retrovir
分　类： 抗病毒药
LRC： L5 -有限数据-母亲存在 HIV 感染时有危险

齐多夫定是一种用于治疗 HIV 的抗反转录病毒的药物。在一项研究中,18 名妇女在稳态时每次服用齐多夫定 300 mg,每日 2 次。在用药 5.4 小时后,母亲的血浆、乳汁以及婴儿血浆中齐多夫定浓度的中位值分别为 58 ng/ml,207 ng/ml 和 123 ng/ml[1]。乳汁/血浆比值为 3.21。婴儿血浆浓度的中位值(123 ng/ml)至少是 HIV 的 50%抑制浓度的 25 倍。婴儿齐多夫定的血药浓度中位值高于其母亲血药浓度的 2.5 倍。婴儿血浆浓度的升高有些难以理解。因为成人以及显而易见的婴儿中,齐多夫定终末期半衰期(4.8 小时)延迟,比其初始半衰期(<3 小时)更长。婴儿齐多夫定的血清浓度相对较高是令人担忧的,尽管本研究报告中 18 例患者没有出现不良反应,仍建议谨慎用药。

一个 2007 年的研究中,有 40 名妇女从 28 周孕龄到产后 1 个月被给予齐多夫定、拉米夫定和奈韦拉平,评估使用这些药物预防围生期 HIV 传染的潜在效果[2]。本研究中的所有妇女都被提示不要对其婴儿进行母乳喂养。从分娩一直到产后 7 天,每日收集产妇的乳汁样本 5 次,血液样本在第 3 天(时间 0)和第 7 天(时间 7)被收集。

样品用于检测乳汁中 HIV RNA 和 DNA 的定量,以及母亲血浆及母乳中每种药物的浓度。母亲血浆中时间 0 及时间 7 的齐多夫定平均浓度分别为 130 μg/L 和 220 μg/L。时间 0 及时间 7 的母乳中齐多夫定平均浓度分别为 130 μg/L 和 150 μg/L。在时间 0 及时间 7,乳汁/血浆比值为 1。我们使用时间 0 及时间 7 的乳汁浓度来估算齐多夫定的相对婴儿剂量范围为 0.23%~0.26%。尽管 RID 仍然非常低,但与 2009 年和 2013 年发表的研究相比,本研究的母乳中齐多夫定的浓度高很多,我们认为这可能与初乳浓度下降有关。

2009 年发表了一项研究,该研究评估了 67 名妇女在产后 6 个月内,从 34 至 36 周进行组合抗反转录病毒治疗[3]。这些妇女每日服用 1 片可比韦(拉米夫定 150 mg+齐多夫定 300 mg/片），每日 2 次用药，并联合奈韦拉平 200 mg×14 天，随后 200 mg 每日 2 次用药。分别在产后 24 小时、2 周、6 周、14 周以及 24 周采集乳汁样品测定齐多夫定浓度。评估在研究中每个参数的中位值后得出，母亲血浆浓度为 23 ng/ml（12～59 ng/ml），母乳浓度为 9 ng/ml（低于检测的 26 ng/ml），乳汁/血浆比为 0.44。这项研究的作者估算，如果进食约 150 ml/（kg·d）的母乳，婴儿将接受约 1.35 μg/（kg·d）的齐多夫定。我们计算相对婴儿剂量为 0.015%，这也与本研究作者估算的婴儿剂量相当。作者还指出，分娩后的每一个婴儿采集的血浆样品中均无法检出齐多夫定。另一项研究评估了母亲在哺乳期服用反转录病毒药物预防 HIV 传染给婴儿的安全性，检测了齐多夫定的乳汁浓度（n=114 个样本）[4]。本研究对分娩当日、产后 1、3 以及 6 个月母体血浆和乳汁进行检测。婴儿的血浆药物浓度也在出生后的 1、3 以及 6 个月时进行检测。母亲血浆、母乳和婴儿血浆中齐多夫定的中位药浓度分别为 43 ng/ml（15～167 ng/ml）、33 ng/ml（5～117 ng/ml）以及 0 ng/ml（0～2.5 ng/ml）。乳汁与血浆的比例为 0.64。我们使用母亲剂量为 300 mg 每日 2 次用药，用来计算的 RID 及中位乳汁浓度为 0.06%。在这项研究中，38 例齐多夫定暴露的婴儿中有 11 例患有严重的贫血症，1 例患儿患有严重的皮疹。这项研究还报告了其他的婴儿不良事件（例如肺炎，腹泻，肝功能异常，中性粒细胞减少，血小板减少），但无法确定哪种药物基于药物浓度引起的不良反应，请参阅不良事件细节的研究。

2013 年发表的一项研究，妇女在怀孕和母乳喂养期间服用抗病毒药物，并在产后 30 天研究产妇乳汁样品[5]。对 12 份母乳进行测定，中位乳汁浓度为 0.007 μg/ml。没有报道乳汁与血浆的比例。使用该中位乳汁样品浓度以及母亲服用齐多夫定 300 mg 每日 2 次用药的剂量，计算得相对婴儿剂量为 0.012%。2014 年发表了一项研究，研究了母乳中的 HIV RNA 以及母乳中药物的药代动力学，以防止在哺乳期间母亲将 HIV 传播给婴儿[6]。

在这项研究中，30 名妇女分娩后至停止喂养母乳或直到产后 28 周，每日 2 次给予 1 片可比韦片剂（齐多夫定 300 mg+拉米夫定 150 mg/片），联合 Aluvia（洛匹那韦 200 mg+利托那韦 50 mg）每次 2 片，每日 2 次用药。招募产后 6、12 或 24 周的妇女，在用药前（0 时刻）、用药后 2、4 以及 6 小时采集样品。母亲血浆、母乳以及婴儿的齐多夫定中位药物浓度分别为 143 ng/ml（107～192 ng/ml），200 ng/ml（119～263 ng/ml）以及不可检测。乳汁与血浆的比例为 1.35。我们使用孕妇剂量 300 mg 每日 2 次计算的 RID 和中位数乳汁浓度为 0.35%。

注意：齐多夫定被划分为 L5 级是基于母亲感染 HIV 后母乳喂养对婴

儿的影响,而不是基于乳汁中药物对母乳喂养婴儿的影响。疾病预防控制中心建议感染 HIV 的母亲产后不要进行母乳喂养,以避免 HIV 经乳汁传染婴儿。

$T_{1/2}$		M/P	3.21
T_{max}	1.5 h	PB	<38%
Oral	61%	Vd	1.6 L/kg
MW	267	pKa	9.96
RID	0.01%~0.36%		

成人注意事项: 头痛、发热、心力衰竭、呼吸困难、咳嗽、食管溃疡、恶心、呕吐、厌食、肝功能异常、男性乳房发育、乳酸性酸中毒、贫血、中性粒细胞减少、血小板缺乏。

成人剂量: 每次 300 mg,每日 2 次。

儿童注意事项: 在一项研究中,38 例母乳中有齐多夫定暴露,其中 11 例婴儿罹患严重贫血,其中一名婴儿皮疹严重[4]。请进一步参阅不良事件详情的有关研究。

婴儿监测内容: 不建议感染 HIV 的母亲进行母乳喂养。

替代药物: 奈韦拉平、拉米夫定。

参考文献:

[1] Shapiro RL, Holland DT, Capparelli E, et al. Antiretroviral concentrations in breast-feeding infants of women in Botswana receiving antiretroviral treatment. J Infect Dis, 2005, 192(5): 720-727.

[2] Giuliano M, Guidotti G, Andreotti M, et al. Triple antiviral prophylaxis administered during pregnancy and after delivery signifcantly reduces breast milk viral load. J Acquir Immune Defc Syndr, 2007, 44: 286-291.

[3] Mirochnick M, Thomas T, Capparelli E, et al. Antiretroviral concentrations in breast-feeding infants of mothers receiving highly active antiretroviral therapy. Antimicrobial agents and chemotherapy, 2009, 53(3): 1170-1176.

[4] Palombi L, Pirillo MF, Andreotti M, et al. Antiretroviral prophylaxis for breastfeeding transmission in Malawi: drug concentrations, virological effcacy and safety. Antiviral Therapy, 2012, 17: 1511-1519.

[5] Shapiro RL, Rossi S, Ogwu A, et al. Therapeutic levels of lopinavir in late pregnancy and abacavir passage into breast milk in the Mma Bana Study, Botswana. Antiviral therapy, 2013, 18(4): 585-590.

[6] Corbett AH, Kayira D, White NR, et al. Antiretroviral pharmacokinetics in mothers and breast-feeding infants from 6 to 24 weeks postpartum: results of the BAN study. Antiviral Therapy, 2014, 19(6): 587-595.

齐拉西酮(ZIPRASIDONE)

商品名： Geodon
分　类： 抗精神病药，非典型
LRC： L2 -有限数据-可能适用

齐拉西酮并不是典型的抗精神病药物，与吩噻嗪或丁酰苯没有化学的相似性[1]。根据一篇简短的病例报道，一名患者服用齐拉西酮剂量为 160 mg/d，其血浆浓度为 177 ng/ml，乳汁浓度在治疗的 10 天内未检出。直到治疗 10 天后，母亲血浆浓度为 170 ng/ml，测得乳汁中药物浓度为 11 ng/ml[2]。乳汁/血浆比值为 0. 06。母亲剂量校正体重因素后，作者估算相对婴儿剂量为 1. 2%。在这些婴儿中没有发现出现不良反应。

另外一例病例的婴儿在母亲怀孕期间以及随后母乳喂养的 6 个月均暴露于药物，婴儿(2. 64 kg)在孕 39 周时分娩，没有出现戒断症状或其他与药物有关的症状[3]。虽然没有测定乳汁浓度，但没有发现出现齐拉西酮的不良反应。婴儿在随后的 6 个月内发育正常。

$T_{1/2}$	7 h	M/P	0. 06
T_{max}	4～5 h	PB	99%
Oral	60%	Vd	1. 5 L/kg
MW	419	pKa	13. 18
RID	0. 07%～1. 2%		

成人注意事项： 嗜睡、头痛、头晕、QTc 间期延长、低血压、消化不良、恶心、便秘、肝功能异常、高血糖、血清催乳素增加、体重增加、锥体外系症状(低风险)。

成人剂量： 每次 20～80 mg，每日 2 次。

儿童注意事项： 目前没有经乳汁导致婴儿不良反应的报道。

婴儿监测内容： 镇静或烦躁、呼吸暂停、难醒喂养/喂养困难、锥体外系症状以及体重增加。

替代药物： 利培酮、奥氮平。

参考文献：

[1] Pharmaceutical manufacturer prescribing information. 2003.

[2] Schlotterbeck P, Saur R, Hiemke C, et al. Low concentration of ziprasidone in human milk: a case report. Int J Neuropsychopharmacol, 2009, 12(3): 437-438.

[3] Werremeyer A. Ziprasidone and citalopram use in pregnancy and lactation in a woman with psychotic depression. Am J Psychiatry, 2009, 166(11): 1298.

齐留通(ZILEUTON)

商品名: Zyfo
分　类: 平喘药
LRC: L3 -没有数据-可能适用

齐留通用于慢性哮喘的治疗。本品通过抑制白三烯的形成,另一方面又抑制中性粒细胞和嗜酸性粒细胞的迁移,中性粒细胞和单核细胞聚集,以及白细胞黏附,最大限度地减少气道炎症以及支气管收缩[1]。目前本品转运至人乳中没有可用的数据。

$T_{1/2}$	3 h	M/P	
T_{max}	1.7 h	PB	93%
Oral		Vd	1.2 L/kg
MW	236	pKa	9.96
RID			

成人注意事项: 头痛、头晕、失眠、疼痛、消化不良、恶心、腹痛、腹泻、肝功能异常、白细胞减少、虚弱。

成人剂量: 每次 600 mg,每日 4 次。

儿童注意事项: 没有可用的数据。

婴儿监测内容: 易怒、失眠、腹泻。

替代药物:

参考文献:

[1] Pharmaceutical manufacturer prescribing information. 2005.

铅(LEAD)

商品名:
分　类: 金属类
LRC: L5 -有限数据-危险

铅是环境污染物,对机体没有益处,根据暴露情况,易于在骨组织中聚集。由于儿童的神经系统发育迅速,因此对铅水平的升高尤其敏感。显然,铅转运至人乳的量与母体血铅水平成一定的比例,绝对的转运程度尚有争议。关于乳汁中铅水平的研究差别很大,反映出铅在乳汁中很难准确测量。曾暴露于高铅环境的母亲,她第一次怀孕时铅毒性的机会最大。因为哺乳期血铅水平升高，她的血铅水平将在产后最高，而且她的宝宝在产前获得最大毒副作用，因为从乳汁中吸收的铅含量低[1]。有项研究评估了平均血铅水平为 45 μg/dl 的妇女人群中乳汁铅转运的情况[2]。平均乳汁铅含量为 2.47 μg/dl。通过这些参数，婴儿的平均摄入量为 8.1 μg/(kg·d)。世界卫生组织规定的每日允许水平为 5 μg/(kg·d)。因此受铅污染的母亲不应再哺乳婴儿。

然而在另外一项研究中，两名血铅水平为 29 μg/dl 和 33 μg/dl 的哺乳期母亲，其乳汁水平分别为<0.005 μg/ml 和<0.010 μg/ml[3]。虽然其婴儿的血铅水平很高(38 μg/dl 和 44 μg/dl)，但可能来源于环境或子宫内。通过这些资料，母乳喂养显得很安全。上海的一项大规模研究中(165 例)，铅转运到胎儿的情况与母亲血铅水平明显相关(母体血与脐带血分别为 13.2 μg/dl 和 6.9 μg/dl)[4]。脐带血与乳汁中铅水平随着母体血铅含量的增加而增加，相关系数分别为 0.714 和 0.353。12 名职业暴露妇女(铅暴露工作)的乳汁平均铅水平为 52.7 μg/L，这几乎是非职业暴露人群的 12 倍(4.43 μg/dl)。这些结果表明乳汁中的铅含量可能是母乳喂养婴儿潜在的威胁，但只是在那些血铅水平较高的妇女中。

在另一相当完善的关于乳汁铅水平的研究中，Gulson 等从 21 名母亲和 24 名婴儿中收集了长达 6 个月的样本[5]。他们报告了乳汁铅浓度为 0.09~3.1 μg Pb/kg 或 ppb(平均值为 0.73 μg/kg)。除 1 名妇女外，所有母亲的血铅水平均低于 5 μg/dl。这段时间婴儿铅的主要来源是母体骨骼和饮食。Nashashibi 报道了关于铅从母体转运至胎儿及乳汁的情况[6]。在一组 47 名妇女中，平均母亲血铅浓度为 14.9 μg/dl，而乳汁平均铅含量为 2 μg/dl。脐带血的平均铅含量为 13.1 μg/dl。这些数据表明母亲血和脐带血及母体血与乳汁铅水平之间存在密切的相关性。军事人员射击暴露铅受到质疑。频繁射击者的铅含量随着暴露于未被包裹的子弹和引物中的铅而升高。哺乳的母亲应避免密闭、不通风的环境，但是在通风良好的地方暴露于包裹子弹的军事射击可能是安全的。个人应避免这些地区的灰尘、扫地或清洁[7]。

在最近十年，儿童允许的血铅水平已从 25 μg/dl 降低到 10 μg/dl 以下(根据 CDC)。目前已知铅中毒可以显著改变智商和神经心理发育，特别是对婴儿。因此那些铅含量高的母亲哺乳的婴儿应该密切监测，母亲和婴儿都需要服用螯合剂，婴儿应该转为配方奶喂养。根据选择的螯合剂不同，乳母可以显著减少体内的含铅量，但除非服用的螯合剂是二巯琥珀酸(Succimer)，否则在治疗期间不应进行哺乳。治疗请参阅青霉胺和二巯琥珀酸。

$T_{1/2}$	20~30年(骨)	M/P	
T_{max}		PB	
Oral	5%~10%	Vd	
MW	207	pKa	
RID			

成人注意事项：便秘、腹痛、贫血、厌食、呕吐、昏睡。

成人剂量：

儿童注意事项：儿童铅中毒，似乎不可能通过乳汁，更可能来自环境。

婴儿监测内容：便秘、贫血、呕吐、嗜睡。

替代药物：

参考文献：

[1] Manton WI, Angle CR, Stanek KL, et al. Release of lead from bone in pregnancy and lactation. Environ Res, 2003, 92: 139-151.

[2] Namihira D, Saldivar L, Pustilnik N, et al. Lead in human blood and milk from nursing women living near a smelter in Mexico City. J Toxicol Environ Health, 1993, 38(3): 225-232.

[3] Baum C, Shannon M. Lead-Poisoned lactating women have insignifiant lead in breast milk. JClin Toxicol, 1995, 33(5): 540-541.

[4] Li PJ, Sheng YZ, Wang QY, et al. Transfer of lead via placenta and breast milk in human. Biomed Environ Sci, 2000, 13(2): 85-89.

[5] Gulson BL, Jameson CW, Mahaffey KR, et al. Relationships of lead in breast milk to lead in blood, urine, and diet of the infant and mother. Environ Health Perspect, 1998, 106(10): 667-674.

[6] Nashashibi N, Cardamakis E, Bolbos G, et al. Investigation of kinetic of lead during pregnancy and lactation. Gynecol Obstet Invest, 1999, 48(3): 158-162.

[7] Gelberg KH, Depersis R. Lead exposure among target shooters. Arch Environ Occup Health. Summer, 2009, 64(2): 115-120.

羟丙基甲基纤维素(HYDROXYPROPYL METHYLCELLULOSE)

商品名：

分　类：其他

LRC：L3-没有数据-可能适用

羟丙基甲基纤维素或羟丙甲纤维素是一种惰性聚合物，常用作药物制剂中的赋形剂以及治疗眼干燥症的润滑剂。在大鼠中进行的研究表明，只有少量的羟丙甲纤维素被口服吸收，96.9%在用药后48 h内经粪便排泄[1]。这可能与人体药代动力学类似，因为其他的同类物质已经表现出类似的性质[2]。

尽管缺乏关于其哺乳期安全性的数据，由于其惰性和口服生物利用度低，羟丙甲纤维素可能与母乳喂养相容。

$T_{1/2}$	4 h	M/P	
T_{max}		PB	
Oral	3.1%	Vd	
MW	748.8	pKa	
RID			

成人注意事项：视力减退、白内障、结膜充血、眼干燥症、虹膜炎、黄斑性视网膜水肿、眼痛、后囊浑浊、眼压升高、视网膜出血。

成人剂量：眼科：每只眼睛 1~2 滴。

儿童注意事项：

婴儿监测内容：

替代药物：

参考文献：

[1] Kitagawa H, Satoh T, Yokoshima T, et al. Absorption, distribution and excretion of hydroxypropyl-methylcellulose phthalate in the rat. Pharmacometrics, 1971, 5: 1-4.

[2] Cappon GD, Fleeman TL, Rocca MS, et al. Embryo/fetal development studies with hydroxypropyl methylcellulose acetate succinate (HPMCAS) in rats and rabbits. Birth Defects Research Part B: Developmental and Reproductive Toxicology, 2003, 68: 421-427. doi: 10.1002/bdrb.10039.

羟丁酸钠(SODIUM OXYBATE)

商品名：Xyrem

分　类：镇静催眠药

LRC：L4-没有数据-有潜在危险

羟丁酸钠是 γ-羟基丁酸盐。它是一种速效的中枢神经系统抑制剂，用于治疗白天嗜睡症和突发性肌无力。本品的作用机制未知，但理论上涉及与大脑中 GABA-B 受体的相互作用[1]。没有可用的资料证明羟丁酸会转运到母乳中，但由于分子量低和蛋白结合率低，这种药物可能会通过乳汁转运至母乳喂养的婴儿。鉴于本药的镇静作用，这种产品在哺乳期的母亲中应谨慎使用。

$T_{1/2}$	0. 5~1 h	M/P	
T_{max}	0. 5~1. 25 h	PB	<1%
Oral	25%	Vd	0. 19~0. 384 L/kg
MW	126. 09	pKa	
RID			

成人注意事项：头晕、头痛、精神错乱、幻觉、精神病、眩晕、疼痛、恶心、呕吐、噩梦、高血糖、高钠血症、外周水肿。

成人剂量：每日 4. 5~9 g。

儿童注意事项：没有可用数据，但应谨慎使用。

婴儿监测内容：镇静、减慢呼吸速度、难醒喂养/喂养困难和体重增加。

替代药物：

参考文献：

[1] Pharmaceutical manufacturer prescribing information. 2009.

羟基苯丙胺+托吡卡胺(HYDROXYAMPHETAMINE +TROPICAMIDE)

商品名：Peremyd
分　类：扩瞳药-睫状肌麻痹药
LRC：L3 -没有数据-可能适用

羟基苯丙胺氢溴酸盐和托吡卡胺组合的眼科溶液目前以 Paremyd 作为商品名销售[1]。它用于常规眼科诊断过程，建议以眼药水的形式进行局部用药。羟基苯丙胺是一种肾上腺素能药物，托吡卡胺具有抗胆碱能作用。它们一起使用增强扩瞳效果，有助于在眼科手术期间获取更好的视野。临床相关的瞳孔扩大发生在 30~60 分钟内，持续 3 小时。使用的剂量较小而不能产生明显的全身反应，因此，进入母乳的量可能很低而不会对婴儿产生任何不利影响。然而，仍建议监测婴儿可能发生的不良反应；短暂停止哺乳 3~4 小时可以消除大多数风险。

$T_{1/2}$		M/P	
T_{max}	30~60 min	PB	
Oral		Vd	
MW		pKa	
RID			

成人注意事项： 眼干燥症、视力减退、畏光。罕见的不良反应为心肌梗死、室性心律失常、青光眼沉淀。

成人剂量： 1～2 滴。

儿童注意事项：

婴儿监测内容： 口干、烦躁不安、便秘。

替代药物：

参考文献：

[1] Pharmaceutical manufacturer prescribing information. 2008.

羟基喹啉(HYDROXYQUINOLINE)

商品名：

分　类： 抗菌药物，其他

LRC： L3 -没有数据-可能适用

羟基喹啉(也称为羟喹啉)在需要使用子宫托的患者中用作抗细菌和抗真菌药。其衍生物也广泛应用于许多行业，特别是杀虫药、尼龙和染料行业。目前还不知道这种物质是否存在于母乳中以及是否会对母乳喂养的婴儿造成不良影响。动物实验表明，小剂量摄取羟基喹啉可能对健康有害。这种药物在大鼠中的 LD_{50} 为 1 200 mg/kg，可以导致受试动物死亡[1]。它可以透皮吸收，可能导致头痛、恶心、紧张和失眠。当用于消毒子宫托时，这种药物不大可能会引起大量不良反应。

$T_{1/2}$		M/P	
T_{max}		PB	
Oral		Vd	
MW	145. 16	pKa	～8. 5
RID			

成人注意事项： 头痛、恶心、紧张、失眠、眼睛刺激、皮肤刺激。

成人剂量：

儿童注意事项：

婴儿监测内容：

替代药物：

参考文献：

[1] 8 - Hydroxyquinoline Material Safety Data Sheet. Santa Cruz Biotechnology, Inc. Santa Cruz, CA, 2008. Accessed July 26, 2011.

羟基脲(HYDROXYUREA)

商品名: Hydrea
分　类: 抗代谢药
LRC: L4-没有数据-有潜在危险

羟基脲是用于治疗黑色素瘤、白血病和其他肿瘤的抗肿瘤药物。它口服吸收良好,并被肝脏迅速代谢成尿素。有研究表明,每次 500 mg 剂量,每日 3 次,共服用 7 天,最后一次用药 2 小时后收集母乳样品[1]。母乳中羟基脲的平均浓度为 6.1 mg/L(范围为 3.8~8.4 mg/L)。这是母体剂量的 4.3%,可能太低而无法对母乳喂养的婴儿造成影响。成人中大约 80%剂量的药物在 12 小时内经肾脏排泄。由于该产品具有潜在的毒性,服用羟基脲的母亲应在服药后至少 12~24 小时内暂停哺乳喂养。

$T_{1/2}$	3~4 h	M/P	
T_{max}	2 h	PB	
Oral	吸收完全	Vd	0.48~1.62 L/kg
MW	76	pKa	10.14
RID	4.3%		

成人注意事项: 头痛、头晕、发热、不适、脱发、黏膜炎、呕吐、便秘或腹泻、食欲不振、肝肾功能异常、白细胞减少、中性粒细胞减少、贫血。

成人剂量: 每次 80 mg/kg,每 3 天 1 次。

儿童注意事项: 目前没有经乳汁导致婴儿不良反应的报道。

婴儿监测内容: 服药后至少 12~24 小时内暂停哺乳喂养。

替代药物:

参考文献:

[1] Sylvester RK, Lobell M, Teresi ME, et al. Excretion of hydroxyurea into milk. Cancer, 1987, 60(9): 2177-2178.

羟甲唑啉(OXYMETAZOLINE)

商品名: 4-Way Long Lasting, Afrin, Duramist Plus, Nasacon, Neo-Synephrine 12 Hour, Sinarest Nasal, Vicks Sinex 12 Hour, Visine L. R.
分　类: 减充血药
LRC: L3-没有数据-可能适用

羟甲唑啉是一种减充血药。虽然没有足够关于哺乳期使用羟甲唑啉的良好对照研究;但由于本品通过局部用药,吸收有限,预计仅少量羟甲唑啉通过乳汁分泌到婴儿体内。哺乳期间,羟甲唑啉优于口服减充血药如伪麻黄碱[1]。羟甲唑啉仅供短期使用,不超过 3 天。

$T_{1/2}$	5~8 h	M/P	
T_{max}		PB	
Oral		Vd	
MW	260. 7	pKa	7. 67
RID			

成人注意事项: 打喷嚏、反跳性充血、刺激感、黏膜干燥、过敏。

成人剂量: 每次每侧鼻孔一喷,每日 2 次。

儿童注意事项:

婴儿监测内容: 失眠、紧张、兴奋。

替代药物:

参考文献:

[1] Anderson PO. Decongestants and milkproduction. J Hum Lact, 2000, 16: 294. Letter.

羟考酮(OXYCODONE)

商品名: Endone, Oxecta, Oxy IR, OxyContin, Oxyfast, Proladone, Supeudol
分　类: 镇痛药
LRC: L3 -有限数据-可能适用

与氢可酮相似,羟考酮也是一种相对温和的镇痛药,但作用仍比可待因强。本品可少量分泌进入乳汁。给予羟考酮每次 5~10 mg,每 4~7 h 1 次,母体血药浓度在 1~2 h 达到高峰,镇痛效果最多可持续 4 h[1]。乳汁内药物浓度为<5~226 ng/ml,母体血药浓度为 14~35 ng/ml,乳汁/血浆比值约为 3. 4。虽然未测量活性代谢产物,但估计纯母乳喂养的婴儿摄入羟考酮的剂量最多为母体剂量的 8%。尚无哺乳婴儿出现不良反应的报道。

在另一项研究中,50 名剖宫产妇女经直肠给予羟考酮 30 mg,随后按需最多每 2 h 口服 10 mg。第一天羟考酮用量为 30~90 mg,母体平均血药浓度为 18(0~42) ng/ml,乳汁平均药物浓度为 58 (7~130) ng/ml,乳汁/血浆比值为 3. 2;第二天用量为 0~90 mg,母体平均血药浓度为 12 (0~40) ng/ml,

乳汁平均药物浓度为49(0~168) ng/ml,乳汁/血浆比值为3.4。只在一名婴儿的血浆中检测到了羟考酮,浓度为6.6~7.4 ng/ml[2]。另外,在纳入的50名患者中,10%的患者在最后一次用药后37 h仍可在乳汁中测出羟考酮。以上数据提示羟考酮可在乳汁内富集。但作者认为,使用羟考酮剂量<90 mg/d,并且不超过3天,对母乳喂养的婴儿危害极小。该研究并未测量血浆及乳汁中的稳态药物浓度及峰浓度,故进入婴儿体内的实际水平可能更高。

在近期一项回顾性研究中,比较了分别以羟考酮、可待因或对乙酰氨基酚减轻产后疼痛的母亲,其哺乳婴儿抑郁症发生的概率[3]。母亲接受的剂量均在成人推荐剂量内。三组婴儿抑郁症发生率分别为羟考酮组20.1%,可待因组16.7%,对乙酰氨基酚组0.5%。在羟考酮组,婴儿出现抑郁症状的哺乳期母亲接受的药物剂量为0.4 mg/(kg·d)(70 kg个体28 mg/d);在可待因组,婴儿出现症状的哺乳期母亲接受的药物剂量为1.4 mg/(kg·d)(70 kg个体98 mg/d)。虽然婴儿出现抑郁症状的剂量范围似乎较宽,但用量越大,越易导致哺乳婴儿出现症状。这一结论同时适用于羟考酮组和可待因组。此外,与使用可待因相比,使用羟考酮的母亲更可能发生镇静的不良反应。

另有两个病例报道评估了哺乳期母亲使用羟考酮对婴儿的不良反应[4,5]。在第一个报道中,一位母亲发现其足月新生儿昏昏欲睡,难以唤醒,产后第四天不进食。急诊医师发现患儿有针尖样瞳孔、低体温、嗜睡,且仅对伤害性刺激有反应。这位母亲报告称,为了控制剖宫产术后疼痛,她在昨日夜间口服了10 mg羟考酮,当天早晨再口服了5 mg。给予患儿纳洛酮解救,其在两分钟内苏醒,并开始进食。观察24小时后,患儿出院,并告知其母亲停止使用羟考酮,且24小时后方能恢复哺乳。在第二个报道中,一名45天大的患儿因呼吸减慢及进食减少24小时,便秘8天在急诊就医。查体发现婴儿有针尖样瞳孔、呼吸困难,不规律浅慢呼吸及活动迟缓。这位母亲报告称,为了控制会阴切开术后疼痛,她口服了5 mg羟考酮,每4~6小时1次。患儿的尿液药物检测显示氢吗啡酮水平>2 000 ng/ml(阿片类代谢产物阳性检测下限为5 ng/ml)。患儿出现多次呼吸暂停,氧饱和度仅60%,并进行了气管插管。两天后,患儿从儿科ICU出院,无远期后遗症出现。

以上数据提示哺乳期使用羟考酮风险较大,可导致婴儿镇静,并且风险与剂量相关。既往未使用过阿片类药物的哺乳期母亲,建议使用剂量不超过40 mg/d。对妊娠期间规律使用阿片类药物的哺乳期母亲,较高的药物剂量或许也可接受。

$T_{1/2}$	2~4 h	M/P	3.4
T_{max}	1~2 h	PB	45%
Oral	60%~87%	Vd	2.6 L/kg
MW	351	pKa	8.5
RID	1.01%~8%		

成人注意事项：镇静、呼吸抑制、呼吸暂停、恶心、呕吐、便秘、尿潴留、乏力。

成人剂量：每次 5~10 mg，按需每 6 小时 1 次。

儿童注意事项：镇静、呼吸困难、喂养困难（因为摄入含羟考酮的乳汁），尤其是母体摄入剂量>30 mg/d[中位剂量=0.4 mg/(kg·d)][3-5]。

婴儿监测内容：镇静、呼吸减慢、面色苍白、喂养困难、便秘及适度体重增加。

替代药物：氢可酮、氢吗啡酮。

参考文献：

[1] Marx CM, Pucin F, Carlson JD, et al. Oxycodone excretion in human milk in the puerperium. Drug Intel Clin, 1986, 20: 474.

[2] Seaton S, Reeves M, McLean S. Oxycodone as a component of multimodal analgesia for lactating mothers after Caesarean section: Relationships between maternal plasma, breast milk and neonatal plasma levels. Aust NZ J Obstet Gyn, 2007, 47: 181-185.

[3] Lam J, Kelly L, Ciszkowski C, et al. Central nervous system depression of neonates breastfed by mothers receiving oxycodone for postpartum analgesia. J Pediatr, 2012, 160(1): 33-37. e2. Epub 2011 Aug 31.

[4] Timm NL. Maternal use of oxycodone resultingin opioid intoxication in her breastfed neonate. J Pediatr, 2013, 162: 421-422.

[5] Sulton-Villavasso C, Austin CA, Patra KP, et al. Index of suspicion. Case1. Infant who has respiratory distress. Pediatr Rev, 2012, 33: 279-284.

羟氯喹(HYDROXYCHLOROQUINE)

商品名：Plaquenil

分　类：抗疟药

LRC：L2-有限数据-可能适用

羟氯喹(HCQ)能有效治疗疟疾，也可用于免疫综合征如类风湿关节炎和系统性红斑狼疮(SLE)。已知长时间使用 HCQ 会导致严重的视网膜损伤甚至失明，这可能发生在母乳喂养的婴儿中（理论如此但可能性小）。使用该产品的患者应该经常眼科复诊。它有巨大的分布容积(Vd)，这表明母乳中含量将非常低。

在一项研究中，一位母亲每日接受 400 mg 的 HCQ 治疗，用药后 2.0、9.5 和 14 小时母乳中 HCQ 的浓度分别为 1.46 mg/L、1.09 mg/L 和 1.09 mg/L[1]。平均母乳浓度为 1.1 mg/L。母乳/血浆浓度比约为 5.5。以体重为标准，婴儿的剂量将占母体剂量的 2.9%。在另一项研究中，一名母亲每日服用两次，每次 200 mg 的药物，母乳浓度远低于前一项研究结果。在 48 小时内，她的乳汁中只检出了 3.2 μg 羟氯喹[2]。

两名服用羟氯喹的哺乳期母亲接受了检测以确定其分娩后一周的乳汁药物浓度。其药物浓度分别为 344 ng/ml 和 1 424 ng/ml，分别对应 0.06 mg/(kg·d) 和 0.2 mg/(kg·d) 的婴儿剂量[3]。羟氯喹主要代谢为氯喹，半衰期非常长。疟疾预防的儿科剂量为每周 5 mg/kg，远远大于通过母乳接受的剂量。由于分布容积巨大，母乳含量通常很低，因此这种药物被认为可能与母乳喂养不冲突。

$T_{1/2}$	>40 d	M/P	5.5
T_{max}	1~2 h	PB	63%
Oral	74%	Vd	8.3~11.6 L/kg
MW	336	pKa	8.3,9.7
RID	2.9%		

成人注意事项：头痛、共济失调、头晕、紧张、噩梦、癫痫发作、脱发、听觉和视力减退、包括耳聋和失明、呕吐、腹泻、厌食、肝酶变化、白细胞减少、再生障碍性贫血、血小板减少、肌肉疾病、皮肤反应。

成人剂量：每日 400 mg。

儿童注意事项：目前没有经乳汁导致婴儿不良反应的报道。

婴儿监测内容：易怒、失眠、呕吐、腹泻、体重增加。长时间暴露应监测视力。

替代药物：

参考文献：

[1] Nation RL, Hackett LP, Dusci LJ, et al. Excretion of hydroxychloroquine in human milk. Br J Clin Pharmacol, 1984, 17(3): 368-369.

[2] Ostensen M, Brown ND, Chiang PK, et al. Hydroxychloroquine in human breast milk. Eur J Clin Pharmacol, 1985, 28(3): 357.

[3] Costedoat-Chalumeau N, Amoura Z, Aymard G, et al. Evidence of transplacental passage of hydroxychloroquine in humans. Arthritis Rheum, 2002, 46(4): 1123-1124.

羟吗啡酮(OXYMORPHONE)

商品名： Numorphane, Opana
分　类： 镇痛药
LRC： L3 -没有数据-可能适用

羟吗啡酮是一种强效阿片类镇痛药，用于治疗中度至重度疼痛[1]。与吗啡相比，其镇痛作用强8~10倍，并且引起更多恶心和呕吐，更少便秘。与吗啡作用不同的是，羟吗啡酮较少引起欣快感、镇静、瘙痒和其他组胺效应，且无镇咳作用。本品口服吸收较差。尚无乳汁中药物浓度的报道。但是，长期使用阿片类镇痛药时需十分谨慎。

$T_{1/2}$	7.8 h(PO)	M/P	
T_{max}	1.9 h	PB	12%
Oral	10%	Vd	
MW	337	pKa	8.17,9.54
RID			

成人注意事项： 镇静、呼吸抑制/呼吸暂停、恶心、呕吐、便秘、尿潴留、虚弱。

成人剂量： 10~20 mg，每4~6小时1次。

儿童注意事项： 目前没有经乳汁导致婴儿不良反应的报道。

婴儿监测内容： 镇静、呼吸频率减慢/呼吸暂停、面色苍白、便秘、难醒喂养/喂养困难。

替代药物： 氢吗啡酮、氢可酮、吗啡。

参考文献：

[1] Pharmaceutical manufacturer prescribing information. 2010.

羟嗪(HYDROXYZINE)

商品名： Atarax, Vistaril
分　类： 抗组胺药
LRC： L2 -有限数据-可能适用

羟嗪是一种抗组胺药，其结构类似于赛克力嗪和美克洛嗪。它产生显著的中枢神经抑制和抗胆碱不良反应(例如口干)[1]。羟嗪大部分被代谢为西替利嗪。没有关于其分泌到母乳中的数据，但由于其主要被代谢为西替利嗪，其药理作用也应该类似于西替利嗪。母乳喂养期间，西替利嗪是首选的抗组胺药之一,因为它没有镇静作用。

$T_{1/2}$	3~7 h	M/P	
T_{max}	2 h	PB	
Oral	吸收完全	Vd	13~31 L/kg
MW	375	pKa	2.1,7.1
RID			

成人注意事项: 镇静、低血压、口干、便秘、尿潴留。

成人剂量: 每次 50~100 mg,每日 4 次。

儿童注意事项: 目前没有经乳汁导致婴儿不良反应的报道。

婴儿监测内容: 镇静、口干、便秘、尿潴留。

替代药物: 西替利嗪,氯雷他定。

参考文献:

[1] Paton DM, Webster DR. Clinical pharmacokinetics of H1 - receptor antagonists (the antihistamines). Clin Pharmacokinet, 1985, 10(6): 477-497.

青霉胺(PENICILLAMINE)

商品名: Cuprimine, D-Penamine, Depen, Distamine, Pendramine
分 类: 重金属螯合剂
LRC: L4 -没有数据-有潜在危险

青霉胺是一种金属螯合物,能有效螯合铜、铁、汞、铅以及其他金属元素[1,2];也可抑制免疫反应,用于治疗类风湿关节炎和其他免疫综合征。本品在哺乳期的安全性尚不明确,但药代动力学显示青霉胺会明显转运至乳汁中。青霉胺是一种强效药,需要主治医师的密切随访。如果必须服药,建议停止哺乳。

$T_{1/2}$	1.7~7 h	M/P	
T_{max}	1~3 h	PB	80%
Oral	40%~70%	Vd	
MW	149	pKa	
RID			

成人注意事项: 厌食、恶心、呕吐、腹泻、味觉减退、肝酶升高、肾脏损伤。

成人剂量: 250~500 mg,每日 4 次。

儿童注意事项：尚无报道，建议谨慎使用。

婴儿监测内容：进食减少、呕吐、腹泻。

替代药物：

参考文献：

[1] Ostensen M, Husby G. Antirheumatic drug treatment during pregnancy and lactation. Scand J Rheumatol, 1985, 14(1): 1-7.

[2] Pharmaceutical manufacturer prescribing information. 2012.

青霉素 G(PENICILLIN G)

商品名：Ayercillin, Bicillin L-A, Crystapen, Megacillin, Pfizerpen

分　类：抗菌药物，青霉素类

LRC：L1-数据充分-适用

通常来说，青霉素在乳汁中的浓度很低，主要由抗菌药物的类别决定。肌内注射 100 000 U，M/P 比值在 0.03～0.13 波动[1,2]。乳汁中的药物浓度在 7～60 U/L 波动。一般认为青霉素适合在哺乳期使用。

$T_{1/2}$		M/P	0.03～0.13
T_{max}	1～2 h	PB	60%～80%
Oral	15%～30%	Vd	
MW	372	pKa	2.75
RID			

成人注意事项：恶心、呕吐、腹泻、胃肠道菌群失调、肾功能改变、皮疹、过敏反应。

成人剂量：静脉注射 250～500 万 U，每 4 小时 1 次。

儿童注意事项：目前没有经乳汁导致婴儿不良反应的报道。

婴儿监测内容：呕吐、腹泻、胃肠道菌群失调、皮疹。

替代药物：

参考文献：

[1] Matsuda S. Transfer of antibiotics into maternal milk. Biol Res Pregnancy Perinatol, 1984, 5(2): 57-60.

[2] Greene H, Burkhart B, Hobby G. Excretion of penicillin human milk following partiturition. Am J Obstet Gynecol, 1946, 51: 732.

氢化可的松(局部用)(HYDROCORTISONE TOPICAL)

商品名: Aquacort, Cortate, Cortef, Cortone, Dermacort, Dermaid, Egocort, Emo-Cort, Hycor, Westcort
分　类: 糖皮质激素
LRC: L2 -有限数据-可能适用

氢化可的松是典型的具有糖皮质激素和盐皮质激素活性皮质类固醇。当局部使用时,可以抑制炎症并加快愈合。局部使用时起效缓慢,可能需要几天的时间才能发挥疗效。局部吸收率取决于用药部位:经皮吸收率为前臂 1%,直肠 2%,头皮 4%,额头 7%,阴囊皮肤吸收率 36%[1]。转运到母乳中的量还没有被报道,但应该与大多数类固醇一样少。应用于乳头时,应在哺乳后少量使用;较大量的药物应在哺乳之前除去。通常应首选 0.5%~1%的软膏,而不是霜剂。

$T_{1/2}$	1~2 h	M/P	
T_{max}		PB	90%
Oral	96%	Vd	0.48 L/kg
MW	362	pKa	12.58
RID			

成人注意事项: 局部刺激:灼热、干燥、皮肤萎缩、皱纹。
成人剂量: 每日 4 次,局部使用。
儿童注意事项: 目前没有经乳汁导致婴儿不良反应的报道。
婴儿监测内容: 喂养、发育以及体重增加。
替代药物:
参考文献:

[1] Derendorf H, Mollmann H, Barth J, et al. Pharmacokinetics and oral bioavailability of hydrocortisone. J Clin Pharmacol, 1991, 31(5): 473-476.

氢化可的松灌肠剂(HYDROCORTISONE ENEMA)

商品名: Anucort, Colocort, Cortenema, Hycort Enema, Proctosol, Rectoid
分　类: 糖皮质激素
LRC: L3 -没有数据-可能适用

氢化可的松是典型的具有弱糖皮质激素和盐皮质激素活性的皮质类固醇[1]。还没有其转运到母乳中的相关报道,但应该与大多数类固醇一样少。

氢化可的松灌肠液从结肠吸收,它有局部和全身作用。虽然氢化可的松直肠用药的不良反应发生率较低,但延长使用时间可能会引起典型的类固醇全身反应。接受短期的氢化可的松直肠用药可能是安全的。转运到母乳中氢化可的松的量可能很少,尽管还没有相关数据。母乳喂养婴儿没有报道相关不良反应。

$T_{1/2}$	1~2 h	M/P	
T_{max}		PB	90%
Oral	96%	Vd	0.48 L/kg
MW	362	pKa	12.58
RID			

成人注意事项: 灼痛、直肠出血疼痛、头痛、情绪不稳、失眠、紧张、癫痫发作、高血压、心律失常、心力衰竭、水肿、呕吐、消化性溃疡、体重增加、肝功能异常、高血糖、电解质紊乱、白细胞增多、肌无力、骨质疏松症。

成人剂量: 100 mg (60 ml),每晚直肠用药。

儿童注意事项: 目前没有经乳汁导致婴儿不良反应的报道。

婴儿监测内容: 哺乳、发育以及体重增加。

替代药物:

参考文献:

[1] Pharmaceutical manufacturer prescribing information. 2010.

氢化可的松琥珀酸钠(HYDROCORTISONE SODIUM SUCCINATE)

商品名: A-hydrocort, Cortisol, Solu-cortef

分　类: 糖皮质激素

LRC: L3 -没有数据-可能适用

这是一种抗炎糖皮质激素,其活性成分为氢化可的松琥珀酸钠[1]。氢化可的松琥珀酸钠与天然糖皮质激素——氢化可的松有相同的代谢及抗炎活性。氢化可的松琥珀酸钠是高度水溶性的,允许直接静脉内使用小容积大剂量的氢化可的松,能快速达到高血药浓度。它用于过敏性疾病,如哮喘、皮炎、内分泌失调、血液系统疾病、风湿性疾病等。

皮质类固醇全身用药能被转运至母乳中,只有在大剂量服用多天后才能抑制婴儿的生长并干扰其内源性糖皮质激素的产生。小剂量用药的情况下,绝大多数类固醇对于哺乳期母亲都不是禁忌。如果可能,用药后至少 4 小时后再哺乳婴儿以减少药物暴露。高剂量(> 200 mg/d),特别是长时间用药,氢化可的松可能会对婴儿的生长发育产生影响。大剂量类固醇的短期使用可能不是禁忌,因为总的暴露较低。接受长时间高剂量的治疗,应密切监测婴儿。

$T_{1/2}$	8~12 h	M/P	
T_{max}	1~2 h	PB	>90%
Oral	96%	Vd	34 L/kg
MW	484. 52	pKa	12. 58
RID			

成人注意事项: 头痛、情绪不稳、失眠、紧张、癫痫发作、高血压、心律失常、心力衰竭、水肿、呕吐、体重增加、肝功能异常、高血糖症、电解质紊乱、白细胞增多、肌无力、骨质疏松。

成人剂量: 每日 20~50 mg 口服;每日 100~500 mg 静脉注射。

儿童注意事项: 目前没有经乳汁导致婴儿不良反应的报道。

婴儿监测内容: 呕吐、腹泻、哺乳、发育以及体重增加。

替代药物:

参考文献:

[1] Pharmaceutical manufacturer Package Insert. 2010.

氢可酮(HYDROCODONE)

商品名: Hysingla ER, Zohydro ER
分　类: 镇痛药
LRC: L3 -没有数据-可能适用

氢可酮是与可待因结构相似的麻醉镇痛药和镇咳药,但有效性强于可待因。其活性代谢产物是氢吗啡酮。它能有效缓解产后及术后疼痛。它也被发现能有效减轻乳腺炎相关的疼痛[1]。

氢可酮在全世界哺乳期母亲中被广泛使用。在一项研究中,两名母乳喂养的妇女在哺乳期不同时期服用氢可酮,其中一位患者在 86. 5 小时内服用了 63 525 μg (998. 8 μg/kg)的氢可酮。[2] 另一位患者在 36 小时内服用了 9 075 μg (123. 5 μg/kg)。在患者一中,母乳中药物浓度 AUC 为 4 946. 1 μg/(L · h),平均浓度为 57. 2 μg/L。作者估算相对婴儿剂量为 3. 1%。在患者二中,母乳中药物浓度 AUC 为 735. 6 μg/(L · h),平均浓度为 20. 4 μg/L。作者估算相对婴儿剂量为3.7%。此研究表明,新生儿或早产儿的母亲在哺乳期服用高剂量氢可酮的安全性令人担忧。

在最近的另一项研究中检测了从30名女性中获得的125份母乳中的氢可酮和氢吗啡酮浓度,这些患者接受了0.14~0.21 mg/(kg·d)(10~15 mg/d)的氢可酮用于缓解产后疼痛[3]。研究发现纯母乳喂养的婴儿平均摄取到母体氢可酮剂量的2.4%(范围:0.2%~9%)。当考虑氢吗啡酮和氢吗啡酮的总阿片类药物暴露量时,婴儿的总镇静药用量为常规用于较大婴儿的治疗剂量的0.7%。这个剂量可以安心使用,并且表明当服用临床标准剂量时,总的阿片类药物暴露量对于婴儿是最低限度的,并且可能没有临床意义。然而,当计算这些女性母乳样品中氢吗啡酮与氢可酮比例时,发现其中两名女性的母乳样品中氢吗啡酮与氢可酮的比例分别高达2.8和3.1。这两名妇女可能是快速代谢者。尽管这两名妇女的阿片类药物暴露量总体上仍低于常规儿科治疗剂量,但是这一发现引起了对高剂量使用氢可酮可能对婴儿可能产生不利影响的担忧,特别是那些快速代谢的妇女。总之,这项研究表明,当服用标准产后剂量时,氢可酮在哺乳新生儿的母亲中似乎是安全的。然而,作者建议不要长时间大剂量使用,因为可能对新生儿产生镇静和呼吸抑制的影响。

氢可酮用于产后疼痛的推荐剂量应限制在不超过30 mg/d。如果需要使用更高剂量,那么应该密切监测婴儿可能的不良反应,如镇静和呼吸暂停。应避免使用超过40 mg/d[3]。

$T_{1/2}$	3.8 h	M/P	
T_{max}	1.3 h	PB	19%~45%
Oral	100%	Vd	3.3~4.7 L/kg
MW	299	pKa	8.9
RID	2.21%~3.7%		

成人注意事项: 镇静、眩晕、呼吸抑制/呼吸暂停、心动过缓、恶心、便秘。

成人剂量: 每次5~10 mg,6小时1次,按需用药。

儿童注意事项: 一位母亲每4小时服用20 mg氢可酮+1 300 mg对乙酰氨基酚,其婴儿被观察到镇静作用[2],可能导致新生儿镇静和呼吸暂停,特别是剂量超过30 mg/d。

婴儿监测内容: 镇静、呼吸减慢、苍白、便秘和适当的体重增加。

替代药物: 氢吗啡酮。

参考文献:

[1] Bodley V, Powers D. Long-term treatment of a breastfeeding mother with

fluconazole-resolved nipple pain caused by yeast: a case study. J Hum Lact, 1997, Dec; 13(4): 307 - 311.

[2] Anderson PO. Hydrocodone Excretion into Breast Milk: The First Two Reported Cases. Breastfeeding Medicine, 2007, 2(1): 10 - 14.

[3] Sauberan JB, Anderson PO, Lane JR, et al. Breast milk hydrocodone and hydromorphone levels in mothers using hydrocodone forpostpartum pain. Obstet Gynecol, 2011, 117(3): 611 - 617.

氢醌(HYDROQUINONE)

商品名:
分　类: 皮肤科用药
LRC: L3 -没有数据-可能适用

氢醌被用于雀斑、黑斑病、老年性斑疹和非活动性黄褐斑等疾病造成的皮肤脱色[1]。氢醌能被动物的肠道迅速、广泛地吸收。经皮肤吸收较缓慢,但以乙醇为载体时吸收可能较快。据报道,经皮吸收率约为35%,在外用剂型中相对较高。氢醌分布迅速、广泛,可代谢成对苯醌等物质。氢醌及其代谢物的排泄很快,主要通过尿液排泄。没有数据表明其能被转运到母乳中。虽然它是强极性和高水溶性的,但它也具有相当高的pKa(9.96),这可能导致部分药物进入母乳。虽然它似乎没有毒性,但是对于哺乳期的母亲来说,可能在停止母乳喂养之前不适合长期使用这类药物来治疗良性皮肤病。

$T_{1/2}$		M/P	
T_{max}		PB	
Oral		Vd	
MW	110	pKa	9.96
RID			

成人注意事项: 轻微的皮肤刺激和鼻窦、眼眶下皮肤的敏感,干燥和皲裂。已有报道口服照相显像剂造成中毒和死亡的病例。皮肤使用低于3%的对苯二酚的对男性志愿者产生的不良反应可以忽略不计。然而,有案例报告表明使用含有2%氢醌的皮肤增白霜能引起白癜风及黄褐斑。

成人剂量: 2%~4%的溶液每日使用2次。限制使用部位。

儿童注意事项: 没有哺乳期母亲使用的相关报道。

婴儿监测内容: 虽然没有很大风险,但可能不适用于哺乳期母亲。

替代药物: 壬二酸。

参考文献：

[1] Pharmaceutical manufacturer Package Insert. 2003.

氢氯噻嗪(HYDROCHLOROTHIAZIDE)

商品名：Direma，Diuchlor H，Esidrex，Esidrix，Hydrodiuril，Modizide，Oretic，Tekturna HCT

分　类：利尿药

LRC：L2 -有限数据-可能适用

氢氯噻嗪(HCTZ)是一种典型的噻嗪类利尿药[1]。在一例已发表的病例报道中，一名女性每日早上服用50毫克氢氯噻嗪。在产后第28天，在24小时内对母亲及婴儿血液进行多次取样。母亲的血液和乳汁样品在7小时后达到血药浓度峰值，分别为约425 μg/L和120 μg/L。母乳中的平均浓度约为80 μg/L，这相当于婴儿剂量为0.05 mg/d，相对婴儿剂量为1.6%。婴儿血液样本中的浓度不能检出(低于20 ng/ml)，生化指标正常(电解质，血糖，尿素氮)，没有报道不良反应。

一些作者认为，HCTZ可以在哺乳期婴儿中引起血小板减少，尽管还未被证实。偶尔能监测到噻嗪类利尿剂可能通过减少母体血容量来减少泌乳量。

$T_{1/2}$	5.6~14.8 h	M/P	0.25
T_{max}	2 h	PB	58%
Oral	72%	Vd	3 L/kg
MW	297	pKa	7.9,9.2
RID	16.8%		

成人注意事项：头痛、头晕、低血压、高血糖、低钾血症肾病和皮疹。

成人剂量：每日25~100 mg。

儿童注意事项：目前没有经乳汁导致婴儿不良反应的报道。

婴儿监测内容：观察到体液流失、脱水、嗜睡、体重增加；应监测母亲泌乳。

替代药物：拉贝洛尔，硝苯地平。

参考文献：

[1] Miller ME, Cohn RD, Burghart PH. Hydrochlorothiazide disposition in a mother and her breast-fed infant. J Pediatr, 1982, 101(5): 789-791.

氢吗啡酮(HYDROMORPHONE)

商品名: Dilaudid, Exalgo, Hydromorph Contin, Palladone
分　类: 镇痛药
LRC: L3 -没有数据-可能适用

氢吗啡酮是一种有效的半合成麻醉镇痛药,用于缓解中度至重度疼痛[1]。它比吗啡强效约 7~10 倍,但使用剂量相对较小。在 8 名接受了 2 mg 氢吗啡酮鼻内用药的妇女中,母乳中药物浓度在 1~1.5 小时约为 6 μg/L,24 小时约至 0.2 μg/L(从图表中估算)[2]。观察到的母乳/血浆浓度比平均为 2.56,母乳中氢吗啡酮的半衰期为 10.5 小时。本研究中的婴儿在 24 小时研究期间没有接受哺乳。

该研究的作者估算相对婴儿剂量为 0.67%,根据上述计算,如果女性每 6 小时给予 4 mg 氢吗啡酮,她的婴儿摄入量约为 0.002 mg/(kg · d)或 2.2 μg[2]。这显著低于用于婴儿和儿童镇痛的临床推荐口服剂量(0.03~0.06 mg/kg,每 4 小时用药 1 次,按需用药)。

$T_{1/2}$	2~3 h(静脉注射或速释剂型);11 h(缓释剂型)	M/P	2.56
T_{max}	<1 h(速释剂型)	PB	8%~19%
Oral	60%	Vd	4 L/kg
MW	321.8	pKa	10.11
RID	0.67%		

成人注意事项: 镇静、呼吸抑制/呼吸暂停、低血压、恶心、呕吐、便秘、尿潴留、虚弱。

成人剂量: 2~4 mg 口服,每 4~6 小时用药 1 次,按需用药;或 0.2~1 mg 静脉注射,2~3 小时用药 1 次,按需用药。

儿童注意事项: 目前没有经乳汁导致婴儿不良反应的报道。

婴儿监测内容: 镇静、呼吸减慢、苍白、便秘和适当的体重增加。

替代药物: 氢可酮,羟考酮。

参考文献:

[1] Pharmaceutical manufacturer prescribing information. 2007.

[2] Edwards JE, Rudy AC, Wermeling DP, et al. Hydromorphone transfer into breast milk after intranasal administration. Pharmacotherapy, 2003, 23(2): 153-158.

氢氧化镁(MAGNESIUM HYDROXIDE)

商品名： Magnolax
分　类： 轻泻药
LRC： L1 -有限数据-适用

氢氧化镁主要用作抗酸药和轻泻药。氢氧化镁从母体胃肠道吸收较差。口服摄入的镁剂仅 15%~30%被吸收。镁迅速沉积于骨骼中(>50%)，并显著分布于各组织部位。一项比较番泻叶、矿物油或氢氧化镁缓泻效果的报道，有 50 名产后女性给予了番泻叶，另外 50 名给予了矿物油或氢氧化镁。在产后的第一天给予一定剂量，在随后的几天给予多余的剂量。在任何一个母乳喂养的婴儿中都未观察到肠道习惯的改变或排便的异常，表明婴儿暴露于乳汁中的氢氧化镁并无明显的临床意义[1]。

$T_{1/2}$		M/P	
T_{max}		PB	33%
Oral	15%~30%	Vd	
MW	58	pKa	
RID			

成人注意事项： 低血压、恶心、腹泻。
成人剂量： 5~30 ml，必要时。
儿童注意事项： 尚无报道。
婴儿监测内容：
替代药物：
参考文献：

[1] Baldwin WF. Clinical study of senna administration to nursing mothers. Can Med Assoc J, 1963, 89: 566 - 568.

庆大霉素(GENTAMICIN)

商品名： Alocomicin, Cidomycin, Garamycin, Garatec, Palacos, Septopal
分　类： 抗菌药物，氨基糖苷类
LRC： L2 -有限数据-可能适用

庆大霉素是一种窄谱抗菌药物，一般用于治疗革兰阴性菌感染。除早产儿可少量吸收外，庆大霉素一般不被口服吸收(1%)[1]。在一项研究中，10 名妇女产后每次肌内注射 80 mg，每日 3 次，连用 5 日，第 4 天检测乳汁中的药物含量[2]。在第 1,3,5 和 7 小时乳汁中庆大霉素的含量分别为 0.42 mg/L, 0.48 mg/L,0.49 mg/L 和 0.41 mg/L。在 1 小时的乳汁/血浆比为 0.11,7 小时的乳汁/血浆比为 0.44。庆大霉素在新生儿血浆中的含量很小,10 名新生儿中只有 5 名的血浆中发现本品,平均浓度为 0.41 mg/L。作者估计,一名 3.6 kg 的新生儿,每日通过乳汁吸收 307 μg(正常新生儿剂量为每 12 小时 2.5 mg/kg),这些药物量在大多数婴儿体内无临床意义。

有个病例报道称,母亲使用抗菌药物治疗的第 5 天,婴儿出现了“两次严重便血”(停用抗菌药物数小时后婴儿才出现症状)[3]。这名母亲静脉注射克林霉素 600 mg q6h 和庆大霉素 80 mg q8h 治疗子宫内膜炎。但是,应注意的是,婴儿暴露在氨苄西林和庆大霉素中 48 小时,可排除新生儿脓毒血症,同时母亲也接受了自己的治疗。婴儿暂时停止母乳喂养 12 小时,可缓解症状(随访 8 个月)。

$T_{1/2}$	2~3 h	M/P	0.11~0.44
T_{max}	30~90 min(IM)	PB	<10%~30%
Oral	<1%	Vd	0.28 L/kg
MW	477	pKa	8.2
RID	2.1%		

成人注意事项:头痛、恶心、腹泻、耳毒性、肝肾功能异常、血液学改变。

成人剂量:每 8 小时 1.5~2.5 mg/kg。

儿童注意事项:尚无报道。

婴儿监测内容:呕吐、腹泻、胃肠道菌群失调和皮疹。

替代药物:

参考文献:

[1] Nelson JD, McCracken GH, Jr. The current status of gentamicin for tne neonate and young infant. Am J Dis Child, 1972, 124(1): 13-14.

[2] Celiloglu M, Celiker S, Guven H, et al. Gentamicin excretion and uptake from breast milk by nursing infants. Obstet Gynecol, 1994, 84(2): 263-265.

[3] Mann CF. Clindamycin and breast-feeding. Pediatrics, 1980, 66(6): 1030-1031.

秋水仙碱(COLCHICINE)

商品名: Colchicine, Colcrys, Colgout

分　类:抗痛风药

LRC:L3-有限数据-可能适用

秋水仙碱是一种老药,主要用于减轻因炎症性痛风而导致的疼痛。尽管本品可以减轻疼痛,但其并非镇痛药,而是通过抑制白细胞及其他细胞向局部聚集而减轻与尿酸盐结晶有关的炎症反应。本品毒性很大,可能出现恶病质、肝肿大和骨髓抑制等不良反应。尽管血浆半衰期仅 20 分钟,但能沉积在血液白细胞及其他组织中,消除半衰期长达 60 小时以上。

目前尚无本品乳汁转运的一致性数据。在已公开发表的一项研究中,作者本人对本品在乳汁中的转运率提出疑问,因此相关数据也被认为是可疑的。不过,1 名哺乳期母亲服用本品 0. 6 mg,每日 2 次,产后 16~19 天时乳汁中药物浓度为 1. 2~2. 5 μg/L[1]。

在另一项研究中,1 名哺乳期母亲每日口服本品 1 mg,用药后 8 小时其平均乳汁药物浓度为 30 μg/L,最大相对婴儿剂量为母亲经体重矫正剂量的 31%[2]。作者建议哺乳期母亲应在用药后 8 小时再哺乳或将乳汁泵出。

第三个研究中,4 名女性在怀孕和哺乳期每日服用 1 mg 秋水仙碱,她们的乳汁中秋水仙碱浓度不同[3]。产妇血浆和乳汁中秋水仙碱浓度在 3 小时内达到峰值,大多数是在接近 1 小时即达峰值。母乳中药物浓度峰值为 1. 98~8. 6 μg/L,血浆中药物浓度峰值为 3. 6~6. 46 μg/L,服药后 6 小时乳汁药物浓度为 0. 87~2. 57 μg/L,而血浆中药物浓度为 1. 27~3. 3 μg/L。该研究中,婴儿年龄为 4~58 天。在随后 10 个月的随访中,未发现相关不良反应。此外,作者报告了另外 6 名哺乳期母亲的相关数据,这 6 名女性哺乳时间至少 3 个月,她们的婴儿在至少 2 年的随访期间没有出现不良反应。

目前还有一项纵向研究,纳入了 37 对哺乳期间服用秋水仙碱的母亲-婴儿(其中一组为双胞胎),结果发现与该药相关的不良反应发生率并未增加[4]。这些产妇平均每日服用 2. 4 mg 的秋水仙碱,平均哺乳 9. 1 个月。母乳中秋水仙碱的暴露没有对新生儿造成危害(例如消化系统症状)。1~3 年后的随访中,这些婴儿与没有药物暴露的对照组婴儿比较,生长发育和神经系统表现无明显差异。

哺乳期母亲不建议使用秋水仙碱,建议首选其他更适于母乳喂养期间治疗痛风症状的镇痛药和抗炎药。如果必须需要本品,应密切监测婴儿,因为相对婴儿剂量为 2. 1%~31%。

$T_{1/2}$	27~31 h	M/P	
T_{max}	1~2 h	PB	34%~44%
Oral	45%	Vd	5~8 L/kg
MW	399	pKa	15. 06
RID	2. 1%~31. 47%		

成人注意事项： 疲劳、头痛、恶心、呕吐、腹泻、腹痛、骨髓抑制、肌病。

成人剂量： 每次 0.5~0.6 mg，每周 1~4 次。

儿童注意事项： 50 例母乳喂养的婴儿中未报道任何不良反应。

婴儿监测内容： 呕吐、腹泻。

替代药物： 吲哚美辛。

参考文献：

[1] Milunsky JM. Breast-feeding during colchicine therapy for familial Mediterranean fever. J Pediatr，1991，119：164.

[2] Guillonneau M，Aigrain EJ，Galliot M，et al. Colchicine is excreted at high concentrations in human breast milk. Eur J Obstet Gynaecol Reprod Biol，1995，61：177－178.

[3] Ben-Chetrit E，Scherrmann J-M，Levy M. Colchicine in breast milk of patients with familial mediterranean fever. Arthritis & Rheumatism，1996，39(7)：1213－1217.

[4] Herscovici T，Merlob P，Stahl B，et al. Colchicine use during breastfeed-ing. Breastfeeding Medicine，2015，10(2)：DOI：10.1089/bfm.2014.0086.

巯嘌呤（MERCAPTOPURINE）

商品名： 6－MP，Puri-Nethol，Purinethol

分　类： 抗代谢药

LRC： L3－有限数据－可能适用

咪唑巯嘌呤在体内代谢转变为 6－巯嘌呤，因此二者本质相同。6－巯嘌呤(6－MP)为一种抗癌药物及免疫抑制剂，在细胞内作为嘌呤抑制剂，最终抑制 DNA 和 RNA 的合成[1]。本品具有免疫抑制作用，常用于克罗恩病和溃疡性结肠炎的治疗。关于哺乳期间使用咪唑巯嘌呤和 6－巯嘌呤已有大量研究报道。

一项研究中，两位母亲服用 75 mg 咪唑巯嘌呤，于服药后 2 小时检测乳汁中的药物峰浓度，其中一位母亲的乳汁中 6－MP 的浓度为 3.5~4.5 μg/L，另一位为 18 μg/L[2]。作者认为这样低的药物浓度不会对婴儿产生临床效应。根据以上 6－MP 的数据计算，婴儿吸收的剂量仅为母亲按体重校正后剂量的 0.1%，这个剂量很可能过低，因而不会引起婴儿的不良反应。而接受治疗的母亲血浆中药物浓度维持在 50 ng/ml 或者更高。一位婴儿在母亲治疗过程中继续接受母乳喂养，结果未显示出免疫抑制效果。在另外一个研究中，两位婴儿的母亲每日使用了 75~100 mg 咪唑巯嘌呤，但在乳汁中未检测到 6－MP。这两位婴儿的血细胞计数均正常，未见感染增加，且呈现出高于平均水平的生长速度[3]。

在一项研究中,4 位母亲在孕期及产后哺乳期间接受 1.2~2.1 mg/(kg·d)咪唑巯嘌呤治疗。母亲们血液中的 6-TGN 和 6-MMPN(咪唑巯嘌呤的代谢产物)的浓度分别为 234~291 和 284~1 178 pmol/1×10^9 红细胞。但 6-TGN 和 6-MMPN 均未在婴儿体内检出。作者认为,TPMT 酶(为 6-TGN 的代谢酶)活性正常的母亲哺乳期间使用咪唑巯嘌呤对婴儿是安全的[4]。在另外 4 项研究中,母亲们服用 50~100 mg/(kg·d)咪唑巯嘌呤进行治疗。这些研究均未报道用药过程中婴儿发生不良反应,且其中两位母亲的乳汁中未检测出药物[5]。10 位母亲维持使用咪唑巯嘌呤 75~150 mg/d,分别取第 3~4 天、第 7~10 天及第 28 天服药后 3~18 小时的乳汁进行检测。其中,只有一位母亲的乳汁中检测出 6-MP,其第 28 天服药后 3 小时和 6 小时的药物浓度分别为 1.2 ng/ml 和 7.6 ng/ml。然而,6-MP 和 6-TGN 均未在婴儿的血液中检测出来。这些研究中均未观察到婴儿发生免疫抑制迹象,甚至其中的 3 个早产儿也未见发生免疫抑制效应。作者认为,哺乳期母亲不应因接受咪唑巯嘌呤治疗而中止哺乳[6]。另有一项研究中,3 位母亲服用 100~175 mg 咪唑巯嘌呤进行治疗,3 位婴儿的血细胞计数均正常,其中 1 位婴儿第 3 天的血中检测出低浓度的 6-TGN。在该婴儿 3 个月时,药物浓度已下降到检测限以下[7]。在一项包含 8 位哺乳期母亲的研究中,母亲们每日服用 75~200 mg 咪唑巯嘌呤,乳汁中药物浓度为 2~50 μg/L[8]。服药后 6 小时可检测到药物浓度下降为峰浓度的 10%。作者计算出婴儿接受的剂量小于 0.008 mg/(kg·d)。他们认为,服用咪唑巯嘌呤的母亲在治疗期间进行哺乳似乎是安全的,值得推荐。一位患有克罗恩病的 31 岁母亲接受了咪唑巯嘌呤 100 mg/d 的治疗,在治疗第 8 天及 3 个月后,其婴儿外周血中未检测到 6-MP 和 6-TGN[9]。6 个月后该婴儿仍未见任何异常。在一项近期的长期随访(平均 3.3 年)研究中,11 位婴儿在哺乳期间曾暴露于咪唑巯嘌呤,结果显示咪唑巯嘌呤治疗组与未接受该药治疗组的婴儿感染概率没有统计学差异。因此作者认为接受咪唑巯嘌呤治疗时进行哺乳不会增加婴儿的感染风险[10]。

总而言之,6-巯嘌呤转运至乳汁中的剂量非常低。然而,本药用于哺乳期母亲时仍可能存在较强的免疫抑制作用及其他风险。用药时应密切监测婴儿的免疫抑制、白细胞减少、血小板减少、肝毒性、胰腺炎及其他 6-巯嘌呤可能引起的症状。婴儿出现这些风险的概率可能较低。最近的长期随访研究显示,接受咪唑巯嘌呤治疗组与未接受该药治疗组的婴儿感染概率没有统计学差异。

$T_{1/2}$	21~90 min	M/P	
T_{max}	2 h	PB	19%
Oral	50%	Vd	0.9 L/kg
MW	170	pKa	7.6
RID			

成人注意事项：骨髓移植、肝毒性、恶心、呕吐、腹泻。

成人剂量：1.5~2.5 mg/(kg·d)。

儿童注意事项：未见 6-MP 的报道，但有咪唑巯嘌呤的相关研究报道。

婴儿监测内容：若发现免疫抑制或贫血的迹象，应检测 CBC；若发现肝功能异常的迹象（皮肤或巩膜黄染），应检测肝酶和胆红素。

替代药物：英夫利西单抗。

参考文献：

[1] Pharmaceutical manufacturer prescribing information. 1995.

[2] Coulam CB, Moyer TP, Jiang NS, et al. Breast-feeding after renal transplantation. Transplant Proc, 1982, 14(3): 605-609.

[3] Grekas DM, Vasiliou SS, Lazarides AN. Immunosuppressive therapy and breast-feeding after renal transplantation. Nephron, 1984, 37(1): 68.

[4] Gardiner SJ, Gearry RB, Roberts RL, et al. Exposure to thiopurine drugs through breast milk is low based on metabolite concentrations in mother-infant pairs. Br J Clin Pharmacol, 2006, 62(4): 453-456.

[5] Moretti ME, Verjee Z, Ito S, et al. Breast-Feeding During Maternal Use of Azathioprine. Ann Pharmacother, 2006, 40: 2269-2272.

[6] Sau A, Clarke S, Bass J, et al. Azathioprine and breastfeeding-is it safe? BJOG, 2007, 114: 498-501.

[7] Bernard N, Garayt C, Chol F, et al. Prospective clinical and biological follow-up of three breastfed babies from azathioprine-treated mothers. Fundam clin Pharmacol, 2007, 21 (suppl. 1): 62-63. Abstract.

[8] Christensen LA, Dahlerup JF, Nielsen MJ, et al. Azathioprine treatment during lactation. Aliment Pharmacol Ther, 2008, 28(10): 1209-1213. Epub 2008 Aug 30.

[9] Zelinkova Z, De Boer IP, Van Dijke MJ, et al. Azathioprine treat-ment during lactation. Aliment Pharmacol Ther, 2009, 30(1): 90-91.

[10] Angelberger S, Reinisch W, Messerschmidt A, et al. Long-term follow-up of babies exposed to azathioprine in utero and via breastfeeding. J Crohns Colitis, 2011, 5(2): 95-100. Epub 2010 Dec 9.

屈大麻酚(DRONABINOL)

商品名: Marinol, Elevat
分　类: 镇吐药
LRC: L4 -没有数据-有潜在危险

屈大麻酚(delta－9－THC)是一种大麻素,用于治疗化疗引起的恶心和呕吐(对其他疗法有抗药性),以及控制艾滋病患者的体重减轻和食欲不振[1]。屈大麻酚在结构上与植物大麻(大麻)中天然存在的活性成分类似。

其口服生物利用度为10%～20%,且具有高达97%的蛋白结合率。其脂溶性高,分布容积高,半衰期长;因此,广泛分布在人体中,药物及其代谢产物可能在较长时间内以低浓度排泄[1]。在单次剂量用药后至少5周,均能在尿液和粪便中发现其代谢产物(如11－OH-THC)。

目前还没有关于屈大麻酚转运至人乳中的充分数据[1]。但是,已有关于吸食大麻后delta－9－THC转运至母乳中的数据。在一项报道吸食大麻7个月每日1次的母亲中,在她的乳汁中定量THC的浓度高达105 μg/L[2]。她的婴儿尿样呈阴性,儿科医师报告其发育正常。另一位母亲每日服用该药物7次,共8个月,在她的第一份乳汁样品中发现THC浓度为340 μg/L,11－OH-THC(活性代谢产物)浓度为4.2 μg/L。在她的第二份乳汁样品中,THC浓度为60.3 μg/L,11－OH-THC浓度为1.1 μg/L,9－羧基－THC(无活性的代谢产物)浓度为1.6 μg/L。在这个病例中该母亲乳汁中THC的浓度比血浆中高8倍。她的婴儿尿样呈阴性但粪检呈阳性,其中THC为347 ng,11－OH-THC为67 ng,9－羧基－THC为611 ng。儿科医师也报告该婴儿发育正常。

2011年的一项研究证实了一种可以量化人乳中违禁物质的方法,乳汁样本来自一位哺乳期使用大麻的妇女。她的乳汁样品中含有86 μg/L的THC和5 μg/L的11－OH-THC[3]。该论文中未提供有关母亲使用情况、母乳采样时间或对婴儿影响的细节。此外,许多动物研究也报道了THC转运至乳汁中[4,5]。

目前尚缺乏哺乳期母亲使用大麻对于婴儿短期和长期影响的安全性数据。此外,大多数数据受到样本量小,研究设计的不足,剂量缺乏特异性,子宫内暴露以及母体合并使用其他药物的限制。

在一项比较了27位妇女在母乳喂养期间常规吸食大麻和35位非大麻吸食妇女的研究中,他们孩子的成长,精神和运动发育均没有差异[6]。1990年,一项前瞻性研究评估了通过乳汁暴露于大麻对婴儿的运动能力和精神的影响[7]。本研究采用前一项研究的参与者,评估了哺乳期的饮食、饮酒和吸烟及其对婴儿生长发育的影响。在这些参与者中,有 68 位妇女在哺乳期使用过大麻(大部分在第 1 个月和第 3 个月)。当与在哺乳期没有使用大麻但在怀孕期间有相似暴露的 68 位妇女匹配时发现在妊娠前三个月或哺乳期的第一个月,具有较高大麻暴露的婴儿的心理运动发展指数分数明显低于一岁时这些时期无暴露的婴儿。未观察到心理发展方面的差异。

在使用临床剂量的屈大麻酚后,THC 的峰值血浆浓度范围为 1.32 ~ 7.88 ng/ml[1]。这似乎与一份病例报告中发现的结果相似,即在采集母乳样本时抽取母体血液样本(不确定是否为峰值样本),并报告母体中 THC 浓度为 7.2 ng/ml,11 - OH-THC 浓度为 2.5 ng/ml[2]。

尽管这种药物的口服生物利用度低,蛋白结合率高和分布容积大,基于大麻数据我们推测这种药物可进入乳汁中。

除非有更多的数据关于母乳喂养婴儿接受 Delta - 9 - THC 暴露后的短期和慢性的长期影响,否则,建议最好应避免在哺乳期母亲中长期使用屈大麻酚,且应提供用于改善母亲健康状况的替代疗法。哺乳期母亲不推荐使用本品。

$T_{1/2}$	25 ~ 36 h	M/P	8
T_{max}	2 ~ 4 h	PB	97%
Oral	10% ~ 20%	Vd	10 L/kg
MW	314.47	pKa	10.6
RID			

成人注意事项: 癫痫、镇静、兴奋、情绪不稳、幻觉、血压变化、心悸、昏厥、心动过速、恶心、呕吐、腹泻、腹痛。禁用于对大麻素或芝麻籽油过敏的人。

成人剂量: 每日 2.5 ~ 20 mg。

儿童注意事项: 目前哺乳期和小儿科有关屈大麻酚的信息非常有限。

婴儿监测内容: 镇静、难醒喂养/喂养困难、体重增加、潜在的神经行为或精神运动障碍。

替代药物:

参考文献:

[1] Pharmaceutical manufacturer prescribing information. 2016.

[2] Perez-Reyes M, Wall ME. Presence of delta - 9 - tetrahydrocannabinol in human milk. N Engl J Med, 1982, 307(13): 819 - 820.

[3] Marchei E, Escuder D, Pallas CR, et al. Simultaneous analysis of frequently used licit and illicit psychoactive drugs in breast milk by liquid chromatography tandem mass spectrometry. Journal of Pharmaceutical and Biomedical Analysis, 2011, 55: 309 - 316.

[4] Ahmad GR, Ahmad N. Passive consumption of marijuana through milk: a low level chronic exposure to delta - 9 - tetrahydrocannabinol (THC). J Toxicol Clin Toxicol, 1990, 28(2): 255 - 260.

[5] Chao FC, Green DE, Forrest IS, et al. The passage of 14C-delta - 9 - tetrahydrocannabinol into the milk of lactating squirrel monkeys. Res Commun Chem Pathol Pharmacol, 1976, 15(2): 303 - 317.

[6] Tennes K, Avitable N, Blackard C, et al. Marijuana: prenatal and postnatal exposure in the human. NIDA Res Monogr, 1985, 59: 48 - 60.

[7] Astley SJ, Little RE. Maternal Marijuana Use During Lactation and Infant Development at One Year. Neurotoxicol Teratol, 1990, 12: 161 - 168.

曲安奈德(TRIAMCINOLONE)

商品名: Adcortyl, Aristocort, Azmacort, Cinolar, Kenalog, Kenalone, Nasacort, Oralone, Tri-Nasal, Triaderm, Triamcot, Trianex, Triesence

分　类: 糖皮质激素

LRC: L3 -没有数据-可能适用

曲安奈德是一种可经皮肤、鼻腔、吸入、静脉和口服用药的典型的皮质醇类药物。当鼻腔使用或吸入到肺内,只有少量的药物发挥作用,并且血浆药物浓度极低,甚至无法检测[1]。当皮肤局部用药,吸收率波动在 1%~36%,取决于使用量和使用的表面面积[2]。提高药物剂量、使用频率和封包治疗能够促进局部用药的吸收[3,4]。Derendorf[5]发现关节内注射后该药在 2~3 周被完全吸收,而全身类固醇的药物水平较低。尽管缺乏分泌到人乳中曲安奈德的数据,但通过吸入和鼻腔用药,乳汁浓度很可能很低而不引起临床相关的反应。实际上,哺乳期母亲通过鼻腔和吸入使用曲安奈德对婴儿并不产生风险;皮肤局部用药时,例如乳头使用时应该慎重,并且应限制使用剂量和频率。

$T_{1/2}$	88 min (鼻腔/吸入/口服);18~36 h (肌内注射/关节注射)	M/P	
T_{max}	8~10 h (IM)	PB	68% (IM)
Oral	吸收完全	Vd	1. 42 L/kg
MW	434	pKa	13. 4
RID			

成人注意事项: 鼻腔刺激、黏膜干燥、咽喉刺激、声嘶、念珠菌过度生长。

成人剂量: 每日 220 μg(鼻腔);每次 200 μg,每日 3~4 次(吸入);每日 4~48 mg(口服);每次 2. 5~15 mg(关节内注射);每次 40~80 mg(肌内注射)。

儿童注意事项：目前没有经乳汁导致婴儿不良反应的报道。

婴儿监测内容：体重增加。

替代药物：

参考文献：

[1] Pharmaceutical manufacturer prescribing information. 1996.

[2] Kelly R, Keipert JA. Selecting a topical corticosteroid. Curr Ther, 1979, 20: 89, 90,93 - 95.

[3] Pellanda C, Strub C, Figueiredo V, et al. Topicalbioavailability of triamcinolone acetonide: effect of occlusion. Skin PharmacolPhysiol, 2007, 20(1): 50 - 56.

[4] Pellanda C, Ottiker E, Strub C, et al. Topical bioavailability of triamcinolone acetonide: effect of dose andapplication frequency. Arch Dermatol Res, 2006, 298 (5): 221 - 230.

[5] Derendorf H, Möllmann H, Grüner A, et al. Pharmacokinetics and pharmacodynamics of glucocorticoid suspensions after intra-articular administration. Clin Pharmacol Ther, 1986, 39(3): 313 - 317.

曲伐沙星(TROVAFLOXACIN)

商品名：Alatrofloxacin, Trovan

分　类：抗菌药物,喹诺酮类

LRC：L4 -没有数据-有潜在危险

甲磺酸曲伐沙星是一种口服使用的人工合成的广谱的氟喹诺酮类抗菌药物,它的静脉注射剂型为甲磺酸阿拉曲伐沙星,甲磺酸阿拉曲伐沙星是甲磺酸曲伐沙星在活体内的代谢产物。在 3 位哺乳期母亲的乳汁中,可发现较低药物浓度的曲伐沙星[1]。静脉使用 300 mg 曲伐沙星等价物和重复口服 200 mg 剂量曲伐沙星,乳汁药物浓度波动在 0. 3~2. 1 mg/L,平均为 0. 8 mg/L。这在校正母亲体重因素后,将使婴儿获取剂量小于母亲剂量的 4%。曲伐沙星最新的数据显示有较高的肝毒性,这也使它的运用受到限制,因为急性肝衰竭的风险已从美国市场撤市。

因为氟喹诺酮类药物儿科和哺乳期母亲的安全性有限数据,如果有可行的替代治疗方案,喹诺酮类药物不推荐用于哺乳期母亲。

$T_{1/2}$	12. 2 h	M/P	
T_{max}	1. 2 h	PB	76%
Oral	88%	Vd	1. 3 L/kg
MW	512	pKa	8. 09
RID	4. 2%		

成人注意事项： 已报道有头晕、恶心、头痛、呕吐、腹泻等。

成人剂量： 每日 200~300 mg。

儿童注意事项： 目前没有经乳汁导致婴儿不良反应的报道。

婴儿监测内容： 呕吐、腹泻、肠道菌群失调，皮疹。

替代药物： 诺氟沙星、氧氟沙星、环丙沙星。

参考文献：

[1] Pharmaceutical manufacturer prescribing information. 2006.

曲伏前列素（TRAVOPROST）

商品名： Travatan, Travatan Z
分　类： 前列腺素
LRC： L3 -没有数据-可能适用

曲伏前列素是用于治疗眼压升高和开角型青光眼的类前列腺素药物[1]。缓慢滴眼使用 1 小时后，曲伏前列素在血浆中无法检测。小鼠口服使用后乳汁可监测到此药，但没有关于曲伏前列素在人乳中的相关的研究报告。由于它是眼科用药，因此不太可能全身吸收和进入乳汁。

$T_{1/2}$	45 min	M/P	
T_{max}	0.5 h	PB	
Oral		Vd	
MW	500	pKa	13.95
RID			

成人注意事项： 可能引起虹膜、眼睑染色、睫毛生长增加和染色。可引起黄斑水肿。

成人剂量： 单眼每次 1 滴，每日 1 次。

儿童注意事项： 滴眼 1 小时后无法检测到血浆浓度。

婴儿监测内容： 呕吐、腹泻、面色潮红。

替代药物：

参考文献：

[1] Pharmaceutical manufacturer prescribing information. 2006.

曲氟尿苷（TRIFLURIDINE）

商品名： Viroptic
分　类： 其他
LRC： L3 -没有数据-可能适用

曲氟尿苷又称三氟尿苷,是氟化嘧啶核苷,用于治疗由单纯疱疹病毒1型和2型引起的眼部上皮细胞角膜炎和角膜结膜炎[1,2]。本品可干扰培养基中哺乳动物细胞的DNA合成,但确切机制尚不明确。其主要的代谢产物为5-羧基-2′-脱氧尿苷。如果角膜上皮不完整,那么渗透入眼睛的药物量成倍增加。曲氟尿苷对由衣原体、细菌、真菌引起的角膜感染无效,曲氟尿苷使用疗程不应超过21天。曲氟尿苷滴眼液滴眼后全身吸收量可忽略不计。健康成人连续使用曲氟尿苷滴眼14天,每日7次,血清中仍无法检测到曲氟尿苷和5-羧基-2′-脱氧尿苷。曲氟尿苷滴眼液滴眼使用后不太可能分泌到人乳中,这是因为药物剂量较低(<5 mg/d)、体液的稀释和极短的半衰期(大约12分钟)。

$T_{1/2}$	12 min	M/P	
T_{max}		PB	
Oral		Vd	
MW	296.2	pKa	7.6
RID			

成人注意事项: 短暂的烧灼感或刺痛感、眼睑水肿、接触性皮炎、伤口迁延不愈、眼压升高。

成人剂量: 每2小时1滴,每日共9滴,直到溃疡愈合;随后每4小时1滴,每日共5滴,连续使用7天。用药不应超过21天。

儿童注意事项:

婴儿监测内容:

替代药物:

参考文献:

[1] NLM. Daily Med. U.S. Dept of Health and Human Services. 2010. Available at: daily.nlm.nih.gov/dailymed/about.cfm. Accessed March 30, 2011.

[2] Carmine AA, Brogden RN, Heel RC, et al. Trifluridine: a review of its antiviral activity and therapeutic use in the topical treatment of viral eye infections. Drugs, 1982, 23(5): 329-353.

曲马多(TRAMADOL)

商品名: ConZip, Dromadol, Nycodol, Rybix ODT, Ryzolt, Tramake, Tramal, Ultram, Ultram ER, Zamadol, Zydol

分　类: 镇痛药

LRC: L3-有限数据-可能适用

曲马多是一种和阿片类药物十分相似的新型的镇痛药，但它不是受管制药物。它的作用稍强于可待因。口服使用后，1 小时内开始出现镇痛作用，2~3 小时出现高峰。给予单次静脉注射 100 mg 曲马多，16 小时内累计分泌到乳汁中的药物为 100 μg 曲马多（母亲剂量的 0.1%），和 27 μg M1 代谢产物[1]。

在一项对 75 位剖宫产后感觉疼痛的母亲的研究中，这些母亲每 6 小时接受 100 mg 曲马多，在产后 2~4 天收集乳汁标本[2]。在平稳状态下，消旋曲马多和消旋氧去甲基曲马多的乳汁/血浆比值平均分别为 2.4 和 2.8。婴儿绝对剂量估计为消旋曲马多 112 μg/(kg·d) 和其代谢产物 30 μg/(kg·d)。婴儿的相对剂量分别为消旋曲马多 2.24% 和其代谢产物 0.64%。在对照组和暴露组婴儿中没有发现显著的神经行为不良反应。

基于这些研究，可以总结为曲马多能在哺乳期间使用。然而，需要注意的是该药经过 CYP 2D6 代谢后可产生活性的代谢产物（和可待因类似），并且这个药物在儿科的使用经验有限。

$T_{1/2}$	7 h	M/P	2.4
T_{max}	2 h	PB	20%
Oral	60%	Vd	2.9 L/kg
MW	263	pKa	9.4
RID	2.86%		

成人注意事项： 镇静、呼吸抑制、恶心、呕吐、便秘。

成人剂量： 每次 50~100 mg，按需每 4~6 小时 1 次。

儿童注意事项： 目前没有经乳汁导致婴儿不良反应的报道。尚无本品在 18 岁以下患者中应用的安全性和有效性研究。

婴儿监测内容： 镇静、呼吸频率减慢或呼吸暂停、面色苍白、便秘、难醒喂养/喂养困难。

替代药物： 氢可酮、氢吗啡酮。

参考文献：

[1] Pharmaceutical manufacturer prescribing information. 1996.

[2] Ilett KF, Paech MJ, Page-Sharp M, et al. Use of a sparse sampling study design to assess transfer of tramadol and its O-desmethyl metabolite into transitional breast milk. Br J Clin Pharmacol, 2008, 65(5): 661-666.

曲美布汀(TRIMEBUTINE)

商品名: Debridat, Modulon, Polybutin, Recutin, Timotor
分　类: 阿片激动剂
LRC: L3 -没有数据-可能适用

曲美布汀用于治疗肠易激综合征和腹部手术后调节小肠转运功能[1],它具有阿片类激动作用和抗 5 -羟色胺能活性,是一种解痉药。目前缺乏本品哺乳期应用的数据。然而,曲美布汀的药代动力学数据提示它易于分泌到乳汁中。因此,应尽量避免在哺乳期间使用该药,只有当母亲的获益大于对婴儿的风险时才推荐使用该药。

$T_{1/2}$	10~12 h	M/P	
T_{max}	1 h	PB	<5%
Oral		Vd	
MW	387	pKa	
RID			

成人注意事项: 头痛、焦虑、头晕、嗜睡、听力损失、口干、消化不良、便秘、腹泻、尿潴留、男性乳房发育、冷热感。

成人剂量: 每次 200 mg,每日 3 次。

儿童注意事项: 目前没有经乳汁导致婴儿不良反应的报道。不建议儿科使用。

婴儿监测内容: 嗜睡、口干、便秘、腹泻、尿潴留。

替代药物:

参考文献:

[1] Pharmaceutical manufacturer prescribing information. 2011.

曲普利啶(TRIPROLIDINE)

商品名: Tripohist, Zymine
分　类: 抗组胺药
LRC: L1 -有限数据-适用

曲普利啶为抗组胺药物,它与伪麻黄碱组成复合制剂——鼻福锭(Actifed)。此药可极少量分泌到乳汁中。一项研究报道了 3 位接受 2.5 mg 曲普利啶的患者,24 小时内乳汁中的平均药物浓度波动在 1.2~4.4 μg/L。母亲剂量经校正体重后的相对婴儿剂量小于 1.8%[1],这个剂量远低于可引起临床反应的剂量。

$T_{1/2}$	5 h	M/P	0.5~1.2
T_{max}	2 h	PB	
Oral	吸收完全	Vd	
MW	278	pKa	6.5
RID	1.8%		

成人注意事项：镇静、口干、抗胆碱能不良反应。

成人剂量：每次 2.5 mg,每 4~6 小时 1 次。

儿童注意事项：尚无报道。

婴儿监测内容：镇静、口干、便秘。

替代药物：

参考文献：

[1] Findlay JW, Butz RF, Sailstad JM, et al. Pseudoephedrine and triprolidine in plasma and breast milk of nursing mothers. Br J Clin Pharmacol, 1984, 18(6): 901-906.

曲前列尼尔(TREPROSTINIL)

商品名：Remodulin

分　类：血管扩张药

LRC：L3 -没有数据-可能适用

曲前列尼尔直接扩张肺和全身动脉血管并且抑制血小板聚集[1]。它用于治疗由肺动脉高压或心力衰竭引起的相关症状。尽管目前没有数据证实曲前列尼尔可转运到人乳中,本品的口服生物利用度低(18%);因此,接受哺乳的婴儿药物浓度很可能较低。

$T_{1/2}$	4 h	M/P	
T_{max}		PB	91%
Oral	18%	Vd	0.2 L/kg
MW	390	pKa	
RID			

成人注意事项：头痛、头晕、焦虑、下颌疼痛、血管扩张、恶心、呕吐、腹痛、腹

泻、水肿、注射部位疼痛。

成人剂量：皮下和静脉注射起始剂量为1.25 ng/(kg·min)，在前4周按每周1.25 ng/(kg·min)增加剂量，此后按每周2.5 ng/(kg·min)增加剂量[缺乏剂量大于40 ng/(kg·min)的临床经验][2]。

儿童注意事项：目前缺乏儿科的有效性和安全性数据。

婴儿监测内容：疲倦、嗜睡、面色苍白、厌食、体重增加。

替代药物：

参考文献：

[1] Pharmaceutical manufacturer prescribing information. 2012.

[2] de Jesus Perez VA. Understanding the pharmacokinetics of oral treprostinil in patients with pulmonary arterial hypertension. J Cardiovasc Pharmacol, 2013, 61(6): 471-473.

曲司氯铵(TROSPIUM CHLORIDE)

商品名：Sanctura XR
分　类：抗胆碱能药
LRC：L3-没有数据-可能适用

曲司氯铵是一种M受体拮抗剂，用于膀胱过度活动症(OAB)的治疗[1,2]。尽管没有关于本品分泌到乳汁中的相关数据，但有啮齿动物的相关研究数据；在哺乳期大鼠中，当使用口服2 mg/kg或静脉注射50 μg/kg曲司氯铵，少于1%的药物可被分泌到乳汁中[2]。这个药物口服吸收率少于10%，高脂饮食后药物吸收率进一步下降；因此，母乳喂养婴儿的血液药物浓度可能很有限。

$T_{1/2}$	35 h	M/P	
T_{max}	5 h	PB	50%~85%
Oral	< 10%	Vd	5.6~8.6 L/kg
MW	428	pKa	
RID			

成人注意事项：头晕、意识错乱、眼干燥症、鼻干、口干、心动过速、消化不良、恶心、腹痛、便秘、泌尿系感染。

成人剂量：每日晨起使用60 mg缓释制剂。

儿童注意事项：目前缺乏儿科人群用药数据。

婴儿监测内容：嗜睡、口干、便秘、尿潴留、体重减轻、震颤。

替代药物：

参考文献：

[1] David RP Guay Trospium chloride：an update on a quaternary anticholinergic for treatment of urge urinary incontinence. Ther Clin Risk Manag, 2005, 1(2)：157-167.

[2] Pharmaceutical manufacturer prescribing information, 2012.

曲妥珠单抗(TRASTUZUMAB)

商品名： Herceptin
分　类： 单克隆抗体
LRC： L4-没有数据-有潜在危险

曲妥珠单抗适用于 HER2 过度表达的转移性乳腺癌患者[1]。曲妥珠单抗联合紫杉醇被批准作为治疗此类患者的一线用药。曲妥珠单抗是重组 DNA 衍生的单克隆抗体，选择性结合人表皮生长因子受体(HER2)。这个抗体是和 HER2 受体结合的 IgG1κ 抗体。生产商报告在哺乳的短尾猴中进行了一项研究，这些短尾猴使用了人每周维持剂量(2 mg/kg)的 25 倍，结果证明曲妥珠单抗能够分泌到乳汁中(未报道药物浓度)。从幼猴出生到 3 月龄的期间，血清中曲妥珠单抗不引起任何影响它们生长发育的不良反应。

曲妥珠单抗是否分泌到人乳中尚不清楚。IgG 浓度在初乳中更高，正常情况下成熟母乳的 IgG 浓度较低，只有 4 mg/dl。当使用 2 mg/kg 的曲妥珠单抗时，大约每 432 个 IgG 分子中只有 1 个是该药，因此每日婴儿摄入的药物量极少。成熟母乳的药物水平不太可能高到引起人类婴儿产生不良反应，但这尚未得到证实。

尽管这个药物的分子量很高且在乳汁中的药物量非常低，然而仍没有关于哺乳期母亲长期使用免疫调节药的安全性的相关数据。而且目前数据表明一些 IgG 药物确实转运到乳汁中而可能被婴儿摄入。因此，哺乳期母亲慎用本药，并且每位哺乳期母亲应该明白哺乳期间使用本药的利弊。

$T_{1/2}$	5.8 d	M/P	
T_{max}		PB	
Oral	无	Vd	0.044 L/kg
MW	185 000	pKa	
RID			

成人注意事项： 疼痛、失眠、头痛、乏力、发热、畏寒、咳嗽、呼吸困难、鼻炎、腹

痛、恶心、呕吐、腹泻、皮疹。

成人剂量：每周 2 mg/kg。

儿童注意事项：目前没有经乳汁导致婴儿不良反应的报道。

婴儿监测内容：发热、频繁感染、喂养增加、体重增加。

替代药物：

参考文献：

[1] Pharmaceutical manufacturer prescribing information. 2005.

曲唑酮(TRAZODONE)

商品名：Desyrel, Molipaxin, Oleptro, Trazorel
分　类：抗抑郁药,其他
LRC：L2 -有限数据-可能适用

曲唑酮是一种抗抑郁药物,它的结构和三环类药物及其他抗抑郁药物不同。6 名母亲接受单次 50 mg 剂量的曲唑酮后,乳汁/血浆比值平均为 0.14[1]。乳汁中的药物浓度在 2 小时达到峰值,大约 110 μg/L(从图表得出),此后迅速下降。矫正体重因素后,成人的曲唑酮剂量为 0.77 mg/kg,而婴儿的估计剂量为 0.005 mg/kg,作者估算在 24 小时后婴儿大约可以获取母亲剂量的 0.6%。乳汁中药物浓度可能很低,以至于在接受哺乳的婴儿中不会引起相关的临床反应。

$T_{1/2}$	4~9 h	M/P	0. 142
T_{max}	1~2 h	PB	85%~95%
Oral	65%	Vd	0. 9~1. 5 L/kg
MW	372	pKa	6. 74
RID	2. 8%		

成人注意事项：口干、镇静、低血压、视物模糊。

成人剂量：每日 150~400 mg。

儿童注意事项：目前没有经乳汁导致婴儿不良反应的报道。

婴儿监测内容：镇静或烦躁,难醒喂养/喂养困难、体重增加。

替代药物：

参考文献：

[1] Verbeeck RK, Ross SG, McKenna EA. Excretion of trazodone in breast milk. Br J Clin Pharmacol, 1986, 22(3): 367-370.

去氨加压素(DESMOPRESSIN)

商品名: DDAVP, Desmospray, Minirin, Rhinyle, Stimate
分　类: 升压药
LRC: L2-有限数据-可能适用

醋酸去氨加压素(DDAVP)是一种人工合成的小分子八肽类抗利尿激素[1]。去氨加压素通过增加肾脏集合管对水的重吸收使尿量减少(ADH作用)。通常用于垂体加压素缺乏的患者,主要经鼻内用药或静脉用药。与天然的加压素不同的是:去氨加压素对生长激素、催乳素或者黄体生成激素无影响。经鼻内用药后,低于10%~20%的药物通过鼻黏膜吸收。哺乳期母亲使用该多肽药物较安全,不会对婴儿产生影响[2,3]。

研究表明,一名哺乳期母亲接受DDAVP每次10 μg,每日2次治疗,母体血药浓度在服药后40分钟内达峰,约为7 ng/L,而乳汁中药物浓度基本维持在1~1.5 ng/L[4]。因为该药易被胃肠道中的胰蛋白酶破坏,乳汁中药物的口服生物利用度几乎为零。

$T_{1/2}$	75.5 min	M/P	0.2
T_{max}	40 min	PB	
Oral	0.16%	Vd	
MW	1 069	pKa	4.8
RID	0.08%		

成人注意事项: 尿量减少、水肿、液体潴留。

成人剂量: 每日经鼻内用药10~40 μg。

儿童注意事项: 无相关报道。口服很可能不被吸收。

婴儿监测内容:

替代药物:

参考文献:

[1] Pharmaceutical manufacturer prescribing information. 2010.

[2] Hime MC, Richardson JA. Diabetes insipidus and pregnancy. Case report, incidence and review of literature. Obstet Gynecol Surv, 1978, 33(6): 375-379.

[3] Hadi HA, Mashini IS, Devoe LD. Diabetes insipidus during pregnancy complicated by preeclampsia. A case report. J Reprod Med, 1985, 30(3): 206-208.

[4] Burrow GN, Wassenaar W, Robertson GL, et al. DDAVP treatment of diabetes insipidus during pregnancy and the post-partum period. Acta Endocrinol

(Copenh), 1981, 97(1): 23-25.

去甲替林(NORTRIPTYLINE)

商品名: Allegron, Aventyl, Norventyl, Pamelor
分　类: 抗抑郁药,三环类
LRC: L2-有限数据-可能适用

去甲替林是一种三环类抗抑郁药,是阿米替林的活性代谢产物。1988年发表了一篇哺乳期使用去甲替林的个案报道。一名妇女自孕中期开始每日服用1 mg氟哌噻吨和100 mg去甲替林。于分娩前两周停用去甲替林,但产后第1天,患者重新开始服用更高剂量的去甲替林(125 mg),并将氟哌噻吨的剂量增加为4 mg。于产后第6和第7天采集母亲的血液和乳汁样本及婴儿血液样本(哺乳后2 h采足跟血)。在服药6~7天后,该产妇乳汁中去甲替林的平均浓度为180 μg/L[1]。基于此浓度,研究人员推测婴儿每日摄入的药量为27 μg/(kg·d),相对婴儿剂量为1.3%(使用母亲体重60 kg计算)。我们的结论与之相似,相对婴儿剂量为1.7%[使用标准母亲体重70 kg,平均乳汁药物浓度(180 μg/L)计算]。此外,我们还使用去甲替林的血药峰浓度(400 μg/L)计算相对婴儿剂量,结果RID为3.4%。本案例报道中的婴儿接受纯母乳喂养,研究人员报道其在4月龄时生长发育正常,未观察到药物不良反应。请注意:在这一病例报道中去甲替林血药浓度并未达稳态,但研究人员推测,血药浓度预期结果并不会在达稳态时发生显著变化。

另外几项研究发现,即使母亲长期服药,乳汁和婴儿血液中也均未检测出去甲替林[2,3]。目前尚无去甲替林引起婴儿不良反应的报道。一项对35个研究结果的汇总分析显示,去甲替林的平均剂量为78 mg/d,仅在一例患者的乳汁中检测出去甲替林,浓度为230 ng/ml。作者认为,暴露于去甲替林的哺乳婴儿血浆中不太可能检测出药物,因此母亲在去甲替林治疗期间母乳喂养不是禁忌的[4]。

$T_{1/2}$	16~90 h	M/P	0.87~3.71
T_{max}	7~8.5 h	PB	92%
Oral	51%	Vd	21 L/kg
MW	263	pKa	9.7
RID	1.7%~3.36%		

成人注意事项: 镇静、视力减退、口干、便秘、尿潴留。

成人剂量：每次 25 mg，每日 3~4 次。

儿童注意事项：在几项研究中均未发现不良反应。

婴儿监测内容：镇静或烦躁、口干、难醒喂养/喂养困难、便秘、尿潴留、体重增加。

替代药物：丙咪嗪、阿米替林、SSRIs。

参考文献：

[1] Matheson I, Skjaeraasen J. Milk concentrations of flupenthixol, nortriptyline and zuclopenthixol and between-breast differences in two patients. Eur J Clin Pharmacol, 1988, 35(2): 217 - 220.

[2] Wisner KL, Perel JM. Serum nortriptyline levels in nursing mothers and their infants. Am J Psychiatry, 1991, 148(9): 1234 - 1236.

[3] Brixen-Rasmussen L, Halgrener J, Jorgensen A. Amitriptyline and nortriptyline excretion in human breast milk. Psychopharmacology (Berl), 1982, 76(1): 94 - 95.

[4] Weissman AM, Levy BT, Hartz AJ, et al. Pooled Analysis of Antidepressant Levels in Lactating Mothers, Breast Milk, and Nursing Infants. Am J Psychiatry, 2004, 161(6): 1066 - 1078.

去铁胺(DEFEROXAMINE)

商品名：Desferal, Desferrioxamine

分　类：重金属螯合剂

LRC：L3 -没有数据-可能适用

去铁胺是一种铁螯合剂，常用来加速血浆中铁的清除，通常用于急性铁中毒和输血依赖性贫血引起的慢性的铁超负荷[1]。尚无本品转运至乳汁的数据，但这种可能性很小。而且，本品口服生物利用度实际上为零。

$T_{1/2}$	3~6 h	M/P	
T_{max}		PB	
Oral		Vd	1.33 L/kg
MW	656	pKa	8.39
RID			

成人注意事项：头痛、发热、头晕、癫痫发作、潮红、视力减退、低血压、呕吐、腹泻、尿液变色、肝肾功能异常、白细胞减少、血小板减少。

成人剂量：首剂 1 g，之后每 4 小时 1 次，每次 500 mg，共 2 次(有个体差异)。

儿童注意事项：目前没有经乳汁导致婴儿不良反应的报道，无相关研究。

婴儿监测内容：呕吐、腹泻。可检测婴儿铁蛋白和铁水平。

替代药物:

参考文献:

[1] Pharmaceutical manufacturer prescribing information. 2010.

去氧麻黄碱(PROPYLHEXEDRINE)

商品名: Benzedrex
分　类: 减充血药
LRC: L5 -没有数据-危险

去氧麻黄碱是一种中枢兴奋药,结构与甲基苯丙胺类似,通常用于鼻部作为减充血药,但也可口服或静脉注射使用成为滥用药物。尚缺乏关于哺乳期母亲使用本品的控制良好的研究或病例报道。其引起的全身症状包括头痛,高血压,神经质和心动过速。已有使用本品发生心肌梗死、肺动脉高压和精神错乱而导致的死亡。

成人注意事项: 打喷嚏、刺痛、灼痛、反跳性充血。全身性不良反应包括高血压、头痛、心动过速和神经质。

成人剂量: 每个鼻孔吸入 2 次,每 2 小时 1 次。

儿童注意事项:

婴儿监测内容:

替代药物: 羟甲唑啉。

参考文献:

去氧肾上腺素(PHENYLEPHRINE)

商品名: Mydfrin, Neofrin, Ocu-Phrin, Prefrin Liquifilm, Vicks Sinex
分　类: 肾上腺素能药
LRC: L3 -没有数据-可能适用

去氧肾上腺素是一种拟交感神经药,具有缩血管活性,常用于减轻鼻黏膜充血,也用于治疗眼葡萄膜炎、炎症和心源性休克[1]。本品是一种强效的肾上腺素能兴奋药,虽然全身效应(心动过速,高血压,心律失常)罕见,但某些敏感患者在眼部用药后可出现。本品常添加至感冒合剂和鼻喷剂中,用于治疗呼吸道感冒,流感和充血。

用于眼科检查时,药物进入母亲体内的量很低,不会对母乳喂养婴儿造成影响。虽然没有本品在乳汁中分泌的研究,但推测可能仅有很小量的药物转运至乳汁中。

由于本品口服生物利用度差(38%),除非母亲使用大剂量药物,否则婴儿不会出现临床症状。由于本品具有伪麻黄碱样作用,可能会抑制乳汁分泌。目前尚无这方面的证据。

$T_{1/2}$	2~3 h	M/P	
T_{max}	10~60 min	PB	
Oral	38%	Vd	0.57 L/kg
MW	203	pKa	9.8,8.8
RID			

成人注意事项: 眼睛局部刺激、一过性心动过速、高血压、交感神经兴奋症状。

成人剂量: 口服 10 mg,每 4 小时 1 次,按需服用。

儿童注意事项: 目前没有经乳汁导致婴儿不良反应的报道。

婴儿监测内容: 注意观察兴奋、睡眠差和震颤。

替代药物: 羟甲唑啉。

参考文献:

[1] Pharmaceutical manufacturer prescribing information. 2010.

全氟丙烷 A 型蛋白(PERFLUTREN PROTEIN TYPE A)

商品名: Definity, Optison
分　类: 诊断试剂,心脏造影剂
LRC: L3 -没有数据-可能适用

全氟丙烷 A 型蛋白是一种特殊的造影对比剂,用于常规超声心动图显影不够清晰者,增强左室腔内膜边界的识别[1]。本品会释放出全氟烷烃气体分子,于 10 分钟内从肺完全消除。全氟丙烷气体不被机体代谢,而从体内迅速呼出。尽管没有关于本品乳汁药物浓度的数据,但因其能从体内迅速消除,对婴儿没有风险。全氟丙烷脂质微球(Definity)是含有上述气体的新制剂。同样,其半衰期约为 1.3 分钟。

$T_{1/2}$	1.3 min	M/P	
T_{max}		PB	
Oral	没有	Vd	
MW		pKa	
RID			

成人注意事项：头痛、眩晕、潮红、味觉减退、恶心、呕吐。

成人剂量：静脉注射 5 ml。

儿童注意事项：尚无相关数据报道。

婴儿监测内容：

替代药物：

参考文献：

[1] Pharmaceutical manufacturer prescribing information. 2003.

炔诺酮（NORETHINDRONE）

商品名：Aygestin，Brevinor，Camila，Errin，Jolivette，Micronor，NOR-Q. D.，Nora-BE，Norethisterone，Norlestrin，Norlutate，Ortho-Micronor

分　类：孕激素

LRC：L3 -有限数据-可能适用

炔诺酮是一种典型的合成孕激素，用于口服避孕和调节其他内分泌功能。已发现，炔诺酮只有少量分泌入乳汁。炔诺酮可降低乳汁中乳糖含量，减少乳汁分泌总量及降低乳汁中氮/蛋白质含量，从而导致婴儿体重较轻，但如用药维持在低剂量，发生上述不良反应的可能性很小[1-5]。哺乳期母亲宜选择仅含有孕激素的口服避孕药。

然而近期研究报道炔诺酮可能与乳汁分泌减少相关。一项研究显示，13 名妇女服用 Micronor（炔诺酮）后出现母乳量不足的现象，10 名妇女停用 Micronor 后奶量增加[6]。尽管炔诺酮被认为是广大哺乳期母亲避孕的理想选择，但一些妇女对本品较敏感，可能会发生乳汁分泌减少。应对每一名哺乳期母亲就使用本品后可能导致乳汁减少提供个体化咨询。建议尽可能在产后晚期（至少在产后 4 周以后）开始孕激素避孕，以避免乳汁量减少。更多有关细节请参阅激素类避孕药专论。

$T_{1/2}$	4~13 h	M/P	
T_{max}	1~2 h	PB	97%
Oral	60%	Vd	
MW	298	pKa	
RID			

成人注意事项：头痛、高血压、恶心、呕吐、胆囊疾病、肝功能异常、腹部绞痛、腹胀、突破性出血、丘疹、闭经、水肿、体重增加、血栓栓塞性疾病（深静脉血栓风险、肺栓塞、卒中、心肌梗死）。有可能使乳量减少。

成人剂量：每日 0. 35~5 mg。

儿童注意事项：目前没有经乳汁导致婴儿不良反应的报道。

婴儿监测内容：少量分泌入乳汁，据报道产后早期使用可使乳量减少。

替代药物：

参考文献：

[1] Kora SJ. Effect of oral contraceptives on lactation. Fertil Steril, 1969, 20(3): 419 - 423.

[2] Miller GH, Hughes LR. Lactation and genital involution effects of a new low-dose oral contraceptive on breast-feeding mothers and their infants. Obstet Gynecol, 1970, 35(1): 44 - 50.

[3] Karim M, Ammar R, el Mahgoub S, et al. Injected progestogen and lactation. Br Med J, 1971, 1(742): 200 - 203.

[4] Lonnerdal B, Forsum E, Hambraeus L. Effect of oral contraceptives on composition and volume of breast milk. Am J Clin Nutr, 1980, 33(4): 816 - 824.

[5] Laukaran VH. The effects of contraceptive use on the initiation and duration of lactation. Int J Gynaecol Obstet, 1987, 25 (Suppl): 129 - 142.

[6] Norethindrone (Micronor). Suspected association with decreased breast milk production. CARN, 2007, 17(3): 4.

群多普利(TRANDOLAPRIL)

商品名：Mavik, Tarka
分　类：血管紧张素转换酶抑制剂
LRC：L3 -没有数据-可能适用

群多普利是一种用于控制血压和改善心脏功能的血管紧张素转换酶抑制剂（ACEI）[1]。根据生产商的说法，这个药物可在啮齿动物的乳汁中检出（未定量）；然而，目前缺乏人乳中的药物数据。基于这个药物较小的表观分布容积（0. 26 L/kg）和中等的蛋白结合率，提示它可能会进入乳汁当中。而且群多普利会产生活性代谢产物群多普利拉，后者半衰期长达 22. 5 小时。

目前更推荐使用数据更充分的 ACEI 类药物，如卡托普利、雷米普利、依那普利。

注意：ACEI 类药物和某些血管紧张素 Ⅱ -受体阻滞剂都禁用于妊娠妇女，同时慎用于备孕的妇女。

$T_{1/2}$	6 h（群多普利）；22.5 h(群多普利拉)	M/P	
T_{max}	6 h	PB	80%
Oral	10%（群多普利）；70%(群多普利拉)	Vd	0.26 L/kg
MW	430.54	pKa	
RID			

成人注意事项：头痛、头晕、乏力、低血压、心动过缓、味觉异常、咳嗽、恶心、腹泻、便秘、肝肾功能异常、高血钾、皮疹。

成人剂量：每次 2~8 mg，每日 1 次。

儿童注意事项：目前没有经乳汁导致婴儿不良反应的报道。

婴儿监测内容：疲倦、嗜睡、面色苍白、喂养不良、体重增加。

替代药物：雷米普利、卡托普利、依那普利、贝那普利。

参考文献：

[1] Pharmaceutical manufacturer prescribing information. 2013.

R

人蛋氨生长素，人生长因子（SOMATREM, SOMATROPIN）

商品名： Genotropin, Growth Hormone, Human Growth Hormone, Humatrope, Norditropin, Nutropin, Omnitrope, Protropin, Saizen, Serostim, Zorbtive

分　类： 垂体激素

LRC： L3 -没有数据-可能适用

人蛋氨生长素和人生长因子是纯化的重组 DNA 多肽激素，是一种大分子蛋白质，结构与人生长激素（hGH）相似或相同。一项对 16 位正常泌乳的妇女研究表明，连续接受 hGH 治疗 7 天可刺激泌乳量增加 18.5%（对照组为 11.6%）[1]。目前尚未发现任何不良反应。一小部分接受 hGH 治疗的儿童出现了白血病，但二者之间的联系还不确定。因为本品是由 191 个氨基酸所组成的多肽，分子量很大，不大可能转运到乳汁中。而且口服吸收量很小，几乎为零。

$T_{1/2}$		M/P	
T_{max}	7.5 h	PB	
Oral	很少	Vd	
MW	22 124	pKa	
RID			

成人注意事项： 头晕、疲劳、流感样症状、高血压、高血糖和低血糖、甲状腺功能异常、肝功能异常、痤疮、肌痛、水肿。

成人剂量： 每周 0.1～0.3 mg/kg。

儿童注意事项： 目前没有经乳汁导致婴儿不良反应的报道。曾有导致 Prader-Willi 综合征儿童死亡的病例报道。

婴儿监测内容： 饮食、生长变化；若出现临床症状，检查甲状腺功能。

替代药物：

参考文献：

[1] Milsom SR, Breier BH, Gallaher BW, et al. Growth hormone stimulates galactopoiesis in healthy lactating women. Acta Endocrinol (Copenh), 1992, 127

(4):337-343.

人类 T 淋巴细胞白血病病毒 1 型(HTLV-1)

商品名: Human T-lymphotropic virus
分　类: 感染性疾病
LRC: L5-有限数据-危险

人类 T 淋巴细胞白血病病毒 1 型(HTLV-1)也称为 1 型成人 T 细胞淋巴瘤病毒,是一种反转录病毒,可以引起如神经系统疾病(HTLV-1 相关性脊髓病/热带痉挛性瘫痪)、成人 T 细胞白血病/淋巴瘤(ATL)、机会性感染如粪类圆线虫重度感染、葡萄膜炎、风湿免疫综合征和其他自身免疫疾病如干燥综合征、多发性肌炎、甲状腺炎和易感蠕虫和细菌感染疥疮、接触传染性软疣和肺外组织胞浆菌病等多种疾病。

目前认为 HTLV-1 是通过性接触、哺乳、接触受污染的血液,输血或共用受污染的针头传播的,它也可能通过宫内传播。一项研究报道,由 81 名感染 HTLV-1 的母亲所生育的 216 名儿童中,仅有 21 名儿童被发现是 HTLV-1 血清阳性,其 HTLV-1 原发感染率为 9.7%[1]。另一项研究表明,妊娠期及围术期内母婴传播的发生率小于 5%[2]。应对 HTLV 血清阳性母亲分娩的新生儿进行监测,且应有足够密切的医疗随访。

有几项研究证明它通过母乳喂养传播,因此不推荐母乳喂养。母乳喂养的儿童比用人工喂养的儿童更容易感染 HTLV-1[2]。在一项研究中,用携带 HTLV-1 的母亲的新鲜人乳喂养普通狨猴能导致 HTLV-1 感染[1]。目前认为母乳中的 HTLV-1 来源于 T 淋巴细胞,而母乳中的大多数细胞是 CD14+巨噬细胞。然而,一项研究表明,乳腺基底上皮细胞对 HTLV 也是易感的,并且能够通过促进 HTLV 的播散来传染 HTLV[3]。

建议母亲停止母乳喂养似乎是预防 HTLV-1 母婴传播的最好最简单的方法。在分娩前测试母体抗 HTLV 抗体滴度和前病毒载量将是一种理想的预防策略。如果筛选试验是阳性的,应建议限制 HTLV-1 血清阳性的母亲母乳喂养[4]。早期停止母乳喂养而选择人工喂养是降低 HTLV-1 携带母亲传播风险的主要选择[5]。

成人注意事项: 神经系统疾病(HTLV-1 相关性脊髓病/热带痉挛性瘫痪)、成人 T 细胞白血病/淋巴瘤(ATL)、机会性感染如粪类圆线虫重度感染、葡萄膜炎、风湿免疫综合征和其他自身免疫疾病如干燥综合征、多发性肌炎、甲状腺炎和易感蠕虫和细菌感染疥疮、接触传染性软疣和肺外组织胞浆菌病。

成人剂量:

儿童注意事项: 已确认通过母乳传播。

婴儿监测内容：不推荐母乳喂养。

替代药物：

参考文献：

[1] Kinoshita. Oral infection of a common marmoset with human T-cell leukemia virus type Ⅰ（HTLV－Ⅰ）by inoculating fresh human milk of HTLV－Ⅰ carrier mothers. Jpn J Cancer Res，1985，76：1147－1153.

[2] Ando Y，Nakano S，Saito K，et al. Hinuma Transmission of adult T-cell leukemia retrovirus（HTLV－Ⅰ）from mother to child：comparison of bottle-with breast-fed babies. Jpn J Cancer Res，1987，78：322－324.

[3] LeVasseur RJ，Southern SO，Southern PJ，et al. Mammary epithelial cells support and transfer productive human T-cell lymphotropic virus infections. J Hum Virol，1998(1)：214－223.

[4] Carneiro-Proietti ABF，Catalan-Soares BC，Proietti FA. Human T-cell lymphotropic viruses（HTLV－Ⅰ/Ⅱ）in South America：should it be a public health concern? J Biomed Sci，2002，9：587－595.

[5] Hisada M，Maloney EM，Sawada T，et al. Virus markers associated with vertical transmission of human T lymphotropic virus type Ⅰ in Jamaica. Clinical Infectious Diseases，2002，34(12)：1551－1557.

人免疫球蛋白(HUMAN IMMUNE GLOBULIN)

商品名：Carimune，Flebogamma，Gammagard，Gammaked，Gammaplex，Hizentra，Octagam，Privigen，Vivaglobin

分　类：免疫血清

LRC：L2－有限数据－可能适用

免疫球蛋白(IVIG)是一种主要含有IgG1的人血液制品，用于治疗免疫缺陷疾病、炎症、免疫性血小板减少性紫癜(ITP)和急性感染[1]。用药的剂量和途径因临床指征不同而改变。母体循环系统中的IVIG量取决于用药途径，静脉注射约100%进入血清，而肌内注射约为40%。

尽管关于免疫球蛋白转运至乳汁的数据有限，我们仍认为其分子太大以至于进入乳汁的量没有临床意义。因此，乳汁的免疫球蛋白含量相对较低[2]，而且只有最低限度的口服生物利用度。

$T_{1/2}$	21 d	M/P	
T_{max}	即刻 (IV)，2~5 d (SC)	PB	
Oral	无	Vd	
MW	150 000	pKa	
RID			

成人注意事项： 头痛、发热、发冷、头晕、焦虑、胸闷、潮红、高血压、消化不良、恶心、呕吐、肝肾功能异常、自身免疫性溶血性贫血、血小板减少、出血、血栓形成、关节痛、肌痛、输液反应和局部注射部位反应。

成人剂量：

儿童注意事项： 目前没有经乳汁导致婴儿不良反应的报道。IVIG 已被用于儿科患者；然而长期使用数据有限。

婴儿监测内容：

替代药物：

参考文献：

[1] Pharmaceutical Manufacturer Drug Information. 2013.

[2] Jensen RG. Handbook of milk composition. San Diego：Academic Press，1995：161.

人乳头瘤病毒感染（HUMAN PAPILLOMAVIRUS INFECTION，HPV）

商品名： HPV infection

分　类： 感染性疾病

LRC： L3 -没有数据-可能适用

人乳头瘤病毒（HPV）是一种 DNA 病毒，HPV 感染是世界上最常见的性传播疾病之一。它们不仅会引起肛门-生殖器疣，而且还是造成扁平疣、呼吸道乳头状瘤和常见皮肤疣的病毒。此外，某些形式的乳头状瘤病毒还是癌症和不典型增生的主要原因。在 100 多种不同种类的此类病毒中，超过 18 种被列为高风险，其中 16、18、31 和 45 型与宫颈癌的发展最为相关，16 型和 18 型也与口咽癌的发生有关。6 型和 11 型也值得我们关注，因为它们最常导致肛门-生殖器疣、呼吸道乳头状瘤和结膜性乳头状瘤以及癌[1]。乳头状瘤病毒广泛传播到人群中，可以使学龄儿童的流行率高达 50%，其中皮肤疣较常见。

通常，这些病毒从一个人传播到下一个人需要亲密接触。学龄儿童皮肤疣的高发病率以及公共泳池与足底疣之间的联系也证明了这一点。由于疣的病毒性质，其好发于免疫功能低下的患者。生殖器疣最常通过性接触传播，一般都能自愈而不会造成临床影响。如果肛门-生殖器疣频繁发生或长时间发生，宫颈癌的风险就会大大增加[1]。HPV 可以通过产道或非生殖部位传播给婴儿。潜伏期长短不一，从几个月到几年不等。暴露于 HPV 病毒的新生儿可能只是在多年时间内携带病毒而永远不会出现临床症状。

已有一项研究发现 HPV 能进入母乳[2]。在这项研究中，约有 4% 的女性被发现在其母乳样品中含有 HPV - 16 的 DNA。然而,并不能确定 DNA 是否来源于母乳中的病毒。另一项研究涉及上述问题,再次评估 HPV 的 DNA 是否存在于母乳中。这项研究没有发现任何母乳中存在 HPV 的证据。目前,该研究的作者并不认为有证据表明 HPV 会通过母婴传播,而母婴传播会要求在母亲感染 HPV 时停止母乳喂养[3]。

成人注意事项:

成人剂量:

儿童注意事项:

婴儿监测内容:

替代药物:

参考文献:

[1] American Academy of Pediatrics. Human Papillomaviruses//Pickering LK, Baker CJ, Kimberlin DW, et al. Red Book: 2009 Report of the Committee on Infectious Diseases. 28th ed. Elk Grove Village, IL: American Academy of Pediatrics, 2009: 477 - 479.

[2] Sarkola, Marja MD. Human Papillomavirus DNA detected in breast milk. The Pediatric Infectious Disease Journal, 2010, 27(6): 557 - 558.

[3] Mammas, Ioannis M. Can "high-risk" human papillomaviruses (HPVs) be detected in human breast milk? Acta Paediatr, 2011, 100(5): 705 - 707.

人乳头瘤病毒疫苗(HUMAN PAPILLOMAVIRUS VACCINE)

商品名: Cervarix (HPV2), Gardasil (HPV4)
分　类: 疫苗
LRC: L3 -没有数据-可能适用

目前市场上有三种类型的 HPV 疫苗,它们所能覆盖的 HPV 病毒种类不同。这三种产品的活性物质均为酿酒酵母(Saccharomyces cerevisiae)或粉纹夜蛾(Trichoplusia ni)的重组突变体产生的一组纯化蛋白质衍生物。疫苗中的蛋白质不能构成完整的病毒颗粒,也不具有传染力。疫苗抗原或抗体是否分泌到人乳尚不清楚[1-3]。疾病预防控制中心以及美国妇产科医师学会都建议纯母乳喂养患者接种疫苗[4,5]。

成人注意事项: 头痛、头晕、发热、恶心、肌痛和注射部位疼痛、肿胀和发红。

成人剂量: 每剂 0.5 ml,皮下注射。

儿童注意事项: 没有相关报道。

婴儿监测内容:

替代药物:

参考文献：

[1] Pharmaceutical manufacturer prescribing information. "Gardasil", 2014.
[2] Pharmaceutical manufacturer prescribing information. "Gardasil 9", 2014.
[3] Pharmaceutical manufacturer prescribing information. "Cervarix", 2014.
[4] ACOG Committee opinion no. 588：human papillomavirus vaccination. 2014.
[5] Centers for Disease Control and Prevention（CDC）. FDA licensure of bivalent human papillomavirus vaccine（HPV2, Cervarix）for use in females and updated HPV vaccination recommendations from the Advisory Committee on Immunization Practices（ACIP）. MMWR Morb Mortal Wkly Rep, 2010, 59(20)：626 - 629.

壬苯醇醚 9（NONOXYNOL 9）

商品名： Advantage-S, Aqua Lube Plus, Conceptrol, Delfen Foam, Emko, Encare, Gynol II, Today Sponge
分　类： 避孕药
LRC： L3 -没有数据-可能适用

壬苯醇醚 9 是一种非离子型表面活性剂，用于阴道作为杀精剂。在一项啮齿动物研究中，给予母鼠 0.3% 的壬苯醇醚 9，乳汁中即可测出此药[1]。但是这项研究无法区分壬苯醇醚 9 及其代谢物。且啮齿动物的研究与人类研究不同。目前尚无哺乳期母亲壬苯醇醚 9 乳汁水平的对照研究报道。基于本品的用药途径及药物分子量较大，推测乳汁药物浓度会很低。

$T_{1/2}$		M/P	
T_{max}		PB	
Oral		Vd	
MW	617	pKa	
RID			

成人注意事项： 阴道刺激、阴道不适、阴道疼痛。

成人剂量： 性交前 1 小时使用一支膜剂。

儿童注意事项：

婴儿监测内容：

替代药物：

参考文献：

[1] Chvapil M, Eskelson CD, Stiffel V, et al. Studies on Nonoxynol - 9. II. Intravaginal absorption, distribution, metabolism and excretion in rats and rabbits. Contraception, 1980, 22(3)：325 - 339.

壬二酸(AZELAIC ACID)

商品名：Azelex，Finacea，Finevin，Skinoren
分　类：抗痤疮药
LRC：L3 -没有数据-可能适用

壬二酸是二羧酸衍生物，通常存在于谷物和动物产品中。壬二酸作为乳膏使用时，可显著抑制痤疮丙酸杆菌(与痤疮产生有关)，并具有抗角化作用。正常情况下，人乳汁中有少量壬二酸[1]。壬二酸的皮肤吸收仅少量(<4%)，且被迅速代谢。吸收的药量并不改变血浆或乳汁中的药物浓度。由于本药难以进入血浆且半衰期短(45 分钟)，不太可能进入乳汁对母乳喂养的婴儿产生不良影响。

$T_{1/2}$	45 min	M/P	
T_{max}		PB	
Oral		Vd	
MW	188	pKa	4.98
RID			

成人注意事项：皮肤瘙痒、烧灼感、刺痛、红斑、干燥、脱皮和皮肤刺激性。

成人剂量：局部应用，每日 2 次。

儿童注意事项：尚无本品经乳汁摄入引起不良反应的报道。本品是乳汁的正常成分之一。

婴儿监测内容：

替代药物：

参考文献：

[1] Pharmaceutical manufacturer prescribing information. 1999.

柔红霉素(DAUNORUBICIN)

商品名：Cerubidin，Cerubidine，DaunoXome，Daunoblastin，Daunoblastina
分　类：抗肿瘤药
LRC：L5 -没有数据-危险

柔红霉素是典型的蒽环类抗生素，用于治疗多种肿瘤，包括急性髓性和淋巴细胞性白血病等。如阿奇霉素一样，本品广泛分布于全身组织。以三相消除曲线从血浆中清除，最终的消除 $T_{1/2}(\gamma)$ 为 11.2~47.4 小时，与剂量相关。柔红霉素快速代谢成柔红霉素醇，后者在 24 小时达到峰浓度[1]。柔红霉素的半衰期大约为 27 小时。目前尚无本品乳汁转运的资料。然而,其相近的同源物阿奇霉素已经在乳汁中测量到,虽然浓度较低,但是消除慢。哺乳期母亲用药后应暂停哺乳至少 7~10 天。

$T_{1/2}$	18.5 h; 27 h 柔红霉素醇	M/P	
T_{max}		PB	97%
Oral		Vd	
MW	563.99	pKa	9.53
RID			

成人注意事项: 脱发、心律失常、心力衰竭、口腔炎、呕吐、腹泻、尿液变色、唾液变色、汗液和泪液变色、骨髓抑制、白细胞减少、中性粒细胞减少、贫血、血小板减少。

成人剂量: 静脉注射,每日 45~100 mg/m^2。

儿童注意事项: 目前没有任何可用数据。

婴儿监测内容: 暂停母乳喂养至少 7~10 天。

替代药物:

参考文献:

[1] Pharmaceutical manufacturer prescribing information. 2008.

肉毒杆菌毒素(BOTULINUM TOXIN)

商品名: Botox, Botulism, Clostridium botulinum, Onabotulinumtoxin A, Dysport
分　类: 神经肌肉阻滞剂
LRC: L3 -没有数据-可能适用

肉毒杆菌中毒是由肉毒梭状芽孢杆菌分泌的致命毒素引起的综合征。肉毒杆菌毒素是神经肌肉阻滞剂,可导致肌肉麻痹。虽然这种细菌分布广泛,但主要定植于食物或婴儿的肠道中,并产生一种致命性毒素。这种综合征表现为胃肠道不适、虚弱、乏力、头晕、咽痛和恶心,几乎普遍有口干现象。在大部分成年人的中毒病例中,没有发现细菌,只发现毒素。而在大部分儿童中毒病例中,通常是由于食用被污染的蜂蜜而导致胃内有细菌定植。

在一个病例报道中,一名肉毒杆菌严重中毒的哺乳期母亲在整个病程中持续给婴儿哺乳[1]。入院后 4 小时,尽管病情仍然严重,但是经检测她的乳汁不含有肉毒杆菌毒素或 C. 肉毒杆菌,婴儿也没有中毒的症状。该病例显示肉毒杆菌及其毒素均不会分泌入乳汁中。

Onabotulinumtoxin A（Botox）：本品成分为提纯的 A 型肉毒杆菌毒素[2]，广泛用于各种美容以及其他治疗，如直肠撕裂、痉挛、脑瘫及斜视等。本品肌内注射后产生一种局部的化学性去神经支配作用，使肌肉麻痹。如果注射方法适当，本品注入肌肉后不会进入体循环，母体体液及乳汁内药物含量极低，数小时后毒素完全从体内清除，不对婴儿产生影响。注意避免使用未经注册的或生产企业不明，以及已知的在人体内血清浓度极高的肉毒杆菌毒素。

Abobotulinumtoxin A（Dysport）：本品成分与 Botox 一致。

成人注意事项：胃肠道不适、虚弱、乏力、轻度头痛、咽痛、恶心、口干、超敏反应。肉毒素的作用可能从注射部位扩散，累及身体其他器官，有时会引起危及生命的呼吸困难。这些不良反应通常发生在用药后数小时至数周。据报道这些不良反应多见于儿童而不是成年人。

成人剂量：每次 1. 25~5 U 肌内注射，3 个月内总剂量不超过 360 U。

儿童注意事项：没有哺乳期母亲使用的数据。

婴儿监测内容：虚弱、胃肠道不适。

替代药物：

参考文献：

[1] Middaugh J. Botulism and breast milk. N Engl J Med，1978，298(6)：343.

[2] Pharmaceutical manufactures prescribing information. 2005.

乳果糖(LACTULOSE)

商品名：Bifieral，Cephulac，Chronulac，Constilac，Constulose，Duphalac，Enulose，Evalose，Generlac

分　类：轻泻药

LRC：L3 -没有数据-可能适用

乳果糖是一种用于治疗便秘的渗透性泻药，它会增加每日排便的次数以及肠道运动的天数[1]。乳果糖还用于治疗和预防门静脉系统性脑病。乳果糖通过降低血氨的水平起作用。因为乳果糖吸收差，乳果糖不太可能转运到乳汁中。

$T_{1/2}$		M/P	
T_{max}		PB	
Oral	少	Vd	
MW	342. 2	pKa	
RID			

成人注意事项：肠胃胀气、肠痉挛、腹泻、恶心呕吐。

成人剂量：每日 15~60 ml。

儿童注意事项：在母乳喂养的母亲中没有观察到，常用于婴儿。

婴儿监测内容：

替代药物：聚乙二醇(PEG)。

参考文献：

[1] Pharmaceutical manufacturer prescribing information. 2011.

乳糖酶(LACTASE)

商品名：Lactaid, SureLac

分　类：膳食补充剂

LRC：L3 -没有数据-可能适用

乳糖酶是将小肠中的乳糖(奶糖)代谢成葡萄糖和半乳糖的酶。77%的美国成年人和 100%的婴幼儿天生可以合成这种酶[1]。哺乳期母亲没有足够和对照良好的研究或病例报告，但口服这个产品对于哺乳期母亲来说可能是安全的。

成人注意事项：没有报道。

成人剂量：1~2 粒，用牛奶送服。

儿童注意事项：

婴儿监测内容：

替代药物：

参考文献：

[1] Bersaglieri T, Sabeti PC, Patterson N, et al. Genetic signatures of strong recent positive selection at the lactase gene. Am J Hum Genet, 2004, 74(6): 1111-1120. Epub 2004 Apr 26.

软骨素(CHONDROITIN)

商品名：

分　类：抗关节炎药

LRC：L3 -没有数据-可能适用

硫酸软骨素是一种生物聚合物，作为柔韧的连接基质作用于软骨的蛋白丝。大部分源自天然，例如鲨鱼或牛的软骨，化学合成则来源于大多数哺乳动物的软骨组织中的高黏性黏多糖(葡萄糖胺聚糖)[1]。迄今为止未发现软骨素有毒。其分子量太大(平均为 50 000 Da)，无法转运至乳汁中。本品口服生物利用度低且分子量大，因此不会对母乳喂养的婴儿产生不良影响。

$T_{1/2}$		M/P	
T_{max}		PB	
Oral	0~13%	Vd	
MW	50 000	pKa	
RID			

成人注意事项：

成人剂量：每次 200~400 mg，每日 2~3 次。

儿童注意事项：目前没有经乳汁导致婴儿不良反应的报道。

婴儿监测内容：

替代药物：

参考文献：

[1] Review of Natural Products Facts and Comparisons. St Louis, MO, 1996.

瑞芬太尼(REMIFENTANIL)

商品名：Ultiva
分　类：镇痛药
LRC：L3 -没有数据-可能适用

瑞芬太尼是一种新型的阿片类镇痛药，在效力和应用上类似于芬太尼，主要由血浆和组织中的酯酶代谢(成人和新生儿)。消除半衰期非常短，只有 10~20 分钟，有效的生物半衰期只有 3~10 分钟[1]。不像其他芬太尼类似物，本品的半衰期不会随着用药时间延长而增加。虽然在啮齿动物的乳汁中发现了瑞芬太尼，但还没有关于本品转运至乳汁的数据。本品适用于 2 岁以上的儿童。瑞芬太尼作为芬太尼的类似物，母乳中的浓度应该与其他类似物差不多，可能非常低。另外，本品的代谢不取决于肝脏功能，即使在新生儿中其代谢也是极其短暂的。根据其动力学，短暂的半衰期和极低的口服生物利用度，本品不可能在人乳中达到足以产生临床作用的浓度。

$T_{1/2}$	10~20 min	M/P	
T_{max}		PB	70%
Oral	很少	Vd	0. 1 L/kg
MW	412	pKa	7. 07
RID			

成人注意事项： 恶心、低血压、镇静、呕吐、心动过缓。

成人剂量： 0.25～0.4 μg/(kg · min)。

儿童注意事项： 目前没有经乳汁导致婴儿不良反应的报道，不能口服吸收利用。

婴儿监测内容： 镇静、呼吸速率减慢/呼吸暂停、面色苍白、便秘和难醒喂养/喂养困难。

替代药物：

参考文献：

[1] Pharmaceutical manufacturer prescribing information. 1997.

瑞格列奈(REPAGLINIDE)

商品名： Gluconorm，Novonorm，Prandin
分　类： 降血糖药，其他
LRC： L4 -没有数据-有潜在危险

瑞格列奈是一种非磺脲类降血糖药，可以刺激功能性的 β 细胞释放胰岛素，从而降低 2 型非胰岛素依赖型糖尿病患者的血糖[1]。目前尚无关于本品转运至人乳的数据，但是对啮齿动物的研究表明，本品可以转运至乳汁中，引起年幼动物的血糖降低和骨骼改变[2]。可惜这些研究中没有提及剂量用法，因此不知道人类正常的治疗剂量是否会发生这些改变。瑞格列奈的用药剂量相当特殊，由于半衰期短，应餐前服药，并根据每个患者自身需要而不同。基于此，尚不知道哺乳期患者是否可以安全使用。但是一旦使用，应该严密监测是否会引起婴儿低血糖，并且至少中断哺乳期几小时以减少在婴儿中的暴露量。

$T_{1/2}$	1 h	M/P	
T_{max}	1 h	PB	98%
Oral	56%	Vd	0.44 L/kg
MW		pKa	
RID			

成人注意事项： 头痛、胸痛、局部缺血、腹泻或便秘、低血糖、关节痛。

成人剂量： 每次 0.5～4 mg，每日 2～4 次。

儿童注意事项： 在动物研究中发现经由乳汁摄入的药物可导致低血糖，但是剂量不明。

婴儿监测内容：低血糖症状：嗜睡、昏睡、面色苍白、出汗、震颤。

替代药物：

参考文献：

[1] Pharmaceutical manufacturer prescribing information. 1999.
[2] Drug Facts and Comparisons 1999 ed. ed. St: Louis, 1999.

瑞加德松(REGADENOSON)

商品名：Lexiscan
分　类：诊断试剂
LRC：L4 -没有数据-有潜在危险

瑞加德松是一种应激药物(腺苷受体激动剂),主要作为那些不能承受运动压力的患者进行心肌灌注显像检查时的诊断试剂。其最常用的剂量为5 ml,应快速静脉注射。使用本品后应尽快使用生理盐水冲洗,并注射放射性药物[1]。目前尚不清楚瑞加德松是否能够分泌至人乳。由于本品可能对婴儿产生严重的不利影响,必须对哺乳期母亲的用药必要性进行评估,以确定哺乳中断和停用瑞加德松哪一个是更佳的选择。基于瑞加德松的药代动力学,用药后 10 小时药物可从体内清除,故建议哺乳期母亲在用药 10 小时后再恢复哺乳[1]。

$T_{1/2}$	初始阶段：2~4 min, 中间阶段：30 min, 终末阶段：2 h	M/P	
T_{max}	1~4 min	PB	27%~33%
Oral		Vd	1.04 L/kg
MW	408.37	pKa	
RID			

成人注意事项：呼吸困难、头痛、皮肤潮红、胸闷、心绞痛、ST 段压低、头晕、胸痛、恶心、腹部不适、味觉障碍、热感、房室传导阻滞、心脏停搏、显著性高血压、症状性高血压、癫痫发作、昏厥和心律失常。

成人剂量：5 ml,快速静脉注射。

儿童注意事项：

婴儿监测内容：

替代药物：

参考文献:

[1] Pharmaceutical manufacturer prescribing information. 2011.

瑞舒伐他汀(ROSUVASTATIN)

商品名: Crestor
分　类: 降血脂药
LRC: L3 -没有数据-可能适用

瑞舒伐他汀和其他他汀类药物一样,能减少高胆固醇血症患者的胆固醇合成。本品通过阻断 HMG-CoA 还原酶(胆固醇合成的限速酶)而起作用[1]。目前仅有一例关于他汀类药物转运到乳汁中的报道[2]。一位年轻妇女服用瑞舒伐他汀 40 mg/d(产后 33 天开始)用于治疗家族性高胆固醇血症,收集治疗后第 4 天,24 天和 80 天的乳汁样品。用药后 1~7 h,乳汁中瑞舒伐他汀的浓度逐渐上升至 15. 2~29. 4 μg/L,在 10 小时达到高峰。用药 3~21 小时后乳汁中的瑞舒伐他汀的浓度范围为 21. 9~22. 8 μg/L,通过这些数据计算出 RID<1%。在这项研究中,婴儿似乎没有给予母乳喂养,但作者评论说母乳中他汀类药物的安全性仍然是未知的。

然而,动脉粥样硬化是一个慢性过程,母乳喂养期间停用降脂药物对大多数妇女高胆固醇血症的治疗几乎没有影响。因此,由于胆固醇和其生物合成过程中的产物是婴儿生长发育必需的物质,降脂药物对婴儿的潜在危害可能超过母亲接受持续治疗的益处。在大多数情况下,母乳喂养的母亲不宜使用降血脂药物。

$T_{1/2}$	19 h	**M/P**	
T_{max}	3~5 h	**PB**	88%
Oral	20%	**Vd**	1. 9 L/kg
MW	1 001	**pKa**	6. 8
RID	0. 6%~0. 77%		

成人注意事项: 头痛、头晕、恶心、腹痛、便秘、肝功能异常、乏力、肌痛。

成人剂量: 每日 5~40 mg。

儿童注意事项: 没有相关的研究。

婴儿监测内容: 体重增加。

替代药物:

参考文献:

[1] Pharmaceutical manufacturer prescribing information. 2007.

[2] Schutte AE, Symington EA, du Preez JL. Rosuvastatin is transferred into human breast milk: a case report. The American Journal of Medicine, 2013, 126(9): e7 - e8.

瑞他莫林(RETAPAMULIN)

商品名: Altabax
分　类: 抗菌药物,其他
LRC: L3 -没有数据-可能适用

瑞他莫林是一种治疗儿童和成人的由金黄色葡萄球菌(不是 MRSA)引起的脓疱病的外用抗菌药物。局部应用时全身吸收量极低[1]。目前尚无关于本品转运至人乳的数据,然而由于全身吸收量相当低的,所以瑞他莫林用于儿童和哺乳期母亲可能是安全的。

$T_{1/2}$		M/P	
T_{max}		PB	94%
Oral		Vd	
MW	517.8	pKa	
RID			

成人注意事项: 头痛、用药部位刺激、鼻咽炎。

成人剂量: 每日 2 次,涂搽于患处。

儿童注意事项: 9 个月以上患儿可能出现的不良反应包括瘙痒、湿疹和腹泻。没有转运到乳汁后的相关数据。

婴儿监测内容:

替代药物: 莫匹罗星。

参考文献:

[1] Pharmaceutical manufacturer prescribing information. 2007.

S

腮腺炎病毒活疫苗(MUMPS VIRUS VACCINE, LIVE)

商品名: Mumpsvax
分　类: 疫苗
LRC: L3 -没有数据-可能适用

腮腺炎疫苗是一种活的减毒疫苗,用于预防流行性腮腺炎。本品作为常规儿童免疫接种计划的一部分,一般在儿童 12~15 个月大的时候进行接种。本品通常是和麻疹、风疹疫苗一起以 MMR 联合疫苗的形式进行接种。目前还没有关于活的腮腺炎病毒疫苗能转运到母乳中的报告。美国免疫实践咨询委员会已经声明哺乳期母亲可以接种活疫苗和灭活疫苗[1]。一般来说,在哺乳期间使用疫苗通常是安全的[2]。WHO 认为腮腺炎疫苗与母乳喂养是兼容的。因此,一个接受了腮腺炎疫苗的哺乳期母亲可以继续给她的孩子哺乳。此外,母乳中的抗体可能会为哺乳婴儿提供一些预防腮腺炎感染的额外保护措施。哺乳婴儿也应按照常规的儿童免疫接种计划接种腮腺炎疫苗。

成人注意事项: 注射部位疼痛发热、普通感冒、淋巴结肿大、皮疹;严重不良反应:过敏反应、脑炎、血小板减少、史-约综合征、热性惊厥。

成人剂量: 皮下注射 0.5 ml。

儿童注意事项:

婴儿监测内容: 在免疫缺陷的婴儿中避免使用。

替代药物:

参考文献:

[1] Anon. General recommendations on immunization; recommendations of the advisory committee on immunization practices (AICP) and the American academy of family physicians(AAFP). MMWR, 2002, 51(RR02): 1-36.

[2] Schaefer CSchaefer C. Drugs During Pregnancy and Lactation. Amsterdam, The Netherlands: Elsevier Science BV, 2001.

塞来昔布(CELECOXIB)

商品名: Celebrex
分　类: 非甾体抗炎药
LRC: L2 -有限数据-可能适用

塞来昔布是一种非甾体抗炎药，可特异性抑制环氧化酶-2(COX-2)，主要用于关节炎和炎症性疼痛患者。1名哺乳期母亲使用本品治疗(每次100 mg，每日2次)，用药4.75小时后，左侧与右侧乳房的乳汁药物浓度分别为133 ng/ml和101 ng/ml[1]。研究人员以C_{max}来计算，估计M/P比值为0.27~0.59，婴儿摄入量大约为20 μg/(kg·d)。来自笔者实验室的一份数据显示，5名哺乳期母亲口服本品200 mg，每日1次，平均乳汁/血浆AUC比值是0.23[2]，乳汁中平均浓度是66 ng/ml，绝对婴儿剂量平均为9.8 μg/(kg·d)。根据这些数据得出，相对婴儿剂量为母体剂量的0.30%。其中2名婴儿的血药浓度低于检测限。另一项研究中，6名哺乳期母亲志愿者予以塞来昔布200 mg口服，用药48小时后采集血浆和乳汁样本[3]。经体重校正，婴儿的剂量(中位数)是母体剂量的0.23%。因此笔者认为婴儿经由乳汁暴露的剂量非常低，母乳喂养很可能不对婴儿造成威胁。

$T_{1/2}$	11 h	M/P	0.23~0.59
T_{max}	2.8 h	PB	97%
Oral	99%	Vd	5.71 L/kg
MW	381	pKa	10.7
RID	0.3%~0.7%		

成人注意事项：头痛、头晕、高血压、胸痛、哮喘加重、消化不良、恶心、腹痛、腹泻、肾功能异常、瘀斑、血小板减少、外周性水肿。

成人剂量：每次200 mg，每日1次。

儿童注意事项：目前没有经乳汁导致婴儿不良反应的报道。2名婴儿的血浆药物浓度无法测得。

婴儿监测内容：呕吐、腹泻。

替代药物：布洛芬。

参考文献：

[1] Knoppert DC, Stempak D, Baruchel S, et al. Celecoxib in human milk: a case report. Pharmacotherapy, 2003, 23(1): 97-100.

[2] Hale TW, McDonald R, Boger J. Transfer of celecoxib into human milk. J Hum Lact, 2004, 20(4): 397-403.

[3] Gardiner SJ, Doogue MP, Zhang M, et al. Quantifcation of infant exposure to celecoxib through breast milk. Br J Clin Pharmacol, 2006, 61(1): 101-104.

噻苯达唑(THIABENDAZOLE)

商品名: Mintezol
分　类: 驱虫药
LRC: L3 -没有数据-可能适用

噻苯达唑是一种驱虫药,用于治疗蛔虫、蛲虫、钩虫、鞭虫及其他寄生虫感染[1]。吸收后大部分于 24 小时内排出体外,48 小时内从血浆中完全消除。虽然对蛲虫有效,但宜首选其他不良反应更小的药物。尚无本品可分泌到乳汁中的报道。

$T_{1/2}$		M/P	
T_{max}	1~2 h	PB	
Oral	完全	Vd	
MW	201	pKa	4.7
RID			

成人注意事项: 头痛、眩晕、癫痫发作、精神反应(幻觉、谵妄)、恶心、呕吐、皮疹、瘙痒、肝内胆汁淤积、肝毒性。

成人剂量: 每次 1.5 g,每日 2 次。

儿童注意事项: 无相关报道,可用于儿科。

婴儿监测内容:

替代药物: 噻嘧啶。

参考文献:

[1] Pharmaceutical manufacturer prescribing information. 2007.

噻康唑(TIOCONAZOLE)

商品名: Monistat 1, Tioconazole 1, Vagistat-1
分　类: 抗真菌药
LRC: L3 -没有数据-可能适用

噻康唑是一种用于治疗念珠菌阴道炎的抗真菌药[1]。在哺乳期母亲中,没有足够的高质量研究或个案报道。对比局部或阴道用药,口服用药的生物利用度极低。因此,婴儿通过乳汁摄入的药物暴露量几乎无临床意义。

$T_{1/2}$		M/P	
T_{max}		PB	
Oral	2.9%（局部）； 可以忽略（阴道）	Vd	
MW	387.7	pKa	6.42
RID			

成人注意事项：烧灼感、瘙痒、皮疹、红疹。

成人剂量：

儿童注意事项：

婴儿监测内容：

替代药物：

参考文献：

[1] Pharmaceutical manufacturer prescribing information. 2011.

噻氯匹定（TICLOPIDINE）

商品名：Ticlid，Tilodene

分　类：抗血小板药

LRC：L4－没有数据－有潜在危险

噻氯匹定可用于预防血栓性疾病、减少心血管疾病病死率，治疗卒中、栓塞及其他血栓性疾病。研究发现噻氯匹定可经啮齿动物乳汁排泄[1]。目前没有数据表明该药是否会分泌到人乳中。但是该药血浆蛋白结合率高，游离药物浓度很低。

$T_{1/2}$	12.6 h	M/P	
T_{max}	2 h	PB	98%
Oral	80%	Vd	
MW	264	pKa	
RID			

成人注意事项：出血、中性粒细胞减少、斑丘疹。

成人剂量：每次 250 mg，每日 2 次。

儿童注意事项：目前没有经乳汁导致婴儿不良反应的报道，建议谨慎使用。

婴儿监测内容：罕见皮肤瘀斑、尿血、呕血或便血。

替代药物：

参考文献：

[1] Pharmaceutical manufacturer prescribing information. 1996.

噻吗洛尔(TIMOLOL)

商品名： Betim, Betimolol, Blocadren, Tenopt, Timoptic, Timoptol, Timpilo
分　类： 抗青光眼药
LRC： L2 -有限数据-可能适用

噻吗洛尔是一种用于治疗高血压及青光眼的β-受体阻滞剂。该药可经乳汁分泌。按照每日 3 次,每次 5 mg 的剂量,乳汁平均药物浓度为 15.9 μg/L[1]。使用口服制剂或者滴眼液,乳汁中药物浓度相近。按上述剂量使用 0.5%噻吗洛尔滴眼液,1.5 小时后乳汁中药物浓度为 5.6 μg/L[2]。尚无婴儿出现不良反应的报道。这种低水平的药物浓度不太可能引起临床相关的不良反应。

$T_{1/2}$	4 h	M/P	0.8
T_{max}	1~2 h	PB	10%
Oral	50%	Vd	1~3 L/kg
MW	316	pKa	9.21
RID	1.1%		

成人注意事项： 低血糖、心动过缓、抑郁、镇静。

成人剂量： 每次 10~20 mg,每日 2 次。

儿童注意事项： 目前没有经乳汁导致婴儿不良反应的报道。

婴儿监测内容： 疲倦、嗜睡、面色苍白、喂养不良,体重增加。

替代药物： 普萘洛尔、美托洛尔。

参考文献：

[1] Fidler J, Smith V, De Swiet M. Excretion of oxprenolol and timolol in breast milk. Br J Obstet Gynaecol, 1983, 90(10): 961-965.

[2] Lustgarten JS, Podos SM. Topical timolol and the nursing mother. Arch Ophthalmol, 1983, 101(9): 1381-1382.

噻嘧啶(PYRANTEL)

商品名： Ascarel, Early Bird, Pamix, Pin-X, Pinworm
分　类： 驱虫药
LRC： L3 -没有数据-可能适用

噻嘧啶是一种用来治疗蛲虫、钩虫和蛔虫感染的驱虫药[1]，口服吸收量少，大部分从粪便中排泄。血药浓度峰值通常低于 0.05～0.13 μg/ml，并且通常出现在服药后 3 小时内。目前报道的不良反应很少。尚无本品转运至乳汁的报道，但是由于口服吸收量很少，血药浓度低，因此经乳汁摄取的噻嘧啶不足以产生临床作用。该药通常单剂量使用。

$T_{1/2}$		M/P	
T_{max}		PB	
Oral	<50%	Vd	
MW	206	pKa	
RID			

成人注意事项：不良反应一般很小，包括头痛、头晕、嗜睡、失眠、恶心、呕吐、腹部痉挛性疼痛、腹泻和疼痛。已有发现肝酶轻微升高，但没有严重的肝毒性。

成人剂量：每次 11 mg/kg，共 2 次，间隔 2 周以上。

儿童注意事项：目前没有经乳汁导致婴儿不良反应的报道。

婴儿监测内容：

替代药物：

参考文献：

[1] Pharmaceutical manufacturer Prescribing Information. 2008.

噻托溴铵(TIOTROPIUM BROMIDE)

商品名：Spiriva

分　类：抗胆碱能药

LRC：L3-没有数据-可能适用

噻托溴铵是经粉剂吸入的抗胆碱能药[1]。用于慢性阻塞性肺疾病(COPD)引起支气管痉挛的长期维持治疗和减轻 COPD 的急性发作。随访噻托溴铵干粉吸入的年轻、健康志愿者，其生物利用度为 19.5%，表明到达肺部的药物具有高度生物利用度。由于它的季铵化合物的结构，噻托溴铵难以经胃肠道吸收。噻托溴铵口服液的生物利用度只有 2%～3%。该药拥有巨大的表观分布容积(32 L/kg)，提示该药外周组织分布广泛，因此血浆浓度极低(3～4 pg/ml)。而它的终末半衰期长(5～6 天)，血浆和乳汁的药物浓度很低。

$T_{1/2}$	5~6 d	M/P	
T_{max}	1 h	PB	72%
Oral	2% ~ 3%; 19.5%（吸入）	Vd	32 L/kg
MW	490.4	pKa	
RID			

成人注意事项：闭角型青光眼恶化、尿潴留、支气管痉挛。

成人剂量：每日 18 μg，干粉吸入。

儿童注意事项：目前没有经乳汁导致婴儿不良反应的报道。

婴儿监测内容：易激惹、失眠、心律失常、口干、便秘、尿潴留、体重减轻、震颤。

替代药物：

参考文献：

[1] Pharmaceutical manufacturer prescribing information. 2010.

赛庚啶（CYPROHEPTADINE）

商品名：Periactin
分　类：抗组胺药
LRC：L3-有限数据-可能适用

赛庚啶是一种 5-羟色氨及组胺的拮抗剂，有抗胆碱能及镇静作用。本品曾被用来增强小儿食欲和治疗皮疹及皮肤瘙痒[1]。尚无其人乳转运的数据资料。观察到的主要不良反应为镇静，可选择服用不具有镇静作用的抗组胺药（氯雷他定、西替利嗪）。

$T_{1/2}$	16 h	M/P	
T_{max}		PB	99%
Oral		Vd	
MW	287	pKa	9.3
RID			

成人注意事项：镇静、恶心、呕吐、腹泻、头晕、视力减退、便秘、口干、咽干、鼻干、烦躁。

成人剂量：每次 4 mg，每日 3~4 次。

儿童注意事项：尚无报道，应观察镇静作用。

婴儿监测内容：镇静、口干、呕吐。

替代药物：羟嗪，西替利嗪，氯雷他定。

参考文献：

[1] Pharmaceutical manufacturer prescribing information. 2003.

赛克力嗪(CYCLIZINE)

商品名：Cyclivert
分　类：镇吐药
LRC：L3 -没有数据-可能适用

赛克力嗪是抗组胺药，常用于镇吐、预防和治疗晕动病引起的恶心[1]。目前并无哺乳期母亲使用本品的对照研究。然而，其他抗组胺药物的相关研究表明转运至乳汁中的药物量很小(参考苯海拉明)。

$T_{1/2}$	20 h	M/P	
T_{max}		PB	
Oral		Vd	
MW	266	pKa	7.7
RID			

成人注意事项：口干、嗜睡、头痛、尿潴留、恶心。

成人剂量：每次 50 mg，必要时每日 3 次。

儿童注意事项：

婴儿监测内容：困倦、尿潴留。

替代药物：

参考文献：

[1] Pharmaceutical manufacturer prescribing information. 2011.

赛洛唑啉(XYLOMETAZOLINE)

商品名：Aqua Maris，Sinosil
分　类：减充血药
LRC：L3 -没有数据-可能适用

赛洛唑啉是一种用于鼻腔和眼部的缩血管药[1]。没有关于在哺乳期间使用赛洛唑啉的报道，并且对于婴儿通过乳汁摄入药物的影响是未知的。通常，局部使用药物的风险低于全身用药。然而，当鼻腔用药时，赛洛唑啉可能可以全身吸收。在母乳喂养时应谨慎使用赛洛唑啉。

$T_{1/2}$		M/P	
T_{max}		PB	
Oral	吸收好(经鼻)	Vd	
MW	244	pKa	
RID			

成人注意事项：过量使用可能出现高血压和心律失常。有报道可以导致头痛、失眠以及眩晕。

成人剂量：每 12 小时 2~3 滴 0.1%溶液。

儿童注意事项：

婴儿监测内容：

替代药物：羟甲唑啉、伪麻黄碱。

参考文献：

[1] Xylometazoline//DRUGDEX® System [Internet database]. Greenwood Village, Colo：Thomson Reuters (Healthcare) Inc. Updated periodically.

赛妥珠单抗(CERTOLIZUMAB)

商品名：Cimzia
分　类：单克隆抗体
LRC：L3 -有限数据-可能适用

赛妥珠单抗是一种聚乙二醇人 TNF - α 单克隆抗体 Fab 片段[1]，用于治疗风湿性关节炎、克罗恩病、银屑病关节炎和强直性脊柱炎。

本品分子量非常大、乳汁中含量低，但目前尚无哺乳期母亲长期使用免疫调节类药物的安全性数据。此外现有数据提示其他单克隆抗体类药物可转运至乳汁，而且可能会影响母乳喂养的婴儿。因此哺乳期母亲应明白使用此类药物的获益与风险。

$T_{1/2}$	14 d	M/P	
T_{max}	54~171 h	PB	
Oral	低	Vd	0.09 L/kg
MW	91 000	pKa	
RID			

成人注意事项：头痛、发热、头晕、疲劳、癫痫、高血压、心肌梗死、恶心、呕吐、肾功能异常、周围神经病变、感染、恶性肿瘤。

成人剂量：每次 400 mg，皮下注射，初始每 2 周 1 次，用药 2 次后，每 4 周 1 次。

儿童注意事项：

婴儿监测内容：发热、反复感染、食量增大/体重增加。

替代药物：

参考文献：

[1] Pharmaceutical manufacturer prescribing information. UCB, 2016.

三碘甲腺原氨酸(LIOTHYRONINE)

商品名：Cytomel, Tertroxin
分　类：甲状腺替代药物
LRC：L2-没有数据-可能适用

三碘甲腺原氨酸又叫 L-T3，由于其半衰期短，很少用于甲状腺素的替代治疗。尽管一些研究显示中断哺乳时，甲状腺功能减退会较明显[1,2]，但普遍认为仅有少量甲状腺激素进入乳汁中。虽然一些研究提示哺乳可暂时保护甲状腺功能减退的婴儿，但是很明显 T3，T4 水平太低将不能长时间避免甲状腺功能减退[3-6]。据报道乳汁中的 T3 水平波动较大，但通常在 238 ng/dl 左右，显著高于 T4 水平。一名婴儿每日摄入 T3 的最大量为 357 ng/(kg · d)，大约是最小需要量的 1/10。从这些研究发现，很明显仅有非常低水平的 T3 进入乳汁，不足以对甲状腺功能减退患儿产生保护作用。

$T_{1/2}$	2.5 d	M/P	
T_{max}	1~2 h	PB	低
Oral	95%	Vd	
MW	651	pKa	8.49
RID			

成人注意事项：心动过速、震颤、易怒、甲状腺功能亢进。

成人剂量：每日 25~75 μg。

儿童注意事项：没有经乳汁导致婴儿不良反应的报道。

婴儿监测内容：

替代药物：

参考文献：

[1] Bode HH, Vanjonack WJ, Crawford JD. Mitigation of cretinism by breast-

feeding. Pediatrics, 1978, 62(1): 13 - 16.
[2] Rovet JF. Does breast-feeding protect the hypothyroid infant whose condition is diagnosed by newborn screening? Am J Dis Child, 1990, 144(3): 319 - 323.
[3] Varma SK, Collins M, Row A, et al. Thyroxine, tri-iodothyronine, and reverse tri-iodothyronine concentrations in human milk. J Pediatr, 1978, 93(5): 803 - 806.
[4] Hahn HB Jr., Spiekerman AM, Otto WR, et al. Thyroid function tests in neonates fed human milk. Am J Dis Child, 1983, 137(3): 220 - 222.
[5] Letarte J, Guyda H, Dussault JH, et al. Lack of protective effect of breast-feeding in congenital hypothyroidism: report of 12 cases. Pediatrics, 1980, 65(4): 703 - 705.
[6] Franklin R, O'Grady C, Carpenter L. Neonatal thyroid function: comparison between breastfed and bottle-fed infants. J Pediatr, 1985, 106(1): 124 - 126.

三甲双酮(TRIMETHADIONE)

商品名: Tridione
分　类: 抗惊厥药
LRC: L4-没有数据-有潜在危险

三甲双酮是一种用于抗惊厥的噁唑烷二酮类化合物[1]。没有关于哺乳期母亲使用本品的高质量研究或个案报道。由于它有较多的不良反应和较大的毒性,包括严重的恶血质风险,不建议哺乳期母亲使用。

$T_{1/2}$		M/P	
T_{max}	0.5~2 h	PB	90%
Oral	吸收完全	Vd	
MW	143	pKa	
RID			

成人注意事项: 恶心、呕吐、腹痛、厌食、体重减轻、胃不适。监测血液恶病质,包括再生障碍性贫血、中性粒细胞减少、粒细胞减少以及出血性疾病。肝炎和黄疸亦有报道。

成人剂量: 每日 900 mg,分 3~4 次使用。

儿童注意事项:

婴儿监测内容: 镇静或烦躁、难醒喂养/喂养困难、呕吐、体重减轻、腹泻、黄疸。

替代药物：

参考文献：

[1] Pharmaceutical manufacturer prescribing information. 2016.

三氧化二铁(FERRIC OXIDE)

商品名：
分　类： 止痒药
LRC： L1 -没有数据-适用

氧化铁是一种供局部使用的铁盐,起收敛/止痒剂作用。局部用药时,吸收量可忽略不计。本品通常与氧化锌一起配制成炉甘石洗剂,作为止痒/收敛剂,可用于多种皮肤疾病,如晒斑、湿疹、接触毒藤引起的皮炎、昆虫叮咬及其他皮炎。

$T_{1/2}$	6 h	M/P	
T_{max}	2 h	PB	
Oral	10%~35%	Vd	
MW	159	pKa	
RID			

成人注意事项： 局部使用,观察有无皮肤刺痛感。

成人剂量：

儿童注意事项：

婴儿监测内容：

替代药物：

参考文献：

三乙醇胺(TROLAMINE)

商品名： Arthricream, Asper-Flex, FlexPower, Joint-Ritis, Mobisyl, Myoflex
分　类： 镇痛药
LRC： L3 -没有数据-可能适用

三乙醇胺是水杨酸和三羟基乙基胺的结合生成的盐[1]。本品常用于防晒霜、镇痛软膏以及化妆品。因为三乙醇胺为局部外用药物,因此不太可能全身吸收和对哺乳期母亲及其婴儿产生不良反应,估算其局部吸收率<10%。目前缺乏足够的和高质量的哺乳期母亲研究及个案报道。

$T_{1/2}$	1~2 h	M/P	
T_{max}		PB	50%~90%
Oral	吸收良好	Vd	
MW	287	pKa	7.8
RID			

成人注意事项：过敏反应、皮疹、荨麻疹、恶心、呕吐。

成人剂量：局部使用，每日 3~4 次。

儿童注意事项：

婴儿监测内容：

替代药物：布洛芬、对乙酰氨基酚。

参考文献：

[1] Pharmaceutical manufacturer prescribing information. 2011.

三唑仑(TRIAZOLAM)

商品名：Halcion
分　类：镇静催眠药
LRC：L3-没有数据-可能适用

三唑仑是典型的用于夜间镇静的苯二氮䓬类药物。动物研究证明该药能够分泌到乳汁当中，但人乳中尚无相关报道[1]。它和所有苯二氮䓬类药物类似，可能转运到乳汁中。

$T_{1/2}$	1.5~5.5 h	M/P	
T_{max}	0.5~2 h	PB	89%
Oral	85%	Vd	1.1~2.7 L/kg
MW	343	pKa	1.5
RID			

成人注意事项：镇静、意识错乱、头晕、共济失调、焦虑加重、精神紧张、恶心、呕吐、肝功能异常。

成人剂量：每日 0.125~0.25 mg。

儿童注意事项：目前没有经乳汁导致婴儿不良反应的报道。

婴儿监测内容：镇静、呼吸频率减慢、难醒喂养/喂养困难、体重增加。

替代药物：劳拉西泮、咪达唑仑。

参考文献：

[1] Drug Facts and Comparisons 1995 ed. ed. St：Louis，1995.

色甘酸钠（CROMOLYN SODIUM）

商品名： Cromese，Gastrocrom，Intal，Nasalcrom，Opticrom，Rynacrom，Vistacrom

分　类： 平喘药

LRC： L2 -没有数据-可能适用

色甘酸钠是一种非常安全的药物，临床常用来治疗哮喘、过敏，抑制肥大细胞脱颗粒作用及缓解过敏症状。尚无本品人乳转运的数据资料，因其分子量很大，估计转运至乳汁中的量也很少[1]。猴的乳汁转运量小于用药剂量的0.001%。尚无母乳喂养婴儿相关不良反应的报道。经胃肠吸收的药物量小于1%，因此对婴儿不可能产生明显影响。该药在儿科较为常用，哺乳期母亲使用本品对婴儿的危险很小。

$T_{1/2}$	80～90 min	M/P	
T_{max}		PB	
Oral	<1%	Vd	
MW	512	pKa	
RID			

成人注意事项： 头痛、嗜睡、失眠、烦躁、鼻塞、打喷嚏、咳嗽、喘息、恶心、全血细胞减少、肌痛、皮疹。

成人剂量： 每次吸入 20 mg，每日 4 次。

儿童注意事项： 目前没有经乳汁导致婴儿不良反应的报道。

婴儿监测内容： 易怒、失眠、腹泻或便秘、体重增加。

替代药物：

参考文献：

[1] Pharmaceutical manufacturer prescribing information. 2010.

沙丁胺醇（ALBUTEROL）

商品名： Asmavent，Asmol，Proventil，Respax，Respolin，Salamol，Salbulin，Salbuvent，Ventolin

分　类： 平喘药

LRC： L1 -没有数据-适用

沙丁胺醇是一种常用的 β_2-受体激动剂,用于扩张哮喘患者的支气管[1]。该药口服有效,但常吸入用药。当口服用药时,血浆中药物浓度会很高,可能转运至乳汁中。当吸入用药时,进入母亲血浆的药物量小于10%。尽管目前无相关报道,可能有少量药物分泌至乳汁中。当吸入用药时,母亲不太可能通过乳汁将有药理学效应浓度的沙丁胺醇转运至婴儿体内。但当口服用药时,乳汁中药物浓度足够对婴儿产生颤动、烦乱的作用。该药吸入剂型常用于治疗儿童哮喘。哺乳期母亲可安全使用该药。

$T_{1/2}$	3.8 h	M/P	
T_{max}	5~30 min	PB	36%~93%
Oral	100%	Vd	2.2 L/kg
MW	239	pKa	10.3
RID			

成人注意事项: 头痛、头晕、失眠、高血压、心动过速、心绞痛、口干、高血糖、低血钾、震颤。

成人剂量: 每次2~4 mg,每日3~4次。

儿童注意事项: 目前没有经乳汁导致婴儿不良反应的报道。观察婴儿是否有颤动、兴奋。

婴儿监测内容: 易怒、失眠、心律不齐、体重减轻、震颤。

替代药物:

参考文献:

[1] Pharmaceutical manufacturer prescribing information. 1997.

沙奎那韦(SAQUINAVIR)

商品名: Fortovase, Invirase
分　类: 抗病毒药
LRC: L5-有限数据-母亲存在HIV感染时有危险

沙奎那韦是一种抗反转录病毒药物,用于治疗HIV感染[1]。目前没有关于乳汁中药物转移量的数据;然而,由于这种药物分子量大(767 Da)和蛋白结合率高(97%),乳汁中的药物水平可能会很低。此外,沙奎那韦口服生物利用度较差,约为4%。

注意:沙奎那韦被划分为L5级是基于母亲感染HIV后母乳喂养对婴儿的影响,而不是基于乳汁中药物对母乳喂养婴儿的影响。疾病预防控制中心建议感染 HIV 的母亲产后不要进行母乳喂养，以避免 HIV 经乳汁传染婴儿[2,3]。

$T_{1/2}$	9～15 h	M/P	
T_{max}	3 h	PB	97%
Oral	4%	Vd	10 L/kg
MW	767	pKa	
RID			

成人注意事项： 头痛、疲劳、失眠、焦虑、胸痛、心律不齐（QTc 间期延长）、恶心、呕吐、腹痛、腹泻、肝肾功能异常、血糖升高、中性粒细胞减少、血栓形成、贫血、皮疹。

成人剂量： 每次 1 000 mg，每日 2 次。但变化很大。

儿童注意事项： 目前没有经乳汁引起婴儿不良反应的报道。

婴儿监测内容： 不建议感染 HIV 的母亲进行母乳喂养。

替代药物：

参考文献：

[1] Pharmaceutical manufacturer prescribing information. 2014.

[2] World Health Organization. Global Programme on AIDS. Consensus statement from the WHO/UNICEF consultation on HIV transmission and breast-feeding. Geneva：WHO，1992.

[3] Latham MC，Greiner T. Breastfeeding versus formula feeding in HIV infection. Lancet，1998，352：737.

沙美特罗（SALMETEROL XINAFOATE）

商品名： Serevent

分　类： 平喘药

LRC： L2 -没有数据-可能适用

沙美特罗是一种长效的 β_2 -肾上腺素受体激动剂，作为支气管扩张药治疗哮喘。吸入治疗后，母乳中沙美特罗的浓度很低（85～200 pg/ml）或检测不到[1]。动物研究表明血浆及乳汁中的浓度相似。沙美特罗和昔萘酸酯部分口服吸收都好，沙美特罗的终末半衰期是 5. 5 小时，昔萘酸酯为 11 天。没有关于哺乳期母亲用药的报道。

$T_{1/2}$	5.5 h	M/P	1
T_{max}	10~45 min	PB	98%
Oral	完全	Vd	
MW		pKa	10.12
RID			

成人注意事项：头痛、头晕、焦虑、失眠、口干、咽喉发炎、高血压、震颤。

成人剂量：每次 50 μg，每日 2 次。

儿童注意事项：目前没有经乳汁引起婴儿不良反应的报道。

婴儿监测内容：易怒、失眠、心律失常、体重减轻、震颤。

替代药物：

参考文献：

[1] Pharmaceutical manufacturer prescribing information. 1996.

伤寒热(TYPHOID FEVER)

商品名：Salmonella enterica serotype typhi
分　类：感染性疾病
LRC：L3 -没有数据-可能适用

伤寒热是由伤寒沙门菌(革兰阴性菌)引起的疾病，通过摄入受污染的食物引发伤寒。病原体通过肠道黏膜侵入，随后繁殖、入血，潜伏期为 7~14 天。临床表现为低热，精神障碍，轻微干咳，严重的病例出现高热(通常大于 39.5℃)以及严重的腹泻。

某些患者可能出现腹部和胸部的皮疹，称之为“玫瑰疹”。并发症包括肠道出血、肠穿孔、肾功能衰竭和腹膜炎。极少部分患者成为慢性带菌者，不出现临床症状，但可传染疾病[1]。对可疑患者进行细菌培养有助于诊断伤寒，40%~80%患者血培养阳性。骨髓培养是最敏感的常规诊断手段[2]。

伤寒热的抗菌药物治疗主要选择头孢曲松，氟喹诺酮类(如环丙沙星)可作为替代药物[1]。

没有数据证实这种病原体能够转运到人乳中，目前也没有经乳汁感染的报道。建议母亲继续哺乳，但应勤洗手，采用其他卫生控制手段减少从食物及其他物体(如奶嘴)获得感染的机会。通常需要 7~10 天做出伤寒热的诊断[3]，而在此之前婴儿通常已经接受哺乳，这是伤寒病原体在血液里细菌量最大的时间段。乳汁有许多抗体，因此可能对婴儿起到保护作用。

成人注意事项：临床表现为低热、精神障碍、轻微干咳，严重的病例出现高热（通常大于39.5℃）以及严重腹泻。

成人剂量：

儿童注意事项：没有发现因母乳喂养导致婴儿出现并发症的情况。

婴儿监测内容：发热、精神障碍、干咳、腹泻。

替代药物：

参考文献：

[1] Parry CM, Hien TT, Dougan G, et al. Typhoid fever. N Engl J Med, 2002, 347(22): 1770-1782.

[2] Gasem MH, Dolmans WM, Isbandrio BB, et al. Culture of Salmonella typhi and Salmonella paratyphi from blood and bone marrow in suspected typhoid fever. Trop Geogr Med, 1995, 47(4): 164-167.

[3] Lanata CF, Levine MM, Ristori C, et al. Vi serology in detection of chronic Salmonella typhi carriers in an endemic area. Lancet, 1983, 2(8347): 441-443.

伤寒疫苗(TYPHOID VACCINE)

商品名：Typhim Vi, Vivotif Berna
分　类：疫苗
LRC：L3-没有数据-可能适用

伤寒疫苗激活机体对伤寒的免疫。口服剂型(Ty21a)为减毒活疫苗[1]。胃肠外(注射)剂型提取自经丙酮杀灭处理并干燥细菌、苯酚灭活的细菌或者一种特殊的荚膜多糖疫苗提取自灭活的伤寒沙门菌Ty21a菌株。由于限制性的脂多糖包膜，Ty21a菌株引起感染的能力有限。没有本品转运到人乳中的数据。如果需要免疫接种，优先推荐接种注射剂型，婴儿也不太可能因此被感染。美国疾病预防控制中心(CDC)建议，仅当存在严重暴露的情况下才使用多糖疫苗(ViCPS)以及活菌疫苗(TY21a)，这两种疫苗缺乏哺乳期间的安全数据[2]。

成人注意事项：口服使用后有恶心、腹部痉挛、呕吐、荨麻疹；肌内注射后出现注射部位疼痛、按压痛，精神障碍、头痛、肌痛、发热。

成人剂量：每次0.5 ml，间隔4周接种2次。

儿童注意事项：尚无报道，建议注射灭活疫苗。

婴儿监测内容：

替代药物：

参考文献：

[1] Pharmaceutical manufacturer prescribing information. 2008.

[2] www. cdc. gov/breastfeeding/recommendations/vaccinations. htm.

舍曲林(SERTRALINE)

商品名: Lustral, Zoloft
分　类: 抗抑郁药,选择性5-羟色胺再摄取抑制剂
LRC: L2-有限数据-可能适用

舍曲林是一种典型的5-羟色胺再摄取抑制剂,与氟西汀类似,但与氟西汀不同,本品的代谢产物去甲舍曲林半衰期较长,但活性极微小。一名患者产后每日服用100 mg,共3周,研究表明乳汁中的药物浓度在服用后1、5、9和23小时分别是24 μg/L、43 μg/L、40 μg/L和19 μg/L[1]。12小时后母亲血浆浓度48 μg/L。三周时,乳母服药后12小时,婴儿的血浆药物浓度低于可检测范围(<0.5 μg/L)。三个月的常规儿科评估显示该婴儿体重正常,已达到适当的发育程度。

在另一项研究中,三名乳母每日服用50~100 mg,血浆中药物浓度范围为18.4~95.8 μg/L,而其婴儿血浆中舍曲林及其代谢产物水平仍低于检测水平(<2 μg/L)[2]。乳汁中水平未检测。其中一名婴儿在4个月时发生良性新生儿睡眠肌阵挛,6个月后就没有了;作者报道称发生这种情况的原因不明。

最近发表的一篇文章报道,乳母每日最多服用本品100 mg后,乳母和婴儿的血小板5-羟色胺水平发生了改变[3]。乳母血小板的5-羟色胺水平明显减低,而婴儿的血小板5-羟色胺水平却没有变化,提示只有微量的药物通过乳汁转运的婴儿,这也证实了其他研究结果。Stowe对11对母子的研究(母亲每日服用25~150 mg)更进一步证明了仅有微量分泌至乳汁中[4]。该研究表明,乳汁中舍曲林峰值浓度出现在7~8小时后,而其代谢产物(去甲舍曲林)峰值浓度出现在5~11小时后。乳汁中舍曲林和去甲舍曲林的水平分别为17~173 μg/L和22~294 μg/L。婴儿经由乳汁获得药量从检测不出(5/11)到每日0.124 mg(1/11),婴儿血浆药物浓度亦从检测不出(7/11)到3.0 μg/L。该研究的所有婴儿均未出现发育异常。

八名妇女每日服用舍曲林1.05 mg/kg,结果显示舍曲林和N-去甲舍曲林的平均乳汁/血浆比值分别为1.93和1.64[5]。婴儿实际从母乳中获得的舍曲林和N-去甲舍曲林(舍曲林的等同物)分别为经体重校正的母亲剂量的0.2%和0.3%。假设乳汁摄入量为每日150 ml/kg,则婴儿获得的舍曲林和N-去甲舍曲林分别显著高于0.90%和1.32%。舍曲林和其N-去甲基代谢产物在4名婴儿的血浆中检测不出。8名婴儿均未发生明显的不良反应,且都发

育正常。

本品在中枢神经系统和血小板中都是一种有效的5-HT转运蛋白的抑制剂。一项最近的研究评估了舍曲林对血小板中5-HT传递作用的影响，该研究包括了14名乳母(每日服用25~200 mg)和她们的婴儿，试图发现低水平的舍曲林是否可能导致婴儿血浆中血小板以及CNS的5-HT水平的改变[6]。但结果是乳母的血小板5-HT水平明显降低，而婴儿的无明显改变。这就说明，在常规的临床剂量下，母体的舍曲林对婴儿血小板5-HT传递作用的影响甚小。

这些研究都肯定了舍曲林及其代谢物极少转运给婴儿，若乳母的用量小于150 mg/d，那么婴儿血浆中舍曲林水平是非常少的。关于本品对乳母的抗抑郁作用有详尽的回顾[7-9]。

2015年一项研究证实了哺乳婴儿的舍曲林水平很低[10]。该研究报道了167名婴儿的舍曲林水平，146名(87%)没有检测到去甲舍曲林，105(70%)没有检测到舍曲林。这项研究的作者报告称，这167名婴儿没有出现不良反应，即使检测到药物水平的婴儿(舍曲林和其代谢物的平均浓度为5 μg/L)也没有出现不良反应。作者对2名新生儿不良事件的报道进行了评论，这些案例可能与舍曲林在乳汁中的暴露有关。澳大利亚药品不良反应咨询委员会在1997年的一则简短报告中报告了这两起案例[11]。第一个案例是一个5个月大的孩子，在她母亲服用舍曲林开始时情绪激动了几天，后来就没有发生了。第二例为产后10天开始舍曲林治疗，持续治疗约3个月。在这段时间里，婴儿出现了“嗜睡，肌肉张力低，听力困难和发育障碍”。当母亲停止服药后，所有的情况都没有发生了。根据这篇简短的报道，很难确定舍曲林对这些情况有多大的影响。

$T_{1/2}$	26 h	M/P	0.89
T_{max}	7~8 h	PB	98%
Oral	完全	Vd	20 L/kg
MW	306	pKa	
RID	0.4%~2.2%		

成人注意事项：头痛、头晕、失眠、紧张、口干、消化不良、恶心、腹泻、厌食、震颤、出汗增多、非妊娠溢乳和非哺乳期成人溢乳。

成人剂量：每日50~200 mg。

儿童注意事项：有3例关于舍曲林不良反应的报道。4月龄时出现良性新生儿睡眠肌阵挛,6月龄时自愈,是否与用药有关尚不清楚[2]。5个月大的孩子,在她母亲服用舍曲林开始时情绪激动了几天,后来就没有发生了。还有一例婴儿出现了“嗜睡、肌肉张力低、听力困难和发育障碍”,当母亲停止服药后所有的不良反应不再发生。

婴儿监测内容: 镇静或易怒、难醒喂养/喂养困难和体重增加。

替代药物: 依他普仑、帕罗西汀、氟西汀。

参考文献:

[1] Altshuler LL, Burt VK, McMullen M, et al. Breastfeeding and sertraline: a 24-hour analysis. J Clin Psychiatry, 1995, 56(6): 243-245.

[2] Mammen OK, Perel JM, Rudolph G, et al. Sertraline and norsertraline levels in three breastfed infants. J Clin Psychiatry, 1997, 58(3): 100-103.

[3] Epperson CN. Sertraine and Breastfeeding. NEJM, 1997, 336(16): 1189-1190.

[4] Stowe ZN, Owens MJ, Landry JC, et al. Sertraline and desmethylsertraline in human breast milk and nursing infants. Am J Psychiatry, 1997, 154(9): 1255-1260.

[5] Kristensen JH, Ilett KF, Dusci LJ, et al. Distribution and excretion of sertraline and N-desmethylsertraline in human milk. Br J Clin Pharmacol, 1998, 45(5): 453-457.

[6] Epperson N, Czarkowski KA, Ward-O'Brien D, et al. Maternal sertraline treatment and serotonin transport in breast-feeding mother-infant pairs. Am J Psychiatry, 2001, 158(10): 1631-1637.

[7] Wisner KL, Perel JM, Findling RL. Antidepressant treatment during breast-feeding. Am J Psy- chiatry, 1996, 153(9): 1132-1137.

[8] Stowe ZN, Hostetter AL, Owens MJ, et al. The pharmacokinetics of sertraline excretion into human brest milk: determinants of infant serum concentrations. J Clin Psychiatry, 2003, 64(1): 73-80.

[9] Weissman AM, Levy BT, Hartz AJ, et al. Pooled Analysis of Antidepressant Levels in Lactat-ing Mothers, Breast Milk, and Nursing Infants. Am J Psychiatry, 2004, 161(6): 1066-1078.

[10] Pinheiro W, Bogen DL, Hoxha D, et al. Sertraline and breastfeeding: review and meta-analysis. Arch Womens Ment Health, 2015, 18: 139-146.

[11] Rohan A. Drug distribution in human milk. Aust Prescriber, 1997, 20: 84.

神经肌肉阻滞剂(NEUROMUSCULAR BLOCKING AGENTS)

商品名: Anectine, Arduan, Mivacron, Norcuron, Nuromax, Pavulon, Raplon, Tracrium, Zemuron

分　类: 神经肌肉阻滞剂

LRC: L3-没有数据-可能适用

神经肌肉阻滞剂与箭毒类似,主要用于外科手术期间松弛骨骼肌[1,2]。本类药物通常具有三相消除曲线。第一相快速消除,平均半衰期<5 min。第二

相半衰期为 7~40 min,第三相半衰期为 2~3 h。此类药物是否分泌入人乳尚且未知,但可能性很小。因为这类药物的分子量大,具有高度极性的结构,并且不能进入大多数细胞中。目前尚无本类药物口服生物利用度的相关报道,但很可能极低或口服完全不能吸收。手术后短时间(几个小时)中断哺乳将消除与使用这类药物相关的大多数风险。

$T_{1/2}$	可变	**M/P**	
T_{max}		**PB**	
Oral		**Vd**	
MW	大	**pKa**	
RID			

成人注意事项: 呼吸暂停时间延长、低血压、心律失常、肌无力后遗症、过敏反应。组胺相关不良反应包括潮红、红斑、瘙痒、荨麻疹、喘息和支气管痉挛。

成人剂量: 因个体差异而不同。

儿童注意事项: 目前没有经乳汁导致婴儿不良反应的报道。不太可能大量分泌入乳汁。

婴儿监测内容: 乏力、呼吸暂停、术后短暂的中断哺乳(几个小时)可消除大多数风险。

替代药物:

参考文献:

[1] Pharmaceutical manufacturer Package Insert. 2004.

[2] Baselt RC. Disposition of toxic drugs and chemicals in man. Foster City, CA: Chemical Toxicology Institute, 2000.

肾上腺素(EPINEPHRINE)

商品名: Adrenalin, Adrenutol, Bronkaid, Epi-pen, Medihaler, Primatene, Simplene

分　类: 肾上腺素能药

LRC: L2 -有限数据-可能适用

肾上腺素是一种强大的肾上腺素能兴奋药。虽然有可能分泌至乳汁中,但在胃肠道中几乎会立即被破坏[1]。除了新生儿早期,其他任何时期都不太可能被婴儿吸收。此外,它的半衰期只有 2 分钟。

$T_{1/2}$	2 min	M/P	
T_{max}		PB	
Oral	差	Vd	
MW	183	pKa	9. 69
RID			

成人注意事项：神经过敏、震颤、激动、心动过速。

成人剂量：用于过敏反应，0. 3 mg 肌内注射或皮下注射，用于心脏疾病时也可以静脉注射。

儿童注意事项：无报道，注意观察有无短暂刺激。

婴儿监测内容：注意观察兴奋、睡眠不佳和震颤。

替代药物：

参考文献：

[1] Wilson J. Drugs in Breast Milk. New York：ADIS Press，1981.

渗透性泻药（OSMOTIC LAXATIVES）

商品名：Acilac，Citrate of Magnesia，Citromag，Duphalac，Milk of Magnesia，Saline laxative

分　类：轻泻药

LRC：L2 -没有数据-可能适用

渗透性或盐类泻药包含大量的镁及磷化合物，作用机制相似，均在胃肠道中将水分吸引并保留在肠道中，因此起泻下的作用。此类药物吸收甚少，可在肠道中维持较长时间，并在无明显吸收入血的情况下被清除[1]。

镁盐及磷酸盐被吸收入血后，正常情况下，会通过肾脏快速清除。有心血管疾病或肾功异常的患者，使用需谨慎。含镁泻药常包括：枸橼酸镁、氢氧化镁及硫酸镁。只有 15%～30%的镁盐可从消化道吸收，其余的停留在肠腔中，吸引水分从而产生通便作用。

含磷泻药主要指磷酸钠溶液，包括磷酸氢二钠及磷酸二氢钠，主要用于结肠镜检查和其他肠道操作前清空肠道。1%～20%磷酸盐可被吸收。使用这些盐类轻泻药后，母体血浆中镁或磷的浓度要升高到足以导致母乳中相应电解质浓度变化是基本不可能的。

虽然目前没有关于使用较高剂量口服镁盐或磷酸盐的具体数据，但乳腺细胞可严格控制母乳中的电解质浓度，这些盐类轻泻药对母体的电解质水平可能有轻微的影响，但应该不可能改变母乳中的电解质浓度。

成人注意事项：腹泻、肠痉挛、高磷血症、严重电解质紊乱；使用镁盐，尤其是在肾损伤患者中，可能导致低血压、心律失常甚至心搏骤停、深肌腱反射消失，思维混乱。

成人剂量：剂量差异大。

儿童注意事项：目前没有经乳汁导致婴儿不良反应的报道。

婴儿监测内容：

替代药物：

参考文献：

[1] AHFS Drug Information. Bethesda, Md; American Society of Health System Pharmacists, 2003.

生物素(BIOTIN)

商品名：Coenzyme R, Vitamin B7, Vitamin H
分　类：维生素
LRC：L1 -有限数据-适用

生物素又称维生素 H 或维生素 B_7，是参与许多代谢过程的辅酶，参与糖异生以及脂肪酸和亮氨酸代谢，也是维持正常神经功能、造血功能所必需的物质。生物素缺乏症的症状包括头发稀疏、皮疹和抑郁。生物素的每日推荐剂量为：孕妇 30 μg/d，哺乳期母亲 35 μg/d，6 个月以下的婴儿 0.9 μg/(kg · d)，6 个月以上的婴儿 6 μg/d[1]。人乳汁中的生物素浓度范围为 5~9 μg/L，这表明生物素易转运入乳汁[2]。尚没有发现不良反应，也不清楚产生毒性反应的摄入量上限。

$T_{1/2}$		M/P	
T_{max}		PB	
Oral	吸收完全	Vd	
MW	244	pKa	
RID			

成人注意事项：

成人剂量：每日 35 mg。

儿童注意事项：目前没有经乳汁导致婴儿不良反应的报道。

婴儿监测内容：

替代药物：

参考文献：

[1] Dietary Reference Intakes for Thiamin, Riboflavin, Niacin, Vitamin B6, Folate, Vitamin B12, Pantothenic Acid, Biotin, and Choline. Food and Nutrition Board. Institude of Medicine. Washington DC: National Academy Press, 1998.

[2] Picciano MF, Jensen RG. Handbook of milk composition. San Diego: Academic Press, 1995.

圣约翰草(ST. JOHN'S WORT)

商品名： Chase-devil, Hypericum perforatum, Klamath weed, Remotiv, Tipton's weed

分　类： 植物药

LRC： L3 -有限数据-可能适用

圣约翰草(hypericum perforatum L.)由所有新鲜或干枯的植物组成，其成分包含金丝桃素家族中不少于0.04%的萘并二蒽酮类。金丝桃属含有很多具有生物活性的化合物，且大多数研究者认为其功效是多种成分共同的作用，而不是其中某个单一成分的作用[1]。尽管如此，普遍认为萘并二蒽酮类金丝桃素、伪金丝桃素以及许多类黄酮具有抗抑郁和抗病毒的作用。每次使用300 mg，每日3次后，金丝桃素和伪金丝桃素的稳态峰值浓度分别为8.5 ng/ml和5.8 ng/ml[2]。在全身各个部位中以脑组织中的浓度最低。众多研究表明金丝桃属植物有抗抑郁功效，不良反应少且轻微，因此，已越来越普遍地用于抗抑郁治疗。过去，由于使用的制剂不纯或有问题，许多研究结果都不可靠。德国人提取的WS5570则已普遍使用，现在已作为临床研究常用的标准制剂。最近有两个应用WS5570的研究结果皆表明该制剂对治疗抑郁症有显著疗效[3,4]，与选择性5羟色胺再吸收抑制剂帕罗西汀同样有效[4]。后一项研究是设计良好的随机双盲试验。这些新的研究表明当使用好的制剂时，圣约翰草用于治疗抑郁症确实有效。另外几个研究表明圣约翰草可有效地刺激肝脏主要药物代谢酶——细胞色素P450 3A4[5-9]。有报道本品可使许多药物的血药浓度有很大程度的降低(50%或更多)，这些药物包括：环孢素、咪达唑仑、茚地那韦及其他许多药物。当患者服用抗癫痫药和其他重要的药物时，需告知这些药物的相互作用可能导致血药浓度大大下降。另一方面，患者就诊时需告知医师正在服用圣约翰草。

最近，对33名哺乳期母亲(1组)进行了圣约翰草安全性的前瞻性、观察性队列研究，与101名疾病对照组(2组)和33名年龄和经产数匹配的非疾病对照组(3组)比较，在使用圣约翰草治疗后母体或婴儿人口统计学或母体不良反应没有显著差异。然而，据报道2组和3组中各有1例婴儿发生绞痛，1组中婴儿出现绞痛 2 例,嗜睡 2 例,倦怠 1 例。但是,产乳量和婴儿的体重没有变化[10]。

另外一项研究中,一患者接受 Jarsin300 治疗 3 天,乳汁中没有检测到金丝桃素(<0.2 ng/ml)[11]。金丝桃素在乳汁中的浓度波动于 0.58~18.2 ng/ml。母亲血浆中金丝桃素和贯叶金丝桃素的浓度分别为 10.71 ng/ml 和 154 ng/ml。这两种成分在婴儿的血浆中均测不到。在婴儿中未发现这两种成分的任何不良反应,丹佛发育筛选测验是正常的。

请注意在美国和加拿大生产和销售的许多圣约翰草产品质量差,圣约翰草的含量少或者根本没有。消费者应该只在信誉好的地方购买符合标准的或已通过鉴定的产品。

$T_{1/2}$	26.5 h	M/P	
T_{max}	5.9 h	PB	
Oral		Vd	
MW	504	pKa	
RID			

成人注意事项: 头晕、头昏、疲劳、多梦、焦虑、易怒、口干、恶心、呕吐、腹泻、便秘、皮疹。

成人剂量: 每次口服干粉制剂 300 mg,每日 3 次(含 0.3%金丝桃素)。

儿童注意事项: 一项研究中有 2 例发生绞痛,2 例有睡意和 1 例嗜睡[10]。

婴儿监测内容: 嗜睡或失眠、易怒、口干、呕吐、腹泻或便秘。

替代药物: 舍曲林、帕罗西汀。

参考文献:

[1] Upton R. St. John's Wort. American Herbal Pharmacopoeia and Therapeutic Compendium, 1997.

[2] Stock S, Holzl J. Pharmacokinetic tests of (14C)-labeled hypericin and pseudohypericin from Hypericum perforatum and serum kinetics of hyperich in man. Planta Medica, 1991, 57(suppl 2): A61.

[3] Lecrubier Y, Clerc G, Didi R, et al. Effcacy of St. John's wort extract WS 5570 in major depression: a double-blind, placebo-controlled trial. Am J Psychiatry, 2002, 159(8): 1361-1366.

[4] Szegedi A, Kohnen R, Dienel A, et al. Acute treatment of moderate to severe depression with hypericum extract WS 5570 (St John's wort): randomised controlled double blind noninferiority trial versus paroxetine. BMJ, 2005, 330(7490): 503.

[5] Durr D, Stieger B, Kullak-Ublick GA, et al. St John's Wort induces intestinal P-glycoprotein/MDR1 and intestinal and hepatic CYP3A4. Clin Pharmacol Ther, 2000, 68(6): 598-604.

[6] Barone GW, Gurley BJ, Ketel BL, et al. Drug interaction between St. John's wort and cyclosporine. Ann Pharmacother, 2000, 34(9): 1013-1016.
[7] Obach RS. Inhibition of human cytochrome P450 enzymes by constituents of St. John's Wort, an herbal preparation used in the treatment of depression. J Pharmacol Exp Ther, 2000, 294(1): 88-95.
[8] Roby CA, Anderson GD, Kantor E, et al. St John's Wort: effect on CYP3A4 activity. Clin Pharmacol Ther, 2000, 67(5): 451-457.
[9] De Smet PA, Touw DJ. Safety of St John's wort (Hypericum perforatum). Lancet, 2000, 355(9203): 575-576.
[10] Lee A, Minhas R, Matsuda N, et al. The safety of St. John's wort (Hypericum perforatum) during breastfeeding. J Clin Psychiatry, 2003, 64: 966-968.
[11] Klier CM, Schafer MR, Schmid-Siegel B, et al. St. John's wort (Hypericum perforatum) — is it safe during breastfeeding? Pharmacopsychiatry, 2002, 35: 29-30.

十四烷基硫酸钠(SODIUM TETRADECYL SULFATE)

商品名： Sotradecol
分　类： 其他
LRC： L3-没有数据-可能适用

静脉曲张可通过向静脉内注入刺激物,形成纤维组织而闭合管道。十四烷基硫酸钠是一种修饰的十二烷基硫酸钠,是牙膏,洗发水和肥皂的常见成分[1]。由于有小静脉,许多医师很少通过压迫血管来固定十四烷基硫酸钠的位置,而是依靠它在针尖处高浓度聚集产生的化学刺激作用,但在血液中进一步稀释后无害。没有对十四烷基硫酸钠分泌到母乳的可用数据,但本品毒性较预期低。可以在手术后几个小时恢复母乳喂养。

成人注意事项： 注射部位的局部反应、疼痛、荨麻疹、溃疡、永久变色、坏死、过敏反应。

成人剂量： 0.5~1 ml,静脉用药。

儿童注意事项： 未见相关报道。

婴儿监测内容：

替代药物： 甘油、聚乙二醇单十二醚。

参考文献：

[1] MPharmaceutical manufacturer prescribing information. 2009.

十一碳烯酸(UNDECYLENIC ACID)

商品名： Cruex, Desenex, Trifungol
分　类： 抗真菌药
LRC： L3-没有数据-可能适用

十一碳烯酸及其衍生物是用于局部治疗真菌感染的脂肪酸，常用于治疗足癣、股癣、皮癣。在高浓度使用情况下，这种药物对真菌产生抑制作用。自然情况下人体汗液中含有十一碳烯酸，并可经口服吸收[1]。目前，没有哺乳期母亲使用十一碳烯酸及其衍生物的相关数据。作为一个外用药，十一碳烯酸的药物浓度不太可能引起母乳喂养的婴儿产生不良反应。

成人注意事项：皮疹、皮肤刺激、刺痛。

成人剂量：每日 2 次，疗程 2~4 周，按需使用。

儿童注意事项：

婴儿监测内容：

替代药物：

参考文献：

[1] Gomez I. [The teratogenic effect of unsaturated short-chain fatty acids in Rhodnium prolixus]. Mem Inst Oswaldo Cruz, 1985, 80: 375-385.

舒必利(SULPIRIDE)

商品名：Dolmatil, Sulparex, Sulpitil
分　类：抗抑郁药，其他
LRC：L3-有限数据-可能适用

舒必利是一种选择性的多巴胺受体阻滞剂，可作为抗抑郁和抗精神病药。本品是一种强效的精神抑制性抗精神病药，但有一些研究发现，较小剂量的舒必利可明显提高催乳素的水平及泌乳量，并且不对母亲产生明显的镇静作用[1]。Ylikorkala 对 14 名接受舒必利治疗的妇女(剂量为每日 3 次，每次 50 mg)以及随后对 36 名哺乳期母亲进行的研究结果表明催乳素水平明显升高，而泌乳量仅中度增加[2,3]。另一研究中，20 名妇女接受舒必利治疗(每日 2 次，每次 50 mg)用药 2 小时后抽取乳汁样本[4]。结果表明，乳汁中的药物浓度范围为 0.26~1.97 mg/L。目前，尚未发现对母乳喂养婴儿有不良反应。研究人员认为产后早期使用本品有助于促进乳汁的分泌。McMurdo 的研究发现，舒必利可有效的刺激哺乳期母亲血浆中的催乳素水平[5]。有趣的是催乳素与舒必利不具有剂量相关性，到达到最大量 3~10 mg 时，再增加剂量并不会进一步提高催乳素的水平。目前，舒必利尚未进入美国市场。

$T_{1/2}$	6~8 h	M/P	
T_{max}	2~6 h	PB	
Oral	27%~34%	Vd	2.7 L/kg
MW	341	pKa	
RID	2.7%~20.7%		

成人注意事项：迟发型运动障碍、椎体外系症状、镇静、神经阻滞剂恶性综合征、胆汁淤积性黄疸。

成人剂量：每次 50 mg，每日 2 次。

儿童注意事项：目前没有经乳汁导致婴儿不良反应的报道。

婴儿监测内容：

替代药物：甲氧氯普胺、多潘立酮。

参考文献：

[1] Wiesel FA, Alfredsson G, Ehrnebo M, et al. The pharmacokinetics of intravenous and oral sulpiride in healthy human subjects. Eur J Clin Pharmacol, 1980, 17(5): 385-391.

[2] Ylikorkala O, Kauppila A, Kivinen S, et al. Sulpiride improves inadequate lactation. Br Med J (Clin Res Ed), 1982, 285(6337): 249-251.

[3] Ylikorkala O, Kauppila A, Kivinen S, et al. Treatment of inadequate lactation with oral sulpiride and buccal oxytocin. Obstet Gynecol, 1984, 63(1): 57-60.

[4] Aono T, Shioji T, Aki T, et al. Augmentation of puerperal lactation by oral administration of sulpiride. J Clin Endocrinol Metab, 1979, 48(3): 478-482.

[5] McMurdo ME, Howie PW, Lewis M, et al. Prolactin response to low dose sulpiride. Br J Clin Pharmacol, 1987, 24(2): 133-137.

舒林酸(SULINDAC)

商品名：Clinoril
分　类：非甾体抗炎药
LRC：L3-没有数据-可能适用

舒林酸是一种非甾体抗炎药，具有解热、镇痛和抗炎的作用。其作用机制尚不完全清楚，可能与抑制前列腺素合成酶有关[1]。该药是否会通过乳汁分泌还不清楚。舒林酸具有较长的半衰期和良好的生物利用度，但蛋白质结合率高。与大多数 NSAIDs 一样，该药在乳汁中的浓度估计很低，但还需要数据证明。

$T_{1/2}$	7.8 h(16.4 h 代谢产物)	M/P	
T_{max}	2 h	PB	97.9% 活性代谢物
Oral	90%	Vd	
MW	356	pKa	
RID			

成人注意事项：消化不良、恶心、呕吐、腹泻、皮疹、头晕、头痛、耳鸣、胃炎、血小板减少和高钾血症。

成人剂量：每次 150~200 mg，每日 2 次。

儿童注意事项：儿童用药的安全性和有效性尚不明确。

婴儿监测内容：呕吐、腹泻。

替代药物：布洛芬、对乙酰氨基酚。

参考文献：

[1] Pharmaceutical manufacturer prescribing information. 2012.

舒马普坦(SUMATRIPTAN)

商品名：Alsuma, Imigran, Imitrex, Sumavel DosePro, Onzetra Xsail
分　类：抗偏头痛药
LRC：L3－有限数据－可能适用

舒马普坦是一种 5－HT1B/1D(5－羟色胺)受体激动剂，是强效的治疗偏头痛的新药。该药被认为是通过迅速收缩大脑血管和阻止三叉神经释放预防性神经肽而起效的[1]。

舒马普坦是同类药物中研究最为充分、适用于母乳喂养的妇女。在一项试验中，通过皮下注射分别给予 5 名妇女 6 mg 舒马普坦，并测定其血液和乳汁中的药量。结果，乳汁中的药物浓度为血液中药物浓度的 4.9 倍，且在用药 2.6 小时后达到 87.2 μg/L 的峰浓度[2]。乳汁中药物的消除半衰期为 2.2 小时。药物通过乳汁的总回收量约为 14.4 μg，占用药量的 0.24%，等效相对婴儿剂量为 3.5%。鉴于曲坦类药物不能持续用药，且口服生物利用度差(约 14%)，到达婴儿循环系统的舒马普坦量应该非常低(小于 1%)。

目前，舒马普坦是哺乳期首选的曲坦类药物。

$T_{1/2}$	2~3 h	M/P	4. 9
T_{max}	12 min(SC),2~2. 5 h (PO)	PB	14%~21%
Oral	14%	Vd	2. 4 L/kg
MW	413	pKa	9. 63
RID	3. 5%(单剂量)		

成人注意事项：头昏、眩晕、寒热感冒、发汗、胸痛、沉闷感、恶心、呕吐、乏力、感觉异常。

成人剂量：口服 25~100 mg，必要时可 2 小时内重复用药。

儿童注意事项：目前没有经乳汁导致婴儿不良反应的报道。

婴儿监测内容：嗜睡、呕吐、厌食。

替代药物：非甾体抗炎药，如对乙酰氨基酚。

参考文献：

[1] Pharmaceutical manufacturer prescribing information. 2014.

[2] Wojnar-Horton RE, Hackett LP, Yapp P, et al. Distribution and excretion of sumatriptan in human milk. Br J Clin Pharmacol, 1996, 41(3): 217-221.

舒尼替尼(SUNITINIB)

商品名：Sutent

分　类：抗肿瘤药

LRC：L4-没有数据-有潜在危险

舒尼替尼是用于胃肠道间质瘤(GIST)、肾细胞癌(RCC)和良性胰腺神经内分泌肿瘤(pNET)的络氨酸激酶抑制剂。该药及其主要活性代谢物是否能通过乳汁分泌尚不清楚。在哺乳期雌性大鼠中，舒尼替尼及其代谢物通过乳汁大量排泄，乳汁中药物浓度为血液中浓度的 12 倍之多[1]。由于该药会引起哺乳婴儿严重的不良反应，所以，停止哺乳还是停药应根据该药物治疗对母亲的重要性而定。

$T_{1/2}$	40~60 h，活性代谢物 80~110 h	M/P	
T_{max}	6~12 h	PB	95%
Oral		Vd	
MW	398	pKa	
RID			

成人注意事项：疲劳、高血压、QT间期延长、甲状腺功能减退、味觉减退、口腔炎、恶心、腹泻、便秘、厌食、高血糖、肝肾功能异常、电解质紊乱、白细胞减少、中性粒细胞减少、贫血和严重的皮肤反应。

成人剂量：胃肠道间质瘤、肾细胞癌：口服，每次50 mg，每日1次；良性胰腺神经内分泌肿瘤：口服，每次37.5 mg，每日1次。

儿童注意事项：舒尼替尼在儿科患者中的安全性和有效性尚不明确。

婴儿监测内容：避免哺乳期用药。

替代药物：

参考文献：

[1] Pharmaceutical manufacturer prescribing information. 2006.

鼠尾草(SAGE)

商品名：

分　类：植物药

LRC：L4-没有数据-有潜在危险

药用鼠尾草中最常见的是达尔马提亚鼠尾草(Salvia officinalis L)和西班牙鼠尾草(Salvia lavandulaefolia Vahl)。浸膏和茶剂已被用来治疗消化功能紊乱(解痉药)，作为防腐剂和收敛剂，还可用来治疗腹泻，胃炎，咽喉肿痛和其他疾病[1]。熏干的叶子也可治疗哮喘，这些用途在文献中没有进行具体的说明。已发现鼠尾草提取物是一种强抗氧化剂，并且由于存在酚酸盐成分，具有一些抗微生物特性(金黄色葡萄球菌)。鼠尾草油在动物实验中有解痉作用，这可能是其在人胃肠道作用的机制。大多数情况下，鼠尾草相对无毒、无刺激性。但大量摄入可引起唇炎，口炎，口干及局部刺激症状[2]。由于其干燥特性及婴儿对抗胆碱能药具有高度敏感性，故哺乳期母亲使用鼠尾草时应谨慎。

成人注意事项：注意观察典型的抗胆碱效应，如唇炎，口炎，口干及局部刺激等。

成人剂量：

儿童注意事项：没有相关报道。

婴儿监测内容：口干、口炎和唇炎。

参考文献：

[1] Leung AY. Encyclopedia of Common Natural Ingredients used in Food, Drugs and Cosmetics. J Wiley and Sons, 1980.

[2] Bissett NG. Herbal Drugs and Phytopharmaceuticals. Boca Raton: Medpharm Scientific Publishers, CRC Press, 1994.

双环维林(DICYCLOMINE)

商品名: Antispas, Bentyl, Bentylol, Formulex, Lomine, Merbentyl, Spasmoject
分　类: 抗胆碱能药
LRC: L4 -有限数据-有潜在危险

双环维林是一种叔胺类解痉药,属于抗胆碱能药,如阿托品和颠茄生物碱。本品以往曾用于婴儿急腹痛,但由于过量并报道出现呼吸暂停,现已不建议使用。婴儿特别是新生儿对抗胆碱能药非常敏感。据报道,一名哺乳期母亲服用 20 mg 双环维林后,发现其出生 12 天的新生儿出现了严重的呼吸暂停。生产商报道,乳汁中药物浓度为 131 μg/L 时,相应的母亲血药浓度为 59 μg/L[1];乳汁/血浆比值为 2.22。

$T_{1/2}$	9~10 h	M/P	2.22
T_{max}	1~1.5 h	PB	
Oral	67%	Vd	
MW	345	pKa	9
RID	6.9%		

成人注意事项: 呼吸暂停、腺体分泌减少、排尿延迟、瞳孔散大。

成人剂量: 每次 20~40 mg,每日 4 次。

儿童注意事项: 1 例 12 天的新生儿出现严重的呼吸暂停。注意观察抗胆碱能药的症状:口干、便秘、心率加快。

婴儿监测内容: 镇静或易怒、口干及干眼、尿潴留、便秘。

替代药物:

参考文献:

[1] Pharmaceutical manufacturer prescribing information. 2010.

双氯芬酸(DICLOFENAC)

商品名: Cambia, Cataflam, Fenac, Flector patch, Pennsaid, Voltaren, Voltarol, Zipsor
分　类: 非甾体抗炎药
LRC: L2 -有限数据-可能适用

双氯芬酸是一种经典的非甾体抗炎药,它既有缓释剂型(Voltaren),也有速释剂型(Cataflam)。一项研究中,6 位产后的母亲在产后第 1 天使用 3 次 50 mg 的剂量、第 2 天使用 2 次 50 mg 的剂量后,尽管报道中检出限小于

19 μg/L,仍可测得乳汁中的双氯芬酸的含量约为 5 μg/L[1]。

另一例研究中,患者长期使用双氯芬酸,其乳汁中的药物浓度为 0.1 μg/L,并报道婴儿摄取该药的剂量相当于 0.015 mg/(kg · d)[2]。这个剂量很可能因为太低而无法对婴儿产生作用。

$T_{1/2}$	1.1 h	M/P	
T_{max}	1 h(速释)	PB	99.7%
Oral	完全	Vd	0.55 L/kg
MW	318	pKa	4
RID			

成人注意事项:头痛、头晕、高血压、哮喘发作、消化不良、消化性溃疡/胃肠道出血、恶心、腹痛、腹泻、肝肾功能异常、紫癜、血小板减少、贫血、外周水肿。

成人剂量:每次 50 mg,每 8~12 小时 1 次。

儿童注意事项:目前没有经乳汁导致婴儿不良反应的报道。乳汁中的药物含量极低。

婴儿监测内容:呕吐、腹泻。

替代药物:布洛芬。

参考文献:

[1] Sioufi A. Recent findings concerning clinically relevant pharmacokinetics of diclofenac sodium//Kass. Voltaren-new findings. Bern: Hans Huber Publishers, 1982.

[2] Pharmaceutical manufacturer prescribing information. 2011.

双氯西林(DICLOXACILLIN)

商品名: Diclocil, Dicloxsig, Dycill, Dynapen, Pathocil
分　类:抗菌药物,青霉素类
LRC:L1 -有限数据-适用

双氯西林是一种口服的耐青霉素酶的青霉素,常被用于因金黄色葡萄球菌和表皮葡萄球菌所引起的外周感染(非 CNS),尤其是乳腺炎。口服本药 250 mg,检测服药 1、2 和 4 小时后乳汁中的药物浓度,分别为 0 mg/L、0.2~0.3 mg/L 和 0.3 mg/L[1]。1 小时和 6 小时后乳汁中检测不到药物。双氯西林在哺乳期适用。

$T_{1/2}$	0. 6~0. 8 h	M/P	
T_{max}	0. 5~2 h	PB	96%
Oral	35%~76%	Vd	
MW	470	pKa	3. 75
RID	0. 6%~1. 4%		

成人注意事项：新生儿的消除速度延迟。出现皮疹、腹泻。

成人剂量：每次 125~250 mg，每 6 小时 1 次。

儿童注意事项：目前没有经乳汁导致婴儿不良反应的报道。

婴儿监测内容：呕吐、腹泻、肠道菌群失调、皮疹。

替代药物：阿莫西林+克拉维酸、头孢氨苄。

参考文献：

[1] Matsuda S. Transfer of antibiotics into maternal milk. Biol Res Pregnancy, 1984, 5: 57-60.

双嘧达莫(DIPYRIDAMOLE)

商品名：Persantin, Persantine
分　类：血小板聚集抑制剂
LRC：L3-没有数据-可能适用

除香豆素抗凝药外，双嘧达莫最常用于心脏瓣膜置换术后预防血栓形成[1]。根据制药商提供的资料，该药可分泌进入人乳汁中，但乳汁中药物的浓度尚未有报道。基于该药分子量较大，且具有较高的蛋白结合率，预计其进入乳汁中的药量很低。

$T_{1/2}$	10~12 h	M/P	
T_{max}	2~2. 5 h	PB	91%~99%
Oral	少量	Vd	2~3 L/kg
MW	505	pKa	14. 97
RID			

成人注意事项：头痛、眩晕、低血压、心律失常、恶心、呕吐、腹泻、肝功能异常、血小板减少。

成人剂量：每次 75~100 mg，每日 4 次。

儿童注意事项：目前无不良反应的报道。

婴儿监测内容：皮肤出现瘀青，出现血尿，呕吐物或粪便。

替代药物：

参考文献：

[1] Pharmaceutical manufacturer prescribing information. 2012.

双水杨酯(SALSALATE)

商品名：Amigesic, Disalcid, Salflex
分　类：非甾体抗炎药
LRC：L4 -有限数据-有潜在危险

双水杨酯是一种用于轻度镇痛、解热和治疗关节炎的非甾体抗炎药。双水杨酯是水杨酸的二聚体，在体内分解成水杨酸[1]。水杨酸(SA)吸收完全。水杨酸抑制前列腺素的合成，作用于下丘脑体温调节中枢起到退热作用。水杨酸可以通过乳汁排泄(如阿司匹林)，所以水杨酸类药物应避免长期应用。因此，哺乳期应避免使用双水杨酯。如果婴儿有病毒性感染时，哺乳期母亲更应避免使用。

$T_{1/2}$	7~8 h	M/P	
T_{max}		PB	80%~90%
Oral	完全	Vd	
MW	258	pKa	
RID			

成人注意事项：眩晕、耳鸣、低血压、呼吸困难、消化不良、恶心、腹痛、腹泻、胃肠道出血、肝肾功能异常、水肿、严重皮疹。

成人剂量：每日 3 000 mg，分 2~3 次服用。

儿童注意事项：有引起瑞夷综合征的风险，哺乳期母亲应避免使用本品。目前有一例报道，一个母亲服用阿司匹林导致新生儿代谢性酸中毒[2]。

婴儿监测内容：呕吐、腹泻。

替代药物：对乙酰氨基酚、布洛芬。

参考文献：

[1] Pharmaceutical manufacturer prescribing information. 1997.
[2] Clark JH, Wilson WG. A 16 - day-old breast-fed infant with metabolic acidosis caused by salicy-late. Clin Pediatr, 1981, 20: 53 - 54.

水痘-带状疱疹(VARICELLA-ZOSTER)

商品名: Chickenpox, Shingles
分　类: 感染性疾病
LRC: L4 -有限数据-有潜在危险

水痘-带状疱疹病毒(VZV)属于疱疹病毒家族。传播的途径包括气溶胶传播,与感染的疱疹直接接触,以及经胎盘途径垂直传播[1]。潜伏期通常在暴露后的14~16天。对于未免疫或初次暴露于本病毒的人群,VZV导致的首次感染,也称为水痘。其特征表现为大面积的皮疹以及轻微的类似流感的症状。在初次感染后,VZV趋于定植于背根神经节中,并且之后可能重新活跃导致带状疱疹感染,通常被称为带状疱疹。

据报道,一位27岁的母亲产后出现水痘,水痘病毒可通过母乳转运[2]。她2个月大的儿子在母亲出水痘的16天后也发病了。在母乳中可以检测到水痘病毒,这可能表明病毒通过母乳途径传播。然而,在对2名水痘-带状疱疹感染的母乳喂养患者的研究中,均未从她们的乳汁中分离和培养出病毒[3]。

来自土耳其的另外一篇文章描述了一名27岁女性的病例,她在初次感染VZV期间母乳喂养了她4个月大的婴儿。她的血液中找到了水痘病毒IgM,乳汁中有VZV的DNA。尽管母的亲乳晕上有开放性的破溃,她的病情逐渐发展为VZV相关性肺炎,且并没有商业化的水痘-带状疱疹免疫球蛋白可用,仍继续母乳喂养婴儿了3周。在3周的随访期间内,并没有发现婴儿出现任何疾病迹象[4]。

据美国儿科学会指出,建议对母亲患有水痘的新生儿进行预防空气播散以及直接接触的措施;如果新生儿需要继续住院,应该根据其是否接受了水痘-带状疱疹免疫球蛋白(VZIG)或静脉注射免疫球蛋白(IGIV)来决定隔离时间持续21或28天。获得水痘胚胎病的新生儿,如果没有活动性病变,则不需要隔离[5]。

需要给予VZIG的情况包括:免疫功能低下的儿童、孕妇、母亲在分娩前5天或分娩后的48小时感染VZV后的新生儿。对于VZV和母乳喂养的更详细介绍,请参阅Merewood和Philipp[6]。

成人注意事项:

成人剂量:

儿童注意事项: 水痘-带状疱疹病毒可以进入人类的乳汁。除非给予婴幼儿VZIG保护,否则不应进行母乳喂养。

婴儿监测内容: 高热、皮疹。

替代药物:

参考文献：

[1] AAP CoID. Varicella-Zoster Infections//：Pickering LK, Baker CJ, Kimberlin DW, et al. Red Book：2009 Report of the Committe on Infectious Diseases. 28th ed. Elk Grove Village, IL：American Academy of Pediatrics, 2009：714 - 727.

[2] Yoshida M, Yamagami N, Tezuka T, et al. Case report：detection of varicella-zoster virus DNA in maternal breast milk. J Med Virol, 1992, 38(2)：108 - 110.

[3] Frederick IB, White RJ, Braddock SW. Excretion of varicella-herpes zoster virus in breast milk. Am J Obstet Gynecol, 1986, 154(5)：1116 - 1117.

[4] Karabayir N, Yasa B, Gokcay G. Chickenpox infection during lactation. Breastfeeding medicine, 2015, 10(1)：71 - 72.

[5] Larry K, Pickering MD. Committee on Infectious Diseases, American Academy of Pediatrics. 29th ed. FAAP, 2012.

[6] Merewood A, Philipp B. Breastfeeding：Conditions and Diseases. Amarillo, TX：Pharmasoft Publishing LP, 2001.

水痘疫苗(VARICELLA VACCINE)

商品名： Varivax
分　类： 疫苗
LRC： L2 -没有数据-可能适用

美国食品药品监督局最近批准了水痘减毒活疫苗上市。尽管有效,但它从病毒感染获得的免疫力不明显,且可能不提供终身免疫。该疫苗使用的 Oka/Merck 株是经人类和豚鼠细胞培育传代而来。尚不清楚由水痘-带状疱疹病毒(VZV)获得的疫苗是否会分泌到乳汁中,也清楚它能否感染婴儿。有趣的是,2 位感染水痘-带状疱疹病毒母亲的乳汁中无法培养出该病毒[1]。水痘疫苗产生的抗体可在乳汁中和 DNA 一同被分离出来[2]。美国儿科学会和疾病预防和控制中心建议哺乳期感染风险较高的女性接种水痘疫苗[3]。母亲接种疫苗应先咨询儿科医师共同讨论风险与获益;建议谨慎使用。

成人注意事项： 25%的接种者的注射部位出现压痛和红斑,5%接种者接种后一个月内出现散发的斑丘疹。已有疫苗病毒人际间传播的报道,易感人群、免疫缺陷人群应该避免接种。

成人剂量： 每次 0. 5 ml,间隔 4~8 周再次接种 1 次。

儿童注意事项： 目前没有经乳汁导致婴儿不良反应的报道。

婴儿监测内容：

替代药物：

参考文献：

[1] Frederick IB, White RJ, Braddock SW. Excretion of varicella-herpes zoster virus in breast milk. Am J Obstet Gynecol, 1986, 154(5)：1116 - 1117.

[2] Yoshida M, Yamagami N, Tezuka T, et al. Case report: detection of varicella-zoster virus DNA in maternal breast milk. J Med Virol, 1992, 38(2): 108-110.
[3] American Academy of Pediatrics. Committee on Infectious Diseases. Red Book, 1997.

水飞蓟(BLESSED THISTLE)

商品名: Blessed Thistle
分　类: 植物药
LRC: L3-没有数据-可能适用

水飞蓟含多种化学物质,如多烯、类固醇、萜类和挥发油,可治疗腹泻、出血、发热,具有祛痰、抑菌、促进食欲、治疗消化不良、促进泌乳及防腐功能。传统上,它被用于治疗食欲不振、肠胃胀气、咳嗽和淤血、坏疽性溃疡和消化不良。已证实本药可用于抗枯草芽孢杆菌、牛型布氏杆菌、支气管炎博德特菌、大肠埃希菌、变形杆菌、铜绿假单胞菌、金黄色葡萄球菌和链球菌。

蓟苦素是水飞蓟中的抗菌和抗炎成分[1]。虽然它常用于催乳,但是在德国药监部门及许多其他植物药文献中并未查到相关资料。虽然缺乏本药在成人和儿童中的安全数据,但是个别案例提示高剂量能引起胃肠道不适[2]。有些资料提示本药可导致流产,孕妇禁用。

成人注意事项: 本品无毒,但有可能导致流产。当每杯茶含本品超过 5 g 时,可致胃部不适、恶心、呕吐。对豚草、雏菊、金盏花、菊花过敏者,使用本品可能发生过敏反应。

成人剂量: 1.5~3 g 泡茶喝,每日最多 3 次。

儿童注意事项: 目前没有经乳汁导致婴儿不良反应的报道,作催乳用途尚缺乏证据。

婴儿监测内容:

替代药物:

参考文献:

[1] Vanhaelen-Fastre R. Cnicus benedictus: Seperation of antimicrobial constituents. Plant Med Phytother, 1968, 2: 294-299.
[2] Newall C. Black Cohosh Herbal Medicines. Pharmaceutical Press, 1996, 80: 81.

水合氯醛(CHLORAL HYDRATE)

商品名: Aquachloral, Dormel, Elix-Noctec, Noctec, Nortec
分　类: 镇静催眠药
LRC: L3-有限数据-可能适用

水合氯醛是镇静催眠药,有少量至中量可转运至乳汁[1]。在一项研究中,50名女性(产后约3天),予以水合氯醛直肠栓剂1.33 g,用药后15分钟至24小时采集乳汁样品。用药1~4小时后,乳汁中水合氯醛的浓度为0~7 μg/ml,其中1名女性用药3小时后测得乳汁中水合氯醛浓度的峰值为12 μg/ml,另1名女性则在用药30分钟后测得乳汁中水合氯醛浓度峰值为15 μg/ml。用药1~4小时后,乳汁中活性代谢产物三氯乙醇的浓度为1~6 μg/ml,其中2名女性分别在用药后45分钟和6.5小时乳汁三氯乙醇浓度达峰值,均为10 μg/ml。根据上述提供的数据,本品转运至乳汁中的达峰时间和峰浓度存在个体差异。

有报道1例母乳喂养婴儿在其母亲摄入氯醛比林(每日1 300 mg)后出现轻度嗜睡,氯醛比林在体内转化为水合氯醛[2]。

$T_{1/2}$	8~10 h	M/P	
T_{max}	1 h	PB	35%~41%
Oral	吸收完全	Vd	0.6 L/kg
MW	165	pKa	9.5
RID	3.23%~11.84%		

成人注意事项: 镇静、头晕、定向障碍、异常兴奋、梦魇、宿醉效应、恶心、呕吐、腹泻、白细胞减少、荨麻疹。

成人剂量: 每次250 mg,每日3次。

儿童注意事项: 目前没有经乳汁导致婴儿不良反应的报道。

婴儿监测内容: 镇静、呼吸减慢、难醒喂养/喂养困难、体重增加。

替代药物: 劳拉西泮、咪达唑仑。

参考文献:

[1] Bernstine JB, Meyer AE, Bernstine RL. Maternal blood and breast milk estimation following the administration of chloral hydrate during the puerperium. J Obstet Gynaecol Br Emp, 1956, 63(2): 228-231.

[2] Johnson KB. The Harriet Lane Handbook. 13th ed. Mosey, 1993.

水杨酸,外用(SALICYLIC ACID, TOPICAL)

商品名: Avosil, Compound W, Duofilm, Mediplast, Occlusal-HP, Sal-Plant Gel, Stri-Dex, Trans-Ver-Sal

分　类: 角质软化剂

LRC: L3-没有数据-可能适用

水杨酸是一种常用的抗痤疮制剂，用于去除疣和鸡眼[1]。它通过溶解角质中细胞间黏合质，从而使过度角质化的上皮细胞脱落，从而导致组织的软化，浸渍，最终脱落。本品在凝胶、洗发水、药膏和面霜的浓度范围为 0.5%～60%。浓度 3%～6%时，水杨酸作为角质软化剂，当浓度>6%就会出现腐蚀作用。全身吸收程度取决于药物的浓度、用量、使用面积和使用时间。药物吸收随着使用时间的增加而增加。局部用药浓度为 9.3%～25.1%时会出现全身吸收。由于显著的全身吸收，长期使用外用水杨酸应该谨慎一些。尚不知道水杨酸是否与婴儿和儿童瑞夷综合征有关。

$T_{1/2}$	2～3 h	M/P	
T_{max}		PB	50%～80%
Oral	完全	Vd	0.17 L/kg
MW	138.12	pKa	
RID			

成人注意事项：灼烧感、刺痛、应用部位发红。

成人剂量：外用。

儿童注意事项：目前没有哺乳期母亲相关的有效资料。

婴儿监测内容：

替代药物：壬二酸。

参考文献：

[1] Pharmaceutical manufacturer prescribing information. 2003.

水杨酸甲酯(METHYL SALICYLATE)

商品名：

分　类：水杨酸盐，非阿司匹林

LRC：L3 -没有数据-可能适用

水杨酸甲酯是 NSAID 的一种形式，用于进行局部修复时减缓疼痛。美国儿科学会建议哺乳期母亲谨慎使用水杨酸盐[1]。经过皮肤吸收的水杨酸甲酯在尿液中可重吸收 15.5%～22%[2]。众所周知，水杨酸甲酯在婴儿和儿童中吸收后会产生急性毒性和死亡。虽然还未公布，转运到母乳中的水杨酸甲酯是极少量的，但是哺乳期母亲需要格外谨慎使用不同种类的水杨酸甲酯。

$T_{1/2}$	2~12 h	M/P	
T_{max}	0. 8~2. 2 h	PB	50%~80%
Oral	15%~22%	Vd	
MW	152. 1	pKa	
RID			

成人注意事项：头痛、耳鸣、混乱、恶心、呕吐、胃痛、胃肠道出血、过敏性反应、易怒、皮疹。

成人剂量：每日局部用于受影响部位 3~4 次。

儿童注意事项：

婴儿监测内容：呕吐、腹泻。

替代药物：

参考文献：

[1] Briggs GG, Freeman RK, Yaffe SJBriggs GG, et al. Drugs in Pregnancy and Lactation. 5th ed. Baltimore, MD: Williams & Wilkins, 1998.

[2] Morra P, Bartle WR, Walker SE, et al. Serum concentrations of salicylic acid following topically applied salicylate derivatives. Ann Pharmacother, 1996, 30(9): 935-940.

水杨酸镁(MAGNESIUM SALICYLATE)

商品名：Doan's Extra Strength, Doan's Regular, Keygesic-10, Momentum, Novasal

分　类：水杨酸盐

LRC：L3-没有数据-可能适用

水杨酸镁是一种局部镇痛药，常用于治疗背痛。关于水杨酸镁转运至乳汁中的研究目前尚未进行，尽管据文献记载水杨酸可分泌进入乳汁中[1]。与其他外用制剂类似，本药进入循环系统的药量不如口服制剂。美国儿科学会普遍认为水杨酸衍生物的外用制剂适用于哺乳期[2]。

$T_{1/2}$	2~3 h；高剂量 12 h	M/P	
T_{max}	5 h(局部使用)	PB	50%~80%
Oral		Vd	0. 17 L/kg
MW	138. 12	pKa	
RID			

成人注意事项：灼热、瘙痒、高镁血症、出血（比阿司匹林风险低）、超敏反应。

成人剂量：每 4 小时 600 mg；必要时局部使用。

儿童注意事项：

婴儿监测内容：恶心、腹泻。

替代药物：

参考文献：

[1] Gilman AG, Rall TW, Nies AS, et al. Goodman and Gilman's The Pharmacological Basis of Therapeutics, 8th ed. New York: Pergamon Press, 1990.

[2] Anon. American academy of pediatrics committee on drugs: transfer of drugs and other chemicals into human milk. Pediatrics, 2001, 108(3): 776 - 789.

水杨酰胺（SALICYLAMIDE）

商品名：

分　类：非甾体抗炎药

LRC：L3 -没有数据-可能适用

水杨酰胺不会水解为水杨酸。本品吸收很好，但由于首过效应，其生物利用度非常低。用药 600 mg 后，血浆浓度仅为 1 μg/ml[1]。其用途主要是作为解热镇痛药。目前没有水杨酰胺转运到乳汁的资料。由于水杨酰胺的结构类似于阿司匹林，它可能存在与阿司匹林类似的问题。如果婴儿有病毒感染，应避免使用水杨酰胺。

$T_{1/2}$		M/P	
T_{max}	1.5～2 h	PB	40%～55%
Oral	好	Vd	
MW	137	pKa	8.21
RID			

成人注意事项：头晕、口干、胃灼热感、恶心、呕吐、腹泻、皮疹。

成人剂量：每次 325～650 mg，每日 3～4 次。

儿童注意事项：

婴儿监测内容：呕吐、腹泻。

替代药物：

参考文献：

[1] Salicylamide. Available in: Lexi-Comp Online TM, AHFS-DI, Hudson, Ohio:

Lexi-Comp, Inc.; 2011; Updated May 26, 2011.

顺铂(CISPLATIN)

商品名：Abiplatin, Bioplatino, C-Platin, Cis-Gry, Cisplatin, Placis
分　类：抗肿瘤药
LRC：L5 -有限数据-危险

顺铂是含铂的抗肿瘤药。铂剂与血浆蛋白有高度的亲和力。单次快速静脉注射后,大约90%的铂在3小时之内与血浆蛋白共价结合[1]。给予有放射活性的顺铂之后,顺铂的水平呈双相式清除。$T_{1/2}(\alpha)$是25~49分钟,$T_{1/2}(\beta)$是58~73小时。估算总的血浆终末消除半衰期在36~47天[2]。铂能透入组织而且不可逆地与组织蛋白结合(肾脏、肝脏浓度最高,膀胱、肌肉、胰腺中稍低,肠道、心脏、肺和脑最低)。用药180天后在这些组织中还能测出铂[2]。

一项研究中,1名24岁的哺乳期母亲给予顺铂治疗(30 mg/m² 输注超过4小时),疗程5天[3]。在第3天给予顺铂前30分钟,乳汁中铂水平是0.9 mg/L,血浆中铂水平是0.8 mg/L,乳汁/血浆比为1。另一项研究中,予以100 mg/m² 的剂量时并未在乳汁中检测到顺铂[4]。另一个案例报道,1名43岁的妇女乳汁中顺铂浓度比血浆中低10倍,该患者予以100 mg顺铂(60 mg/m²),并在产后坚持哺乳2年,其药物浓度在2~6个顺铂化疗周期后就下降了,乳汁/血浆比为0.1[5]。尽管这些研究的结论不尽相同,但均提示接受顺铂治疗时不要哺乳或者暂停哺乳数日(>20~30天)。

8名确诊为宫颈癌的妊娠期妇女,给予20 mg/m² 顺铂治疗,3例在产后头几天可在乳汁中测得顺铂[6]。其乳汁中顺铂浓度分别为0.2 μg/L、1.4 μg/L和5.55 μg/L,分别是血浓度的0.9%、2.3%和9%。在这项研究中,因为乳汁中检测到了药物,婴儿均未接受母乳喂养。

2013年另一项个案报道一直随访到患者乳汁中的铂被清除[7]。这名29岁的女性妊娠20周时确诊IB1期宫颈腺癌,在妊娠37周时进行剖宫产及根治性子宫切除术。从产后6周开始接受放疗以及每周40 mg/m² 的顺铂治疗(顺铂每周70 mg静脉注射×4周期+1次放疗)。在第一剂用药后4.25、9.25、13、16.83、21、25、28.67、33.33、40.75、45.17、48.58、51.17、57、65.83、69.58小时采集双侧乳房的乳汁样本。患者将第1剂用药后1周内的乳汁泵出并丢弃,此后因为不良反应停止母乳喂养。作者发现,用药后13小时即可在乳汁中检测出顺铂,直到用药后57小时,均持续在检测限(2.5 μg/L)以上。用药后66~70小时才无法测出顺铂。作者预测一个纯母乳喂养的婴儿可能摄入8.8 μg/d的药物(7.3~10.3 μg/d);相对婴儿剂量为0.29%~0.4%。作者认为使用多次剂量的顺铂可能在乳汁中蓄积;用药后应暂停哺乳72小时。

虽然各项研究结论不一样,但有两点是推荐的。第一,应当检测母乳中铂的水平,如果能检出,不能母乳喂养。第二,如果没有检测母乳中铂的水平,在给予上述低剂量时应暂停哺乳20天,如果剂量更高则暂停哺乳的时间更长甚至不再哺乳。

$T_{1/2}$	顺铂:0.5 h; 铂:36~47 d	M/P	
T_{max}		PB	铂90%
Oral	极少	Vd	0.3~1.1 L/kg
MW	300	pKa	6.56
RID	0.01%~39.71%		

成人注意事项:脑病、神经病变、癫痫发作、耳毒性、耳鸣、恶心、呕吐、肝肾功能异常、骨髓抑制、贫血、白细胞减少、血小板减少。

成人剂量:视病情变化。

儿童注意事项:目前没有经乳汁导致婴儿不良反应的报道。

婴儿监测内容:通常建议避免哺乳;给予最后1剂药物3~5天后恢复哺乳;并监测婴儿是否有吞咽困难、反流、呕吐、腹泻、便秘。如有肝肾功能障碍、贫血、血小板减少、抵抗力下降的临床表现,应进行实验室检测。

替代药物:

参考文献:

[1] DeConti RC, Toftness BR, Lange RC, et al. Clinical and pharmacological studies with cisdiamminedichloroplatinum (Ⅱ). Cancer Res, 1973, 33: 1310-1315.

[2] Pharmaceutical manufacturer prescribing information. 2015.

[3] de Vries EGE, van der Zee AGJ, Uges DRA, et al. Excretion of cisplatin into breast milk. Lancet, 1989, 1: 497.

[4] Egan PC, Costanza ME, Dodion P, et al. Doxorubicin and cisplatin excretion into human milk. Cancer Treat Rep, 1985, 69: 1387-1389.

[5] Ben-Baruch G, Menczer J, Goshen R, et al. Cisplatin excretion in human milk. J Natl Cancer Inst, 1992, 84: 451-452.

[6] Lanowska M, Kohler C, Oppelt P, et al. Addressing concerns about cisplatin application during pregnancy. J Perinat Med, 2001, 39: 279-285.

[7] Hays K, Ryu RJ, Swisher EM, et al. Duration of cisplatin excretion in breast milk. J Hum Lact, 2013, 29(4);469-472.

司来吉兰(SELEGILINE)

商品名: Eldepryl, Emsam, Zelapar
分　类: 抗帕金森病药
LRC: L4 -没有数据-有潜在危险

司来吉兰是一个选择性的不可逆单胺氧化酶抑制剂,可以增强多巴胺的作用[1]。本品用于治疗帕金森病,抑郁症和多动症。剂型有胶囊、口腔崩解片和透皮给药系统。透皮给药系统的半衰期为 18~25 小时,24 小时可以吸收 25%~30%。口腔崩解片在 10~15 分钟达到浓度高峰,半衰期为 10 小时。尚没有该药分泌至乳汁的报道。但是,单胺氧化酶抑制剂需要格外小心使用,并且有许多食物与药物或者药物与药物之间的相互作用,这可能是危险的。不建议司来吉兰用于哺乳期母亲。

$T_{1/2}$	10 h	M/P	
T_{max}		PB	99.5%
Oral	5.5%	Vd	
MW	187	pKa	
RID			

成人注意事项: 头痛、失眠、头晕、意识模糊、低血压、口干、恶心、腹泻、便秘、尿潴留、青肿、皮疹。

成人剂量: 每日 10 mg(胶囊)。

儿童注意事项: 哺乳期母亲不建议使用。

婴儿监测内容: 不建议哺乳期使用。

替代药物:

参考文献:

[1] Pharmaceutical manufacturer prescribing information. 2007.

司坦夫定(STAVUDINE)

商品名: Zerit
分　类: 抗病毒药
LRC: L5 -有限数据-母亲存在 HIV 感染时有危险

司坦夫定是一种用于 HIV 感染的抗反转录病毒药物[1]。一项关于抗反转录病毒药物在哺乳期预防病毒母婴传播的安全性评估报告中报道了母乳中司坦夫定的药物水平(共 93 个样本)[2]。该研究测定了分娩时、产后 1 月、3 月和 6 月时母体血浆和乳汁药物水平。同时,检测了婴儿 1 月、3 月和 6 月时的药物水平。结果母体血浆、乳汁和婴儿血浆的中位药物浓度分别为 109 ng/ml (37~225 ng/ml)、105 ng/ml(34~117 ng/ml)和 0 ng/ml(0~2.5 ng/ml),血浆/乳汁比为 1.14。根据母亲用药量(每日 2 次,每次 30 mg)和中位乳汁水平推算出 RID 为 1.8%。在这项研究中,28 名通过母乳摄入司坦夫定的婴儿中有 7 名患有严重的贫血病,1 名患有严重的皮疹。该研究还报道了婴儿的其他不良反应(如肺炎、腹泻、肝功能异常、中性粒细胞减少、血小板减少),但是根据药物水平无法确定是哪种药物引起了这些不良反应。严重不良反应的详细资料请参见该研究报告。

司坦夫定与其他抗反转录病毒药物联合使用的患者中有发生致命性乳酸酸中毒的情况[1]。建议引起重视。

注意:司坦夫定被划分为 L5 级是基于母亲感染 HIV 后母乳喂养对婴儿的影响,而不是基于乳汁中药物对母乳喂养婴儿的影响。疾病预防控制中心建议感染 HIV 的母亲产后不要进行母乳喂养,以避免 HIV 经乳汁传染婴儿[3,4]。

$T_{1/2}$	2.3 h	M/P	
T_{max}		PB	低
Oral	86%	Vd	0.73 L/kg
MW	224	pKa	
RID	1.84%		

成人注意事项:头痛、恶心、呕吐、腹泻、肝功能异常、黄疸、淀粉酶和脂肪酶升高、锥体外系症状/神经病变、皮疹。

成人剂量:每次 40 mg,每日 2 次。

儿童注意事项:在一项研究中,28 名通过母乳摄入司坦夫定的婴儿中有 7 名患有严重的贫血病,1 名患有严重的皮疹[2]。严重不良反应的详细资料请参见该研究报告。

婴儿监测内容:不建议感染 HIV 的母亲进行母乳喂养。

替代药物:

参考文献:

[1] Pharmaceutical manufacturer prescribing information. 2010.

[2] Palombi L, Pirillo MF, Andreotti M, et al. Antiretroviral prophylaxis for breastfeeding transmission in Malawi: drug concentrations, virological effcacy and safety. Antiviral Therapy, 2012, 17: 1511-1519.

[3] World Health Organization, Global Programme on AIDS. Consensus statement from the WHO/UNICEF consultation on HIV transmission and breast-feeding. Geneva: WHO, 1992.

[4] Latham MC, Greiner T. Breastfeeding versus formula feeding in HIV infection. Lancet, 1998, 352: 737.

司维拉姆(SEVELAMER)

商品名: Renagel, Renvela
分　类: 其他
LRC: L3 -没有数据-可能适用

司维拉姆是一种螯合剂,用于降低慢性肾衰竭透析患者血浆中的磷酸盐。盐酸司维拉姆不能被人体吸收,仅滞留于消化道[1]。因此,它不会进入乳汁。

$T_{1/2}$		M/P	
T_{max}		PB	
Oral	没有	Vd	
MW	高	pKa	
RID			

成人注意事项: 消化不良、腹膜炎、腹泻、恶心、便秘、瘙痒。

成人剂量: 每日 3 次,每次 800~1 600 mg,随餐服用。

儿童注意事项: 本品不会被胃肠道吸收,所以不会对母乳喂养婴儿造成危害。

婴儿监测内容:

替代药物:

参考文献:

[1] Pharmaceutical manufacturer prescribing information. 2010.

丝裂霉素(MITOMYCIN)

商品名: Mitomycin-C, Mutamycin
分　类: 抗肿瘤药
LRC: L5 -没有数据-危险

丝裂霉素是一种烷化剂,用于治疗胃癌、胰腺癌和许多其他癌症。由于在液体介质中的不稳定性,本品口服吸收不稳定,因此一般静脉用药[1]。本品通过双指数曲线消除,$T_{1/2}(\alpha)$为 2~13 分钟,$T_{1/2}(\beta)$为 23~78 分钟。没有关于本品转运至母乳的资料。建议用药后停止哺乳至少 24~48 小时。

$T_{1/2}$	23~78 min	M/P	
T_{max}		PB	
Oral		Vd	0.27~1.19 L/kg
MW	334	pKa	3.2, 6.5
RID			

成人注意事项：食欲不振、恶心、呕吐、手指和脚趾指端麻木或刺痛、指甲出现紫色瘢痕、皮疹、异常疲乏或虚弱。

成人剂量：20 mg/m^2，静脉注射，每 6~8 周 1 次。

儿童注意事项：

婴儿监测内容：用药后中断哺乳至少 24~48 小时。

替代药物：

参考文献：

[1] Pharmaceutical manufacturer prescribing information. 2005.

四环素（TETRACYCLINE）

商品名：Achromycin，Aureomycin，Sumycin，Tetracyn，Tetrex
分　类：抗菌药物，四环素类
LRC：L3 -有限数据-可能适用

四环素是一种广谱抗菌药物，对儿童有明显的不良反应，包括使牙齿着色抑制骨骼生长。本品分泌进入乳汁的量极少。由于四环素与乳汁中的钙结合，因此可减少婴儿的口服吸收。据 Posner 报道，一名哺乳期母亲接受四环素治疗（每日 4 次，每次 500 mg），乳汁中的平均药物浓度为 1.14 mg/L[1]，血药浓度为 1.92 mg/L，M/P 值为 0.59。婴儿摄入的绝对剂量范围为 0.17~0.39 mg/(kg · d)。在婴儿血浆中未检测到药物（检测限为 0.05 mg/L）。一名哺乳期母亲每日用药 275 mg，平均乳汁药物浓度为 1.25 mg/L，C_{max} 为 2.51 mg/L[2]。在婴儿血浆中未检出药物。在另一项研究中，2~3 名患者单剂量用药 150 mg，乳汁药物浓度范围为 0.3~1.2 mg/L，达峰时间 4 小时，C_{max} 为 1.2 mg/L[3]。M/P 值为 0.58。根据以上研究得到的 RID 值分别为 0.6%、4.77%和 8.44%。虽然这些研究结果存在较大差异，但四环素溶于乳汁中总是可以大大降低其口服生物利用度。

婴儿短时间（<3 周）暴露四环素（通过乳汁）并非禁忌。然而，母乳喂养

的婴儿长期暴露四环素,例如母亲每日用其治疗痤疮,婴儿可出现不良反应。即使吸收量很小,长期接触也可导致牙齿着色。

$T_{1/2}$	6~12 h	M/P	0.58~1.28
T_{max}	1.5~4 h	PB	25%
Oral	75%	Vd	
MW	444	pKa	
RID	0.6%		

成人注意事项: 腹部痉挛、呕吐、腹泻、厌食、肝肾功能异常、光敏反应。

成人剂量: 每次 500 mg,每日 4 次。

儿童注意事项: 目前没有经乳汁导致婴儿不良反应的报道。

婴儿监测内容: 呕吐、腹泻、胃肠道溃疡、皮疹;长时间的暴露可能导致牙齿染色,并抑制骨骼生长。

替代药物:

参考文献:

[1] Posner AC, Prigot A, Konicoff NG. Further observations on the use of tetracycline hydrochloride in prophylaxis and treatment of obstetric infections. New York: Medical Encyclopedia, 1955.

[2] Graf von H, Riemann S. Untersuchungen uber die konzentration von pyrrolidino-methyl-tetracyclin in der muttermilch. Dtsch med wochenschr, 1959, 84: 1694-1696.

[3] Matsuda S. Transfer of antibiotics into maternal milk. Biol Res Pregnancy Perinatol, 1984, 5(2): 57-60.

苏沃雷生(SUVOREXANT)

商品名: Belsomra
分　类: 镇静催眠药
LRC: L3-没有数据-可能适用

苏沃雷生是一种用于治疗失眠的新药[1]。它是食欲肽受体拮抗剂中的一种。食欲肽神经肽信号系统能促进觉醒,因此,该药能阻止受体与食欲肽结合。生产商报告说苏沃雷生在啮齿动物乳汁中的浓度比在血浆中高出约 9 倍,但该药是否能进入人乳尚不清楚。在有可靠的人类相关研究数据前,我们建议使用其他具有更多哺乳期安全数据的催眠药,如劳拉西泮、奥沙西泮和佐匹克隆。

$T_{1/2}$	12 h	M/P	
T_{max}	2 h	PB	99%
Oral	82%	Vd	0. 7 L/kg
MW	450. 9	pKa	
RID			

成人注意事项：头痛、嗜睡、眩晕、多梦、健忘、焦虑、抑郁加重、口干、腹泻、胆固醇升高、乏力等。

成人剂量：口服，每次 10 mg，睡前服用。

儿童注意事项：

婴儿监测内容：镇静、烦躁、口干、腹泻。

替代药物：劳拉西泮、奥沙西泮和佐匹克隆。

参考文献：

[1] Pharmaceutical manufacturer prescribing information. 2015.

羧甲基纤维素（CARBOXYMETHYLCELLULOSE）

商品名：Artificial tears，Refresh Tears
分　类：其他
LRC：L2 -没有数据-可能适用

羧甲基纤维素是一种多糖聚合物，常作为眼用润滑剂或口服泻药使用。尚无哺乳期母亲用药的对照性研究。羧甲基纤维素被纳入标准化喂养方案中，作为早产新生儿的泻药使用[1]。尽管关于羧甲基纤维素的哺乳期用药安全性的数据不足，但考虑到其本身具有惰性，且口服生物利用度很低，该药可能适用于哺乳期。

$T_{1/2}$		M/P	
T_{max}		PB	
Oral	很低	Vd	
MW		pKa	
RID			

成人注意事项：没有报道。

成人剂量：每次 1～2 滴缓慢滴眼，每日 4 次。

儿童注意事项：

婴儿监测内容:

替代药物:

参考文献:

[1] Patole S, McGlone L, Muller R. Virtual elimination of necrotising enterocolitis for 5 years -reasons? Med Hypotheses, 2003, 61(5-6): 617-622.

缩宫素(OXYTOCIN)

商品名: Pitocin, Syntocinon
分　类: 垂体激素
LRC: L2-有限数据-可能适用

缩宫素是由垂体后叶产生的内源性激素,具有兴奋子宫平滑肌和肌上皮肌细胞、扩张血管和抗利尿作用。人工合成缩宫素通过静脉或鼻腔内用药。口服用药会被成人的胃蛋白酶破坏,即使全身吸收也会经肝脏代谢清除。已知本品可少量分泌进入乳汁。

Takeda 报道,产后 1~5 天缩宫素在乳汁中的平均浓度分别为 4. 5 μU/ml、4. 7 μU/ml、4. 0 μU/ml、3. 2 μU/ml 和 3. 3 μU/ml[1]。尚不清楚新生儿口服吸收情况,但可能很少。鼻喷雾剂(Syntocinon)含有缩宫素 40 IU/ml,推荐的标准剂量是每侧鼻孔一喷(3 滴)以诱导松弛,大致相当于每滴 2 IU 或每剂 12 IU。缩宫素可用来辅助早产儿母亲泌乳。一项随机试验研究了缩宫素的促泌乳疗效,27 名哺乳期母亲使用缩宫素鼻喷雾剂,另外 24 名妇女使用安慰剂。两组的总泌乳量无差异,表明缩宫素不能促进乳汁分泌[2]。因此,本研究表明,对用过缩宫素且已排乳的母亲可能无效。但对没有明显排乳的母亲可能仍有一些作用。虽然有少量缩宫素经乳汁分泌,但没有观察到不良反应。长期经鼻用药可能导致药物依赖,故仅在产后第 1 周使用。

$T_{1/2}$	3~5 min	M/P	
T_{max}		PB	
Oral	微量	Vd	
MW	>1 000	pKa	6. 56
RID			

成人注意事项: 低血压、高血压、水中毒和子宫过度收缩、子宫张力过高、痉挛。

成人剂量: 用于引产或催产、产后出血时,使用剂量有所变化。

儿童注意事项：没有经乳汁导致婴儿不良反应的报道。

婴儿监测内容：

替代药物：

参考文献：

[1] Takeda S, Kuwabara Y, Mizuno M. Concentrations and origin of oxytocin in breast milk. Endocrinol Jpn, 1986, 33(6): 821-826.

[2] Fewtrell MS, Loh KL, Blake A, et al. Randomised, double blind trial of oxytocin nasal spray in mothers expressing breast milk for preterm infants. Arch Dis Child Fetal Neonatal Ed, 2006, 91(3): F169-174.

索非布韦(SOFOSBUVIR)

商品名：Sovaldi, Harvoni (with ledipasvir)
分　类：抗病毒药
LRC：L3-没有数据-可能适用

索非布韦是一种丙型肝炎病毒(HCV)核苷酸类似物 NS5B 聚合酶抑制剂,用于治疗慢性丙型肝炎病毒感染。以前,本品常与聚乙二醇干扰素和利巴韦林联用。由于含有利巴韦林,其对哺乳期有危险性[1]。然而,最近将索非布韦引入另一种复合物中单独使用。目前没有索非布韦通过母乳转运的研究。生产商在啮齿动物的研究中发现,在动物乳汁中回收的主要成分是索非布韦的主要活性代谢物(GS-331007;半衰期 27 小时)。未发现这种不活泼的代谢物对幼犬有任何影响。

此外,可能在某些情况下这种药物与利巴韦林联用也缺乏哺乳数据,由于其半衰期较长(稳态时半衰期为 298 小时)可能会导致在乳汁中积累。本品与利巴韦林联合使用时,不建议哺乳期母亲使用。但是,单独使用索非布韦的危险性要小得多。

$T_{1/2}$	0.4 h,27 h(主要活性代谢物)	M/P	
T_{max}	0.5~2 h,2~4 h(主要活性代谢物)	PB	61%~65%
Oral		Vd	
MW	529.45	pKa	
RID			

成人注意事项：疲劳、头痛、失眠、烦躁、恶心、食欲不振、腹泻、肝肾功能异常、贫血、中性粒细胞减少、肌痛、皮疹、瘙痒。

成人剂量： 三联疗法，每日 1 次，每次 400 mg。

儿童注意事项： 目前没有经乳汁导致婴儿不良反应的报道，儿科有限数据。

婴儿监测内容： 睡眠或进食改变、腹泻、体重增加；如果出现临床症状，考虑检查肝功能。

替代药物：

参考文献：

[1] Pharmaceutical manufacturer prescribing information. Gilead Sciences, Inc, 2013.

索拉非尼(SORAFENIB)

商品名： Nexavar
分　类： 抗肿瘤药
LRC： L4 -没有数据-有潜在危险

索拉非尼是一种抑制肿瘤细胞增殖的多重激酶抑制剂，用于治疗不能手术切除的肝细胞癌和晚期肾细胞癌[1]。没有关于该药转运至人乳的研究资料，然而，制药公司研究报告说，约有 27%(经放射标记的药物)转运进入了大鼠乳汁中。此外，试验大鼠乳汁中检测出的 M/P 比值为 5∶1。基于该药分子量大(637 Da)，蛋白结合率高(99.5%)，预计能够转运进入人乳的量非常少。由于缺乏该药在人乳的相关数据，目前仍建议慎用。在对幼犬的用药研究中，并未发现该药对动物产生了不良影响。

$T_{1/2}$	25～48 h	M/P	
T_{max}	3 h	PB	99.5%
Oral	38%～49%	Vd	
MW	637	pKa	
RID			

成人注意事项： 头痛、疲劳、发热、高血压、心肌梗死、甲状腺功能变化(TSH 升高)、厌食、恶心、呕吐、腹泻或便秘、腹痛、体重减轻、肝肾功能异常、淋巴细胞减少、血小板减少、中性粒细胞减少、出血、周围感觉神经病变、无痛肿胀、手脚严重皮肤反应伴有水疱、溃疡和湿性脱皮(可能影响日常活动)。

成人剂量： 每次 400 mg，每日 2 次。

儿童注意事项： 目前没有通过母乳摄入引起不良事件的报告。这药在儿科的安全性和有效性尚无研究[1]。对幼犬的用药(AUC 为推荐人用剂量的 0.3 倍)研究发现股骨生长板不规则增厚和牙本质组成变化。此外，研究人员发现当 AUC 为推荐人用剂量的 0.1 倍时，与生长板相邻的骨髓细胞非常低。

婴儿监测内容： 哺乳期避免使用该药。

替代药物：

参考文献：

[1] Pharmaceutical manufacturer prescribing information. Bayer HealthCare Pharmaceuticals Inc. 2010.

索利那新(SOLIFENACIN)

商品名： VESIcare
分　类： 肾脏-泌尿系统用药
LRC： L4 -没有数据-有潜在危险

琥珀酸索利那新是一种毒蕈碱拮抗剂，用于减轻膀胱过度活动症(OAB)的症状，与毒蕈碱 M3 受体有很强的亲和力[1]。OAB 是指膀胱肌肉(即逼尿肌)在尿液到达膀胱，而不是膀胱完全充盈时，即可引起收缩。OAB 患者在膀胱未完全充盈时常感到尿急，没有任何征兆。

索利那新是一种不常用的抗胆碱能药，与阿托品结构不同但作用相似。目前没有关于哺乳期母亲使用的资料。然而，对很多重要器官的影响，婴儿对抗胆碱能药的敏感性以及半衰期长的特点，皆让本品能否用于哺乳期婴儿还存在疑问。虽然笔者预测本品的结构决定了乳汁中药物水平最终很低(基于其结构)，但目前尚无资料证明，建议谨慎使用。据生产商报道，当哺乳期的老鼠用量是正常剂量的 3.6 倍时，会出现一些不良反应，如体重下降。啮齿动物的研究结果与人类的相关性通常是最小的。本品用于哺乳期母亲需非常谨慎。

$T_{1/2}$	45~68 h	M/P	
T_{max}	3~8 h	PB	98%
Oral	90%	Vd	8.57 L/kg
MW	480	pKa	
RID			

成人注意事项： 口干、便秘、恶心、消化不良、视力减退、心动过速及嗜睡。

成人剂量： 每日 5~10 mg。

儿童注意事项： 尚无报道。由于抗胆碱作用及半衰期长，建议慎用。

婴儿监测内容： 口干、尿潴留、便秘。

替代药物： 托特罗定。

参考文献：

[1] Pharmaceutical manufacturer prescribing information. 2005.

索他洛尔(SOTALOL)

商品名： Betapace, Cardol, Rylosol, Sotacor
分　类： β-受体阻滞剂
LRC： L4-有限数据-有潜在危险

索他洛尔是典型的β-受体阻滞剂类抗高血压药，脂溶性低，可大量分泌进入乳汁。某项研究中，对5位母亲(平均剂量为每日433 mg)进行分析发现，乳汁药物浓度范围为4.8~20.2 mg/L(平均为10.5 mg/L)[1]。虽然乳汁中的药物浓度很高，但12名婴儿并没有出现毒副作用。另一项研究报道中，一位22岁的母亲用药(120~240 mg/d)期间，其婴儿摄入的剂量为母体标准化剂量的20%~23%(0.41~0.58 mg/kg)。尽管如此，该婴儿并未发生不良反应[2]。因此，如果妈妈服用索他洛尔期间进行母乳喂养，建议密切监测孩子是否出现不良反应。

$T_{1/2}$	12 h	M/P	5.4
T_{max}	2.5~4 h	PB	0%
Oral	90%~100%	Vd	1.6~2.4 L/kg
MW	272	pKa	8.3,9.8
RID	25.5%		

成人注意事项： 头痛、头晕、失眠、抑郁、乏力、胸痛、心悸、心律失常(心动过缓、QTC间期延长、扭转型室性心动过速)、低血压、心力衰竭、喘息、呕吐、腹泻、肌痛、乏力。

成人剂量： 每次80~160 mg，每日2次。

儿童注意事项： 目前没有经乳汁导致婴儿不良反应的报道。

婴儿监测内容： 困倦、嗜睡、面色苍白、难醒喂养/喂养困难、体重增加。

替代药物： 普萘洛尔、美托洛尔。

参考文献：

[1] O'Hare MF, Murnaghan GA, Russell CJ, et al. Sotalol as a hypotensive agent in pregnancy. Br J Obstet Gynaecol, 1980, 87(9): 814-820.
[2] Hackett LP, Wojnar-Horton RE, Dusci LJ, et al. Excretion of sotalol in breast milk. Br J Clin Pharmac, 1990, 29: 277-279.

T

他达拉非(TADALAFIL)

商品名: Adcirca, Cialis
分　类:
LRC: L3 -没有数据-可能适用

他达拉非是一种5型磷酸二酯酶抑制剂,主要用于男性性功能障碍、良性前列腺增生和肺动脉高压[1]。本品在人乳中的分泌情况仍不清楚。尽管在啮齿动物乳中发现了他达拉非,但通过这些药物水平通常无法预测人乳中的水平。该药的危险性并不显著,乳汁中最低药物水平婴儿应该能够耐受。

$T_{1/2}$	17.5 h	M/P	
T_{max}	0.5~6 h	PB	94%
Oral	未知	Vd	0.9 L/kg
MW	389.4	pKa	
RID			

成人注意事项: 头痛、消化不良、背痛、肌痛、鼻塞、面色潮红。

成人剂量: 每日 2.5~20 mg。

儿童注意事项: 尚无相关报道。

婴儿监测内容: 困倦、嗜睡、面色苍白或潮红、厌食和体重增加。

替代药物: 西地那非。

参考文献:

[1] Pharmaceutical manufacturer prescribing information. 2012.

他克莫司(TACROLIMUS)

商品名: Prograf, Protopic
分　类: 免疫抑制剂
LRC: L3 -有限数据-可能适用

他克莫司是一种免疫抑制剂，用于抑制肝肾等器官移植的排斥反应[1]。有报道 21 位母亲在妊娠期接受他克莫司治疗，初乳中的药物浓度范围为 0.3～1.9 ng/ml，平均为 0.79 ng/ml[2]。母亲每日口服 9.8～10.3 mg，M/P 比值平均为 0.54。根据这些数据，假如每日平均乳汁量是 150 ml/kg，则婴儿平均每日通过乳汁摄入的剂量少于 0.1 μg/kg。由于口服生物利用度低（<32%），因此，婴儿吸收的量可能少于 100 ng/（kg・d），而通常儿科用于预防排斥反应的口服剂量为 0.15～0.2 mg/（kg・d）（相当于每日 150 000～200 000 ng/kg）。

一名 32 岁的产妇，妊娠期间一直使用他克莫司 0.1 mg/（kg・d），在早晨用药后分别于 0（谷值）、1、6、9、11 及 12 小时采集乳汁标本[3]。峰浓度为 0.57 ng/ml，达峰时间为用药后 1 小时。根据 AUC 数据，平均乳汁药物浓度为 0.429 ng/ml。由此推算，单纯母乳喂养的婴儿平均可摄入他克莫司 0.06 μg/（kg・d），相当于母亲（标准体重）剂量的 0.06%，假设本品的生物利用度低，则婴儿摄入的最大量为母亲体重标准化剂量的 0.02%。M/P 比值在用药前及用药后 1 小时分别为 0.08 和 0.09。当这名婴儿达到 2.5 月龄时，其体格和精神运动都发育良好。研究人员认为因肝脏移植接受他克莫司治疗的哺乳期母亲可进行哺乳。

在最近的一项研究中，一名 29 岁的哺乳期母亲（婴儿为 3 个月大）每日予以他克莫司 4 mg（每日 2 次，每次 2 mg），硫唑嘌呤 100 mg，泼尼松 5 mg，地尔硫䓬 180 mg，阿替洛尔 100 mg 和呋塞米 20 mg[4]。其 M/P 比值为 0.23，而乳汁中的他克莫司的平均浓度为 1.8 ng/ml。研究人员估计其婴儿每日通过母乳摄入的他克莫司量为母亲体重标准化剂量的 0.5%（RID）或 0.27 μg/kg。这个值低于小儿肝肾移植的推荐剂量 0.2%。他克莫司在乳汁中的浓度-时间曲线基本平坦，最高浓度出现在用药后 4 小时和 8.5 小时。

在一项研究中，有 14 名妇女在怀孕期间使用了他克莫司，其中 9 名试图进行母乳喂养，结果，有 3 名妇女因为哺乳困难或加用了其他药物而不得不在两周内停止母乳喂养[5]。剩下的 6 名使用了他克莫司抑制器官移植后排异反应的母亲每日平均用药量为 9.6 mg（用药范围为 4.5～15 mg）。这些婴儿（已出生 34～41 周）母乳喂养的时间平均为 3 个月，有 4 名为纯母乳喂养。其中，4 名婴儿在出生后 15～27 天摄入了他克莫司，他们的药物浓度都低于检测限（<19 μg/L）。对这些婴儿跟踪观察了 2～30 个月并未发现与他克莫司相关的不良反应。其中 1 名婴儿在出生 20 天后确实出现了血小板减少，但在未停止哺乳的情况下得到恢复，这与该药无关。

另一项研究中，有 15 名妇女在怀孕和哺乳期间使用了他克莫司。哺乳期间共有 14 名妇女和 15 名婴儿（11 名妇女纯母乳喂养，1 名妇女在研究期间哺乳了 2 名婴儿,1 名妇女无样本)被观察监测[6]。这些婴儿血液中的他克莫司水平从出生之日起每日降低约 15%,无论母乳喂养还是配方奶喂养,结果几乎无异。3 名妇女提供的 4 份峰(用药后 4 小时)、谷乳汁样品表明他克莫司的乳汁浓度没有明显变化。根据最高乳汁浓度(1.56 μg/L)和 6 mg/d 的母亲用药剂量,研究人员估算出的 RID 值为 0.23%。

2013 年报道的一份病例中,1 名妇女每隔 12 小时口服 1.5 mg 他克莫司进行治疗,并在产后 45 周+1 天获取了其乳汁样品。这些样品涵盖了一个完整的用药时间间隔(0~12 小时)[7]。测得峰浓度的样品取自用药后约 6 小时,峰值为 1.11 ng/ml。母乳样品的平均药物浓度为 0.93 ng/ml。研究人员由此求得平均 3 个月大的婴儿将从母乳中获得约 0.14 μg/(kg · d) 的他克莫司,约为母体剂量的 0.3%。

此外,他克莫司还有一种重要的局部使用制剂(Protopic),适用于那些因为潜在危险,或者治疗不当,或者不能耐受常规湿疹疗法的中重度湿疹患者。经皮吸收量很小。在一项研究中,46 名成人患者多次用药后血药浓度低至 20 ng/ml,其中 45 人的血药峰浓度低于 5 ng/ml[1]。在另一项研究中,血药峰浓度平均为 1.6 ng/ml,明显低于肾脏移植时所需的治疗量(7~20 ng/ml)。虽然经皮吸收的生物利用度仍未知,但显然很低,而且本品的口服生物利用度低,所以母乳喂养的婴儿通过母亲局部用药不大可能摄入足以产生不良反应的药量。

$T_{1/2}$	34.2 h	M/P	0.54
T_{max}	1.6 h	PB	99%
Oral	14%~32%	Vd	2.6 L/kg
MW	822	pKa	
RID	0.1%~0.53%		

成人注意事项: 头痛、失眠、高血压、水肿、恶心、腹泻、腹痛、肝肾功能异常、白细胞减少(感染风险增加)、血小板减少。美国 FDA 警告接触本品的患者患皮肤癌及淋巴瘤的风险升高。此观点引起了高度的争议,许多皮肤病组织机构并不认同。

成人剂量: 每日 0.15~0.3 mg/kg。

儿童注意事项: 没有相关报道。

婴儿监测内容: 失眠、呕吐、腹泻、体重增加。如果有临床症状出现,应考虑检查血常规。

替代药物：

参考文献：

[1] Pharmaceutical manufacturer prescribing information. 2001.

[2] Jain A, Venkataramanan R, Fung JJ, et al. Pregnancy after liver transplantation under tacrolimus. Transplantation, 1997, 64(4): 559-565.

[3] French AE, Soldin SJ, Soldin OP, et al. Milk transfer and neonatal safety of tacrolimus. Ann Pharmacother, 2003, 37(6): 815-818.

[4] Gardiner SJ, Begg EJ. Breastfeeding during tacrolimus therapy. Obstet Gynecol, 2006, 107: 453-455.

[5] Gouraud A, Bernard N, Millaret M, et al. Follow-up of tacrolimus breastfed babies. Transplantation, 2012, 94(6): e38-40.

[6] Bramham K, Chusney G, Lee J, et al. Breastfeeding and tacrolimus: serial monitoring in breast-fed and bottle-fed infants. Clin J Am Soc Nephrol, 2013, 8: 563-567.

[7] Zheng A, Easterling TR, Hays K, et al. Tacrolimus placental transfer at delivery and neonatal exposure through breast milk. British Journal of Clinical Pharmacology, 2013, 76(6): 988-996.

他莫昔芬(TAMOXIFEN)

商品名： Eblon, Genox, Noltam, Nolvadex, Tamofen, Tamone, Tamoxen
分　类： 抗雌激素药
LRC： L5-充分数据-危险

他莫昔芬是一种非甾体抗雌激素药，能与雌激素受体结合并只产生很小的作用，因此可以阻止雌激素与受体结合。除此以外，本品在细胞质内可产生其他许多作用，其部分抗癌作用是由与雌激素受体以外的部位结合所介导产生。他莫昔芬在肝脏代谢，消除半衰期大于7天(范围为3~21天)[1]。口服吸收良好，肝脏内的含量最高(60倍)。本品99%与蛋白质结合，通常可明显地降低血浆催乳素的水平(3个月后66%)。

目前，没有关于本品转运至乳汁的数据，但是有几项研究表明可抑制产后早期乳汁的分泌。在一项研究中，产后早期使用他莫昔芬(每日2次，每次10~30 mg)，可完全抑制产后涨奶及乳汁分泌[2]。另一项研究中，应用他莫昔芬(每日4次，每次10 mg)，也明显降低了血浆中催乳素的浓度，抑制乳汁产生[3]。目前尚不知道他莫昔芬对已泌乳妇女乳汁分泌量的影响。pKa值为8.85，提示与母亲血药浓度相比，药物在乳汁中富集。本品半衰期很长，活性代谢产物集中在血浆中(2倍)。随着时间延长，该药的特性使其可以在母乳喂养的体内积聚。本品显著降低催乳素浓度，从而抑制早期分泌，并最终抑制已建立的乳汁分泌。因此，他莫昔芬对婴儿的危害远远超过了母乳喂养的益处。接受本品治疗的母亲不能哺乳,除非我们掌握了更多关于其在乳汁中的含量及其在婴儿的血浆/组织浓度的资料。

$T_{1/2}$	3~21 d	M/P	
T_{max}	2~3 h	PB	99%
Oral	完全	Vd	
MW	371	pKa	8. 85
RID			

成人注意事项: 潮热、恶心、呕吐、阴道出血/分泌物、月经不规则、闭经。

成人剂量: 每次 10~20 mg,每日 2 次。

儿童注意事项: 没有相关报道,但需谨慎。

婴儿监测内容: 接受他莫昔芬治疗的母亲不应哺乳。

替代药物:

参考文献:

[1] Pharmaceutical manufacturer prescribing information. 1997.

[2] Shaaban MM. Suppression of lactation by an antiestrogen, tamoxifen. Eur J Obstet Gynecol Reprod Biol, 1975, 4(5): 167 - 169.

[3] Masala A, Delitala G, Lo DG, et al. Inhibition of lactation and inhibition of prolactin release after mechanical breast stimulation in puerperal women given tamoxifen or placebo. Br J Obstet Gynaecol, 1978, 85(2): 134 - 137.

他喷他多(TAPENTADOL)

商品名: Nucynta
分　类: 镇痛药
LRC: L3 -没有数据-可能适用

他喷他多是一种阿片类镇痛药和去甲肾上腺素再摄取抑制剂。本品对哺乳期母亲的影响尚无研究。根据其药代动力学,我们认为该药可能会分泌到母乳中。他喷他多的分子量较小(258 Da),且蛋白结合率只有 20%,这些都有利于该药经乳汁分泌。由于 pKa 为中性,可能会发生离子捕获,导致药物在乳汁中富集。此外,油∶水分配系数为 2. 87,极亲油,这也意味着该药可以很容易地进入乳汁中。但他喷他多存在多方面的消除效应,且半衰期短,因此对母乳的影响可能很有限。不过,建议慎用。

$T_{1/2}$	6 h	M/P	
T_{max}	1. 25 h	PB	20%
Oral	32%	Vd	6. 3~9. 1 L/kg
MW	257. 8	pKa	9. 34 和 10. 45
RID			

成人注意事项：头晕、嗜睡、多梦、失眠、焦虑、低血压、口干、消化不良、恶心、呕吐、便秘。

成人剂量：需要时每 4~6 小时用药 1 次，每次 50~100 mg。

儿童注意事项：目前没有经乳汁导致婴儿不良反应的报道。

婴儿监测内容：镇静、呼吸抑制或暂停、面色苍白、口干、便秘、难醒喂养/喂养困难、呕吐。

替代药物：氢可酮、氢吗啡酮、吗啡。

参考文献：

[1] Pharmaceutical manufacturer prescribing information. 2010.

他扎罗汀(TAZAROTENE)

商品名：Tazorac, Zorac
分　类：银屑病药
LRC：L3 -没有数据-可能适用

他扎罗汀是一种局部使用的维 A 酸类的前体药，用于治疗局部的寻常性斑块型银屑病和寻常痤疮[1]。占全身面积 20%的寻常性斑块型银屑病患者，坚持每日使用该药后，仅有 2%~3%的药量经皮吸收，并被代谢为活性成分他扎罗汀酸。达到稳态时，通过表面积计算得到的血药浓度为 0. 09 ng/ml。当大表面积使用时，全身吸收会增加。该药通过乳汁排泄的情况尚无可靠数据。制造商报道部分药物可转运到啮齿动物的乳汁中，但在人乳中并未检测到。

$T_{1/2}$	18 h(代谢产物)	M/P	
T_{max}	8 h	PB	99%
Oral	完全	Vd	
MW	351	pKa	1. 5
RID			

成人注意事项：高甘油三酯血症、外周水肿、瘙痒、红斑、灼热、接触性皮炎已有报道。

成人剂量：每日使用。

儿童注意事项：目前没有经乳汁导致婴儿不良反应的报道，但用药面积达到全身面积的20%～30%时需谨慎哺乳。

婴儿监测内容：

替代药物：

参考文献：

[1] Pharmaceutical manufacturer prescribing information. 2002.

坦索罗辛(TAMSULOSIN HYDROCHLORIDE)

商品名：Flomax，Flomax CR

分　类：α-受体阻滞剂

LRC：L3-没有数据-可能适用

坦索罗辛用于治疗良性前列腺增生症[1]，但也可以用于有排尿障碍的妇女和需要促进肾结石排出的患者[2,3]。该药选择性阻断输尿管和膀胱颈部的α-1A肾上腺素受体，从而降低这些部位的平滑肌张力。目前没有母乳喂养方面的可靠数据，但其蛋白结合率高和分子量较大，因此临床相关数据中，在母乳里不大可能检测到坦索罗辛。

$T_{1/2}$	13 h	M/P	
T_{max}	4～7 h	PB	94%～99%
Oral	90%	Vd	0.23 L/kg
MW	445	pKa	
RID			

成人注意事项：头痛、头晕、失眠、直立性低血压、恶心、腹泻、乏力。

成人剂量：每次0.4 mg，每日1次。

儿童注意事项：没有可用数据。

婴儿监测内容：困倦、嗜睡、厌食和体重增加。

替代药物：

参考文献：

[1] Pharmaceutical manufacturer prescribing information. 2014.
[2] Singh SK, Pawar DS, Griwan MS, et al. Role of tamsulosin in clearance of upper ureteral calculi after extracorporeal shock wave lithotripsy: a randomized controlled

trial. Urology journal. Winter, 2011, 8(1): 14 - 20.
[3] Vincendeau S, Bellissant E, Houlgatte A, et al. Tamsulosin hydrochloride vs placebo for management of distal ureteral stones: a multicentric, randomized, double-blind trial. Archives of internal medicine, 2010, 170(22): 2021 - 2027.

炭疽(ANTHRAX)

商品名：Anthrax Infection, Bacillus Anthracis
分　类：感染性疾病
LRC：L5 -没有数据-危险

炭疽通常导致皮肤,肺部和胃肠道的急性感染。炭疽是由革兰阳性炭疽芽孢杆菌引起的。这种孢子可在自然界中生存多年,并可感染食草动物,如绵羊、山羊和牛群等。最常见的感染方式是通过吸入,口服和皮肤接触。

疾病预防控制中心(CDC)最近出版了治疗或预防哺乳期母亲接触感染的诊疗指南[1]。到目前为止,生物恐怖分子释放的所有炭疽病菌都对环丙沙星,多西环素和青霉素类抗菌药物敏感。对哺乳期母亲来说,由于炭疽杆菌对青霉素敏感,且阿莫西林无使用禁忌,可以用于炭疽杆菌的治疗或预防(每日用药 80 mg/kg,分 3 次)。美国儿科学会(AAP)也认为环丙沙星和四环素(包括多西环素)都可用于哺乳期母亲,因为这两种药物被婴儿吸收的量很小,但对长期使用的安全性知之甚少。

在细菌培养的药敏试验结果出来之前,哺乳期母亲应接受环丙沙星(见替代药物氧氟沙星或左氧氟沙星)或多西环素(<3 周)治疗。一旦药敏结果显示炭疽菌株对青霉素类敏感,哺乳期母亲可换用阿莫西林进行长达 60 天甚至更长时间的治疗。由于长时间使用多西环素可能导致牙齿染色,笔者不建议在哺乳期母亲长期使用(60 天)。CDC 为过敏患者提供了若干替代的抗菌药物,如利福平、万古霉素、亚胺培南、克林霉素和克拉霉素等[2]。获取最新信息请查阅 CDC 网站[3]。

鉴于炭疽的感染风险,检测阳性的哺乳期母亲不应对婴儿进行母乳喂养,直到检测为阴性为止。

成人注意事项：吸入炭疽：类似有呼吸窘迫症状的流感,通常是致命的。胃肠炭疽：发热、恶心、呕血、严重腹泻。感染死亡率为 25%~60%。

成人剂量：

儿童注意事项：

婴儿监测内容：具有潜在危险,不可哺乳。

替代药物：

参考文献：

[1] http://www.cdc.gov.

[2] Update：Investigation of bioterrorism-related anthrax and interim guidelines for exposure management and antimicrobial therapy. MMWR Morb Mortal Wkly Rep，2001，50(42)：909－919.

[3] Center for Disease Control Web site. http://www.bt.cdc.gov/. 2004.2. Shroot B. Mode of action of dithranol，pharmacokinetics/dynamics. Acta Derm Venereol Suppl（Stockh）1992，172：10－12.

炭疽疫苗(ANTHRAX VACCINE)

商品名： Anthrax Vaccine，BioThrax

分　类： 疫苗

LRC： L3－没有数据－可能适用

在美国，被批准用于人的炭疽疫苗是一种无细胞滤液疫苗，这意味着它是灭活疫苗，而不是活菌。据报道，此疫苗对于预防炭疽杆菌皮肤感染有效率为93%[1]。迄今为止的相关研究只在18～65岁的健康人群中进行，因此该疫苗只应在这一人群中接种。因为不清楚炭疽疫苗是否会危害胎儿，所以孕妇不宜接种。也没有数据或相关临床案例显示该疫苗可用于哺乳期母亲。该疫苗主要由炭疽细菌的蛋白质碎片组成，不太可能转运进入到乳汁中，更不可能在婴儿体内产生生物利用度。

CDC指出：尚无资料显示，哺乳期母亲或经母乳喂养的婴儿接种炭疽疫苗后，发生不良反应或短期不良事件的风险增加。哺乳期间接种灭活疫苗（如炭疽疫苗）并不是禁忌的。根据美国免疫实践咨询委员会（ACIP）的意见，一般不建议哺乳期母亲接种炭疽疫苗，但可以与抗菌药物一起作为接触炭疽高风险事件发生后的预防措施，也可在面临接触炭疽的职业风险时接种[2]。

成人注意事项： 30%的接种者可能发生轻微的局部反应，包括注射部位的轻度压痛和发红。有炭疽感染史的人接种疫苗，则可能发生中度的局部反应。严重的局部反应非常罕见，它除了局部反应之外，还包括前臂大范围肿胀。全身反应发生率低于0.2%，其特征表现为流感样症状。

成人剂量： 0.5 ml 肌内注射。

儿童注意事项： 本品的乳汁转运情况尚无报道。

婴儿监测内容：

替代药物：

参考文献：

[1] Center for Disease Control Web site. http://www.bt.cdc.gov/. 2004.

[2] Advisory Committee on Immunization Practices (ACIP). Use of Anthrax Vaccine in the United States. MMWR Recomm Rep, 2010, 59(RR~6): 1-30.

碳酸锂(LITHIUM CARBONATE)

商 品 名: Camcolit, Carbolit, Duralith, Eskalith, Liskonum, Lithane, Lithicarb, Lithobid

分 类: 抗精神病药,其他

LRC: L4-大量数据-有潜在危险

锂是一种有效的抗躁狂药物,用于治疗双相情感障碍。如在妊娠早期使用可能与很多先天畸形有关,特别是心血管系统[1]。孕期用药时剂量通常需要增加,因为在孕期肾脏的清除率会增加。在分娩后应立即严密监测母亲的锂水平,因为在产后的数日到数周内母体的肾清除率会降至正常水平,目前已有一些新生儿出现锂中毒的报道。

一位女性在整个孕期和哺乳期都服用了 1 000 mg/d 的本品,在出生后和哺乳期同时测定了这位母亲和她的婴儿的血浆药物水平[2]。分娩后 15 分钟母亲的锂水平浓度为 0. 33 mmol/L,在同一时间新生儿的锂水平为 0. 35 mmol/L。在产后的第 17 天,母体的血浆药物水平为 0. 84 mmol/L,而新生儿的血浆药物水平降到 0. 04 mmol/L。在出生后的第 70 天测得母亲乳汁中的药物水平为 0. 12 mmol/L,而当天母亲的血浆相应的血浆药物水平为 0. 5 mmol/L。作者同样也报道了本品对这名新生儿成长无不良的影响和障碍。

在一项研究中,一位 36 岁的母亲在孕期和孕后接受了锂剂治疗,出生时婴儿的血浆锂水平与母亲(母亲剂量=400 mg)血浆锂水平相近,但在第 6 天时降到 0. 03 mmol/L[3]。然而,当母亲分娩后将剂量增加至 800 mg/d,婴儿的血浆水平增加不足母亲血浆水平的 10%。在产后 42 天,母亲和婴儿的血浆药物水平分别为 1. 1 mmol/L 和 0. 2 mmol/L。母亲乳汁中的药物浓度在第 28 天达到峰值,峰浓度为 0. 7 mmol/L,此后稳定在约 0. 3 mmol/L。利用这个数据计算出的 RID 波动在 2. 7%~6. 3%。尽管有报道婴儿在出生后的 48 h 应调低用药量,但当停止哺乳后,所有的实验室和诊断检查以及婴儿的生长直到第 10 周都是正常的。

已有一些关于毒副作用的报道,然而这些不良影响似乎更应该归因于宫内接触[4]。一位母亲在孕期每日服用了 600~1 200 mg 的锂,产下了一名足月的女婴。在出生后的数小时内,婴儿表现懒散,无反应,有心脏杂音。这些症状在 3 天内得到缓解。但这名婴儿在第 5 天由于嗜睡又重新入院,伴有锂水平的增高。在第 5 天,母亲和婴儿的血浆锂浓度分别为 1.5 mmol/L 和 0.6 mmol/L。乳汁中的锂浓度为 0.6 mmol/L,建议在第 5 天停止哺乳。在第 7 天,婴儿的 ECG 表现出 T 波倒置,再次测血浆中的锂水平为 0.21 mmol/L。在这个案例中,所有的症状在第 8 天都恢复正常了。在另一病例报告中,于产后的第 7 天测定母亲乳汁中的锂浓度[5]。该名女性每日服用 900 mg 的锂,在产前和产后立即测得的血浆锂水平均为 0.9 mmol/L。在产后第 7 天她的乳汁和婴儿的血浆锂水平均为 0.3 mmol/L。

在一个病例报告中,一位母亲服用每日 3 次 300 mg 锂,在产后的 2 周母乳喂养她的孩子,母亲和婴儿的锂浓度分别为 0.62 mmol/L 和 0.31 mmol/L[6]。婴儿在第 4 周测得的锂浓度稳定在 0.29 mmol/L。该名婴儿的神经行为发育和甲状腺功能是正常的。一组 11 位哺乳期母亲,他们每日服用 600~1 500 mg 的锂,作者发现每个患者通过乳汁暴露于婴儿的锂剂量差异较大[7]。作者报道的婴儿相对的摄入剂量波动在 0~30%(平均为 12.2%)。此外,一名婴儿在出生 4 周时血药浓度为母体的 17%~20%,另一名婴儿在出生第 25 天时,血药浓度为母体的 50%。在这两个案例中,均无不良反应的报道。但考虑到第二名婴儿的血药浓度水平较高,停止了哺乳。

另一组 10 位哺乳期母亲每日服用 600~1 200 mg 的锂(平均 850 mg/d),作者采集了产后 8~27 周母亲的血浆和乳汁[8]。母亲平均的血药浓度为 0.76 mmol/L(波动在 0.41~1.31 mmol/L)。在母亲乳汁中的平均锂浓度为 0.35 mmol/L(波动在 0.19~0.48 mmol/L),婴儿的平均浓度为 0.16 mmol/L(波动在 0.09~0.25 mmol/L)。在这项研究中,婴儿平均母乳喂养了 4 个月,无婴儿出现严重的不良反应。在 3 个婴儿中观察到了甲状腺功能和肾功能的改变,但认为影响较小且很短暂。然而,在一个病例中观察到一名出生时筛查 TSH 正常的婴儿后来 TSH 水平有轻度增高。在这个案例中,建议母亲停止哺乳,但她选择了停用药物,继续哺乳,使婴儿的 TSH 水平恢复正常。

从这些研究中很明显能看出锂能分泌进入乳汁,且能被母乳喂养的婴儿吸收。如果婴儿继续母乳喂养,强烈建议大约 6 周后密切监测婴儿的锂浓度、BUN/肌酐。太早(产后 7 天)获得的锂浓度水平仅能反应宫内的暴露水平。锂剂需要大约 10 天以后才能达到稳态血药浓度。临床医师在评估婴儿的血浆锂浓度前需要至少等待这么长的时间,除非有症状出现。此外,锂剂能减少甲状腺激素的产生,应考虑定期进行甲状腺的评估。由于婴儿的水化作用可显著改变锂浓度水平,临床医师应当密切监测水化作用的变化。有很多关于锂剂的研究认为如果临床医师密切监测婴儿是否有血浆锂水平的提高,服用锂不是哺乳的绝对禁忌证[8]。目前的研究以及一些未发表的经验认为婴儿的血浆水平上升至母体的大约 20%~40%,大部分未发现不利影响[7,8]。最近的证据显示某些抗惊厥药和非典型抗精神病药可用于治疗双相情感障碍。由于这些药物很可能在哺乳期母亲中使用更安全,临床医师可能愿意尝试将这些药物用于某些患双相情感障碍的哺乳期母亲[9]。

$T_{1/2}$	18~36 h	M/P	
T_{max}	2~4 h	PB	低
Oral	80%~100%	Vd	
MW	74	pKa	3. 85
RID	0. 87%~30%		

成人注意事项: 头晕、混乱、嗜睡、坐立不安、脱发、眼球震颤、视力减退、唾液分泌过多、心律失常、低血压、恶心、呕吐、腹泻、厌食、尿频、白细胞增多、震颤。

成人剂量: 每日 900~2 400 mg,分 3~4 次。

儿童注意事项: 已报道了某些不良反应。然而,这些不良反应显示更可能与宫内暴露有关[3,4]。

婴儿监测内容: 神经行为发育、困倦、易怒、口干或唾液分泌过多、甲状腺功能改变、恶心、便秘、水化、肾功能、排尿、震颤。

替代药物: 卡马西平、拉莫三嗪。

参考文献:

[1] Schou M. Lithium treatment during pregnancy, delivery, and lactation: an update. J Clin Psychiatry, 1990, 51(10): 410-413.

[2] Weinstein MR, Goldfield M. Lithium carbonate treatment during pregnancy (report of a case). Dis Nerv Syst, 1969, 30(12): 828-832.

[3] Sykes PA, Quarrie J, Alexander FW. Lithium carbonate and breast-feeding. Br Med J, 1976, 2(6047): 1299.

[4] Tunnessen WW Jr, Hertz CG. Toxic effects of lithium in newborn infants: a commentary. J Pediatr, 1972, 81(4): 804-807.

[5] Fries H. Lithium in pregnancy. Lancet, 1970, 1(7658): 1233.

[6] Montgomery A. Use of lithium for treatment of bipolar disorder during pregnancy and lactation. Academy of breastfeeding Medicine News and Views, 1997, 3(1): 4-5.

[7] Moretti ME, Koren G, Verjee Z, et al. Monitoring lithium in breast milk: an individualized approach for breast-feeding mothers. Ther Drug Monit, 2003, 25(3): 364-366. Review.

[8] Viguera AC, Newport, DJ, Ritchie J, et al. Lithium in breast milk and nursing infants: clinical implications. Am J Psychiatry, 2007, 164(2): 342-345.

[9] Armstrong C. ACOG guidelines on psychiatric medication use during pregnancy and lactation. Am Fam Physician, 2008, 78(6): 772 - 778.

特比萘芬(TERBINAFINE)

商品名： Lamisil, Terbinex
分　类： 抗真菌药
LRC： L2 -有限数据-可能适用

特比萘芬是一种抗真菌药，主要用于治疗癣类疾病如足癣和癣菌病。局部用药后全身吸收的量很小[1]。两名志愿者口服本品 500 mg，用药后 72 小时内乳汁分泌的药物总量分别为 0.65 mg 和 0.15 mg，分泌到乳汁中的药量分别为母亲用药剂量的 0.13%和 0.03%[2]。经皮吸收量很小[3]。

$T_{1/2}$	26 h	M/P	
T_{max}	1~2 h	PB	99%
Oral	80%	Vd	>28 L/kg
MW	291	pKa	7.1
RID			

成人注意事项： 局部使用：烧灼感、瘙痒。口服：疲劳、头痛、胃肠不良应激、肝酶升高、脱发。

成人剂量： 每日 250 mg。

儿童注意事项： 目前没有经乳汁导致婴儿不良反应的报道。

婴儿监测内容：

替代药物： 氟康唑。

参考文献：

[1] Pharmaceutical manufacturer prescribing Information. 1996.
[2] Drug Facts and Comparisons 1996 ed. St: Louis, 1996.
[3] Birnbaum JE. Pharmacology of the allylamines. J Am Acad Dermatol, 1990, 23 (4 Pt 2): 782 - 785.

特布他林(TERBUTALINE)

商品名： Brethine, Bricanyl
分　类： 平喘药
LRC： L2 -有限数据-可能适用

特布他林是一种常用的 β_2 -肾上腺素受体激动剂，用于扩张哮喘患者的支气管。特布他林可分泌进入乳汁,但量很小。每日使用 7.5～15 mg 特布他林后,乳汁平均药物浓度为 3.37 μg/L[1]。假定每日乳汁量为 165 ml/kg,则每日摄入的药量少于 0.5 μg/kg,相当于母亲剂量的 0.2%～0.7%。在另一研究中,一名患者每日用药 3 次,每次 5 mg,乳汁的平均药物浓度为 3.2～3.7 μg/L[2]。研究人员推算其 RID 为 0.4～0.5 μg/kg,但婴儿血浆中并未检出特布他林。尚无母乳喂养的婴儿出现不良反应的报道。

$T_{1/2}$	14 h	M/P	<2.9
T_{max}	5～30 min	PB	20%
Oral	33%～50%	Vd	1～2 L/kg
MW	225	pKa	10.1
RID	0.2%～0.3%		

成人注意事项: 震颤、神经过敏、心动过速。

成人剂量: 每次 5 mg,每日 3 次。

儿童注意事项: 目前没有经乳汁引起婴儿不良反应的报道。

婴儿监测内容: 易怒、失眠、心律不齐、体重减轻、震颤。

替代药物:

参考文献:

[1] Lindberg C, Boreus LO, De Chateau P, et al. Transfer of terbutaline into breast milk. Eur J Respir Dis Suppl, 1984, 134: 87-91.

[2] Lonnerholm G, Lindstrom B. Terbutaline excretion into breast milk. Br J Clin Pharmacol, 1982, 13(5): 729-730.

特康唑(TERCONAZOLE)

商品名: Terazol, Terazol 3, Terazol 7
分　类: 抗真菌药
LRC: L3-没有数据-可能适用

特康唑是一种抗真菌药,主要用于治疗阴道念珠菌感染。该药与氟康唑和伊曲康唑类似。当阴道内用药时,全身吸收量有限,仅 5%～16%,平均血药峰浓度为 6 ng/ml[1,2]。本品口服易吸收。大剂量使用时,该药能分泌进入啮齿动物的乳汁中,但无人类相关数据。人乳药物水平可能非常低,以致难以产生临床效应。

$T_{1/2}$	4~11.3 h	M/P	
T_{max}		PB	
Oral	完全	Vd	
MW	532	pKa	7.23
RID			

成人注意事项：阴道灼热、瘙痒等症状。

成人剂量：每日 5 g。

儿童注意事项：相关研究很少，因此暂无报道。

婴儿监测内容：

替代药物：氟康唑。

参考文献：

[1] Pharmaceutical manufacturer prescribing information. 1996.

[2] McEvoy GE. AFHS Drug Information. New York：NY，2003.

特拉万星(TELAVANCIN)

商品名：Vibativ
分　类：抗菌药物，其他
LRC：L3-没有数据-可能适用

特拉万星是万古霉素的半合成衍生物，为具有杀菌作用的脂糖肽类抗菌药[1]。该药可用于治疗由革兰阳性菌引起的严重皮肤感染和医院获得性肺炎/呼吸机相关性肺炎。该药分子量大(1 755 Da)，蛋白结合率高，因此，乳汁药物浓度还不具有临床意义。目前，哺乳期推荐使用具有更多可靠数据的抗菌药物替代该药，如万古霉素。

$T_{1/2}$	6.6~9.6 h	M/P	
T_{max}		PB	90%
Oral		Vd	0.13 L/kg
MW	1 755.6	pKa	
RID			

成人注意事项：头痛、头晕、失眠、气促、金属味、恶心、呕吐、腹泻、肾功能异常、蛋白尿、低钾血症、血小板减少、皮疹、感觉异常。

成人剂量：每 24 小时按 10 mg/kg 的剂量静脉注射 1 次。

儿童注意事项：目前没有经乳汁导致婴儿不良反应的报道。目前无可靠的儿童用药数据。

婴儿监测内容：呕吐、腹泻。

替代药物：万古霉素。

参考文献：

[1] Pharmaceutical manufacturer prescribing information. 2014.

特拉唑嗪(TERAZOSIN)

商品名：Hytrin
分　类：α-受体阻滞剂
LRC：L4-没有数据-有潜在危险

特拉唑嗪是属于α_1-受体阻滞剂的抗高血压药物。该类药物通常作用都很强,可产生明显的直立性低血压及其他不良反应[1]。在一些动物实验中(特别是刚出生的动物),特拉唑嗪对前列腺和睾丸有较强的作用,可导致其睾丸萎缩,因此,妊娠和哺乳期母亲禁用。目前尚无本品转运进入人乳的可靠数据。

$T_{1/2}$	9~12 h	M/P	
T_{max}	1~2 h	PB	94%
Oral	90%	Vd	
MW	423	pKa	7.1
RID			

成人注意事项：低血压、心动过缓、镇静。

成人剂量：每日 1~10 mg。

儿童注意事项：没有报道,但需非常谨慎。

婴儿监测内容：困倦、嗜睡、面色苍白、厌食和体重增加。

替代药物：

参考文献：

[1] Pharmaceutical manufacturer prescribing information, 1995.

特立氟胺(TERIFLUNOMIDE)

商品名：Aubagio
分　类：免疫调节药
LRC：L5-没有数据-危险

特立氟胺是一种嘧啶合成抑制剂，用于治疗复发型多发性硬化症。它是来氟米特的活性代谢产物。目前，暂无该药分泌进入人乳的直接相关研究。动物实验中，已在单次用药后的鼠类乳汁中检出该药。在人体内，由于胃肠道的重吸收作用，使得该药的半衰期较长[1]。鉴于特立氟胺对成人有毒性，且可能在乳汁中分泌，半衰期也较长，哺乳期母亲使用该药需非常谨慎。

$T_{1/2}$	19 d	M/P	
T_{max}	1~4 h	PB	99%
Oral		Vd	0.157 L/kg
MW	270	pKa	
RID			

成人注意事项：白细胞减少、感染、周围神经病变、肾衰竭、高钾血症、皮肤过敏、高血压或低血压。

成人剂量：口服，每次 7 mg 或 14 mg，每日 1 次。

儿童注意事项：暂无报道。

婴儿监测内容：腹泻、恶心、肝毒性。

替代药物：

参考文献：

[1] Pharmaceutical manufacturer Prescribing Information. Genzyme Corp, 2012.

特立帕肽(TERIPARATIDE)

商品名：Forteo
分　类：钙离子调节药
LRC：L3 -没有数据-可能适用

特立帕肽是人内源性甲状旁腺激素的活性片段。本药能促进骨量增加，是骨形成和再吸收、骨强度的标志，可用于治疗骨质疏松症[1]。有关该药在乳汁中的分泌情况暂无研究，但其分子量大、口服生物利用度低，因此转运至乳汁或被婴儿摄入的可能性低。

$T_{1/2}$	1 h	M/P	
T_{max}		PB	
Oral	没有	Vd	0.12 L/kg
MW	4 118	pKa	
RID			

成人注意事项：头晕、失眠、低血压、昏厥、高尿酸血症、高钙血症、恶心、胃炎、消化不良、关节痛、乏力。

成人剂量：皮下注射，每次 20 μg，每日 1 次。

儿童注意事项：无可用资料，但这是正常的人甲状旁腺激素。

婴儿监测内容：睡眠改变、低血压、呕吐、反流、乏力。

替代药物：

参考文献：

[1] Pharmaceutical manufacturer prescribing information. 2004.

替比夫定(TELBIVUDINE)

商品名：Tyzeka
分　类：抗病毒药
LRC：L3-有限数据-可能适用

替比夫定是一种胸腺嘧啶核苷类似物，可以抑制乙型肝炎病毒中的反转录酶和 DNA 聚合酶，但不抑制人体细胞的聚合酶。该药可用于患有易发生母婴传播的乙型肝炎孕妇患者（如高病毒载量的 e 抗原阳性慢性乙型肝炎）[1,2]。本品分子量小，蛋白结合率低，可能会经乳汁排泄，但临床结果不一定如此。目前还没有数据可以说明转运进乳汁中的药物量。2015 年有一项研究报告，对 83 名哺乳期母亲使用替比夫定预防孕期乙型肝炎垂直传播进行了评估[2]。在这项研究中，妇女可以在分娩期间停止用药，也可以一直使用至产后 4 周，但产后接受该药物治疗的哺乳期母亲人数不详。尽管如此，研究人员认为，对于哺乳期间需要该治疗的妇女来说替比夫定不失为一个选择。由于安全数据不足，产妇在哺乳期使用本品前需权衡该治疗对于自己和婴儿的利弊。

$T_{1/2}$	40~49 h	M/P	
T_{max}	1~4 h	PB	3%
Oral		Vd	
MW	242	pKa	9.61
RID			

成人注意事项：头痛、疲劳、发热、消化不良、恶心、腹痛、腹泻、肝功能异常、中性粒细胞减少、肌肉酸痛、肌酸激酶升高。

成人剂量：每日 600 mg。

儿童注意事项：没有可用资料。

婴儿监测内容：哺乳期间不推荐长期使用。

替代药物：

参考文献：

[1] Pharmaceutical manufacturer prescribing information. 2006.

[2] Wu Q, Huang H, Sun X, et al. Telbivudine prevents vertical transmission of hepatitis B virus from women with high viral loads: a prospective long-term study. Clinical Gastroenterology and Hepatology, 2015, Ahead of print.

替格瑞洛(TICAGRELOR)

商品名：Brilinta
分　类：抗凝血药
LRC：L4 -没有数据-有潜在危险

替格瑞洛是一种类似氯吡格雷和普拉格雷的抗凝血药。与同类其他药物不同，替格瑞洛具有可逆作用，不是直接的 ADP(腺苷二磷酸)拮抗剂，而是通过变构作用阻止 ADP 与血小板结合。目前，暂无哺乳期母亲使用该药的相关研究，尽管可通过哺乳期大鼠的乳汁分泌。动物研究中发现替格瑞洛在乳汁中的浓度高于母体血浆中的浓度。该药以原形经乳汁分泌，少量为各种代谢物，其中一种(ARC124910XX)具有药理活性。替格瑞洛及其活性代谢物具有较高的蛋白结合率，并且不具高的口服生物利用度[1,2]。

$T_{1/2}$	6.2~6.9 h	M/P	
T_{max}	1.5~3 h	PB	99.7%
Oral	30%~42%	Vd	1.26 L/kg
MW	522.27	pKa	4.12
RID			

成人注意事项：出血、心房颤动、心律失常、胸痛、高血压或低血压、昏厥、腹泻、恶心、呕吐、背痛、头晕、头痛、咳嗽。

成人剂量：首次负荷剂量 180 mg，然后每次 90 mg，每日 2 次。

儿童注意事项：

婴儿监测内容：皮肤出血斑，尿液、呕吐物或粪便中带血。

替代药物：

参考文献：

[1] Li Y, Landqvist C, Scott GW. Disposition and Metabolism of Ticagrelor, a Novel P2Y12 Receptor Antagonist, in Mice, Rats, and Marmosets. Drug Metab Dispos,

2011.
[2] Product Information. BRILINTA (TM) oral tablets, ticagrelor oral tablets. AstraZeneca LP (per manufacturer): Wilmington, DE, 2011.

替加环素(TIGECYCLINE)

商品名: Tygacil
分　类: 抗菌药物,其他
LRC: L4 -没有数据-有潜在危险

替加环素和四环素类似,为甘氨酰四环素类抗菌药[1]。替加环素不受多数耐药机制影响,是广谱抗菌药物。孕妇使用替加环素可能会引起胎儿损害。用于牙齿发育期间的患儿时,也会引起骨、牙齿变色(黄色、灰褐色)。替加环素可通过大鼠乳汁分泌,但由于其口服生物利用度低,新生的大鼠体内并未发现该药。目前尚缺乏替加环素在人乳中分泌的研究,然而在短暂的暴露情况下,婴儿不太可能经乳汁摄取到有临床意义的药物浓度。不推荐长时间(>3 周)使用本药。

$T_{1/2}$	27~42 h	M/P	
T_{max}		PB	71%~89%
Oral	无	Vd	7~9 L/kg
MW	586	pKa	4. 37
RID			

成人注意事项: 头痛、眩晕、消化不良、呕吐、腹泻、低蛋白血症、肝肾功能异常、贫血、虚弱。

成人剂量: 首次静脉注射 100 mg,随后每次静脉注射 50 mg,每 12 小时 1 次。

儿童注意事项: 在牙齿发育阶段(胎儿~8 岁)使用可导致牙齿变色,儿童使用本品的安全性尚未建立。

婴儿监测内容: 呕吐、腹泻、肠道菌群失调、皮疹。

替代药物:

参考文献:

[1] Pharmaceutical manufacturer prescribing information. 2014.

替加色罗(TEGASEROD)

商品名: Zelnorm
分　类: 胃肠道药物
LRC: L3 -没有数据-可能适用

马来酸替加色罗是一种 5 -羟色胺受体激动剂,用于治疗肠易激综合征。空腹状态下口服生物利用度只有 10%,食物可使其生物利用度降低 40%~65%。当患者口服剂量为 2 mg、6 mg 和 12 mg 时,平均血药峰浓度分别为 0. 9 μg/L、2. 9 μg/L 和 6. 3 μg/L[1]。鼠类研究表明替加色罗以较高的 M/P 比值转运至乳汁中,这在啮齿动物的研究中很常见,但所用的剂量为人类的 320 倍[2]。尚无关于本品转运至人乳的数据。本品是亲脂性药物,有利于转运到人乳中,然而,由于血药浓度低、口服生物利用度低(尤其是进食时),分布容积大,提示实际上转运到乳汁的量很小。最近,这药被 FDA 限制使用,因为有报道称会增加心脏病、卒中和不稳定心绞痛发生的概率。

$T_{1/2}$	11 h	M/P	
T_{max}	1 h	PB	98%
Oral	10%	Vd	5. 26 L/kg
MW	417	pKa	5. 83
RID			

成人注意事项: 腹痛、腹泻、恶心、肠胃胀气、头痛、疼痛、面色潮红、低血压和眩晕。因为与安慰剂相比,使用马来酸替加色罗的患者发生心脏病、卒中和不稳定心绞痛(心脏/胸部疼痛)的概率更高,所以,应 2007 年 FDA 的要求,该药的使用应有限制条件。

成人剂量: 每次 6 mg,每日 2 次。

儿童注意事项: 目前没有经乳汁导致婴儿不良反应的报道。

婴儿监测内容: 腹泻。

替代药物:

参考文献:

[1] Pharmaceutical manufacturer prescribing information. 2003.

[2] Appel-Dingemanse S. Clinical pharmacokinetics of tegaserod, a serotonin 5 - HT (4) receptor partial agonist with promotile activity. Clin Pharmacokinet, 2002, 41 (13): 1021 - 1042.

替马西泮(TEMAZEPAM)

商品名: Euhypnos, Nocturne, Normison, Restoril, Temtabs

分　类: 镇静催眠药

LRC: L3 -有限数据-可能适用

替马西泮是一种短效的苯二氮䓬类药物，主要用于夜间镇静。在一项研究中，10 名哺乳期母亲（产后不足 15 天）在研究前的两天里均在睡前服用了本品（剂量为 10~20 mg），M/P 范围为 0.09 至<0.63（平均为 0.18）[1]。10 名受试者中有 9 名无法检测到替马西泮的浓度（即小于 5 μg/L）。第 10 位母亲的血浆药物浓度为 234 μg/L，而乳汁中浓度为 26~28 μg/L。替马西泮水溶性较好，因此难以进入母乳中。尽管对婴儿的研究是在用药后 15 小时，但并未检测出本品。研究显示通过母乳摄入替马西泮的新生儿有低剂量暴露，仍应当仔细监护这些婴儿。

$T_{1/2}$	9.5~12.4 h	M/P	0.18
T_{max}	2~4 h	PB	96%
Oral	90%	Vd	0.8~1 L/kg
MW	301	pKa	1.6
RID			

成人注意事项：镇静、昏迷、眩晕、视力减退、呕吐、腹泻。

成人剂量：每日 7.5~30 mg。

儿童注意事项：目前没有经乳汁导致婴儿不良反应的报道。

婴儿监测内容：镇静、呼吸减慢、难醒喂养/喂养困难和体重增加。

替代药物：劳拉西泮、阿普唑仑。

参考文献：

[1] Lebedevs TH, Wojnar-Horton RE, Yapp P, et al. Excretion of temazepam in breast milk. Br J Clin Pharmacol, 1992, 33(2): 204-206.

替米沙坦(TELMISARTAN)

商品名：Micardis, Micardis HCT
分　类：血管紧张素Ⅱ受体拮抗剂
LRC：L4-没有数据-有潜在危险

替米沙坦是一种有效的降血压药，通过阻滞血管紧张素Ⅱ受体起作用[1]。暂无哺乳期母亲使用本品的数据，因此，如果有适合母亲治疗条件的其他药物（如雷米普利、拉贝洛尔、硝苯地平），则应使用其他药物。此外，哺乳期母亲产后早期使用该药需谨慎，特别是早产儿的母亲。

ACE 抑制剂和特异性血管紧张素Ⅱ受体拮抗剂在孕期都是禁用的，因此，近期准备怀孕的妇女应慎用。

$T_{1/2}$	24 h	M/P	
T_{max}	1 h	PB	99.5%
Oral	42%~58%	Vd	7.14 L/kg
MW	514	pKa	3.83
RID			

成人注意事项：头痛、头晕、疲劳、低血压、恶心、腹泻、便秘、肾功能或尿量异常、高钾血症。

成人剂量：每日 40 mg。

儿童注意事项：目前没有经乳汁导致婴儿不良反应的报道。

婴儿监测内容：困倦、嗜睡、面色苍白、厌食和体重增加。

替代药物：雷米普利、依那普利、卡托普利。

参考文献：

[1] Pharmaceutical manufacturer prescribing information. 2002.

替莫唑胺(TEMOZOLOMIDE)

商品名：Temodal, Temodar
分　类：抗肿瘤药
LRC：L5 -没有数据-危险

替莫唑胺是一种用于治疗难治性间变性星形细胞瘤和多形性成胶质细胞瘤的烷化剂[1]。目前，还没有本品转运进入乳汁的报道。尽管如此，由于该药分布容积小，分子量小，蛋白结合率高，很可能转运到乳腺中。对于婴儿，替莫唑胺可经口服起效，因此，不应在哺乳期使用。该药具有极强毒性，因此，婴儿应停止母乳喂养至少七天。

$T_{1/2}$	1.8 h	M/P	
T_{max}	1~2.25 h	PB	15%
Oral		Vd	0.1 L/kg
MW	194	pKa	10.5
RID			

成人注意事项：脱发、头痛、疲劳、癫痫、失眠、头晕、恶心、呕吐、腹泻或便秘、厌食、偏瘫、协调性变化、病毒感染、乏力。

成人剂量：变化范围大。

儿童注意事项：暂无母乳喂养婴儿的相关数据。

婴儿监测内容：用药后应停止哺乳至少 7 天。

替代药物：

参考文献：

[1] Pharmaceutical manufacturer prescribing information. 2005.

替尼泊苷(TENIPOSIDE)

商品名：Vehem，Vumon

分　类：抗肿瘤药

LRC：L4 -没有数据-有潜在危险

替尼泊苷是半合成的鬼臼毒素的衍生物，化学上类似于依托泊苷。替尼泊苷对鼠科动物肿瘤有广谱的体内抗肿瘤活性，包括血液系统的恶性肿瘤和各种各样的实体肿瘤。在 8 名 4～11 岁的新诊断急性淋巴母细胞性白血病(ALL)的儿童中，静脉输注用药(155 mg/m^2 超过 1～2.5 小时)后，血浆药物水平以双指数消减。终末消除半衰期为 5.4 小时。平均稳态分布容积小，范围为 0.2～1.09 L/kg。本品蛋白结合率高(99%)，分子量大，不易进入 CNS。这些药代动力学提示其乳汁水平可能很低。然而，目前尚无本品转运至人类母乳的数据资料。用药后应停止哺乳至少 36～48 小时。

$T_{1/2}$	5.4 h	M/P	
T_{max}		PB	99.4
Oral		Vd	0.2～1.09 L/kg
MW	656.7	pKa	9.95
RID			

成人注意事项：头痛、精神错乱、发热、低血压、黏膜炎、呕吐、腹泻、中性粒细胞减少、贫血、血小板减少、出血、感染。

成人剂量：因癌症类型和治疗而异。

儿童注意事项：暂无哺乳期的相关数据。

婴儿监测内容：用药后应停止哺乳至少 36～48 小时。

替代药物：

参考文献：

[1] Pharmaceutical manufacturer prescribing information. 2005.

替诺福韦二吡呋酯(TENOFOVIR DISOPROXIL)

商品名: Viread
分　类: 抗病毒药
LRC: L5 -有限数据-母亲存在 HIV 感染时有危险

替诺福韦适用于治疗艾滋病和乙型肝炎。它干扰病毒 RNA 依赖的 DNA 聚合酶,从而抑制病毒复制[1]。最近的一项研究中,予以两只恒河猴 30 mg/kg 的替诺福韦后,测得血药浓度峰值分别为 18.3 μg/ml 和 30.3 μg/ml[2],乳汁药物浓度峰值分别为 0.808 μg/ml 和 0.610 μg/ml。其中一只恒河猴血液和乳汁中的药物 AUC 分别为 68.9 μg · h/ml 和 12.8 μg · h/ml,另一只的分别为 56.2 μg · h/ml 和 12.1 μg · h/ml。根据这些峰值求得恒河猴的 RID 仅为 0.4%。另外,替诺福韦(非盐形式)的口服生物利用度几乎可以忽略(5%)。因此,该药对母乳喂养婴儿的总体风险可能很低。

在 2011 年的一项研究报告中,确定了替诺福韦和恩曲他滨用于预防分娩和产后奈韦拉平耐药的乳汁药物浓度,以预防 HIV 的母婴传播[3]。受试妇女分娩时使用替诺福韦 600 mg/恩曲他滨 400 mg,产后七天每日用药量为替诺福韦 300 mg/恩曲他滨 200 mg。采集产后第 1、2、3 天和第 7 天(用药后 10 分钟至 21 小时)的乳汁样本。测得 C_{max} 为用药后 4~5 小时的样本,C_{min} 为用药后月 19 小时的样本。替诺福韦最大浓度和最小浓度的中位值分别为 14.1ng/ml(C_{max} 范围为 11.6 ~ 16.25 ng/ml)和 6.8 ng/ml(C_{min} 范围为 5.83 ~ 8.75 ng/ml)。基于以上中位值和婴儿每日摄入 500 ml 母乳,研究人员推测婴儿间接摄入药量为 4.2 μg/d(约为婴儿剂量的 0.03%)。婴儿经母乳摄入的替诺福韦水平远低于该药治疗所需的最低半抑制浓度(IC50)。由于该研究中精确取样时间和母乳中的相对药物浓度未知,所以无法计算出 RID 值。

在 2014 年发表的一份药代动力学研究报告中,确定了替诺福韦用于预防分娩期孕妇和出生一周内婴儿发生 HIV 母婴传播的合适剂量[4]。该研究中孕妇和婴儿被分成 4 个用药剂量组。从第 1 组(分娩期孕妇剂量为 600 mg)和第 2 组(分娩期未用药)共获得了 25 份母乳样本。4 份取自分娩后两天内的乳汁样本中有 3 份检测到了替诺福韦,浓度范围为 6.3~17.8 ng/ml。产后 4~6 天内采集的 21 份样本中仅有 1 份检测到了该药(15.7 ng/ml)。由于该研究中精确取样时间和母乳中的相对药物浓度未知,所以无法计算出 RID 值。

2014 年的一项研究对孕期使用替诺福韦预防乙型肝炎传播进行了评估。报告中,母亲产后接受该药物治疗 12 周,36 名母乳喂养的婴儿期间并未发生不良事件[5]。

注意：替诺福韦被划分为 L5 级是基于母亲感染 HIV 后母乳喂养对婴儿的影响，而不是基于乳汁中药物对母乳喂养婴儿的影响。疾病预防控制中心建议感染 HIV 的母亲产后不要进行母乳喂养，以避免 HIV 经乳汁传染婴儿。

$T_{1/2}$	17 h	M/P	
T_{max}	36 ~ 144 min	PB	7%
Oral	25% ~ 40%	Vd	1. 2 ~ 1. 3 L/kg
MW	636	pKa	3. 75
RID	0. 02% ~ 0. 03%		

成人注意事项：头痛、疲劳、发热、头晕、失眠、疼痛、腹痛、呕吐、厌食、血尿、甘油三酯和肌酸激酶升高、中性粒细胞减少、乏力、皮疹。

成人剂量：每日 300 mg。

儿童注意事项：目前没有经乳汁引起婴儿不良反应的报道。

婴儿监测内容：失眠、呕吐、体重增加。除了个别情况外，不建议感染 HIV 的母亲进行母乳喂养。

替代药物：

参考文献：

[1] Pharmaceutical manufacturer prescribing information. 2005.

[2] Van Rompay K, Hamilton M, Kearney B, et al. Pharmacokinetics of tenofovir in breast milk of lactating rhesus macaques. Antimicrob Agents Chemother, 2005, 49: 2093 - 2094.

[3] Benaboud S, Pruvost A, Coffe PA, et al. Concentrations of tenofovir and emtricitabine in breast milk of HIV - 1 - infected women in abidjan, Cote d'Ivoire, in the ANRS 12109 TEmAA study, step 2. Antimicrobial Agents and Chemotherapy, 2011, 55(3): 1315 - 1317.

[4] Mirochnick M, Taha T, Kreitchmann R, et al. Pharmacokinetics and safety of tenofovir in HIVinfected women during labor and their infants during the frst week of life. J Acquir Immune Defc Syndr, 2014, 65: 33 - 41.

[5] Greenup AJ, Tan PK, Nguyen V, et al. Effcacy and safety of tenofovir disoproxil fumarate in pregnancy to prevent perinatal transmission of hepatitis B virus. Journal of Hepatology, 2014, 61: 501 - 507.

替硝唑(TINIDAZOLE)

商品名：Fasigyne, Tindamax

分　类：抗菌药物

LRC：L3 -没有数据-可能适用

替硝唑与甲硝唑类似，是一种可用于厌氧菌和原虫感染（如肠道阿米巴虫、贾第虫、阴道滴虫）治疗的抗菌药物。替硝唑高度亲脂且易于穿透细胞，因此在全身组织中均有较高的药物浓度。在唾液和胆汁中的浓度相当于血浆中的药物浓度。

在一项研究中，24 名女性在产后立即接受 500 mg 替硝唑静脉输注，在输注后的 12、24、48、72 及 96 小时分别收集其等量的乳汁和血清，在 48 和 72 小时，同时采集初始的和终末的乳汁，而在 12 和 24 小时仅仅收集混合的乳汁样本。2 和 24 小时的乳汁浓度分别为 5. 8 mg/L 和 3. 5 mg/L[1]。2 和 24 小时的血清平均浓度分别为 6. 1 mg/L 和 3. 7 mg/L[1]。2 和 24 小时乳汁/血清比值分别是 0. 94 和 0. 95，表明此药的高脂溶性。在 48 和 72 小时，初始的乳汁浓度分别为 1. 28 mg/L 和 0. 32 mg/L。在上述时间段，终末乳汁药物浓度分别为 1. 2 mg/L 和 0. 3 mg/L。在 96 小时仅在乳汁中检测到微量的药物，而血清中并未发现。由于这个研究是在产后早期进行，此时乳汁中脂肪含量较低，可推断含脂肪更丰富的成熟的乳汁药物含量可能比此项研究的更高。假设乳汁摄入量为 150 ml/(kg · d)，那么婴儿摄入的最大相对剂量（12 小时）可能为 12. 1%。另外一项研究中，5 名女性接受了 1 600 mg 替硝唑静脉输注，结果表明乳汁/血浆比值在 0. 62 ~ 1. 39。而 72 小时后大多数乳汁样本中药物浓度低于 0. 5 μg/ml。研究作者因此得出母乳喂养时机应在接受 1 600 mg 替硝唑静脉输注的 72 小时以后[2]。

如果是口服 2 g 替硝唑，哺乳期母亲体内药物浓度在用药 30 小时以后已经很低。按照这种用药方案，建议用药 30 小时以后再进行哺乳。

$T_{1/2}$	11 ~ 14. 7 h	M/P	1. 28
T_{max}	2 h	PB	12%
Oral	100%	Vd	0. 8 L/kg
MW		pKa	4. 7
RID	12. 2%		

成人注意事项： 头痛、意识模糊、头晕、嗜睡、失眠、惊厥、面色潮红、心悸、金属样味觉、舌头褪色、呕吐、便秘、肝功能异常、尿液颜色变黑、厌食、虚弱。

成人剂量： 每日 2 g，使用 1 ~ 3 日。

儿童注意事项： 目前没有经乳汁导致婴儿不良反应的报道。

婴儿监测内容： 嗜睡、失眠、呕吐、便秘、喂养习惯改变、尿液颜色变黑、体重增加。

替代药物：甲硝唑。

参考文献：

[1] Mannisto PT, Karhunen M, Koskela O, et al. Concentrations of tinidazole in breast milk. Acta Pharmacol Toxicol (Copenh), 1983, 53: 254 - 256.

[2] Evaldson GR, Lindgren S, Nord CE, et al. Tinidazole milk excretion and pharmacokinetics in lactating women. Br J Clin Pharmac, 1985, 19: 503 - 507.

替扎尼定(TIZANIDINE)

商品名：Zanaflex
分　类：肌肉松弛药
LRC：L4 -没有数据-有潜在危险

替扎尼定是作用于中枢的肌肉松弛药。对紧张性头痛和多发性硬化相关的痉挛证实有效。尽管生产商声称由于它的脂溶性，该药很可能转运到乳汁中[1]，但目前仍不清楚是否转运到人乳中。该药具有较长半衰期、高脂溶性以及较好的神经系统穿透性，以上因素均增加药物的乳汁穿透性。然而一般的剂型只有4~8小时的半衰期，缓释剂的半衰期为13~22小时[2]。而且，48%患者抱怨其镇静作用。在哺乳期母亲中谨慎使用。

$T_{1/2}$	13~22 h	**M/P**	
T_{max}	1.5 h	**PB**	30%
Oral	40%	**Vd**	2.4 L/kg
MW		**pKa**	7.47
RID			

成人注意事项：低血压、镇静、口干、乏力、头晕、恶心、呕吐，肝酶升高。

成人剂量：每次8 mg，必要时每6小时1次。

儿童注意事项：目前没有经乳汁导致婴儿不良反应的报道，建议谨慎使用。

婴儿监测内容：镇静、乏力、口干、呕吐。

替代药物：

参考文献：

[1] Pharmaceutical manufacturer prescribing information. 1999.

[2] Wagstaff AJ, Bryson HM. Tizanidine. A review of its pharmacology, clinical efficacy and tolerability in the management of spasticity associated with cerebral and spinal disorders. Drugs, 1997, 53(3): 435 - 452.

天花疫苗(SMALLPOX VACCINE)

商品名: Dryvax, Smallpox Vaccine
分　类: 疫苗
LRC: L4 -没有数据-有潜在危险

天花是由牛痘病毒感染的一种病毒综合征。天花疫苗是一种减毒活疫苗,用于预防牛痘病毒感染[1]。这种重组疫苗每毫升包含大约 1 亿个有传染性的牛痘病毒。接种有效的牛痘苗到浅层皮肤可导致病毒的复制、免疫及细胞性超敏反应。初次接种,接种部位在第二至五天可出现一个丘疹,然后变成由红斑和硬结围绕的脓疱,大约 10 天后红斑和肿胀消退并结痂。病损处的分泌物可以对其他个体进行接种,妊娠期妇女和婴儿,尤其是早产儿需慎用。

目前尚无关于本品转运至人乳的数据,但可能有一些进入乳汁。婴儿感染牛痘的危险更大,因此,除非在紧急情况下,不建议对婴儿接种牛痘苗。虽然不推荐在非紧急情况下给儿童接种牛痘苗,但在过去曾安全地使用过。该疫苗的说明建议妊娠期和哺乳期母亲在非紧急情况下不要接种。然而,对暴露于天花的高危人群无绝对禁忌证。疾病预防控制中心认为,对于没有暴露于高危环境的哺乳期母亲,接种天花疫苗是不可取的。

成人注意事项: 发热、淋巴结肿大、荨麻疹、继发化脓性感染及水疱疹。

成人剂量:

儿童注意事项: 目前尚无关于哺乳期母亲使用本品或转运至人乳的数据。然而,牛痘病毒有可能通过乳汁并具有传染性。在非紧急情况下,建议哺乳期母亲不要接种该疫苗。

婴儿监测内容:

替代药品:

参考文献:

[1] Pharmaceutical manufacturer prescribing information. 2003.
[2] www. cdc. gov/breastfeeding/recommendatins/vaccinations. htm.

亭扎肝素钠(TINZAPARIN SODIUM)

商品名: Innohep, Logiparin
分　类: 抗凝血药
LRC: L3 -没有数据-可能适用

亭扎肝素钠是解聚的肝素(低分子量肝素)[1],与达肝素、依诺肝素、那屈肝素作用相似。亭扎肝素钠(5.5~7.5 kDa)的平均分子量约为普通肝素(12 kDa)的一半。没有资料表明这些抗凝药在人乳中分泌,但很可能浓度很低。在一项达肝素的相关研究中,一项研究没有发现该药在乳汁中分泌,而另外一项研究发现有少量药物在乳汁中分泌。在依诺肝素的研究中,母乳喂养的婴儿抗-Xa 的活性没有改变。该药口服几乎无活性。

$T_{1/2}$	3~4 h	M/P	
T_{max}	4~5 h (SC)	PB	不结合
Oral	无	Vd	3.1~5 L/kg
MW	<7 500	pKa	
RID			

成人注意事项: 皮肤瘀斑、出血、尿血或便血、血小板减少、注射部位疼痛或瘀青。

成人剂量: 每日 175 IU/kg(个体差异大)。

儿童注意事项: 目前没有经乳汁导致婴儿不良反应的报道。

婴儿监测内容: 罕发的皮肤瘀斑、尿血、便血、呕血。

替代药物: 达肝素、依诺肝素。

参考文献:

[1] Pharmaceutical manufacturer prescribing information. 2002.

酮咯酸(KETOROLAC)

商品名: Acular, Toradol
分　类: 非甾体抗炎药
LRC: L2-有限数据-可能适用

酮咯酸是一种比较常用的非甾体抗炎药。10 名哺乳期母亲口服酮咯酸 10 mg,每日 4 次的研究中,乳汁的酮咯酸量在 4 名受试者中未检测到[1]。其余 6 名患者酮咯酸的浓度在 1 剂后 2 小时,第 1 天的剂量范围为 5.2~7.3 μg/L,第二天为 5.9~7.9 μg/L。在大多数患者中,母乳水平从未高于 5 μg/L。假设乳汁体积为 400 ml 或 1 000 ml,婴儿可以吸收的最大日剂量(母亲剂量=40 mg/d)的范围为 3.16~7.9 μg/d。因此,婴儿每日的摄入量不到孕妇剂量的 0.2%(注意:引用文献中包含印刷错误,婴儿每日摄入酮咯酸剂量的单位,误用 mg 代替了 μg。)。

酮咯酸已经在新生儿、婴儿和儿童中广泛研究[2,3]。其半衰期短暂,有些病例婴儿血浆在 4 小时后检测不到[2]。对于酮咯酸的儿科使用情况的完整回顾见 Buck[3]。

$T_{1/2}$	2. 5 h	M/P	0. 015~0. 037
T_{max}	0. 5~1 h	PB	99%
Oral	>81%	Vd	0. 18~0. 21 L/kg
MW	255	pKa	3. 5
RID	0. 14%~0. 2%		

成人注意事项：头痛，眩晕，嗜睡，耳鸣，高血压，消化不良，恶心，呕吐，腹痛，便秘，腹泻，胃肠道出血，厌食，肝肾功能异常，贫血，水肿。

成人剂量：10 mg，每 6 小时 1 次。

儿童注意事项：一项研究中未报道。

婴儿监测内容：呕吐，腹泻。

替代药物：布洛芬。

参考文献：

[1] Wischnik A, Manth SM, Lloyd J, et al. The excretion of ketorolac tromethamine into breast milk after multiple oral dosing. Eur J Clin Pharmacol, 1989, 36(5): 521-524.

[2] Cohen MN, Christians U, Henthorn T, et al. Pharmacokinetics of single-dose intravenous ketorolac in infants aged 2-11 months. Anesth Analg, 2011, 112(3): 655-60.

[3] Buck ML. Use of Intravenous ketorolac for postoperative analgesia in infants. Pediatric Pharmacotherapy Newsletter, volume 17, number 8.

酮咯酸氨丁三醇(KETOROLAC TROMETHAMINE)

商品名：Acuvail, Sprix
分　类：非甾体抗炎药
LRC：L2-有限数据-可能适用

酮咯酸是一种常用于滴眼的非甾体镇痛药。口服或静脉给予酮咯酸在母乳中产生很低水平，故眼科制剂在母亲中产生足够高的水平，从而在母乳中产生可测量的水平是极不可能的。

在正常的口服剂量下，母乳的酮咯酸水平低，但尚未得到在很高的注射剂量后的测量值[1]。产妇使用酮咯酸滴眼液不会对母乳喂养的婴儿造成任何不利影响。为了大大减少在使用滴眼液后药物到达母乳的量，在眼睛的角落处按压泪管 1 分钟以上，然后用可吸收性物质去除多余的溶液。

$T_{1/2}$	4~6 h	M/P	
T_{max}	30~60 min	PB	99%
Oral	99%	Vd	
MW	376.41	pKa	3.5
RID			

成人注意事项：头痛、眩晕、嗜睡、耳鸣、高血压、消化不良、恶心、呕吐、腹痛、便秘、腹泻、胃肠道出血、厌食、肝肾功能异常、贫血、水肿。

成人剂量：一滴（0.25 mg），每日 4 次。

儿童注意事项：

婴儿监测内容：呕吐、腹泻。

替代药物：

参考文献：

[1] Wischnik A, Manth SM, Lloyd J, et al. The excretion of ketorolac tromethamine into breast milk after multiple oral dosing. Eur J Clin Pharmacol, 1989, 36(5): 521-524.

酮康唑（KETOCONAZOLE）

商品名：Extina, Nizoral, Nizoral A-D, Xolegel
分　类：抗真菌药
LRC：L2-有限数据-可能适用

酮康唑是一种在结构上与咪康唑和克霉唑类似的抗真菌药。可以口服，局部或与洗发水一起使用[1]。慢慢涂搽头皮后，在血浆中未检测到酮康唑。一名患者（82 kg）每日接受酮康唑 200 mg 的研究中，持续 10 天，在服用第 10 剂后第 1.75、3.25、6、8 和 24 小时提取母乳样本[2]。酮康唑 24 小时的平均浓度为 68 μg/L，C_{max} 在 3.25 小时为 0.22 mg/L。酮康唑的吸收是高度变化的，并且由于母乳的碱性条件可以减少婴儿摄入[3]。无论如何，酮康唑在母乳喂养中是安全的。

$T_{1/2}$	2~8 h	M/P	
T_{max}	1~2 h	PB	99%
Oral	可变的（75%）	Vd	
MW	531	pKa	
RID	0.3%		

成人注意事项：头晕、发热、发冷、恶心、呕吐、腹泻、腹痛、肝功能异常、瘙痒。

成人剂量：每日 200~400 mg。

儿童注意事项：一项研究中未报道。

婴儿监测内容：呕吐、腹泻。

替代药物：氟康唑。

参考文献：

[1] Pharmaceutical manufacturer prescribing information. 1996.

[2] Moretti ME, Ito S, Koren G. Disposition of maternal ketoconazole in breast milk. Am J Obstet Gynecol, 1995, 173(5): 1625 - 1626.

[3] Force RW, Nahata MC. Salivary concentrations of ketoconazole and flconazole: implications for drug effiacy in oropharyngeal and esophageal candidiasis. Ann Pharmacother, 1995, 29(1): 10 - 15.

酮替芬(KETOTIFEN)

商品名：Alaway, Claritin Eye, Zaditen, Zaditor, Zyrtec Itchy-Eye Drops
分　类：抗组胺药
LRC：L3 -没有数据-可能适用

酮替芬是第二代 H_1 抗组胺药。眼科用于治疗红眼病和过敏性结膜炎[1]。在动物研究中酮替芬能进入母乳，然而，它是否进入人类的母乳是未知的[1]。不清楚在局部用药后，足够量的药物进入全身循环是否增加母乳内的药物量。此药的分子量为 425.5，口服生物利用度为 50%，并广泛分布于全身。基于药代动力学，此药不太可能对母乳喂养的婴儿造成严重风险。

$T_{1/2}$	21 h	M/P	
T_{max}	2~4 h	PB	75%
Oral	50%	Vd	56 L/kg
MW	425.5	pKa	8.43
RID			

成人注意事项：昏厥、皮疹、接触性皮炎、高血糖、体重增加、口干、头晕、头痛、嗜睡、呼吸困难、咽炎、鼻炎。

成人剂量：每只眼睛每日滴 1 次；口服 1~2 mg，每日 2 次。

儿童注意事项：

婴儿监测内容：镇静或失眠，口干。

替代药物：

参考文献：

[1] Product Information. Zaditor (TM), ketotifen ophthalmic solution 0.025%. Novartis Ophthalmics. Duluth, GA, 2001.

头孢氨苄(CEPHALEXIN)

商品名： Kefex, Ceporex, Ibilex
分　类： 抗菌药物,头孢菌素
LRC： L1-有限数据-适用

头孢氨苄是第一代头孢菌素类抗菌药物。仅微量转运至人乳。哺乳期母亲口服本品 1 000 mg 后 1、2、3、4 和 5 小时的乳汁药物浓度分别为 0.20 mg/L、0.28 mg/L、0.39 mg/L、0.50 mg/L 和 0.47 mg/L[1]。用药后 1 小时乳汁/血浆比为 0.008,3 小时为 0.140。乳汁药物浓度很低,不会引起相应的临床症状。另一项研究中,2~3 名哺乳期母亲口服本品 500 mg,4 小时后乳汁中平均药物浓度为 0.7 mg/L,6 小时内乳汁中平均药物浓度为 0.36 mg/L[2],乳汁/血浆比为 0.25。

在另一个个案报道中,一位哺乳期母亲服用头孢氨苄 500 mg,每日 4 次,同时服用丙磺舒 500 mg,每日 4 次,以延长头孢氨苄半衰期,其母乳喂养的婴儿出现了胃肠道不良反应[3]。这位女性之前静脉注射头孢氨苄后,婴儿出现了严重腹泻、解绿色水样便、不适以及哭闹。改为口服头孢氨苄+丙磺舒以后,婴儿的这些症状仍然存在,没有脱水的症状;到第 13 天,开始给婴儿补充羊奶,奶量为其每日所需的 15%。到第 20 天,婴儿症状缓解。丙磺舒和头孢氨苄的平均乳汁药物浓度分别是 964 μg/L 和 745 μg/L。这个数据与丙磺舒的相对婴儿剂量为 0.7%、头孢氨苄的相对婴儿剂量为 0.5% 相一致。

$T_{1/2}$	0.5~1.2 h	M/P	0.008~0.25
T_{max}	1 h	PB	6%~15%
Oral	90%	Vd	0.25 L/kg
MW	365.41	pKa	4.5
RID	0.39%~1.47%		

成人注意事项： 头痛、头晕、消化不良、恶心、呕吐、腹泻、肝功能异常、嗜酸细胞增多、皮疹。

成人剂量： 每次 250~500 mg,每 6 小时 1 次。

儿童注意事项：一例个案报道，母亲接受头孢氨苄静脉用药，随后口服头孢氨苄和丙磺舒，婴儿出现腹泻[3]。

婴儿监测内容：呕吐、腹泻、肠道菌群改变、皮疹。

替代药物：

参考文献：

[1] Kafetzis DA, Siafas CA, Georgakopoulos PA, et al. Passage of cephalosporins and amoxicillin into the breast milk. Acta Paediatr Scand, 1981, 70(3): 285-288.

[2] Matsuda S. Transfer of antibiotics into maternal milk. Biol Res Pregnancy Perinatol, 1984, 5(2): 57-60.

[3] Ilett K, Hackett P, Ingle B, et al. Transfer of Probenecid and Cephalexin into Breast Milk. Ann Pharmacother, 2006, 40: 986-988.

头孢吡肟(CEFEPIME)

商品名：Maxipime
分　类：抗菌药物，头孢菌素
LRC：L2-有限数据-可能适用

头孢吡肟是第四代头孢菌素类抗菌药物。少量头孢吡肟可转运至乳汁中，平均浓度为0.5 mg/L[1,2]。哺乳期母亲每日服用本品2 g，其母乳喂养的婴儿可能摄入75 μg/(kg·d)或约母体用药剂量的0.3%。这个摄入量太少，除可能影响肠道菌群外，不会引起其他临床症状。

$T_{1/2}$	2 h	M/P	0.8
T_{max}	0.5 h	PB	20%
Oral	极少	Vd	0.26 L/kg
MW	571	pKa	
RID	0.3%		

成人注意事项：头痛、恶心、呕吐、腹泻、转氨酶升高、皮疹。

成人剂量：每次1~2 g，每8~12小时1次，静脉注射。

儿童注意事项：目前没有经乳汁导致婴儿不良反应的报道。

婴儿监测内容：呕吐、腹泻、肠道菌群失调和皮疹。

替代药物：无

参考文献：

[1] Pharmaceutical manufacturer prescribing information. 1997.

[2] Sanders CC. Cefepime: the next generation? Clin Infect Dis, 1993, 17(3): 369-379.

头孢丙烯(CEFPROZIL)

商品名: Cefzil
分　类: 抗菌药物,头孢菌素
LRC: L1 -有限数据-适用

头孢丙烯是第二代头孢菌素类抗菌药物。口服本品 1 g,服药 2 小时、4 小时、6 小时后,乳汁中药物浓度分别为 0. 7 mg/L、2. 5 mg/L、3. 5 mg/L。乳汁中药物浓度在服药后 6 小时达峰,此后逐渐降低[1]。服药后 2 小时、12 小时的乳汁/血浆分别比为 0. 05 和 5. 67,服药 12 小时后乳汁中药物浓度很低,仅为 1. 3 μg/ml。以服药后乳汁中最高浓度 3. 5 mg/L 来计算,1 个婴儿如每日喂养母乳 800 ml,将摄入头孢丙烯 2. 8 mg。而该项研究所用药物剂量将近常规剂量的 2 倍,据此推测婴儿每日摄入药物剂量低于 1. 7 mg,这几乎没有临床意义。

$T_{1/2}$	1. 3 h	M/P	0. 05～5. 67
T_{max}	1. 5 h	PB	36%
Oral	95%	Vd	0. 23 L/kg
MW		pKa	3. 53
RID	3. 7%		

成人注意事项: 头晕、恶心、呕吐、腹泻、肝酶升高、皮疹。
成人剂量: 每次 200～500 mg,每日 2 次。
儿童注意事项: 目前没有经乳汁导致婴儿不良反应的报道。
婴儿监测内容: 呕吐、腹泻、肠道菌群失调、皮疹。
替代药物: 无
参考文献:

[1] Shyu WC, Shah VR, Campbell DA, et al. Excretion of cefprozil into human breast milk. Antimicrob Agents Chemother, 1992, 36(5): 938 - 941.

头孢泊肟酯(CEFPODOXIME PROXETIL)

商品名: Orelox, Vantin
分　类: 抗菌药物,头孢菌素
LRC: L2 -有限数据-可能适用

头孢泊肟是第三代头孢菌素类抗菌药物,用于治疗肺炎、泌尿系感染和皮肤感染等多种感染性疾病[1]。头孢泊肟在胃肠道中去酯化生成活性代谢物。口服仅吸收 50%。一项研究报道,3 名哺乳期母亲口服本品 200 mg,服药 4 小时后乳汁药物浓度分别是血药浓度的 0、2%和 6%。服药 6 小时后，乳汁药物浓度分别是血药浓度的 0、9%和 16%。

$T_{1/2}$	2~3 h	M/P	0~0. 16
T_{max}	2~3 h	PB	21%~29%
Oral	50%	Vd	0. 15 L/kg
MW	558	pKa	3. 22
RID			

成人注意事项：头痛、恶心、呕吐、腹泻、腹痛、皮疹。

成人剂量：每次 100~400 mg，每 12 小时 1 次。

儿童注意事项：目前没有经乳汁导致婴儿不良反应的报道。儿科相关资料显示 6 个月以下婴儿可用本品。

婴儿监测内容：呕吐、腹泻、肠道菌群失调、皮疹。

替代药物：无

参考文献：

[1] Pharmaceutical manufacturer prescribing information. 1996.

头孢布烯(CEFTIBUTEN)

商品名：Cedax
分　类：抗菌药物，头孢菌素
LRC：L2 -没有数据-可能适用

头孢布烯是广谱的口服第三代头孢菌素类抗菌药物，尚无本品乳汁转运的数据[1]。由于蛋白结合率低、表观分布容积小，本品可能有少量到中量转运至乳汁。头孢菌素类极少会引起母乳喂养的婴儿发生不良反应。

$T_{1/2}$	2. 4 h	M/P	
T_{max}	2. 6 h	PB	65%
Oral	75%~90%	Vd	0. 21 L/kg
MW	446. 43	pKa	3. 68
RID			

成人注意事项：腹泻、呕吐、稀便、腹痛。

成人剂量：每日 400 mg。

儿童注意事项：目前没有经乳汁导致婴儿不良反应的报道。有儿科用药指征[1,2]。

婴儿监测内容：呕吐、腹泻、肠道菌群改变、皮疹。

替代药物：无

参考文献：

[1] Pharmaceutical manufacturer prescribing information. 2010.

[2] Barr WH, Affrime M, Lin CC, et al. Pharmacokinetics of ceftibuten in children. Pediatr Infect Dis J, 1995, 14(7 Suppl): S93 - 101.

头孢地尼(CEFDINIR)

商品名：Omnicef

分　类：抗菌药物,头孢菌素

LRC：L1 -有限数据-适用

头孢地尼是广谱的第三代头孢菌素类抗菌药物。厂家说明书口服600 mg后,人乳中检测不到头孢地尼[1]。

$T_{1/2}$	1.7 h	M/P	
T_{max}	2~4 h	PB	60%~70%
Oral	16%~21%	Vd	0.35 L/kg
MW	395	pKa	1.74
RID			

成人注意事项：恶心、呕吐、腹泻、皮疹。

成人剂量：每次300 mg,每日2次。

儿童注意事项：目前没有经乳汁导致婴儿不良反应的报道。

婴儿监测内容：呕吐、腹泻、肠道菌群改变和皮疹。

替代药物：

参考文献：

[1] Pharmaceutical manufacturer prescribing information. 2010.

头孢呋辛(CEFUROXIME)

商品名：Ceftin, Kefurox, Zinacef, Zinnat

分　类：抗菌药物,头孢菌素

LRC：L2 -有限数据-可能适用

头孢呋辛是广谱的第二代头孢菌素类抗菌药物，可以口服或者静脉注射。厂家说明书显示本品有少量可转运至乳汁，但不足以产生临床效应[1]。一项研究中，38 名妇女予以平均日剂量 1 000 mg 的头孢呋辛，2.6% 发生较轻的不良反应，但与对照组（9%）相比没有明显差异[2]。一项研究中，5 名哺乳期母亲予以本品 750 mg，乳汁中平均药物峰浓度是 370 μg/L[3]。另一组研究中 8 名哺乳期母亲予以本品 750 mg，乳汁中药物峰浓度（用药后 8 小时）是 1.45 mg/L[4]。头孢呋辛很苦，静脉用头孢呋辛钠口服吸收很少，仅醋氧乙盐可以口服吸收。

$T_{1/2}$	1～2 h	**M/P**	
T_{max}	2～3 h(PO)； 2～3 min(IV)	**PB**	33%～50%
Oral	30%～50%	**Vd**	0.326 L/kg
MW	510	**pKa**	3.15
RID	0.6%～2%		

成人注意事项：恶心、呕吐、腹泻、乳酸脱氢酶升高、嗜酸性粒细胞增多、皮疹。

成人剂量：每次 250～500 mg，每日 2 次。

儿童注意事项：目前没有经乳汁导致婴儿不良反应的报道。

婴儿监测内容：呕吐、腹泻、肠道菌群失调和皮疹。

替代药物：

参考文献：

[1] Pharmaceutical manufacturer prescribing information. 1995.

[2] Benyamini L. The Safety of Amoxicillin/Clavulanic Acid and Cefuroxime During Lactation. Ther Drug Monit, 2005, 27(4)：499－502.

[3] Takase Z, Shirofuji H, Uchida M. Fundamental and clinical studies of cefuroxime in the feld of obstetrics and gynecology. Chemotherapy (Tokyo), 1979, 27 (Suppl 6)：600－602.

[4] Voropaeva SD, Emelyanova AI, Ankirskaya AS, et al. Cefuroxime efficacy in obstetrics and gynecology. Antibiotiki, 1981, 27：697－701.

头孢克洛（CEFACLOR）

商品名：Ceclor, Distaclor, Kefor

分　类：抗菌药物，头孢菌素

LRC：L1－有限数据－适用

头孢克洛是第二代头孢菌素类抗菌药物，有少量药物可转运至乳汁中。2 名哺乳期母亲口服单剂 250 mg 头孢克洛，服药 2~4 小时后乳汁中药物浓度范围是 0.15~0.19 mg/L，其中一名女性的乳汁中无法测得药物浓度。5 名哺乳期母亲口服 500 mg 头孢克洛，乳汁中的药物平均浓度为 0.16~0.21 mg/L。用药 2、3、4、5 小时后乳汁中平均浓度分别为 0.18 mg/L、0.20 mg/L、0.21 mg/L、0.16 mg/L[1]，用药后 1 小时乳汁中可检测到微量头孢克洛。

$T_{1/2}$	0.5~1 h	M/P	
T_{max}	0.5~1 h	PB	23.5%
Oral	100%	Vd	0.35 L/kg
MW	386	pKa	
RID	0.4%~0.8%		

成人注意事项：恶心、呕吐、腹泻、肝功能异常、嗜酸性粒细胞增多、皮疹、变态反应、血清病。

成人剂量：每次 250~500 mg，每 8 小时 1 次。

儿童注意事项：目前没有经乳汁导致婴儿不良反应的报道。

婴儿监测内容：呕吐、腹泻、胃肠道菌群失调、皮疹。

替代药物：

参考文献：

[1] Takase Z. Clinical and laboratory studies of cefaclor in the feld of obstetrics and gynecology. Chemotherapy, 1979, 27:(Suppl)668.

头孢克肟(CEFIXIME)

商品名：Suprax
分　类：抗菌药物，头孢菌素
LRC：L2 -没有数据-可能适用

头孢克肟是口服的第三代头孢菌素类抗菌药物，用于治疗常见感染如泌尿系感染[1]。口服吸收量很少(40%~50%)。成人口服 200 mg，平均血浆峰浓度约为 2 μg/ml(1~4 μg/ml)；口服 400 mg 时平均血浆浓度约为 3.5 μg/ml(1.3~7.7 μg/ml)。

虽然尚无本品乳汁转运的相关数据，但是基于其较大的分子量(507)、成人患者中较低的血浆浓度以及较低的口服生物利用度，预计在母乳喂养的婴儿中无法达到具有临床意义的浓度。头孢克肟广泛应用于哺乳期母亲,目前尚无婴儿发生不良反应的报道。

$T_{1/2}$	3~4 h	M/P	
T_{max}	2~6 h	PB	65%
Oral	40%~50%	Vd	广泛分布
MW	507	pKa	3.26
RID			

成人注意事项: 头晕、头痛、消化不良、恶心、腹痛、腹泻、皮疹。

成人剂量: 每次 400 mg,每日 1 次。

儿童注意事项: 目前没有经乳汁导致婴儿不良反应的报道。

婴儿监测内容: 呕吐、腹泻、肠道菌群改变和皮疹。

替代药物:

参考文献:

[1] Pharmaceutical manufacturer prescribing information. 2012.

头孢洛林酯(CEFTAROLINE FOSAMIL)

商品名: Teflaro
分　类: 抗菌药物,头孢菌素
LRC: L3 -没有数据-可能适用

头孢洛林酯是第五代头孢菌素,用于治疗急性细菌性皮肤感染和社区获得性肺炎。这种头孢菌素的特殊之处在于其抗菌谱包括了耐甲氧西林的金黄色葡萄球菌(MRSA)。虽然目前还没有头孢洛林酯乳汁转运的相关数据,但头孢菌素类极少会引起母乳喂养的婴儿发生不良反应。

$T_{1/2}$	1.6~2.66 h	M/P	
T_{max}	1 h	PB	20%
Oral		Vd	0.29 L/kg
MW	744	pKa	
RID			

成人注意事项: 头晕、惊厥、贫血、中性粒细胞减少、血小板减少、腹泻、荨麻疹、肾功能衰竭、过敏反应。

成人剂量: 每次 600 mg,每 12 小时 1 次,静脉注射。

儿童注意事项：儿童用药的安全性和有效性尚未确定。

婴儿监测内容：呕吐、腹泻、肠道菌群改变和皮疹。

替代药物：

参考文献：

[1] Pharmaceutical manufacturer prescribing information. 2010.

头孢羟氨苄(CEFADROXIL)

商品名：Baxan, Duricef, Ultracef
分　类：抗菌药物，头孢菌素
LRC：L1 -有限数据-适用

头孢羟氨苄是第一代头孢菌素类抗菌药物。已知少量药物可转运至乳汁。口服1 000 mg头孢羟氨苄，1小时后乳汁中药物浓度为0.10 mg/L，5小时后为1.24 mg/L[1]。服药后1小时和3小时的乳汁/血浆浓度比分别为0.009和0.019。

在一项研究中，2~3名患者口服本品500 mg，4小时后乳汁中药物浓度达峰，平均为0.4 mg/L，仅为血浆药物浓度的0.8%[2]。乳汁/血浆比0.085。

$T_{1/2}$	1~2 h	M/P	0.009~0.085
T_{max}	1~1.5 h	PB	20%
Oral	100%	Vd	0.31 L/kg
MW	381	pKa	3.45
RID	0.8%~1.3%		

成人注意事项：腹泻、过敏性皮疹。

成人剂量：每次0.5~1 g，每日2次。

儿童注意事项：目前没有经乳汁导致婴儿不良反应的报道。

婴儿监测内容：呕吐、腹泻、肠道菌群改变和皮疹。

替代药物：

参考文献：

[1] Kafetzis DA, Siafas CA, Georgakopoulos PA, et al. Passage of cephalosporins and amoxicillin into the breast milk. Acta Paediatr Scand, 1981, 70(3): 285-288.

[2] Matsuda S. Transfer of antibiotics into maternal milk. Biol Res Pregnancy Perinatol, 1984, 5(2): 57-60.

头孢曲松(CEFTRIAXONE)

商品名： Rocephin
分　类： 抗菌药物，头孢菌素
LRC： L1 -有限数据-适用

头孢曲松是一种常用的第三代广谱头孢菌素类抗菌药物，少量可转运至乳汁中(相当于血药浓度的 3%~4%)。肌内注射本品 1 g，4~8 小时内乳汁药物浓度大约为 0.5~0.7 mg/L[1,2]。在稳态时，乳汁中平均药物浓度约为 3~4 mg/L。另一个研究显示，每日用药 2 g，达到稳态浓度后，大约有 4.4%转运入乳汁中[3]。在这个研究中，延长治疗(7 天)后，乳汁中峰浓度为 7.89 mg/L。由于口服吸收量很少，限制了婴儿对药物的吸收。在乳汁中，头孢曲松的半衰期为 12.8~17.3 小时(比血浆半衰期长)。即使在这种高浓度时，也没有观察到母乳喂养的婴儿出现不良反应。本品在乳汁中的浓度很低，除了可能引起胃肠菌群失调外，不会出现其他症状。头孢曲松不常规用于新生儿以防高胆红素血症进一步恶化。

$T_{1/2}$	7.3 h	M/P	0.03
T_{max}	1 h	PB	95%
Oral	极少	Vd	0.192 L/kg
MW	555	pKa	3.96
RID	4.1%~4.2%		

成人注意事项： 恶心、呕吐、腹泻、肝酶升高、嗜酸性粒细胞增多、皮疹。

成人剂量： 根据适应证，每次 1~2 g，每 12~24 小时 1 次。

儿童注意事项： 目前没有经乳汁导致婴儿不良反应的报道。

婴儿监测内容： 呕吐、腹泻、肠道菌群失调和皮疹。

替代药物： 头孢噻肟。

参考文献：

[1] Kafetzis DA, Siafas CA, Georgakopoulos PA, et al. Passage of cephalosporins and amoxicillin into the breast milk. Acta Paediatr Scand, 1981, 70(3): 285-288.

[2] Kafetzis DA, Brater DC, Fanourgakis JE, et al. Ceftriaxone distribution between maternal blood and fetal blood and tissues at parturition and between blood and milk postpartum. Antimicrob Agents Chemother, 1983, 23(6): 870-873.

[3] Bourget P, Quinquis-Desmaris V, Fernandez H. Ceftriaxone distribution and

protein binding between maternal blood and milk postpartum. Ann Pharmacother, 1993, 27(3): 294 - 297.

头孢噻肟(CEFOTAXIME)

商品名: Claforan
分　类: 抗菌药物,头孢菌素
LRC: L2 -有限数据-可能适用

头孢噻肟是第三代头孢菌素类抗菌药物,用于治疗细菌感染,可静脉用药或肌内注射用药。一项研究中,12 名产后 3 天的女性予以头孢噻肟 1 g 静脉注射,用药后 6 小时内每小时测量一次乳汁中药物浓度[1]。用药后 2~3 小时乳汁中药物浓度达峰值,用药后 1、2、3、6 小时的乳汁中平均药物浓度分别为 0. 26 mg/L、0. 32 mg/L、0. 30 mg/L、0. 13 mg/L。用药后 1、2、3 小时的乳汁/血浆比分别为 0. 027、0. 092、0. 17。另一项已发表的报道有相似的结论,患者予以头孢噻肟 1 g 静脉注射,用药 6 小时后乳汁中无法检测出药物浓度[2]。

$T_{1/2}$	1~1. 5 h	M/P	0. 027~0. 17
T_{max}	30 min	PB	30%~50%
Oral	极少	Vd	0. 22~0. 29 L/kg
MW	455	pKa	3. 18
RID	0. 14%~0. 3%		

成人注意事项: 恶心、呕吐、腹泻、嗜酸性粒细胞增多、皮疹。
成人剂量: 每次 1 g,每 8 小时 1 次,静脉注射。
儿童注意事项: 目前没有经乳汁导致婴儿不良反应的报道。
婴儿监测内容: 呕吐、腹泻、肠道菌群改变和皮疹。
替代药物: 头孢曲松。
参考文献:

[1] Kafetzis DA, Lazarides CV, Siafas CA, et al. Transfer of cefotaxime in human milk and from mother to foetus. J Antimicrob Chemother, 1980, 6 (Suppl A): 135 - 141.
[2] Matsuda S. Transfer of antibiotics into maternal milk. Biol Res Pregnancy Perinatol, 1984, 5(2): 57 - 60.

头孢他啶(CEFTAZIDIME)

商品名: Ceftazidime, Ceptaz, Fortaz, Fortum, Tazidime
分　类: 抗菌药物,头孢菌素
LRC: L1 -有限数据-适用

头孢他啶是广谱的第三代头孢菌素类抗菌药物,口服吸收量很少(<10%)。在一项研究中,11 名哺乳期母亲连续 5 天予以本品 2 g,静脉注射,每 8 小时 1 次,用药前乳汁中平均药物浓度为 3.8 mg/L,用药后 1 小时为 5.2 mg/L,用药后 3 小时为 4.5 mg/L[1]。用药 7 次后,用药前后的乳汁标本中药物浓度相近,说明本品在乳汁中没有蓄积。新生儿的治疗剂量是 30~50 mg/kg,每 12 小时 1 次。

$T_{1/2}$	1.4~2 h	M/P	
T_{max}	60~90 min	PB	5%~24%
Oral	<10%	Vd	0.23 L/kg
MW	547	pKa	3.16
RID	0.9%		

成人注意事项: 腹泻、肝酶升高、嗜酸性粒细胞增多、皮疹。
成人剂量: 每次 500~2 000 mg,每 8~12 小时 1 次。
儿童注意事项: 目前没有经乳汁导致婴儿不良反应的报道。
婴儿监测内容: 呕吐、腹泻、肠道菌群失调和皮疹。
替代药物:
参考文献:

[1] Blanco JD, Jorgensen JH, Castaneda YS, et al. Ceftazidime levels in human breast milk. Antimicrob Agents Chemother, 1983, 23(3): 479-480.

头孢替坦(CEFOTETAN)

商品名: Apatef, Cefotan
分　类: 抗菌药物,头孢菌素
LRC: L2 -有限数据-可能适用

头孢替坦是第二代头孢菌素类抗菌药物,口服不吸收,仅能通过静脉注射或肌内注射用药。本品乳汁浓度低。5 名哺乳期患者,予以本品 1 g 肌内注射,每 12 小时 1 次,乳汁中药物浓度为 0.29~0.59 mg/L[1],血浆浓度高出将近 100 倍。另外一项研究,2~3 名哺乳期母亲予以本品 1 g 静脉注射,4 小时后测得乳汁中平均药物峰浓度为 0.2 mg/L,乳汁/血浆比为 0.02[2]。还有一项研究,共 7 名哺乳期母亲,予以本品 1 g 静脉注射,其中 2 人乳汁中无法测得药物浓度,另 5 人乳汁中药物浓度范围 0. 22~0. 34 mg/L,4 小时后测得峰值为 0. 34 mg/L[3]。

$T_{1/2}$	3~4. 6 h	M/P	
T_{max}	1. 5~3 h	PB	76%~90%
Oral	极少	Vd	0. 147 L/kg
MW	576	pKa	4. 06
RID	0. 2%~0. 3%		

成人注意事项: 呕吐、腹泻、肝酶升高、皮疹。

成人剂量: 每次 1~2 g,每 12 小时 1 次,静脉注射。

儿童注意事项: 目前没有经乳汁导致婴儿不良反应的报道。

婴儿监测内容: 呕吐、腹泻、肠道菌群失调和皮疹。

参考文献:

[1] Novelli A. The penetration of intramuscular cefotetan disodium into human estavascular fuid and maternal milk secretion. Chemoterapia, 1983, 11(5): 337-342.

[2] Matsuda S. Transfer of antibiotics into maternal milk. Biol Res Pregnancy Perinatol, 1984, 5(2): 57-60.

[3] Cho N, Fukunaga K, Kuni K. Fundamental and clinical studies on cefotetan (YM09330) in the feld of obstetrics and gynecology. Chemotherapy, 1982, 30 (suppl 1): 832-842.

头孢托仑(CEFDITOREN)

商品名: Spectracef

分 类: 抗菌药物,头孢菌素

LRC: L2-没有数据-可能适用

头孢托仑是第三代头孢菌素类抗菌药物,适用于慢性支气管炎急性加重、社区获得性肺炎、咽炎、扁桃体炎和单纯的皮肤感染[1]。目前尚没有本品乳汁转运的报道。

$T_{1/2}$	1. 6 h	M/P	
T_{max}	1~3 h	PB	88%
Oral	14%	Vd	0. 13 L/kg
MW	620	pKa	3. 4
RID			

成人注意事项：头痛、消化不良、恶心、呕吐、腹泻、皮疹。

成人剂量：每次 200~400 mg，每日 2 次。

儿童注意事项：目前没有经乳汁导致婴儿不良反应的报道。

婴儿监测内容：呕吐、腹泻、肠道菌群失调和皮疹。

替代药物：头孢地尼。

参考文献：

[1] Pharmaceutical manufacturer prescribing information. 2013.

头孢西丁(CEFOXITIN)

商品名：Mefoxin
分　类：抗菌药物，头霉素类
LRC：L1 -有限数据-适用

头孢西丁是头霉素类抗菌药物，转运至乳汁中的量极低。一项研究中，18 名哺乳期母亲予以 2~4 g 本品，仅 1 例女性乳汁中测出头孢西丁(0.9 mg/L)，其他均未测得[1]。

另一项研究，2~3 名哺乳期母亲予以本品 1 g 静脉注射，6 小时后乳汁中仅能检测出痕量[2]。另一组 5 名哺乳期母亲予以本品 2 g 肌内注射，4 小时后测得乳汁药物峰浓度[3]，血浆药物浓度从 22.5 μg/ml(用药后 2 小时)到 77.6 μg/ml(用药后 4 小时)，乳汁药物浓度从<0.25 mg/L 到 0.65 mg/L。

还有一项研究，18 名哺乳期母亲予以 2~4 g 静脉注射，随后共采集 25 份乳汁样本[4]。仅 1 份乳汁样本中测出头孢西丁(0.9 mg/L)。另一组 15 名产后 1 个月的妇女，予以本品 1 g 静脉注射，2 小时后乳汁平均药物浓度 0.05 mg/L[5]。

$T_{1/2}$	0.7~1 h	M/P	
T_{max}	20~30 min(IM)	PB	65%~79%
Oral	极少	Vd	0.11~0.17 L/kg
MW	449.44	pKa	3.59
RID	0.1%~0.3%		

成人注意事项：腹泻、过敏性皮疹、鹅口疮。

成人剂量：每次 1~2 g，每日 3 次。

儿童注意事项：目前没有经乳汁导致婴儿不良反应的报道。

婴儿监测内容：呕吐、腹泻、肠道菌群失调和皮疹。

替代药物：

参考文献：

[1] Roex AJ, van Loenen AC, Puyenbroek JI, et al. Secretion of cefoxitin in breast milk following short-term prophylactic administration in caesarean section. Eur J Obstet Gynecol Reprod Biol, 1987, 25(4): 299 - 302.

[2] Matsuda S. Transfer of antibiotics into maternal milk. Biol Res Pregnancy Perinatol 1984; 5(2): 57 - 60.

[3] Dresse A, Lambotte R, Dubois M, et al. Transmammary passage of cefoxitin: additional results. J Clin Pharmacol, 1983, 23(10): 438 - 440.

[4] Roex AJ, van Loenen AC, Puyenbroek JI, et al. Secretion of cefoxitin in breast milk following short-term prophylactic administration in caesarean section. Eur J Obstet Gynecol Reprod Biol, 1987, 25(4): 299 - 302.

[5] 张婴元,张菁,徐箴. 抗菌药物在妊娠及哺乳期母亲组织体液中的分布. 中华妇产科杂志,1997, 32(5): 288 - 292.

头孢唑啉(CEFAZOLIN)

商品名： Ancef, Cefamezin, Kefzol
分　类： 抗菌药物,头孢菌素
LRC： L1 -有限数据-适用

头孢唑啉是成人和儿童都可以使用的第一代头孢菌素类抗菌药物。20名哺乳期母亲给予 2 g 初始剂量,用药时间超过 10 分钟,2 小时、3 小时和 4 小时后乳汁中头孢唑啉平均浓度分别是 1. 25 mg/L、1. 51 mg/L 和 1. 16 mg/L[1]。乳汁/血浆比很小,提示本品乳汁转运的量很少。头孢唑啉口服很难吸收,因此婴儿可能仅吸收极少量药物。据报道婴儿的血浆浓度低于检测范围。

$T_{1/2}$	1. 5 ~ 2. 5 h	**M/P**	0. 023
T_{max}	5 min (IV); 0. 5 ~ 2 h (IM)	**PB**	74% ~ 86%
Oral	极少	**Vd**	0. 143 L/kg
MW	476. 5	**pKa**	3. 03
RID	0. 8%		

成人注意事项： 恶心、呕吐、腹泻、腹痛、肝功能异常、中性粒细胞减少、皮疹。

成人剂量： 每次 1 ~ 2 g,每 8 小时 1 次,静脉注射。

儿童注意事项： 目前没有经乳汁导致婴儿不良反应的报道。

婴儿监测内容： 呕吐、腹泻、肠道菌群失调和皮疹。

替代药物：

参考文献：

[1] Yoshioka H, Cho K, Takimoto M, et al. Transfer of cefazolin into human milk. J Pediatr, 1979, 94(1): 151－152.

头孢唑肟(CEFTIZOXIME)

商品名： Baxam, Cefzox
分　类： 抗菌药物,头孢菌素
LRC： L1－有限数据－适用

头孢唑肟是第三代头孢菌素,用于治疗多种感染(例如：泌尿系感染)。有一项研究,哺乳期母亲予以本品1 g静脉注射,用药1~8小时后乳汁中头孢唑肟浓度为0.32~0.52 mg/L[1]。一项分别有5名和7名哺乳期母亲参加的研究报道,静脉注射本品1 g后,乳汁中平均药物浓度为0.43 mg/L和0.54 mg/L[2,3]。另一项研究中,6名哺乳期母亲静脉注射1 g头孢唑肟,1小时后乳汁中药物浓度为0.25 mg/L[4]。另外四项研究认为,头孢唑肟转运至乳汁中的量几乎是可以忽略的。

$T_{1/2}$	1.7 h	M/P	
T_{max}		PB	30%
Oral	极微量	Vd	0.4 L/kg
MW	405.38	pKa	3.13
RID	0.3%~0.6%		

成人注意事项： 恶心、呕吐、腹泻、皮疹。

成人剂量： 每次1 g,每12小时1次,静脉注射或肌内注射。

儿童注意事项： 目前没有经乳汁导致婴儿不良反应的报道。

婴儿监测内容： 呕吐、腹泻、肠道菌群改变、皮疹。

替代药物： 头孢曲松。

参考文献：

[1] Matsuda S, Shimizu T, Ichinoe K, et al. [Pharmacokinetic and clinical studies of ceftizoxime in the perinatal period. The Chemotherapy Research Group for Mothers and Children]. Jpn J Antibiot, 1988, 41(8): 1129－1141.

[2] Cho N, Fukunaga K, Kunii K, et al. [Studies of ceftizoxime in perinatal period]. Jpn J Antibiot, 1988, 41(8): 1142－1154.

[3] Ito K, Izumi K, Takagi H, et al. [Pharmacokinetic and clinical studies of ceftizoxime in obstetrical and gynecological feld (2)]. Jpn J Antibiot, 1988, 41(8): 1155－1163.

[4] Gerding DN, Peterson LR. Comparative tissue and extravascular fuid concentrations of ceftizoxime. J Antimicrob Chemother, 1982, 10 (Suppl C): 105 - 116.

透明质酸(HYALURONIC ACID)

商品名: Cystistat, Durolane, Euflexxa, Eyestil, Healon, Hyalgan, Hylaform, Juvederm, OrthoVisc, Orthovisc, Provisc, Restylane, Suplasyn, Synvisc

分　类: 软骨缺损修复药

LRC: L3 -没有数据-可能适用

透明质酸在水中形成黏性溶液,因此常在眼内手术中被用作润滑剂及玻璃体液,甚至还能皮内注射来使皱纹变浅。透明质酸钠是一种多糖,通常存在于人类结缔组织细胞外基质中。[1]没有关于透明质酸转运到母乳中的相关数据,但能被转运的量应该极少。透明质酸中重复链可能相当大,如此大的尺寸将限制药物转运至乳汁中被吸收。类似的产品是 Hyalgan,它的成分是透明质酸钠。

$T_{1/2}$		M/P	
T_{max}		PB	
Oral		Vd	
MW	大	pKa	
RID			

成人注意事项: 注射部位疼痛、关节痛、黏液囊炎等。

成人剂量:

儿童注意事项: 目前没有经乳汁导致婴儿不良反应的报道。

婴儿监测内容:

替代药物:

参考文献:

[1] Pharmaceutical manufacturer prescribing information. 2005.

褪黑素(MELATONIN)

商品名:

分　类: 松果腺激素

LRC: L3 -没有数据-可能适用

褪黑素（N－乙酰－5－甲氧色胺）是一种由大脑松果腺分泌的正常激素。褪黑素依据生理节律分泌，夜间的分泌水平明显高于白天。这被认为是形成人类睡眠模式的基础。目前的研究表明褪黑素可分泌进入母乳中，并通过与新生儿大脑交流时间信息从而使新生儿大脑昼夜节律钟与母亲一致。

褪黑素在母乳中的平均浓度为母亲血浆中浓度的35%，但有时也可高达80%[1]。与哺乳前相比，哺乳后母乳中褪黑素的浓度水平更接近母亲血浆中褪黑素的浓度水平。这提示褪黑素可能在哺乳期间转运至母乳中而非储存在初乳中。新生儿体内褪黑素水平较低，之后褪黑素水平会进行性升高一直到形成特征性的昼夜节律为止[2]。在1到3岁期间夜间褪黑素的浓度达到最高值，此后会降低到成人的水平[3-5]。在一组十名哺乳期的母亲中进行的研究表明，夜间褪黑素血浆浓度平均为280 pmol/L，而母乳中褪黑素浓度平均为99 pmol/L[1]。口服褪黑素对新生儿的影响尚不清楚。

$T_{1/2}$	30～50 min	M/P	0.35～0.8
T_{max}	0.5～2 h	PB	
Oral	完全	Vd	
MW	232	pKa	
RID			

成人注意事项：头痛和神志恍惚、困倦、疲乏、体温降低以及抑郁患者可能出现烦躁不安。

成人剂量：

儿童注意事项：没有报道。

婴儿监测内容：困倦、疲乏。

替代药物：

参考文献：

［1］ Illnerova H，Buresova M，Presl J. Melatonin rhythm in human milk. J Clin Endocrinol Metab，1993，77(3)：838－841.

［2］ Hartmann L，Roger M，Lemaitre BJ，et al. Plasma and urinary melatonin in male infants during the first 12 months of life. Clin Chim Acta，1982，121(1)：37－42.

［3］ Aldhous M，Franey C，Wright J，et al. Plasma concentrations of melatonin in man following oral absorption of different preparations. Br J Clin Pharmacol 1985；19(4)：517－521.

［4］ Attanasio A，Rager K，Gupta D. Ontogeny of circadian rhythmicity for melatonin，serotonin，and N-acetylserotonin in humans. J Pineal Res 1986；3(3)：251－256.

［5］ Dollins AB，Lynch HJ，Wurtman RJ，et al. Effect of pharmacological daytime doses of melatonin on human mood and performance. Psychopharmacology (Berl) 1993; 112(4): 490-496.

托吡卡胺(TROPICAMIDE)

商品名: Diotrope, Mydral, Mydriacyl, Tropicacyl
分　类: 散瞳药
LRC: L3-没有数据-可能适用

托吡卡胺是一种短效的扩瞳孔药,也用于协助诊断某些疾病。它作为抗胆碱能药,能够竞争性抑制乙酰胆碱的作用,因此能减弱虹膜括约肌和睫状肌的对胆碱能的刺激的作用[1]。局部用药后,成人全身吸收的药物浓度不太可能经乳汁产生相应的临床效应。等待3~4小时就能减少大多数的用药风险。

$T_{1/2}$		M/P	
T_{max}		PB	45%
Oral		Vd	
MW	284	pKa	5.2
RID			

成人注意事项: 镇静、口干、视物模糊、角膜刺激、眼压升高、心肺衰竭、心动过速。

成人剂量: 检查前15~20 min使用1~2滴。

儿童注意事项: 儿科患者应使用小剂量以避免出现全身反应。乳汁中的药物浓度很低,一般不引起婴儿的不良反应。

婴儿监测内容: 镇静、瞳孔扩大、口干、呕吐。

替代药物:

参考文献:

[1] Pharmaceutical manufacturer prescribing information. 2000.

托吡酯(TOPIRAMATE)

商品名: Topamax
分　类: 抗惊厥药
LRC: L3-没有数据-可能适用

托吡酯是用于长期治疗癫痫和偏头痛的抗惊厥药物[1],其确切的作用机制依然不清楚。

只有少量的个案报道发表,但他们一致表明通过乳汁暴露于托吡酯的婴儿产生了未达治疗剂量的药物浓度。发表的研究中没有研究长期暴露于接受含托吡酯乳汁的婴儿的神经发育情况。一项对无宫内药物暴露 9 个学龄前儿童的小型报告中提到,与对比组相比,暴露组在运动和认知功能上具有明显的改变[2]。

随访一组接受 150~200 mg/d 托吡酯治疗的 3 位产后女性,进行了 14~97 天的随访[3]。其乳汁浓度波动在 0.5~4.7 μg/ml (1.6~13.7 μmol/L),第 21 天药物平均的乳汁/血浆比值为 0.86(波动在 0.67~1.1)。婴儿的绝对剂量和 RID 分别为 0.1~0.7 mg/(kg · d) 和 3%~23%。婴儿的血浆药物浓度为母亲血浆药物浓度的 10%~20%,产后到 3 个月药物浓度从无法检测到 2.1 μmol/L 之间。需要注意的是,乳汁和血浆浓度采集自早晨(末次用药后 10~15 小时),因此可能低估了转运到乳汁中的药物浓度。在这 3 个母乳喂养的婴儿中,没有不良反应的报道。

作为对比,一项 2014 年的个案报道描述了一个 2 月大的婴儿在出生后 40 天开始出现了持续的水样腹泻(8~10 次/天)[4]。婴儿母亲接受 100 mg/d 的托吡酯,并且已更换为 1 天 2 次给予配方奶以减少药物暴露。在腹泻和体重减轻的第 18 天,把临床症状归因于托吡酯(感染检测阴性)。腹泻在停止哺乳后 2 天缓解。该母亲乳汁样本的药物浓度为 5.3 μg/ml (15.7 μmol/L)。报告没有详细提供样本采集时间。然而,我们根据该药物浓度计算得出 RID 为 55.6%,婴儿的绝对剂量为 0.8 mg/(kg · d),我们发现尽管 RID 较高,但婴儿的绝对剂量和此前研究报道的一致。

另外一项病例报道描述了一个健康男婴的母亲接受 300 mg/d 剂量的托吡酯,这个男婴暴露在宫内及母乳喂养的药物中[5]。这个男婴在产后第 8 个月,神经发育正常,并且无不良反应的相关报道。

$T_{1/2}$	21 h	M/P	0.86
T_{max}	1.5~4 h	PB	15%~41%
Oral	80%	Vd	0.7 L/kg
MW	339.4	pKa	8.7
RID	24.68%~55.65%		

成人注意事项: 镇静、认知障碍(尤其老人,包括记忆、语言、行为)、感觉异常、腹泻、体重减轻。

成人剂量: 每次 200 mg,每日 2 次。

儿童注意事项: 案例报道一位母乳喂养的婴儿出现持续性水样腹泻[4]。

婴儿监测内容：镇静或烦躁、难醒喂养/喂养困难、腹泻、体重减轻。

替代药物：

参考文献：

[1] Pharmaceutical manufacturer prescribing information. 2015.

[2] Rihtman T, Parush S, Ornoy A. Preliminary findings of the developmental effects of in utero exposure to topiramate. Reproductive toxicology, 2012, 34(3): 308-311.

[3] Ohman I, Vitols S, Luef G, et al. Topiramate kinetics during delivery, lactation, and in the neonate: preliminary observations. Epilepsia, 2002, 43(10): 1157-1160.

[4] Westergren T, Hjelmeland K, Kristoffersen B, et al. Probable topiramate-induced diarrhea in a 2-month-old breast-fed child — a case report. Epilepsy & behavior case reports, 2014, 2: 22-23.

[5] Gentile S. Topiramate in pregnancy and breastfeeding. Clinical Drug Investigation, 2009, 29(2): 139-141.

托法替尼（TOFACITINIB）

商品名：Xeljanz

分　类：抗风湿药

LRC：L4-没有数据-有潜在危险

枸橼酸托法替尼是一种用于治疗中到重度类风湿关节炎患者的酪氨酸激酶抑制剂[1]。常用于那些对甲氨蝶呤效果欠佳或者无法耐受甲氨蝶呤治疗的患者。本药可与甲氨蝶呤或者或其他非生物疾病修饰抗风湿药联合使用。

托法替尼是否转运到人乳中尚不清楚。但由于其可能引起接受哺乳婴儿严重的不良反应，因此不建议哺乳期间使用该药。

$T_{1/2}$	3 h	M/P	
T_{max}	0.5~1 h	PB	40%
Oral	74%	Vd	1.24 L/kg
MW	312.3	pKa	
RID			

成人注意事项：头痛、高血压、腹泻、肝肾功能异常、感染风险升高。

成人剂量：每次 5 mg，每日 2 次。

儿童注意事项：没有相关报道。

婴儿监测内容：发热、腹泻、体重增加、频繁感染。

替代药物： 英夫利西单抗，赛妥珠单抗。

参考文献：

[1] Pharmaceutical manufacturer prescribing information. 2012.

托拉塞米(TORSEMIDE)

商品名： Demadex
分　类： 利尿药
LRC： L3 -没有数据-可能适用

托拉塞米是通常用于充血性心力衰竭和其他需要强利尿情况的强袢利尿剂[1]。没有本品转运到人乳中的报道。它具有强大的蛋白结合能力，这很可能限制它转运到人乳中。和许多利尿剂相似，血容量减少和低血压可能减少乳汁产生，尽管该不良反应罕见。

$T_{1/2}$	3.5 h	M/P	
T_{max}	1 h	PB	>99%
Oral	80%	Vd	0.21 L/kg
MW	348	pKa	5.92
RID			

成人注意事项： 头痛、头晕、低血压、低血钾、血容量减少或利尿过度、虚弱。

成人剂量： 每日 5~10 mg。

儿童注意事项： 目前没有经乳汁导致婴儿不良反应的报道。

婴儿监测内容： 观察体液丢失、脱水、昏睡。

替代药物： 呋塞米。

参考文献：

[1] Pharmaceutical manufacturer prescribing information. 1997.

托萘酯(TOLNAFTATE)

商品名： Absorbine Jr. Antifungal, Aftate, Blis-To-Sol, Dermasept Antifungal, Fungi-Guard, Podactin, Q-Naftate, Tinactin
分　类： 抗真菌药
LRC： L3 -没有数据-可能适用

托萘酯是局部外用的抗真菌非处方药物。尚缺乏足够的和高质量的关于哺乳期母亲用药的研究。在一项体外试验，局部应用 1%的托萘酯的皮肤吸收率为 0. 92 μg/cm²[1]。不建议在乳头或者其他可能直接接触到婴儿的部位使用。对比软膏剂型，更推荐使用水溶基质的乳膏剂、液体制剂、凝胶剂型，因为婴儿可能会摄入软膏剂型中的矿物石蜡[2]。

$T_{1/2}$		M/P	
T_{max}		PB	
Oral		Vd	
MW	307	pKa	
RID			

成人注意事项：局部刺激、接触性皮炎、瘙痒。

成人剂量：每次 1~3 滴。

儿童注意事项：

婴儿监测内容：

替代药物：

参考文献：

[1] Kezutyte T, Kornysova O, Maruska A, et al. Assay of tolnaftate in human skin samples after in vitro penetration studies using high performance liquid chromatography. Acta Pol Pharm, 2010, 67(4): 327 - 334.

[2] Noti A, Grob K, Biedermann M, et al. Exposure of babies to C(15) - C(45) mineral paraffins from human milk and breast salves. Regul Toxicol Pharmacol, 2003, 38: 317 - 325.

托瑞米芬(TOREMIFENE)

商品名：Fareston

分　类：抗肿瘤药

LRC：L4 -没有数据-有潜在危险

托瑞米芬为非类固醇类药物，它与雌激素受体结合而不产生雌激素样作用，因此阻断雌激素作用。本品口服易吸收(100%)[1]。托瑞米芬的血浆血药浓度在吸收以后按指数方式减少，平均分布半衰期约为 4 小时，平均清除半衰期大约为 5 天。托瑞米芬的表观分布容积为 8. 3 L/kg，并且广泛地和血清蛋白结合(>99. 5%)，主要为白蛋白。没有关于乳汁转运的数据。但它的分子量为 580 且高度蛋白结合可能抑制它进入乳汁。然而，因前期严重干扰接受哺乳婴儿的雌激素水平，因此强烈建议女性不在哺乳期使用这个药物。哺乳期母亲应至少停止哺乳 25~30 天。

$T_{1/2}$	5 d	M/P	
T_{max}	3~6 h	PB	99.5%
Oral	吸收完全	Vd	8.3 L/kg
MW	598.1	pKa	8
RID			

成人注意事项：恶心、潮热盗汗、视物模糊、阴道分泌物异常、视觉障碍，意识错乱，尿量增加，味觉减退，骨盆疼痛或压迫感，疲倦，阴道出血。

成人剂量：每日 60 mg。

儿童注意事项：

婴儿监测内容：治疗后暂停哺乳至少 25~30 天。

替代药物：

参考文献：

[1] Pharmaceutical manufacturer prescribing information. 2005.

托特罗定(TOLTERODINE)

商品名：Detrol，Detrusitol
分　类：肾脏-泌尿系统用药
LRC：L3 -没有数据-可能适用

托特罗定与阿托品相似，均为 M -胆碱能受体阻滞剂，但较阿托品对膀胱具有更高的选择性[1]。据报道，小鼠的乳汁中可以检出本品，这些小鼠的后代暴露在极高的药物浓度中，导致小鼠的体重增加轻微下降，但并未发现其他不良反应。虽然托特罗定的膀胱选择性高，临床前试验仍有不良反应报告，在成人中表现为视物模糊、便秘和口干。尽管缺乏在人乳中的数据，其药物浓度不太可能高到引起婴儿的不良反应。

$T_{1/2}$	1.9~3.7 h	M/P	
T_{max}	1~2 h	PB	96%
Oral	77%	Vd	1.6 L/kg
MW		pKa	9.87
RID			

成人注意事项：视物模糊、口干、尿潴留、便秘。

成人剂量：每次 2 mg，每日 2 次。

儿童注意事项：目前没有经乳汁导致婴儿不良反应的报道。

婴儿监测内容：口干、尿量减少、便秘。

替代药物：

参考文献：

[1] Pharmaceutical manufacturer prescribing information. 2011.

托珠单抗(TOCILIZUMAB)

商品名：Actemra

分　类：免疫调节药

LRC：L3 -没有数据-可能适用

托珠单抗是一种用于治疗类风湿关节炎(RA)的白介素 6(IL-6)受体阻滞剂。托珠单抗用于治疗严重的类风湿关节炎或者存在对肿瘤坏死因子治疗反应欠佳的患者[1]。起始剂量为 4 mg/kg,根据临床反应可提高到 8 mg/kg。没有该药转运到人乳中的报道。托珠单抗的分子量为 148 kDa,其分子量大,因此不太可能转运到乳汁中。

尽管这个药物分子量很大,同时在乳汁中的含量极低,但没有关于哺乳期母亲长期使用免疫调节剂的安全性数据。而且目前数据提示,一些 IgG 药物确实能够转运到乳汁中而可能作用于婴儿。建议谨慎使用,并且每个哺乳期母亲都应该了解使用这种药物的获益及风险。

$T_{1/2}$	6.3 d (单剂量); 13 d (稳态)	M/P	
T_{max}		PB	
Oral		Vd	0.09 L/kg
MW	148 000	pKa	
RID			

成人注意事项：头痛、头晕、高血压、水肿、腹泻、口腔炎、肝功能异常、血脂升高、白细胞减少、中性粒细胞减少、血小板减少、频繁感染、输液反应。

成人剂量：每次 4~8 mg/kg,静脉注射,每 4 周 1 次。

儿童注意事项：目前没有经乳汁导致婴儿不良反应的报道。

婴儿监测内容：发热、腹泻、体重增加、频繁感染。

替代药物：英夫利西单抗。

参考文献：

[1] Pharmaceutical manufacturer prescribing information. 2011.

脱氢表雄酮(DEHYDROEPIANDROSTERONE，DHEA)

商品名： DHEA
分　类： 膳食补充剂
LRC： L5 -有限数据-危险

脱氢表雄酮(DHEA)是睾酮和雌激素的前体。使用硫酸脱氢表雄酮引产可使产乳量下降，但催乳素水平没有变化[1]。这可能是由于硫酸脱氢表雄酮生物转化为雌激素。由于可能存在的雄激素作用，哺乳期母亲不推荐使用DHEA。

$T_{1/2}$		M/P	
T_{max}		PB	
Oral		Vd	
MW	288.4	pKa	
RID			

成人注意事项： 痤疮、多毛症、HDL 降低、失眠、头痛、月经不调。

成人剂量：

儿童注意事项：

婴儿监测内容：

替代药物：

参考文献：

[1] Aisaka K, Ando S, Kokubo K, et al. [Comprehensive approach to the clinical study of the administration of dehydroepiandrosterone-sulfate (DHA-S) during the induction of labor]. Nippon Sanka Fujinka Gakkai Zasshi, 1986, 38: 1605 - 1612. English abstract.

脱氧核糖核酸酶(DORNASE)

商品名： Pulmozyme
分　类： 黏多糖酶
LRC： L3 -没有数据-可能适用

脱氧核糖核酸酶是一种黏多糖酶，用于治疗肺囊性纤维化。该药是一个具有大分子量的多肽(共 260 个氨基酸，分子量为 37 000 Da)，可选择性降解DNA[1]。该药通过肺组织吸收较差，其血浆水平无法测得。即使该药能到达乳汁，婴儿也无法口服吸收利用。

$T_{1/2}$		M/P	
T_{max}		PB	
Oral	不吸收	Vd	
MW	37 000	pKa	
RID			

成人注意事项：声嘶、咽喉痛及面部水肿。

成人剂量：2. 5 mg，雾化吸入。

儿童注意事项：无报道。

婴儿监测内容：

替代药物：

参考文献：

[1] Pharmaceutical manufacturer prescribing information. 1995.

妥布霉素(TOBRAMYCIN)

商品名：Nebcin，Tobi，Tobralex，Tobrex

分　类：抗菌药物，氨基糖苷类

LRC：L2-有限数据-可能适用

妥布霉素和庆大霉素一样均为氨基糖苷类抗菌药物[1]。虽然已知有少量妥布霉素可以转运进入乳汁，但它们极少引起不良反应。在一项对 5 个患者的研究中，予以妥布霉素 80 mg 肌内注射后，其 1 位患者的乳汁中的药物浓度在未检出和 0. 5 mg/L 波动[2]。在一篇病例报告中，一位母亲接受妥布霉素 150 mg，每日 3 次静脉注射，持续 14 天，在第 4 天用药前和用药 60、120、180、240、300 分钟所有乳汁样本中均检测不出妥布霉素。检测限大于 0. 18 mg/L，在婴儿中也未发现不良反应[3]。在另外一项研究中，一位母亲接受妥布霉素 80 mg 每 8 小时肌内注射，乳汁药物浓度在 1 小时后为 0. 6 mg/L，8 小时后为 0. 58 mg/L[4]。乳汁中的药物浓度通常较低，但可能引起轻微的肠道菌群失调。妥布霉素口服不吸收，因此常规剂量下使用，对婴儿并无临床意义。

$T_{1/2}$	2~3 h	M/P	
T_{max}	30~90 min (IM)	PB	<5%
Oral	无	Vd	0. 22~0. 31 L/kg
MW	468	pKa	12. 54
RID	2. 6%		

成人注意事项：头痛、耳毒性、恶心、呕吐、腹泻、肝肾功能异常、血液学异常。

成人剂量：每次 1 mg/kg，每 8 小时 1 次。

儿童注意事项：目前没有经乳汁导致婴儿不良反应的报道。

婴儿监测内容：呕吐、腹泻、肠道菌群失调、皮疹。

替代药物：

参考文献：

[1] Pharmaceutical manufacturer prescribing information. 1996.

[2] Takase Z. Laboratory and clinical studies on tobramycin in the field of obstetrics and gynecol ogy. Chemotherapy (Tokyo), 1975, 23: 1402.

[3] Festini F, Ciuti R, Taccetti G, et al. Breast feeding in a woman with cystic fibrosis undergoing antibiotic intravenous treatment. J Matern Fetal Neonatal Med, 2006, 19(6): 375 - 376.

[4] Uwaydah M, Bibi S, Salman S. Therapeutic efficacy of tobramycin — a clinical and laboratory evaluation. J Antimicrob Chemother, 1975, 1: 429 - 437.

W

万古霉素(VANCOMYCIN)

商品名: Vancocin, Vancoled
分　类: 抗菌药物,其他
LRC: L1-数据充分-适用

万古霉素是一种抗菌药物,静脉注射可用于治疗葡萄球菌属和链球菌属感染,口服治疗艰难梭菌(口服不吸收,只在肠道起效)[1]。由于这个药物分子量大(1.449 kDa),药物很少能够分泌进入乳汁中;由于该要口服生物利用度低,乳汁的药物一般难以被婴儿肠道所吸收。

在一项较早的研究中,随访接受万古霉素治疗的妊娠妇女,收集产后单份乳汁样本[2]。这位孕妇在35~38周期间,每12小时静脉注射1 g万古霉素。这位孕妇血清万古霉素的峰浓度为36.1 mg/L(注射后30分钟),谷浓度为12.5 mg/L。在婴儿出生时,脐带血样本中药物浓度为13.2 mg/L(样本采集于母亲静脉注射万古霉素后2.5小时)。母亲在产前注射该药,而其乳汁样本采集于产后4小时左右,此时药物浓度为12.7 mg/L。在这个药物浓度下,相对婴儿剂量为6.7%,婴儿剂量为1.9 mg/(kg·d)。这个药物浓度是在高胆固醇相测得的(分娩后数小时),可能成熟母乳的药物浓度应该更低。而且,因为它在婴儿胃肠道吸收率低,进一步限制了它引起婴儿全身不良反应的可能性。

$T_{1/2}$	5~11 h	M/P	
T_{max}		PB	20~50%
Oral	可忽略	Vd	0.3~0.7 L/kg
MW	1 449	pKa	8.78
RID	6.7%		

成人注意事项: 头痛、药物热、耳毒性、输注期间低血压和脸色潮红、恶心、呕吐、腹泻、肾功能异常、中性粒细胞减少、血小板减少。

成人剂量: 每次1 000 mg,8~12小时1次,静脉注射。

儿童注意事项: 目前没有经乳汁导致婴儿不良反应的报道。

婴儿监测内容: 呕吐、腹泻、肠道菌群失调。

替代药物：

参考文献：

[1] Pharmaceutical manufacturer prescribing information. 2012.

[2] Reyes MP, Ostrea EM Jr., Cabinian AE, et al. Vancomycin during pregnancy: does it cause hearing loss or nephrotoxicity in the infant? Am J Obstet Gynecol, 1989, 161(4): 977－981.

微纤丝胶原(MICROFIBRILLAR COLLAGEN HEMOSTAT)

商品名： Avitene, Helistat, Hemotene
分　类： 止血药
LRC： L3－没有数据－可能适用

微纤丝胶原(MCH)是一种牛源性可吸收的局部止血药。本品用于传统方法不适宜时的外科手术止血。从化学结构上来讲,本品是胶原蛋白与盐酸通过非共价键结合的产物[1,2]。胶原蛋白是一种惰性蛋白,存在于皮肤、韧带、肌腱和骨骼中,它的作用是提供细胞骨架的稳定性和适应性。其分子量为300 kDa。当MCH应用于出血表面,引起创面血栓的形成,最终有助于控制出血。MCH正在被越来越多地用于神经外科手术。这个药物可引起局部和全身炎症反应。本品用于神经外科手术时,少数可能发生占位性肉芽肿和脑脊髓炎[4-7]。本品可从使用局部进入全身循环并在不同的器官中累积,造成器官损伤[8]。但关于哺乳期母亲的使用还没有相关研究。然而,由于其高的分子量(300 kDa),其不大可能通过母乳分泌,并且由于是惰性蛋白,通过母乳并且婴儿吸收的可能性很低。

成人注意事项： 形成脓肿、血肿、颌牙槽炎。

成人剂量：

儿童注意事项：

婴儿监测内容：

替代药物：

参考文献：

[1] Product Information. Avitene(R), microfibrillar collagen hemostat, Avicon. Inc, Ft Worth TX, 1990.

[2] Anon. Avitene(R) — a new topical hemostatic agent. Med Lett Drug Ther, 1977, 19: 28.

[3] Mason RB & Read MS: Some effects of a microcrystalline collagen preparation on blood. Haemostasis, 1974, 3: 31－45.

[4] Apel-Sarid L, Cochrane DD, Steinbok P, et al. Microfibrillarcollagen hemostat-induced necrotizing granulomatous inflammation developing aftercraniotomy: a

pediatric case series. J Neurosurg Pediatr, 2010, 6(4): 385-392.

[5] Sani S, Boco T, Lewis SL, et al. Postoperative acutedisseminated encephalomyelitis after exposure to microfibrillar collagenhemostat. J Neurosurg, 2008, 109(1): 149-152.

[6] O'Shaughnessy BA, Schafernak KT, DiPatri AJ Jr, et al. Agranulomatous reaction to Avitene mimicking recurrence of a medulloblastoma. Casereport. J Neurosurg, 2006, 104(1 Suppl): 33-36.

[7] Nakajima M, Kamei T, Tomimatu K, et al. An intraperitoneal tumorous masscaused by granulomas of microfibrillar collagen hemostat (Avitene). Arch PatholLab Med, 1995, 119(12): 1161-1163.

[8] Robicsek F, Duncan GD, Born GV, et al. Inherent dangers of simultaneous application of microfibrillar collagen hemostat andblood-saving devices. J Thorac Cardiovasc Surg, 1986, 92(4): 766-770.

维 A 酸(TRETINOIN)

商品名: Renova, Retin-A, Stieva-A, Vesanoid, Vitamin A Acid
分　类: 抗痤疮药
LRC: L3-没有数据-可能适用

维 A 酸是维生素 A 的衍生物,其结构和维生素 A 类似。主要局部外用治疗痤疮和皱纹,有时也口服用于治疗白血病和牛皮癣。外用维 A 酸刺激上皮增生和减少细胞的结合力[1]。使用后检测 2~48 小时的血药浓度几乎为 0。据报道,维 A 酸局部吸收量较少,乳汁浓度很可能很低甚至为 0[2]。

然而,口服使用的话,维 A 酸易于转运到乳汁中,因此哺乳期慎用。哺乳期间口服维 A 酸,风险可能显著增加(L4-没有数据-有潜在危险)。

$T_{1/2}$	2 h	M/P	
T_{max}		PB	
Oral	70%	Vd	0.44 L/kg
MW	300	pKa	4.79
RID			

成人注意事项: 头痛、乏力、发热、血压异常、胸痛、外周水肿、血清胆固醇和甘油三酯升高、腹痛、黏膜炎、腹泻、体重减轻、肝功能异常、出血、白细胞增多、虚弱、皮肤干燥、瘙痒、皮疹。

成人剂量:

儿童注意事项: 目前没有经乳汁导致婴儿不良反应的报道。口服本品期间应暂停哺乳。

婴儿监测内容：口服时需注意-腹泻、体重减轻。

替代药物：

参考文献：

[1] Zbinden G. Investigation on the toxicity of tretinoin administered systemically to animals. Acta Derm Vereol Suppl(Stockh), 1975, 74: 36-40.

[2] Lucek RW, Colburn WA. Clinical pharmacokinetics of the retinoids. Clin Pharmacokinet, 1985, 10(1): 38-62.

维多珠单抗(VEDOLIZUMAB)

商品名：Entyvio

分　类：单克隆抗体

LRC：L3 -没有数据-可能适用

维多珠单抗是一种针对人淋巴细胞整合素 $\alpha_4-\beta_7$ 的人源化 IgG1 单克隆抗体，可用于治疗溃疡性结肠炎和克罗恩病。它可以阻止 T 淋巴细胞迁移到肿胀的胃肠道组织中。作为 IgG 分子，本品分子量大(147 kDa)，血清半衰期为 25 天。生产商报道，维多珠单抗可以进入猴的乳汁中，然而没有关于本品转运到人乳中的数据。

尽管这种药物的分子量非常大，母乳中的药量预计会非常低，但是没有关于在母乳喂养的母亲使用免疫调节药物治疗的安全性的长期数据。此外，目前的数据表明，一些 IgG 药物确实可以转运到乳汁中，并可能通过哺乳进入婴幼儿体内。因此，每位女性应了解哺乳期使用这种药物的益处和风险，慎重用药。

$T_{1/2}$	25 d	M/P	
T_{max}		PB	
Oral	无	Vd	0.07 L/kg
MW	147 000	pKa	
RID			

成人注意事项：头痛、发热、疲劳、鼻咽炎、咳嗽、恶心、肝酶升高、关节痛、皮疹、感染和输液反应。

成人剂量：第 0、2 和 6 周静脉注射给予 300 mg，然后每 8 周用药 1 次。

儿童注意事项：目前没有经乳汁导致婴儿不良反应的报道。尚没有本品在儿科应用的数据。

婴儿监测内容：发热、频繁感染、喂养/体重增加。

替代药物：

参考文献：

[1] Pharmaceutical manufactures prescribing information. 2014.

维格列汀(VILDAGLIPTIN)

商品名：Galvus
分　类：降血糖药，其他
LRC：L3 -没有数据-可能适用

维格列汀为二肽基肽酶Ⅳ抑制剂，可以通过延长肠促胰岛素半衰期，从而使2型糖尿病患者胰腺β细胞胰岛素释放增加，减少胰腺α细胞的胰高血糖素分泌，并最终降低血糖水平[1]。本品对于健康受试者不会降低血糖或导致低血糖。

没有关于维格列汀转运到人乳中的数据，生产商称本品可转运进入啮齿动物的乳汁中。基于该药物的分子量较小(303.4 Da)，极小的蛋白结合率(9.3%)以及分布容积较小(1.01 L/kg)的药代动力学特性，可以推断该药物可以进入乳汁。在拿到本品乳汁含量的数据之前，建议谨慎使用。

$T_{1/2}$	3 h	M/P	
T_{max}	1.75 h(空腹)； 2.5 h(饭后)	PB	9.3%
Oral	85%	Vd	1.01 L/kg
MW	303.4	pKa	
RID			

成人注意事项：头痛、眩晕、便秘、肝功能异常、低血糖(罕见)、外周水肿。

成人剂量：每次50 mg，每日1~2次。

儿童注意事项：目前没有经乳汁导致婴儿不良反应的报道。儿科患者使用本品的安全性尚不明确。

婴儿监测内容：低血糖症状——昏睡、嗜睡、苍白、出汗、震颤。

替代药物：二甲双胍、格列本脲、胰岛素。

参考文献：

[1] Pharmaceutical manufacturer prescribing information. Novartis Pharmaceuticals Australia Pty Ltd, 2014.

维拉帕米（VERAPAMIL）

商品名： Berkatens，Calan，Covera-HS，Isoptin，Veracaps SR
分　类： 钙通道阻滞剂
LRC： L2 -有限数据-可能适用

维拉帕米是用于抗高血压的一种典型的钙通道阻滞剂。本品可分泌至乳汁中，但是水平极低，但这点尚存争议的。Anderson 曾报道有一名患者每日 3 次服用维拉帕米 80 mg 后，测得维拉帕米和去甲维拉帕米在母乳中的平均稳态浓度分别为 25. 8 μg/L 和 8. 8 μg/L[1]。母体血浆浓度均为 42. 9 μg/L。维拉帕米的乳汁/血浆浓度比值为 0. 60。在婴儿的血浆中没有检测到维拉帕米。Inoue 报道有一名患者服用维拉帕米 80 mg，每日 4 次，乳汁峰值浓度为 300 μg/L，达峰时间约为 14 小时[2]，这个浓度远高于上述浓度。在另一项研究中，一位每日服用 240 mg 维拉帕米的母亲，母乳中的浓度从未超过 40 μg/L[3]。这三项研究中，相对婴儿剂量分别为 0. 15%、0. 98% 和 0. 18%。不考虑其变异性，转运到婴儿的相对药量仍然很少。

$T_{1/2}$	3～7 h	M/P	0. 94
T_{max}	1～2 h	PB	90%
Oral	20%～35%	Vd	3. 89 L/kg
MW	455	pKa	8. 8
RID	0. 2%		

成人注意事项： 头痛、眩晕、疲劳、低血压、消化不良、便秘、外周性水肿。

成人剂量： 每次 80～100 mg，每日 3 次。

儿童注意事项： 目前没有经乳汁导致婴儿不良反应的报道。

婴儿监测内容： 昏睡、嗜睡、苍白、喂养不良以及体重增加。

替代药物： 硝苯地平、尼莫地平。

参考文献：

[1] Anderson P, Bondesson U, Mattiasson I, et al. Verapamil and norverapamil in plasma and breast milk during breast feeding. Eur J Clin Pharmacol, 1987, 31(5): 625－627.

[2] Inoue H, Unno N, Ou MC, et al. Level of verapamil in human milk. Eur J Clin Pharmacol, 1984, 26(5): 657－658.

[3] Andersen HJ. Excretion of verapamil in human milk. Eur J Clin Pharmacol, 1983, 25(2): 279－280.

维拉佐酮(VILAZODONE)

商品名: Viibryd
分　类: 抗抑郁药,其他
LRC: L3 -没有数据-可能适用

维拉佐酮是选择性 5 -羟色胺再摄取抑制剂,本品对 5 - $HT_{1\alpha}$ 受体具有高度亲和性,是 5 - $HT_{1\alpha}$ 受体的部分激动剂[1]。本品用于治疗抑郁症。目前没有关于本品转运进入人乳中的数据;不过维拉佐酮具有高蛋白结合率(96% ~ 99%)以及相对较大的分子量(477 Da),这些因素可能对药物进入乳汁的剂量有所限制。生产商称这种药物可分泌到啮齿动物的乳汁中。

$T_{1/2}$	25 h	M/P	
T_{max}	4 ~ 5 h	PB	96% ~ 99%
Oral	72%	Vd	
MW	477. 99	pKa	
RID			

成人注意事项: 头晕、失眠、异常梦境、嗜睡、出汗、心悸、口干、恶心、呕吐、腹泻、震颤。

成人剂量: 每日 40 mg。

儿童注意事项: 目前没有经乳汁导致婴儿不良反应的报道。

婴儿监测内容: 镇静或烦躁、难醒喂养/喂养困难、腹泻以及体重增加。

替代药物: SSRIs、SNRIs。

参考文献:

[1] Pharmaceutical manufacturer prescribing information. 2011.

维生素 A(VITAMIN A)

商品名: A-25, A-Natural, A-Natural-25, Aquasol A
分　类: 维生素
LRC: L3 -没有数据-可能适用

维生素 A(视黄醇)是一种类视色素。本品是一种脂溶性维生素,可以分泌到人乳中,以较高浓度(90%)分布在肝脏中[1]。维生素 A 在小肠中通过一种选择性的载体介导的摄取过程进行吸收。尚不能明确婴儿的血浆药物浓度。过量的维生素 A 是非常危险的,其症状特征是恶心、呕吐、头痛、眩晕以及共济失调。急性毒性通常出现于大剂量用药(25 000 IU/kg)时。慢性暴露于4 000 IU/(kg·d)的剂量,时间长达6个月或者更长时间是有害的。

肝脏损伤可发生于剂量低至15 000 IU/d的情况下。对于婴儿来说,出现囟门膨出也提示维生素A中毒。建议成年女性的剂量为700 μg或者2 300 IU,剂量上限通常为3 000 μg或10 000 IU。除非在医师的直接监督下用于特定的疾病,否则成年人剂量不得超过5 000 U/d。如有可能,哺乳期母亲应使用正常剂量。成熟乳中富含维生素A,含量为750 μg/L(2 800 IU)。在这一点上,我们不知道乳汁中的维生素A浓度是否与母体血浆浓度相关,但推测可能有关。哺乳期母亲建议谨慎超剂量用药。

$T_{1/2}$		M/P	
T_{max}		PB	
Oral	吸收完全	Vd	
MW	286	pKa	
RID			

成人注意事项: 过量使用具有肝毒性。其他可能的症状包括黏膜干燥、脱发、发热、疲劳、体重减轻等。

成人剂量:

儿童注意事项: 目前没有经乳汁导致婴儿不良反应的报道。

婴儿监测内容:

替代药物:

参考文献:

[1] McEvoy GE. AFHS Drug Information. New York: NY, 2005.

维生素 B_1(VITAMIN B1)

商品名: Betaxin, Vitamin B1
分　类: 维生素
LRC: L1-有限数据-适用

维生素B_1,也称硫胺素,用于治疗硫胺素缺乏症。它是碳水化合物代谢中必不可少的辅酶,与三磷酸腺苷结合形成硫胺素焦磷酸盐。已知硫胺素可以转运进入人乳中,正常情况下平均乳汁药物浓度在为5~66 μg/L[1]。硫胺素缺乏会导致脚气病,表现为体重减轻,精神异常,肌无力或心血管效应。0~12个月的婴儿推荐剂量为0.03 mg/(kg·d)。孕妇和哺乳期母亲的推荐剂量为 1.2 mg/d。伴随着哺乳期的推进，人乳中硫胺素的浓度逐渐增加，平均为 200 μg/L[2]。尽管硫胺素乳汁浓度表现为线性增长，我们不知道口服极量后药物浓度会达到什么水平。因此，母乳喂养母亲应避免超剂量用药。成人长期大剂量(3 g/d)用药可能表现出毒性相关性。

$T_{1/2}$		M/P	
T_{max}		PB	
Oral	充分	Vd	
MW	265	pKa	
RID			

成人注意事项： 青光眼、烦躁不安、恶心、水肿和乏力。

成人剂量： 每次 1.4 mg，每日 1 次。

儿童注意事项： 无可用资料。

婴儿监测内容：

替代药物：

参考文献：

[1] Deodhar AD, Hajalakshmi R, Ramakrishnan CV. Studies on human lactation. Ⅲ. Effect of dietary vitamin supplementation on vitamin contents of breastfmilk. Acta Paediatr, 1964, 53: 42－48.

[2] Picciano MF, Jensen RG. Handbook of milk composition. San Diego: Academic Press, 1995.

维生素 B_{12}(VITAMIN B12)

商品名： Anacobin, B12, Cyanocobalamin, Cytacon, Rubramin

分　类： 维生素

LRC： L1 -有限数据-适用

维生素 B_{12} 也称为氰钴胺，用于治疗恶性贫血。本品是必需维生素，以 0.1 μg/dL 的浓度分布于人乳中。维生素 B_{12} 的缺乏对婴儿来说是非常危险(严重的脑损伤)。素食母亲以及某些其他素食者应该在怀孕期间补充维生素 B_{12}。乳汁浓度与母亲的血清浓度成正比[1]。除非已经额外补充，否则素食母亲可能会出现低浓度的维生素 B_{12}。建议哺乳期母亲常规补充。

在 Schilling 试验中(维生素 B_{12} 吸收试验)，母亲服用放射标记的氰钴胺后，峰浓度出现于服药后的 24 小时。但是婴儿吸收的药量在任何时候都低于目前的限制用量。因此，在用药后的四小时弃奶(根据放射性物质咨询委员会的建议)是没有必要的[2]。维生素 B_{12} 现在有许多剂型,包括注射剂、口服片剂和鼻内凝胶,所有这些剂型对于母乳喂养的母亲和婴儿都是安全的。

$T_{1/2}$		M/P	
T_{max}	2 h	PB	
Oral	不定	Vd	
MW	1 355	pKa	
RID			

成人注意事项: 瘙痒、皮疹、轻度腹泻、素食母亲出现巨幼细胞性贫血。

成人剂量: 每日 25 μg。

儿童注意事项: 除了维生素 B_{12} 缺乏状态,没有相关报道。

婴儿监测内容:

替代药物:

参考文献:

[1] Lawrence RA. Breastfeeding: A guide for the medical profession. St. Louis: Mosby Publishers, 1994.

[2] Pomeroy KM, Sawyer LJ, Evans MJ. Estimated radiation dose to breast feeding infant following maternal administration of 57Co labelled to vitamin B12. Nucl Med Commun, 2005, 26(9): 839 - 841.

维生素 B_2(VITAMIN B2)

商品名: Vitamin B-2
分　类: 维生素
LRC: L1 -数据充分-适用

维生素 B_2 是一种 B 族复合维生素,也被称为核黄素。本品通过一种特定的转运机制在小肠吸收。本品容易饱和,过量后不再吸收。转运到乳汁中的核黄素量与母亲通过饮食吸收的核黄素成正比,通常平均 32 ~ 848 μg/L[1]。这些数据是在没有考虑每日摄入量的情况下得出的。

大剂量的维生素 B_2(400 mg/d)已被提出用于治疗偏头痛,但是关于疗效的证据是有争议的[2-4]。没有研究报道哺乳期母亲的剂量。也没有确定这种维生素在人体的毒性剂量[5]。用类似剂量进行偏头痛治疗试验的成人、青少年和儿童患者没有出现不良反应[2-4]。

一位哺乳期母亲每日服用 400 mg 的维生素 B_2,婴儿也没有明显症状,并且婴儿尿液也没有呈现核黄素特有的黄色。目前没有任何通过哺乳引起的不良反应的报告。

美国所有年龄的推荐膳食供给量为0.6 mg/1 000 kcal，哺乳期母亲每日需增加0.5 mg[5]。

$T_{1/2}$	14 h	M/P	
T_{max}	短	PB	
Oral	完全	Vd	
MW	376	pKa	
RID			

成人注意事项：黄色尿液。

成人剂量：每日1~4 mg。

儿童注意事项：目前没有经乳汁导致婴儿不良反应的报道。

婴儿监测内容：黄色尿液。

替代药物：

参考文献：

[1] Deodhar AD, Hajalakshmi R, Ramakrishnan CV. Studies on human lactation. Ⅲ. Effect of dietary vitamin supplementation on vitamin contents of breastfmilk. Acta Paediatr, 1964, 53: 42-48.

[2] Condo M, Posar A, Arbizzani A, et al. Riboflavin prophylaxis in pediatric and adolescent migraine. The journal of headache and pain, 2009, 10(5): 361-365.

[3] MacLennan SC, Wade FM, Forrest KM, et al. High-dose riboflavin for migraine prophylaxis in children: a double-blind, randomized, placebo-controlled trial. Journal of child neurology, 2008, 23(11): 1300-1304.

[4] Maizels M, Blumenfeld A, Burchette R. A combination of riboflavin, magnesium, and feverfew for migraine prophylaxis: a randomized trial. Headache, 2004, 44(9): 885-890.

[5] Select Committee on GRAS Substances (SCOGS) Opinion: Riboflavin. U.S. Food and Drug Administration. Available at: http://www.fda.gov/food/ingredientspack- aginglabeling/gras/scogs/ucm261091.htm.

维生素 B_3(NIACIN)

商品名：Niacin-Time, Niacor, Niaspan FCT, Niodan, Slo-Niacin

分　类：维生素

LRC：L3-没有数据-可能适用

维生素 B_3，也称烟酸，是一种必需的膳食营养物质，并且广泛存在于各种食物和食品补充剂中。本品由两种辅酶组成，在对组织呼吸起关键作用的氧化还原反应中发挥作用。大剂量(2~6 g/d)烟酸可降低血液中胆固醇和其他脂肪物质的含量。糙皮病是烟酸缺乏所致的疾病,且最常见于饮食中烟酸摄入不足人群。女性推荐的每日烟酸摄入量为14 mg/d,最高摄入量为35 mg/d。在本品的缓释剂型中,烟酸可分泌进入人乳[1]。推荐哺乳期母亲每日烟酸摄入量为18~20 mg。当母亲服用高剂量烟酸时,母乳喂养是否会导致有临床意义的不良反应目前尚且未知。哺乳期母亲因高胆固醇血症或高甘油三酯血症而使用烟酸的数据有限。由于已知高剂量烟酸具有肝毒性,推荐哺乳期母亲通过饮食调节来控制这些指标,不要使用超过每日推荐剂量的药物。

$T_{1/2}$	45 min	M/P	
T_{max}	45 min	PB	
Oral	100%	Vd	
MW	123	pKa	4.85
RID			

成人注意事项: 潮红、外周血管扩张、瘙痒、恶心、呕吐、腹胀、肠胃气胀、肝功能异常。

成人剂量: 每日10~20 mg。

儿童注意事项: 未见报道。

婴儿监测内容: 潮红、呕吐。

替代药物:

参考文献:

[1] Product Information. Niaspan (R) niacin extended release tablets. Kos Pharmaceuticals, Inc, Miami, FL, 1999.

维生素 B_5(PANTOTHENIC ACID)

商品名: Vitamin B_5

分　类: 维生素

LRC: L1-数据充分-适用

泛酸或维生素 B_5 为辅酶A的组成部分,是细胞内的碳载体。通常大剂量的泛酸(每日>10 g)用以治疗痤疮[1]。孕妇的推荐每日摄入量为6 mg,母乳喂养的妇女为7 mg。6个月以下的婴儿推荐每日剂量为1.7 mg,6个月以上的婴儿为每日 2 mg。口服大剂量泛酸时,没有发现不良反应[3]。研究发现,当乳汁药物浓度在 2~2.5 mg/L 时,母亲泛酸摄入量与乳汁浓度之间相关性较弱[2]。对母乳喂养婴儿而言,相当于每日剂量约为 0.33~0.375 mg/kg。

$T_{1/2}$		M/P	
T_{max}		PB	
Oral		Vd	
MW	219	pKa	4.4
RID			

成人注意事项: 大剂量时可出现腹泻、皮疹。

成人剂量:

儿童注意事项: 母亲使用大剂量药物时,婴儿可出现皮疹或胃肠道症状(包括腹泻)。

婴儿监测内容: 腹泻、皮疹。

替代药物:

参考文献:

[1] Leung LH. Pantothenic acid deficiency as the pathogenesis of acne vulgaris. Med Hypotheses, 1995, 44(6): 490-492.

[2] Picciano MF, Handbook of milk composition. Jensen RG. San Diego: Academic Press, 1995.

[3] Dietary Reference Intakes for Thiamin, Riboflavin, Niacin, Vitamin B_6, Folate, Vitamin B_{12}, Pantothenic Acid, Biotin, and Choline. Food and Nutrition Board. Institude of Medicine. Washington DC: National Academy Press, 1998.

维生素 B_6(VITAMIN B6)

商品名: Complement continus, Hexa-Betalin, Pyroxin, Vitamin B-6
分　类: 维生素
LRC: L2-没有数据-可能适用

维生素 B_6 也称吡哆醇。非妊娠期妇女的推荐剂量是每日 1.6 mg。研究表明,分泌到乳汁中的维生素 B_6 与母亲摄入量成正比,乳汁中的药物浓度范围是 123~314 ng/ml。在哺乳和妊娠时期的需要量要稍微多些,大多数产前维生素补充剂的剂量为每日 12~25 mg。过大的剂量(每日 600 mg)会抑制催乳素的分泌,从而影响泌乳量[1,2]。但是另外两项研究否定了这个结论,他们发现大剂量的维生素 B_6 未能抑制催乳素分泌和泌乳[3,4]。

目前并不建议每日摄入剂量超过 100 mg。某项研究表明维生素 B_6 很容易转运到母乳,并且乳汁中的含量与母亲的摄入量紧密相关,这是不能过量使用的原因[5]。缺乏维生素 B_6 的哺乳期母亲应该适当补充（每日<40 mg）。

$T_{1/2}$	15～20 d	M/P	
T_{max}	1～2 h	PB	
Oral	完全	Vd	
MW	169	pKa	
RID			

成人注意事项：感觉神经病变、胃肠道不适和镇静。高剂量（> 360 mg/d）可出现癫痫发作。

成人剂量：每日剂量不超过 40 mg。

儿童注意事项：据报道，婴儿口服过量维生素 B_6 会引起镇静，肌张力减退和呼吸窘迫。尽管尚没有婴儿经乳汁摄入维生素 B_6 出现不良反应的报道。

婴儿监测内容：胃肠不适、镇静、癫痫发作。

替代药物：

参考文献：

[1] Marcus RG. Suppression of lactation with high doses of pyridoxine. S Afr Med J, 1975, 49(52): 2155－2156.

[2] Foukas MD. An antilactogenic effect of pyridoxine. J Obstet Gynaecol Br Commonw, 1973, 80(8): 718－720.

[3] de Waal JM, Steyn AF, Harms JH, et al. Failure of pyridoxine to suppress raised serum prolactin levels. S Afr Med J, 1978, 53(8): 293－294.

[4] Canales ES, Soria J, Zarate A, et al. The influence of pyridoxine on prolactin secretion and milk production in women. Br J Obstet Gynaecol, 1976, 83(5): 387－388.

[5] Kang-Yoon SA, Kirksey A, Giacoia G, et al. Vitamin B-6 status of breast-fed neonates: influence of pyridoxine supplementation on mothers and neonates. Am J Clin Nutr, 1992, 56(3): 548－558.

维生素 C（抗坏血酸）[ASCORBIC ACID（VITAMIN C）]

商品名：Ascorbicap, Ce-Vi-Sol, Cecon, Cevi-Bid, Vitamin C

分　类：维生素

LRC：L1 -有限数据-可能适用

抗坏血酸是一种必需的维生素，通常被称为维生素 C。本品被广泛使用，最常见的是预防及治疗感染、疲劳和癌症。没有额外补充时，平均每人每日经尿液排泄 75 mg 多余的维生素 C。肾脏对体内维生素 C 含量的调节作用很显著,无论每日摄入量多少,维生素 C 血浆浓度总是维持在 0.4~1.5 mg/dl。

维生素 C 经调控转运进入乳汁,并促进乳汁成熟。大量的研究显示,哺乳期母亲摄入不同剂量的维生素 C,乳汁中的维生素 C 水平维持在 35~200 mg/L[1]。过度摄入维生素 C 对其在乳汁中的分泌量改变不大。哺乳期母亲补充维生素 C 的推荐量为 100 mg/d。只有营养不良的哺乳期母亲才需要额外补充。据报道,25 位哺乳期母亲第 1 天补充 90 mg 维生素 C,随后连续 2 天每日补充 250 mg、500 mg 或 1 000 mg,其乳汁中维生素 C 含量无明显差异[2]。婴儿维生素 C 的平均摄入量在 49±9 到 86±11 mg/d,哺乳期母亲补充维生素 C 的量对母乳喂养婴儿的影响无统计学差异。乳汁中维生素 C 浓度稳定提示存在调节维生素 C 浓度的机制。在每日补充维生素 C 高达 1 000~1 500 mg 的案例报道中,乳汁维生素 C 的水平仅略增加至 100~105 mg/L[2,3]。没有额外补充的情况下,维生素 C 的半衰期是 16 天,高剂量口服维生素 C 可促进其代谢从而使半衰期缩短至 3.4 小时。妊娠期女性不宜过量补充维生素 C,因为会诱导孕妇或胎儿的肝脏代谢,导致新生儿在产后早期发生代谢反跳性维生素 C 缺乏症。

静脉注射维生素 C 被补充和替代医学(CAM)医师广泛使用。2006 年和 2008 年的 CAM 会议调查显示,维生素 C 静脉注射的平均剂量是 28 g,但实际用量从低至 1 g 到高达 200 g 不等[4]。口服维生素 C 时,血浆浓度经肾脏调节而严格地控制在 70~85 μmol/L,静脉注射维生素 C 时血浆浓度则高出 30~70 倍[5]。静脉注射维生素 C 血浆浓度可高达 15 000 μmol/L。最近的动物研究和体外研究表明,维生素 C 血浆浓度约 1 000 μmol/L 时具有抗癌作用[6-10]。虽然静脉给予维生素 C 可达这一血浆浓度,但维生素 C 在人体内的抗肿瘤作用仍不确切[11]。静脉给予维生素 C 致不良反应的报道很罕见,有例如嗜睡、疲劳、静脉炎、恶心、呕吐等轻微不良反应。据报道,有 3 例肾脏病患者静脉注射维生素 C 后出现肾衰竭,2 例葡萄糖-6-磷酸脱氢酶缺乏症患者出现溶血[12-16]。静脉注射维生素 C 安全性较好,但应避免用于已有肾功能不全、肾结石、葡萄糖-6-磷酸脱氢酶缺乏症、阵发性夜间血尿的母亲。尚无关于哺乳期母亲静脉注射维生素 C 的研究数据。静脉给予维生素 C 可达到非常高的血浆浓度,因此其乳汁浓度也可能非常高。这可能使婴儿暴露于过量维生素 C 而增加肾结石风险。婴儿患有肾功能不全和葡萄糖-6-磷酸脱氢酶缺乏症时,母亲应避免使用过量的维生素 C。

母乳喂养的婴儿不应常规给予维生素 C,除非用于治疗坏血病。即使哺乳期母亲口服剂量较高,维生素 C 水平也只在乳汁中适度上升。哺乳期母亲的维生素 C 推荐膳食供给量为 100 mg,同时应避免过高的口服剂量。哺乳期应避免静脉注射维生素 C,如已经使用,则暂停母乳喂养至少 12~24 小时,可将乳汁泵出并丢弃。

$T_{1/2}$	16 d(高剂量时 3.4 h)	M/P	
T_{max}	2~3 h	PB	25%
Oral	吸收完全	Vd	
MW	176	pKa	9.07
RID			

成人注意事项: 大剂量可致眩晕、面部潮红、头晕、恶心、呕吐、胃炎、肾结石。静脉给予维生素 C 可致头晕、嗜睡、乏力、胃灼热、恶心、呕吐、过敏反应、局部静脉刺激、肾结石、肾衰竭。

成人剂量: 每日 75 mg,口服。

儿童注意事项: 尚无本品经乳汁摄入引起不良反应的报道。

婴儿监测内容: 呕吐。

替代药物:

参考文献:

[1] Picciano MF. Handbook of milk composition//Jensen RG. San Diego: Academic Press, 1995.

[2] Byerley LO, Kirksey A. Effects of different levels of vitamin C intake on the vitamin C concentration in human milk and the vitamin C intakes of breastfed infants. Am J Clin Nutr, 1985, 41(4): 665-671.

[3] Kirksey A, Rahmanifar A. Vitamin and mineral composition of preterm human milk: Implications for the nutritional management of the preterm infant. In "Vitamins and Minerals in Pregnancy and Lactation". H. Berger, ed. Pp 301-329, Raven Press.

[4] Padayatty SJ, Sun AY, Chen Q, et al. Vitamin C: intravenous use by complementary and alternative medicine practitioners and adverse effects. PLoS One, 2010, 5(7): e11414.

[5] Padayatty SJ, Sun H, Wang Y, et al. Vitamin C pharmacokinetics: implications for oral and intravenous use. AnnIntern Med, 2004, 140(7): 533-537.

[6] Chen Q, Espey MG, Sun AY, et al. Ascorbate in pharmacologic concentrations selectively generates ascorbate radical and hydrogen peroxide in extracellular fluid in vivo. Proc Natl Acad Sci U S A., 2007, 104: 8749-8754.

[7] Chen Q, Espey MG, Sun AY, et al. Pharmacologic doses of ascorbate act as a prooxidant and decrease growth of aggressive tumor xenografts in mice. Proc Natl Acad Sci USA, 2008, 105: 11105-11109.

[8] Verrax J, Calderon PB. Pharmacologic concentrations of ascorbate are achieved by parenteral administration and exhibit antitumoral effects. Free Radic Biol Med,

2009, 47: 27 - 29.

[9] Leung PY, Miyashita K, Young M, et al. Cytotoxic effect of ascorbate and its derivatives on cultured malignant and nonmalignant cell lines. Anticancer Res, 1993, 13: 475 - 480.

[10] Sakagami H, Satoh K, Hakeda Y, et al. Apoptosis inducing activity of vitamin C and vitamin K. Cell Mol Biol (Noisylegrand), 2000, 46: 129 - 143.

[11] Hoffer LJ, Levine M, Assouline S, et al. Phase I clinical trial of i. v. ascorbicacid in advanced malignancy. Ann Oncol, 2008, 19(11): 1969 - 74. Epub 2008 Jun 9. Erratum in: Ann Oncol, 2008, 19(12): 2095.

[12] Lawton JM, Conway LT, Crosson JT, et al. Acute oxalate nephropathy after massive ascorbic acid administration. Arch Intern Med, 1985, 145: 950 - 951.

[13] Wong K, Thomson C, Bailey RR, et al. Acute oxalate nephropathy after a massive intravenous dose of vitamin C. Aust N Z J Med, 1994, 24: 410 - 411.

[14] McAllister CJ, Scowden EB, Dewberry FL, et al. Renal failure secondary to massive infusion of vitamin C. JAMA, 1984, 252: 1684.

[15] Campbell GD, Jr, Steinberg MH, Bower JD. Ascorbic acid-induced hemolysis in G-6-PD deficiency. Ann Intern Med, 1975, 82: 810.

[16] Rees DC, Kelsey H, Richards JD. Acute haemolysis induced by high dose ascorbic acid in glucose-6-phosphate dehydrogenase deficiency. BMJ, 1993, 306: 841 - 842.

维生素 D(VITAMIN D)

商品名: Bio-D-Mulsion, Ergocalciferol, Cholecalciferol, Calciferol, D3 - 50
分　类: 维生素
LRC: L1 -有限数据-适用

维生素 D 以低浓度分布于人乳中,其浓度与母体血浆浓度成正比。1982 年在南非冬季进行了一项研究中,分别给予哺乳期 6 周的妇女安慰剂、维生素 D 500 单位、维生素 D 1 000 单位,以及未用药(空白组)[1]。对照组的婴儿每日给予维生素 D 400 单位。

作者指出,在这一方面,商品化的牛奶供应并没有额外添加维生素 D。在安慰剂组、500 单位、1 000 单位和对照组的哺乳期 6 周母亲的 25 - OHD 血液浓度分别为 10 ng/ml、13. 8 ng/ml、14. 7 ng/ml 以及 11 ng/ml。相应的 6 周婴儿安慰剂组、500 单位、1 000 单位以及对照组的 25 - OHD 血液浓度分别为 1. 1 ng/ml、10. 2 ng/ml、9. 4 ng/ml 以及 15. 2 ng/ml。对照组婴儿的维生素 D 浓度显著升高,因此作者建议,直接给婴儿补充优于哺乳期母体自身补充维生素 D。

在一篇病例报道中,一位甲状旁腺功能减退的母亲每日服用维生素 D 50 000 单位,母乳检测出高含量的 25 - OHD[2]。目前无关于乳汁中维生素

D确切含量的数据。在第二例报告中，一位甲状旁腺功能减退的女性，服用高剂量维生素D_2(10万U/d)，测定乳汁中浓度[3]。在这种情况下，在产后2周取样母乳，其中含有126~155 ng/ml的维生素D_2，<1 ng/ml的维生素D_3，7.3~8.3 ng/ml的25-OHD_2，<0.01 ng/ml的25-OHD_3。作者估算这相当于每公升母乳中含有7 000单位的维生素D(正常值大约为20~40 U/L)[3,4]。婴儿纯母乳喂养25天(断奶2个月)，没有高钙血症或维生素D中毒的迹象或症状。本报道的作者建议在哺乳期避免服用高剂量的维生素D。

此外，Hollis等人还发表了两篇论文，回顾了哺乳期孕妇补充高剂量维生素D[4]。在2004年发表的第一项研究中，哺乳期母亲(n=18)在产后1个月后随机分配为两组，分别补充1 600 U维生素D_2+ 400 U维生素D_3(产前)或3 600 U维生素D_2+ 400 U维生素D_3(产前)3个月。如此高水平的剂量均提高了两组血液循环中25-羟基维生素D[25(OH)D]的浓度。2 000 IU/d组母亲的维生素D活性平均增加34.2 IU/L，而4 000 IU/d组的活性增加了94.2 IU/L。

接受2 000 IU/d母亲的婴儿血循环中25(OH)D_3浓度从7.9增加到21.9 ng/ml，25(OH)D_2浓度从<0.5增加至6 ng/ml。总循环25(OH)D浓度从7.9增加到27.8 ng/ml。接受4 000 IU/d剂量母亲的婴儿血循环中25(OH)D_3和25(OH)D_2的浓度分别从12.7升至18.8 ng/ml以及从0.8增加至12 ng/ml。总循环中25(OH)D浓度从13.4增加到30.8 ng/ml。后一项研究清楚地表明，增加母亲维生素D的摄入量显著提高了乳汁和婴儿的维生素D浓度。

在Hollis等人在2015年发表的第二项研究中，产后4~6周哺乳期母亲被随机分配至三组，分别给予400 IU/d、2 400 IU/d或6 400 IU/d的维生素D_3，持续用药6个月[5]。在400 IU产妇剂量组的婴儿口服另外的400 IU维生素D，而其他组的婴儿均未另外补充。由于有更多的婴儿患有维生素D缺乏症，2 400 IU/d组提前中止了研究。

孕产妇400 IU/d组与6 400 IU/d组的婴儿维生素D水平无差异。尽管这项研究结果很有趣，但有许多限制的因素(样本数量，缺乏产妇和新生儿安全数据等)，以及母亲的担忧意味着直接对婴儿补充维生素D仍然是首选[6]。2016年发布了另一项研究(107例)，研究了产后2周、4个月和9个月的前乳和后乳中的维生素D_2和D_3含量[7]。在这项研究中，在46%的前乳和27%的后乳样本中是不能检测到维生素D浓度的。此外，乳汁浓度依赖于母体的血浆浓度，服用维生素D补充剂的妇女浓度较高(平均孕产妇剂量为400 IU/d)。本研究中母乳喂养的婴儿摄入约77 IU/d的维生素D，不满一岁婴儿的母乳维生素 D 水平低于推荐日剂量的 20%。在这个研究中,大部分婴儿按照国家卫生指南推荐的剂量,每日给予 400 IU 维生素 D。

2003 年美国儿科学会在回应母乳喂养的婴儿患佝偻病的报道不断增加时,发表了一份倡议书,建议全美国婴儿在必要时每日应该补充 200 IU 维生素 D[8]。2008 年,美国儿科学会将这项建议改为每日 400 IU 的维生素 D,这是基于维生素 D 缺乏症可以出现在幼儿时期的证据,如果母乳喂养,婴儿的维生素 D 浓度较低,随着补充维生素 D 剂量的增加,血清浓度也会升高。根据迄今为止的证据,建议在哺乳期间相比对孕妇补充维生素 D 来说,更推荐的是直接给予婴儿补充维生素 D[4-8]。请参阅美国儿科学会指导原则,了解母乳喂养婴儿的最新的维生素 D 剂量建议。

孕妇使用维生素 D 补充剂不是哺乳期禁忌,只要不超过推荐治疗剂量,即小于 5 000~6 000 IU/d 的维生素 D[4-5]。

$T_{1/2}$		M/P	
T_{max}		PB	
Oral	不定	Vd	
MW	396	pKa	
RID			

成人注意事项:长期服用高剂量(> 10 000 IU/d)可导致血浆中钙浓度升高。

成人剂量:RDA = 400 IU/d。

儿童注意事项:目前没有经乳汁导致婴儿不良反应的报道。AAP 推荐纯母乳喂养婴儿的补充剂量为 400 IU/d。

婴儿监测内容:

替代药物:

参考文献:

[1] Rothberg AD, Pettifor JM, Cohen DF, et al. Maternal-infant vitamin D relationships during breast-feeding. J Pediatr, 1982, 101(4): 500 - 503.

[2] Goldberg LD. Transmission of a vitamin-D metabolite in breast milk. Lancet, 1972, 2(7789): 1258 - 1259.

[3] Greer FR, Searcy JE, Levin RS, et al. Bone mineral content and serum 25 - hydroxyvitamin D concentration in breast-fed infants with and without supplemental vitamin D. J Pediatr, 1981, 98(5): 696 - 701.

[4] Hollis BW, Wagner CL. Vitamin D. requirements during lactation: high-dose maternal supplementation as therapy to prevent hypovitaminosis D for both the mother and the nursing infant. Am J Clin Nutr, 2004, 80(6 Suppl): 1752S - 1758S.

[5] Hollis BW, Wagner CL, Howard CR, et al. Maternal versus infant vitamin D supplementation during lactation: a randomized controlled trial. Pediatrics, 2015, 136(4): 625-634.
[6] Furman L. Maternal vitamin D supplementation for breastfeeding infants: will it work? Pediatrics, 2015, 136(4): 763-764.
[7] vio Streym S, Hojskov CS, Moller UK, et al. Vitamin D content in human breast milk: a 9-mo follow-up study. Am J Clin Nutr, 2016, 103: 107-114.
[8] Wagner CL, Greer FR. Prevention of rickets and vitamin D defciency in infants, children, and adolescents. PEdiatrics, 2008, 122(5): 1142-1152.

维生素 E(VITAMIN E)

商品名: Alpha Tocopherol, Bio E
分　类: 维生素
LRC: L2-有限数据-可能适用

维生素 E 是一组 8 种天然存在的化合物的统称:α-,β-,γ-,δ-生育酚和 α-,β-,γ-,δ-生育三烯酚[1]。尽管所有这些化合物都可以被肠道吸收,但似乎仅 α-生育酚具有生物学意义,可以被肝脏选择性的利用。剩余的化合物迅速代谢并排泄。这些其他形式化合物的存在导致维生素 E 的“天然”和“合成”制剂之间的活性的显著差异(参见下面的转化系数)。

转化系数:1 mg 天然维生素 E=1.49 IU;1 mg 合成维生素 E=2.22 IU[1]。推荐的膳食供给量[1]:0~6 月龄:6 IU;7~12 月龄:7.5 IU;1~3 岁:9 IU;成人和妊娠:22.4 IU;哺乳:28.4 IU。

耐受上限[1]:1~3 岁:300 IU;成人:1 500 IU(1 100 IU 合成形式);怀孕和哺乳:1 200 IU。

维生素 E 分泌到母乳中似乎可以受到调节。乳汁中的 α-生育酚浓度随哺乳期的不同阶段以及个体之间的差异而变化[2]。维生素 E 浓度在产后 2 周内最高,但总体可能在 0.1~0.9 mg/dl 变化[2,3]。

孕妇补充维生素 E 的效果尚不明确。在一项研究中,每日仅补充 50 mg 并不能提高母乳中维生素 E 的含量[4]。另一项研究将母乳喂养妇女随机分为无治疗、400 单位天然维生素 E,以及 400 单位合成维生素 E 这三组[5]。在产后 12 小时采集产妇血液和母乳样品,然后给予维生素 E,24 小时后重复采集样品。在天然和合成组的母乳中维生素 E 浓度分别增加了 57.6%和 39%。对照组无变化,乳汁中的维生素 E 浓度与母体血液中的浓度无相关性。在一篇病例报告中,一名女性补充了推荐膳食量的 245%的维生素 E,其产后 38 天的乳汁中的维生素 E 浓度为 1.1 mg/dl[6]。

在某个研究中,在每次婴儿喂养之后,将维生素 E 涂抹于乳头上

(400 IU/喂养),这些母乳喂养婴儿的维生素 E 血浆浓度在仅 6 天内就比对照组高约 40%[7]。

不建议补充超出推荐的膳食摄入量以及直接将维生素 E 应用于乳头的用法。

$T_{1/2}$		M/P	
T_{max}		PB	
Oral	不定	Vd	
MW	431	pKa	10. 8
RID			

成人注意事项: 疲劳、头痛、恶心、腹痛、腹泻、肾功能异常、肌无力、接触性皮炎(局部外用)。

成人剂量: 每日 22. 4 IU。

儿童注意事项: 目前没有经乳汁导致婴儿不良反应的报道,但建议谨慎使用。不要在乳头上直接使用高浓度的维生素 E 油。坏死性小肠结肠炎与给予低体重婴儿的高剂量口服维生素 E 相关。

婴儿监测内容:

替代药物:

参考文献:

[1] National Institutes of Health Offce of Dietary Supplements. Vitamin E fact sheet for health professionals 2013. Available from URL: http://ods. od. nih. gov/about/error. aspx-500? aspxerrorpath=/factsheets/VitaminE-HealthProfessional/.

[2] Lammi-Keefe CJ. Vitamins D and E in Human Milk//Jensen R. Handbook of Milk Composition. Academic Press, 1995: 710-717.

[3] Kobayashi H, Kanno C, Yamauchi K, et al. Identifcation of alpha-, beta-, gamma-, and delta-tocopherols and their contents in human milk. Biochim Biophys Acta, 1975, 380(2): 282-290.

[4] Lammi-Keefe CJ. Tocopherols in human milk: analytical method using high-performance liquid chromatography. J Pediatr Gastroenterol Nutr, 1986, 5(6): 934-937.

[5] Clemente HA, Ramalho HMM, Lima MSR, et al. Maternal supplementation with natural or synthetic vitamin E and its levels in human colostrum. JPGN, 2015, 60(4): 533-537.

[6] Anderson DM, Pittard WB, Ⅲ. Vitamin E and C concentrations in human milk with maternal megadosing: a case report. J Am Diet Assoc, 1985, 85(6): 715-717.

[7] Marx CM, Izquierdo A, Driscoll JW, et al. Vitamin E concentrations in serum of newborn infants after topical use of vitamin E by nursing mothers. American

journal of obstetrics and gynecology, 1985, 152(6 Pt 1): 668 - 670.

维生素 K_1(PHYTONADIONE)

商品名: AquaMEPHYTON, Konakion, Mephyton, Vitamin K1
分　类: 维生素
LRC: L1 -数据充分-适用

维生素 K_1 通常用于拮抗口服抗凝药物的作用,预防新生儿出血性疾病[1-3]。维生素 K 长期用于临床,主要因为本品可减少维生素 K 依赖性凝血因子Ⅱ、Ⅶ、Ⅸ、Ⅹ的下降。AAP 建议在新生儿期单次肌内注射 0.5~1 mg。尽管尚存在争议,但一般认为,纯母乳喂养不能提供足够的维生素 K_1 以维持婴儿正常水平的凝血因子,特别是早产儿或吸收功能差的婴儿。母乳中的维生素 K 浓度通常较低(<5~20 ng/ml),大多数新生儿出生时凝血因子低,仅为正常的 30%~60%。虽然维生素 K 可经母乳分泌,但分泌量不足以预防新生儿出血性疾病。维生素 K_1 通常需要胆汁和其他因素帮助吸收,新生儿缺乏必要的消化道因素,故吸收缓慢或延迟。

维生素 K_2(甲基萘醌类,四烯甲萘醌)是口服维生素 K。来源于各种食物,包括肉类、蛋类、乳制品和纳豆。有提示维生素 K_2 可以预防骨质疏松症。

$T_{1/2}$		M/P	
T_{max}	12 h	PB	
Oral	完全	Vd	
MW	450	pKa	
RID			

成人注意事项: 低血压、溶血性贫血、血小板减少、血栓形成、凝血酶原异常、瘙痒、皮肤反应及过敏性反应。

成人剂量: 每日 65 μg。

儿童注意事项: 维生素 K 经乳汁转运的量很少。

婴儿监测内容:

替代药物:

参考文献:

[1] Olson JA. Recommended dietary intakes (RDI) of vitamin K in humans. Am J Clin Nutr, 1987, 45(4): 687 - 692.
[2] Lane PA, Hathaway WE. Vitamin K in infancy. J Pediatr, 1985, 106(3): 351 -

359.

[3] Vitamin and mineral supplement needs in normal children in the United States Pediatrics, 1980, 66(6): 1015-1021.

维替泊芬(VERTEPORFIN)

商品名: Visudyne
分　类: 光敏剂
LRC: L4-有限数据-有潜在危险

维替泊芬是用于治疗与黄斑变性相关的新血管形成的光增敏剂。用药以后,维替泊芬被转运到新生血管内皮,需要通过非热效应红光激活,导致内皮的局部损伤,从而导致临时脉络膜血管闭塞[1]。生产商报道,在给予一名女性 6 mg/m^2 的药物输注后,其母乳中可以检测出维替泊芬及其代谢物。母乳中药物浓度高达血浆水平的66%。维替泊芬在12小时后检测不到,但其代谢物可以存在长达48小时。建议用药后等待24小时再哺乳。

$T_{1/2}$	5~6 h	M/P	
T_{max}		PB	
Oral	无	Vd	
MW	718	pKa	
RID			

成人注意事项: 头痛、眩晕、听力减退、视物模糊、视力减退、视觉障碍、高血压、心律失常、肝功能异常、血液学变化。

成人剂量: 每次 6 mg/m^2,静脉注射。

儿童注意事项: 乳汁中药物浓度偏高但存在的时间短。

婴儿监测内容: 母乳喂养应中断24小时。

替代药物:

参考文献:

[1] Pharmaceutical manufacturer prescribing information. 2005.

伪麻黄碱(PSEUDOEPHEDRINE)

商品名: 12 Hour Cold Maximum Strength, Biofed, Cenafed, Dimetapp Decongestant, Simply Stuffy, Sudafed
分　类: 减充血药
LRC: L3-有限数据-可能适用

伪麻黄碱是一种肾上腺素能药，主要用于减轻鼻黏膜充血。本品可以分泌到乳汁中，但是量很少，在一项研究中，3 名哺乳期母亲每人服用 60 mg，乳汁/血浆比值为 2.6~3.9[1]。24 小时以后乳汁平均药物浓度为 264 μg/L。经计算婴儿所摄入的剂量非常低（相当于母亲剂量的 0.4%~0.6%）。

在另一项研究中，8 名哺乳期母亲每人服用单剂量 60 mg，24 小时泌乳量从服用安慰剂时期的 784 ml 减少到服用伪麻黄碱时期的 623 ml，减少了 24%[2]。研究人员推测，这可能是由于药物使催乳素减少了 13.5%（大于那些超过 60 周的晚期哺乳阶段）；然而，与安慰剂比较，这一变化没有统计学意义。而这项研究只是给予单次剂量 60 mg，如果按正常的用药频率（即每次 60 mg，每日 4 次），预计婴儿吸收的药量是按体重计算的母亲剂量的 4.3%。

然而这只是初步的结果。很明显，晚期哺乳阶段的妇女对伪麻黄碱更敏感，泌乳量将更加减少。因此，泌乳量少的妇女在使用本品应格外谨慎。也有将本品用于乳汁分泌丰富的妇女以减少其泌乳量，但因为这些研究未设定对照组，不能肯定是否有效，故不建议为了减少泌乳量而使用本品。

$T_{1/2}$	9~16 h	M/P	2.6~3.3
T_{max}	1~3 h	PB	
Oral	90%	Vd	
MW	165	pKa	9.7
RID	4.7%		

成人注意事项：易怒、情绪不稳、厌食、易激惹、失眠、高血压、心动过速。

成人剂量：每次 60 mg，每 4~6 小时 1 次。

儿童注意事项：曾有一例婴儿经由乳汁摄入伪麻黄碱出现了烦躁不安。

婴儿监测内容：烦躁不安、睡眠差、进食差、震颤和消瘦，可能减少乳汁的分泌。

替代药物：羟甲唑啉。

参考文献：

[1] Findlay JW, Butz RF, Sailstad JM, et al. Pseudoephedrine and triprolidine in plasma and breast milk of nursing mothers. Br J Clin Pharmacol, 1984, 18(6): 901-906.

[2] Aljazaf K, Hale TW, Ilett KF, et al. Pseudoephedrine: effects on milk production in women and estimation of infant exposure via breastmilk. Br J Clin Pharmacol, 2003, 56(1): 18-24.

文拉法辛(VENLAFAXINE)

商品名：Effexor
分　类：抗抑郁药,其他
LRC：L2 -有限数据-可能适用

文拉法辛是一种较新的抗抑郁药,为5 -羟色胺和去甲肾上腺素再摄取抑制剂,其机制与其他抗抑郁药(如氟西汀)有些相似,但其抗胆碱能的不良反应较少。

在对接受文拉法辛(225～300 mg/d)治疗的三名母亲(平均年龄34.5岁,平均体重为84.5 kg)的高质量研究中,文拉法辛(V)及其活性代谢物O -去甲基文拉法辛(ODV)的平均乳汁/血浆比分别为2.5和2.7[1]。乳汁中V和ODV的平均最大浓度分别为1.16 mg/L和0.796 mg/L。乳汁中的峰浓度出现于服药后的2.25小时。V和ODV的平均婴儿暴露量均为按体重校正后的母亲服药剂量的3.2%。7名婴儿中有1人的血浆中可检测到文拉法辛,有4人可以检测到ODV。这些婴幼儿都是健康的,无明显不良反应出现。

在对11名服用文拉法辛平均剂量为194.3 mg/d的女性研究中,文拉法辛及去甲文拉法辛的理论婴儿剂量为0.208 mg/(kg · d),或相对婴儿剂量为母亲剂量的8.1%。乳汁中药物的最高浓度出现在母亲服药后的8小时。V+ODV的婴儿血浆浓度为母体浓度的37.1%。这些婴儿均未出现不良反应[2]。

然而,最近的数据资料(MedWatch,FDA)认为,婴儿如果在子宫内暴露于各种5 -羟色胺再摄取抑制剂(如文拉法辛),分娩后可以立即产生不良反应,包括呼吸困难、发绀、呼吸暂停、癫痫发作以及体温不稳定等。目前还不能明确这些不良事件是由文拉法辛对胎儿产生的直接毒性作用,还是由停药(戒断)综合征引起的。研究表明,这些不良反应可能可以通过摄入母乳中的文拉法辛部分缓解[3]。

$T_{1/2}$	5 h	M/P	2.75
T_{max}	2.25	PB	27%
Oral	45%	Vd	4～12 L/kg
MW	313	pKa	9.4
RID	6.8%～8.1%		

成人注意事项： 头痛、嗜睡、眩晕、失眠、口干、高血压（大剂量）、恶心/呕吐、虚弱。

成人剂量： 每日 75~225 mg，缓释制剂。

儿童注意事项： 目前没有经乳汁导致婴儿不良反应的报道。

婴儿监测内容： 镇静或烦躁，难醒喂养/喂养困难以及体重增加。

替代药物： 舍曲林、氟西汀。

参考文献：

[1] Ilett KF, Kristensen JH, Hackett LP, et al. Distribution of venlafaxine and its O-desmethyl metabolite in human milk and their effects in breastfed infants. Br J Clin Pharmacol, 2002, 53(1): 17-22.

[2] Newport DJ, Ritchie JC, Knight BT, et al. Venlafaxine in human breast milk and nursing infant plasma: determination of exposure. J Clin Psychiatry, 2009, 70(9): 1304-1310.

[3] Koren G, Moretti, Kapur B. Can Venlafaxine in Breast Milk Attenuate the Norepinephrine and Serotonin Reuptake Neonatal Withdrawal Syndrome? JOGC, 2006, 28(4): 299-302.

沃替西汀（VORTIOXETINE）

商品名： Brintellix, Trintellix
分　类： 抗抑郁药，其他
LRC： L3 -没有数据-可能适用

沃替西汀是一种可以增强脑内血清素能活性的 5-羟色胺调节剂和刺激物（SMS）[1]。该药物具有与其他常见的抗抑郁类药物（例如 SSRI，SNRI）类似的效果，但在受体水平上作用机制不同。生产商报道说，沃替西汀可以存在于啮齿动物的乳汁中（没有报道具体的药量），但是否会在人乳中存在目前仍不能确定。

本品分子量小，半衰期长；然而，其分布容积大（37 L/kg）以及高蛋白结合率（98%）表明它很可能与其他抗抑郁药进入乳汁的程度相似。关于本品或其他抗抑郁药类（SMSs）在母乳中的浓度，目前缺乏具体的数据。因此我们建议使用具有更广泛临床经验和哺乳期研究的药物（如 SSRIs，SNRIs）。

$T_{1/2}$	66 h	M/P	
T_{max}	7~11 h	PB	98%
Oral	75%	Vd	37.14 L/kg
MW	379.36	pKa	
RID			

成人注意事项： 头晕、异常梦境、口干、消化不良、恶心、呕吐、腹泻或便秘、性功能障碍、血清素综合征、低钠血症、瘙痒。

成人剂量： 每日 20 mg。

儿童注意事项： 目前没有经乳汁导致婴儿不良反应的报道。

婴儿监测内容： 镇静或烦躁、难醒喂养/喂养困难、体重增加。

替代药物： 舍曲林、依他普仑。

参考文献：

[1] Pharmaceutical manufacturer prescribing information. 2013.

乌利司他（ULIPRISTAL）

商品名： Ella，Fibristal
分　类： 避孕药
LRC： L3 -没有数据-可能适用

醋酸乌利司他是选择性黄体酮受体调节剂，有两个适应证。在一些国家，比如美国，单次剂量用于 120 小时内无保护性交的紧急避孕[1]；在另外一些国家，如加拿大，它可用于治疗子宫肌瘤[2]。生产商报道给予 12 位哺乳期母亲乌利司他紧急避孕，在 24 小时内乳汁中乌利司他及其代谢产物单去甲基醋酸乌利司他的平均药物浓度分别为 22.7 ng/ml 和 4.49 ng/ml[2]。此时，相对婴儿剂量为 0.8%。此后平均血药浓度逐渐下降，在 24~48 小时、48~72 小时、72~96 小时及 96~120 小时分别为 2.96 ng/ml、1.56 ng/ml、1.04 ng/ml 和 0.69 ng/ml。由于这份报告中婴儿没有接受哺乳，因而生产商未报道任何新生儿的结局。

$T_{1/2}$	32~38 h	M/P	
T_{max}	1 h	PB	>98%
Oral	100%	Vd	
MW	475.6	pKa	
RID	0.79%		

成人注意事项： 头痛、乏力、头晕、痤疮、恶心、腹痛、痛经。

成人剂量： 性交后 120 小时内服用 30 mg；用于治疗子宫肌瘤：每日 5 mg，共持续 3 个月。

儿童注意事项：

婴儿监测内容：

替代药物： 左炔诺孕酮。

参考文献：

[1] Pharmaceutical manufacturer prescribing information (USA). 2014.
[2] Pharmaceutical manufacturer prescribing information (Canada). 2015.

乌洛托品(METHENAMINE)

商品名：Cystex，Hiprex，Urex
分 类：抗菌药物，其他
LRC：L3 -有限数据-可能适用

乌洛托品是一种极性杂环有机化合物，在输尿管中被转化为甲醛，因此作为一种抗感染药物[1]。乌洛托品转运进入母乳的总量很低。服用 1 g 乌洛托品 6~7 小时后，检测母乳药物浓度为 4.3 mg/L[2]。计算出相对婴儿剂量为 3.62%~4.52%。在母亲服用乌洛托品期间进行母乳喂养的 4 名新生儿并没有出现不良反应。

$T_{1/2}$	3~6 h	M/P	0.88~1.08
T_{max}		PB	
Oral		Vd	
MW	140	pKa	
RID	3.6%~4.5%		

成人注意事项：恶心、皮疹、呕吐、膀胱刺激、尿痛、呼吸困难、消化不良。
成人剂量：马尿酸盐：1 g/次，每日 2 次；扁桃酸盐：1 g/次，每日 4 次。
儿童注意事项：
婴儿监测内容：呕吐、腹泻、胃肠道菌群失调和皮疹。
替代药物：
参考文献：

[1] Lexi-Comp OnlineTM, Lexi-Drugs OnlineTM, Hudson, Ohio: Lexi-Comp, Inc.; 2011; June 01, 2011.
[2] Allgen LG, Holmberg G, Persson B, et al. Biological fate of methenamine in man. Acta Obstet Gynecol Scand, 1979, 58: 287-293.

戊聚糖多硫酸(PENTOSAN POLYSULFATE)

商品名：Elmiron
分 类：肾脏-泌尿系统用药
LRC：L2 -有限数据-可能适用

戊聚糖多硫酸是一种合成的负电荷硫酸化多糖，具有肝素样活性，但主要用于间质性膀胱炎的泌尿道镇痛[1]。本品结构与硫酸葡聚糖类似，分子量为4 000~6 000 Da。口服生物利用度低，只有6%被吸收进入全身。戊聚糖黏附于膀胱壁黏膜，并充当缓冲液，以调节细胞通透性，阻止尿液中的刺激性成分接触到细胞膜。虽然没有本品转运至乳汁中的数据，但因其分子量大和口服生物利用度差，戊聚糖多硫酸的乳汁转运量及婴儿摄入量会大大减少。

$T_{1/2}$	20~27 h	M/P	
T_{max}	3 h	PB	
Oral	6%	Vd	
MW	4 000~6 000	pKa	
RID			

成人注意事项：头痛、眩晕、抑郁、失眠、斑秃、消化不良、恶心、呕吐、腹泻、肝功能变化、瘙痒、荨麻疹。本品微弱的抗凝血和纤维蛋白溶解作用可能会导致鼻出血、牙龈出血、血小板减少。

成人剂量：100 mg，每日3次。

儿童注意事项：目前没有经乳汁导致婴儿不良反应的报道。

婴儿监测内容：呕吐、腹泻。

替代药物：

参考文献：

[1] Pharmaceutical manufacturer prescribing information. 2010.

戊型肝炎(HEPATITIS E INFECTION)

商品名：Hepatitis E
分　类：感染性疾病
LRC：L4-有限数据-有潜在危险

戊型肝炎病毒(HEV)是一种RNA病毒，属于肝炎病毒科[1]。主要通过粪口途径传播。因此，在保证食物和水源卫生都是日常挑战的发展中国家，这种感染是普遍存在的。但是，也报道过其他传播方式如胃肠外传播和垂直传播[2-5]。在美国，唯一报道的病例是在从HEV流行的国家返回的旅客。一小部分病例也包括那些感染了猪源戊型肝炎病毒的病例[1,2]。戊型肝炎病毒感染是一种自限性疾病，急性起病伴发热、不适、食欲不振、腹痛、黄疸和茶色尿[6]。

有人做了一项HEV通过母乳传播的研究[7]。这项研究包含93名感染

HEV 母亲的初乳样本。发现这 93 个样本中都有抗 HEV 抗体和/或 HEV RNA 存在。但是,初乳样本中的滴度要远低于母亲血液中的滴度。这些人中有 86 名在分娩时抗 HEV 抗体阳性但无临床症状的母亲,直接以母乳喂养婴儿。尽管在这些女性的初乳中发现了抗 HEV 抗体和/或 HEV RNA,但是她们的孩子直到 3 个月大时仍然是健康的。剩下的 6 名有急性戊肝的女性分娩的婴儿,逐渐发展成有临床症状的 HEV 感染,并且在分娩后的 6~8 周变成抗 HEV 抗体阳性。另外,这些妇女母乳样本的抗 HEV 抗体滴度也相应增加。但是,这 6 名婴儿中没有一名是母乳喂养的,这表明密切接触和粪口传播是最可能的传播方式。因此,这项研究的作者建议,低抗- HEV 滴度、无症状的妇女可以安全地母乳喂养婴儿。然而,由于母婴之间的亲密接触可能会导致粪口传播,母亲在照顾婴儿的同时应该保证卫生。鉴于 HEV 可能通过粪口途径或被污染的乳汁传播,高抗-HEV 滴度或高病毒 RNA 负载量且有临床症状的妇女应拒绝哺乳。

总之,已从母乳中分离出 HEV,但它对婴儿的感染程度尚不清楚。粪口传播似乎仍然是主要的传播方式。因此,鼓励戊型肝炎感染的母亲在照顾婴儿时采取一切卫生预防措施。建议采取的措施如抱婴儿或接触婴儿的物品或衣物前定期洗手。建议 HEV 阳性、有临床症状的妇女应暂停哺乳,直至症状消退。与乙型肝炎和丙型肝炎不同,戊型肝炎病毒感染是一种自限性疾病,尚不清楚是否会发展成慢性肝炎,且不存在病毒携带状态[1]。因此,母亲的急性症状消退后可以安全地继续哺乳。

成人注意事项: 急性起病伴发热、疲乏、厌食、腹痛、黄疸和茶尿的自限性疾病。

成人剂量:

儿童注意事项:

婴儿监测内容:

替代药物:

参考文献:

[1] AAP CoID. Hepatitis E//Pickering LK, Baker CJ, Kimberlin DW, et al. Red Book: 2009 Report of the Committee on Infectious Diseases. 28th ed. 2009: 362.

[2] Aggarwal R, Naik S. Epidemiology of hepatitis E: current status. J Gastroenterol Hepatol, 2009, 24(9): 1484 - 1493.

[3] Acharya SK, Panda SK. Hepatitis E: water, water everywhere — now a global disease. J Hepatol, 2011, 54(1): 9 - 11.

[4] Fiore S, Savasi V. Treatment of viral hepatitis in pregnancy. Expert Opin Pharmacother, 2009, 10(17): 2801 - 2809.

[5] Khuroo MS, Kamili S, Jameel S. Vertical transmission of hepatitis E virus.

Lancet, 1995, 345(8956): 1025 - 1026.
[6] Bazaco MC, Albrecht SA, Malek AM. Preventing foodborne infection in pregnant women and infants. Nurs Womens Health, 2008, 12(1): 46 - 55.
[7] Chibber RM, Usmani MA, Al-Sibai MH. Should HEV infected mothers breast feed? Arch Gynecol Obstet, 2004, 270(1): 15 - 20.

X

西地那非(SILDENAFIL)

商品名: Revatio, Viagra
分　类: 血管舒张药
LRC: L3 -没有数据-可能适用

西地那非是一种 5 -磷酸二酯酶(PDE - 5)抑制剂。它具有舒张血管、松弛平滑肌的作用。用于治疗肺动脉高血压和男性性功能障碍[1]。尚没有其分泌至乳汁的相关报道,由于本品分子量大,乳汁中含量不会很高。但哺乳期母亲用药应谨慎。口服西地那非已被成功应用于婴儿肺动脉高压的治疗[2,3]。这些婴儿没有出现不良反应。

$T_{1/2}$	4 h	M/P	
T_{max}	60 min	PB	96%
Oral	40%	Vd	1. 5 L/kg
MW	666	pKa	
RID			

成人注意事项: 头痛、失眠、头晕、视力减退、色觉改变、潮红、低血压、消化不良、腹泻、肝功能异常。

成人剂量: 肺动脉高压: 口服,每次 20 mg,每日 3 次;静脉用药,每次 10 mg,每日 3 次。

儿童注意事项: 目前没有经乳汁导致婴儿不良反应的报道。

婴儿监测内容: 困倦、嗜睡、面色苍白或潮红、食欲不振和体重增加。

替代药物:

参考文献:

[1] Pharmaceutical manufacturer prescribing information. 1999.

[2] Palma G, Giordano R, Russolillo V, et al. Sildenafil therapy for pulmonary hypertension before and after pediatric congenital heart surgery. Tex Heart Inst J, 2011, 38(3): 238 - 242.

[3] Humpl T, Reyes JT, Erickson S, et al. Sildenafil therapy for neonatal and childhood pulmonary hypertensive vascular disease. Cardiol Young.

西格列汀(SITAGLIPTIN)

商品名： Januvia
分　类： 降血糖药，其他
LRC： L3 -没有数据-可能适用

西格列汀是一种二肽基肽酶-4抑制剂，通过延长肠促胰岛素的活性水平，从而增加2型糖尿病患者的胰岛β细胞分泌胰岛素和降低胰腺α细胞分泌胰高血糖素，并最终降低血糖水平[1]。本品不会降低健康人群的血糖或导致低血糖。目前没有关于西格列汀转运到乳汁的数据。由于其分子大小和药代动力学的原因，使得它在乳汁中的量可能极低。目前在没有数据的条件下，应当谨慎使用。

$T_{1/2}$	12 h	M/P	
T_{max}	1~4 h	PB	38%
Oral	87%	Vd	2.8 L/kg
MW	523	pKa	
RID			

成人注意事项： 头痛、腹泻、上呼吸道感染和鼻咽炎。

成人剂量： 每次100 mg，每日1次。

儿童注意事项： 没有可用数据。

婴儿监测内容： 低血糖症状：困倦、嗜睡、面色苍白、出汗、震颤。

替代药物： 二甲双胍、胰岛素。

参考文献：

[1] Pharmaceutical manufacturer prescribing information. 2008.

西甲硅油(SIMETHICONE)

商品名： Alka-Seltzer Anti-Gas, Gas-X, Genasyme, Maalox Anti-Gas, Mylanta Gas, Mylicon, Mytab Gas, Phazyme
分　类： 消胀气药
LRC： L3 -没有数据-可能适用

西甲硅油是一种消胀气的药物，用于排出消化道中气体，还可用于超声检查。由于本品不吸收，所以母亲使用西甲硅油对婴儿的风险被认为是可以忽略不计的[1]。目前没有证据证明西甲硅油暴露会引起新生儿相关的不良反应[2]。西甲硅油不吸收，所以也不会进入乳汁。

$T_{1/2}$		M/P	
T_{max}		PB	
Oral	口服不吸收	Vd	
KG		pKa	
RID			

成人注意事项：皮疹、腹泻、恶心、呕吐、咽炎。

成人剂量：每日 40～360 mg。

儿童注意事项：没有相关报道。儿科患者常用。

婴儿监测内容：

替代药物：

参考文献：

[1] Briggs GG, Freeman RK, Yaffe SJ. Drugs in Pregnancy and Lactation: A reference Guide to Fetal and Neonatal Risk. Philadelphia: Lippincott Williams & Wilkins, 2008.

[2] Hodgkinson R. Comparison of cimetidine (Tagamet) with antacid for safety and effectiveness in reducing gastric acidity before elective cesarean section. Anesthesiology, 59: 86－90.

西罗莫司(SIROLIMUS)

商品名：Rapamune，Rapamycin
分　类：免疫抑制剂
LRC：L4－没有数据－有潜在危险

西罗莫司是一种免疫抑制剂，可与环孢素联合用于肾脏移植患者。目前尚无关于本品转运到人乳的数据。本品与细胞成分紧密结合，因此血浆浓度低，平均血浆浓度仅约 264 ng · h/ml。本品不可能大量进入乳汁。但本品是一种有效的 70K56 激酶的抑制剂，该激酶可在乳腺组织中被催乳素激活。西罗莫司可强烈抑制啮齿动物的乳汁分泌[1]。因此，也可能抑制哺乳期母亲的乳汁分泌，建议慎用。

$T_{1/2}$	57～63 h	M/P	
T_{max}	1～3 h	PB	
Oral	15%	Vd	12 L/kg
MW	914	pKa	
RID			

成人注意事项：头痛、失眠、高血压、水肿、高血糖、高脂血症、腹泻或便秘、肝肾功能异常、白细胞减少、血小板减少、贫血、关节痛。

成人剂量：每日 2 mg。

儿童注意事项：目前没有经乳汁导致婴儿不良反应的报道。

婴儿监测内容：睡眠改变、呕吐、腹泻、体重增加、母乳产量减少。

替代药物：

参考文献：

[1] Hang J, Rillema JA. Effect of rapamycin on prolactin-stimulated S6 kinase activity and milk product formation in mouse mammary explants. Biochim Biophys Acta, 1997, 1358(2): 209 - 214.

西咪匹韦(SIMEPREVIR)

商品名：Galexos, Olysio
分　类：抗病毒药
LRC：L3 -没有数据-可能适用

西咪匹韦是一种丙型肝炎病毒(HCV)蛋白酶抑制剂,用于治疗慢性丙型肝炎感染。西咪匹韦可以与聚乙二醇干扰素及利巴韦林联用,也可以单独与索非布韦使用[1, 2]。目前没有本品转运至乳汁的数据。由于本品的大分子量和高蛋白结合率,导致其不易进入乳汁;但是,本品在丙型肝炎患者中有较长的半衰期。

目前西咪匹韦联合利巴韦林不建议用于哺乳期母亲。虽然缺乏利巴韦林哺乳期数据,但是由于其半衰期较长(298 小时达稳态),本品有可能在母乳积聚。详见利巴韦林相关专论。

$T_{1/2}$	非 HCV 感染者：10～13 h; HCV 感染者：41 h	M/P	
T_{max}	4～6 h	PB	99%
Oral		Vd	
MW	749.94	pKa	
RID			

成人注意事项：头痛、头晕、失眠、呼吸困难、恶心、腹泻、肝功能变化、血清胆红素升高、肌痛、多种皮肤反应包括光敏性。

成人剂量：联合治疗时,每日 1 次,每次 150 mg。

儿童注意事项：目前没有经乳汁导致婴儿不良反应的报道,儿童使用的数据也有限。

婴儿监测内容：睡眠或进食改变、腹泻、体重增加；如果临床症状加重，需考虑检查肝功能和胆红素。

替代药物：

参考文献：

[1] Pharmaceutical manufacturer prescribing information. 2013.
[2] Spera AM, Eldin TK, Tosone G, et al. Antiviral therapy for hepatitis C: has anything changed for pregnant/lactation women? World J Hepatol, 2016, 8(12): 557 - 565.

西咪替丁(CIMETIDINE)

商品名：Cimbene, Cimedine, Tagamet
分　类：胃酸分泌抑制剂
LRC：L1 -有限数据-适用

西咪替丁是一种抑制胃酸分泌的 H_2 受体拮抗剂，可以减少胃酸分泌。乳汁/血浆比较高，易转运入乳汁。一项研究中，12 名妇女分别单剂口服 100 mg、600 mg、1 200 mg 本品，检测到乳汁/血浆比分别为 5.65、5.84、5.83[1]，乳汁中药物峰浓度分别为 2.5 mg/L、16.2 mg/L 和 37.2 mg/L。

另一项研究中，1 名患者每日服用 600 mg 本品，乳汁中药物浓度为 5.6 mg/L[2]。母乳喂养的婴儿摄入量可能为 5.8 mg/(kg·d)，这个剂量非常小。儿童治疗胃食管反流的剂量为 20~40 mg/(kg·d)。但哺乳期母亲仍建议选用其他药物(见雷尼替丁、法莫替丁专论)。短期(几天)使用对母乳喂养没有影响。

$T_{1/2}$	2 h	M/P	4.6~11.76
T_{max}	0.75~1.5 h	PB	19%
Oral	60%~70%	Vd	1.3 L/kg
MW	252	pKa	6.8
RID	9.8%~32.6%		

成人注意事项：头痛、头晕、嗜睡、低血压、心动过缓、男性乳房发育、腹泻、肝肾功能异常、溶血性贫血。

成人剂量：400~800 mg，睡前服用。

儿童注意事项：目前没有经乳汁导致婴儿不良反应的报道。儿科用药安全性已确认。

婴儿监测内容：

替代药物： 雷尼替丁、法莫替丁。

参考文献：

[1] Oo CY, Kuhn RJ, Desai N, et al. Active transport of cimetidine into human milk. Clin Pharmacol Ther, 1995, 58(5): 548-555.

[2] Somogyi A, Gugler R. Cimetidine excretion into breast milk. Br J Clin Pharmacol, 1979, 7(6): 627-629.

西那卡塞(CINACALCET)

商品名： Sensipar
分　类： 钙调节药
LRC： L3-没有数据-可能适用

西那卡塞是一种钙调节剂/钙敏感性受体激动剂，用于治疗甲状旁腺癌、原发性甲状旁腺功能亢进、透析继发甲状旁腺功能亢进等导致的高钙血症[1]。目前在哺乳期母亲中缺乏充足且完善的研究或病例报道。本品分子量相对较大(357 Da)，口服吸收差(20%)。其乳汁水平可能较低。

$T_{1/2}$	30~40 h	M/P	
T_{max}	2~6 h	PB	93%~97%
Oral	20%~25%	Vd	14.28 L/kg
MW	357	pKa	8.72
RID			

成人注意事项： 头痛、情绪低落、乏力、高血压、恶心、呕吐、腹泻、便秘、食欲不振、低钙血症、高钙血症、脱水、贫血、关节痛、肌痛。

成人剂量： 每次 60 mg，每日 1~2 次。

儿童注意事项： 呕吐、腹泻或便秘、体重增加。

婴儿监测内容：

替代药物：

参考文献：

[1] Pharmaceutical manufacturer prescribing information. 2011.

西尼罗河热(WEST NILE FEVER)

商品名：
分　类： 感染性疾病
LRC： L4-有限数据-有潜在危险

属于黄病毒科的西尼罗河病毒(WNV)通过库蚊叮咬,从被感染的鸟类传播给人类。尽管世界许多地方普遍存在 WNV,但自 1999 年以来,美国 WNV 感染的报告越来越多。据报道,本疾病传播途径有以下几种,包括空气传播、血液传播、胎盘转运、器官移植,也可能通过母乳传播。蚊子(大多数吸鸟血的蚊种),是西尼罗河病毒的主要媒介。该病毒已经从 43 种蚊子体内分离出来,主要是库蚊属[1-3]。人类的西尼罗河热通常是一种发热性的流行性感冒样的疾病,特征为突然起病(潜伏期 3~6 天)、中到高热(3~5 天,罕见双相性,有时伴有寒战)、头痛(常为额部)、咽喉痛、背痛、肌痛、关节痛、疲劳、结膜炎、眼球后痛、斑丘疹或玫瑰疹、淋巴结病、厌食、恶心、腹痛、腹泻以及呼吸道症状。

在 2002 年密歇根州发生了仅有的一例通过母乳传播 WNV 的病例,一名母亲在生产了一个健康婴儿 1 天后,静脉输注了 WNV 污染的血液。母亲生产后的当天开始哺乳。分娩后 12 天,母亲出现 WNV 感染,血清检测 WNV 特异性 IgM 抗体阳性。分娩后 16 天,她母乳样品的 WNV - RNA 以及 WNV 特异性 IgM 抗体检测均为阳性。虽然婴儿的血清检测提示 IgM 抗体阳性,但婴儿并未出现 WNV 感染并保持健康[4]。

2003 年,研究了 6 名已知 WNV 感染的母亲母乳喂养的婴儿[5]。在这 6 名婴儿中,有 5 名保持健康,没有任何 WNV 感染的血清学证据。另外一名婴儿的确出现了皮疹,但不能确定与母乳传播有关,因为没有收集婴儿血清和母乳样品。因此,尽管母乳传播 WNV 有一定的可能性,但是很少见[5]。美国儿科学会指出,“因为母乳喂养的好处似乎超过了母乳喂养婴儿导致 WNV 疾病传染的风险,所以应该鼓励母亲在可能传播 WNV 的地区也坚持母乳喂养”[6]。

有关西尼罗河病毒问题的答案,请访问 CDC 网站

http://www. cdc. gov/ncidod/dvbid/westnile/q& a. htm

成人注意事项: 发热性流感样症状,特征是突然发作中度至高热、头痛(常见额头)、喉咙痛、背痛、肌痛、关节痛、疲劳、结膜炎、眼球后痛、斑丘疹或玫瑰疹、淋巴结肿大、厌食、恶心、腹痛、腹泻和呼吸道症状。

成人剂量:

儿童注意事项: 目前没有经乳汁导致婴儿不良反应的报道,且尚无研究。

婴儿监测内容: 发热、喉咙痛、肌痛、疲劳。

替代药物:

参考文献:

[1] Hayes C. West Nile Fever//Monath TP. The arboviruses: epidemiology and

ecology. Boca Raton, FL: CRC Press, 1989, 5.
[2] Shope RE. Other Flavivirus Infections//Guerrant RL, Walker DH, Weller PF. Tropical Infectious Diseases: Principals, Pathogens, and Practice. Philadelphia PA: Churchill Livingstone, 2004.
[3] Hubalek Z, Halouzka J. West Nile fever — a reemerging mosquito-borne viral disease in Europe. Emerg Infect Dis, 1999, 5(5): 643-650.
[4] Centers for Disease Control and Prevention (CDC). Possible West Nile virustransmission to an infant through breast-feeding — Michigan, 2002. MMWR MorbMortal Wkly Rep, 2002, 51(39): 877-878.
[5] Hinckley AF, O'Leary DR, Hayes EB. Transmission of West Nile virus throughhuman breast milk seems to be rare. Pediatrics, 2007, 119(3): e666-e671.
[6] AAP CoID. West Nile Virus//Pickering LK, Baker CJ, Kimberlin DW, et al. Red Book: 2009 Report of the Committe on Infectious Diseases. 28th ed. Elk Grove Village, IL: AAPCoID, 2009: 730-732.

西酞普兰(CITALOPRAM)

商品名: Celexa, Cipram, Talohexal
分　类: 抗抑郁药,选择性 5-羟色胺再摄取抑制剂
LRC: L2-有限数据-可能适用

西酞普兰是一种选择性 5-羟色胺再摄取抑制剂(SSRI)类的抗抑郁药。SSRI 是一类可用于妊娠及哺乳期抑郁或焦虑的药物。通常来说,此类药物比三环类抗抑郁药更适合哺乳期母亲[1]。

一项研究中,1 名 21 岁的患者给予每日 20 mg 的西酞普兰治疗,乳汁药物浓度在用药后 3~9 小时达峰[2]。每日的峰浓度不同,但是平均日峰浓度为 298 nmol/L(270~311 nmol/L)。乳汁/血浆比将近 3。其代谢产物去甲西酞普兰在乳汁中的浓度较低(23~28 nmol/L),且每日变化不大。假设其婴儿每日喂养母乳 150 ml/kg,大约会摄入 272 nmol/L(88 μg 或 16 ng/kg)西酞普兰,这个剂量仅仅是该患者使用剂量的 0.4%。在用药 3 周时,这名患者血清西酞普兰浓度为 185 nmol/L,而婴儿血浆药物浓度仅为 7 nmol/L。该婴儿未出现不良反应。

另一项研究报道乳汁/血浆比为 1.16~1.88[3]。婴儿经由乳汁摄取的药物为 4.3 μg/(kg·d),相对剂量为体重校正后母亲剂量的 0.7%~5.9%。

在另一项研究中,7 名女性使用平均剂量为 0.41 mg/(kg·d) 的西酞普兰,西酞普兰平均峰值水平为 154 μg/L,去甲西酞普兰(西酞普兰的代谢产物,药效比西酞普兰低 8 倍)为 50 μg/L[4]。然而,在用药间隔期间,平均乳汁浓度(AUC)较低,西酞普兰平均为 97 μg/L,而去甲西酞普兰为 36 μg/L。西酞普

兰的平均峰值乳汁/血浆 AUC 比值是 1.8。7 名婴儿中，只有 3 名婴儿的血浆中测出低浓度的西酞普兰（约为 2~2.3 μg/L）。所有婴儿均未见不良反应。研究者估计婴儿日摄取药量大约是母体用药剂量的 3.7%。

一项研究中，1 名女性分娩 4 周后每日服用西酞普兰 40 mg，其乳汁和血清药物浓度分别是 205 μg/L 和 98.9 μg/L[5]。婴儿血清中药物浓度是 12.7 μg/L。该婴儿出现了睡眠不安，减少母亲用药剂量后，婴儿症状好转。

在最近的一个研究中，31 名哺乳期母亲服用西酞普兰，与未服药的哺乳期母亲（包括抑郁和非抑郁）相比，她们的孩子在不良反应方面没有显著差异[6]。在出现的不良反应中，一名婴儿出现绞痛、食欲不振和易怒/不安。另一名婴儿出现易怒/不安。研究者认为用药期间可继续哺乳。

在妊娠期间和哺乳期间对 11 名服用西酞普兰的母亲及其婴儿进行监测。采集血浆和乳汁样本，发现西酞普兰和其代谢产物在乳汁中的浓度比母体血浆浓度高 2~3 倍，但是婴儿血浆浓度很低或无法测出[7]。

一例个案中，1 位女性在妊娠期和哺乳期每日使用西酞普兰 60 mg、齐拉西酮 40 mg，其婴儿没有发生不良反应，儿科医师报道这个婴儿 6 个月时发育正常[8]。在婴儿 2、9、18 周时，儿科医师未观察到撤药反应或与妊娠期子宫内药物暴露相关的症状。婴儿母乳喂养 6 个月，儿科医师未观察到婴儿的生长发育受到影响。

有 1 例在妊娠期子宫内和哺乳期暴露于西酞普兰的婴儿，出生后第 1 天即出现呼吸困难、呼吸暂停、睡眠异常以及肌张力减弱[9]。3 周后这些症状自主消失；因此这个婴儿的这些症状可能是 SSRI 撤药反应，而不是因母乳喂养暴露于药物而发生的不良反应。这些不良反应与婴儿在子宫中暴露于 SSRI 有关。如果婴儿在出生后发生了这些反应，需要进行监测。

第二个案例，母亲在妊娠期间使用西酞普兰 20~30 mg/d，婴儿发生了新生儿撤药反应[10]。婴儿出生后即出现症状，未给予药物治疗，7 天后症状消失。出生 53 天后对接受母乳喂养的婴儿进行检测。采集母亲和婴儿的血清药物浓度，婴儿的血清药物浓度为 3.7~7.1 nmol/L，是母亲血清浓度的 1.4%~1.8%。进一步分析表明西酞普兰在乳汁中的浓度大约是母亲血清浓度的 2 倍。

虽然以前有数据显示有西酞普兰暴露的母乳喂养婴儿可能出现嗜睡、绞痛和烦乱不安，但大多数新数据显示这些症状是极轻微的，而且并不一定与哺乳期使用该药有关。不过最近研究表明，哺乳期母亲使用依他普仑可能是更好的选择。

$T_{1/2}$	36 h	M/P	1. 16~3
T_{max}	2~4 h	PB	80%
Oral	80%	Vd	12 L/kg
MW	405	pKa	9. 59
RID	3. 56%~5. 37%		

成人注意事项：头痛、头晕、失眠、焦虑、唾液分泌增多、心动过速、低血压、胃肠胀气、腹泻、便秘、恶心、呕吐、震颤。剂量高于 40 mg 时可能导致 QTc 间期延长，并且发生尖端扭转性室速的风险较高，特别是联合使用其他可引起 QTc 间期延长的药物时。

成人剂量：每日 20~40 mg。

儿童注意事项：有 2 例哺乳期婴儿发生了睡眠、呼吸和肌张力的改变。其中 1 例不良反应的发生可能和婴儿在子宫中药物暴露后的撤药反应有关。大多研究显示母乳喂养没有或仅有较小的不良反应。

婴儿监测内容：镇静或易怒，难醒喂养/喂养困难、体重增加。

替代药物：舍曲林、依他普仑。

参考文献：

[1] Briggs G, Freeman RK, Yaffe SJ. Drugs in Pregnancy and Lactation: A Reference Guide to fetal and Neonatal Risk. 6th ed. Philadelphia: Lippincott Williams & Wilkins, 2002.

[2] Jensen PN, Olesen OV, Bertelsen A, et al. Citalopram and desmethylcitalopram concentrations in breast milk and in serum of mother and infant. Ther Drug Monit, 1997, 19(2): 236-239.

[3] Spigset O, Carieborg L, Ohman R, et al. Excretion of citalopram in breast milk. Br J Clin Pharmacol, 1997, 44(3): 295-298.

[4] Rampono J, Kristensen JH, Hackett LP, et al. Citalopram and demethylcitalopram in human milk; distribution, excretion and effects in breast fed infants. Br J Clin Pharmacol, 2000, 50(3): 263-268.

[5] Schmidt K, Olesen OV, Jensen PN. Citalopram and breast-feeding: serum concentration and side effects in the infant. Biol Psychiatry, 2000, 47(2): 164-165.

[6] Lee A, Woo J, Ito S. Frequency of infant adverse events that are associated with citalopram use during breast-feeding. Am J Obstet Gynecol, 2004, 190(1): 218-221.

[7] Heikkinen T, Ekblad U, Kero P, et al. Citalopram in pregnancy and lactation. Clin Pharmacol Ther, 2002, 72(2): 184-191.

[8] Werremeyer A. Ziprasidone and citalopram use in pregnancy and lactation in a woman with psychotic depression. Am J Psychiatry, 2009, 166(11): 1298.

[9] Frannsen EJF. Citalopram Serum and Milk Levels in Mother and Infant During

Lactation. Ther Drug Monit, 2006, 28(1): 2-4.
[10] Nordeng H, Lindemann R, Perminov KV, et al. Neonatal withdrawal syndrome after in utero exposure to selective serotonin reuptake inhibitors. Acta Paediatr, 2001, 90: 288-291.

西替利嗪(CETIRIZINE)

商品名: Zyrtec, Reactine
分　类: 抗组胺药
LRC: L2-没有数据-可能适用

西替利嗪是一种新型抗组胺药,普遍用于治疗季节性变应性鼻炎。本品是羟嗪的代谢产物,是最强效的抗组胺药之一,口服吸收迅速而完全,半衰期较长,每日仅需服用1次,不易透过血脑屏障,无明显中枢镇静作用[1]。在对犬的研究中显示仅3%药物转运至乳汁。

$T_{1/2}$	8 h	M/P	
T_{max}	1 h	PB	93%
Oral	70%	Vd	0.56 L/kg
MW	389	pKa	3.36
RID			

成人注意事项: 镇静、疲劳、口干。
成人剂量: 每次5~10 mg,每日1次。
儿童注意事项: 没有相关报道。
婴儿监测内容: 镇静、口干、饮食改变。
替代药物: 氯雷他定、地氯雷他定。
参考文献:

[1] Pharmaceutical manufacturer prescribing information. 1996.

西妥昔单抗(CETUXIMAB)

商品名: Erbitux
分　类: 抗肿瘤药
LRC: L4-没有数据-有潜在危险

西妥昔单抗是一种重组抗体,是人/鼠嵌合的单克隆抗体,特异性地与人类表皮生长因子受体结合,从而抑制细胞生长、介导细胞凋亡及减少基质金属蛋白酶和血管内皮生长因子的产生[1]。该单克隆抗体用于治疗直肠癌。虽然该药半衰期长达 112 小时(63~230 小时),且表观分布容积接近血管空间(2~3 L/m² 或 0. 05~0. 08 L/kg),但该药分子量很大(152 kDa)不太可能转运至乳汁。

虽然该药的分子量很大且预估转运至乳汁中的量特别低,但目前没有关于哺乳期母亲长期使用免疫调节类药物的安全性数据。此外现有的数据提示一些 IgG 类药物可以转运至乳汁,还可能进入到母乳喂养的婴儿体内。因此哺乳期母亲应清楚使用此类药物的获益与风险。

$T_{1/2}$	112 h(63~230 h)	M/P	
T_{max}		PB	
Oral		Vd	0. 05~0. 08 L/kg
MW	152 000	pKa	
RID			

成人注意事项: 头痛、疲劳、失眠、焦虑、味觉减退、口唇炎、口干、呼吸困难、恶心、便秘、腹泻、电解质紊乱、肾功能异常。

成人剂量: 首剂 400 mg/m²,之后每周 250 mg/m²。

儿童注意事项:

婴儿监测内容: 用药后 60 天之内暂停母乳喂养。

替代药物:

参考文献:

[1] Pharmaceutical manufacturer prescribing information. 2005.

西维美林(CEVIMELINE)

商品名: Evoxac
分　类: 拟胆碱能药
LRC: L3 -没有数据-可能适用

西维美林是一种与毒蕈碱受体(M 受体)结合的胆碱能激动剂,可增加唾液腺和汗腺等外分泌腺的分泌,提高胃肠道及泌尿道的紧张性,用于治疗干燥综合征[1]。本品表观分布容积大,大部分药物储存在外周组织而非血浆中。许多同类药物的乳汁浓度都较低。尚没有其转运至人乳的资料。由于其胆碱能效应强,哺乳期母亲应谨慎使用。

$T_{1/2}$	3~5 h	M/P	
T_{max}	1~2 h	PB	<20%
Oral	吸收完全	Vd	6 L/kg
MW	244	pKa	
RID			

成人注意事项： 失眠、疲劳、眩晕、心悸、咳嗽、恶心、腹痛、潮热、出汗过多、肌肉痉挛、皮疹。

成人剂量： 每次 30 mg，每日 3 次。

儿童注意事项： 目前没有经乳汁导致婴儿不良反应的报道。

婴儿监测内容： 唾液分泌过度、腹泻、体重增加缓慢。

替代药物： 毛果芸香碱。

参考文献：

[1] Pharmaceutical manufacturer prescribing information. 2010.

硒(SELENIUM)

商品名： SE-Aspartate, Se-100, Selenicaps, Selenimin
分　类： 膳食补充剂
LRC： L3 -没有数据-可能适用

硒是一种必需微量元素，是抗氧化酶的必需组分。哺乳期母亲硒的推荐膳食供给量为每日 70 μg[1]。富含硒的食物包括金枪鱼，巴西坚果，牛肉，鸡，火鸡，鳕鱼，鸡蛋，奶酪，大米，麦片，面包，核桃。

成人注意事项： 腹痛、乏力、震颤、多汗。

成人剂量： 每日 20~40 μg。

儿童注意事项：

婴儿监测内容：

替代药物：

参考文献：

[1] Selenium. Dietary Supplement Fact Sheet. Office of Dietary Supplements. National Institute of Health, 2009.

腺苷(ADENOSINE)

商品名： Adenocard, Adenoscan
分　类： 抗心律失常药
LRC： L2 -没有数据-可能适用

刺激腺苷A1受体时，腺苷对心脏产生直接的负性变时、变力和变传导作用；刺激腺苷A2受体时，则对外周血管产生舒张作用。腺苷在人体中的实际效应通常与心率反射增加相关，导致心脏收缩期、舒张期和平均动脉血压轻度至中度降低。很少观察到有显著性低血压和心动过速。腺苷在母乳喂养人群中没有良好对照研究[1]。然而，腺苷的半衰期小于10秒，不太可能从血液循环进入到母乳中。基于这些信息，母乳喂养时使用腺苷可能是安全的。

$T_{1/2}$		M/P	
T_{max}		PB	
Oral	无	Vd	
MW	267.2	pKa	
RID			

成人注意事项： 潮红、胸部不适、呼吸困难或呼吸加深、头痛、咽喉\颈部\下颌不适、胃肠不适、头晕。

成人剂量： 6~12 mg。

儿童注意事项： 疲乏、嗜睡、面色苍白、心律失常、喂养不良、体重增加。

婴儿监测内容：

替代药物：

参考文献：

[1] Pharmaceutical Manufacturing Information. 2011.

硝苯地平(NIFEDIPINE)

商品名： Adalat, Nefensar XL, Nifecard, Nifedical, Procardia

分　类： 钙通道阻滞剂

LRC： L2-有限数据-可能适用

硝苯地平是一种有效的降血压药，它属于钙通道阻滞剂家族。两项研究表明，硝苯地平进入乳汁的量差异很大，但总体来说都较低。

一项研究中，研究对象每次口服硝苯地平10~30 mg，每日3次。在服用30 mg硝苯地平后一小时测得的血药浓度最高(53.35 μg/L)[1]。服用20 mg硝苯地平后60 min血药浓度为16.35 μg/L，服用10 mg硝苯地平后30 min血药浓度为12.89 μg/L。乳汁药物浓度呈线性下降，估算乳汁药物半衰期10 mg组为1.4 h，20 mg组为3.1 h，30 mg组为2.4 h。服用30 mg硝苯地平后8 h测定的乳汁药物浓度为4.93 μg/L。本研究中，使用测得的最高血药浓度和婴儿母乳摄入量为 150 ml/(kg · d)计算,得出婴儿硝苯地平的摄入量仅为 8 μg/(kg · d)(小于儿科治疗剂量的 1.8%)。研究者得出结论,经由母乳摄取的药量对婴儿几乎不构成风险。

在另一项研究中,11 名患者中有 6 人在口服 10 mg 硝苯地平 1~8 h 后,乳汁中药物浓度波动于<1~10.3 μg/L(中位数为 3.5 μg/L)[2]。在这项研究中,停药 3 d 后乳汁药物浓度波动于<1~9.4 μg/L。研究人员认为分泌进入乳汁中的硝苯地平不会引起明显的不良反应。Penny 和 Lewis 的一项研究发现,哺乳期母亲每日口服 20 mg 硝苯地平,连服 10 天,服药后 1 h 乳汁峰浓度为 46 μg/L[3],相应的母亲血药浓度为 43 μg/L。研究者从这些数据总结出,婴儿每日摄入量约为 6.45 μg/kg。硝苯地平已被发现可用于治疗乳头血管痉挛。与治疗雷诺综合征相似,建议每日给予 30~60 mg 的硝苯地平缓释剂。

$T_{1/2}$	1.8~7 h	**M/P**	1.0
T_{max}	45 min 至 4 h	**PB**	92%~98%
Oral	50%	**Vd**	
MW	346	**pKa**	
RID	2.3%~3.4%		

成人注意事项: 头痛、眩晕、疲劳、低血压、便秘、外周水肿。

成人剂量: 每日 30~60 mg。

儿童注意事项: 目前没有经乳汁导致婴儿不良反应的报道。

婴儿监测内容: 困倦、嗜睡、面色苍白、喂养不良和体重增加。

替代药物: 拉贝洛尔。

参考文献:

[1] Ehrenkranz RA, Ackerman BA, Hulse JD. Nifedipine transfer into human milk. J Pediatr, 1989, 114(3): 478-480.

[2] Manninen AK, Juhakoski A. Nifedipine concentrations in maternal and umbilical serum, amniotic fluid, breast milk and urine of mothers and offspring. Int J Clin Pharmacol Res, 1991, 11(5): 231-236.

[3] Penny WJ, Lewis MJ. Nifedipine is excreted in human milk. Eur J Clin Pharmacol, 1989, 36(4): 427-428.

硝普钠(NITROPRUSSIDE)

商品名: Nipride, Nitropress

分　类: 血管扩张药

LRC: L4-没有数据-有潜在危险

硝普钠是一种起效快、作用时间短(1~10 min)的降血压药。除了快速降低血压,硝普钠还可代谢转变为有毒的氰化物(氰化物基团)。虽然罕见,但高剂量[>2 μg/(kg ·d)]或长时间(> 1~2 天)应用可发生严重的硫氰酸中毒[1]。研究显示口服硝普钠无活性,但一项报道认为口服硝普钠可产生一定的降压作用。目前尚无硝普钠或硫氰酸转运入乳汁的研究数据。硫氰酸代谢物的半衰期约为 3 天。因为硫氰酸代谢物可被口服吸收利用,若哺乳期母亲使用硝普钠超过 24 小时,应警惕其毒副作用[2]。

$T_{1/2}$	2 min	M/P	
T_{max}	<2 min	PB	
Oral		Vd	
MW	297. 5	pKa	
RID			

成人注意事项: 头痛、嗜睡、低血压、恶心、呕吐、高铁血红蛋白血症、氰化物中毒、甲状腺功能减退。

成人剂量: 起始滴速 0. 3 μg/(kg · min),每 5~10 min 根据血压调整,最大滴速为 10 μg/(kg · min)。

儿童注意事项: 目前没有经乳汁导致婴儿不良反应的报道,但需注意硫氰酸代谢物的毒副作用。

婴儿监测内容: 困倦、嗜睡、面色苍白、喂养不良和体重增加。

替代药物:

参考文献:

[1] Page IH, Corcoran AC, Dustan HP, et al. Cardiovascular actions of sodium nitroprusside in animals and hypertensive patients. Circulation, 1955, 11(2): 188-198.

[2] Benitz WE, Malachowski N, Cohen RS, et al. Use of sodium nitroprusside in neonates: efficacy and safety. J Pediatr, 1985, 106(1): 102-110.

硝酸甘油,硝酸盐,亚硝酸盐(NITROGLYCERIN, NITRATES, NITRITES)

商品名: Amyl Nitrite, Anginine, Deponit, Minitran, Nitradisc, Nitro-Bid, Nitro-Dur, Nitrogard, Nitroglyn, Nitrol, Nitrolingual, Nitrolingual Spray, Nitrong, Nitrostat, Transderm-Nitro

分　类: 血管扩张药

LRC: L4 -有限数据-有潜在危险

硝酸甘油是一种起效快、作用时间短的血管扩张药,用于治疗心绞痛和其他心血管疾病,包括充血性心力衰竭。硝酸甘油及许多其他制剂(亚硝酸异山梨酯、硝酸异山梨酯)均通过释放亚硝酸盐和硝酸盐分子发挥作用。硝酸盐包括多种剂型,舌下含服剂型主要用于治疗急症,贴剂作用时间更长。硝酸盐和亚硝酸盐的来源很多,包括药物(硝酸甘油和硝酸异山梨酯)、食物和水。在美国农村,饮用水的硝酸盐含量普遍增高。因为饮用含高浓度硝酸盐的井水(用于烹煮食物或调配配方奶)引起高铁血红蛋白血症的婴儿病例很多。

但仅有一例母乳喂养婴儿出现不良反应的报道,且尚有疑问[1]。因此,目前尚不肯定口服硝酸盐是否可进入人乳,并达到有临床意义的浓度。两项研究表明,尽管母亲口服硝酸盐/亚硝酸盐可很好地吸收(接近 50%),但几乎没有转运到乳汁中。Dusdieker[2]的一项研究表明,从食物和饮用水中平均每日摄入硝酸盐 46. 6 mg、168. 1 mg 和 272 mg,乳汁平均药物浓度分别为 4. 4 mg/L、5. 1 mg/L 和 5. 2 mg/L。因此母亲摄入更多的硝酸盐并不一定会导致乳汁药物浓度更高。研究人员认为母亲每日摄入硝酸盐不超过 100 mg,并不会使乳汁中硝酸盐含量增高。Green[3]的一项研究表明,乳汁药物浓度与母体血浆药物浓度没有差异。因此即使有相对较高的摄入率,硝酸盐不会在乳汁中富集,可能不足以对婴儿形成危害。然而,这些研究分析的是饮用水中的硝酸盐,可能与从硝酸盐的药物制剂(口服、舌下含服或经皮吸收)中摄取的长时间高浓度不同。尚无比较经乳汁摄入硝酸盐和口服硝酸甘油或硝酸异山梨酯的不同之处的研究。

虽然口服硝酸盐后乳汁药物浓度不高,但因小于 6 月龄的婴儿更易出现高铁血红蛋白血症,硝酸盐中毒的风险大,应引起警惕[4]。另一项研究中,59 名生活在硝酸盐高含量地区的妇女,她们乳汁中硝酸盐和亚硝酸盐的浓度分别为 2. 83 mg/L 和 0. 46 mg/L,而生活在硝酸盐低含量地区的妇女乳汁中硝酸盐和亚硝酸盐的浓度分别为 2. 75 mg/L 和 0. 32 mg/L[5]。差异无统计学意义。长期、大量摄入硝酸盐或亚硝酸盐的妇女应谨慎哺乳。注意观察婴儿是否出现高铁血红蛋白血症。

$T_{1/2}$	1~4 min	**M/P**	
T_{max}	2~20 min	**PB**	60%
Oral	完全	**Vd**	
MW	227	**pKa**	
RID			

成人注意事项： 直立性低血压、潮红、头痛、乏力、药疹、剥脱性皮炎、心动过缓、恶心、呕吐、高铁血红蛋白血症（过量）、出汗。

成人剂量： 每次 1.3～6.5 mg，每日 2 次。

儿童注意事项： 目前没有经乳汁导致婴儿不良反应的报道。注意观察婴儿是否出现高铁血红蛋白血症。

婴儿监测内容： 困倦、嗜睡、面色苍白、喂养不良和体重增加。

替代药物：

参考文献：

[1] Donahoe WE. Cyanosis in infants with nitrates in drinking water as a cause. Pediatrics, 1949, 3: 308.

[2] Dusdieker LB, Stumbo PJ, Kross BC, et al. Does increased nitrate ingestion elevate nitrate levels in human milk? Arch Pediatr Adolesc Med, 1996, 150(3): 311 - 314.

[3] Green LC, Tannenbaum SR, Fox JG. Nitrate in human and canine milk. N Engl J Med, 1982, 306(22): 1367 - 1368.

[4] Johnson CJ, Kross BC. Continuing importance of nitrate contamination of groundwater and wells in rural areas. Am J Ind Med, 1990, 18(4): 449 - 456.

[5] Paszkowski T, Sikorski R, Kozak A, et al. [Contamination of human milk with nitrates and nitrites]. Pol Tyg Lek, 1989, 44(46 - 48): 961 - 963.

硝酸异山梨酯（ISOSORBIDE DINITRATE）

商品名： Carvasin, Cedocard, Coronex, Dilatrate, Isordil

分　类： 扩血管药

LRC： L3 -没有数据-可能适用

硝酸异山梨酯及其单硝酸酯类是治疗心绞痛和充血性心力衰竭以及许多其他综合征的血管舒张药。产后早期用硝酸异山梨酯治疗肛裂可能对母乳喂养产生影响。硝酸异山梨酯吸收量可多可少，但一经吸收，即被代谢成 2 -硝酸酯和 5 -硝酸酯衍生物。5 -硝酸酯半衰期约为 5 小时。没有关于硝酸异山梨酯进入乳汁的数据，尽管少量可能进入乳汁。

$T_{1/2}$	5 h（代谢物）	M/P	
T_{max}	1 h	PB	Low
Oral	10%～90%	Vd	2～4 L/kg
MW		pKa	
RID			

成人注意事项： 头痛、紧张、眩晕、心悸、低血压、虚弱、瘙痒和皮疹。

成人剂量：5~20 mg，口服，每日 2~3 次，随适应证变化。

儿童注意事项：没有关于硝酸异山梨酯转运到母乳中的数据。有报道饮用水亚硝酸盐中毒导致高铁血红蛋白血症，但使用这种药物不可能发生。请谨慎使用。

婴儿监测内容：困倦、嗜睡、面色苍白、喂养困难、体重增加。

替代药物：

参考文献：

[1] Pharmaceutical manufacturer prescribing information. 2005.

硝西泮（NITRAZEPAM）

商品名：Alodorm，Atempol，Mogadon，Nitrazadon，Nitrodos

分　类：镇静催眠药

LRC：L2 -有限数据-可能适用

硝西泮是一种典型的苯二氮䓬类镇静药。一项研究中，9 名妇女每晚口服硝西泮 5 mg，乳汁药物浓度在用药的 5 天内从最初的 30 nmol/L 增加到 48 nmol/L[1]。32 对配对样本在用药 7 小时后的乳汁/血浆比值为 0.27，从用药第 1 天到第 5 天没有变化。乳汁中硝西泮的平均浓度为 13 μg/L，C_{max} 为 0.20 μg/L。一名 6 日龄的婴儿体内硝西泮水平低于检测限。哺乳 5 天后没有观察到婴儿有任何不良反应。

$T_{1/2}$	30 h	M/P	0.27
T_{max}	0.5~5 h	PB	90%
Oral	53%~94%	Vd	2~5 L/kg
MW	281	pKa	11.9
RID	2.9%		

成人注意事项：镇静、头晕、混乱、呼吸暂停。

成人剂量：每日 5~10 mg。

儿童注意事项：目前没有经乳汁导致婴儿不良反应的报道。

婴儿监测内容：镇静、呼吸频率减慢、难醒喂养/喂养困难和体重增加。

替代药物：劳拉西泮。

参考文献：

[1] Matheson I，Lunde PK，Bredesen JE. Midazolam and nitrazepam in the maternity ward：milk concentrations and clinical effects. Br J Clin Pharmacol，1990，30(6)：787-793.

硝唑尼特(NITAZOXANIDE)

商品名: Alinia
分　类: 抗菌药物,其他
LRC: L3 -没有数据-可能适用

硝唑尼特是一种新型的噻唑烷类抗原虫药,在体外显示出强效的广谱抗原虫和蠕虫的作用。硝唑尼特可替代甲硝唑用于多种感染,包括贾第鞭毛虫和隐孢子虫感染。一旦吸收后迅速转变为活性代谢产物替唑尼特[1]。目前没有关于硝唑尼特转运至人乳的数据。

$T_{1/2}$	1~1.6 h	M/P	
T_{max}	4 h	PB	99%
Oral	好	Vd	
MW	307	pKa	
RID			

成人注意事项: 临床试验中已报道有腹痛、腹泻、头痛和恶心。
成人剂量: 每次 500 mg,每 12 小时 1 次,与食物同服。
儿童注意事项: 目前没有经乳汁导致婴儿不良反应的报道。
婴儿监测内容: 呕吐、腹泻、胃肠道菌群失调和皮疹。
替代药物: 甲硝唑。
参考文献:

[1] Pharmaceutical manufacturer package insert. 2005.

缬草(VALERIAN OFFICINALIS)

商品名: All-heal, Garden heliotrope, Garden valerian
分　类: 植物药
LRC: L4 -没有数据-有潜在危险

缬草根通常用于镇静/催眠。由于缬草根含有许多化学物质,其中最重要的一类化学物质为总缬草素。总缬草素包含了至少十几种甚至更多的混合成分,一般认为这些成分是产生镇静作用的主要原因。在人体进行的对照试验表明它有减少夜醒和显著的镇静/催眠效果[1-3]。缬草根的毒性较低,只有少数不良反应报道。然而,目前发现总缬草素具有细胞毒性,即具有与其他氮芥类抗癌药物相似的烷基化活性。在体内亦具有此活性,因此,人类应避免使用。没有缬草根的药物成分转运到人乳中的相关数据。然而，一般不建议哺乳期母亲使用镇静药物。推荐优先使用那些哺乳期研究数据更充分的药物。

成人注意事项：共济失调、体温过低、肌肉松弛。头痛、兴奋、心脏功能紊乱。

成人剂量：

儿童注意事项：目前没有经乳汁导致婴儿不良反应的报道。

婴儿监测内容：镇静。

替代药物：奥沙西泮、劳拉西泮、唑吡坦。

参考文献：

[1] Leathwood PD, Chauffard F, Heck E, et al. Aqueous extract of valerian root (Valeriana officinalis L.) improves sleep quality in man. Pharmacol Biochem Behav, 1982, 17(1): 65-71.

[2] von Eickstedt KW, Rahman S. Psychopharmacologic effect of valepotriates. Arzneimittel-forschung, 1969, 19(3): 316-319.

[3] Leathwood PD, Chauffard F. Aqueous extract of valerian reduces latency to fall asleep in man. Planta Med, 1985, 51(2): 144-148.

缬更昔洛韦(VALGANCICLOVIR)

商品名：Valcyte

分　类：抗病毒药

LRC：L3-没有数据-可能适用

缬更昔洛韦是更昔洛韦的前体药物，它在体内迅速转化为具有抗病毒活性的更昔洛韦[1]。用于巨细胞病毒感染，特别是HIV感染的患者。缬更昔洛韦的口服生物利用度是60%，而它的活性代谢产物更昔洛韦只有6%。而且，它极易溶于水且脂溶性低，则提示它在乳汁中的浓度较低。没有哺乳期母亲使用该药的数据，但婴儿的口服吸收率可能较低。

注意事项：美国疾病预防控制中心建议HIV-1感染的母亲停止哺乳以避免产后的HIV-1传播。

$T_{1/2}$	4 h	M/P	
T_{max}	1~3 h	PB	1%~2%
Oral	60%	Vd	0.7 L/kg
MW	390	pKa	7.6
RID			

成人注意事项：头痛、失眠、恶心、腹痛、腹泻、中性粒细胞减少、贫血、导管相

关的感染。

成人剂量：每日 450~900 mg。

儿童注意事项：目前没有经乳汁导致婴儿不良反应的报道。

婴儿监测内容：失眠、腹泻、中性粒细胞减少。

替代药物：

参考文献：

[1] Pharmaceutical manufacturer package insert. 2000.

缬沙坦(VALSARTAN)

商品名：Diovan
分　类：血管紧张素Ⅱ受体拮抗剂
LRC：L3 -没有数据-可能适用

缬沙坦是一种用于治疗高血压的新型血管紧张素Ⅱ受体拮抗剂[1,2]。它可进入啮齿动物的乳汁中，但没有哺乳期母亲使用的相关数据。如果病情需要，哺乳期母亲应该使用其他药物如雷米普利、拉贝洛尔、硝苯地平作为替代。产后初期哺乳的女性应该谨慎使用，特别是早产儿的母亲。

ACEI 类和某些血管紧张素Ⅱ受体阻滞剂禁用于妊娠期女性，因此近期有妊娠计划的女性应慎用。

$T_{1/2}$	6 h	M/P	
T_{max}	2~4 h	PB	95%
Oral	23%	Vd	0.24 L/kg
MW	435.5	pKa	8.15
RID			

成人注意事项：头痛、头晕、乏力、低血压、恶心、腹泻、便秘、肾功能异常/尿量异常、高钾血症。

成人剂量：每日 80~320 mg。

儿童注意事项：目前没有经乳汁导致婴儿不良反应的报道。

婴儿监测内容：疲倦、嗜睡、面色苍白、喂养不良、体重增加。

替代药物：雷米普利、依那普利、卡托普利。

参考文献：

[1] Pharmaceutical manufacturer prescribing information. 1999.

[2] McEvoy GE. AFHS Drug Information. New York：NY, 2003.

辛伐他汀(SIMVASTATIN)

商品名： Lipex, Zocor
分　类： 降血脂药
LRC： L3 -没有数据-可能适用

辛伐他汀是一种羟甲基戊二酸单酰辅酶 A(HMG-CoA)还原酶的抑制剂，可减少肝脏的胆固醇合成。其他他汀类药物已证实可分泌至人及啮齿动物的乳汁中，但尚无本品的数据资料[1]。本品在乳汁中的浓度较低，口服生物利用度也低，所以对婴儿的影响未知，他汀类可以减少胆固醇合成。

由于胆固醇及其生物合成过程中的其他产物是婴儿生长发育必需的物质，因此，目前尚不清楚本品在需要高胆固醇水平的母乳喂养婴儿中是否安全。建议在有更多的可用数据之前谨慎使用。

$T_{1/2}$		M/P	
T_{max}	1.3~2.4 h	PB	95%
Oral	<5%	Vd	
MW	419	pKa	
RID			

成人注意事项： 头痛、头晕、恶心、腹痛、便秘、肝功能变化、乏力、肌痛。

成人剂量： 每日 20~40 mg。

儿童注意事项； 尚无相关报道。

婴儿监测内容： 体重增加、生长发育。

替代药物：

参考文献：

[1] Drug Facts and Comparisons 1995 ed. ed. St：Louis, 1995.

辛弗林(SYNEPHRINE)

商品名： Advantra, Bitter Orange, Oxedrine
分　类： 减肥药
LRC： L4 -没有数据-有潜在危险

辛弗林是常用的非麻黄碱类减肥药。本品作为减肥药的有效性存在很大争议。暂无该药在哺乳期使用的相关数据。考虑到其化学结构和较小的分子量,该药可能会分泌到乳汁中。由于对辛弗林的药理作用知之甚少,所以,使用该药需谨慎。

$T_{1/2}$	2~3 h	M/P	
T_{max}	90 min	PB	
Oral	22%	Vd	376 L/kg
MW	167	pKa	9.3
RID			

成人注意事项: 心血管毒性、心肌梗死、心律失常、兴奋。

成人剂量:

儿童注意事项:

婴儿监测内容: 哺乳期不推荐使用。

替代药物:

参考文献:

辛卡酯(SINCALIDE)

商品名: Kinevac
分　类: 胃肠道药
LRC: L3 -没有数据-可能适用

辛卡酯是合成的胆囊收缩素的 C -端辛肽片段,是一种胰腺胃肠激素肽[1]。注射后可引起胆囊显著收缩。故被用于诊断及评价胆管和胆囊功能。在 X 射线显影下,胆囊大小减少 40%以上时,被认为收缩功能良好[2, 3]。辛卡酯的半衰期为 1.3 分钟,相对分子量为 1 143。从对大鼠进行的一项研究数据表明辛卡酯具有较大的分布容积,趋向于集中在肝脏、胰腺、上消化道和甲状腺。本品不会透过血脑屏障。

目前没有该药分泌至乳汁的数据,但根据其分子量高、血浆半衰期短和较大的分布容积,推测其进入乳汁的药量不会很多。因此认为辛卡酯可用于母乳喂养。用药后短暂停止哺乳(1~2 小时),可防止任何可能的不良反应。

$T_{1/2}$	1.3 min	M/P	
T_{max}	5~15 min	PB	
Oral	没有	Vd	分布广泛
MW	1 143	pKa	
RID			

成人注意事项： 胃肠不适、腹痛、恶心、便意、脸红、头晕和痉挛。

成人剂量： 0.02 μg/kg，不短于 30 秒。

儿童注意事项： 目前没有经乳汁引起婴儿不良反应的报道。

婴儿监测内容： 由于本品进入乳汁的可能性较小，用药后短暂停止哺乳（1~2 小时），可防止任何可能的不良反应。

替代药物：

参考文献：

[1] Pharmaceutical manufacturer Package Insert. 2003.

[2] Sturdevant RAL, Stern DH, Resin H, et al. Effect of graded doses of octapeptide of cholecystokinin on gallbladder size in man. Gastroenterology, 1973, 64(3): 452-456.

[3] Sargent EN, Meyers HI, Hubsher J. Cholecystokinetic cholecystography: efficacy and tolerance study of sincalide. Am J Roentgenol, 1976, 127: 267-271.

锌盐（ZINC SALTS）

商品名：

分　类： 金属类药物

LRC： L2-有限数据-可能适用

锌是细胞内酶功能所必需的基本元素。已经证明新生儿和早产儿缺锌可出现神经性厌食症、关节炎、腹泻、湿疹、复发性感染以及顽固性皮肤问题。成人每日推荐剂量（RDA）为 12~15 mg/d。平均口服补充剂量为 25~50 mg/d，更高的剂量可能导致胃炎。用于治疗感冒症状的剂量为平均每 2 小时服用 13.3 mg（锭剂）。推荐优先选用醋酸盐或葡萄糖酸盐，因为其对胃部的刺激较少并且吸收更好。不应使用硫酸锌。

过量摄取锌制剂是有害的。11 名健康男性每次服用 150 mg，每日 2 次，共服用 6 周，出现淋巴细胞和多形核白细胞功能的明显损伤，以及高密度脂蛋白胆固醇的显著降低。不建议鼻内使用锌盐，因为最近发现这种用法可能导致嗅觉细胞的损伤，导致完全失去嗅觉。

有趣的是，膳食中吸收的锌在哺乳期间几乎是受孕前的 2 倍。在一项对 13 名妇女的研究中，受孕前锌吸收平均为 14%，而在哺乳期为 25%[1]。虽然铁的补充可能减少锌的口服吸收，但是血清锌值在补充铁和没有补充铁的女性之间没有差异。婴儿通过母乳吸收的锌很高，平均为 41%，显著地高于大豆或牛奶配方中所吸收的量（分别为 14% 和 31%）。足月儿锌的最低日需要量从 0.3 至 0.5 mg/(kg·d) 不等[2]。从母乳中每日摄取的锌估算为每日 0.35 mg/(kg·d)，过了第一个 17 周后有所下降，因为较大的婴儿由于生长速度减慢，所需的锌也减少。每日补充 25～50 mg 可能是安全的，但不应过量使用。另一位作者认为母乳中锌的水平与母亲的血锌浓度或者膳食的锌摄取量无关[3]。其他身体器官(如肝脏和骨骼)的锌存贮也许是母乳中锌的来源。因此，口服更高水平的锌可能对母乳中锌的浓度影响极小，但是不建议超过每日推荐剂量使用。

成人注意事项：恶心、呕吐、腹泻。

成人剂量：每日 15 mg。推荐低剂量的葡萄糖酸盐。

儿童注意事项：目前没有经乳汁导致婴儿不良反应的报道。

婴儿监测内容：胃炎。

替代药物：

参考文献：

[1] Fung EB, Ritchie LD, Woodhouse LR, et al. Zinc absorption in women during pregnancy and lactation: a longitudinal study. Am J Clin Nutr, 1997, 66(1): 80－88.

[2] Drug Facts and Comparisons 1997 ed. ed. St: Louis, 1997.

[3] Krebs NF, Reidinger CJ, Hartley S, et al. Zinc supplementation during lactation: effects on maternal status and milk zinc concentrations. Am J Clin Nutr, 1995, 61(5): 1030－1036.

新霉素(NEOMYCIN)

商品名：Neo-Fradin

分　类：抗菌药物，氨基糖苷类

LRC：L3－没有数据－可能适用

新霉素是一种主要用于局部细菌感染的抗菌药物[1]，也用于肠道手术的术前准备。目前尚无本品在哺乳期母亲中足够且对照良好的相关研究及个案报道。然而，接触性皮炎是本品易出现的问题(10%的患者会发生)，因此本品不推荐用于哺乳期母亲，特别是用于乳头。

$T_{1/2}$	2～3 h(高剂量：12 h)	M/P	
T_{max}	1～4 h(PO)	PB	0～30%
Oral	0.6%～0.8%	Vd	0.36 L/kg
MW	614.6	pKa	12.29
RID			

成人注意事项：皮疹、瘙痒、恶心、呕吐、肾毒性、耳毒性、呼吸抑制。

成人剂量：

儿童注意事项：

婴儿监测内容：呕吐、腹泻、胃肠道菌群失调和皮疹。

替代药物：

参考文献：

[1] Pharmaceutical manufacturer prescribing information. 2011.

熊去氧胆酸(URSODIOL)

商品名：Actigall, Combidol, Destolit, Lithofalk, Urdox, Urso, Ursodeoxycholic acid, Ursogal

分　类：胃肠道用药

LRC：L3-没有数据-可能适用

熊去氧胆酸是一种用于溶解胆固醇结石的胆盐，人体内含有少量该物质。通过门脉循环，该药口服时几乎完全吸收，并几乎完全被肝脏摄取。熊去氧胆酸抑制肝脏合成和吸收胆固醇。肝脏摄取熊去氧胆酸后，它与甘氨酸或牛磺酸结合，再次分泌到肝内胆管。血浆中只发现少量熊去氧胆酸，且不太可能大量分泌到乳汁中[1]。然而目前仍缺乏哺乳用药的数据，只有少量胆盐出现在乳汁中[2]。母亲血浆中熊去氧胆酸药物浓度很低，因此乳汁中不太可能达到足以引起临床效应的浓度。

$T_{1/2}$		M/P	
T_{max}		PB	
Oral	90%	Vd	
MW	392	pKa	4.76
RID			

成人注意事项：失眠、头痛、头晕、恶心、呕吐、腹痛、胃肠胀气、便秘、腹泻、皮疹。

成人剂量：每日8~10 mg/kg，分3次口服。

儿童注意事项：目前没有经乳汁导致婴儿不良反应的报道。

婴儿监测内容：呕吐、腹泻、便秘。

替代药物：

参考文献：

[1] Bachrach WH, Hofmann AF. Ursodeoxycholic acid in the treatment of cholesterol cholelithiasis. part I. Dig Dis Sci, 1982, 27(8): 737-761.

[2] Forsyth JS, Ross PE, Bouchier IA. Bile salts in breast milk. Eur J Pediatr, 1983,

140(2): 126－127.

溴苯那敏(BROMPHENIRAMINE)

商品名: VaZol, Bromine, Dimetane Extentab, Dimetapp, Lodrane, J-Tan PD
分　类: 抗组胺药
LRC: L3－有限数据－可能适用

溴苯那敏是一种应用广泛的抗组胺药,常见于治疗咳嗽和感冒的复方制剂中。尽管只有极少量药物被转运入乳汁,但有一些报道显示哺乳期母亲使用本品时,母乳喂养的婴儿出现易怒、过度哭闹和睡眠障碍[1]。

注意:许多治疗咳嗽和感冒的复方制剂中含有伪麻黄碱,哺乳期母亲应尽可能避免使用。

$T_{1/2}$	24.9 h	M/P	
T_{max}	3.1 h	PB	
Oral	100%	Vd	11.7 L/kg
MW	319	pKa	3.9
RID			

成人注意事项: 嗜睡、黏膜干燥、情绪不稳、易怒、睡眠障碍。
成人剂量: 每次 4 mg,每 4~6 小时 1 次。
儿童注意事项: 有易怒、过度哭闹和睡眠障碍的报道。
婴儿监测内容: 嗜睡、易怒、睡眠障碍、口干。
替代药物: 氯雷他定、西替利嗪。
参考文献:

[1] Paton DM, Webster DR. Clinical pharmacokinetics of H1－receptor antagonists (the antihistamines). Clin Pharmacokinet, 1985, 10(6): 477－497.

溴吡斯的明(PYRIDOSTIGMINE)

商品名: Mestinon, Regonol
分　类: 拟胆碱能药
LRC: L2－有限数据－可能适用

溴吡斯的明是有效的胆碱酯酶抑制剂,用于兴奋肌肉以治疗重症肌无力。在一项研究中,两位母亲每日分别接受 120~300 mg 的药物,乳汁药物浓度波动于 5~25 μg/L[1]。计算得出的乳汁/血浆比值为 0.36~1.13。婴儿未出现胆碱能不良反应，并且婴儿血浆中也没有检测出溴吡斯的明。

因为本品口服生物利用度非常低（10%～20%），哺乳婴儿实际摄入的药量明显低于前面提到的浓度。值得注意的是本品的用药剂量个体差异很大，每日总剂量可以高达600 mg（分次口服）。研究人员估计婴儿每日摄入的总剂量是母亲剂量的0.1%或更少。

$T_{1/2}$	3.3 h	M/P	0.36～1.13
T_{max}	1～2 h	PB	不结合
Oral	10%～20%	Vd	0.53～1.76 L/kg
MW	261	pKa	
RID	0.09%		

成人注意事项：头痛、头晕、嗜睡、意识丧失、癫痫发作、心律失常、支气管痉挛、腹部痛性痉挛、呕吐、腹泻、尿急和乏力。

成人剂量：每次60～180 mg，每日2～4次。

儿童注意事项：目前没有经乳汁导致婴儿不良反应的报道。

婴儿监测内容：睡眠不佳、烦躁不安、唾液分泌过多、呕吐、腹泻、体重增加不佳和虚弱。

替代药物：

参考文献：

[1] Hardell LI, Lindstrom B, Lonnerholm G, et al. Pyridostigmine in human breast milk. Br J Clin Pharmacol, 1982, 14(4): 565－567.

溴莫尼定（BRIMONIDINE）

商品名：Alphagan, Combigan, Enidin, Mirvaso
分　类：α－受体激动剂
LRC：L3－没有数据－可能适用

溴莫尼定是一种选择性α_2－肾上腺素受体激动剂，通过减少房水的生成以及增加葡萄膜巩膜的循环，从而降低开角型青光眼的眼压[1]；也可外用治疗酒糟鼻。一项临床试验纳入24名成人面部红斑患者，评估溴莫尼定外用凝胶的吸收情况，研究中所有受试者每日在整个面部涂上溴莫尼定外用凝胶（Mirvaso）1 g，疗程29天，分别在第1、15、29天进行药代动力学检测，第15天血浆药物浓度达到峰值（46±62 pg/ml）[2]。

目前尚无本品转运到人乳的数据，其药代动力学特征表现出乳汁分布的明显倾向,但是其程度不确定,可能存在个体差异。成人及婴儿的口服生物利用度尚不明确。

$T_{1/2}$	2 h	M/P	
T_{max}	0.5~2.5 h	PB	未知
Oral	未知	Vd	
MW	442	pKa	7.4
RID			

成人注意事项: 过敏性结膜炎、结膜充血、眼内瘙痒或灼烧感、视力减退、味觉异常、口干、高血压。外用制剂可引起局部红斑或痤疮恶化。

成人剂量: 每次每只眼睛 1 滴,每日 3 次。外用时按需调整。

儿童注意事项: 目前没有哺乳期应用出现不良反应的报道。

婴儿监测内容: 嗜睡、难醒喂养、口干。

替代药物:

参考文献:

[1] Pharmaceutical manufacturer prescribing information. Allergan, 2013.

[2] Pharmaceutical manufacturer prescribing information. Galderma Laboratories. 2013.

溴隐亭(BROMOCRIPTINE)

商品名: Parlodel, Bromolactin, Kripton

分　类: 抗帕金森药

LRC: L5 -有限数据-危险

甲磺酸溴隐亭是一种抗帕金森病的合成麦角生物碱,可抑制催乳素分泌,从而影响生理性泌乳。单剂量用药后,可抑制母体血清催乳素水平达 14 小时。溴隐亭进入人体后大部分被肝脏的首过效应消除,血清中仅余 6%。

由于高致死性,FDA 不再批准其用于抑制泌乳。但尽管不良反应多见,推荐使用新的药物,本品仍偶尔用于哺乳期的高催乳素血症患者[1,2]。有研究显示,垂体瘤患者使用溴隐亭期间进行哺乳,婴儿未受到不良影响[3,4]。

2015 年法国药物警戒机构发表了一篇使用溴隐亭停止泌乳相关不良事件的综述[5],文中报道严重不良反应 105 例,涉及心血管系统(70.5%)、神经系统(14.4%)与精神系统(8.6%);报道死亡事件 2 例,一名 32 岁女性出现心肌梗死并心律失常,一名 21 岁女性出现缺血性脑卒中。

虽然不再推荐常规使用药物抑制泌乳,但如果必需用药时,建议首选卡麦角林而不是溴隐亭。

$T_{1/2}$	5 h	M/P	
T_{max}	0. 4~4. 5 h	PB	90%~96%
Oral	<28%	Vd	0. 87 L/kg
MW	750	pKa	
RID			

成人注意事项：头晕、头痛、幻觉、精神错乱、意识错乱、脑卒中、低血压、高血压、心肌梗死、恶心、腹痛、腹泻。由于出现许多致死性报道，本品不再被批准用于产后抑制泌乳。

成人剂量：每次 1. 25~2. 5 mg，每日 2~3 次。

儿童注意事项：没有经过乳汁引起婴儿直接毒性的相关报道，但应慎重使用。

婴儿监测内容：可减少乳汁分泌，不建议哺乳期使用。

替代药物：卡麦角林。

参考文献：

[1] Meese MG. Reassessment of bromocriptine use for lactation suppression. P and T, 1992, 17: 1003 - 1004.

[2] Spalding G. Bromocriptine (Parlodel) for suppression of lactation. Aust N Z J Obstet Gynaecol, 1991, 31(4): 344 - 345.

[3] Canales ES, Garcia IC, Ruiz JE, et al. Bromocriptine as prophylactic therapy in prolactinoma during pregnancy. Fertil Steril, 1981, 36(4): 524 - 526.

[4] Verma S, Shah D, Faridi MMA. Breastfeeding a Baby with Mother on Bromocriptine. Indian J Pediatr, 2006, 73(5): 435 - 436.

[5] Bernard N, Jantzem H, Pecriaux C, et al. Severe adverse effects of bromocriptine in lactation inhibition: a pharmacovigilance survey. BJOG, 2015, 122: 1244 - 1251.

血管加压素(VASOPRESSIN)

商品名：Pitresin, Pitressin, Pressyn

分　类：血管加压药

LRC：L3 -没有数据-可能适用

血管加压素，又名抗利尿激素，是一种由垂体后叶分泌的小肽(8 个氨基酸)[1]。本品可以通过对肾脏产生作用而减少尿量。虽然本品可能在一定程度上进入人乳，但它在胃肠道中很快被胰蛋白酶破坏，所以必须通过注射或经鼻用药。因此，母乳喂养的婴儿不太可能通过乳汁口服吸收。去氨加压素(Desmopressin)与其相似，已有报道其乳汁中的浓度非常低。

$T_{1/2}$	10~20 min	M/P	
T_{max}	1 h	PB	
Oral	0	Vd	
MW		pKa	8
RID			

成人注意事项：血压升高、水潴留、水肿、出汗、震颤和心动过缓。

成人剂量：每日 5~10 U。

儿童注意事项：目前没有经乳汁导致婴儿不良反应的报道。

婴儿监测内容：

替代药物：

参考文献：

[1] McEvoy GE. AFHS Drug Information. New York：NY，2003.

Y

亚胺培南+西司他丁(IMIPENEM+CILASTATIN)

商品名: Primaxin
分　类: 抗菌药物,碳青霉烯类
LRC: L3 -没有数据-可能适用

亚胺培南+西司他丁是一种抗菌药物复方制剂,用于治疗多种感染,包括骨关节感染、皮肤及皮下感染、下呼吸道感染和全身性的细菌感染[1,2]。本品用于哺乳期母亲的经验有限,然而并没有证据表明使用本品会使母乳喂养的婴儿发生不良反应。亚胺培南结构上类似于青霉素,加用西司他丁可以延长其半衰期。亚胺培南和西司他丁口服吸收差,必须肌内注射或静脉注射。本品可能有极小量进入母乳,但没有数据证实。如果治疗需要,推荐使用美罗培南(另一种碳青霉烯类抗菌药),因为已知美罗培南在乳汁中的浓度非常低。

$T_{1/2}$	60 min	M/P	
T_{max}	即刻(IV)	PB	亚胺培南/西司他丁:20%/40%
Oral	极少	Vd	广泛分布
MW	亚胺培南/西司他丁:317/380	pKa	
RID			

成人注意事项: 癫痫发作、发热、头晕、嗜睡、低血压、恶心、腹泻、呕吐、腹痛、肝功能异常、全血细胞减少。

成人剂量: 每次 500 mg,每 6 小时 1 次,静脉注射。

儿童注意事项: 目前没有经乳汁导致婴儿不良反应的报道。新生儿和儿童用药安全性已确定。

婴儿监测内容: 呕吐、腹泻、肠道菌群失调、皮疹。

替代药物: 美罗培南。

参考文献:

[1] Pharmaceutical manufacturer prescribing information. 1995.

[2] McEvoy GE. AFHS Drug Information. New York: NY, 2003.

亚甲蓝(METHYLENE BLUE)

商品名: Atrosept, Dolsed, Prosed, Urimar-T
分　类: 诊断试剂,其他
LRC: L5 -没有数据-危险

亚甲蓝是一种用于诊断试剂的蓝色染料。可用于治疗药物诱导的高铁血红蛋白血症,并在肿瘤科中用于预防异环磷酰胺诱导的脑病。尚无本品转运至乳汁中的数据,但预计有一部分药物会从乳汁中分泌。口服吸收率常常变化(波动范围为 53%~97%)[1,2]。表观半衰期在人体约为 5.25 小时,因此可建议用药后中断母乳喂养 24 小时。

$T_{1/2}$	5.25 h	M/P	
T_{max}		PB	
Oral		Vd	
MW	319	pKa	3.8
RID			

成人注意事项: 心律失常、高血压、出汗、皮肤变色、恶性高热、恶心、呕吐、腹泻。
成人剂量: 静脉注射 0.1~0.2 ml/kg,因适应证而异。
儿童注意事项: 没有经乳汁导致婴儿不良反应的报道。口服吸收差。
婴儿监测内容:
替代药物:
参考文献:

[1] Peter C, Hongwan D, Kupfer A, et al. Pharmacokinetics and organ distribution of intravenous and oral methylene blue. Eur J Clin Pharmacol, 2000, 56(3): 247-250.

亚叶酸钙(LEUCOVORIN CALCIUM)

商品名: Fusilev
分　类: 维生素
LRC: L3 -没有数据-可能适用

亚叶酸是叶酸的活性形式,也是熟知的甲氨蝶呤的解救药。它的活性形式为叶酸,活性代谢产物为 5 -甲基四氢叶酸。口服叶酸可使血浆中的叶酸活性显著增加。利用亚叶酸的这个性质可用于甲氨蝶呤中毒或其他抗叶酸药物如乙胺嘧啶和甲氧苄啶中毒的治疗。亚叶酸还可用于叶酸缺乏导致的巨细胞性贫血以及晚期结直肠癌的治疗[1]。目前,尚无关于亚叶酸分泌至乳汁中的研究。然而,考虑到亚叶酸从根本上是叶酸的活性形式,而叶酸是生理性的营养元素。亚叶酸不太可能对母乳喂养的婴儿造成显著的伤害。当哺乳期使用这个药物,需考虑有无使用指征。如果是处理另外一种药物的不良反应,需考虑在哺乳期使用的适宜性。

$T_{1/2}$	3.5 ~ 5.7 h (PO), 6.2 h (IV、IM)	M/P	
T_{max}	1.72 ~ 2.3 h (PO), 52 min(IM), 10 min (IV)	PB	
Oral	97%	Vd	
MW	511.51	pKa	
RID			

成人注意事项: 腹泻、恶心、呕吐、口腔炎、疲劳和超敏反应。

成人剂量: 口服剂量不超过 25 mg。

儿童注意事项:

婴儿监测内容: 恶心、腹泻。

替代药物:

参考文献:

[1] Pharmaceutical manufacturer prescribing information. 2011.

氧氟沙星(OFLOXACIN)

商品名: Floxin, Ocuflox, Tarivid
分　类: 抗菌药物,喹诺酮类
LRC: L2 -有限数据-可能适用

氧氟沙星是一种典型的喹诺酮类抗菌药物。据报道,乳汁中药物浓度与母体血药浓度相当。在一项研究中,哺乳期母亲每次口服 400 mg 氧氟沙星,每日 2 次,乳汁中平均药物浓度为 0.05~2.41 mg/L(分别是服药后 24 h 和 2 h 的浓度)[1]。给予单剂量氧氟沙星 24 小时后在乳汁中仍可以检测到药物。由于氟喹诺酮类药物在儿科和哺乳期母亲中用药安全性数据有限,若存在替代药物,不推荐哺乳期母亲使用此类药物[2]。

在局部滴眼治疗 10 天后,发现氧氟沙星最大血药浓度较给予标准口服剂量后所测得的血药浓度低 1 000 倍以上[2]。

$T_{1/2}$	5~7 h	M/P	0. 98~1. 66
T_{max}	0. 5~2 h	PB	32%
Oral	98%	Vd	1. 4 L/kg
MW	361	pKa	
RID	3. 1%		

成人注意事项：恶心、呕吐、腹泻、腹部绞痛、胃肠道出血。

成人剂量：每次 200~400 mg,每日 2 次。

儿童注意事项：尚无报道,但需警惕。

婴儿监测内容：呕吐、腹泻、胃肠道菌群失调和皮疹。

替代药物：诺氟沙星、环丙沙星。

参考文献：

[1] Giamarellou H, Kolokythas E, Petrikkos G, et al. Pharmacokinetics of three newer quinolones in pregnant and lactating women. Am J Med, 1989, 87(5A): 49S-51S.

[2] Pharmaceutical manufacturer's prescribing information. 2010.

氧化锌(ZINC OXIDE)

商品名：

分　类：金属

LRC：L2-有限数据-可能适用

氧化锌是一种在许多局部用制剂以及食物添加剂中的金属化合物。大鼠的研究表明,每日摄入不超过 38 mg 的膳食氧化锌或其他有机锌盐对母乳喂养幼鼠没有影响[1]。锌毒性以及金属烟雾热可以表现为发热、寒战、肌肉酸痛、呕吐和身体不适,并且可能会降低产奶量[2]。氧化锌的皮肤吸收量极小[3]。在给予 40%氧化锌软膏后,血清中的锌含量没有出现统计学意义的上升[4]。

$T_{1/2}$		M/P	
T_{max}		PB	
Oral	41%	Vd	
MW		pKa	
RID			

成人注意事项：外用含锌制剂可能会导致刺激和皮肤过敏。口服摄入可能引起胃肠不适（恶心、呕吐、腹泻）。

成人剂量：皮肤：每日数次，用于病变部位；口服：每日 25~50 mg。

儿童注意事项：

婴儿监测内容：胃炎。

替代药物：

参考文献：

[1] Thompson PK, Marsh M, Drinker KR. The effect of zinc administration upon reproduction and growth in the albino rat, together with a demonstration of the constant concentration of zinc in a given species, regardless of age. Am J Physiol, 1927, 80: 65 - 74.

[2] HSDB. Hazardous Substances Data Bank. National Library of Medicine. Bethesda, MD (Internet Version). Edition expires 2001; provided by Thomson Healthcare Inc., Greenwood Village, CO.

[3] TERIS. Teratogen Information System database. CD-ROM Version. 28. University of Washington. Seattle, WA (Internet Version). Edition expires 4/30/1996; provided by Thomson Healthcare Inc., Greenwood Village, CO.

[4] Derry JE, McLean WM, Freeman JB. A study of percutaneous absorption from topically applied zinc oxide ointment. J Parent Enteral Nutr, 1983, 7: 131 - 135.

氧化亚氮（NITROUS OXIDE）

商品名：Entonox
分　类：麻醉药
LRC：L3 -没有数据-可能适用

氧化亚氮是一种弱麻醉气体，镇痛效果好，但麻醉作用弱。因本品可通过肺泡与氮气快速交换（几分钟内），故可从机体快速清除[1,2]。3~5 min 内作用消失。由于本品脂溶性差，脂肪组织分布相对较差，停止吸入氧化亚氮后血液循环中仅残留极少量。目前尚无氧化亚氮转运入人乳的研究数据。经由乳汁口服摄入氧化亚氮的可能性极小。

$T_{1/2}$		M/P	
T_{max}	15 min	PB	
Oral	差	Vd	
MW	44	pKa	
RID			

成人注意事项：长期接触可产生骨髓抑制、头痛、低血压和心动过缓。

成人剂量：吸入50%氧化亚氮和50%氧气的混合气体。

儿童注意事项：目前没有经乳汁导致婴儿不良反应的报道。

婴儿监测内容：镇静。

替代药物：

参考文献：

[1] General Anesthetics//Drug Evaluations Annual 1995. American Medical Association, 1995.

[2] Adriani J. General Anesthetics//Clinical Management of Poisoning and Drug Overdose. W. B. Saunders & Co, 1983.

叶黄素(LUTEIN)

商品名：Carotenoids
分　类：膳食补充剂
LRC：L3-没有数据-可能适用

叶黄素是叶黄素类胡萝卜素，是视网膜和眼晶状体中的主要类胡萝卜素。母乳是母乳喂养婴儿叶黄素的主要来源。在一项研究中，当哺乳期母亲每日摄入1 209~1 258 μg的叶黄素，在第3天和第30天乳汁中的叶黄素浓度分别为159 μg/L和62.6 μg/L[1]。目前没有在哺乳期母亲中进行的对照试验，但婴儿发生不良反应的风险可能很低。仅当潜在的益处大于风险时，可考虑给予叶黄素。

$T_{1/2}$		M/P	
T_{max}		PB	
Oral		Vd	
MW	569	pKa	18.22
RID	52.2%~138.2%		

成人注意事项：尚未报道。

成人剂量：每日2~6 mg。

儿童注意事项：

婴儿监测内容：

替代药物：

参考文献：

[1] Cena H, Castellazzi AM, Pietri A, et al. Lutein concentration in human milk during early lactation and its relationship with dietary lutein intake. Public Health Nutr., 2009, 12(10): 1878-1884. Epub 2009 Feb 16.

叶酸(FOLIC ACID)

商品名: Bioglan Daily, Folacin, Folvite, Megafol, Wellcovorin
分　类: 维生素
LRC: L1 -有限数据-适用

叶酸是一种必需的维生素。孕妇、服用抗癫痫药或避孕药者是最易缺乏叶酸的人群。强烈建议备孕女性使用叶酸补充剂以减少神经管畸形的发生。即使母体缺乏叶酸,叶酸也会主动分泌进入乳汁[1]。如果母亲膳食合理,一般不需要额外补充叶酸。婴儿可以从正常的乳汁中获得所需的全部叶酸。Cooperman 发现叶酸在初乳、过渡乳和成熟乳中的含量分别为 15.2 ng/ml、16.3 ng/ml、33.4 ng/ml[2]。在一项研究中,11 名哺乳期母亲服用叶酸 0.8~1 mg/d,分泌到乳汁中的叶酸量平均为 45.6 ng/ml[3]。一般不推荐在孕前或怀孕期间过量补充叶酸(> 1 mg/d)。服用抗癫痫药的患者通常需补充叶酸 4 mg/d。这种剂量一般没有危险。

$T_{1/2}$		M/P	
T_{max}	30~60 min	PB	
Oral	76%~93%	Vd	
MW	441	pKa	4.17
RID			

成人注意事项: 过敏,皮疹,恶心,厌食,口苦。

成人剂量: 每日 0.4~0.8 mg。

儿童注意事项: 尚无报道。

婴儿监测内容:

替代药物:

参考文献:

[1] Cooperman JM, Dweck HS, Newman LJ, et al. The folate in human milk. Am J Clin Nutr, 1982, 36(4): 576-580.

[2] Tamura T, Yoshimura Y, Arakawa T. Human milk folate and folate status in lactating mothers and their infants. Am J Clin Nutr, 1980, 33(2): 193-197.

[3] Smith AM, Picciano MF, Deering RH. Folate supplementation during lactation: maternal folate status, human milk folate content, and their relationship to infant folate status. J Pediatr Gastroenterol Nutr, 1983, 2(4): 622-628.

伊班膦酸盐(IBANDRONATE)

商品名: Boniva
分　类: 钙调节药
LRC: L3 -没有数据-可能适用

伊班膦酸盐是一种抑制破骨细胞介导的骨吸收作用的双膦酸盐,因此它被用于治疗和预防绝经后骨质疏松症[1]。口服或静脉用药后,40%~50%的药物从循环中快速消除并与骨组织结合。在静脉用药 3 小时内或在口服用药 8 小时内血浆药物浓度降至峰值的 10%。目前还不知道伊班膦酸钠是否能转运到人乳中。当用于哺乳期大鼠时,乳汁中的伊班膦酸盐浓度是血浆浓度的 1.5 倍。一篇关于其药代动力学特征的综述表明,由于其相对较高的蛋白结合率和较低的口服生物利用度,该药物可能不能达到有临床意义的婴儿血浆药物水平。然而,在有更多的关于伊班膦酸盐转运到人乳的相关数据之前,都应建议母乳喂养的母亲谨慎用药。

$T_{1/2}$	4.6~25.5 h	M/P	
T_{max}	0.5~2 h	PB	85.7%~99.5%
Oral	0.6%	Vd	1.23 L/kg
MW	359.24	pKa	
RID			

成人注意事项: 头痛、头晕、失眠、高血压、腹痛、消化不良、呕吐、便秘、高胆固醇血症、颌骨坏死、背部疼痛。

成人剂量: 静脉注射: 3 mg/次,每 3 月 1 次。口服: 150 mg/次,每月 1 次。

儿童注意事项:

婴儿监测内容: 睡眠变化、呕吐、腹泻或便秘。

替代药物: 阿伦磷酸钠,帕米磷酸钠。

参考文献:

[1] Pharmaceutical manufacturer prescribing information. 2011.

伊拉地平(ISRADIPINE)

商品名: DynaCirc, Vascal
分　类: 钙通道阻滞剂
LRC: L3 -没有数据-可能适用

伊拉地平是一种钙通道阻滞剂,用于治疗高血压[1]。伊拉地平是否分泌到母乳中尚不清楚。虽然此药具有很高的蛋白结合率,具有很高分布容积,首过效应明显(生物利用度低)等特点,但其他钙通道阻滞剂依然是最佳的选择,因为它们转入乳汁中的量更低(见硝苯地平)。

$T_{1/2}$	8 h	M/P	
T_{max}	1.5 h	PB	95%
Oral	15%~24%	Vd	3 L/kg
MW	371	pKa	
RID			

成人注意事项: 头痛、头晕、乏力、低血压、心悸、呼吸困难、恶心、呕吐、腹泻、水肿。

成人剂量: 2.5~10 mg,每日 2 次。

儿童注意事项: 目前没有报道。

婴儿监测内容: 困倦、嗜睡、面色苍白、喂养困难、体重增加。

替代药物: 硝苯地平,维拉帕米,尼莫地平。

参考文献:

[1] Pharmaceutical manufacturer prescribing information. 2014.

伊洛前列素(ILOPROST)

商品名: Ventavis
分　类: 降血压药
LRC: L3 -没有数据-可能适用

伊洛前列素是用于治疗肺动脉高压的前列腺素[1]。该药物可扩张全身和肺动脉血管,长期使用伊洛前列素可以降低肺血管阻力并抑制血管平滑肌增殖。这种药物雾化吸入时还会影响血小板聚集。

目前没有关于伊洛前列素进入人乳相关的数据。当静脉给予哺乳期大鼠 1 mg/(kg·d)的药物时,发现他们的幼鼠有较高的死亡风险。当给予大鼠口服剂量为 250 mg/(kg·d)(为母体中毒剂量的 13%)的伊洛前列素时,它们的幼鼠也被发现有较高的死亡风险。在啮齿动物的母乳中仅发现了不到 1%的前列素 IV 及其代谢物。在母乳喂养的啮齿动物中没有出现产后发育异常或生殖并发症。

$T_{1/2}$	20~30 min	M/P	
T_{max}	5 min	PB	60%
Oral		Vd	0.7~0.8 L/kg
MW	360.49	pKa	
RID			

成人注意事项：头痛、失眠、潮红、昏厥、低血压、心悸、下颚疼痛、呕吐、肝肾功能异常、流感样症状。

成人剂量：每次 5 μg，每日 6~9 次，吸入用药。

儿童注意事项：目前没有经乳汁导致婴儿不良反应的报道。

婴儿监测内容：嗜睡、昏睡或失眠、苍白、喂养不良、呕吐和体重增加。

替代药物：

参考文献：

[1] Pharmaceutical manufacturer prescribing information, 2013.

伊马替尼(IMATINIB)

商品名：Gleevec
分　类：抗肿瘤药
LRC：L4-没有数据-有潜在危险

甲磺酸伊马替尼是一种酪氨酸激酶抑制剂，用于治疗几种不同类型的肿瘤以及白血病。母体的药物半衰期约为 18 小时，而其活性代谢物 N-去甲基衍生物的半衰期约为 40 小时[1]。

目前有 4 例关于哺乳期母亲服用伊马替尼的报道。然而，只有一位妇女母乳喂养她的婴儿。第一例病例报告是关于一位 40 岁的慢性白血病(CML)女性，每日服用 1 次 400 mg 伊马替尼。在其产后 4 周取用药之前及用药后 1、2、3、4 和 9 小时的血浆和母乳样品[2]，测试样品中的伊马替尼及其主要活性代谢物(N-去甲基衍生物)的浓度。药物及其代谢物的稳态血浓度分别为 3~3.2 μg/ml 和 0.8~1.1 μg/ml。药物及其代谢物的稳态母乳浓度分别为 1.1~1.4 μg/ml 和 0.8 μg/ml。作者在产后两个月时重复取样的结果相似。伊马替尼的母乳-血浆比为 0.5，其代谢物为 0.9，每日婴儿剂量约为 3 mg 或为母体剂量的 10%。虽然本例报告的婴儿是母乳喂养的，但没有提供关于婴儿监测或健康状况的信息。

在第二例报告中，一名妇女每日也接受 400 mg 的伊马替尼[3]。这次在产后第 7 天服药后 15 小时检测母乳药物浓度。伊马替尼的浓度为 596 ng/ml,活性代谢物为 1 513 ng/ml。这项研究还估测平均婴儿日剂量相当小,约为 1. 2~2 mg。本例报道的婴儿没有接受母乳喂养。

在第三例报告中,一名 34 岁的 CML 女性每日服用 400 mg 的伊马替尼。该妇女没有母乳喂养其婴儿,但提供了其产后 171 个小时的母乳样品[4]。在第二天母乳中的药物浓度达到稳态。第 51 小时的伊马替尼血浓度为 2 010 ng/ml,其活性代谢物为 284 ng/ml。第 51 小时的母乳中药物和活性代谢物浓度分别为 1 153 ng/ml 和 1 024 ng/ml。第 171 小时的伊马替尼浓度降至 797 ng/ml,代谢物浓度维持在 1 052 ng/ml。

第四例报告涉及一名 27 岁的 CML 女性,每日服用伊马替尼 400 mg。该妇女没有母乳喂养她的婴儿,但提供了产后第 7、14、15 和 16 天的母乳样品[5]。产后第 2 天用药 12 小时后的伊马替尼母体血浓度为 2 385 ng/ml。母乳药物浓度在第 7 天用药后 14 小时低至 1 430 ng/ml,在第 14 天用药后 10 小时高达 2 623 ng/ml。

虽然与常规的母体剂量相比,每日婴儿剂量估计较低,但长期暴露于低剂量伊马替尼的影响尚不可知,并且由于存在潜在的严重后遗症(感染、肝功能异常等),应认真权衡母乳喂养的益处与伊马替尼暴露的风险。应暂停母乳喂养至少 10 天。

$T_{1/2}$	10~40 h	M/P	0. 5/0. 9(代谢物)
T_{max}	2~4 h	PB	95%
Oral	98%	Vd	
MW	590	pKa	12. 45
RID	5. 54%~6. 89%		

成人注意事项:头痛、疲劳、失眠、头晕、脱发、低血压、黏膜炎、消化不良、恶心、呕吐、便秘、肝肾功异常、电解质紊乱、白细胞减少、中性粒细胞减少、血小板减少、贫血、瘙痒、水肿。

成人剂量:每日 400~800 mg。

儿童注意事项:目前没有经乳汁导致婴儿不良反应的报道。

婴儿监测内容:发热、频繁感染、睡眠异常、食量或体重增加。基于临床症状,一些婴儿可能需要监测其血常规或肝功能。治疗后需停止母乳喂养至少 10 天。

替代药物:

参考文献：

[1] Pharmaceutical manufacturer Package Insert. 2010.

[2] Gambacorti-Passerini CB, Tornaghi L, Marangon E, et al. Imatinib concentrations in human milk. Blood, 2007, 109(4): 1790.

[3] Russell MA, Carpenter MW, Akhtar MS, et al. Imatinib mesylate and metabolite concentrations in maternal blood, umbilical cord blood, placenta and breast milk. J of Perinatology, 2007, 27: 241 - 243.

[4] Kronenberger R, Schleyer E, Bornhauser M, et al. Imatinib in breast milk. Ann Hematol, 2009, 88: 1265 - 1266.

[5] Ali R, Ozkalemkas F, Kimya Y, et al. Imatinib use during pregnancy and breast feeding: a case report and review of the literature. Arch Gynecol Obstet, 2009, 280: 169 - 175.

伊潘立酮(ILOPERIDONE)

商品名： Fanapt
分　类： 抗精神病药,非典型
LRC： L3 -没有数据-可能适用

伊潘立酮是用于治疗精神分裂症的非典型抗精神病药物[1]。伊潘立酮的剂量应缓慢增加,每日 2 次,以减少药物造成的直立性低血压等不良反应的发生。伊潘立酮也可能导致 QT 间期的延长,并且可能引起白细胞减少、中性白细胞减少及粒细胞缺乏,因此,需要在初始治疗期间监测 ECG 和血常规。没有关于哺乳期使用伊潘立酮的研究,但已知其能分泌到大鼠乳汁中。基于其分布容积较大且蛋白结合较高,可能难以进入母乳。应该注意的是,这种药物的确具有很长的半衰期,而且关于其用于哺乳期母亲的信息很少,因此应考虑其他具有更多泌乳数据的替代药物(如利培酮,喹硫平)[2]。

$T_{1/2}$	18~33 h	M/P	
T_{max}	2~4 h	PB	95%
Oral	96%	Vd	19~40 L/kg
MW	426.5	pKa	
RID			

成人注意事项： 眩晕、嗜睡、直立性低血压、心动过速、口干、恶心、体重增加、锥体外系症状。

成人剂量： 每次 6~12 mg,每日 2 次,口服。

儿童注意事项：

婴儿监测内容：镇静或烦躁不安、呼吸暂停、口干、难醒喂养/喂养困难、锥体外系症状和体重增加。

替代药物：利培酮，喹硫平，阿立哌唑。

参考文献：

[1] Pharmaceutical manufacturer prescribing information. 2010.

[2] Howland RH. Update on newer antipsychotic drugs. J Psychosoc Nurs Ment Health Serv, 2011, 49(4): 13-5. doi: 10.3928/02793695-20110311-99.

伊匹单抗(IPILIMUMAB)

商品名：Yervoy

分　类：单克隆抗体

LRC：L4-有限数据-有潜在危险

伊匹单抗是一种与人细胞毒性T-淋巴细胞抗原4结合的IgG1单克隆抗体[1]。它们的相互作用能促进抗肿瘤免疫反应。伊匹单抗用于治疗不可切除或转移性黑色素瘤。

到目前为止，只有一例案例报道了一名女性在产后给予伊匹单抗3 mg/kg静脉注射，每3周1次，共4剂[2]。输注后约5天，母乳中的含量增加，并随后续剂量持续增加。母乳中的峰浓度和谷浓度分别为147 ng/ml和41 ng/ml。母乳中平均水平为75.36 ng/ml，对应平均婴儿剂量为53 481 ng/d。在母亲治疗的84天中，作者进一步测定婴儿接受的药物量为4.5 mg。在这个案例中，母亲被要求不要母乳喂养直到停药3周后，因此这种药物在哺乳期的安全性还不得而知。

虽然这种药物的分子量非常大，母乳中的含量似乎很低，目前没有关于在母乳喂养母亲中使用免疫调节药物的安全性的长期数据。此外，目前的数据表明，其他IgG药物确实能转运到母乳中，或许还有母乳喂养的婴儿中。因此，建议妇女在权衡哺乳期使用这种药物的利弊后谨慎使用。

$T_{1/2}$	14.7 d	M/P	
T_{max}		PB	
Oral	低	Vd	0.1 L/kg
MW	148 000	pKa	
RID			

成人注意事项：头痛、疲劳、发热、呼吸急促、甲状腺功能减退、垂体炎、厌食、恶心、呕吐、腹泻或便秘、腹痛、肝功能异常、贫血、瘙痒、严重皮疹。

成人剂量：静脉注射 3 mg/kg，每次静滴超过 90 分钟，每 3 周 1 次。

儿童注意事项：目前没有经乳汁导致婴儿不良反应的报道。

婴儿监测内容：发热、频繁感染、喂养变化或体重增加。根据临床症状，一些婴儿可能需要监测血液学，甲状腺或肝功能。

替代药物：

参考文献：

[1] Pharmaceutical manufacturer prescribing information. 2011.

[2] Ross E, Robinson SE, Amato C, et al. Therapeutic monoclonal antibodies in human breast milk: a case study. Melanoma Research, 2014, 24: 177－180.

伊曲康唑（ITRACONAZOLE）

商品名：Sporanox

分　类：抗真菌药

LRC：L3－有限数据－可能适用

伊曲康唑是一种广谱抗真菌药。它在体内被代谢为羟基伊曲康唑，一种活性代谢产物[1]。伊曲康唑具有很大的分布容积，大量（与血浆相比，20 倍）浓缩在脂肪组织、肝脏、肾脏和皮肤。在两名妇女每隔 12 小时口服伊曲康唑 200 mg 的研究中，第二次用药后第 4、24 和 48 小时的乳汁中的平均浓度分别为 70 μg/L、28 μg/L 和 16 μg/L[2]。72 小时后，一个母亲的伊曲康唑的浓度为 20 μg/L，另一个母亲的水平不可检测。在 4、24 和 48 小时，乳汁与血浆比分别为 0.51、1.61 和 1.77。然而，因为伊曲康唑的吸收需要酸性环境，婴儿通过口服吸收是不太可能的，乳汁中亦不太可能。据报道伊曲康唑可导致刚出生的动物出现明显的骨缺损，它不能作为儿科用药。在进一步研究之前，氟康唑可能是母乳喂养母亲的首选。

$T_{1/2}$	64 h	M/P	0.51～1.77
T_{max}	4 h	PB	99.8%
Oral	55%	Vd	10 L/kg
MW	706	pKa	
RID	0.2%		

成人注意事项：头晕、高血压、恶心、呕吐、腹泻、上腹痛、肝酶上升、皮疹。

成人剂量：每日 200～400 mg。

儿童注意事项：目前没有经乳汁导致婴儿不良反应的报道。通过乳汁吸收也不太可能。

婴儿监测内容：呕吐、腹泻。

替代药物：氟康唑。

参考文献：

[1] Pharmaceutical manufacturer prescribing information. 2011.

[2] Janssen Pharmaceuticals, personal communication. 1996.

伊维菌素（IVERMECTIN）

商品名：Mectizan，Stromectol，Sklice Lotion

分　类：驱虫药

LRC：L3-有限数据-可能适用

伊维菌素广泛用于治疗人类盘尾丝虫病、淋巴细胞病变和其他蠕虫和寄生虫如头虱。4 名女性口服伊维菌素 150 μg/kg 的研究中，乳汁平均峰浓度为 14.13 μg/L[1]。乳汁/血浆比值范围为 0.39～0.57，平均值为 0.51。乳汁峰浓度在第 4～6 小时。婴儿对伊维菌素的平均日摄取量为 2.1 μg/kg，比成人剂量小 10 倍。在母乳喂养的婴儿中没有不良反应报道。伊维菌素可能适用母乳喂养。

新上市的伊维菌素局部制剂（Sklice）刚刚被批准用于治疗婴幼儿头虱（6 个月及以上）[2]。

$T_{1/2}$	18 h	M/P	0.39～0.57
T_{max}	4 h	PB	93%
Oral	可变的	Vd	3～3.5 L/kg
MW		pKa	12.47
RID	1.3%		

成人注意事项：头痛、短暂性低血压、瘙痒。

成人剂量：每次 150～200 μg/kg。

儿童注意事项：目前没有经乳汁导致婴儿不良反应的报道。

婴儿监测内容：

替代药物：

参考文献：

[1] Ogbuokiri JE, Ozumba BC, Okonkwo PO. Ivermectin levels in human breast milk. Eur J Clin Pharmacol, 1994, 46(1): 89-90.

[2] Pharmaceutical manufacturer prescribing information. 2016.

依伐卡托(IVACAFTOR)

商品名: Kalydeco
分　类: 其他
LRC: L3 -没有数据-可能适用

依伐卡托是一种跨膜电导调节器(CFTR)增强剂,特别用于治疗 CFTR 基因 G551D 突变引起的囊性纤维化[1]。目前,没有关于依伐卡托转运到母乳的数据。由于其高蛋白结合率和高分布容积,它不太可能大量进入母乳。然而,由于对这种药物知之甚少,因此请谨慎使用。

$T_{1/2}$	12 h	M/P	
T_{max}	4 h	PB	99%
Oral		Vd	5 L/kg
MW	392. 49	pKa	
RID			

成人注意事项: 头痛、头晕、鼻塞、恶心、腹部疼痛、肝功能异常、高血糖、腹泻、肌痛、皮疹。

成人剂量: 150 mg,每 12 小时 1 次。

儿童注意事项: 呕吐、腹泻、鼻塞。

婴儿监测内容:

替代药物:

参考文献:

[1] Pharmaceutical manufacturer prescribing information. 2012.

依法韦仑(EFAVIRENZ)

商品名: Atripla, Sustiva
分　类: 抗病毒药
LRC: L5 -有限数据-母亲存在 HIV 感染时有危险

依法韦仑是一种用于治疗 HIV 感染的抗反转录病毒药物[1]。在 2008 年,一项研究对在哺乳的同时服用依法韦仑(600 mg/d)的 13 位母亲进行了为期 6 个月的随访[2]。Schneider 等人发现婴儿中依法韦仑血浆浓度平均约为母体血浆浓度的 13. 1%。母体血浆中依法韦仑的浓度为 6. 55 mg/L,脱脂母乳中浓度为 3. 51 mg/L,婴儿血浆中浓度为 0. 85 mg/L。M/P 比值为 0. 54。随访婴儿 6 个月后未报道不良反应,且婴儿生长发育均正常。在发达国家一般不建议患有 HIV 的母亲哺乳[3,4]。

注意:依法韦仑被划分为 L5 级是基于母亲感染 HIV 后母乳喂养对婴儿的影响,而不是基于乳汁中药物对母乳喂养婴儿的影响。疾病预防控制中心建议感染 HIV 的母亲产后不要进行母乳喂养,以避免 HIV 经乳汁传染婴儿。

$T_{1/2}$	40~55 h(多剂量)	M/P	
T_{max}	3~5 h	PB	99%
Oral	42%	Vd	3. 6 L/kg
MW	315. 68	pKa	12. 52
RID	6. 13%		

成人注意事项: 疲劳、头晕、头痛、抑郁、焦虑、发热、咳嗽、呕吐、腹泻、肝酶升高、总胆固醇和甘油三酯升高、中性粒细胞减少、皮疹和瘙痒[4]。

成人剂量: 每次 600 mg,每日 1 次。

儿童注意事项: 在 13 个婴儿中尚未有经乳汁引起不良反应的报道。

婴儿监测内容: 不建议感染 HIV 的母亲进行母乳喂养。

替代药物:

参考文献:

[1] Pharmaceutical manufacturer prescribing information. 2012.

[2] Schneider S, Peltier A, Gras A, et al. Efavirenz in human breast milk, mothers', and newborns' plasma. J Acquir Immune Defic Syndr, 2008, 48(4): 450-454.

[3] World Health Organization: Global Programme on AIDS. Consensus statement from the WHO/UNICEF consultation on HIV transmission and breast-feeding. Geneva: WHO, 1992.

[4] Latham MC, Greiner T. Breastfeeding versus formula feeding in HIV infection. Lancet, 1998, 352(9129): 737.

依酚氯铵(EDROPHONIUM)

商品名: Enlon, Reversol, Tensilon

分　类: 拟胆碱能药

LRC: L3 -没有数据-可能适用

依酚氯铵用于诊断重症肌无力,区分胆碱能危象与肌无力危象,以及逆转神经肌肉阻滞[1]。它能抑制乙酰胆碱酯酶,从而阻止乙酰胆碱的代谢。本品仅用于急性发作或用于诊断,因为它的作用维持时间很短(10 分钟),随后快速再分布于周围组织中。它也具有一种特殊的结构,能在很大程度上阻止其进入人乳中。在母乳喂养的婴儿中,几小时的短暂等待期就能降低这种药物任何可能的风险。

$T_{1/2}$	1.2~2.4 h	M/P	
T_{max}		PB	
Oral		Vd	1.1 L/kg
MW	166	pKa	
RID			

成人注意事项: 头痛、头晕、脸红、心律不齐、支气管痉挛、流涎、恶心、胃部痉挛、腹泻、尿急、虚弱。

成人剂量: 每次 10 mg 肌内注射;每次 2 mg 静脉注射。

儿童注意事项: 可以用于婴儿和儿童。

婴儿监测内容: 呼吸困难、虚弱。

替代药物:

参考文献:

[1] Pharmaceutical manufacturer prescribing information. 2009.

依氟鸟氨酸(EFLORNITHINE)

商品名: Vaniqa
分　类: 毛发生长阻滞剂
LRC: L3 -没有数据-可能适用

盐酸依氟鸟氨酸可局部应用于除去妇女不需要的面部毛发[1]。盐酸依氟鸟氨酸是一种鸟氨酸脱羧酶抑制剂,该酶抑制后可减少毛发生长。尚无数据显示依氟鸟氨酸向人乳中的转运;但是,当局部应用于面部时,本品吸收甚少,达稳态血浆水平为 5~10 ng/ml。局部应用后母体中浓度可能太低而使乳汁中无法达到临床相关的水平。

尽管其风险可能非常低,但直到有人类哺乳数据可用之前,对本品的风险-获益评估都不能必然地认为其对哺乳期婴儿的获益大于风险。

$T_{1/2}$	8 h(外用);3～3.5 h(IV)	M/P	
T_{max}		PB	无
Oral		Vd	0.3～0.35 L/kg
MW	218	pKa	
RID			

成人注意事项: 头痛、头晕、消化不良、食欲不振、痤疮、假毛囊炎、针刺感、瘙痒和麻刺感。

成人剂量: 每次 0.5 g,每日 2 次,局部使用。

儿童注意事项: 尚无数据可用。

婴儿监测内容:

替代药物:

参考文献:

[1] Pharmaceutical manufacturer prescribing information. 2013.

依库珠单抗(ECULIZUMAB)

商品名: Soliris
分　类: 单克隆抗体
LRC: L3 -没有数据-可能适用

依库珠单抗是一种分子量较大的单克隆抗体,用于治疗阵发性夜间血红蛋白尿以减少溶血,以及需要红细胞输注[1]。这种单克隆抗体与补体蛋白 C5 具有高亲和力。这种抗体在初乳期后不太可能转运至人乳中,正是由于其分子大小,在产后一周大部分很难进入乳汁房室中。口服生物利用度几乎为零。

尽管这种药物的分子量非常大,乳汁中的量预计会非常低,目前并无有关哺乳期母亲使用免疫调节药物的安全性的长期数据。此外,目前已有数据表明一些单克隆抗体药物的确能转运至乳汁中,可能进入母乳喂养的婴儿中。因此,建议需谨慎,每一位哺乳期母亲应该了解使用这种类型药物的利与弊。

$T_{1/2}$	272 h	M/P	
T_{max}		PB	
Oral		Vd	7.7 L/kg
MW	148 000	pKa	
RID			

成人注意事项：头痛、鼻咽炎、背痛、恶心和疲劳。

成人剂量：不定。

儿童注意事项：目前没有经乳汁导致婴儿不良反应的报道。

婴儿监测内容：发热、反复感染、喂食/体重增加。

替代药物：

参考文献：

[1] Pharmaceutical manufacturer prescribing information. 2008.

依来曲普坦(ELETRIPTAN)

商品名：Relpax

分　类：抗偏头痛药

LRC：L3 -有限数据-可能适用

依来曲普坦是一种 5 - HT1B/1D/1F(5 -羟色胺)受体激动剂,用于治疗偏头痛[1]。活化这些受体被认为可收缩颅脑血管并阻止促炎性神经肽从三叉神经释放。尽管依来曲普坦的口服生物利用度大约是舒马曲坦的 3 倍,但该药物具有更高的蛋白结合。

生产商报道称,在包含 8 位妇女的研究中,给予单剂 80 mg 的依来曲普坦,24 小时内母乳中药物的平均总量约为用药剂量的 0.02%。乳汁/血浆比值为 0.25,但差异较大。24 小时内乳汁中的浓度-时间曲线与血浆中相似,在用药后 18~24 小时内仍然有非常低的药物浓度(平均为 1.7 ng/ml)。母乳喂养的婴儿不太可能受到这种剂量的伤害。

$T_{1/2}$	4 h	M/P	0.25
T_{max}	1.5 h	PB	85%
Oral	50%	Vd	1.97 L/kg
MW	463	pKa	
RID	0.02%		

成人注意事项：头晕、嗜睡、口干、胸痛、沉重感、恶心、腹痛、虚弱、感觉异常。

成人剂量：开始 20~40 mg,如有需要可在 2 小时内重复一次。

儿童注意事项：在一项研究中没有报道经乳汁导致婴儿的不良反应。

婴儿监测内容：嗜睡、呕吐、喂养不良。

替代药物：舒马普坦,非甾体抗炎药,对乙酰氨基酚。

参考文献：

[1] Pharmaceutical manufacturer prescribing information. 2007.

依那普利(ENALAPRIL)

商品名：Amprace，Innovace，Renitec，Vasotec
分　类：血管紧张素转换酶抑制剂
LRC：L2 -有限数据-可能适用

马来酸依那普利是用于治疗高血压的一种血管紧张素转换酶(ACE)抑制剂。吸收后，在成人肝脏中迅速代谢为具有生物活性的代谢产物依那普利拉。在接受单次 20 mg 剂量的 5 位哺乳期母亲的一项研究中，依那普利和依那普利拉的平均最大乳汁浓度分别为 1.74 μg/L 和 1.72 μg/L[1]。笔者提出，每日摄入 850 ml 乳汁的婴儿每日将吸收低于 2 μg 的依那普利。依那普利和依那普利拉的乳汁/血浆比值平均分别为 0.013 和 0.025。但是，这只是一项单剂量的研究，而在稳定状态下转运至乳汁中的水平可能略高一些。

在 Rush 进行的研究中，一位患者每日接受 10 mg，24 小时内在乳汁中测得的依那普利和依那普利拉的总量分别为 81.9 ng 和 36.1 ng，或分别为 1.44 μg/L 和 0.63 μg/L 的乳汁[2]。由于其可能的肾毒性，建议早产儿母亲要谨慎使用 ACE 抑制剂。

ACE 抑制剂家族和特异性血管紧张素Ⅱ受体阻滞剂在怀孕期间都是禁用的，因此在近期计划怀孕的妇女应谨慎使用。

$T_{1/2}$	35 h(代谢产物)	M/P	
T_{max}	0.5~1.5 h	PB	60%
Oral	60%	Vd	
MW	492	pKa	3.67
RID	0.07%~0.2%		

成人注意事项：头痛、眩晕、疲劳、低血压、味觉减退、咳嗽、恶心、腹泻、便秘、肾功能/尿量变化、高钾血症、皮疹。

成人剂量：10~40 mg/d。

儿童注意事项：目前没有经乳汁导致婴儿不良反应的报道。

婴儿监测内容：嗜睡、倦怠、面色苍白、喂养不良和体重增加。

替代药物：卡托普利，贝那普利。

参考文献：

[1] Redman CW, Kelly JG, Cooper WD. The excretion of enalapril and enalaprilat in

human breast milk. Eur J Clin Pharmacol, 1990, 38(1): 99.

[2] Rush JE, Snyder BA, Barrish A. et al. Comment. Clin Nephrol, 1991, 35: 234.

依那西普(ETANERCEPT)

商品名: Enbrel
分　类: 免疫抑制剂
LRC: L2 -有限数据-可能适用

依那西普是由肿瘤坏死因子的细胞外配体结合部分与人类 IgG1 结合所组成的二聚体融合蛋白。在类风湿关节炎患者中,依那西普能特异性地与肿瘤坏死因子(TNF)结合,并抑制其炎症和免疫活性[1]。已发现关节炎患者的滑膜液中的 TNF 水平升高。

在最近一项研究中,一位未哺乳的母亲接受依那西普 25 mg 治疗,每周 2 次,测定其保留在乳房内乳汁中的药物浓度[2]。这位母亲没有哺乳,产后 30 天乳房中保留了一些乳汁。研究人员报道,在注射药物的当天,乳汁中的浓度为 75 ng/ml。尽管这一数据很有趣,但在乳腺组织退化后测量残留乳汁中药物的转运完全不具有临床相关性。当乳腺组织退化后,由于泌乳细胞间紧密的细胞间连接的破坏,乳腺系统可能对药物的转运完全开放。

在一项研究中,一位患者开始接受依那西普 25 mg 治疗,每周 2 次,然后在产后 3 个月接受 50 mg,每周 1 次,在接受 25 mg 剂量后的 24 小时,其浓度为 4. 48 ng/ml,而在接受 50 mg 剂量后的 72 小时,其浓度为 7. 5 ng/ml[3]。

在另一项研究中,一位患者在怀孕期间服用依那西普 25 mg,每周 2 次。分娩后,婴儿的血浆药物浓度迅速下降[4]。产后 12 周时乳汁中浓度仅为 3. 5 ng/ml,而母体血浆浓度为 2 872 ng/ml。在婴儿的血浆中未检测到。由于本品的分子量大(150 000 Da),与临床相关的剂量不可能转运至积极哺乳期母亲的乳汁中。另外,其蛋白结构决定了婴儿不能口服吸收利用。英夫利西单抗与本品有些相似,并且显然不能分泌至人乳中(参见英夫利西单抗)。

$T_{1/2}$	115 h	M/P	
T_{max}	72 h	PB	
Oral	无	Vd	0. 24 L/kg
MW	150 000	pKa	
RID	0. 07% ~ 0. 2%		

成人注意事项: 头痛、头晕、发热、消化不良、呕吐、腹泻、厌食、虚弱、感染频率

增加、注射部位反应。

成人剂量： 每日 25 mg，每周 2 次。

儿童注意事项： 目前没有经乳汁导致婴儿不良反应的报道。

婴儿监测内容：

替代药物： 英夫利西单抗。

参考文献：

[1] Pharmaceutical manufacturer prescribing information. 1999.

[2] Ostensen M, Eigenmann GO. Etanercept in breast milk. J Rheumatol, 2004, 31(5): 1017－1018.

[3] Keeling S, Wolbink GJ. Measuring multiple etanercept levels in the breast milk of a nursing mother with rheumatoid arthritis. J Rheumatol, 2010, 37(7): 1551.

[4] Murashima A, Watanabe N, Ozawa N, et al. Etanercept during pregnancy and lactation in a patient with rheumatoid arthritis: drug levels in maternal serum, cord blood, breast milk and the infant's serum. Ann Rheum Dis, 2009, 68(11): 1793－1794.

依诺肝素（ENOXAPARIN）

商品名： Clexane，Lovenox
分　类： 抗凝血药
LRC： L2－有限数据－可能适用

依诺肝素是肝素的低分子量形式，临床上常用作抗凝药。在一项研究中，12 位妇女（其中静脉疾病 4 例和剖宫产 8 例）在产后连续 5 天每日接受 20～40 mg 依诺肝素，在 12 位母乳喂养的婴儿中没有观察到抗 Xa 因子活性的改变[1]。由于本品是肝素的肽片段，分子量很大（2 000～8 000 Da）。其分子大小本身将在很大程度上阻止其以临床相关水平进入人乳中。由于其口服生物利用度极低，任何存在于乳汁中的药物都不会被婴儿口服吸收。研究表明，一种与本品类似的化合物即低分子肝素在乳汁中的水平也非常低。请参阅低分子肝素专论以获取更多信息。

$T_{1/2}$	4.5～7 h	M/P	
T_{max}	3～5 h	PB	
Oral	无	Vd	0.06 L/kg
MW	2 000～8 000	pKa	
RID			

成人注意事项： 皮肤瘀青、出血、尿血或便血、血小板减少、注射部位疼痛/

瘀青。

成人剂量： 每次 30 mg，每日 2 次。

儿童注意事项： 12 例婴儿的凝血因子无变化，同时没有经乳汁导致婴儿不良反应的报道。

婴儿监测内容： 皮肤上有罕见的瘀青，尿液、呕吐物或粪便带血。

替代药物： 低分子肝素。

参考文献：

[1] Guillonneau M, de Crepy A, Aufrant C, et al. Breast-feeding is possible in case of maternal treatment with enoxaparin. Archives de pediatrie：organe officiel de la Societe francaise de pediatrie, 1996, 3(5)：513－514.

依匹斯汀(EPINASTINE)

商品名： Epinastine
分　类： 抗组胺药
LRC： L3－没有数据－可能适用

盐酸依匹斯汀是一种作为直接 H1 受体拮抗剂的滴眼药，可抑制组胺从肥大细胞的释放。其适应证为治疗过敏性结膜炎引起的瘙痒。依匹斯汀不能透过血脑屏障，血浆水平极低，且无中枢神经系统不良反应。依匹斯汀是否会转运至人乳中仍然是未知的，但通过眼睛用药不太可能转运至人乳中[1]。

$T_{1/2}$	12 h	M/P	
T_{max}	2 h	PB	64%
Oral		Vd	
MW	249. 3	pKa	
RID			

成人注意事项： 眼睛灼烧感、滤泡增殖、充血和瘙痒。

成人剂量： 每只眼一滴，每日 2 次。

儿童注意事项： 对于哺乳期母亲没有可用的数据。

婴儿监测内容：

替代药物：

参考文献：

[1] Pharmaceutical manufacturer prescribing information. 2011.

依普利酮(EPLERENONE)

商品名: Inspra
分　类: 利尿剂
LRC: L3 -没有数据-可能适用

依普利酮通过竞争性抑制醛固酮受体来阻断醛固酮的结合并最终调节血压。其结构类似于螺内酯,但对类固醇受体的亲和力较低,因此不良反应较少[1]。它可用于改善左心室收缩功能障碍(射血分数≤40%)的稳定期患者以及急性心肌梗死后充血性心力衰竭患者的生存率。目前没有关于依普利酮转运至人乳中的数据。在对这种药物有更多的了解之前,哺乳期母亲使用时请谨慎。

$T_{1/2}$	4~6 h	M/P	
T_{max}	1.5 h	PB	50%
Oral	69%	Vd	1.28 L/kg
MW	414	pKa	
RID			

成人注意事项: 头痛、咳嗽、心绞痛、心脏病发作、腹泻、高钾血症。

成人剂量: 每次 25 mg,每日 1~2 次。

儿童注意事项: 没有可用数据。

婴儿监测内容: 脱水、嗜睡。

替代药物: 螺内酯。

参考文献:

[1] Pharmaceutical manufacturer prescribing information. 2005.

依普罗沙坦(EPROSARTAN)

商品名: Teveten
分　类: 血管紧张素Ⅱ受体拮抗剂
LRC: L3 -没有数据-可能适用

依普罗沙坦是用于治疗高血压的一种血管紧张素受体阻滞剂(ARB)[1]。没有关于其在哺乳期母亲中使用的数据。由于可能的肾毒性,在母乳喂养早产儿甚至是不足 4 个月的婴儿的母亲中使用应谨慎。应考虑其他在哺乳期有更多数据的抗高血压药物(如卡托普利,依那普利,拉贝洛尔,硝苯地平等)。

$T_{1/2}$	20 h	M/P	
T_{max}	1~2 h	PB	98%
Oral	13%	Vd	4.4 L/kg
MW	520	pKa	4.38
RID			

成人注意事项：头痛、眩晕、疲劳、低血压、恶心、腹泻、便秘、肾功能/尿量变化、高钾血症。

成人剂量：每日 400~800 mg。

儿童注意事项：目前没有经乳汁导致婴儿不良反应的报道。

婴儿监测内容：嗜睡、倦怠、面色苍白、喂养不良和体重增加。

替代药物：卡托普利，依那普利，雷米普利，拉贝洛尔，硝苯地平。

参考文献：

[1] Pharmaceutical manufacturer prescribing information. 2010.

依前列醇(EPOPROSTENOL)

商品名：Flolan, Caripul, Veletri, Dynovase
分　类：前列腺素
LRC：L3-没有数据-可能适用

依前列醇(前列环素;PGX;PGI-2)是天然存在的前列腺素，是血小板聚集的有效抑制剂和血管扩张药。它常用于治疗原发性肺动脉高压。它在血浆中迅速代谢为两种活性代谢物和多种无活性代谢物，半衰期仅为几分钟[1]。目前没有可以评估依前列醇在人体内的药代动力学的检测方法。在动物中，依前列醇的分布容积小(0.375 L/kg)，半衰期短(2.7 min)。

已知前列腺素类可被转运至人乳中，但是它们被认为来源于乳腺组织，并由乳汁中成分合成而来[2]。由于该产品的半衰期极短，任何成分都不太可能进入乳汁，并保留很长时间，或者是稳定在婴儿的肠道中。婴儿不太可能通过口服吸收[1-2]。

$T_{1/2}$	6 min	M/P	
T_{max}		PB	
Oral	无	Vd	
MW	374	pKa	
RID			

成人注意事项：潮红、头痛、头晕、焦虑、低血压、胸痛、心动过缓或心动过速、肺水肿、恶心、呕吐、腹痛、厌食、血小板减少、关节痛、肌痛、严重皮疹。

成人剂量：以 2 ng/(kg·min)开始，然后每 15 分钟增加 1~2 ng/(kg·min)，直至起效或产生限制剂量的不良反应[通常为 25~40 ng/(kg·min)]。

儿童注意事项：没有报道，不太可能被吸收。

婴儿监测内容：嗜睡、潮红、呕吐、腹泻。

替代药物：

参考文献：

[1] Pharmaceutical manufacturer prescribing information. 2010.

[2] Friedman Z. Prostaglandins in breast milk. Endocrinol Exp, 1986, 20(2-3): 285-291.

依曲韦林(ETRAVIRINE)

商品名：Intelence
分　类：抗病毒药
LRC：L5-没有数据-危险

依曲韦林是一种用于治疗 HIV 感染的抗反转录病毒药物。在母乳喂养的妇女中没有充分和良好对照的研究或病例报道。感染 HIV 的母亲不建议母乳喂养[1,2]。

成人注意事项：恶心、皮疹、高脂血症、高血糖、肝酶升高、血肌酐升高、周围神经病变、超敏反应、心肌梗死。

成人剂量：每次 200 mg，每日 2 次。

儿童注意事项：

婴儿监测内容：感染 HIV 的母亲不建议母乳喂养。

替代药物：

参考文献：

[1] World Health Organization. Global Programme on AIDS. Consensus statement from the WHO/UNICEF consultation on HIV transmission and breast-feeding. Geneva: WHO, 1992.

[2] Latham MC, Greiner T. Breastfeeding versus formula feeding in HIV infection. Lancet, 1998, 352: 737.

依他尼酸(ETHACRYNIC ACID)

商品名：Edecrin
分　类：利尿药
LRC：L3-没有数据-可能适用

依他尼酸是一种与呋塞米相似的有效的短效袢利尿药。孕妇血压或血容量的明显下降可能会使乳汁的生成减少，尽管这只是纯理论。没有关于本品转运至人乳的数据[1,2]。

$T_{1/2}$	2~4 h	M/P	
T_{max}	2 h (PO)	PB	90%
Oral	100%	Vd	
MW	303	pKa	3.5
RID			

成人注意事项：多尿、低血压、腹泻。

成人剂量：每日 50~200 mg。

儿童注意事项：没有报道。

婴儿监测内容：观察液体损失、脱水、昏睡。

替代药物：呋塞米。

参考文献：

[1] Pharmaceutical manufacturer prescribing information. 1996.
[2] Lacy C. Drug information handbook. Lexi-Comp Inc. Cleveland, OH, 1996.

依替巴肽(EPTIFIBATIDE)

商品名：Integrilin
分　类：血小板聚集抑制剂
LRC：L3 -没有数据-可能适用

依替巴肽用于治疗急性冠状动脉综合征。它通过阻断血小板糖蛋白Ⅱb/Ⅲa 受体起作用，从而抑制血小板聚集[1]。它是一种分子量约为 831 Da 的小肽，即使有口服吸收，也可能吸收不佳。没有关于其转运至人乳中的数据，但是，由于作为肽类的依替巴肽其分子量大且生物利用度差，因此不太可能会进入乳汁房室或被婴儿口服吸收。

$T_{1/2}$	2.5 h	M/P	
T_{max}		PB	25%
Oral	无	Vd	0.2 L/kg
MW	832	pKa	
RID			

成人注意事项：低血压、血小板减少、大出血和轻微出血、注射部位反应。

成人剂量：180 μg/kg 推注，然后 2 μg/(kg · min)静脉注射。

儿童注意事项：目前没有哺乳期可用的数据，也没有儿科的数据。

婴儿监测内容：皮肤上有罕见的瘀青，尿液、呕吐物或粪便带血。

替代药物：

参考文献：

[1] Pharmaceutical manufacturer prescribing information. 2015.

依替膦酸钠(ETIDRONATE)

商品名：Didronel
分　类：钙调节药
LRC：L3 -没有数据-可能适用

依替膦酸钠是一种二膦酸盐，可以减慢骨骼中羟基磷灰石晶体的分解，从而减少某些综合征如 Paget 综合征中的骨钙流失[1]。依替膦酸钠还可减少骨骼重矿化，长期应用会导致骨软化症。目前尚不清楚在有效哺乳期间使用本品会如何影响母亲骨骼的多孔性。尽管没有相关报道，但推测本品仍有可能降低乳汁中钙的水平。依替膦酸钠口服吸收不良(1%)，必须在两餐之间空腹服用。由于其分子量小，因此可以进入乳汁中，但没有相关报道。然而，由于乳汁中含有脂肪和钙，故本品在婴儿中的口服生物利用度非常低。虽然本品的血浆半衰期约为 6 小时，但终末消除半衰期(经骨)却大于 90 天。

$T_{1/2}$	6 h(血浆)	M/P	
T_{max}	2 h	PB	
Oral	1%～2.5%	Vd	1.37 L/kg
MW	206	pKa	1.46
RID			

成人注意事项：头痛、腹痛、恶心、腹泻、骨软化、骨痛。有报道称服用依替膦酸钠的患者出现颌骨坏死、食管炎以及食管溃疡。

成人剂量：5～10 mg/(kg · d)。

儿童注意事项：目前没有经乳汁导致婴儿不良反应的报道。

婴儿监测内容：呕吐、反流、腹泻。

替代药物：

参考文献：

[1] Drug Facts and Comparisons 1996 ed. ed. St：Louis，1996.

依托泊苷(ETOPOSIDE)

商品名： Abiposid, Celltop, Eposid, Eposin, Etopopos, Etopophos, Toposar, VP-16

分　类： 抗肿瘤药

LRC： L5 -有限数据-危险

依托泊苷是一种有丝分裂抑制剂。它常用于治疗睾丸癌，肺癌及其他癌症和骨髓移植[1]。口服生物利用度为 50%或更高，明显与剂量相关，剂量越大时吸收越少。依托泊苷约 95%与血浆蛋白结合。当静脉用药时，依托泊苷的分布呈二相过程，分布相半衰期约为 1.5 小时，而终末消除半衰期为 4～11 小时。

一位 28 岁的女性服用米托蒽醌、山嵛阿糖胞苷和依托泊苷(80 mg/m^2)用于治疗急性早幼粒细胞白血病，结果发现依托泊苷乳汁浓度在使用后即达峰值，然后在 24 小时内快速降至不可检测的水平[2]。针对研究团队的建议，患者在完成治疗后 3 周开始母乳喂养婴儿；随访该婴儿直到 16 岁均未有不良反应的报道。

母亲在服用该药物后应至少停止哺乳 2～3 天。

$T_{1/2}$	4～11 h	M/P	
T_{max}	1～1.5 h	PB	94%～97%
Oral	25%～75%	Vd	0.25～0.41 L/kg
MW		pKa	9.33
RID			

成人注意事项： 脱发、口腔炎、低血压、恶心、呕吐、腹泻、黏膜炎、肝功能变化、代谢性酸中毒、白细胞减少、血小板减少、贫血、周围神经病变、严重的皮肤反应。

成人剂量：

儿童注意事项：

婴儿监测内容： 暂停哺乳 2～3 天。

替代药物：

参考文献：

[1] Pharmaceutical manufacturer prescribing information. 2005.

[2] Azuno Y, Kaku K, Fujita N, et al. Mitoxantrone and etoposide in breast milk. Am J Hematol, 1995, 48(2): 131－132.

依托度酸(ETODOLAC)

商品名: Etodolac, Lodine, Ultradol
分　类: 非甾体抗炎药
LRC: L3 -没有数据-可能适用

依托度酸是一种典型的非甾体抗炎药,具有镇痛、解热和抗炎等作用[1]。尚没有关于本品分泌至人乳中的数据。与大多数 NSAIDs 一样,乳汁浓度可能很低。应首选半衰期较短的药物,并考虑将具有已知的哺乳期数据的其他 NSAIDs 作为替代药物(如布洛芬)。

$T_{1/2}$	7.3 h	M/P	
T_{max}	1~2 h	PB	95%~99%
Oral	80%~100%	Vd	0.4 L/kg
MW	287	pKa	4.7
RID			

成人注意事项: 头晕、抑郁、紧张、发冷/发热、耳鸣、消化不良、恶心、呕吐、腹部痉挛、腹泻、胃肠道出血、肾功能异常、多尿、虚弱。

成人剂量: 每次 200~400 mg,每 6~8 小时 1 次。

儿童注意事项: 目前没有经乳汁导致婴儿不良反应的报道,注意观察有无恶心、腹泻和消化不良。目前首选布洛芬。

婴儿监测内容: 呕吐、腹泻。

替代药物: 布洛芬,双氯芬酸。

参考文献:

[1] Pharmaceutical manufacturer prescribing information. 1995.

依维莫司(EVEROLIMUS)

商品名: Afinitor, Zortress
分　类: 免疫抑制剂
LRC: L5 -没有数据-危险

依维莫司是一种大环内酯类免疫抑制剂,用于预防肾移植后的急性排斥反应。本品阻断了 T 细胞应答同种异体抗原时生长因子驱动的转导信号。本品目前作为免疫抑制剂被用于预防器官移植后的排斥反应。本品分子量大,不太可能进入乳汁。但本品的胚胎毒性大,在哺乳期应避免使用。

尚不清楚依维莫司是否能转运进入乳汁。哺乳期大鼠的依维莫司和/或其代谢物的乳汁浓度是血清浓度的 3.5 倍。我们建议使用本品后至少应暂停哺乳 150 小时。

$T_{1/2}$	30 h	M/P	
T_{max}	1~2 h	PB	74%
Oral	30%	Vd	1.57 L/kg
MW	958.22	pKa	9.96
RID			

成人注意事项：疲劳、头痛、发热、口腔炎、高血压、腹泻、厌食、肝肾功能异常、血尿、高血糖、血清电解质紊乱、高胆固醇血症、外周水肿、皮肤反应。

成人剂量：初始剂量：每次 0.75 mg，每日 2 次。

儿童注意事项：

婴儿监测内容：暂停哺乳至少 150 小时。

替代药物：

参考文献：

[1] Pharmaceutical manufacturer prescribing information. 2010.

依西美坦(EXEMESTANE)

商品名：Aromasin
分　类：抗肿瘤药
LRC：L5 -没有数据-危险

依西美坦是一种不可逆的甾体芳香酶灭活剂。本品是芳香酶的伪底物，可使其失活。本品可显著降低女性血循环中的雌激素浓度，用于治疗雌激素受体阳性的乳腺癌[1]。依西美坦血浆药物浓度在达到最大值后呈指数倍下降，平均终末半衰期约为 24 小时。依西美坦与血浆蛋白的结合率为 90%。尚无依西美坦转运至人乳汁的相关数据。类固醇一般不向乳汁转运，因此推测依西美坦在乳汁中的浓度也较低。但依西美坦与甾体芳香酶的结合不可逆，一旦依西美坦分泌进入乳汁就可能抑制母乳喂养婴儿的雌激素水平。使用本品时不宜哺乳。哺乳期母亲若想在停用本品后重新开始哺乳，则应在停药 5~7 天后。

$T_{1/2}$	24 h	M/P	
T_{max}	1. 2 h	PB	90%
Oral		Vd	
MW	296. 4	pKa	
RID			

成人注意事项：焦虑、头晕、失眠、恶心、呕吐、腹部或胃部疼痛、便秘、腹泻、食欲不振、感觉身体不适或病态、虚弱疲劳、潮热、多汗。

成人剂量：每次 25 mg，每日 1 次。

儿童注意事项：

婴儿监测内容：用药后应暂停哺乳 5～7 天。

替代药物：

参考文献：

[1] Pharmaceutical manufacturer prescribing information. 2005.

依折麦布（EZETIMIBE）

商品名：Zetia
分　类：降血脂药
LRC：L3 -没有数据-可能适用

依折麦布可通过抑制小肠对胆固醇的吸收而降低血胆固醇水平[1]。本品作用于小肠的刷状缘，抑制胆固醇的吸收，从而直接减少胆固醇向肝脏的转运。尚无本品转运至乳汁的相关数据。本品半衰期长、亲脂性高、血浆蛋白结合率高、口服生物利用度很低，因此不太可能在乳汁或婴儿体内有较高浓度。但母乳喂养婴儿需要大量胆固醇，其使用本品的安全性尚不清楚。在得到进一步的数据前，应谨慎使用。

$T_{1/2}$	22 h	M/P	
T_{max}	4～12 h	PB	>90%
Oral	35%～60%	Vd	
MW	409	pKa	9. 48
RID			

成人注意事项：有关于病毒感染、头痛、疲倦和胃肠道症状（如腹泻、腹痛）的

报道，但这些症状的发病率很低。

成人剂量：每日 10 mg。

儿童注意事项：尚无本品转运至人乳汁的数据，应谨慎使用。

婴儿监测内容：体重增加，生长发育。

替代药物：考来烯胺。

参考文献：

[1] Pharmaceutical manufacturer prescribing information. 2003.

胰岛素(INSULIN)

商品名：Humalog, Humulin, Iletin, Mixtard, Monotard, Novolin, Protaphane
分　类：降血糖药，其他
LRC：L1-数据充分-适用

胰岛素是一种用于治疗 1 型和 2 型糖尿病以及妊娠糖尿病的降糖药物[1]。胰岛素是一种大分子的肽链，不能大量转运到母乳中。一项小型试点研究表明，胰岛素可转运至母乳中，然而，在非糖尿病患者、未使用胰岛素治疗的 2 型糖尿病患者和接受胰岛素治疗的 1 型糖尿病患者之间没有发现母乳胰岛素水平差异[2]。因此，我们认为即使在母乳中存在胰岛素，也不会导致婴儿发生低血糖。

$T_{1/2}$	4~6 min	M/P	
T_{max}		PB	
Oral	极微量	Vd	< 1 L/kg(可变)
MW	≈6 000(取决于胰岛素类型)	pKa	取决于胰岛素类型
RID			

成人注意事项：低血糖，低钾血症，皮下脂肪组织萎缩或增厚，注射部位疼痛。

成人剂量：剂量范围较大。

儿童注意事项：目前没有经乳汁导致婴儿不良反应的报道。

婴儿监测内容：发生低血糖的征兆：困倦、嗜睡、苍白、出汗、震颤。

替代药物：

参考文献：

[1] Pharmaceutical manufacturer prescribing information. 2005.

[2] Whitmore TJ, Trengove NJ, Graham DF, et al. Analysis of insulin in human breast milk in mothers with type 1 and type 2 diabetes mellitus. International

Journal of Endocrinology, 2012: 1 - 9.

胰脂肪酶(PANCRELIPASE)

商品名: Cotazym, Cotazym (FM), Cotazym S Forte, Creon, Digess, Digeszyme, Enzymall, Palcaps, Pancrease (FM), Pancreaze, Pancrelipase, Pangestyme EC, Panocaps, Ultracaps, Ultrase MT20, Ultresa, Viokace, Zenpep

分 类: 膳食补充剂

LRC: L3 -没有数据-可能适用

胰脂肪酶是一种胰酶替代物,含有不同比例的猪源性淀粉酶、脂肪酶和蛋白酶。胰酶替代疗法是使用含有胰淀粉酶、脂肪酶和蛋白酶的药物,用以治疗胰腺外分泌不足相关疾病,如囊性纤维化,慢性胰腺炎或胰腺切除术后。

胰酶为淀粉酶、脂肪酶和蛋白酶的混合物,通常由人的胰腺分泌到上消化道中,分别促进碳水化合物,脂肪和蛋白质的分解。例如在囊性纤维化或慢性胰腺炎时,胰腺缺乏释放这些酶的能力,因而阻碍了碳水化合物、脂肪和蛋白质的消化和随后的吸收。膳食营养物质吸收差会导致营养不良和疾病。为了避免此类情况出现,必须对这些患者进行胰酶替代疗法。

针对哺乳期母亲的胰酶替代治疗,目前没有足够或对照良好的研究[1]。但考虑到本品的口服生物利用度可忽略不计[1],进而推测,没有或仅有极微量药物可以转运到母乳中。另外,本品的每个组成成分均具有较大分子量,也使其不太可能转运至人乳中。因此,母乳喂养期间可进行胰酶替代治疗。

$T_{1/2}$	淀粉酶/脂肪酶/蛋白酶: 3 h/7~13 h/	M/P	
T_{max}	30 min	PB	
Oral	忽略不计	Vd	
MW	淀粉酶/脂肪酶/蛋白酶: 50 000/47 000/43 000	pKa	
RID			

成人注意事项: 头痛、眩晕、疲劳、恶心、呕吐、腹痛、肠胃气胀、腹泻、皮疹、荨麻疹。

成人剂量: 脂肪酶每餐 500~2 500 U/kg。脂肪酶每餐不超过 6 000 U/kg。

儿童注意事项:

婴儿监测内容：

替代药物：

参考文献：

[1] Product Information. Pancreaze(TM) delayed - release oral capsules, pancrelipase delayed-release oral capsules. McNeil Pediatrics, Titusville, NJ, 2010.

乙胺丁醇(ETHAMBUTOL)

商品名： Ethambutol, Etibi, Myambutol
分　类： 抗结核药
LRC： L3 -有限数据-可能适用

乙胺丁醇是一种抗结核药。尽管还没有明确记录其水平的研究，但已知有小剂量的药物可分泌至乳汁中。一项尚未发表的研究认为，一名哺乳期母亲在服用 15 mg/kg 本品 3 小时后，母体的乙胺丁醇血浆浓度为 1.5 mg/L。在同一患者中给予相似的剂量后，乳汁中的浓度为 1.4 mg/L[1]。在另一名患者中，母体血浆浓度为 4.62 mg/L，相应的乳汁浓度为 4.6 mg/L(口服剂量不详)[1]。

$T_{1/2}$	3.1 h	M/P	1.0
T_{max}	2~4 h	PB	8%~22%
Oral	80%	Vd	
MW	204	pKa	6.6,9.5
RID	1.5%		

成人注意事项： 头痛、眩晕、心神不宁、视力变化、呕吐、厌食、肝功能异常、高尿酸血症、关节痛、周围神经病和皮疹。

成人剂量： 15~25 mg/(kg · d)。

儿童注意事项： 没有报道，但建议谨慎使用。

婴儿监测内容： 嗜睡、倦怠、呕吐和体重增加。如果出现临床症状(如皮肤或巩膜黄染)，请检查肝功能。

替代药物：

参考文献：

[1] Snider DE Jr, Powell KE. Should women taking antituberculosis drugs breast-feed? Arch Intern Med, 1984, 144(3): 589 - 590.

乙胺嘧啶(PYRIMETHAMINE)

商品名: Daraprim, Fansidar, Maloprim
分　类: 抗疟疾药
LRC: L4 -有限数据-有潜在危险

乙胺嘧啶是一种叶酸拮抗剂,用于预防疟疾[1]。乙胺嘧啶可转运至乳汁,母亲血药浓度的达峰时间为服药后 2~6 小时[1,2]。在一项研究中,一组哺乳期母亲分别接受每日单剂 25 mg,50 mg 和 75 mg 的乙胺嘧啶,用药后 6 小时乳汁药物浓度范围为 2 650~3 325 μg/L,用药后 48 小时为 660~1 000 μg/L。乳汁药物浓度峰值为 3 325 μg/L[2]。假设母亲服用 75 mg,婴儿在 24 小时内摄入药量大约为 3~4 mg。

在另一项研究中,3 名妇女在产后 2~5 天单次口服 12.5 mg 乙胺嘧啶+100 mg 氨苯砜+300 mg 氯喹[3],并在用药后的 9 天内收集了血液和乳汁样本;若婴儿每日约摄取乳汁 1 L,则 3 名婴儿在研究的 9 天时间里分别摄取了约 140 μg,210 μg 和 340 μg 的乙胺嘧啶。研究人员估计 9 天时间里本品的相对婴儿剂量为母亲剂量的 46%,或约为 0.09 mg/kg。所有婴儿在研究期间均未出现不良反应。

$T_{1/2}$	96 h	M/P	0.2~0.43
T_{max}	2~6 h	PB	87%
Oral	完全	Vd	
MW	249	pKa	7.2
RID	13.86%~111.31%		

成人注意事项: 心律失常、萎缩性舌炎、呕吐、厌食、血尿、白细胞减少、嗜酸性粒细胞增多、血小板减少、贫血和严重皮疹。

成人剂量: 每次 25 mg,每周 1 次。

儿童注意事项: 目前没有经乳汁导致婴儿不良反应的报道,数据有限。

婴儿监测内容: 呕吐、进食差、体重增加;若出现临床症状,应检查血常规。

替代药物:

参考文献:

[1] Pharmaceutical manufacturer prescribing information. 1996.

[2] Clyde DF, Press J, Shute GT. Transfer of pyrimethamine in human milk. J Trop Med Hyg, 1956, 59(12): 277-284.

[3] Edstein MD, Veenendaal JR, Newman K, et al. Excretion of chloroquine,

dapsone and pyrimethamine in human milk. Br J Clin Pharmacol, 1986, 22: 733-735.

乙醇(ETHANOL)

商品名: Alcohol
分　类: 滥用药物
LRC: L4 -有限数据-有潜在危险

乙醇容易转运至人乳中,平均乳汁/血浆比值约为1。这并不一定意味着乳汁中乙醇的剂量很高,只是说明血浆中的浓度与乳汁中的浓度密切相关。乙醇转运到乳汁中的绝对量(剂量)通常较低,与母体水平呈函数关系。更久之前一些对动物的研究表明,啤酒(或更有可能是大麦)可能会刺激催乳素的水平[1-4]。尽管这可能是真实的,但我们现在清楚地知道,乙醇是缩宫素释放的重要抑制剂,不可避免地会减少乳汁分泌以及转运给婴儿的乳汁量。因此啤酒不应该被认为是一种催乳药。

在一项研究中,12名哺乳期母亲饮用含乙醇0.3 g/kg的橘子汁后(相当于中等体型的妇女喝1罐啤酒),乳汁中乙醇的平均 C_{max} 为320 mg/L[5]。该报道表明饮酒后泌乳量减少了23%(从156 ml至120 ml),并且作为反映乙醇含量的乳汁气味增强。在另一项研究中,5位妇女摄入量为0.4 g/kg,乳汁和母亲血浆水平相似。乳汁中乙醇含量的峰值平均为0.44 g/L,在180 min时降至0.09 g/L。在一项关于乙醇对婴儿乳汁摄入影响的有趣研究中,在12位母亲饮酒后的4小时内婴儿对乳汁的摄入量显著减少[7]。当母亲不饮酒时,在暴露后8~16 h内观察到摄入量代偿性增加。过量的乙醇可能导致困倦、深睡、虚弱,并抑制婴儿的线性生长。产妇血浆中的乙醇浓度必须达到300 mg/dl才会使婴儿出现明显的不良反应。乳汁分泌减少与剂量有明显的相关性,乙醇的摄入量达到1.5~1.9 g/kg才会出现[8]。其他研究已经表明,中度饮酒者(每日2杯以上)的婴儿会出现精神运动发育滞后。在饮酒期间或饮酒后至少2 h内避免哺乳。重度饮酒者应等待更长时间。

一项新的研究表明,泌乳状态从代谢上可改变乙醇的生物利用率。在这项研究中,与非哺乳期母亲相比,哺乳期母亲的血浆乙醇含量显著降低。乙醇AUC水平的降低表明,在哺乳期母亲中乙醇的代谢更高。然而,乙醇的主观效果仍然是相似的。另一项研究报道了一位婴儿由于暴露于母乳中的乙醇而产生了假性库欣综合征。除了其他浓缩乙醇饮料之外,这位母亲每周至少要饮用0.35~1.46 L的啤酒。她在怀孕时停止了饮酒,在产后又恢复了饮酒。

婴儿在 8 周龄时出现了库欣综合征。当母亲在哺乳时停止饮酒,婴儿的外观才逐渐恢复正常[10]。

成人对乙醇的代谢大约为 3 小时 1 盎司,中度饮酒的母亲只要觉得神经系统功能正常就可以恢复哺乳。最好是在饮酒后 2 小时。长期或重度酗酒者不能哺乳。建议读者参考良好的 Koren 列线图咨询妇女所关心的饮酒问题[11]。记住,作为体重和乙醇消耗量的函数,这个列线图可计算出母亲血浆水平为“零”的时间。

$T_{1/2}$	0. 24 h	M/P	1. 0
T_{max}	30 ~ 90 min(PO)	PB	0%
Oral	100%	Vd	0. 53 L/kg
MW	46	pKa	16
RID	16%		

成人注意事项: 镇静、泌乳量减少、乳汁味道改变。

成人剂量:

儿童注意事项: 一位婴儿由于暴露于母乳中的乙醇而发生了假性库欣综合征。除了其他浓缩乙醇饮料外,该母亲每周至少要饮用 0. 35 ~ 1. 46 L 的啤酒。她在怀孕时停止了饮酒,在产后又恢复了饮酒。婴儿在 8 周龄时出现了库欣综合征。当母亲在哺乳时停止饮酒,婴儿的外观才逐渐恢复正常[10]。在另一个重度饮酒者的病例报告中,婴儿几天都出现不安和失眠,然后表现出暴躁和强直阵挛性癫痫发作[12]。当停止哺乳后,婴儿才平静下来。其他研究表明了行为状态的改变,如睡眠时间较短,经常哭泣,并且在暴露于乙醇后出现了惊人的反射增强。

婴儿监测内容: 不建议使用。镇静、喂养不良、泌乳量减少、乳汁味道改变。

替代药物:

参考文献:

[1] Marks V, Wright JW. Endocrinological and metabolic effects of alcohol. Proc R Soc Med, 1977, 70(5): 337 - 344.

[2] De Rosa G, Corsello SM, Ruffilli MP, et al. Prolactin secretion after beer. Lancet, 1981, 2(8252): 934.

[3] Carlson HE, Wasser HL, Reidelberger RD. Beer-induced prolactin secretion: a clinical and laboratory study of the role of salsolinol. J Clin Endocrinol Metab, 1985, 60(4): 673 - 677.

[4] Koletzko B, Lehner F. Beer and breastfeeding. Adv Exp Med Biol, 2000, 478: 23 - 28.

[5] Mennella JA, Beauchamp GK. The transfer of alcohol to human milk. Effects on flavor and the infant's behavior. N Engl J Med, 1991, 325(14): 981-985.
[6] da-Silva VA, Malheiros LR, Moraes-Santos AR, et al. Ethanol pharmacokinetics in lactating women. Braz J Med Biol Res, 1993, 26(10): 1097-1103.
[7] Mennella JA. Regulation of milk intake after exposure to alcohol in mothers' milk. Alcohol Clin Exp Res, 2001, 25(4): 590-593.
[8] Cobo E. Effect of different doses of ethanol on the milk-ejecting reflex in lactating women. Am J Obstet Gynecol, 1973, 115(6): 817-821.
[9] Pepino MY, Steinmeyer AL, Mennella JA. Lactational state modifies alcohol pharmacokinetics in women. Alcohol Clin Exp Res, 2007, 31(6): 909-918.
[10] Binkiewicz A, Robinson MJ, Senior B. Pseudo-Cushing syndrome caused by alcohol in breast milk. J Pediatr, 1978, 93(6): 965-967.
[11] Ho E, Collantes A, Kapur BM, et al. Alcohol and breast feeding: calculation of time to zero level in milk. Biol Neonate, 2001, 80(3): 219-222.
[12] Budin P. Lecture VI. In, The nursling: the feeding and hygiene of premature and full-term infants. London. Caxton Publishing Company, 1907, 85-101.

乙琥胺(ETHOSUXIMIDE)

商品名: Zarontin
分　类: 抗惊厥药
LRC: L4-有限数据-有潜在危险

乙琥胺是治疗癫痫的抗惊厥药。Rane 的研究数据表明,虽然大量的乙琥胺可转运到人乳中,但婴儿的血浆水平却相当低[1]。母亲每日摄入 250 mg,每日 2 次,产后 1 个月乳汁中峰值浓度约为 55 mg/L。产后第 3 天的乳汁/血浆比值为 1.03,在治疗的前三个月为 0.8。婴儿血浆浓度大约在产后 1.5 个月达到峰值(2.9 mg/dl),然后在接下来的 3 个月内显著下降,表明婴儿对药物的清除率增加。虽然血药浓度低于治疗的剂量范围,但仍建议偶尔监测婴儿的血药浓度。

在另一项研究中,一位妇女服用乙琥胺 500 mg,每日 2 次,根据曲线图分析,她的乳汁药物浓度平均为 60~70 mg/L[2]。估计婴儿每日经乳汁摄入的乙琥胺暴露量为 3.6~11 mg/kg。

在 Kuhnz 的一项研究中,10 位患癫痫的哺乳期母亲(13 位婴儿)每日接受本品 3.5~23.6 mg/kg,乳汁中药物浓度与母体血浆浓度相似(M/P 比值为 0.86),母乳喂养的婴儿血浆浓度维持在 15~40 mg/L[3]。尽管平均乳汁浓度为 49.54 mg/L,但最大乳汁浓度报道为 77 mg/L。12 位婴儿中有 7 位出现了新生儿行为并发症,如吸吮困难、镇静和兴奋性增高。一位未经母乳喂养的婴儿表现出严重的撤药症状,如震颤、烦躁、失眠、哭闹和呕吐等,且持续了 8 周,并导致体重增加缓慢。因此,现在存在的问题是,是否可以在乙琥胺治疗过程中更安全地哺乳，以避免这些严重的撤药反应呢？

这些研究清楚地表明，转运至婴儿体内的乙琥胺的药量较多。乳汁/血浆比值约为 0.86~1，且母体血浆浓度相对较高，母体血浆浓度可以很好地预测转运至婴儿体内的剂量。乳汁中的药物浓度通常较高。建议谨慎使用。

$T_{1/2}$	30~60 h	M/P	0.94
T_{max}	4 h	PB	0%
Oral	吸收完全	Vd	0.72 L/kg
MW	141	pKa	9.3
RID	31.4%~73.5%		

成人注意事项： 嗜睡、共济失调、恶心、呕吐、厌食、皮疹。

成人剂量： 每次 250~750 mg，每日 2 次。

儿童注意事项： 一项研究中，12 位婴儿中有 7 位出现了新生儿行为并发症，如吸吮困难、镇静和兴奋性增高。乳汁中的药物浓度很高。建议谨慎使用。

婴儿监测内容： 镇静或易激、难醒喂养/喂养困难和体重增加。根据临床症状，一些婴儿可能需要监测肝酶。

替代药物：

参考文献：

[1] Rane A, Tunell R. Ethosuximide in human milk and in plasma of a mother and her nursed infant. Br J Clin Pharmacol, 1981, 12(6): 855 - 858.

[2] Koup JR, Rose JQ, Cohen ME. Ethosuximide pharmacokinetics in a pregnant patient and her newborn. Epilepsia, 1978, 19(6): 535 - 539.

[3] Kuhnz W, Koch S, Jakob S, et al. Ethosuximide in epileptic women during pregnancy and lactation period. Placental transfer, serum concentrations in nursed infants and clinical status. Br J Clin Pharmacol, 1984, 18(5): 671 - 677.

乙酰唑胺(ACETAZOLAMIDE)

商品名： Acetazolam, Dazamide, Diamox, Sequels

分　类： 利尿药

LRC： L2 -有限数据-可能适用

乙酰唑胺不同于其他噻嗪类利尿药，它是一种碳酸酐酶抑制剂。既往有文献记载利尿药通常可以减少乳汁分泌量。一位患者接受 500 mg，每日 2 次的乙酰唑胺治疗后，母亲的血浆药物浓度为 5.2~6.4 mg/L，乳汁中药物浓度为 1.3~2.1 mg/L。在哺乳 2 ~ 12 小时后，婴儿的血浆药物浓度为 0.2 ~ 0.6 mg/L，这一浓度的乙酰唑胺对婴儿基本不会产生不良反应。

$T_{1/2}$	2.4~5.8 h	M/P	0.25
T_{max}	1~3 h	PB	70%~95%
Oral	吸收完全	Vd	0.2 L/kg
MW	222	pKa	7.2
RID	1.37%~2.2%		

成人注意事项：厌食、腹泻、金属样异味、多尿症、肌无力、钾流失；心神不宁、疲乏、情绪沮丧、肾衰竭同样有报道。

成人剂量：每次 500 mg，每日 2 次。

儿童注意事项：目前没有经乳汁导致婴儿不良反应的报道。

婴儿监测内容：观察是否出现体液丢失，脱水，嗜睡。

替代药物：

参考文献：

[1] Soderman P, Hartvig P, Fagerlund C. Acetazolamide excretion into human breast milk. Br J Clin Pharmacol, 1984, 17(5): 599-600.

乙型肝炎(HEPATITIS B INFECTION)

商品名：Hepatitis B Infection

分　类：感染性疾病

LRC：L4-有限数据-有潜在危险

乙型肝炎病毒(HBV)是一种 DNA 病毒，属于嗜肝 DNA 病毒科[1]。其抗原结构独特，对诊断有重要意义。主要通过血液和组织液传播。已发现该病毒存在于人乳汁、血清、精液和唾液中。因此，已报道了各种传播方式，如通过感染被污染的血液和血液制品、使用被污染的针头、共用非法静脉药物滥用者的针头、性接触(异性恋和同性恋)；以及围生期传播。有趣的是，也有报道通过共用剃须刀和牙刷传播[1]。乙型肝炎病毒是人类已知的多种致癌病毒之一，人们担心它会引起肝细胞癌(肝癌)[1]。乙型肝炎病毒(HBV)引起广泛的感染，可从轻微的无症状型到暴发性致死性肝炎。慢性感染和病毒携带状态也会发生上述情况。

乙肝病毒阳性(HBsAg)的母亲应在婴儿出生时给予婴儿乙肝免疫球蛋白(HBIG)(最好在出生后 12 小时内)和乙型肝炎疫苗，可以有效降低产后传播的风险，尤其是通过母亲血液和体液传播的风险[4]。虽然可分泌入乳汁，但目前尚不清楚乳汁中的 HBV 是否具有传染性。接种疫苗应遵循完整的接种程序。

已在母乳中检测到乙型肝炎抗原[2-4]。到目前为止，几项以前的研究表明，如果完成接种，母乳喂养是没有额外的传播风险。迄今为止无一例通过母乳垂直传播(母婴)乙型肝炎的报道[5-7]。根据世界卫生组织,“婴儿出生时,与通过母亲血液和体液传播的高风险相比,经母乳传播的风险可忽略不计,且接种乙型肝炎疫苗会大幅度减少围生期的传播,实际上消除了经母乳喂养的传播风险”。总之,在没有乳头破裂、出血或病变的证据的,经过适当的预防后,母乳喂养不会将 HBV 传播给婴儿,应推荐母乳喂养[7]。

成人注意事项:肝炎、肝癌风险增加。

成人剂量:

儿童注意事项:无接种 HBIG 和乙肝疫苗后发生不良反应的报道。

婴儿监测内容:

替代药物:

参考文献:

[1] AAP CoID. Hepatitis B. //Pickering LK, Baker CJ, Kimberlin DW, et al. Red Book: 2009 Report of the Committee on Infectious Diseases. 28th ed. Elk Grove Village IL: American Academy of Pediatrics, 2009: 337 - 356.

[2] Boxall EH, Flewett TH, Dane DS, et al. Letter: Hepatitis-B surface antigen in breast milk. Lancet, 1974, 2(7887): 1007 - 1008.

[3] Beasley RP, Stevens CE, Shiao IS, et al. Evidence against breast-feeding as a mechanism for vertical transmission of hepatitis B. Lancet, 1975, 2(7938): 740 - 741.

[4] Woo D, Cummins M, Davies PA, et al. Vertical transmission of hepatitis B surface antigen in carrier mothers in two west London hospitals. Arch Dis Child, 1979, 54(9): 670 - 675.

[5] Hill JB, Sheffild JS, Kim MJ, et al. Risk of hepatitis B transmission in breast-fed infants of chronic hepatitis B carriers. Obstet Gynecol, 2002, 99(6): 1049 - 1052.

[6] Qiu L, Binns CW, Zhao Y, et al. Hepatitis B and breastfeeding in Hangzhou, Zhejiang Province, People's Republic of China. Breastfeed Med, 2010, 5(3): 109 - 112.

[7] Shi Z, Yang Y, Wang H, et al. Breastfeeding of newborns by mothers carrying hepatitis B virus: a meta-analysis and systematic review. Arch Pediatr Adolesc Med, 2011, 165(9): 837 - 846.

乙型肝炎免疫球蛋白(HEPATITIS B IMMUNE GLOBULIN)

商品名:H-BIG, HEP-B-Gammagee, Hyperhep

分　类:免疫血清

LRC:L2 -有限数据-可能适用

乙型肝炎免疫球蛋白(HBIG)是免疫球蛋白的无菌溶液(10%~18%蛋白),含有高滴度的乙型肝炎表面抗体[1]。对于母亲乙肝表面抗原阳性的婴儿,本品是最常用的预防性药物。出生后立即给予 HBIG,可防止 75%的新生儿携带病毒。一般会给 HBsAg 阳性且希望母乳喂养的母亲所分娩的婴儿注射 HBIG。新生儿的预防剂量是出生后尽快肌内注射 0.5 ml(大腿),最好在 12 小时内注射[2]。婴儿也应该在出生后 12 小时内接种乙型肝炎疫苗(0.5 ml 肌内注射),然后由他们的医疗保健人员提供后续疫苗接种。哺乳期母亲使用本品不会伤害母乳喂养的婴儿。

$T_{1/2}$		M/P	
T_{max}	1~6 d	PB	
Oral	无	Vd	
MW		pKa	
RID			

成人注意事项: 注射部位疼痛,红斑,皮疹,头晕,心神不宁。

成人剂量: 暴露后用药 0.06 ml/kg。

儿童注意事项: 注射部位疼痛,红斑,皮疹。

婴儿监测内容:

替代药物:

参考文献:

[1] Pharmaceutical manufacturer prescribing information. 1995.

[2] Centers for Disease Control and Prevention [Online]. Epidemiology and prevention of vaccinepreventable diseases. 2015 [Accessed July 26, 2016]. http://www.cdc.gov/vaccines/pubs/pinkbook/hepb.html.

乙型肝炎疫苗(HEPATITIS B VACCINE)

商品名: Energix-B, Heptavax-B, Recombivax HB
分　类: 疫苗
LRC: L2 -有限数据-可能适用

乙型肝炎疫苗是一种灭活的非传染性乙型肝炎表面抗原疫苗。它可用于新生儿。无哺乳期母亲使用本品的数据,但由于本品是一种灭活病毒,不太可能对母乳喂养的婴儿产生不良影响。乙型肝炎疫苗接种在预防急性乙型肝炎感染的有效率约 80%~95%[1,2]。本品至少需要 3 次免疫接种,其免疫力可持续 5~7 年。对于乙肝表面抗原阳性母亲所生的婴儿,美国儿科学会建议应在婴儿出生 1~12 小时(0.5 ml 肌内注射)内接种乙肝疫苗(含 HBIG),然后随访他们的医疗提供者以接种后续剂量。如果这样接种,母乳喂养不会额外增加婴儿感染 HBV 的风险。

成人注意事项：注射部位疼痛，肿胀，红斑，发热。

成人剂量：6 个月内注射 3 次。

儿童注意事项：直接注射时可出现发热、乏力、疲劳。没有通过母乳引起的不良反应的报道。

婴儿监测内容：

替代药物：

参考文献：

[1] Pharmaceutical manufacturer prescribing information. 1996.

[2] American Academy of Pediatrics. Red Book：1997. Report of the Committee on Infectious Diseases. 16th ed. American Academy of Pediatrics，1997.

异丙嗪（PROMETHAZINE）

商品名：Avomine，Histanil，Phenergan，Promethegan

分　类：抗组胺药

LRC：L3 -没有数据--可能适用

异丙嗪是一种吩噻嗪类药物，主要用于治疗恶心、呕吐和晕动病[1]。本品多年来用于治疗成人和儿童呕吐，安全性高，特别是与妊娠有关的呕吐[2]。尚无关于本品转运至乳汁的数据，但推测可能会有少量分泌。我们建议选用其他具有更多哺乳期安全性数据的替代药物来治疗母亲疾病，如茶苯海明，甲氧氯普胺。

$T_{1/2}$	9~16 h	M/P	
T_{max}	2~3 h	PB	76%~93%
Oral	25%	Vd	13.9 L/kg
MW	321	pKa	9.1
RID			

成人注意事项：镇静、头晕、激动、错乱、癫痫发作、视力减退、低血压、心律失常、QTc 间期延长、口干、呕吐、便秘、肝功能异常、白细胞减少、血小板减少、锥体外系症状、体重增加。

成人剂量：每次 12.5~25 mg，每 4~6 小时 1 次或根据需要。

儿童注意事项：目前没有经乳汁导致婴儿不良反应的报道。但异丙嗪与 1 岁以下儿童的中枢神经系统抑制和呼吸暂停有关，建议谨慎使用[3]。

婴儿监测内容：镇静或烦躁不安、呼吸暂停、难醒喂养/喂养困难、口干、体重增加、锥体外系症状。

替代药物：茶苯海明、甲氧氯普胺。

参考文献：

[1] Pharmaceutical manufacturer prescribing information. 2014.

[2] Kris EB. Children born to mothers maintained on pharmacotherapy during pregnancy and postpartum. Recent Adv Biol Psychiatry, 1961, 4: 180-187.

[3] Pollard AJ, Rylance G. Inappropriate prescribing of promethazine in infants. Arch Dis Child, 1994, 70(4): 357.

异丙肾上腺素(ISOPROTERENOL)

商品名：Isoprenaline, Isuprel, Medihaler-Iso, Saventrine

分　类：β-受体激动剂

LRC：L3-没有数据-可能适用

异丙肾上腺素是非选择性β-受体激动剂，用于麻醉中的支气管痉挛和某些心律失常[1]。它以吸入和注射形式用药。没有关于异丙肾上腺素进入乳汁的数据。由于这个药物的半衰期短，乳汁中不会有很高的含量。

$T_{1/2}$	4 min(IV);5 min（吸入）	M/P	
T_{max}		PB	
Oral		Vd	
MW	247.7	pKa	9.81
RID			

成人注意事项：头晕、头痛、烦躁不安、失眠、心绞痛、高血压或低血压、心律失常、呼吸急促、恶心、呕吐、震颤、虚弱。

成人剂量：随适应证变化。

儿童注意事项：目前没有已知的不良事件。

婴儿监测内容：易怒、失眠、体重减轻、震颤、昏睡。

替代药物：

参考文献：

[1] Pharmaceutical manufacturer prescribing monograph. 2006.

异丙托溴铵(IPRATROPIUM BROMIDE)

商品名：Atrovent

分　类：平喘药

LRC：L2-没有数据-可能适用

异丙托溴铵是一种抗胆碱能药，吸入以扩张哮喘患者的支气管[1]。异丙托溴铵是一种季铵化合物，虽然没有数据，但由于它的结构，它可能非常少的转运进母乳中。由于这类药物的组织分布和口服吸收差，婴儿不大可能吸收。

$T_{1/2}$	2 h	M/P	
T_{max}	1~2 h	PB	
Oral	0~2%	Vd	
MW	412	pKa	
RID			

成人注意事项：神经紧张、眩晕、口干、苦味、恶心、胃肠不适。

成人剂量：每次 36 μg，每日 4 次。

儿童注意事项：没有报道。可用于儿科患者。

婴儿监测内容：易怒、失眠、心律不齐、体重减轻、震颤。

替代药物：

参考文献：

[1] Pharmaceutical manufacturer prescribing information. 1996.

异环磷酰胺（IFOSFAMIDE）

商品名：Holoxan，Holoxane，Ifex，Ifolem

分　类：烷化剂

LRC：L4 -没有数据-有潜在危险

异环磷酰胺与环磷酰胺的结构类似，用于治疗乳腺癌。这类药物都需要经过肝脏激活（代谢）以产生有活性的细胞毒药物。异环磷酰胺的口服生物利用度接近 100%，并在 1~2 小时达到峰值[1]。消除半衰期（$T_{1/2}\beta$）随剂量和用药频次变化，范围为 4. 6~15 小时。异环磷酰胺及其代谢产物转运到中枢神经系统中的量非常低（约为血浆房室的 1/6）。这表明当最终测定时，母乳中的药物浓度可能会很低。本药物的药代动力学受肾功能、肌酐清除率、肝功能等因素的影响。应该根据这些因素调整重新开始母乳喂养的时间。应暂停母乳喂养至少 72 小时。

$T_{1/2}$	4.6～15 h	M/P	
T_{max}	1 h	PB	20%
Oral	92%～100%	Vd	0.72 L/kg
MW	261	pKa	
RID			

成人注意事项：情绪不稳、思维障碍、幻觉、发热、脱发、呕吐、厌食、肝肾功能异常、血尿、代谢性酸中毒、白细胞减少、贫血、血小板减少。

成人剂量：因情况而定。

儿童注意事项：

婴儿监测内容：有害，至少暂停母乳喂养 72 h。

替代药物：

参考文献：

[1] Pharmaceutical manufacturer information. 2014.

异美汀（ISOMETHEPTENE）

商品名：Midrin
分　类：抗偏头痛药
LRC：L3-没有数据-可能适用

异美汀是一种轻度兴奋药（交感神经兴奋药），通过收缩扩张的颅脑和大脑小动脉起作用，从而减少血管性头痛。FDA 将其列为可能有效，并且可能是仅仅最低限度地有效[1]。抗偏头痛药 Midrin 的其中一个成分是黏酸异美汀。很少有人知道，Midrin 中还含有对乙酰氨基酚和一种温和的镇静剂二氯苯那佐酮。没有关于 Midrin 转运到乳汁中的数据。因为其分子大小和组成，在母乳中可能达到低至中等水平。因为有更好的药物治疗偏头痛，本品可能不是母乳喂养母亲的最好选择。可考虑用舒马曲坦或 NSAIDs 替代。

$T_{1/2}$		M/P	
T_{max}		PB	
Oral		Vd	
MW	493	pKa	
RID			

成人注意事项：头晕、皮疹、高血压。

成人剂量：

儿童注意事项：目前没有经乳汁导致婴儿不良反应的报道。

婴儿监测内容：哺乳期不推荐。

替代药物：舒马曲坦，非甾体抗炎药。

参考文献：

[1] Pharmaceutical manufacturer prescribing information. 1995.

异舒泛蓝（ISOSULFAN BLUE）

商品名：Lymphazurin
分　类：诊断试剂，对比剂
LRC：L4 -没有数据-有潜在危险

异舒泛蓝是用于淋巴系统引流可视化的对比剂。每毫升溶液中含有硫丹蓝 10 mg，钠磷酸氢盐 6.6 mg 和磷酸二氢钾 2.7 mg[1]。异舒泛蓝检测前哨淋巴结的成功率比锝-^{99}m 硫胶体（TSC）高[2]。该药已被报道了严重过敏反应[3]。亚甲基蓝染料同样有效且很少发生严重不良反应，因此它的使用也在逐渐增加[4]。没有关于异舒泛蓝转运到母乳中的数据，因此母乳喂养的母亲应谨慎使用。造影后，尿液至少 24 小时是蓝色。建议等待 48 小时后再哺乳。

$T_{1/2}$		M/P	
T_{max}		PB	50%
Oral		Vd	
MW	566.7	pKa	
RID			

成人注意事项：局部肿胀和瘙痒。

成人剂量：0.5 ml。

儿童注意事项：没有可用数据。

婴儿监测内容：

替代药物：

参考文献：

[1] Pharmaceutical manufacturer prescribing information. 2006.

[2] Saha S, Dan AG, Berman B, et al. Lymphazurin 1% Versus 99 mTc Sulfur Colloid for Lymphatic Mapping in Colorectal Tumors：A Comparative Analysis.

Ann Surg Oncol, 2003, 11(1): 21 - 26.
[3] Stefanutto TB, Shapiro WA, Wright PMC. Anaphylactic reaction to isosulphan blue. Br J Anesth, 2002, 89(3): 527 - 528.
[4] Thevarajah S, Huston TL, Simmons RM. A comparison of the adverse reactions associated with isosulfan blue versus methylene blue dye in sentinel lymph node biopsy for breast cancer. Am J Surg, 2005, 189(2): 236 - 239.

异维 A 酸(ISOTRETINOIN)

商品名: Accutane, Isotrex, Roaccutane
分　类: 抗痤疮药
LRC: L5 -没有数据-危险

异维 A 酸是维生素 A 家族的一种合成衍生物,称为类维生素 A。已知异维 A 酸具有严重的致畸性,会使暴露的胎儿产生严重的缺陷[1]。它主要用于囊性痤疮,当有经验的医师使用时它是非常有效的。异维 A 酸只有 25%到达血液,剩余的在胃肠道中被代谢或通过肝脏的首过清除。它可分布到肝脏、肾上腺、卵巢和泪腺腺体。与维生素 A 不同,异维 A 酸不能储存在肝脏中。是否进入乳汁尚不清楚,可能与其他维生素 A 一样。异维 A 酸有极高的脂溶性,乳汁中的浓度可能很高。生产厂家强烈建议在母乳喂养母亲中禁用异维 A 酸。

$T_{1/2}$	>20 h	M/P	
T_{max}	3.2 h	PB	99.9%
Oral	25%	Vd	
MW	300	pKa	4
RID			

成人注意事项: 头痛、疲劳、失眠、血清甘油三酯升高、高血糖、结肠炎、体重减轻、肝酶升高、粒细胞缺乏(罕见)、贫血、关节痛、肌痛、擦伤、伤口愈合异常、皮肤色素沉着、红斑、皮肤干燥、瘙痒和皮疹。

成人剂量: 每日 0.5~2 mg/kg。

儿童注意事项: 目前没有报道。

婴儿监测内容: 哺乳期不推荐。

替代药物:

参考文献:

[1] Pharmaceutical manufacturer prescribing information. 2006.

异烟肼(ISONIAZID)

商品名: INH, Isotamine, Pycazide, Rimifon
分　类: 抗结核药
LRC: L3 -有限数据-可能适用

异烟肼(INH)是主要用于治疗结核病的抗菌药物。在一项报告中分别给予 5 mg/kg 和 10 mg/kg 剂量后测出的乳汁峰浓度分别为 6 mg/L 和 9 mg/L[1]。异烟肼在婴儿的血清中检测不到,但在几个婴儿的尿液中检测到。在另一项研究中,母亲给予 300 mg 异烟肼后,乳汁中异烟肼的浓度在 3 小时达到峰值为 16. 6 mg/L,而乙酰衍生物(AcINH)浓度为 3. 76 mg/L[2]。乳汁中 INH 的 24 小时排泄量估计为 7 mg。作者认为这种剂量对母乳喂养的婴儿具有潜在的危害。

最近一项对 7 个哺乳期母亲(33 天或稳态)的研究中,每日接受单剂量 300 mg 异烟肼(联合利福平和乙胺丁醇),异烟肼在血浆和乳汁中的平均值(AUC)分别为 18. 4 μg/(ml · d)和 14. 4 μg/(ml · d)[3]。平均乳汁/血浆比(AUC)为 0. 89,计算出的相对婴儿剂量为 1. 2%。在这个研究中,1 小时明显达到峰值并在 4 小时内迅速下降。INH 治疗常引起周围神经病变,成人可以用维生素 B_6 10~50 mg/d 治疗。建议母亲在服用 INH 后暂停母乳喂养 2 小时,以避免在 2 小时的血浆峰浓度。

$T_{1/2}$	1. 1~3. 1 h	M/P	
T_{max}	1~2 h(PO)	PB	10%~15%
Oral	吸收完全	Vd	0. 6 L/kg
MW	137	pKa	1. 9,3. 5
RID	1. 2%~18%		

成人注意事项: 眩晕、抑郁、嗜睡、发热、视力减退、呕吐、厌食、肝功能异常、粒细胞缺乏、贫血、周围神经病变、关节痛、皮疹。

成人剂量: 每日 5 mg/kg。

儿童注意事项: 目前没有经乳汁导致婴儿不良反应的报道。

婴儿监测内容: 困倦、嗜睡、呕吐和体重增加。如出现临床症状(例如皮肤或巩膜黄染),检查肝功能。

替代药物:

参考文献:

[1] Snider DE, Jr. , Powell KE. Should women taking antituberculosis drugs breast-

feed? Arch Intern Med, 1984, 144(3): 589-590.
[2] Berlin CM, Lee C. Isoniazid and acetylisoniazid disposition in human milk, saliva and plasma. Fed Proc, 1979, 38: 426.
[3] Singh N, Golani A, Patel Z, et al. Transfer of isoniazid from circulation to breast milk in lactating women on chronic therapy for tuberculosis. BJCP, 2008, 65(3): 418-422.

益康唑(ECONAZOLE)

商品名: Spectazole
分　类: 抗真菌药
LRC: L3 -没有数据-可能适用

硝酸益康唑是一种经典的吡咯类抗真菌药,局部用于治疗足癣、腿癣和体癣[1]。局部应用后的吸收几乎接近于零,在人的尿液和粪便中仅能发现不到1%的使用量。硝酸益康唑是否会分泌入人乳尚未可知,但其浓度即使可检测也可能远低于亚临床水平。

成人注意事项: 红斑、灼烧感、针刺感、瘙痒。

成人剂量: 每日局部应用1~2次。

儿童注意事项:

婴儿监测内容: 呕吐、腹泻。

替代药物: 咪康唑。

参考文献:

[1] Pharmaceutical manufacturer prescribing information. 2009.

益生菌(PROBIOTICS)

商品名:
分　类: 胃肠道用药
LRC: L3 -有限数据-可能适用

益生菌是在肠道中发现的与天然微生物属相同或相似的微生物。它们是一类应用于机体后可能有益于健康的活的微生物。目前支持使用这类药品的证据存在争议,与花费的成本相比,其带来的潜在益处通常较小[1,2]。虽然大多数这类药物是口服使用的,但也有一些经阴道用药的案例。这类药物中常见的微生物是乳杆菌属,双歧杆菌属和酵母菌属[1]。

口服或阴道使用时,本品通常耐受性良好;然而,目前担心的是,由于益生菌制剂的生物活性,微生物可穿透血流,在使用本品的个体中可能出现全身感染[1]。关于这些问题的报道很少,值得注意的是这种感染已有发生;估计的发病率非常低，乳杆菌属低于百万分之一[1]，酵母菌属 560 万个中只有 1 个[3,4,5]。而因使用益生菌而感染双歧杆菌的尚无报道[6]。可能增加全身感染机会的危险因素包括免疫抑制，危重疾病，中心静脉置管以及肠道损伤。

关于益生菌转运至乳汁的数据有限。在一项研究中，232 名在妊娠最后 4 周的妇女被随机分为补充 Lreuteri 益生菌组或安慰剂组，作者发现补充益生菌组初乳中分离出细菌的概率比安慰剂组更高（12% vs 2%）[7]。目前尚无包含足够样本量的公开数据来具体阐明母亲积极服用益生菌对哺乳婴儿可能的不利影响[1]。

随着关于微生物群对生长发育婴儿免疫系统和生命后期疾病风险影响的研究的深入，目前仍难以确定在这个复杂系统中引入新菌株的益处和风险[8]。

笔者建议早产儿的母亲应避免使用益生菌，因早产儿本身具有较高的感染和坏死性小肠结肠炎风险。

成人注意事项：心内膜炎、呃逆、呕吐、产气、腹胀、便秘、败血症、真菌血症和皮疹。

成人剂量：剂量不同，最常用的是每日 1~4 次。

儿童注意事项：

婴儿监测内容：

替代药物：

参考文献：

[1] Bozzo P, Einarson A, Elias J. Are probiotics safe for use during pregnancy and lactation? Canadian Family Physician, 2011, 57.

[2] Therapeutic Research Center. Comparison of common probiotic products. Pharmacists Letter, 2012, 19(7): 280707.

[3] Snydman DR. The safety of probiotics. Clin Infect Dis, 2008, 46(Suppl 2): S104 - S111.

[4] Borriello SP, Hammes WP, Holzapfel W, et al. Safety of probiotics that contain lactobacilli or bifidobacteria. Clin Infect Dis, 2003, 36(6): 775 - 80. Epub 2003 Mar 5.

[5] Karpa KD. Probiotics for Clostridium difficile diarrhea: putting it into perspective. Ann Pharmacother, 2007, 41(7): 1284 - 1287. Epub 2007 Jun 26.

[6] Boyle RJ, Robins-Browne RM, Tang ML. Probiotic use in clinical practice: what are the risks? Am J Clin Nutr, 2006, 83(6): 1256 - 1264.

[7] Abrahamsson TR, Sinkiewicz G, Jakobsson T, et al. Probiotic lactobacilli in breast milk and infant stool in relation to oral intake during the first year of life. J Pediatr Gastroenterol Nutr, 2009, 49(3): 349 - 354.

[8] Backhed F, Roswall J, Peng Y, et al. Dynamics and stabilization of the human gut microbiome during the first year of life. Cell Host & Microbe, 2015, 17(5): 690 - 703.

银(胶体,硝酸盐,其他)(SILVER, COLLOIDAL, NITRATE, OTHER)

商品名: Silver nitrate liquid, Silver pellet
分　类: 防腐剂
LRC: L4-没有数据-有潜在危险

银有很多不同的形式,如胶体银,硝酸银和磺胺嘧啶银。胶体银溶液通常以百万分之几来标示银含量。人在环境中(呼吸,食物和饮用污染水等)暴露于低浓度的银离子(2.3 μg/L)。一项研究表明,通过皮肤吸收不到4%的硝酸银[1]。另一个体外研究表明,纳米银吸收极低,完整皮肤和破损皮肤吸收量分别为0.46 ng/cm^{2}和2.32 ng/cm^2。银的口服生物利用度预计小于10%。

银中毒发生在长期过度接触,并且超过了肝肾负荷量。NOAEL报道人一生能摄入10 g银。银不会引起急性中毒,但是,银的累积会导致不良反应,例如银中毒、银沉着病、白细胞减少和贫血。在一个案例中,患者每日接触30 mg硝酸银,接触一段时间后,总计摄入6.4 g银,出现银沉着病。银沉着病会使人的皮肤不可逆的变蓝,或者变绿。有报道总计接触3.8~6 g的银会导致银质沉着病。另一项对30名健康志愿者的研究表明,每日摄入50 mg银,20天后(总剂量为1 g)不会产生明显的不良反应[2]。有一例摄取550 mg胶体银,两年后发生银中毒(限于指甲)的案例[3]。

目前没有关于银转运到母乳的研究。但是所有人,尤其是哺乳期母亲,都应该避免长期使用本品。

$T_{1/2}$	52 d	M/P	
T_{max}		PB	
Oral	很少	Vd	
MW	108	pKa	
RID			

成人注意事项: 银毒性:银中毒、银沉着病、白细胞减少和贫血。

成人剂量:

儿童注意事项:

婴儿监测内容:

替代药物:

参考文献:

[1] Lansdown AB. A pharmacological and toxicological profile of silver as an

antimicrobial agent in medical devices. Adv Pharmacol Sci, 2010, 2010: 910686. Epub 2010 Aug 24.

[2] Sharma DC, Sharma P, Sharma S. Effect of silver leaf on circulating lipids and cardiac and hepatic enzymes. Indian J Physiol Pharmacol, 1997, 41(3): 285-288. Abstract.

[3] McKenna JK, Hull CM, Zone JJ. Argyria associated with colloidal silver supplementation. Int J Dermatol, 2003, 42(7): 549.

吲达帕胺(INDAPAMIDE)

商品名: Dapa-Tabs, Lozide, Lozol, Nadide, Napamide, Natrilix
分　类: 利尿药
LRC: L3-没有数据-可能适用

吲达帕胺是第一种用于治疗高血压的新型二氢吲哚类利尿药。没有关于这种利尿药转运到人乳中的数据[1]。还有许多其他在哺乳期母亲中进行了研究的利尿药可选择。氢氯噻嗪或呋塞米可作为本药的替代品。

$T_{1/2}$	14 h	M/P	
T_{max}	0.5~2 h	PB	71%
Oral	完全吸收	Vd	
MW	366	pKa	8.8
RID			

成人注意事项: 眩晕、烦躁、嗜睡、低血压、恶心、呕吐、便秘、电解质紊乱、肌肉痉挛、皮疹。

成人剂量: 每日 2.5~5 mg。

儿童注意事项: 目前没有报道。

婴儿监测内容: 需监测体液流失、脱水、嗜睡,监测母亲乳量。

替代药物: 氢氯噻嗪或呋塞米。

参考文献:

[1] Pharmaceutical manufacturer prescribing information. 2007.

吲哚菁绿(INDOCYANINE GREEN)

商品名: IC-Green, Indocyanine Green
分　类: 诊断试剂,其他
LRC: L3-没有数据-可能适用

吲哚菁绿是用于各种医疗诊断项目的花青荧光染料,包括肝血流量、眼科血管造影和肝功能检测[1]。在生物学上,其血浆半衰期为150~180秒,并迅速转移到胆囊和肠道中而被消除。由于其分子量大,其转运至母乳的量可能很有限,况且如果它进入母乳,其短暂的半衰期将降低对婴儿的任何潜在风险。在30分钟内,几乎所有的染料都能被母体血浆清除。

$T_{1/2}$	2~3 min	M/P	
T_{max}		PB	
Oral	不吸收	Vd	
MW	774	pKa	
RID			

成人注意事项:已报道有或没有碘化物过敏史的患者均可能出现过敏反应或荨麻疹。

成人剂量:5 mg。

儿童注意事项:目前没有经乳汁导致婴儿不良反应的报道。

婴儿监测内容:

替代药物:

参考文献:

[1] Pharmaceutical manufacturers prescribing information. 2013.

吲哚洛尔(PINDOLOL)

商品名: Visken
分　类:β-受体阻滞剂
LRC:L3-没有数据-可能适用

吲哚洛尔是一种非选择性β-受体阻滞剂,用于抗高血压和抗心律失常。有一项研究针对孕37~40周的6名高血压孕妇,其年龄为25~35岁,患者在怀孕期间和分娩后服用10 mg吲哚洛尔片,每12小时1次,至少3天。在分娩当日用药后的11~14小时内收集单个乳汁样品。测定乳汁中吲哚洛尔的两种代谢物浓度,(-)-S-吲哚洛尔平均浓度为3.1 μg/L(波动范围为1.5~3.9 μg/L),(+)-R-吲哚洛尔平均浓度为1.9 μg/L(波动范围为1.2~4.2 μg/L)[1]。经研究者估计,纯母乳喂养婴儿摄入量为体重标准化的母亲剂量的0.36%。不足的是,这一数据是在初乳期收集的,可能比正常哺乳期的实际剂量更高。

$T_{1/2}$	3~4 h	M/P	
T_{max}	1 h	PB	40%
Oral	>95%	Vd	2 L/kg
MW	248	pKa	9.52
RID	0.4%		

成人注意事项：头痛、眩晕、失眠、抑郁、疲劳、胸痛、心动过缓、心脏传导阻滞、低血压、心力衰竭、喘鸣、呕吐、腹泻、肝功能异常、肌痛。

成人剂量：每日 10~60 mg。

儿童注意事项：目前尚无报道。

婴儿监测内容：困倦、嗜睡、面色苍白、进食不良和体重增加。

替代药物：

参考文献：

[1] Gonçalves PV, Cavalli RC, da Cunha SP, et al. Determination of pindolol enantiomers in amniotic fluid and breast milk by high-performance liquid chromatography: applications to pharmacokinetics in pregnant and lactating women. J Chromatogr B Analyt Technol Biomed Life Sci, 2007, 852(1-2): 640-645.

吲哚美辛(INDOMETHACIN)

商品名：Arthrexin, Hicin, Indocid, Indocin, Indoptol

分　类：非甾体抗炎药

LRC：L3-没有数据-可能适用

吲哚美辛是一种常用于治疗关节炎的非甾体抗炎药。它也用于治疗新生儿动脉导管未闭。有一例在产后早期(第 7 天)服用吲哚美辛的哺乳期母亲，其婴儿发生抽搐的病例报告[1]。在另有一例纳入了 16 例接受 75~300 mg 吲哚美辛(直肠用药)的妇女的报告中，分析了 20 份母乳样品，其中 12 份药物浓度小于 20 μg/L(低于检出限)，中位母乳/血浆比为 0.37[2]。八个可测量样本的药物浓度为 23~115 μg/L。作者认为，假定每日乳汁摄取量为 150 ml/kg，总体婴儿剂量将为母体剂量的 0.07%~0.98%。7 名婴儿中 6 名的血药浓度低于检出限(<20 μg/L)，仅一名婴儿为 47 μg/L。16 名婴儿的剂量检测显示，绝对剂量的范围为<0.003 至 0.017 mg/(kg·d)。本研究未发现不良反应。

根据已报道的研究结果，母乳中的吲哚美辛含量可能太低，无法对母乳喂养的婴儿产生显著的不良反应。因此，使用吲哚美辛时可能可以进行母乳喂养。但是由于报道了其产后早期使用导致抽搐症的病例,建议早产儿和新生儿慎用。应考虑使用其他具有哺乳期数据的 NSAIDs(例如布洛芬)。

$T_{1/2}$	4.5 h	M/P	0.37
T_{max}	1~2;2~4（SR）h	PB	>90%
Oral	90%	Vd	0.33~0.40 L/kg
MW	357	pKa	4.5
RID	1.2%		

成人注意事项：头痛、头晕、心神不宁、抑郁、耳鸣、消化不良、上腹痛、恶心、呕吐、腹泻、肾功能异常、贫血、出血、多汗症、潮热、水肿。

成人剂量：每次 25~50 mg,每日 2~3 次。

儿童注意事项：有一例母乳喂养新生儿癫痫发作的报道。其他报告表明没有不良反应。

婴儿监测内容：呕吐、腹泻。

替代药物：布洛芬。

参考文献：

[1] Eeg-Olofsson O, Malmros I, Elwin CE, et al. Convulsions in a breast-fed infant after maternal indomethacin. Lancet, 1978, 2(8082): 215.

[2] Lebedevs TH, Wojnar-Horton RE, Yapp P, et al. Excretion of indomethacin in breast milk. Br J Clin Pharmacol, 1991, 32(6): 751-754.

茚地那韦(INDINAVIR)

商品名：Crixivan
分　类：抗病毒药
LRC：L5-有限数据-母亲存在 HIV 感染时有危险

茚地那韦与蛋白酶活性位点结合并抑制 HIV 中酶的活性[1]。这种抑制作用可阻止病毒多聚蛋白的切割,从而形成未成熟的非感染性病毒颗粒。在啮齿动物的相关研究中,茚地那韦的母乳含量相当高,尽管通常与人乳相关性不高。

在对一位产后头 5 天每日服用两次 600 mg 茚地那韦的女性患者的研究中,初乳中的药物浓度是母体血药浓度的 90%~540%[2]。这个结果符合预期,因为乳房房室在产后头几天几乎对所有的血浆成分都是开放的。产后一周以后,茚地那韦浓度有可能远远低于上述水平。母乳中的病毒滴度与接受高效抗反转录病毒治疗的母体浓度相当,通常相当低(<400 拷贝/ml)。

注意：茚地那韦被划分为 L5 级是基于母亲感染 HIV 后母乳喂养对婴儿

的影响，而不是基于乳汁中药物对母乳喂养婴儿的影响。疾病预防控制中心建议感染 HIV 的母亲产后不要进行母乳喂养，以避免 HIV 经乳汁传染婴儿。

$T_{1/2}$	1.4~2.2 h	M/P	
T_{max}	0.8 h	PB	60%
Oral	30%	Vd	
MW	711.88	pKa	13.19
RID			

成人注意事项：头痛、头晕、疲劳、发热、腹痛、厌食、肝功能异常、高胆红素血症、肾结石、血尿、高血糖症、嗜中性粒细胞减少、血小板减少。

成人剂量：每次 800 mg，每 8 小时 1 次。

儿童注意事项：

婴儿监测内容：不建议感染 HIV 的母亲进行母乳喂养。

替代药物：

参考文献：

[1] Lewis JS, 2nd, Terriff CM, Coulston DR, et al. Protease inhibitors: a therapeutic breakthrough for the treatment of patients with human immunodeficiency virus. Clin Ther, 1997, 19(2): 187-214.

[2] Colebunders R, Hodossy B, Burger D, et al. The effect of highly active antiretroviral treatment on viral load and antiretroviral drug levels in breast milk. AIDS, 2005, 19(16): 1912-1915.

英夫利西单抗(INFLIXIMAB)

商品名：Remicade
分　类：单克隆抗体
LRC：L3-有限数据-可能适用

英夫利西单抗是用于治疗克罗恩病和类风湿关节炎的肿瘤坏死因子-α(TNF-α)的单克隆抗体。英夫利西单抗是一种分子量非常大的 IgG 抗体，大部分保留在血液循环中。

一名女性在生产后 4 个月因为类风湿关节炎发作而开始使用英夫利西单抗，从第一次输注(160 mg)后第 10 天开始收集母乳样品，直到第二次输注(165 mg)后第二天为止[1]。母乳中的药物浓度从第一次输注后 10 天至 20 天持续增加，在第二次输注后的第二天达到峰值(473 ng/ml)。我们使用峰值浓度计算出相对婴儿剂量为 3%，这个结果可能高于实际值。在研究期间，婴儿没有给予母乳喂养。

在一项纳入一名接受 5 mg/kg 静脉注射用药的哺乳期患者的研究中，在 0、2、4、8、24、48、72 小时，4、5 和 7 天测定了母乳中英夫利西单抗的浓度[2]。英夫利西单抗在所有取样时间均检测不出（检测限<0.1 μg/ml）。

在另一项研究中，一位哺乳期母亲在怀孕期间输注了 5 次英夫利西单抗（10 mg/kg），英夫利西单抗在母乳中检测不到[3]。分娩后婴儿的血清药物浓度为 39.5 μg/ml，可能是通过胎盘转运的。在新生儿体内这种药物的半衰期似乎延长了[2]。

另一名哺乳期母亲在第一次输注 5 mg/kg 剂量后 24 小时和 1 周检测其母乳浓度也低于检测限[4]。

2008 年另有一例报告发现，一名 22 岁的女性在怀孕和哺乳期间接受了 10 mg/kg 的英夫利西单抗。在其输液后 30 天内的母乳中没有检测到英夫利西单抗。随访其婴儿至 27 个月，没有发现对婴儿发育有影响[5]。

在报告中，3 名患者服用英夫利西单抗至孕 30 周左右暂停用药，然后在哺乳期间重新开始用药，英夫利西单抗在其母乳中无法检出[6]。第一位受试者是一名 29 岁的女性，每 8 周接受 5 mg/kg 的英夫利西单抗治疗，直至怀孕 31 周。该妇女在第 38 周分娩婴儿，分娩后 3 天重新开始使用英夫利西单抗。产后第 9 天抽取血清样品浓度为 74.27 μg/ml，产后第 10 天采集 10 份母乳，发现浓度无法检出（<10 μg/ml）。第二位受试者是一名 32 岁的女性，每 8 周接受 5 mg/kg 的英夫利西单抗治疗，直至怀孕第 32 周。该妇女在第 39 周分娩婴儿，分娩后 10 天重新开始使用英夫利西单抗。在产后第 15 天，母亲和婴儿的血清样本浓度分别为 62.62 μg/ml 和<10 μg/ml，母乳浓度也小于 10 μg/ml。第三位受试者是一名 24 岁的女性，她在怀孕第 19 周开始使用英夫利西单抗治疗，分别在 19、21 和 25 周用药。她在第 36 周分娩婴儿并在产后 2 周重新开始英夫利西单抗治疗。然后每 8 周用药 1 次。在产后第 57 天，从母亲和婴儿抽取的血清样本浓度为 59.97 μg/ml 和<10 μg/ml，母乳药物浓度也不可检测。在对这三名婴儿的随访期间，没有报告不良反应或增加感染率。此外，所有这三名婴儿在此期间均通过儿童免疫接种获得了正常免疫力。

在另外一项研究中，3 名患者在生产至少 5 天后接受 5 mg/kg 剂量的药物治疗，注射后 12 小时内可检测到英夫利西单抗浓度。母乳浓度在用药后 2~3 天达到峰值，为 90~105 ng/ml，对应的血药浓度范围为 18~64 μg/ml[7]。值得注意的是，母乳中的浓度仍仅为母体血清中的 0.5%。此外，这几名患者均是在产后早期被纳入研究的，当时奶室还能够将大分子蛋白质（即 IgG）渗漏到母乳中。两名在哺乳期接受 300 mg 英夫利西单抗治疗的妇女的婴儿在出生后接受了 18 和 22 个月的随访[8]。在第一例报告中，母乳样本浓度是其血清浓度的1/20(母乳200 ng/ml,血清4 700 ng/ml),其婴儿血清浓度不可检测。这些样品取自产后34周及最后一次英夫利西单抗输注后3周。在第二例报告中,在用药后第1天和第4天抽取母乳样品,发现药物浓度为94.6 ng/ml和119.7 ng/ml。四周后,在输注一次英夫利西单抗后5天,抽取母亲和婴儿血清样品,发现浓度为78 300 ng/ml和1 700 ng/ml。这个婴儿在出生后头3个月(母亲接受英夫利西单抗治疗之前)是纯母乳喂养的,在进行血清药物浓度检测之前接受部分母乳喂养。在检测母亲和婴儿血清药物浓度后,母亲决定停止母乳喂养。在这两例报告中,婴儿均按预期正常生长,没有报告不良事件。该研究的作者认为免疫球蛋白如英夫利西单抗可能是通过成人和胎儿的肠细胞中表达的新生儿免疫球蛋白G转运Fc受体(FcRn)被吸收的。

虽然这种药物的分子量非常大,而且母乳中的量很低,但是缺乏关于哺乳期母亲长期使用免疫调节药物的安全性的数据。此外,目前的数据表明其他IgG药物也能转运到母乳,也许还可转运至母乳喂养的婴儿中。因此,女性应了解在哺乳期使用这种药物的益处和风险,建议慎用此类药物。

$T_{1/2}$	8~9.5 d	M/P	
T_{max}		PB	
Oral		Vd	3 L/kg
MW	149 100	pKa	
RID	0.32%~3.01%		

成人注意事项:头痛、疲劳、高血压、呼吸困难、消化不良、恶心、腹泻、肝酶升高、抗核抗体阳性、贫血、关节痛、输液反应和感染风险增加。

成人剂量:在0、2及6周时静脉用药,剂量为5 mg/kg,然后给予维持剂量,每4~8周1次。

儿童注意事项:目前没有经乳汁导致婴儿不良反应的报道。

婴儿监测内容:发热、频繁感染、腹泻、体重增加。

替代药物:

参考文献:

[1] Hale TW, Fasanmade A. Personal communication. 2002.

[2] Forger F, Matthias T, Oppermann M, et al. Infliximab in breast milk. Lupus, 2004, 13: 753.

[3] Vasiliauskas EA, Church JA, Silverman N, et al. Case Report: Evidence for Transplacental Trasfer of Maternally Administered Infliximab to the Newborn. Clin Gastroenterol Hepatol, 2006, 4: 1255-1258.

[4] Peltier M, James D, Ford J, et al. Infliximab levels in breast-milk of a nursing

Crohn's patient. Am J Gastroenterol, 2001, 96(9): S312.
[5] Stengel JZ, Arnold HL. Is infliximab safe to use while breastfeeding? World Gastroenterol, 2008, 14(19): 3085-3087.
[6] Kane S, Ford J, Cohen R, et al. Absence of infliximab in infants and breast milk from nursing mothers receiving therapy for Crohn's disease before and after delivery. Journal of clinical gastroenterology, 2009, 43(7): 613-616.
[7] Ben-Horin S, Yavzori M, Kopylov U, et al. Detection of infliximab in breast milk of nursing mothers with inflammatory bowel disease. J Crohns Colitis, 2011, 5(6): 555-558.
[8] Fritzsche J, Pilch A, Mury D, et al. Infliximab and adalimumab use during breastfeeding. J Clin Gastroenterol, 2012, 46(8): 718-719.

荧光素(FLUORESCEIN)

商品名: Fluor-I-Strip, Fluorescein sodium, Fluorescite, Fluorets, Ful-Glo, Funduscein-10, Ophthifluor

分　类: 诊断试剂

LRC: L3-有限数据-可能适用

荧光素是一种黄色水溶性染料。2%荧光素滴眼液或浸透荧光素的试剂条可局部用来检查硬性隐形眼镜片所致的角膜擦伤,本品静脉制剂用于血管造影。本品有两种使用方法,一种由眼科医师和验光师直接小剂量滴入眼,另一种是静脉大剂量使用(10%荧光素溶液 5 ml)。在一项研究中,一名患者静脉使用荧光素(10%荧光素溶液 5 ml,即 500 mg 荧光素),并监测该患者荧光素乳汁药物浓度超过 76 小时[1]。在第 6 小时、第 76 小时其浓度分别是 372 μg/L、170 μg/L。荧光素在该患者乳汁中的半衰期很长,约 62 小时。该研究的作者得出结论,荧光素进入乳汁的量很大。在另一项研究中,给予患者稍高剂量的荧光素(910 mg,静脉用药),患者的血浆荧光素单葡糖醛酸化物浓度为 37 000 μg/L[2]。

根据以上数据,荧光素乳汁/血浆比值约为 0.018,表明仅少量荧光素进入乳汁。但婴儿食用含有荧光素的乳汁可能引起光毒性。已报道一例静脉使用本品的婴儿出现严重光毒性[3]。如果婴儿没有同时接受光疗,则本品对哺乳期婴儿的风险很小。

$T_{1/2}$	4.4 h(代谢产物)	M/P	
T_{max}	1 h	PB	70%~85%
Oral	50%	Vd	0.5 L/kg
MW	376	pKa	9.32
RID	0.8%		

成人注意事项：荧光素引起的光毒性。静脉应用可致恶心、呕吐、头晕、昏厥、皮肤瘙痒、癫痫。严重不良反应罕见。本品口服所致不良反应少见。

成人剂量：500 mg，静脉用药。

儿童注意事项：目前没有经乳汁导致婴儿不良反应的报道，但用药期间应避免光疗。

婴儿监测内容：

替代药物：

参考文献：

[1] Maquire AM, Bennett J. Fluorescein elimination in human breast milk. Arch Ophthalmol, 1988. Medications & Mothers' Milk, 2017, 387, 106(6): 718-719.

[2] Kearns GL, Williams BJ, Timmons OD. Fluorescein phototoxicity in a premature infant. J Pediatr, 1985, 107(5): 796-798.

[3] Kearns GL, Williams BJ, Timmons OD. Fluorescein phototoxicity in a premature infant. J Pediatr, 1985, 107(5): 796-798.

优特克单抗(USTEKINUMAB)

商品名：Stelara

分　类：单克隆抗体

LRC：L3-没有数据-可能适用

优特克单抗是针对 IL-12 和 IL-23 细胞因子亚基 p40 的人类 IgG1 单克隆抗体。它由 1326 个氨基酸组成，估算其分子质量为 149 kDa[1]。它适用于准备接受光疗和全身治疗的严重斑块性银屑病，也可用于治疗类风湿关节炎。优特克单抗可分泌到哺乳期猴子的乳汁中[2]。某些 IgG 能够分泌到人乳中，乳汁中优特克单抗的药物浓度可能极低。尚不清楚经乳汁摄入优特克单抗是否产生全身性反应。

尽管这个药物的分子量很大，并且乳汁中的浓度可能也极低，然而目前仍没有关于哺乳期母亲长期使用免疫调节药物的安全性研究。而且，现在数据表明一些 IgG 药物确实能够转运到乳汁中而可能被婴儿摄取。因此，哺乳期母亲应该慎用，并且应该了解在哺乳期使用这类药物的风险。

$T_{1/2}$	14.9~45.6 d	M/P	
T_{max}	13.5 d	PB	
Oral	无	Vd	0.161 L/kg
MW	148 079	pKa	
RID			

成人注意事项：头痛、乏力、头晕、感染、注射部位反应、瘙痒。

成人剂量：每次 45~90 mg，每 12 周 1 次。

儿童注意事项：尚无相关研究。

婴儿监测内容：发热、频发感染、喂养/体重增加。

替代药物：依那西普、英夫利西单抗。

参考文献：

[1] Pharmaceutical manufacturer prescribing information. 2010.

[2] Martin PL, Sachs C, Imai N, et al. Development in the cynomolgus macaque following administration of ustekinumab, a human anti-IL－12/23p40monoclonal antibody, during pregnancy and lactation. Birth defects research. Part B: Developmental and reproductive toxicology, 2010, 89(5): 351－363.

右安非他命(DEXTROAMPHETAMINE)

商品名：Adderall, Adderall XR, Amphetamine, Dexamphetamine, Dexedrine, Dexten, Dextrostat, Liquadd, Oxydess, ProCentra

分　类：肾上腺能激动剂

LRC：L3-有限数据-可能适用

右安非他命是安非他命更强效和长效的右旋异构体。一项研究中，4 位哺乳期母亲接受日剂量为 15~45 mg 的右安非他命后，乳汁中最大药物浓度的中位数为 219 ng/ml，她们乳汁中的药物平均浓度为 140 ng/ml[1]；绝对婴儿剂量的中位数为 21(11~39) μg/(kg · d)，研究者计算得出相对婴儿剂量的中位数为 5.7%(4%~10.6%)；4 个婴儿中测量了 3 个婴儿的药物血浆水平，分别为未检出、2 ng/ml 和 18 ng/ml，4 个婴儿均没有发生药物不良反应。

一项早期(1978 年)的研究报道描述了消旋安非他命在产后第 10 天和第 42 天向乳汁的转运[2]。在这项研究中，哺乳期母亲每日口服 5 mg 安非他命 4 次(用药时间分别为早上 10:00，中午，下午 2:00 和 4:00)用于治疗发作性嗜睡。研究者发现 M/P 比值偏高，产后 10 天为 3，产后 42 天为 7。第 10 天时，早上 10:00 用药前 20 分钟时测得安非他命在乳汁中的浓度为 55 ng/ml，下午 2:00 用药前即刻测得乳汁中的药物浓度为 118 ng/ml；42 天时，早上 10:00 用药前20分钟时测得安非他命在乳汁中的浓度为68 ng/ml，下午2:00用药前即刻测得乳汁中的药物浓度为138 ng/ml。计算得出绝对婴儿剂量约为10～20 μg/(kg・d)，RID的范围为2.9%～7%。随访婴儿24个月，未见不良反应报告。

2015年，另一例公开的研究报道描述了消旋安非他命转运进入乳汁的情况[3]。在这例研究中，研究对象服用35 mg的安非他命用于治疗发作性嗜睡，并在产后第2、5、9周的早晨服药前取血液和乳汁的样品，测得乳汁样品中的药物浓度范围在74～82.3 ng/ml，M/P比值的平均值为3.02。婴儿血浆中的药物浓度范围在1.4～3.1 ng/ml，据乳汁中最大药物浓度估算出绝对婴儿剂量和RID分别为12.4 μg/(kg・d)和2.4%。这位母亲纯母乳喂养婴儿6个月，然后混合喂养婴儿至10个月大，没有不良事件或相关进展的报道。

以上数据提示使用正常治疗剂量的右安非他命后，乳汁中的药物剂量可能并不明显，然而该药的滥用相当常见，滥用时的剂量并不确定且常常远高于正常剂量，在非临床使用右安非他命时，应告知哺乳期母亲必须在用药后24小时内禁止哺乳。

该药也有持续释放制剂(Adderall XR)，使用时，血浆药物水平几乎与每日用药两次时的血药水平相同。因此，如果患者使用XR 20 mg，其血浆药物水平与每日2次、每次使用10 mg相同。

在使用该药的临床治疗剂量时，该药物被划分为L3级，但当该药被滥用时，因存在摄取剂量增加及婴幼儿的监护缺失，其风险等级应提高至L5级。

$T_{1/2}$	9.77～11 h	M/P	2～5.2
T_{max}	1～2 h	PB	16%～20%
Oral	完全	Vd	3.2～5.6 L/kg
MW	368	pKa	9.9
RID	2.46%～7.25%		

成人注意事项：紧张不安、失眠、厌食、兴奋过度。

成人剂量：每日5～60 mg。

儿童注意事项：该药可能导致婴儿失眠、易怒、厌食、体重减轻或睡眠减少，然而在这些研究中，婴儿并没有受到影响。

婴儿监测内容：躁动、过度活跃、失眠、食欲不振、体重增加、震颤。

替代药物：哌甲酯。

参考文献：

[1] Ilett KF, Hackett LP, Kristensen JH, et al. Transfer of dexamphetamine into breast milk during treatment for attention deficit hyperactivity disorder. Br J Clin Pharmacol, 2006, 63(3): 371-375.

[2] Steiner E, Villen T, Hallberg M, et al. Amphetamine secretion in breast milk. Eur J Clin Pharmacol, 1984, 27(1): 123-124.

[3] Ohman I, Norstedt Wikner B, Beck O, et al. Narcolepsy treated with racemic amphetamine during pregnancy and breastfeeding. J of Human Lactation, 2015, 31(3): 374-376.

右兰索拉唑(DEXLANSOPRAZOLE)

商品名： Dexilant, Kapidex
分　类： 胃酸分泌抑制剂
LRC： L2 -没有数据-可能适用

右兰索拉唑是兰索拉唑的活性代谢物,同属质子泵抑制剂。由于在酸性pH下稳定性差且半衰期短,药物包裹在延长释放的剂型中,进入小肠后可长时间释放。该药在结构上类似奥美拉唑和兰索拉唑,在胃酸中极不稳定,并且在很大程度上可被婴儿的胃酸分解[1]。一项新的研究显示,母乳中奥美拉唑的浓度水平非常低(参见奥美拉唑专论),推测右兰索拉唑在母乳中的量可能也很低。尽管还没有关于哺乳期母亲使用右兰索拉唑的研究,但预计转运至乳汁和婴儿通过母乳口服吸收的右兰索拉唑是极低的。

$T_{1/2}$	1~2 h	M/P	
T_{max}	1~2 h	PB	99%
Oral	少	Vd	0.58 L/kg
MW	369	pKa	
RID			

成人注意事项： 恶心、呕吐、腹泻、腹痛、胀气、肝肾功能异常。

成人剂量： 每日 30~60 mg。

儿童注意事项： 目前没有经乳汁导致婴儿不良反应的报道。

婴儿监测内容： 由于本品对酸极不稳定,婴幼儿不可能吸收乳汁中的药物。

替代药物： 奥美拉唑、兰索拉唑、法莫替丁、雷尼替丁。

参考文献：

[1] Pharmaceutical manufacturer prescribing information. 2010.

右氯苯那敏(DEXCHLORPHENIRAMINE)

商品名： Polaramine
分　类： 抗组胺药
LRC： L3 -没有数据-可能适用

右氯苯那敏是氯苯那敏具有药理活性的右旋体，其结构与氯苯那敏类似。氯苯那敏属于非处方药中常用的抗组胺药，尽管还没有关于本品可分泌至母乳中的数据资料，也尚无该药会引起不良反应的报道，镇静是本品主要的不良反应[1]。建议哺乳期尽量使用非镇静的抗组胺药物。见替换药物。

$T_{1/2}$	3~6 h	M/P	
T_{max}	1 h	PB	72%
Oral	完全吸收	Vd	
MW		pKa	9.2
RID			

成人注意事项： 镇静、口干。
成人剂量：
儿童注意事项： 目前没有经乳汁导致婴儿不良反应的报道。但仍建议在哺乳期换为非镇静的抗组胺药。
婴儿监测内容： 镇静、口干、便秘。
替代药物： 西替利嗪、氯雷他定。
参考文献：

[1] Paton DM, Webster DR. Clinical pharmacokinetics of H1-receptor antagonists (the antihistamines). Clin Pharmacokinet, 1985, 10(6): 477 - 497.

右美沙芬(DEXTROMETHORPHAN)

商品名： Babee Cof Syrup, Creomulsion, Dexalone, Hold DM, Robitussin, Vicks 44 Cough Relief
分　类： 镇咳药
LRC： L3 -没有数据-可能适用

右美沙芬属于效果较弱的镇咳药，常用于成年人。该药与可待因属于同类药物，药理作用似乎是通过提高咳嗽中枢的阈值来发挥镇咳作用。治疗剂量无成瘾性，无镇痛和镇静作用，而且在正常的治疗剂量之下不会引起呼吸抑制[1]。没有数据表明该药可转运至人乳中，在母乳喂养的婴儿中，该药不太可能通过乳汁而产生明显的临床症状。

注意：该止咳药同其他镇咳药如可待因和苯佐那酯一样，不建议哺乳期母亲用于镇咳，建议首选非药物的方式止咳。

$T_{1/2}$		M/P	
T_{max}	2~3 h	PB	
Oral	完全	Vd	
MW	271	pKa	9.85
RID			

成人注意事项：困倦、头晕、意识模糊、易怒、恶心、呕吐。

成人剂量：每次 10~20 mg，每 4 h 1 次。

儿童注意事项：尚无报道。

婴儿监测内容：镇静作用。

替代药物：

参考文献：

[1] Pender ES, Parks BR. Toxicity with dextromethorphan-containing preparations: a literature review and report of two additional cases. Pediatr Emerg Care, 1991, 7(3): 163-165.

右美托咪定(DEXMEDETOMIDINE)

商品名：Dexdor, Precedex
分　类：肾上腺能药
LRC：L4-没有数据-有潜在危险

右美托咪定是一种选择性的 α_2 肾上腺素受体激动剂，用于在重症监护病房中行插管和机械通气的患者镇静，并在手术前和/或期间对非插管患者进行镇静[1]。本品具有镇静、镇痛、阻滞交感神经、抗焦虑作用，可减轻围术期许多心血管反应。该药可降低对挥发性麻醉药、镇静药和镇痛药的需求，而不会引起明显的呼吸抑制。右美托咪定在肝脏中代谢为无活性产物并在尿中排泄[2]。尚不知本品是否可以分泌至人乳中，研究发现给哺乳期雌性大鼠皮下注射放射性标记的右美托咪定后可分泌至大鼠乳汁中，因此哺乳期母亲使用本品应谨慎。

$T_{1/2}$	2 h	M/P	
T_{max}		PB	94%
Oral	16%~82%	Vd	1.64 L/kg
MW	236.7	pKa	7.1
RID			

成人注意事项： 低血压、心动过缓和口干最为常见。使用该药超过 24 小时会增加急性呼吸窘迫综合征、呼吸衰竭和呼吸急促发生的概率。

成人剂量： 最初使用该药 10 分钟内为 1 μg/kg，后为 0.2~0.7 μg/(kg·h)（该药使用时间不能超过 24 小时）。

儿童注意事项： 目前没有经乳汁导致婴儿不良反应的报道。

婴儿监测内容： 观察是否出现兴奋或易怒、失眠、震颤及体重增加。

替代药物：

参考文献：

[1] Pharmaceutical manufacturer prescribing information. 2010.

[2] Anttila M, Penttila J, Helminen A, et al. Bioavailability of dexmedetomidine after extravascular doses in healthy subjects. Br J Clin Pharmacol, 2003, 56(6): 691-693.

右哌甲酯(DEXMETHYLPHENIDATE)

商品名： Focalin

分　类： 中枢神经兴奋药

LRC： L3-没有数据-可能适用

右哌甲酯是外消旋的哌甲酯的 d-对映异构体，具有更强的药理活性，属于中枢神经系统兴奋药，主要用于治疗注意缺陷障碍（儿童多动症，ADHD）。该药利用缓释剂型延长了生物半衰期[1]。一项研究中[2]，3 个哺乳期母亲使用平均剂量为 52(35~50) mg/d 的哌甲酯后，其乳汁中的药物平均浓度为 19(13~28) μg/L，乳汁/血浆比值为 2.8(2~3.6)，平均绝对婴儿剂量为 2.9(2~4.25) μg/(kg· d)，平均相对婴儿剂量为 0.9%(0.7%~1.1%)。在一项关于婴儿的研究中，血浆中的药物浓度小于 12.9(2~4.25) μg/L。研究结果提示可能因药物浓度过低难以引起相应的临床症状。另有案例报道一位哺乳期母亲使用哌甲酯 15 mg/d 后测得乳汁中药物的平均浓度为 2.5 μg/L。估算每日婴儿剂量为 0.38 μg/kg，这个剂量相当于母亲剂量的 0.16%[3]。哺乳期母亲用药 20~21 小时后药物浓度无法测出。

一位母亲使用 80 mg/kg 的哌甲酯后测定其乳汁/血浆比值为 2.7，绝对婴儿剂量 2.3 μg/(kg · d),或相对婴儿剂量为 0.2%,在婴儿血浆中没有检测到哌甲酯[4]。未观察到任何婴儿出现该药相关的不良反应。

虽然没有单独使用右哌甲酯的研究,但可以预计右哌甲酯与哌甲酯的研究结果类似。尽管这些药物浓度可能不会导致婴儿发生不良反应,但使用右哌甲酯时仍应观察婴儿是否出现情绪激动和体重增减。

$T_{1/2}$	速释剂型 2~4 h	M/P	
T_{max}	速释剂型 1~1.5 h,第1个达峰时间为 1.5 h,第 2 个达峰时间为 6.5 h(缓释剂型)	PB	
Oral	22%~25%	Vd	1.54~3.76 L/kg
MW	270	pKa	8.9
RID			

成人注意事项: 头晕、头痛、紧张不安、焦虑、口干。

成人剂量: 每日 20~40 mg。

儿童注意事项: 虽然目前没有经乳汁导致婴儿不良反应的报道,仍应观察是否出现兴奋、失眠、食欲减退和进食减少。

婴儿监测内容: 兴奋、好动、失眠、食欲减轻、体重增加、震颤。

替代药物: 哌甲酯。

参考文献:

[1] Pharmaceutical manufacturer prescribing information. 2010.

[2] Hackett LP, Ilett KF, Kristensen JH, et al. Infant dose and safety of breastfeeding for dexamphetamine and methylphenidate in mothers with attention deficit hyperactivity disorder. Louisville, USA: Proceedings of the 9th International Congress of Therapeutic Drug Monitoring and Clinical Toxicology, Therapeutic Drug Monitoring, 2005, 27: 220. (Abstract # 40).

[3] Spigset O, Brede WR, Zahlsen K. Excretion of methylphenidate in Breast Milk. Am J Psychiatry, 2007, 164(2): 348.

[4] Hackett LP, Kristensen JH, Hale TW, et al. Methylphenidate and Breast-Feeding. Ann Pharmacother, 2006, 40(10): 1890-1891.

右溴苯那敏(DEXBROMPHENIRAMINE)

商品名: Ala-Hist IR

分　类: 抗组胺药

LRC: L3-没有数据-可能适用

右溴苯那敏是一种常见的抗组胺药,具有抗胆碱能作用。由于右溴苯那敏吸收良好并具有较长的半衰期,因此可能会分泌至人乳中。一例关于一个3个月的母乳喂养婴儿的报告表明该药可引起烦躁、过度哭泣和睡眠困难,这些症状在停用右溴苯那敏后消失[1]。由于该药还有抗胆碱作用,因此泌乳量可能会受到不利影响。然而,文献中没有关于泌乳量降低的报道。

$T_{1/2}$	25 h	M/P	
T_{max}	5 h	PB	
Oral	吸收好	Vd	
MW		pKa	3.59, 9.12
RID			

成人注意事项: 斑丘疹、口干、困倦、头晕、紧张、失眠。

成人剂量:

儿童注意事项: 易怒、过度哭泣、睡眠紊乱。

婴儿监测内容: 困倦或兴奋、易怒、口干、便秘。

替代药物: 苯海拉明、氯雷他定、西替利嗪。

参考文献:

[1] Mortimer EA, Jr. Drug toxicity from breast milk? Pediatrics, 1977, 60(5): 780-781.

右旋糖酐铁(IRON DEXTRAN)

商品名: Dexferrum, Infed, Iron

分　类: 金属类药物

LRC: L2-没有数据-可能适用

右旋糖酐铁是氢氧化铁在部分水解的低分子右旋糖酐复合物中的胶体溶液,用于严重的缺铁性贫血。其分子量约为180 000 Da。右旋糖酐铁中约99%的铁都是稳定的右旋糖酐铁复合物。肌内注射后,右旋糖酐铁主要通过淋巴系统吸收,随后转移到肝脏中的网状内皮系统代谢。最初3天的吸收量占注射剂量的60%,剩下的40%需要几周甚至几个月才能完全吸收。

虽然没有关于右旋糖酐铁转运到乳汁中的数据,由于其巨大的分子量,也是不可能转运至人乳的。此外,铁是通过严格的控制泵递送系统首先与高分子量蛋白螯合后转运到母乳。众所周知,母乳喂养的母亲口服营养补充剂的铁不会明显改变乳汁的铁含量[1]。不禁止母乳喂养的母亲补充大剂量铁,因为铁不容易进入乳汁。

成人注意事项：头痛、眩晕、昏厥、发热、发冷、胸闷疼痛、低血压、味觉变化、恶心、呕吐、腹痛、腹泻、白细胞增多、关节痛、肌痛、过敏反应。

成人剂量：剂量因铁缺乏量而异，肌内注射或静脉注射。

儿童注意事项：目前没有经乳汁导致婴儿不良反应的报道。

婴儿监测内容：

替代药物：

参考文献：

[1] Lawrence RA. Breastfeeding: A guide for the medical profession. St. Louis: Mosby Publishers, 1994.

右佐匹克隆(ESZOPICLONE)

商品名：Lunesta
分　类：镇静催眠药
LRC：L3 -没有数据-可能适用

右佐匹克隆是一种非苯二氮䓬类催眠镇静药物，尽管它们都能与相同的GABA受体相互作用[1]。作为一种镇静催眠药，还没有其转运至人乳中的报道。但是，已经研究了一种与其本质上相同的衍生物即佐匹克隆(参见佐匹克隆)，且有1.5%的母体剂量转运到乳汁中。因此，由于结构相似性，可认为其与右佐匹克隆具有相似的RID。在早产儿或新生儿的母亲特别是那些患有呼吸暂停的婴儿的母亲中使用右佐匹克隆时应谨慎。在较大的健康婴儿中使用可能是合适的。

$T_{1/2}$	6 h	M/P	
T_{max}	1 h	PB	59%
Oral	>75%	Vd	
MW	388	pKa	5.35
RID			

成人注意事项：头痛、嗜睡、眩晕、焦虑、口干、胃口不佳、消化不良、呕吐、腹泻。

成人剂量：2~3 mg，睡前服用。

儿童注意事项：目前没有经乳汁导致婴儿不良反应的报道。

婴儿监测内容：镇静、呼吸频率减慢、口干、难醒喂养/喂养困难和体重增加。

替代药物: 佐匹克隆。

参考文献:

[1] Pharmaceutical manufacturer package insert. 2005.

愈创甘油醚(GUAIFENESIN)

商品名: Iophen, Mucinex
分　类: 祛痰药
LRC: L3 -没有数据-可能适用

愈创甘油醚是一种祛痰药,可稀释支气管分泌物和痰液(黏液),使痰更易于咳出[1]。本品不抑制咳嗽,不应用于持续咳嗽。尚无本品转运至人乳汁中的数据。总之,缺乏可证明愈创甘油醚疗效和用途的临床研究,其作为祛痰药是不可靠的。

这些药物疗效差(一般的祛痰药),用于哺乳期母亲的理由不充分。但尚无不良反应的报道。

注意:愈创甘油醚通常存在于复方制剂中,制剂中其他成分的适用性也需要考虑。

$T_{1/2}$	1 h	M/P	
T_{max}		PB	
Oral	完全	Vd	1 L/kg
MW	198	pKa	13. 62
RID			

成人注意事项: 镇静,恶心,消化不良,呕吐,腹泻,镇静,皮疹。

成人剂量: 每次 200~400 mg,每 4 h 1 次。

儿童注意事项: 目前没有经乳汁导致婴儿不良反应的报道。

婴儿监测内容: 镇静。

替代药物:

参考文献:

[1] Guaifenesin. in Lexi-Comp database. 2015.

Z

扎来普隆(ZALEPLON)

商品名: Sonata,Zaplon
分　类: 镇静催眠药
LRC: L2 -有限数据-可能适用

扎来普隆是一种非苯二氮䓬类镇静催眠药,与氨基丁酸(GABA)受体互相作用。在一项研究中,5 名哺乳期母亲口服 10 mg 的扎来普隆,采集乳汁样本直至用药后 8 小时。乳汁中浓度峰值在用药后 1.2 小时出现,平均浓度为 14 μg/L[1]。乳汁浓度在用药后 4 小时迅速下降,并且小于 5 μg/L。本研究中的婴儿在研究期间未予以母乳喂养。

$T_{1/2}$	1 h	M/P	0.5
T_{max}	1 h	PB	45%~75%
Oral	30%	Vd	1.4 L/kg
MW	305	pKa	
RID	1.5%		

成人注意事项: 已报道有头痛、嗜睡、外周水肿、头晕。

成人剂量: 每晚 10 mg。

儿童注意事项: 目前没有经乳汁导致婴儿不良反应的报道。

婴儿监测内容: 镇静、难醒喂养/喂养困难。

替代药物: 佐匹克隆、劳拉西泮、奥沙西泮。

参考文献:

[1] Darwish M, Martin PT, Cevallos WH, et al. Rapid disappearance of zaleplon from breast milk after oral administration to lactating women. J Clin Pharmacol, 1999, 39(7): 670-674.

扎鲁司特(ZAFIRLUKAST)

商品名: Accolate
分　类: 平喘药
LRC: L3 -没有数据-可能适用

扎鲁司特是一种新型的白三烯 D4 竞争性受体拮抗剂，这种介质在哮喘患者中介导支气管收缩。扎鲁司特不是支气管扩张剂，不应用于哮喘急性发作。本品以低浓度分泌入乳汁中。以每次 40 mg，每日 2 次重复用药之后（请注意：平均成人剂量为每次 20 mg，每日 2 次），母乳中的平均稳态浓度为 50 μg/L，而母体血浆中的平均稳态浓度为 255 μg/L[1]。当与食物一起用药时，扎鲁司特的吸收很少。婴儿通过乳汁摄取的药物量可能会很少。

$T_{1/2}$	10～13 h	M/P	0. 15
T_{max}	3 h	PB	>99%
Oral	吸收少	Vd	
MW	575	pKa	4. 01
RID	0. 7%		

成人注意事项：头痛、头晕、发热、消化不良、恶心、呕吐、腹泻、腹痛、肝酶升高、肌痛。

成人剂量：每次 20 mg，每日 2 次。

儿童注意事项：尚无研究报道。

婴儿监测内容：烦躁、腹泻。

替代药物：

参考文献：

[1] Pharmaceutical manufacturer prescribing information. 1997.

扎那米韦（ZANAMIVIR）

商品名：Relenza

分　类：抗病毒药

LRC：L2 -没有数据-可能适用

扎那米韦是一种病毒神经氨酸酶抑制剂，阻断或者预防病毒在受感染细胞的定植或者释放，防止病毒聚集[1]。扎那米韦用于预防和治疗儿科和成人 A 型和 B 型流行性感冒[1,2]。本品通过使用吸入器装置进行雾化吸入用药。仅有 4%～17%的吸入药物被全身吸收。峰值血浆浓度在用药 2 小时内出现，范围为 17～142 ng/ml，然后浓度迅速减少。生产商报道本品存在于啮齿动物的乳汁中，而尚未获得人类的相关数据。由于口服或吸入药物的吸收不良以及极低的血浆浓度，本品对母乳喂养婴儿产生不良影响的可能性小。

$T_{1/2}$	2.5~5.1 h	M/P	
T_{max}	1~2 h	PB	<10%
Oral	4%~17%	Vd	
MW	332	pKa	3.25
RID			

成人注意事项：头痛、疲劳、咽喉不适、支气管痉挛、咳嗽、荨麻疹。

成人剂量：每次 10 mg，每日 2 次，持续 5 天。

儿童注意事项：目前没有经乳汁导致婴儿不良反应的报道。

婴儿监测内容：呕吐、腹泻（不太可能出现，因为本品生物利用度低）。

替代药物：

参考文献：

[1] Drug Facts and Comparisons 1999 ed. ed. St. Louis, 1999.

[2] Center for Disease Control. Infuenza Antiviral Medications: Summary for Clinicians [Online]. http://www.cdc.gov/fu/professionals/antivirals/summary-clinicians.htm.

寨卡病毒（ZIKA VIRUS）

商品名：Zika Virus

分　类：感染性疾病

LRC：L3 -有限数据-可能适用

寨卡病毒是黄病毒科病毒家族中的一员，通过伊蚊的叮咬传染给人类。人与人之间的传染途径为性交，输血以及母婴传播。寨卡病毒已被证明存在于母乳中，但活性寨卡病毒是否通过人类母乳喂养而传播尚未有定论[1]。有一篇综述中提到，两名感染寨卡病毒的妇女的母乳中寨卡病毒 DNA 是存在的，尽管病毒没有复制[2]。此外，在确诊感染了寨卡病毒的患者中，至少有一例的血清样品提示母亲和婴儿的 PCR 结果均为阳性，在第一个病例中，母亲在分娩前 2 天出现瘙痒及皮疹（无发热），并在产后症状持续了两天；她的婴儿接受母乳喂养，一直到出生后的 5 天无相关的报道。

在第二个病例中，女性在分娩 3 天后开始出现发热，瘙痒以及肌肉疼痛。据报道，母亲在产后 3 天开始母乳喂养她的婴儿，婴儿在第 4 天出现皮疹，第 3~7 天开始同时出现血小板减少。作者还报道，新生儿黄疸在光疗后可以出现皮疹。尽管这些病例母婴之间的病毒传播怀疑是经胎盘或生产的途径，但作者得出的结论为：由于母乳中可以检测到高载量的寨卡病毒 RNA，应考虑寨卡病毒可通过母乳喂养进行传播。

目前，疾病预防控制中心和世界卫生组织仍然认为，母乳喂养的益处超过了通过母乳导致寨卡病毒感染在理论上的风险[1,3]。根据儿童感染寨卡病毒的有关数据，孕妇和成年人正在迅速变化，且病例报告的有限数据，具体请咨询 CDC 和 WHO 网站，了解有关母乳喂养和寨卡病毒传染风险的最新建议。

成人注意事项：大多数人不会出现症状。与寨卡病毒相关的其他症状包括：发热、皮疹、关节疼痛、结膜炎（红眼）、肌肉疼痛、头痛。

成人剂量：

儿童注意事项：没有可用的数据。

婴儿监测内容：易怒、失眠、腹泻。

替代药物：

参考文献：

[1] Centers for Disease Control and Prevention. Zika virus transmission & risks. http://www. cdc. gov/zika/transmission/index. html.

[2] Besnard M, Lastere S, Teissier A, et al. Evidence of perinatal transmission of Zika virus, French Polynesia, December 2013 and February 2014. Euro Surveill, 2014, 19(13): 20751.

[3] World Helath Organization. Infant feeding in areas of Zika virus transmission. Summary or rapid advice guideline June 29, 2016. http://reliefweb. int/sites/reliefweb. int/fles/resources/WHO_ZIKV_MOC_16%205_eng. pdf.

樟脑（CAMPHOR）

商品名：Tiger Balm, Vicks VapoRub

分　类：止痒药

LRC：L3 -没有数据-可能适用

樟脑是从樟树的树干中提取的，其成品呈透明蜡状，具有强烈气味，已作药用数百年，能经皮吸收，产生清凉感。通常加入外用制剂中，发挥止痒和清凉功效[1]，可见于各种油剂、乳剂、凝胶剂、水剂和软膏剂中。若大量吸收，可导致中枢神经系统兴奋、恶心、呕吐及肝毒性。

尚没有关于哺乳期母亲使用本品的可靠研究数据，局部少量使用可能是相对安全的。

$T_{1/2}$		M/P	
T_{max}		PB	
Oral	100%	Vd	2~4 L/kg
MW	152	pKa	
RID			

成人注意事项：神志不清、接触性湿疹、幻觉、恶心、呕吐、癫痫发作、震颤、眩晕、燥热、头痛。

成人剂量：

儿童注意事项：有新生儿直接口服而非通过乳汁摄入樟脑后出现呼吸衰竭和死亡的报道。

婴儿监测内容：

替代药物：

参考文献：

[1] Pharmaceutical manufacturer prescribing information. 2011.

蔗糖铁(IRON SUCROSE)

商品名：Venofer, Iron
分　类：金属类
LRC：L3 -没有数据-可能适用

蔗糖铁用于治疗缺铁性贫血[1]。一旦解离，铁被掺入血红蛋白中。没有蔗糖铁进入乳汁中的数据。蔗糖铁是蔗糖中多核铁(Ⅲ)氢氧化物的聚合形式。静脉注射时，首先在肝脏中代谢，释放游离铁进入循环。由于其分子量大，蔗糖铁不太可能进入乳汁。

$T_{1/2}$	6 h	M/P	
T_{max}		PB	
Oral	低	Vd	0.11 L/kg
MW	34 000~60 000	pKa	
RID			

成人注意事项：头痛、眩晕、昏厥、发热、发冷、胸闷疼痛、低血压、味觉减退、恶心、呕吐、腹痛、腹泻、白细胞增多、关节痛、肌痛、过敏反应。

成人剂量：剂量因铁缺乏量而异，通常为 1 000 mg 元素铁分几次静脉注射。

儿童注意事项: 无可用数据。

婴儿监测内容:

替代药物:

参考文献:

[1] Pharmaceutical manufacturer prescribing information. 2005.

制霉菌素(NYSTATIN)

商品名: Candistatin, Mycostatin, Nadostine, Nilstat, Nystan
分　类: 抗真菌药
LRC: L1 -有限数据-适用

制霉菌素是一种主要用于念珠菌感染的抗真菌药,局部或口服使用。制霉菌素口服吸收极差,口服用药后血药浓度低至不能检出[1]。因母亲口服吸收差,制霉菌素分泌入乳汁的可能性很小。在新生儿科本品常直接用于治疗新生儿念珠菌感染。此外,制霉菌素吸收进入婴儿血液循环的可能性同样非常小。目前研究显示病原菌对制霉菌素的耐药性在增加。

成人注意事项: 味觉差、恶心、呕吐、腹泻。

成人剂量: 每次口服 40 万~60 万单位,每日 4 次。

儿童注意事项: 未见报道。制霉菌素常用于婴儿。

婴儿监测内容: 呕吐、腹泻。

替代药物: 氟康唑。

参考文献:

[1] Rothermel P, Faber M. Drugs in breast milk: a consumer's guide. Birth and Family J, 1975, 2: 76-78.

珠氯噻醇(ZUCLOPENTHIXOL)

商品名: Clopixol, Clopixol Depot, Clopixol-Acuphase
分　类: 抗精神病药,典型
LRC: L3 -有限数据-可能适用

珠氯噻醇是一种用于治疗精神分裂症的经典抗精神病药物,它通过阻断突触后多巴胺能受体起作用[1]。美国没有批准本品上市。

在对单个患者的某个研究中,患者最初给予珠氯噻醇 24 mg,共 4 天,随后给予 14 mg/d,服用 24 mg 后乳汁中的浓度约为 20 μg/L,服用 14 mg 后乳汁中的浓度约为 5 μg/L[2]。基于这些浓度,作者估计绝对婴儿剂量为 0. 8~3 μg/(kg · d),相对婴儿剂量为 0. 3%~0. 8%(母亲体重以 60 公斤计算)。

我们用母亲体重标准为 70 kg,平均浓度为 20 μg/L 和 5 μg/L 计算得出相对婴儿剂量为 0. 4% ~ 0. 87%;此外,我们用珠氯噻醇峰浓度 35 μg/L 计算的相对婴儿剂量为 1. 5%。该婴儿为混合喂养,直到母亲的状况得到改善,并且能够完全进行母乳喂养。此时已经逐渐停用药物,没有婴儿出现不良反应的报道。

6 名产后 3 天至 10 个月的患者接受剂量范围为 4 mg/d 至每 2 周 72 mg 肌内注射珠氯噻醇的治疗[3]。在任何时候,乳汁中药物浓度远远低于血浆药物浓度,母乳中平均浓度为母体血浆浓度的 29%。婴儿的日剂量估计为 0. 5 ~ 5 μg/d,这大致对应于母体剂量校正体重因素后得出的相对婴儿剂量 0. 03% ~ 0. 38%。

两项研究中,婴儿珠氯噻醇的血浆浓度均较低。尽管有对于长期使用该药物应慎重的警告,但在婴儿中尚未有不良反应报道。

$T_{1/2}$	20 h	M/P	0. 29
T_{max}	4 h	PB	98%
Oral	49%	Vd	15 ~ 20 L/kg
MW	443 ~ 555	pKa	
RID	0. 4% ~ 1. 55%		

成人注意事项: 嗜睡、焦虑、不寐、心动过速、低血压、口干、便秘、厌食、锥体外系症状、虚弱。

成人剂量: 口服: 每日 10 ~ 100 mg;肌内注射: 每次 50 ~ 150 mg,每 48 ~ 72 h 1 次。

儿童注意事项: 已有研究中的 7 名婴儿均没有出现不良反应。

婴儿监测内容: 镇静或烦躁、呼吸暂停、口干、难醒喂养/喂养困难、体重增加、锥体外系症状。

替代药物: 利培酮、奥氮平。

参考文献:

[1] Pharmaceutical manufacturer prescribing information. 2006.

[2] Matheson I, Skjaeraasen J. Milk concentrations of fupenthixol, nortriptyline and zuclopenthixol and between-breast differences in two patients. Eur J Clin Pharmacol, 1988, 35(2): 217 - 220.

[3] Aaes-Jorgensen T, Bjorndal F, Bartels U. Zuclopenthixol levels in serum and breast milk. Psychopharmacology (Berl), 1986, 90(3): 417 - 418.

紫草(COMFREY)

商品名：Blackwort，Bruisewort，Knitbone，Russian comfrey，Slippery root
分　类：植物药
LRC：L5 -没有数据-危险

紫草可以用来治疗胃溃疡、痔疮及支气管充血及炎症[1]，其成分包括尿囊素、鞣酸及一组具有危险性的吡咯烷生物碱。紫草软膏制剂具有抗炎作用，可能与尿囊素有关。这些吡咯烷生物碱局部应用时可经皮吸收。

然而，很多种类的紫草科草药会让动物出现严重的肝毒性，包括肝酶升高和肝肿瘤(肝细胞腺瘤)[2,3]。有报道在较低的血药浓度时发生膀胱肿瘤。俄罗斯紫草已经被发现可以诱发肝损害及胰岛细胞肿瘤[4]。据报道，一些严重的人类毒副作用(包括致死)与进食紫草茶或马黛茶有关[5]。啮齿动物局部外用本品时，尿液中发现有吡咯烷生物碱。吡咯烷生物碱可通过授乳小鼠的乳汁转运分泌。

紫草及其同类药危险性极大，不应该局部应用、口服或以任何形式用于哺乳期母亲。

成人注意事项：肝毒性、肝癌、肝细胞性腺瘤、肝细胞坏死。

成人剂量：

儿童注意事项：可转运进入动物乳汁。可局部吸收。本品对哺乳期母亲及婴儿的危害均很大。

婴儿监测内容：肝毒性。

替代药物：

参考文献：

[1] Review of Natural Products Facts and Comparisons. St Louis：MO，1996.

[2] Hirono I，Mori H，Haga M. Carcinogenic activity of Symphytum officinale. J Natl Cancer Inst，1978，61(3)：865－869.

[3] Yeong ML，Wakefield SJ，Ford HC. Hepatocyte membrane injury and bleb formation following low dose comfrey toxicity in rats. Int J Exp Pathol，1993，74(2)：211－217.

[4] Yeong ML，Clark SP，Waring JM，et al. The effects of comfrey derived pyrrolizidine alkaloids on rat liver. Pathology，1991，23(1)：35－38.

[5] McGee J，Patrick RS，Wood CB，et al. A case of veno-occlusive disease of the liver in Britain associated with herbal tea consumption. J Clin Pathol，1976，29(9)：788－794.

紫杉醇(PACLITAXEL)

商品名： Anzatax, Biotax, Paxene, Taxol
分　类： 抗肿瘤药
LRC： L5 -有限数据-危险

紫杉醇通过抑制微管网的重组,从而抑制细胞的有丝分裂。常用于治疗卡波西肉瘤,转移性乳腺癌和许多其他癌症。紫杉醇呈双相消除,终末消除半衰期约为 27 小时。本品分子量大、分布容积大,提示紫杉醇在血管外周组织广泛分布/结合[1]。

某项研究中,一位患甲状腺乳头状癌母亲使用紫杉醇化疗(30 mg/m^2 或 56.1 mg),在输注后第 4、28、172 和 316 小时测定其乳汁中药物浓度[2]。紫杉醇的 $AUC_{0\sim316\,h}$ 为 247.9 mg·h/L。乳汁中药物平均浓度为 0.784 mg/L,RID 为 14.7%。输注 316 小时后,其浓度低于检测限。因为该剂量低于正常剂量,所以使用更高剂量紫杉醇时,可能需要延长哺乳中断时间。

本品对哺乳婴儿具有潜在危险。仅有限资料表明紫杉醇会转运到乳汁中。使用紫杉醇后,母亲应停止哺乳至少 6~10 天。

$T_{1/2}$	13~52 h	M/P	
T_{max}		PB	89%~98%
Oral		Vd	5.6~17 L/kg
MW	853	pKa	
RID	13.9%~22.9%		

成人注意事项： 潮红、低血压、心律失常、呼吸困难、口腔炎、恶心、呕吐、腹泻、肝肾功能异常,中性粒细胞减少、白细胞减少、肌痛、关节痛、水肿。

成人剂量： 135~175 mg/m^2,每 3 周 1 次。

儿童注意事项： 目前没有经乳汁导致婴儿不良反应的报道。

婴儿监测内容： 使用紫杉醇治疗后,应停止母乳喂养至少 6~10 天。

替代药物：

参考文献：

[1] Pharmaceutical manufacturer prescribing information. 2005.
[2] Griffin SJ, Milla M, Baker TE, et al. Transfer of carboplatin and paclitaxel into human breastmilk. Submitted, 2012.

紫锥花(ECHINACEA)

商品名:
分　类: 植物药
LRC: L3 -没有数据-可能适用

紫锥花是美国中部地区一种很常用的植物药,在传统上局部用于促进伤口愈合,内服以刺激免疫系统。该植物中含有多种复杂的化合物,因此到目前为止,没有哪一种单一的成分表现出免疫刺激作用。大量的体外和动物研究证实其具有活化免疫功能的作用,但多数是通过腹腔注射而不是口服。三项近期的研究已经报道紫锥花可能并不具备对抗普通感冒的活性[1,2,3]。但更多的研究目前正在进行中。因此目前,有关该植物的毒性我们知之甚少,尽管它已经被广泛使用很多年。显然,纯化的紫锥花提取物即使在高剂量时也是相对无毒的[3,4]。尚无其转运至人乳或对哺乳影响的数据[4]。

成人注意事项: 头晕、恶心、皮疹。

成人剂量:

儿童注意事项: 目前没有经乳汁导致婴儿不良反应的报道。

婴儿监测内容:

替代药物:

参考文献:

[1] Turner RB, Bauer R, Woelkart K, et al. An evaluation of Echinacea angustifolia in experimental rhinovirus infections. N. Engl. J Med, 2005, 353(4): 341-348.

[2] Taylor JA, Weber W, Standish L, et al. Efficacy and safety of echinacea in treating upper respiratory tract infections in children: a randomized controlled trial. JAMA, 2003, 290 (21): 2824-2830.

[3] Barrett BP, Brown RL, Locken K, et al. Treatment of the common cold with unrefined echinacea. A randomized, double-blind, placebo-controlled trial. Ann Intern Med, 2002, 137(12): 939-946.

[4] The Complete German Commission E Monographs. Ed. M. Blumenthal Amer Botanical Council, 1998.

组胺(HISTAMINE)

商品名:
分　类: 诊断试剂,其他
LRC: L3 -没有数据-可能适用

组胺是肥大细胞中的正常物质,在过敏反应、神经传递、胃酸分泌和支气管收缩中起重要作用[1]。生理上,它作用于三种不同的细胞受体——H1、H2

和 H3。这些受体在支气管(H1)、胃和其他组织(H2,H3)中含量很高。组胺主要储存在肥大细胞中,当变应原等破坏其稳定时,肥大细胞会释放组胺进入组织中,产生正常的生理效应。组胺主要用作药理学的诊断剂,用于诱导胃酸分泌,或更常用于刺激支气管收缩来诊断哮喘。组胺在血浆中迅速代谢,半衰期小于 3 分钟。尚无组胺分泌至乳汁的数据,但有可能很少。药物暴露后等待至少 2 个小时就会极大地消除因哺乳期母亲的组胺释放造成的风险。

$T_{1/2}$		M/P	
T_{max}		PB	
Oral	极少	Vd	
MW	307	pKa	6.9, 10.4
RID			

成人注意事项: 头痛、头晕、视力减退、潮红、血管扩张、高血压或低血压、心动过速、支气管狭窄、哮喘样发作、胃酸过多、呕吐、腹泻。

成人剂量: 高度可变。

儿童注意事项: 目前没有经乳汁导致婴儿不良反应的报道。

婴儿监测内容: 建议用药后等待 1~2 小时。

替代药物:

参考文献:

[1] Pharmaceutical manufacturer prescribing information. 2005.

左布诺洛尔(LEVOBUNOLOL)

商品名: Betegan, Ophtho-Bunolol
分 类: 抗青光眼药
LRC: L3 -没有数据-可能适用

左布诺洛尔是一种眼科用的 β -受体阻滞剂,用于治疗青光眼。有报道部分患者使用后有全身吸收,出现心动过缓。目前尚无关于其转运至乳汁中的数据,需谨慎使用。

$T_{1/2}$	6.1 h	M/P	
T_{max}	3 h	PB	
Oral	完全	Vd	5.5 L/kg
MW	291	pKa	14.09
RID			

成人注意事项：头痛、头晕、疲劳、嗜睡、心动过缓、低血压。

成人剂量：每日 2 次，每次 1～2 滴。

儿童注意事项：尚无经乳汁导致婴儿不良反应的报道，但有其他 β－受体阻滞剂转运至乳汁中的报道。

婴儿监测内容：嗜睡、窒息、心动过缓、低血压。

替代药物：

参考文献：

[1] Pharmaceutical manufacturer prescribing information. 1997.

左甲状腺素（LEVOTHYROXINE）

商品名：Eltroxin，Levothroid，Levoxyl，Oroxine，Synthroid，Thyroid，Thyroxine，Tirosint，Unithroid

分　类：甲状腺替代药物

LRC：L1－有限数据－适用

左甲状腺素又叫 L－T4，大部分研究显示母亲体内少量的甲状腺素可分泌进入乳汁，由于量极低，也不足以保护甲状腺功能减退的婴儿[1,2,3]。哺乳的母亲补充甲状腺素后分泌进入乳汁中的量尚有较大争议，很多报道都是相互矛盾的。尽管很多人用非常复杂的检测手段在乳汁中检测到极微量的左甲状腺素（4 ng/ml），Anderson[4]提出左甲状腺素在乳汁中是检测不到的。大家普遍认为甲状腺素可进入乳汁，但量非常少。应记住母亲补充本品的目的是使其与正常的哺乳期母亲一样处于正常的甲状腺功能状态，这一点很重要。因此，应用外源性甲状腺激素的风险与正常甲状腺功能的母亲一样。三碘甲腺原氨酸进入乳汁中的量更大，但因其半衰期很短（2. 5 天）而很少用于临床。

$T_{1/2}$	6～7 d	M/P	
T_{max}	2～4 h	PB	99%
Oral	50%～80%	Vd	
MW	798	pKa	7. 43
RID			

成人注意事项：紧张、震颤、易怒、体重下降。

成人剂量：每日 75～125 μg。

儿童注意事项：目前没有经乳汁导致婴儿不良反应的报道。

婴儿监测内容：

替代药物：

参考文献：

[1] Mizuta H, Amino N, Ichihara K, et al. Thyroid hormones in human milk and their influence on thyroid function of breast-fed babies. Pediatr Res, 1983, 17(6): 468－471.

[2] Oberkotter LV. Thyroid function and human breast milk. Am J Dis Child, 1983, 137(11): 1131.

[3] Sack J, Amado O, Lunenfeld B. Thyroxine concentration in human milk. J Clin Endocrinol Metab, 1977, 45(1): 171－173.

左卡巴司汀(LEVOCABASTINE)

商品名： Livostin
分　类： 抗组胺药
LRC： L3－没有数据－可能适用

左卡巴司汀是一种抗组胺药，主要使用途径为鼻腔喷雾和滴眼[1]。本品主要用于变应性鼻炎和眼科过敏性疾病[1]。眼或鼻局部用药后，在循环系统中的含量很低(<1 ng/ml)。在一位哺乳期母亲中，计算出婴儿每日摄入的左卡巴司汀的剂量大约为 0.5 μg，含量太低而不具有临床相关性。

$T_{1/2}$	33～40 h	M/P	
T_{max}	1～2 h	PB	
Oral	100%	Vd	
MW	420.52	pKa	
RID			

成人注意事项： 镇静、口干、疲劳、眼和鼻腔过敏。

成人剂量： 每只眼睛 1 滴，每日 4 次；每个鼻孔 2 喷，每日 2 次。

儿童注意事项： 目前没有经乳汁导致婴儿不良反应的报道。

婴儿监测内容： 镇静、口干。

替代药物：

参考文献：

[1] Pharmaceutical manufacturer prescribing information. 1996.

左卡尼汀(LEVOCARNITINE)

商品名： Carnitor, Carnitor SF
分　类： 膳食补充剂
LRC： L3－没有数据－可能适用

左卡尼汀添加了卡尼汀,一种天然的代谢产物,可促进脂肪酸转运至线粒体内,从而保证能量生成。如果缺乏本品,可能导致产生过量的乙酰辅酶A酯,并破坏中间代谢过程[1]。尚未研究在哺乳期母亲中使用这种添加剂,但不太可能有潜在危险。

$T_{1/2}$	17.4 h	M/P	
T_{max}	3.3 h	PB	低
Oral	10%~20%	Vd	
MW	161	pKa	4.2
RID			

成人注意事项: 注射部位疼痛、低血压、腹泻、血容量增加和咽炎。

成人剂量: 每次990 mg,每日2~3次。

儿童注意事项:

婴儿监测内容:

替代药物:

参考文献:

[1] Pharmaceutical manufacturer prescribing information. 2005.

左米那普仑(LEVOMILNACIPRAN)

商品名: Fetzima
分　类: 抗抑郁药,其他
LRC: L3 -没有数据-可能适用

左米那普仑是选择性的5-羟色胺和去甲肾上腺素再摄取抑制剂,主要用于治疗抑郁症[1]。目前,尚无关于本品转运至人乳中的数据。生产商指出该药可分泌至大鼠的乳汁中。基于这个药物的半衰期,低蛋白结合率和小分子量可以预测该药可进入乳汁中。此外,有少量关于米那普仑(一个与本品相似的药物,主要用于治疗纤维肌痛症)在哺乳期使用的数据[2]。根据一项研究,有8位哺乳期母亲服用了单剂量的50 mg的盐酸米那普仑,发现米那普仑可以转运至人的乳汁中。根据血药浓度峰值,婴儿每日最大的预计摄入剂量为母体剂量的5%。但应注意的是左米那普仑与米那普仑的药代动力学有些许不同。

$T_{1/2}$	12 h	M/P	
T_{max}	6~8 h	PB	22%
Oral	92%	Vd	5. 5~6. 8 L/kg
MW	282. 8	pKa	
RID			

成人注意事项：焦躁不安、攻击行为、焦虑、干眼、心动过速、心悸、直立性低血压、恶心、呕吐、便秘、排尿困难、肝功能异常、锥体外系症状、皮肤干燥。

成人剂量：每日 40~120 mg。

儿童注意事项：

婴儿监测内容：镇静或易怒，难醒喂养/喂养困难，便秘，尿量减少，体重增加。

替代药物：舍曲林、西酞普兰、艾司西酞普兰。

参考文献：

[1] Pharmaceutical manufacturer prescribing information. 2014.
[2] Pharmaceutical manufacturer (Forest) prescribing information, 2015.

左去氧麻黄碱(LEVMETAMFETAMINE)

商品名：Vicks Vapor Inhaler
分　类：减充血药
LRC：L3 -没有数据-可能适用

左去氧麻黄碱是去氧麻黄碱的左旋体(L -对映体)，一般局部使用，是一种鼻腔血管收缩药[1]。左去氧麻黄碱作为鼻腔血管收缩剂可用于暂时缓解由于感冒、花粉症或其他上呼吸道过敏导致的鼻腔充血。本品主要产生局部缩血管作用，对人类的中枢神经系统影响甚微。目前尚无在哺乳期母亲中使用本品的数据。本品可能会部分转运至乳汁中，因为其口服吸收较少，对于婴儿的临床不良反应很可能较小。

$T_{1/2}$	9~20 h	M/P	
T_{max}		PB	
Oral	低	Vd	
MW	149. 2	pKa	
RID			

成人注意事项：头晕、高血压、心动过速、短暂烧灼感、刺痛、打喷嚏、鼻涕增多，长期使用会增加鼻腔充血。

成人剂量：

儿童注意事项：易怒、睡眠差、喂养困难、震颤、体重下降。

儿童监测内容：观察心动过速和交感神经刺激症状。

替代药物：

参考文献：

[1] Pharmaceutical manufacturer prescribing information. 2010.

左沙丁胺醇(LEVALBUTEROL)

商品名：Xopenex
分　类：平喘药
LRC：L2-没有数据-可能适用

左沙丁胺醇是消旋沙丁胺醇的活性R-对映体。本品是一种普遍用于治疗哮喘的新型支气管扩张药[1]。尚无本品在乳汁中分泌的数据。吸入后，血浆药物水平非常低，平均是1.1 ng/ml，不足以进入乳汁中并在婴儿体内产生临床效应。本品已用于治疗儿童哮喘和其他支气管收缩性疾病。

$T_{1/2}$	3.3 h	M/P	
T_{max}	0.5 h(吸入)	PB	
Oral	100%	Vd	27.14 L/kg
MW	275	pKa	9.621
RID			

成人注意事项：心动过速、震颤、头晕、消化不良。

成人剂量：每4~6 h吸入90 μg，按需使用。

儿童注意事项：目前没有经乳汁导致婴儿不良反应的报道。

婴儿监测内容：易怒、失眠、心律失常、体重减轻、震颤。

替代药物：

参考文献：

[1] Pharmaceutical manufacturer prescribing information. 2010.

左西替利嗪(LEVOCETIRIZINE)

商品名：Xyzal
分　类：抗组胺药
LRC：L2-没有数据-可能适用

左西替利嗪是第三代非镇静的抗组胺药。本品是西替利嗪的活性代谢产物(L-对映体)。本品对H1受体的结合亲和力是西替利嗪的两倍。目前尚无本品转运至人乳中的数据。与西替利嗪相似,本品很可能适用于母乳喂养。

$T_{1/2}$	8 h	M/P	
T_{max}	1 h	PB	92%
Oral	完全	Vd	0. 4 L/kg
MW	389	pKa	
RID			

成人注意事项: 镇静、疲劳、口干。

成人剂量: 每日5 mg。

儿童注意事项: 目前没有经乳汁导致婴儿不良反应的报道。

婴儿监测内容: 镇静、口干。

替代药物:

参考文献:

[1] Pharmaceutical manufacturer prescribing information. 2010.

左氧氟沙星(LEVOFLOXACIN)

商品名: Levaquin, Quixin
分　类: 抗菌药物,喹诺酮类
LRC: L2 -有限数据-可能适用

左氧氟沙星是消旋氟喹诺酮类化合物氧氟沙星的纯化对映体(S)[1,2]。在一例病例报告中,一位母亲每日服用500 mg的左氧氟沙星,24 h乳汁中药物的平均浓度约为5 μg/ml[3]。峰浓度为8. 2 μg/ml,出现在用药后5 h。左氧氟沙星在乳汁中的半衰期大约为7 h,48 h后乳汁中几乎不能测出药物浓度。作者报道的婴儿绝对的摄入剂量为1. 23 mg/(kg · d),尽管该浓度是通过8个样品的最高乳汁浓度计算出的。而报道的峰浓度为8. 2 μg/ml,平均乳汁浓度为5 μg/ml。利用这个数据计算出相对婴儿剂量波动在10. 5% ~ 17%。但这个病例报道的达峰时间为5 h,而不是处方信息中指出的达峰时间为口服和静脉用药后的1 ~ 1. 8 h。这个研究中报道的10个血药浓度水平中,只有1例超过了5 μg/ml。因此,该研究报道的平均乳汁浓度5 μg/ml很可能与其他数据是一致的。因此表明乳汁/血浆浓度比值0. 95很可能是正确的,而左氧氟沙星在乳汁中的达峰时间大约在1 ~ 1. 8 h,与母亲的血浆浓度水平接近。由于氟喹诺酮类药物在儿童以及哺乳期患者中的安全性数据有限，因而如果有替代方案存在时不建议用于哺乳期患者。

$T_{1/2}$	6~8 h	M/P	0.95
T_{max}	1~1.8 h	PB	24%~38%
Oral	99%	Vd	1.27 L/kg
MW	370	pKa	6.05，8.22
RID	10.5%~17.2%		

成人注意事项：恶心、呕吐、腹泻、腹部绞痛、胃肠道出血。

成人剂量：每日 500 mg。

儿童注意事项：目前没有经乳汁导致婴儿不良反应的报道。

婴儿监测内容：恶心、腹泻、肠道菌群失调和皮疹。

替代药物：诺氟沙星、氧氟沙星、环丙沙星。

参考文献：

[1] Pharmaceutical manufacturer prescribing information. 2011.

[2] McEvoy GE. (ed)：AFHS Drug Information. New York：NY，1997.

[3] Cahill JB，Bailey EM，Chien S，et al. Levofloxacin Secretion in Breast Milk：A Case Report. Pharmacother，2005，25(1)：116－118.

左乙拉西坦(LEVETIRACETAM)

商品名：Keppra

分　类：抗惊厥药

LRC：L2－有限数据－可能适用

左乙拉西坦是一种常用的广谱抗癫痫药。在一项研究中，一位患者在产后 7 天服用左乙拉西坦(未提供剂量)，用药 3 h 后乳汁中的药物浓度为 99 μmol/L，相应的血浆药物浓度为 32 μmol/L(乳汁/血浆浓度比值=3.09)，这位母亲同时服用了苯妥英(每日 3 次，每次 100 mg)和丙戊酸(每日 4 次，每次 500 mg)。该婴儿是早产(36 周)，出生时情况不稳定。当他的母亲加服左乙拉西坦 7 天后，婴儿的肌张力逐渐减低，吃奶减少。中断母乳喂养 96 h 后，婴儿的血浆左乙拉西坦的水平为 6 μmol/L。作者强烈建议哺乳期母亲应避免服用左乙拉西坦，并对婴儿进行严密监测[1]。在这个病例中，该婴儿同时接触了 3 种抗惊厥药，很难确定左乙拉西坦是否是引起肌张力减少的唯一原因，下面的这项研究进一步支持了该观点。

在另一项研究中，8 位女性每日服用 1 500~3 500 mg 的左乙拉西坦，其中

7 名在分娩时进行研究,另一名在产后 10 个月进行研究。在分娩时平均脐带血浆药物浓度与母体血浆药物浓度的比值为 1.14(n=4),表明左乙拉西坦可广泛转运至胎儿体内[2]。产后 3~5 天,平均的乳汁/母体血浆比值为 1(波动在 0.7~1.33)。药物在母体乳汁中的浓度波动在 28~153 μmol/L(4.8~26 μg/ml),平均为 74 μmol/L(12.6 μg/ml)。产后 3~5 天,继续母乳喂养的婴儿血浆中左乙拉西坦的浓度已经很低(<10~15 μmol/L)(1.7~2.5 μg/ml)。一名婴儿在出生后第 1 天血浆中的左乙拉西坦浓度为 77 μmol/L,但在第 4 天时浓度已小于 10 μmol/L,表明本品能在婴儿体内快速清除,且母乳喂养仅能提供很少的剂量。母乳喂养的婴儿中均未观察到不良反应。作者得出的结论是左乙拉西坦可转运至婴儿体内,但母乳喂养的婴儿血药浓度很低,提示左乙拉西坦在婴儿体内清除很快。

另一项研究中,14 名女性每日服用 1 000~3 000 mg 的左乙拉西坦,乳汁/血浆浓度比为 1.05,相当于婴儿每日服用的剂量为 2.4 mg/(kg·d),或为母亲剂量的 7.9%。婴儿体内的血药浓度相当于母亲体内血药浓度的 13%,波动在 4~20 μmol/L。在这个研究中未发现左乙拉西坦的蓄积。作者认为这项研究应该会使那些服用左乙拉西坦的哺乳期母亲感到欣慰[3]。

$T_{1/2}$	6~8 h	M/P	1
T_{max}	1 h	PB	<10%
Oral	100%	Vd	0.7 L/kg
MW	170	pKa	
RID	3.4%~7.8%		

成人注意事项:头痛、头晕、失眠、易怒、高血压、神经性厌食、恶心、呕吐、便秘、腹痛、共济失调、乏力。

成人剂量:每日 1 000~3 000 mg。

儿童注意事项:在一项 8 名患者和另一项 14 名患者的研究中未见不良反应报道。有一份病例报告了一名婴儿在加服左乙拉西坦后,肌张力逐渐减低,吃奶减少,但需注意的是,该名婴儿摄取的乳汁中包含了多种抗惊厥药物[1]。

婴儿监测内容:镇静或易怒,难醒喂养/喂养困难、体重增加。

替代药物:加巴喷丁、拉莫三嗪。

参考文献:

[1] Kramer G, Hosli I. Levetiracetam accumulation in human breast milk. Epilepsia, 2002, 43(suppl 7): 105.

[2] Johannessen SI, Helde G, Brodtkorb E. Levetiracetam concentrations in serum and

in breast milk at birth and during lactation. Epilepsia, 2005, 46: 775 – 777.
[3] Tomson T, Palm R. Pharmacokinetics of Levetiracetam during Pregnancy, Delivery, in the Neonatal Period, and Lactation. Epilepsia, 2007, 48(6): 1111 – 1116.

佐米曲坦(ZOLMITRIPTAN)

商品名: Zomig,Zomigon,Zomigoro
分　类: 抗偏头痛药
LRC: L3 –没有数据–可能适用

佐米曲坦是一种用于治疗偏头痛的 5 – HT1B/1D(5 –羟色胺)受体激动剂[1]。激活这些受体后可以收缩脑血管,并阻止促炎神经肽从三叉神经释放。尽管佐米曲坦的口服生物利用度(40%)高于舒马普坦(14%),但已发现中度至重度偏头痛发作可将本品吸收降低高达 40%。

目前没有关于佐米曲坦能否分泌进入母乳中,以及婴儿是否出现不良反应的研究。基于这种药物的小分子量以及低蛋白质结合率,可能有部分药物能转运至乳汁中;但临床意义尚不清楚。佐米曲坦的活性代谢产物对 5 – HT 受体的作用是佐米曲坦的 2~6 倍。推荐舒马曲坦作为替代药物。

$T_{1/2}$	3 h	M/P	
T_{max}	1. 5~3 h	PB	25%
Oral	40%	Vd	7 L/kg
MW	287	pKa	9. 64
RID			

成人注意事项: 眩晕、嗜睡、瘙痒、刺痛感、面部水肿、下巴疼痛、味觉异常、口干、胸痛、心律失常、高血压、恶心、呕吐、腹痛、虚弱、感觉异常。

成人剂量: 每次 2. 5 mg,口服;如有需要可在 2 小时内重复用药。

儿童注意事项: 目前没有经乳汁导致婴儿不良反应的报道。

婴儿监测内容: 嗜睡、呕吐、喂养不良。

替代药物: 舒马普坦、非甾体抗炎药、对乙酰氨基酚。

参考文献:

[1] Pharmaceutical manufacturer prescribing information. 2012.

佐匹克隆(ZOPICLONE)

商品名: Imovane,Rhovan,Zileze,Zimmovane
分　类: 镇静催眠药
LRC: L2 –有限数据–可能适用

佐匹克隆是一种镇静催眠药，尽管其结构与苯二氮䓬类药物不同，但具有相同的药理学机制[1]。

在一项研究中发现，12 名妇女服用佐匹克隆 7.5 mg，乳汁药物平均峰浓度在 2.4 小时为 34 μg/L[2]，但平均乳汁浓度为 10.92 μg/L。乳汁中药物半衰期为 5.3 小时，血浆半衰期为 4.9 小时。乳汁/血浆 AUC 比值为 0.51，范围为 0.4~0.7。作者报道婴儿通过乳汁摄取的佐匹克隆的平均剂量是校正体重因素后的母亲剂量的 1.4%。

$T_{1/2}$	4~5 h	M/P	0.51
T_{max}	1.6 h	PB	45%
Oral	75%	Vd	1.51 L/kg
MW	388	pKa	6.7
RID	1.5%		

成人注意事项：镇静、意识错乱、焦虑、口干、味苦、食欲不振、呕吐、便秘、肝功能异常。

成人剂量：7.5 mg，口服。

儿童注意事项：目前没有经乳汁导致婴儿不良反应的报道。

婴儿监测内容：镇静、呼吸频率减慢、难醒喂养/喂养困难、体重增加。

替代药物：劳拉西泮、奥沙西泮。

参考文献：

[1] Gaillot J, Heusse D, Hougton GW, et al. Pharmacokinetics and metabolism of zopiclone. Pharmacology, 1983, 27 Suppl 2: 76-91.

[2] Matheson I, Sande HA, Gaillot J. The excretion of zopiclone into breast milk. Br J Clin Pharmacol, 1990, 30(2): 267-271.

唑吡坦(ZOLPIDEM)

商品名：Ambien，Ambien CR，Edluar

分　类：镇静催眠药

LRC：L3-有限数据-可能适用

唑吡坦虽然不是苯二氮䓬类，但与相同的 GABA-BZ 受体位点相互作用，并且具有苯二氮䓬类药物的一些相同的药理学作用[1]。本品用于治疗失眠以及在半夜醒来后难以入睡的情况。

在一项研究中，5 名哺乳期母亲每日接受 20 mg 的唑吡坦，血浆峰浓度出现于 1.75~3.75 小时，范围为 90~364 μg/L[2]。作者认为，唑吡坦在用药 3 小时后进入母乳的浓度范围是 0.76~3.88 μg/L 或者为用药总剂量的 0.004%~

0.019%。本品从母乳中清除非常迅速,在用药4~5小时后即检测不到浓度(低于0.5 μg/L)。据报道,一例患者夜间服用舍曲林100 mg以及唑吡坦10 mg后,其婴儿出现镇静以及食欲不振,停用唑吡坦后,婴儿恢复食欲,且变得更加机灵[3]。

$T_{1/2}$	2.5~5 h	M/P	0.13~0.18
T_{max}	1.6 h	PB	93%
Oral	70%	Vd	0.54 L/kg
MW	307	pKa	
RID	0.02%~0.18%		

成人注意事项: 镇静、眩晕、头痛、焦虑、高血压、口干、食欲不振、消化不良、呕吐、便秘。

成人剂量: 每日5~10 mg。

儿童注意事项: 一例婴儿出现嗜睡和喂养不良。

婴儿监测内容: 镇静、呼吸频率减慢、口干、难醒喂养/喂养困难和体重增加。

替代药物: 佐匹克隆、右佐匹克隆、劳拉西泮、奥沙西泮。

参考文献:

[1] Pharmaceutical manufacturer prescribing information. 1996.

[2] Pons G, Francoual C, Guillet P, et al. Zolpidem excretion in breast milk. Eur J Clin Pharmacol, 1989, 37(3): 245-248.

[3] A. K. Personnal communication. 1999.

唑尼沙胺(ZONISAMIDE)

商品名: Zonegran

分　类: 抗惊厥药

LRC: L4-有限数据-有潜在危险

唑尼沙胺是一种广谱抗惊厥药物,结构上属于磺酰胺类[1]。本品对部分癫痫发作和一些耐药的癫痫患者效果良好。本品具有长半衰期以及高pKa,以下的数据显示母乳和血浆的药物浓度较高。

在一项研究中,一名患者在产后的第0、3、6、14和30天接受100 mg每日3次的唑尼沙胺,在用药后1.5~2.5小时取乳汁样品检测浓度[2]。报道的乳汁浓度范围是8.25~10.5 μg/ml(平均为9.5 μg/ml),而母亲的血浆浓度范围为9.52~10.6 μg/ml(平均为10.13 μg/ml)。乳汁/血浆比值平均为0.93。以报道的最高乳汁浓度来计算,平均相对婴儿剂量是母亲剂量的33%左右。

在另外一项研究中，患者在怀孕期间以及生产后均服用唑尼沙胺 400 mg，分娩期间母亲与新生儿的唑尼沙胺的血浆浓度分别为 15.7 μg/ml 及 14.4 μg/ml[3]。因此胎盘通透率为 92%。母亲血浆和乳汁中的药物浓度相似，为 10.7～13.3 μg/ml。作者提出，药物的母乳转运率为 41%～57%。第 24 天时，母乳喂养的婴儿的唑尼沙胺血浆浓度为 3.9 μg/ml。虽然出生时的新生儿血浆浓度显著低于脐带血中药物浓度 14.4 μg/ml，但其浓度仍然非常高，相当于成人服用 300 mg/d 药物后的血浆浓度(C_{max} 3.479 μg/ml)[4]。

2014 年，日本发表了两个关于哺乳期使用唑尼沙胺的病例报道[5]。在第一个病例报道中，一名 35 岁的女性早晨服用唑尼沙胺 100 mg，晚上服用 200 mg(300 mg/d)，并母乳喂养她产下的足月男婴。在产后第 4 和 5 天采集母乳样本，检测唑尼沙胺的浓度分别为 16.2 μg/ml 和 18 μg/ml。通过这些浓度估算婴儿剂量为 2.7 mg/(kg・d)[标准的婴儿起始剂量为 1～2 mg/(kg・d)，常用剂量为 5～8 mg/(kg・d)]，以及 RID 为 44%。基于这些浓度，建议母亲每日进行两次母乳喂养(从产后第 9 天开始)。在第 34 天时将婴儿的血清进行检测，没有检测出药物浓度；同时 RID 估算约为 8%(在每日哺乳两次的情况下)。根据报道，这名婴儿身体健康，未出现药物相关的不良反应。

第二个病例报道发表于 2014 年，一名 32 岁的女性，服用唑尼沙胺 100 mg/d，同时母乳喂养她健康的女婴[5]。在用药前(谷浓度)以及母亲血浆浓度峰值时立即采集乳汁样本，检测出产后 3 天的药物浓度为 3.4 μg/ml，产后第 5 天浓度为 5.1 μg/ml。根据这些浓度推算出婴儿剂量为 0.77 mg/(kg・d)，相对婴儿剂量为 36%。后建议该母亲部分母乳喂养；然而，由于产奶量少，该母亲在产后 2 周停止哺乳。在这个病例中，尽管婴儿有母乳中药物暴露史，但未观察到任何不良反应。

建议谨慎使用这种药物，因为在年龄较大的儿童中已发现了许多儿童相关的不良反应，如嗜睡，厌食和严重的皮疹[5]。另外，由于唑尼沙胺引起的汗腺功能障碍，导致了少数患者出现中暑[1]。

$T_{1/2}$	63 h	**M/P**	0.93
T_{max}	2～6 h	**PB**	40%
Oral		**Vd**	1.45 L/kg
MW	212	**pKa**	10.2
RID	28.88%～44.1%		

成人注意事项：嗜睡、眩晕、头痛、激惹、意识错乱、言语错乱、复视、肾结石、恶

心、厌食、异常步态、感觉缺失、白细胞缺乏、史-约综合征，突然停药可导致癫痫患者再次发作（应缓慢停药）。

成人剂量：每日 100~200 mg。

儿童注意事项：目前没有经乳汁导致婴儿不良反应的报道，但本品在乳汁中浓度极高。已有报道儿科患者经本品治疗后出现少汗和高热[6]。

婴儿监测内容：镇静或烦躁、激惹、恶心、食欲不振、发热。

替代药物：

参考文献：

[1] Pharmaceutical manufacturer prescribing information. Exelan Pharmaceuticals, 2006.

[2] Shimoyama R, Ohkubo T, Sugawara K. Monitoring of zonisamide in human breast milk and maternal plasma by solid-phase extraction HPLC method. Biomed Chromatogr, 1999, 13(5): 370－372.

[3] Kawada K, Itoh S, Kusaka T, et al. Pharmacokinetics of zonisamide in perinatal period. Brain Dev, 2002, 24(2): 95－97.

[4] Maanen R, Bentley D. Bioequivalence of zonisamide orally dispersible tablet and immediate-release capsule formulations: results from two open-label, randomized-sequence, single-dose, two-period, two-treatment crossover studies in healthy male volunteers. Clin Ther, 2009, 31(6): 1244－1255.

[5] Ando H, Matsubara S, Oi A, et al. Two nursing mothers treated with zonisamide: should breast-feeding be avoided? J Obstet Gynaecol Res, 2014, 40(1): 275－278.

[6] Low PA, James S, Peschel T, et al. Zonisamide and associated oligohidrosis and hyperthermia. Epilepsy Res, 2004, 62(1): 27－34.

附录1 放射性药物在哺乳期母亲中的应用

哺乳期母亲使用放射性药物时必须小心谨慎，因为总会有一定量放射性活度的物质转运到乳汁中。婴儿获得的相对剂量取决于多个因素，最重要的是母亲摄入放射性药物的剂量、放射性核素在体内的吸收和分布、药物的生物学和放射性半衰期以及进入乳汁中的剂量。下面表格列出的资料均来自世界范围内最权威的资料，提供了他们关于干预哺乳过程以使得放射性药物消减和/或清除的建议。大部分建议是基于可能转运至婴儿的放射性活度"剂量"，而不管其是否有害，请注意有些建议是矛盾的。总之，哺乳期母亲应该和放射科医师根据自身情况来评估这些相应的数据。

当我们评价放射性药物时，还有一点非常重要，那就是理解这类物质都有"双"半衰期。第一个半衰期是指放射性核素的放射性半衰期，这个半衰期是恒定不变的。虽然我们更希望使用半衰期短的物质，例如半衰期为6.02小时的^{99}mTc，但很多其他的放射性核素在医学中有重要的用途。第二个半衰期是指特定物质的"生物学"或"有效"半衰期。大多数这些物质很快会通过肾脏从体内清除，有些在数分钟到数小时内。因此，"生物学"或"有效"半衰期非常关键，有时很快以至于这种放射性药物在它的放射性核素消减之前就从体内排出了(^{111}In-奥曲肽)。然而，某些放射性核素，例如放射性碘(^{131}I、^{125}I)可以在体内滞留很长时间，以至于对哺乳婴儿产生巨大的危险。

最后，在不同地区，有两个放射性活度单位被广泛使用——Ci(居里)和Bq(贝克)。只要记住1 mCi(毫居里)等于37 MBq(兆贝克)，不管给的是什么单位，都可以轻松进行换算。

评估哺乳期母亲使用放射性药物时需要注意如下几点：

1. 使用半衰期最短的物质，例如^{99}mTc。它的半衰期很短且放射性活度的释放是很弱的，所以危险性较小(取决于剂量)。虽然下面的表格中提示这种药物/物质不需要中断哺乳，但笔者仍建议在哺乳前等待12~24小时以完全消除有关这种放射性核素所有可能的危险。

2. 不管使用了何种放射性核素，如果它的剂量非常大，建议中断哺乳至少5~10个放射性半衰期。

3. 测量乳汁中的放射性活度是判断风险最准确的方法，通常需要复杂的仪器，很多医院都不具备，但这是判断对婴儿危险的最佳选择。如果出现在乳汁中的放射性核素接近本底水平，就没有危险。

4. 如果使用了放射性碘，在恢复哺乳前需要特别小心。碘可以选择性富集在甲状腺、乳房（占总量的 27%）和乳汁中，高剂量的碘有导致婴儿患甲状腺癌的潜在危险。^{131}I 和^{125}I 具有潜在高风险，因为它们的放射性半衰期长，并对甲状腺组织有亲和力。^{123}I 的半衰期相对要短很多，通过短暂中断哺乳就可以消除大部分的危险。切除了甲状腺的母亲，恢复哺乳的时间可以短一些。进一步的亲密接触可能会对接触者有较高水平的放射性活度暴露，因此，我们在"乳汁中的放射性核素"部分下增加了关于亲密接触限制的意见。

5. 由于放射性以恒定速度消减，乳汁储存在冰箱内至少 8～10 个半衰期就可以安全地喂给婴儿了，所有放射性活度均已消失。

附录 2　常用放射性核素半衰期

放射性核素	放射性半衰期
^{99}Mo	2. 75 天
^{201}TI	3. 05 天
^{67}Ga	3. 26 天
^{131}I	8. 02 天
^{133}Xe	5. 24 天
^{111}In	2. 80 天
^{51}Cr	27. 7 天
^{125}I	60. 1 天
^{89}Sr	50. 5 天
^{99}mTc	6. 02 小时
^{123}I	13. 2 小时
^{153}Sm	47. 0 小时

附录 3　乳汁中的放射性核素

国际放射防护委员会（International Commission on Radiological Protection，ICRP）建议，婴幼儿暴露的辐射剂量应该限定低于 1 mSv（毫西弗）[1]，这对于评估哺乳期使用放射性核素的安全性来说非常重要。美国成年人每年从环境中接受的辐射剂量平均是 6.2 mSv。需要注意：ICRP 的建议仍允许婴幼儿暴露于最低限度的辐射剂量，为避免婴幼儿遭受任何辐射，最好等待 5~10 个放射性半衰期的衰变后再哺乳。基于母婴健康的考量，临床医师可以根据推荐酌情增加母乳中断时间。此外，请遵循专科医师提供的更多关于距离接触限制（母婴接触）和时间接触限制（视操作程序和放射源而定）的规定。

放射性药物	哺乳期母亲使用药物的放射性活度（MBq）	有效半衰期（h）	乳汁活度百分比（%注射药物）	乳汁中辐射剂量（$mSv_{婴儿}$/$MBq_{母亲}$）	婴儿经乳汁或接触获得的平均剂量（mSv）	哺乳中断干预
^{11}C-Way 100635	526	0.3			2.7×10^{-3}/乳汁	无须中断
^{11}C-雷氯必利	384	0.3			0.6×10^{-3}/乳汁	无须中断¶
^{111}In-奥曲肽						无须中断
^{111}In-白细胞						无须中断§

（续表）

放射性药物	哺乳期母亲使用药物的放射性活度（MBq）	有效半衰期（h）	乳汁活度百分比（%注射药物）	乳汁中辐射剂量（$mSv_{婴儿}/MBq_{母亲}$）	婴儿经乳汁或接触获得的平均剂量（mSv）	哺乳中断干预
^{133}Xe Gas						无须中断
^{11}C-标记						无须中断
^{11}N-标记						无须中断
^{11}O-标记						无须中断
^{13}N-标记						无须中断
^{15}O-标记						无须中断
^{22}Na						中断 3 周以上
^{75}Se-标记						中断 3 周以上
^{18}F-脱氧葡糖	277，422	1.8（1.7~1.8）	0.07（0.068~0.071）	6.7×10^{-4}		无须中断$
^{201}Ti-氯化物						中断 48 h
^{51}Cr-EDTA	3.7	6.1（4.9~7.2）	0.065（0.018~0.11）	2.1×10^{-4}		无须中断

（续表）

放射性药物	哺乳期母亲使用药物的放射性活度（MBq）	有效半衰期（h）	乳汁活度百分比（%注射药物）	乳汁中辐射剂量（$mSv_{婴儿}/MBq_{母亲}$）	婴儿经乳汁或接触获得的平均剂量（mSv）	哺乳中断干预
^{123}I-BMIPP						中断3周以上
^{123}I-HSA						中断3周以上
^{123}I-邻碘马尿酸钠						中断12小时
^{123}I-IPPA						中断3周以上
^{123}I-MIBG						中断3周以上
^{123}I-碘化钠						中断3周以上
^{125}I-HSA						中断3周以上
^{125}I-邻碘马尿酸钠	0.4	5	2	1		中断12小时；期间泵出乳汁并弃去，至少3次
^{131}I-邻碘马尿酸钠	0.28~0.66	6.3（4.5~7.6）	2.4（1.1~4.3）	5.3		中断12小时；期间泵出乳汁并弃去，至少3次
^{131}I-MIBG						中断3周以上

（续表）

放射性药物	哺乳期母亲使用药物的放射性活度（MBq）	有效半衰期（h）	乳汁活度百分比(%注射药物)	乳汁中辐射剂量（$mSv_{婴儿}$/$MBq_{母亲}$）	婴儿经乳汁或接触获得的平均剂量（mSv）	哺乳中断干预
^{131}I-碘化钠	1~1.85	14（10~17）	31（13~48）	68		终止哺乳；见附录4的^{131}I亲密接触限制[5]；考虑终止哺乳至少6周至3个月，因为碘容易在乳汁中富集[5]
^{131}I-碘化钠	40				3 930.4/乳汁；0.68/接触	
^{131}I-碘化钠	5 200	11.02	23.12		510 952/乳汁；88.18/接触	
^{67}Ga Citrate	185	51.12（15.92~64.78）	7.23（3.16~9.89）		77.75/乳汁；0.97/接触	中断3~4周以上；如有条件，建议恢复哺乳前检测乳汁中放射性活度
^{14}C-甘胆酸（GCA）		143	9.2	6.9×10^{-1}		无须中断
^{14}C-三油酸甘油酯		15	14	4.1		无须中断
^{14}C-尿素						无须中断
^{99}mTc-二异丙基亚氨二乙酸（DISDA）		5.51（3.76~9.14）	0.16（0.1~0.28）		0.14/乳汁；0.11/接触	无须中断；考虑放弃检查后第一次母乳

（续表）

放射性药物	哺乳期母亲使用药物的放射性活度（MBq）	有效半衰期（h）	乳汁活度百分比（%注射药物）	乳汁中辐射剂量（$mSv_{婴儿}/MBq_{母亲}$）	婴儿经乳汁或接触获得的平均剂量（mSv）	哺乳中断干预
99 mTc－二巯基丁二酸（DMSA）						无须中断*^
^{99}mTc－二亚乙基三胺五乙酸（DTPA）		4.53（3.13~5）	0.12（0.01~0.24）	2.2×10^{-5}	0.48/乳汁；0.7/接触；特例：16.12/乳汁；0.7/接触	中断0~6小时*^；鉴于有报道乳汁中有效剂量极高（16.12 mSv），恢复哺乳前考虑检测乳汁中放射性活度
^{99}mTc－亚乙基半胱氨酸二酯（ECD）						无须中断^；考虑放弃检查后第一次母乳
^{99}mTc－膦酸酯（MDP）						无须中断*^
^{99}mTc－葡萄糖酸盐		3.63	0.14		0.28/乳汁；0.7/接触	无须中断^；考虑放弃检查后第一次母乳
^{99}mTc－葡庚糖酸盐						无须中断^
^{99}mTc－硫胶体		6.23（5.12~8.3）	0.67（0.16~1.48）		0.5/乳汁；0.12/接触	中断0~6小时†^

（续表）

放射性药物	哺乳期母亲使用药物的放射性活度（MBq）	有效半衰期（h）	乳汁活度百分比（%注射药物）	乳汁中辐射剂量（$mSv_{婴儿}/MBq_{母亲}$）	婴儿经乳汁或接触获得的平均剂量（mSv）	哺乳中断干预
^{99m}Tc－红细胞（体内）		6.7	0.005 7	6.7×10^{-6}		中断 12 小时[†]；24 小时内限制亲密接触超过 5 小时
^{99m}Tc－红细胞（体外）		8.37（7.76~8.99）	0.02（0.02~0.03）		0.08/乳汁；1.25/接触	无须中断[*]；考虑放弃检查后第一次母乳
^{99m}Tc－白细胞						中断 12 小时[‡]
^{99m}Tc－HMPAO－白细胞		7.5	0.11	2×10^{-4}		无须中断[*]；考虑放弃检查后第一次母乳
^{99m}Tc－微球（HAMs）		5.31（3.02~7.01）	4.33（0.88~11.34）		3.87/乳汁；0.08/接触	中断 12~24 小时[‡]
^{99m}Tc－巨凝集白蛋白（MAA）		4（3.5~4.7）	3.7（0.51~8.5）	7×10^{-3}		中断 12 小时；期间泵出乳汁并弃去，至少 3 次
^{99m}Tc－MAG3		4.2（3.6~4.9）	0.073（0.02~0.1）	1.4×10^{-4}		无须中断[*]；考虑放弃检查后第一次母乳

（续表）

放射性药物	哺乳期母亲使用药物的放射性活度（MBq）	有效半衰期（h）	乳汁活度百分比（%注射药物）	乳汁中辐射剂量（$mSv_{婴儿}/MBq_{母亲}$）	婴儿经乳汁或接触获得的平均剂量（mSv）	哺乳中断干预
^{99}mTc－亚甲基二磷酸盐（MDP，未阻断）		3.6	0.027	5.2×10^{-5}		无须中断[^]；考虑放弃检查后第一次母乳
^{99}mTc－亚甲基二磷酸盐（MDP，阻断）		4.9（4.6～5.2）	0.01（0.008 4～0.011）	1.2×10^{-5}		无须中断[^]；考虑放弃检查后第一次母乳
^{99}mTc－MIBI		5.5（4.49～6.73）	0.048（0.01～0.056）	9×10^{-5}	0.08/乳汁；1.4/接触	无须中断[^]；24 小时内限制亲密接触超过 5 小时
^{99}mTc－过锝酸盐（未阻断）		4.15（2.23～8.26）	12.18（0.56～24.36）	1.9×10^{-2}	8.28/乳汁；0.012/接触	中断 12～30 小时[‡]；期间泵出乳汁并弃去，至少 3 次
^{99}mTc－过锝酸盐（阻断）		5.2（4.5～5.9）	0.82（0.68～0.95）	9.6×10^{-4}		中断 12 小时[‡]；期间泵出乳汁并弃去，至少 3 次
^{99}mTc－焦磷酸盐（PYP）		4.86（3.54～6.83）	0.28（0.15～0.44）		0.91/乳汁；0.47/接触	中断 0～8 小时[*^]
^{99}mTc－替曲膦	556	4.8	0.082	1.5×10^{-4}		无须中断[*^]

（续表）

放射性药物	哺乳期母亲使用药物的放射性活度（MBq）	有效半衰期（h）	乳汁活度百分比(%注射药物)	乳汁中辐射剂量（$mSv_{婴儿}$/$MBq_{母亲}$）	婴儿经乳汁或接触获得的平均剂量（mSv）	哺乳中断干预
^{99}mTc－锝粉雾						无须中断^；考虑放弃检查后第一次母乳

¶ 干预 2 小时几乎能消除所有风险[2]；

§ AAP 的推荐是中断 1 周[3]；

$ AAP 推荐检查后第一次哺乳采取泵出乳汁瓶喂的方式，以避免母婴过早亲密接触[3]；

* 美国儿科学会(AAP)的推荐是中断 0~4 小时，建议与非游离过锝酸盐一样长，可以放弃检查后的第一次母乳[3]；

† AAP 的推荐是中断 6 小时[3]；

‡ AAP 的推荐是中断 12~24 小时[3]；

^ 中断哺乳 4 小时的建议不是对所有^{99}mTc 标记试剂要求的(与非游离过锝酸盐一样长)[1,4]。

参考文献：

[1] Mattsson S, Johansson L, Svegborn S, et al. Radiation dose to patients from radiopharmaceuticals：a compendium of current information related to frequently used substances. Annex D. Recommendations on breast-feeding interruptions. Ann ICRP, 2015, 44(2Suppl)：319－321.

[2] Moses-Kolko EL, Meltzer CC, Helsel JC, et al. No interruption of lactation in needed after (^{11})C-WAY 100635 or (^{11})C-raclopride PET. J Nucl Med, 2003, 46(10)：1765.

[3] American Academy of Pediatrics Committee on Drugs. The transfer of drugs and therapeutics into human breast milk：an update on selected topics. Pediatrics, 2013, 132(3)：796－809.

[4] International Commission on Radiological Protection, Radiation Dose to Patients from Radiopharmaceuticals. Annex D. Recommendations on breastfeeding interruptions. ICRP Publication 106, Annals of the ICRP, 2008, 38(1/2)：163－165.

[5] Sisson JC, Freitas J, McDougall IR, et al. Radiation safety in the treatment of patients with thyroid diseases by radioiodine ^{131}I：Practice recommendations of the American thyroid association. Thyroid, 2011, 21(4)：335－346.

附录 4　放射性^{131}I 治疗后亲密接触限制

甲状腺功能亢进治疗 （假设摄取 50%）*,**				
辐 射 剂 量	370 MBq (10 mCi)	555 MBq (15 mCi)	740 MBq (20 mCi)	1 100 MBq (30 mCi)
成人睡眠限制（分开睡觉，至少距离 1.83 米）	3 晚	6 晚	8 晚	11 晚
婴儿、儿童、孕妇睡眠限制（分开睡觉，至少距离 1.83 米）	15 晚	18 晚	20 晚	23 晚
儿童和孕妇亲密接触限制（距离 1.83 米）	1 天	1 天	2 天	5 天

甲状腺癌残留消融治疗 （假设摄取 2%）（甲状腺切除）*,**				
辐 射 剂 量	1 850 MBq (50 mCi)	3 700 MBq (100 mCi)	5 550 MBq (150 mCi)	7 400 MBq (200 mCi)
成人睡眠限制（分开睡觉，至少距离 1.83 米）	1 晚	1 晚	2 晚	4 晚
婴儿、儿童、孕妇睡眠限制（分开睡觉，至少距离 1.83 米）	6 晚	13 晚	18 晚	21 晚
儿童和孕妇亲密接触限制（距离 1.83 米）	1 天	1 天	1 天	1 天

摘自：American Thyroid Association Taskforce On Radioiodine Safety, Sisson JC, Freitas J, et al. Radiation safety in the treatment of patients with thyroid diseases by radioiodine ^{131}I: practice recommendations of the American Thyroid Association. Thyroid, 2011, 21(4): 335－346.

＊重要提示：上表中的建议是通过计算婴儿暴露的有效剂量低于 1 mSv 所需的时间得出的。需要注意：这些建议仍允许婴幼儿暴露于最低限度的辐射剂量，并被这些机构认为是安全的。根据核管理委员会（Nuclear Regulatory Commission）的数据，美国成年人每年从环境中接受的辐射剂量平均有 6.2 mSv。完全避免任何辐射的唯一办法是等它们衰减 5～10 个半衰期。暴露于 1 mSv 的辐射稍微增加癌症发病率，达每 10 万人 1 例次。

＊＊^{131}I 的半衰期大约是 8 天，为避免母乳喂养的婴儿暴露于任何辐射，亲密接触至少经过 5 个半衰期后进行，即 40 天。

附录 5 哺乳期常用的抗抑郁药

药物	半衰期	成人剂量	RID	哺乳风险等级
阿米替林	31~46 h	每日 10 ~ 300 mg（根据症状调整）	1.9%~2.8%	L2-有限数据-可能适用
安非他酮	8~24 h	每日 2 次 150 mg（缓释剂）	0.1%~2%	L3-有限数据-可能适用
西酞普兰	36 h	每日 20~40 mg	3.6%~5.4%	L2-有限数据-可能适用
去甲文拉法辛	11 h	每日 50 mg	5.9%~9.3%	L3-有限数据-可能适用
度洛西汀	12 h	每日 40~60 mg	0.1%~1.1%	L3-有限数据-可能适用
艾司西酞普兰	27~32 h	每日 10~20 mg	5.2%~7.9%	L2-有限数据-可能适用
氟西汀	2~3 d	每日 20~60 mg	1.6%~14.6%	L2-有限数据-可能适用
氟伏沙明	15.6 h	每日 50~300 mg	0.3%~1.4%	L2-有限数据-可能适用
帕罗西汀	21 h	每日 20~50 mg	1.2%~2.8%	L2-有限数据-可能适用
舍曲林	26 h	每日 50~200 mg	0.4%~2.2%	L2-有限数据-可能适用
文拉法辛	5 h	每日 75 ~ 225 mg（缓释剂）	6.8%~8.1%	L2-有限数据-可能适用

附录 6　哺乳期常用的非典型抗精神病药

药物	半衰期	成人剂量	RID	哺乳风险等级
阿立哌唑	75 h	每日 10~15 mg	0.7%~6.4%	L3-有限数据-可能适用
奥氮平	21~54 h	每日 5~10 mg	0.3%~2.2%	L2-有限数据-可能适用
帕潘立酮	23 h(PO);25 ~ 49 d(IM)	每日 6 mg	未知	L3-没有数据-可能适用
喹硫平	6 h	每日 300~800 mg	0.02%~1%	L2-有限数据-可能适用
利培酮	20 h	每次 3 mg,每日 2 次	2.8%~9.1%	L2-有限数据-可能适用
齐拉西酮	7 h	每次 20~80 mg,每日 2 次	0.07%~1.2%	L2-有限数据-可能适用

附录 7　哺乳期常用的苯二氮䓬类药

药物	半衰期	成人剂量	RID	哺乳风险等级
阿普唑仑	12~15 h	每次 0.5~1 mg,每日 3 次	8.5%	L3 -有限数据-可能适用
氯巴占	17~31 h	每日 20~30 mg	未知	L3 -没有数据-可能适用
氯硝西泮	18~50 h	每次 0.5~1 mg,每日 3 次	2.8%	L3 -有限数据-可能适用
地西泮	43 h	每次 2~10 mg,每日 2~3 次	0.88%~7.14%	L3 -有限数据-可能适用
劳拉西泮	12 h	每次 1 mg,每日 2~3 次	2.6%~2.9%	L3 -有限数据-可能适用
咪达唑仑	3 h	1~2.5 mg,静脉注射(根据症状和用药途径调整)	0.63%	L2 -有限数据-可能适用
硝西泮	30 h	每日 5~10 mg	2.9%	L2 -有限数据-可能适用
奥沙西泮	8 h	每次 10~30 mg,每日 3~4 次	0.28%~1%	L2 -有限数据-可能适用

附录 8　哺乳期常用的阿片类镇痛药

药物	半衰期	成人剂量	RID	哺乳风险等级
可待因	2.9 h	每次 15~60 mg,每 4~6 h 按需口服	0.6%~8.1%	L4-有限数据-有潜在危险
氢可酮	3.8 h	每次 5~10 mg,每 6 h 按需口服	2.2%~3.7%	L3-有限数据-可能适用
氢吗啡酮	2~3 h(静脉注射和速释剂型)	每次 2~4 mg,每 4~6 h 按需口服;每次 0.2~1 mg,每 2~3 h 按需静脉注射	0.67%	L3-有限数据-可能适用
吗啡	1.5~2 h	每次 10~30 mg 口服;每次 5~15 mg 肌内注射;每次 2.5~5 mg 每 4 h 按需静脉注射	9%~35%	L3-有限数据-可能适用
羟考酮	2~4 h	每次 5~10 mg,每 6 h 按需口服	1%~8%	L3-有限数据-可能适用
芬太尼	2~4 h	每次 25~35 μg,每 30~60 min 按需静脉注射	2.9%~5%	L2-有限数据-可能适用
曲马多	7 h	每次 50~100 mg,每 4~6 h 按需口服	2.86%	L3-有限数据-可能适用

附录 9　各种天然来源物质的碘含量

碘来源	描述	定量	剂型	碘含量(μg)	每日推荐量百分比(RDA =150 μg)
面包[2]	白面包	2 片		45	30%
奶酪[2]	切德干酪	28.35 g		12	8%
鳕鱼[2]		85 g		99	66%
玉米[2]		1/2 杯		14	9%
鸡蛋[2]		57~64 g		24	16%
鱼棒[2]		85 g		54	36%
水果鸡尾酒[2]	浓缩糖浆	1/2 杯		42	28%
冰淇淋[2]	巧克力	1/2 杯		30	20%
通心粉[2]		1 杯		27	18%
牛奶[2]		1 杯		56	37%
梅干[2]	风干	5		13	9%
加碘盐[2]		3 g		142	94%
海藻类[1]	羊栖菜	1 g		629±153	419%
海藻类[1]	红皮藻	1 g		72±23	48%
海藻类[1]	海带	1 g	胶囊	1 259±200	839%
海藻类[1]	海带	1 g		1 513±117	1 009%

（续表）

碘来源	描述	定量	剂型	碘含量（μg）	每日推荐量百分比（RDA = 150 μg）
海藻类[1]	海带（野生）	1 g	胶囊	1 356±665	904%
海藻类[1]	昆布	1 g		1 350±362	900%
海藻类[1]	裙带菜	1 g		32～431	21%～287%
海藻类[1]	紫菜	1 g		16±2	11%
虾[2]		85 g		35	23%
金枪鱼[2]	油浸罐头	85 g		17	11%
酸奶[2]		1 杯		75	50%

参考文献：

[1] Teas J, Pino S, Critchley A, et al. Variability of iodine content in common commercially available edible seaweeds. Thyroid, 2004, 14(10): 836－841.

[2] Iodine: Dietary Supplement Fact Sheet. National Institutes of Health, Office of Dietary Supplements. Updated 4/18/2011. Accessed 5/27/2011.

附录 10　激素类避孕药

商品名	类型	雌激素	孕激素	剂型	建议
Alesse，Aviane，Lessina，Levlite，Lutera，Sronyx	单相	炔雌醇 20 μg	左炔诺孕酮 0.1 mg	口服	避免
Angeliq	单相	雌二醇 1 mg	屈螺酮 0.5 mg	口服	避免
Approved in Europe with US FDA approval expected early 2012	单相	17β-雌二醇 1.5 mg	醋酸诺美孕酮 2.5 mg	口服	避免
Apri，Desogen，Emoquette，OrthoCept，Reclipsen，Solia	单相	炔雌醇 30 μg	去氧孕烯 0.15 mg	口服	避免
Aranelle，Tri-Norinyl，Leena	三相	炔雌醇 35 μg	炔诺酮 0.5 mg（1～7 天）；1 mg（8～16 天）；0.5 mg（17～21 天）	口服	避免
Azurette，Kariva，Mircette	双相	炔雌醇 20 μg（1～21 天）；10 μg（24～28 天）	去氧孕烯 0.15 mg	口服	避免
Balziva-28，Briellyn 28，Ovcon-35，Zenchent，Zeosa	单相	炔雌醇 35 μg	炔诺酮 0.4 mg	口服	避免

（续表）

商品名	类型	雌激素	孕激素	剂型	建议
Beyaz，Gianvi，Loryna，Yaz	单相+左亚叶酸钙 0.451 mg	炔雌醇 20 μg（1~24 天）	屈螺酮 3 mg（1~24 天）	口服	避免
Brevicon，Modicon，Necon 0.5/35，Nortrel 0.5/35	单相	炔雌醇 35 μg	炔诺酮 0.5 mg	口服	避免
Camila，Errin，Jolivette，Micronor，NoraBE，Norethindrone，Nor-QD，Ortho-Micronor	仅含孕激素		炔诺酮 0.35 mg	口服	适用
Caziant，Cesia，Cyclessa，Velivet	三相	炔雌醇 25 μg	去氧孕烯 0.1 mg（1~7 天）；0.125 mg（8~14 天）；0.15 mg（15~21 天）	口服	避免
Cryselle，Lo/Ovral，Low-Ogestrel	单相	炔雌醇 30 μg	炔诺孕酮 0.3 mg	口服	避免
Demulen 1/35，Kelnor，Zovia 1/35	单相	炔雌醇 35 μg	双醋炔诺醇 1 mg	口服	避免
Depo-Provera	仅含孕激素		甲羟孕酮 150 mg，每 3 月 1 次	肌内注射	适用
Depo-SubQ Provera	仅含孕激素		甲羟孕酮 104 mg，每 3 月 1 次	皮下注射	适用
Enpresse，Levonest，Trivora	三相	炔雌醇 30 μg（1~6 天）；40 μg（7~11 天）；30 μg（12~21 天）	左炔诺孕酮 0.05 mg（1~6 天）；0.075 mg（8~14 天）；0.15 mg（15~21 天）	口服	避免

（续表）

商品名	类型	雌激素	孕激素	剂型	建议
Triphasil	三相	炔雌醇 30 μg（1~6 天）；40 μg（7~11 天）；30 μg（12~21 天）	左炔诺孕酮 0. 05 mg（1~6 天）；0. 075 mg（8~14 天）；0. 125 mg（15~21 天）	口服	避免
Estrostep 21，Tilia	三相	炔雌醇 20 μg（1~5 天）；30 μg（6~12）；35 μg（13~21 天）	炔诺酮 1 mg	口服	避免
Estrostep Fe，Tilia Fe，Tri-Legest Fe	三相/铁剂（22~28 天）	炔雌醇 20 μg（1~5 天）；30 μg（6~12 天）；35 μg（13~21 天）	炔诺酮 1 mg	口服	避免
Femcon Fe，Zeosa Fe	单相/铁剂（22~28 天）	炔雌醇 35 μg	炔诺酮 0. 4 mg	口服	避免
Gildess Fe，Junel FE 1/20，Loestrin 24 FE 1/20，Microgestin Fe 1/20	单相/铁剂（25~28 天）	炔雌醇 20 μg（1~24 天）	醋酸炔诺酮 1 mg（1~24 天）	口服	避免
Gildess Fe 1. 5/30，Gildess Fe 1. 5/30，Junel Fe 1. 5/30，LoestrinFe 1. 5/30，Microgestin Fe 1. 5/30	单相/铁剂（22~28 天）	炔雌醇 30 μg	醋酸炔诺酮 1. 5 mg	口服	避免
Implanon	仅含孕激素		依托孕烯 60~70 μg/d（第 1 年）；35~45 μg/d（第 2 年），30~40 μg/d（第 3 年）	皮下埋植	适用

（续表）

商品名	类型	雌激素	孕激素	剂型	建议
Camrese Lo	连续循环方案	炔雌醇 20 μg（1~84天）；10 μg（85~91天）	左炔诺孕酮 0.10 mg（1~84天）	口服	避免
Introvale，Jolessa，Quasense，Seasonale	连续循环方案	炔雌醇 30 μg（1~84天）	左炔诺孕酮 0.15 mg（1~84天）	口服	避免
Camrese，	连续循环方案	炔雌醇 30 μg（1~84天）；10 μg（85~91天）	左炔诺孕酮 0.15 mg（1~84天）	口服	避免
Junel-21 1/20，Loestrin 21 1/20，Microgestin 1/20	单相	炔雌醇 20 μg	醋酸炔诺酮 1 mg	口服	避免
Junel-21 1.5/30，Loestrin-21 1.5/30，Microgestin 1.5/30	单相	炔雌醇 30 μg	醋酸炔诺酮 1.5 mg	口服	避免
Levlen，Levora，Nordette，Portia	单相	炔雌醇 30 μg	左炔诺孕酮 0.15 mg	口服	避免
Lo Loestrin Fe	单相/铁剂（26~28天）	炔雌醇 10 μg（1~26天）	醋酸炔诺酮 1 mg（1~24天）	口服	避免
LoSeasonique	连续循环方案	炔雌醇 20 μg（1~84天）；10 μg（85~91天）	左炔诺孕酮 0.1 mg（1~84天）	口服	避免
Lybrel	单相	炔雌醇 20 μg	左炔诺孕酮 90 μg	口服	避免
Mirena	仅含孕激素		左炔诺孕酮 20 μg/d 持续5年	宫内节育器（IUD）	适用

（续表）

商品名	类型	雌激素	孕激素	剂型	建议
MonoNessa，Ortho-Cyclen，Previfem，Sprintec	单相	炔雌醇 35 μg	诺孕酯 0. 25 mg	口服	避免
Natazia	四相	戊酸雌二醇 3 mg（1~2 天）；2 mg（3~24 天）；1 mg（25~26 天）	地诺孕素：无（1~2 天）；2 mg（3~7 天）；3 mg（8~24 天）；无（25~28 天）	口服	避免
Necon 1/35，Norinyl 1+35，Nortrel 1/35，Ortho-Novum 1/35	单相	炔雌醇 35 μg	炔诺酮 1 mg	口服	避免
Necon 1/50，Norinyl 1+50，Ortho-Novum 1/50	单相	美雌醇 50 μg	炔诺酮 1 mg	口服	避免
Necon 7/7/7，Nortrel 7/7/7，Ortho-Novum 7/7/7	三相	炔雌醇 35 μg	炔诺酮 0. 5 mg（1~7 天）；0. 75 mg（8~14 天）；1 mg（15~21 天）	口服	避免
Necon 10/11，Ortho-Novum 10/11	双相	炔雌醇 35 μg	炔诺酮 0. 5 mg（1~10 天）；1 mg（11~21 天）	口服	避免
Next Choice，Next Step，Plan B	紧急避孕药		左炔诺孕酮 0. 75 mg	口服	适用
NuvaRing	复方	炔雌醇 0. 015 mg/d	依托孕烯 0. 12 mg/d	阴道环	避免
Ocella，Syeda，Yasmin	单相	炔雌醇 30 μg	屈螺酮 3 mg	口服	避免
Ogestrel	单相	炔雌醇 50 μg	炔诺孕酮 0. 5 mg	口服	避免

（续表）

商品名	类型	雌激素	孕激素	剂型	建议
Low-Ogestrel	单相	炔雌醇 30 μg	炔诺孕酮 0.3 mg	口服	避免
Ortho Evra	复方	炔雌醇 20 μg/d	甲基孕酮 150 μg/d	透皮贴剂	避免
Ortho-Tri-Cyclen，TriNessa，Tri-Previfem，Tri-Sprintec	三相	炔雌醇 35 μg	诺孕酯 0.18 mg（1～7天）；0.215 mg（8～14天）;0.25 mg（15~21天）	口服	避免
Ortho-Tri-Cyclen Lo，Tri-Lo-Sprintec	三相	炔雌醇 25 μg	诺孕酯 0.18 mg（1～7天）；0.215 mg（8～14天）;0.25 mg（15~21天）	口服	避免
Ovcon-50	单相	炔雌醇 50 μg	炔诺酮 1 mg	口服	避免
Ovrette	仅含孕激素		炔诺孕酮 0.075 mg	口服	适用
ParaGard	非激素（铜）			宫内节育器（IUD）	适用
Plan B One Step	紧急避孕药		左炔诺孕酮 1.5 mg	口服	适用
Prefest	多相	炔雌醇 1 mg（1~6天）	诺孕酯 0.09 mg（4～6天）	口服	避免
Preven	紧急避孕药	炔雌醇 50 μg	左炔诺孕酮 0.25 mg	口服	避免

（续表）

商品名	类型	雌激素	孕激素	剂型	建议
Safyral	单相+左亚叶酸钙 0.451 mg（22~28 天）	炔雌醇 30 μg	屈螺酮 3 mg	口服	避免
Seasonique	连续循环方案	炔雌醇 30 μg（1~84 天）；10 μg（85~91 天）	左炔诺孕酮 0.15 mg（1~84 天）	口服	避免
Tri-Norinyl	三相	炔雌醇 35 μg	炔诺酮 0.5 mg（1~7 天）；1 mg（8~16 天）；0.5 mg（17~21 天）	口服	避免
Zovia 1/50	单相	炔雌醇 50 μg	双醋炔诺醇 1 mg	口服	避免
Zarah	单相	炔雌醇 30 μg	屈螺酮 3 mg	口服	避免

详情见激素类避孕药专论。

附录 11　可能改变乳汁味道的异味药物

阿昔洛韦(Acyclovir)	拉贝洛尔(Labetolol)
氨氯地平(Amlodipine)	拉米夫定(Lamivudine)
氮卓斯汀(Azelastine)	甲硝唑(Metronidazole)
阿奇霉素(Azithromycin)	美西律(Mexiletine)
卡托普利(Captopril)	奈多罗米(Nedocromil)
西替利嗪(Cetrizine)	青霉素类(Penicillins)
环丙沙星(Ciprofloxacin)	芬特明(Phentermine)
克拉霉素(Clarithromycin)	氯化钾(Potassium chloride)
克林霉素(Clindamycin)	碘化钾(Potassium Iodide)
氯米帕明(Clomipramine)	泼尼松龙(Prednisolone)
鱼肝油(Cod Liver Oil)	普鲁卡因胺(Procainamide)
地昔帕明(Desipramine)	普罗帕酮(Propafenone)
右美沙芬(Dextromethorphan)	普萘洛尔(Propranolol)
去羟肌苷(Didanosine)	利托那韦(Ritonavir)
安非拉酮(Diethylpropion)	沙奎那韦(Saquinanir)
地尔硫草(Diltiazem)	司坦夫定(Stavudine)
双硫仑(Disulfiram)	磺胺甲噁唑+甲氧苄啶(Sulfamethoxazole+Trimethoprim)
多奈哌齐(Donepezil)	替硝唑(Tinidazole)
多塞平(Doxepin)	伐昔洛韦(Valacyclovir)
多西环素(Doxycycline)	齐多夫定(Zidovudine)
依法韦仑(Efavirenz)	法莫替丁(Famotidine)
依美斯汀(Emedastine)	氟卡尼(Flecainide)
依那普利(Enalapril)	氢氯噻嗪(Hydrochlorothiazide)
依诺沙星(Enoxacin)	丙咪秦(Imipramine)
红霉素(Erythromycin)	茚地那韦(Indinavir)

异味药物转运至乳汁中后,可能改变乳汁的口味,同时可能让婴儿拒绝母乳。